제 5 판

물리 · 작업치료사를 위한

신경과학

NEUROSCIENCE for PT and OT

대표저자 송 창 호

정문각

제 5 판

물리・작업치료사를 위한

신경과학

NEUROSCIENCE for PT and OT

대표저자

송 창 호

저자진

김은자 경동대학교
김인섭 대전보건대학교
김재현 신성대학교
박 설 강릉영동대학교
백지영 동신대학교
안소현 전주기전대학교
오동환 경동대학교
윤정애 대전보건대학교
이경희 백석대학교
이승원 삼육대학교
정은화 극동대학교
정재훈 충북보건과학대학교
조성배 삼육대학교 대학원
허 명 광주대학교
홍성균 우석대학교

(가나다순)

« 머리말

뇌, 그 깊이 속에는 인간이 가진 가장 복잡하고 미스터리한 세계가 숨어 있습니다. 뇌는 우리의 생각, 감정, 행동을 지휘하는 곳이며, 이 책, '물리 작업치료사를 위한 신경과학'은 그 비밀을 탐색하려는 여정입니다.

지난 수 년 동안, 우리는 인공지능의 급격한 발전을 목격했습니다. 이는 인간의 뇌를 모사하는 복잡한 알고리즘과 기계 학습 모델의 결과입니다. 인공지능은 우리의 일상 생활뿐만 아니라 교육 분야에도 막대한 변화를 가져왔습니다. 특히, 'ChatGPT'와 같은 언어 모델은 학습 과정을 개인화하고, 학습에 필요한 정보를 실시간으로 제공하며, 보다 실제와 가까운 의사소통 환경에서 언어 학습을 돕는 등 다양한 방식으로 교육의 질을 향상시키고 있습니다.

그러나 이러한 발전에도 불구하고 인공지능은 여전히 인간의 뇌의 복잡성과 깊이를 완전히 이해하거나 반영하는 데 한계가 있습니다. 인간의 뇌는 그 어떤 AI보다 더욱 복잡한 구조와 기능을 가지고 있으며, 우리가 어떻게 생각하고 느끼며 배우는지와 같은 근본적인 질문에 답을 제공합니다. 이 책은 그러한 복잡성과 깊이를 이해하려는 첫걸음에 나침반이 되어줄 것입니다.

본 서는 재활이 필요한 환자들에게 다양한 접근법으로 뇌의 기능을 회복시키는 전문가인 물리치료사와 작업치료사를 위해 쓰여졌습니다. 이 책을 통해 뇌의 기본 구조와 기능부터 임상적 특징까지 빠짐없이 익혀 나간다면 치료 현장에서 전문성을 발휘해 나가는 데에 부족함이 없으리라 생각합니다.

이번 5판을 출간하며 다음과 같은 부분에 중점을 두었습니다. 첫째 새롭고 이해하기 쉽도록 50컷 이상의 그림을 새롭게 그렸고, 그림을 보며 이해할 수 있는 본문을 추가하고 수정하였습니다. 그림을 선정하고 새로이 그리며 이를 배우는 학생들의 입장에서 흥미를 가지고 복잡한 내용들을 보다 쉽게 이해할 수 있도록 고민하였습니다. 둘째 뇌신경 단원에서 뇌신경 검사에 대한 부분을 추가하여 신경학적 검진에 대한 이해를 더 높이고자 하였습니다. 셋째 학생들의 피드백을 통해 오류나 오독의 여지가 있는 부분을 수정하였습니다. 마지막으로 각 장을 소개하는 오래된 표지 그림을 삭제하고, 단원의 내용을 함축하면서도 대표하는 새로운 그림을 삽입하였습니다. 그림은 인공지능 DALL-E 2와 함께 작업하였습니다. 이번 작업을 통해 향후 인공지능과 함께하는 교육의 첫걸음이라는 의미를 부여하고자 하였습니다.

마지막으로 이 책의 결실을 맺을 수 있도록 부단한 노력을 기울여 주신 분들께 깊은 감사를 드립니다. 글을 다듬고 작은 용어 하나까지 학습자의 입장에서 수정해주신 모든 저자 여러분들, 편집자들, 일러스트에 도움을 주신 분들, 특별히 감사할 분들은 책의 완성도를 높이기 위해 감수해주신 구리효병원에 윤성진원장님, 경남대학교 신두철 교수님, 대전대학교 신원섭교수님, 삼육대학교 이용우교수님, 경동대학교 이경진교수님, 삼육대학교 대학원 윤보연 선생님의 수고에 깊은 감사를 드립니다. 그리고 무엇보다 이 책을 선택하고 학습하여 이 책을 재활 전문가로 성장하는 디딤돌로 삼아주신 독자 여러분께 깊은 감사를 드립니다. 감사합니다.

2023년 7월

대표저자 송창호

‹‹ 제4판 머리말

오로지 물리치료사 · 작업치료사들에게 작은 도움이라도 주고자 기획했던 신경과학 책이 어느덧 4판의 출간을 앞두게 되었습니다. 서툴고 부족하지만 힘차게 내딛었던 첫 걸음이 여러 학생과 독자 여러분들 덕분에 더 체계적이고 정교한 신경과학 책으로 거듭나 이제는 엄연한 물리치료사 · 작업치료사를 위한 신경과학 전문서적으로 자리 잡아 가는 것에 소회가 남다릅니다.

신경계에 대한 학습은 재활의학 분야의 전문가가 되고자 한다면 어느 한 요소도 빠뜨리지 않고 이해해야 할 중요한 축이며, 그렇기에 기초 단계에서부터 꼼꼼하게 짚고 넘어가야 전체 신경계에 대한 통합적인 사고를 형성할 수 있습니다. 그러나 신경과학을 처음 접하는 학생들은 생소한 뇌의 기관에 대해 학습 초기부터 막연한 거부감을 갖게 되는 경우가 많고 3차원 구조를 입체적으로 보기 어려워합니다. 또한 인간의 신체부위 중 이처럼 복잡하고 다양한 단계를 거쳐 기능하는 기관은 뇌가 유일하기에 단편적인 암기만으로는 기전을 파악하기 어렵습니다. 따라서 기초단계에서부터 차분히 연결 짓고 조직화하는 학습과정이 선행되어야만 다양하고 개별적인 임상 사례를 다룰 수 있으며 각 환자에게 맞는 처방이 가능하게 됩니다.

본 서는 신경계의 구조를 다루는 신경해부학과 기능을 설명하는 신경생리학, 질병에 관한 임상신경학으로 나누어져 있습니다. 이번 4판을 개정하면서 다음과 같은 부분에 중점을 두었습니다. 첫째, 신경해부학의 도식화 그림은 학습 초기 이해를 돕기 위한 핵심 부분을 남기고 입체적인 그림으로 변화를 주어 뇌의 3차원적 모습을 알 수 있도록 하였습니다. 특히 뇌의 심부는 육안으로 관찰할 수 없고 명확하게 알아볼 수 있는 형태로 구성되어있지 않으므로 재구조화하여 그렸습니다. 둘째, 불필요하고 중복된 부분은 재편집하여 학습의 흐름에 지장을 주지 않도록 하였습니다. 셋째, 임상신경학 부분을 보완하여 다른 과목으로의 연계를 도왔습니다. 해당 신경계의 병변을 가진 환자의 어려움을 다각도로 파악할 수 있도록 그림을 추가하였고 설명을 덧붙였습니다. 이에 더 깊은 학습을 하고자 하는 학습자들은 관련된 임상신경학과 연계하여 통합적인 학습이 이루어질 수 있습니다.

마지막으로 이 책이 나오기까지 도와주신 여러 도움의 손길들이 있습니다. 글을 다듬고 작은 용어 하나까지 학습자의 입장에서 수정해 주신 모든 저자 여러분들, 편집자들, 일러스트에 도움을 주신 분들, 자문과 격려를 아끼지 않으신 분들, 그리고 무엇보다 이 책을 선택하고 학습하여 이를 발판으로 재활업계의 전문가가 되신 분들에게 깊은 감사를 드립니다. 이러한 작은 노력들이 귀한 시간들 속에서 쌓여 물리치료학과 작업치료학 분야의 작은 밑거름이 되길 바랍니다. 감사합니다.

2019년 2월

대표저자 송창호

‹‹ 제3판 머리말

신경과학 초판을 출간한지 어느덧 10년이라는 시간이 흘렀습니다. 누구나 어려워하는 신경계 이론을 조금이라도 더 쉽게 학습할 수 있도록 1년 반 동안 밤낮으로 연구했던 초판이 10년이라는 긴 세월동안 꾸준히 신경과학을 배우고자 하는 학생들과 함께 해왔다는 사실에 감개가 무량해집니다. 여기에서 그치지 않고 강단에서 신경과학을 강의해오면서 좀 더 효율적으로 학습을 돕기 위해 부족한 부분을 2판에서 일부 보완하였고, 여러 의견을 들어 부족한 부분과 오류들을 수정하여 세 번째 판을 출간하게 되었습니다.

신경계에 대한 이해와 학습은 재활의학 분야의 전문 인력에게 매우 중요한 영역입니다. 많은 수와 다양한 사례의 신경계 환자들을 마주하게 되는 물리치료사 · 작업치료사들은 더더욱 이 학문에 대한 이해가 선행되어야 하며, 진단에서부터 단순한 암기가 아닌 복합적이고 통합적인 사고가 요구됩니다. 그러나 신경과학을 처음 접하는 학습자들은 실제 뇌가 가진 3차원적 구조를 이해하기 어려워하며 단편적인 부위와 기능만 관습적으로 외우는 방식으로 공부를 마치는 경우가 많습니다. 그러나 신경계는 육안으로 볼 수 없기 때문에 물리치료사 · 작업치료사들은 해부학적 부위들 간의 연결과 병변, 그로 인한 질환들을 학습하는 것이 매우 중요합니다.

이번 3판을 개정하면서 몇 가지 부분에 변화를 주었습니다. 본 서는 신경계의 구조를 공부하는 신경해부학과 기능을 공부하는 신경생리학, 질병에 대하여 공부하는 신경학적인 내용들로 구성되어 있습니다. 이 중 신경해 부학에 대한 부분을 집중적으로 보완하였습니다. 이해를 돕기 위해 처음에는 도식화된 그림을 많이 추가하였 으나 도식화된 그림으로 인해 입체적인 해부학적 구조의 학습이 어려워 실제 사진과 입체적인 그림을 많이 추 가하였습니다. 그 중에서도 뇌의 심부 구조는 특히 이해하기 어려운 부분입니다. 바닥핵과 사이뇌, 둘레계통 등의 이해를 돕기 위한 그림과 설명을 추가하였습니다.

불필요하고 중복된 부분은 삭제하고 물리치료학과와 작업치료학과의 학생 수준에 맞는 내용을 고려하여 재편집하였습니다.

마지막으로 이 책이 나오기까지 여러 부문에서 도와주신 모든 분들에게 감사드립니다. 글을 하나하나 읽고 다듬어주신 모든 저자들과 편집과 출판에 애써주신 분들의 노고 덕분에 3판까지 올 수 있었습니다.

이 각고의 노력들이 전국에 있는 재활분야의 모든 전문가들과 학생들에게 큰 도움이 되기를 바랍니다.

2016년 8월

대표저자 송창호

《 개정판 머리말

신경과학 초판 작업을 마치고 출간된 지 4년이라는 세월이 흘렀다. 지난 4년 동안 매년 전국의 많은 물리치료학과와 작업치료학과에서 교재로 채택되었고 임상을 비롯한 관련 분야에서 기대 이상의 사랑을 받은 것이 사실이다. 저술에 대한 격려나 감사의 표현을 보내오기도 하고, 오타나 잘못된 그림들을 적어 보내기도 하였다. 또한 앞으로 이 책이 나아가야 할 방향에 대해서도 많은 분들의 조언이 있었다. 본서에 대한 크고 작은 관심에 저자로서 진심으로 고마움을 느끼며 앞으로 더 좋은 책을 만들 것을 약속드린다.

본 개정판에서 크게 달라진 점은, 우선 우리말 용어 표기이다. 보건의료인의 국가시험에서 사용되는 의학용어를 신용어로 채택함에 따라 본서에 사용된 대부분의 용어는 의학용어집(제5판, 대한의사협회편, 2009)과 해부학용어(다섯째 판, 대한해부학회, 2005)를 기준으로 표기하였고, 이들 두 용어집에 등재되어 있지 않은 용어들은 저자들과 전문 편집인들과의 편집회의를 통하여 원어 본래의 의미를 최대한 살려 적절한 우리말 용어로 표기하였음을 밝혀둔다.

아울러, 독자들의 이해를 돕기 위해 단순화한 초판의 그림들이 뇌의 실제 모습을 입체적으로 이해하기 어렵다는 지적에 따라 실제 뇌를 직접 촬영하거나 일부 사진들을 새로 추가하였다. 이 과정에서 실제 뇌는 영역을 명확히 구분할 수 있는 것이 아니므로 이해를 돕기 위해 색상을 달리하여 구분지었다. 뿐만 아니라 초판에서 다소 복잡하고 이해하기 어려운 그림들은 보다 단순화하거나 새로운 그림으로 대체 또는 추가하였고, 내용의 일부도 새롭게 보완하였다. 한편, 신경과학의 역사 속에 의미 있는 학자들과 업적 내용을 수록하여 독자들의 다양한 지식 욕구를 충족시키고자 하였다.

본 개정작업에 임하면서 보다 대폭적인 개정을 하고자 했던 최초의 의도와는 달리 이번 학기에 출간해야 하는 시간 제약으로 인해 그동안 모아온 자료와 아이디어를 모두 반영하지 못한 아쉬움이 크지만, 이번 개정판에서 미처 반영하지 못한 자료들은 빠른 시일 내에 제3판에 추가할 것임을 약속드린다.

끝으로, 짧은 시간 동안 글을 다듬고 용어 하나하나까지 챙겨주신 모든 저자 여러분들, 편집자들, 일러스트에 도움을 주신 분들, 자문과 격려를 아끼지 않으신 분들, 그리고 무엇보다 이 책을 아끼고 사랑해주신 모든 분들께 깊은 감사를 드린다. 이러한 작은 노력들이 모여 물리치료학과 작업치료학 분야에 작은 밑거름이 되길 바란다.

2010년 2월

저자대표 송창호 씀

《 초판 머리말

의학의 여러 학문 중 신경과학은 물리 · 작업치료사에게도 매우 중요한 학문이다. 신경계 환자를 치료하면서 치료사는 여러 가지 의문을 갖게 되며 신경과학의 이해는 그러한 의문을 풀어가는 열쇠가 된다. 그러나 정작 신경과학을 공부하다보면 여러 면에서 어려움에 봉착하게 된다. 신경계의 주를 이루는 부분인 뇌는 매우 복잡한 구조와 기능을 가지므로 그 입체적인 구조를 이해하기란 그리 쉬운 일이 아니기 때문이다.

신경과학을 공부하기 위해서는 먼저 그 해부에 대한 이해가 선행되어야 하며 해부를 바탕으로 각 부분의 기능과 연결을 공부해야 한다. 우리는 해부학을 공부하는 사람들이 막연히 어떠한 부위의 용어만을 외우는 것을 종종 보게 된다. 그러나 이러한 방식의 공부만으로는 해부학에 대한 이해를 높일 수 없다. 해부학은 구조에 대한 이해를 요하는 학문이므로 머릿속으로 3차원적인 구조를 그려가는 학습방법을 선택해야 한다. 신경계는 육안으로 볼 수 없고 매우 작고 복잡한 구조를 갖기 때문에 이러한 방법이 필요한 것이다. 가능한 한 많은 책을 펼쳐 2차원적인 책을 통해 3차원적인 구조를 그려가는 훈련을 해야 한다. 이러한 해부학의 습득 이후에는, 각 부분의 기능과 그 부분들 간의 연결을 이해하도록 한다. 또한 치료사의 역할이 두개골을 열어 뇌를 수술하는 일이 아니라 신경계의 손상으로 저하된 기능을 회복하도록 하는 일이므로 학습하는 사람들은 각 부분의 역할을 이해함으로써 최종적으로 병변이 발생하는 과정과 치료 방법을 아는 것이 무엇보다 중요하다고 할 수 있겠다.

필자는 신경계에 대한 공부방법과 치료사에게 가장 적절한 신경과학 참고서적을 묻는 질문을 가장 많이 받아 왔다. 그 동안 여러 방법들을 설명하고 다양한 책을 권하였지만 적절한 책을 선택하는 데에는 어려움이 많았다. 전문적인 신경학자를 대상으로 하는 책은 너무 어려워 많은 치료사에게 신경계의 학습을 중도 포기하게 하였다. 또한 텍스트 위주의 책들은 3차원적인 구조를 그려내기에는 부적절하였다. 따라서 신경과학의 방대한 내용 중 물리 · 작업치료사에게 가장 필요한 부분을 강조하면서도 동시에 어려운 신경과학을 쉽게 접근할 수 있도록 본 책을 쓰게 되었다.

이 책은 신경생리와 신경해부로 구성되어 있다. 1~4장은 신경의 기본 구조와 세포의 구조, 신경흥분과 전달의 원리에 대하여, 5~12장은 신경계의 구조에 대한 내용을 담았으며 13~16장은 치료사에게 있어 중요한 말초신경계와 운동조절의 원리, 통증 등에 대한 내용을 기술하였다. 신경과학과 처음 접할 때의 선입견을 줄이기 위해 친근감이 가는 서체를 선택하였으며 텍스트와의 연계를 돕기 위해 많은 그림을 그렸다. 그림은 다양한 문헌을 참고하여 최대한 이해가 쉽도록 저자와 인체 미술을 공부하는 물리치료사가 함께 직접 그렸다. 이 작업은 정말 고되고 힘든 작업이었다. 하지만 이러한 시도가 앞으로 저술될 우리나라의 많은 물리 · 작업치료 분야의 책에 좋은 영향이 될 것이라고 생각한다. 또한 강의 후에도 자습이 가능하도록 그림과 글에 번호를 달아 연결하였다. 이 책을 따라 차근차근히 공부한다면 신경에 친근감을 가지게 되고 신경계에 대한 체계적인 학습이 가능하리라 기대한다.

끝으로 이 책이 나오기까지 함께 애써준 여러분들께 감사드리고 싶다. 그림 한 컷 한 컷에 심혈을 기울이며 작업해 주신 윤보연 선생님과 바쁜 중에도 각 부분의 집필에 도움을 준 윤성진, 이승원, 김인혁, 이용우 선생님, 원고 수정 작업을 함께 해 준 신두철, 신원섭, 박영민 선생님, 의학 용어 작업을 도와주신 안시호, 박준규 선생님, 사진촬영과 그림 작업에 도움을 준 정진형, 김문희 선생님, 묵묵히 바라보며 사랑으로 기다려준 나의 아내, 책의 기획에서부터 출판까지 격려해 주시고 애써주신 정문각의 김시동사장님과 이하 모든 직원들께 고마움을 전한다.

마지막으로 저술의 펜 끝마다 항상 함께 해 주신 하나님께 감사드리며, 이 책이 하나님께 작은 영광이 되길 바란다.

2006년 7월
삼육대학교 연구실에서
송창호 씀

차 례

학습목표

- 반사의 기본 원리를 이해한다.
- 신경계통의 기본 구조를 이해한다.
- 뉴런(neuron)의 기본 구조와 기능을 이해한다.
- 신경아교세포의 종류와 기능을 이해한다.
- 세포막의 기본 구조를 이해한다.
- 세포막을 통한 이동의 종류와 기전을 이해한다.

주요용어

afferent	들, 구심-. 몸의 중심으로 향하는
astro-	별모양, 성상
bi-	둘, 이
central-	중심, 중추, 가운데
cyte	세포
efferent	날-, 원심-
hydro-	수, 물
macro-	큰, 대
micro-	작은, 소
neuro-	신경의
oligo-	과소, 결핍
peripheral	말 , 주변, 주위
phago-	먹는, 포식
philo-	좋아하는, 사랑하는, 친
phobia	공포증
post-	뒤, 후
pre-	앞, 전
pseudo-	거짓-, 가짜-, 가성-, 위성-
reflex	반사
soma-	세포체, 몸통
uni-	하나

chapter 01

신경의 기본구조와 세포막의 이동

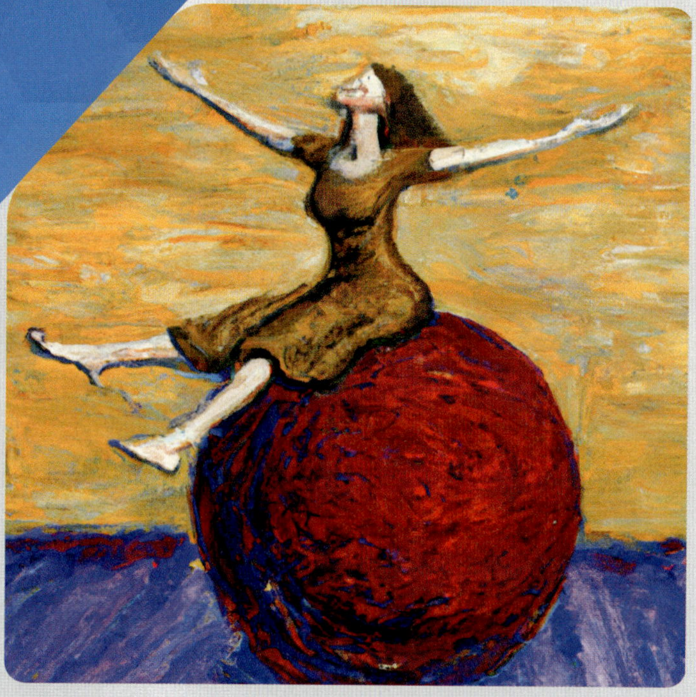

사진설명 >>

공 위에 앉아 균형을 잡기 위해서는 여러가지 감각 정보들이 결합되어야 한다. 먼저, 눈을 통해 얻는 시각적 정보와 귀에 위치한 안뜰기관에서 전달되는 평형 감각 정보가 필요하다. 또한, 목 부분에서 전달되는 고유 감각 정보와 팔과 다리에서 느껴지는 촉각, 압각, 그리고 고유감각 정보들도 중요한 역할을 합니다.

이렇게 다양한 감각 정보들은 뉴런을 통해 이동한다. 뉴런은 신경계를 구성하는 기본적인 단위다. 이러한 뉴런들의 기능과 작용을 이해함으로써, 신경계에서 발생하는 다양한 현상을 이해할 수 있게 된다. 이렇게 각각의 감각 정보들이 종합되어 팔다리 몸통과 목의 근육을 적절하게 작용하면 공 위에 앉아 균형을 유지할 수 있게 된다.

신경과학 > 신경과학(neuroscience)은 신경계통(nervous system)의 해부학, 생리학, 병리학, 약리학, 생화학 등에 관한 과학이다. 생물학의 한 분야이지만 최근에는 인지과학, 재활의학, 컴퓨터과학, 심리학, 철학, 수학과도 관련된 학제간 연구가 되고 있다. 특별히 물리 · 작업치료사에게는 이 중에서도 신경계통의 기본 구조를 연구하는 해부학과 각 구조들이 갖는 기능을 연구하는 생리학, 신경계통 질환의 원리를 연구하는 병리학이 중요하다. 이 외에도 태생학을 통해 신경계통의 생성원리를 이해할 수 있다.

움직임과 자세의 조절 > 물리 · 작업치료사는 신경과학(neuroscience)을 연구함으로써 인체의 **움직임(movement)**과 **자세(posture)**를 이해할 수 있다. 이 책을 읽기 위해 책상에 앉아 있는 이 순간도 우리 몸의 각 기관들은 상호 연락을 취하며 근육을 수축시켜 자세를 만들고 있다. 걷거나 자동차를 운전할 때, 현장에서 어떤 작업을 하고 있을 때, 또는 스포츠를 즐기고 있을 때에도 우리의 몸은 움직임과 자세를 유지하기 위해 근육이 일을 하도록 한다. 즉, 근육을 조절하기 위해 신경계의 중요한 기관들이 네트워크를 형성하고 신호를 주고받고 있는 것이다.

인체의 움직임과 자세를 조절하기 위해서는 인체 내 · 외의 여러 정보들이 필요하다. 피부로부터 오는 촉각정보와 근육과 관절에서 오는 움직임에 대한 정보, 눈에서 오는 시각정보, 안뜰기관에서 오는 평형감각정보 등이 이러한 신호들이며, 이 정보들이 통합됨으로써 여러 가지 동작을 만들 수 있다. 이를 바탕으로 성립된 물리치료학과 작업치료학은 우리 몸의 움직임을 분석하고 움직임의 개선을 연구하는 학문으로 **움직임의 과학(movement science)**이라고 말할 수 있다.

반사 > 이러한 외부로부터 오는 정보가 통합되는 개략적인 내용은 반사(reflex)가 일어나는 과정을 통해 이해할 수 있다.

누구나 음식을 만들거나 라면과 같은 뜨거운 음식을 먹다가 손에 크고 작은 화상을 입은 경험이 있을 것이다. 이때의 반응은 뜨거운 냄비로부터 급히 손을 떼는 일로, 바로 이 동작이 반사의 결과이다. 위 예시와 같이 반사란 외부로부터 오는 감각신호에 대하여 항상 일정한 반응을 보이는 것을 말한다.

추운 겨울에 **(1)온도가 내려가면** 집안에 있는 온도를 감지하는 **(2)센서(sensor)**가 전선을 통해 떨어진 온도를 **(3)조절기(integrator)**에 전달한다. 조절기는 온도가 정해진 기준 이하로 내려가면 **(4)보일러**를 작동시키는 신호를 보일러로 보낸다. 보일러의 작동으로 **(5)실내온도는 상승**하고 상승한 온도가 감지되면 보일러는 멈추게 된다. 이와 같은 원리로 **(6)기온이 내려가면** 피부에서 센서의 역할을 하는 **(7)피부감각수용체**가 **(8)감각신경**을 통해 신호를 **(9)뇌**로 보내고 신호를 받은 뇌는 **(10)운동신경**을 통해 **(11)근육을 수축**하게 하여 **(12)인체에 열을 발생**시킨다.

반사의 예처럼 움직임과 자세를 조절하기 위해서는 센서의 역할을 하는 **수용체(receptor)**와 조절기능을 하는 **통합기(integrator)**, 그리고 효과를 나타나게 하는 **효과기(effector)** 총 세 요소가 필요하다. 따라서 본 단원과 전체 본문에 걸쳐 여러 가지의 정보의 수용과 통합, 출력의 과정을 이해함으로써 인체의 움직임과 자세를 조절하게 하는 원리를 임상적 치료에 응용할 수 있을 것이다.

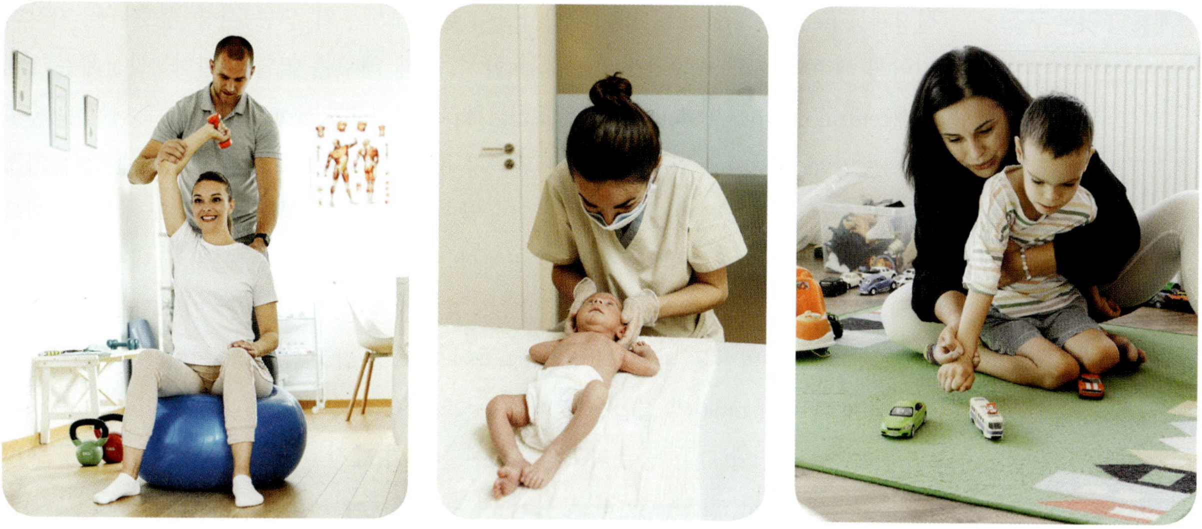

환자의 움직임을 개선하는 재활 전문가들

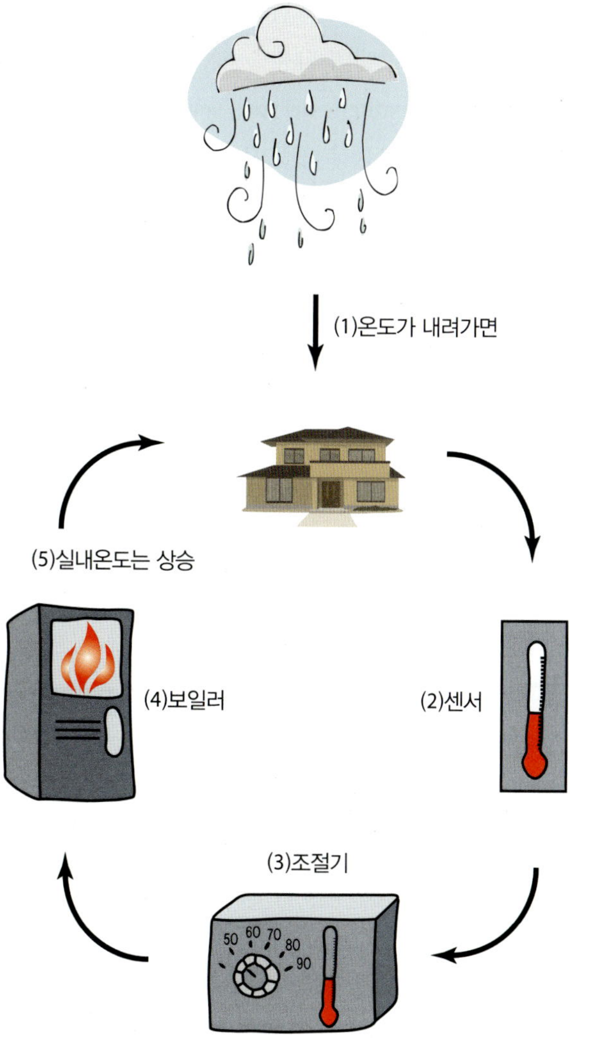

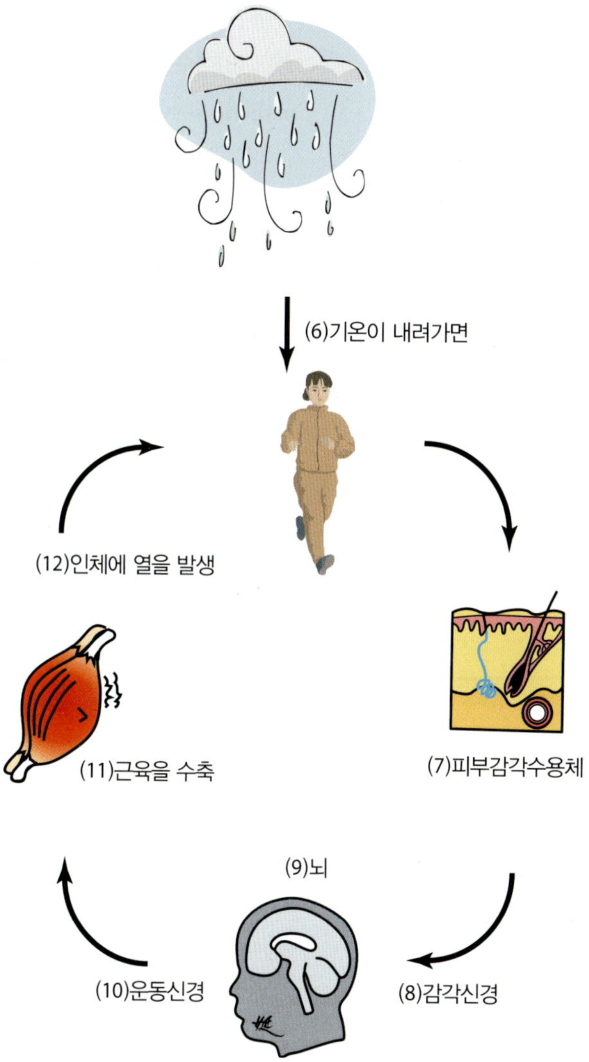

신경계통의 기본 구조 >

신경계통(nervous system)은 동물과 사람이 환경으로부터 오는 각종 신호들을 지각하고 움직이게 해주며 특히 사람에게는 사고를 할 수 있게 해주는 역할을 한다. 신경계는 **(1)중추신경계(central nervous system)**와 **(2)말초신경계(peripheral nervous system)**로 나뉘며 중추신경계는 중앙에 위치하고 말초신경계는 먼쪽부위까지 이른다. 중추신경계는 논란에 여지가 있지만 대부분 손상 후 회복이 불가능하며 말초신경계는 손상부위와 정도에 따라 회복이 가능하다는 차이점이 있다. 기능적인 측면에서 보면 중추신경계는 문자 그대로 신호전달과 명령체계의 중추의 역할을 담당하며, 말초신경계는 이를 수행한다. 따라서 중추신경계에는 기능상 중요한 역할을 하는 핵(nucleus)들이 자리를 잡고 있는데 여기서 핵이란 신경원(neuron)의 세포체(soma)의 집합을 말한다. 구조적으로 설명을 할 때는 핵이라는 용어를 쓰고 기능적으로 설명할 때는 중추라고 한다. 예를 들어 중간뇌의 달걀모양의 붉은 빛을 띠는 구조물은 적색핵(red nucleus)이라고 하고 이 핵은 기능적으로 움직임 조절 중추의 역할을 한다.

중추신경계는 **(3)뇌**와 **(4)척수**로 구성되어 있으며, 말초신경계는 몸 전체에 분포되어 중추의 신경계의 명령을 전달하는 **(5)몸신경계(somatic nervous system)**와 장기들의 불수의적인 움직임을 조절하는 **(6)자율신경계(autonomic nervous system)**로 나눈다. **(5)몸신경계**는 **(7)뇌신경**과 **(8)척수신경**으로 구성되며, **(6)자율신경계**는 서로 반대의 작용을 하는 **(9)교감신경계(sympathetic nervous system)**와 **(10)부교감신경계(parasympathetic nervous system)**로 구성된다.

자극과 반응의 경로 >

길을 걷다가 압정에 발이 찔리면 우리는 순간적으로 무릎을 구부려 발을 들어 올리게 된다. 이는 신경계의 반사에 의한 것으로 처음 외부에서 자극이 들어오게 되면 그림에서와 같이 **(11)수용체(receptor)**가 그 자극을 받아들인다. 이러한 기계적인 자극은 수용체에서 전기적인 신호로 변환되고, 이 신호는 신경을 타고 중추신경계인 척수로 들어간다. 이 외부로부터의 자극을 받아 중추신경계로 전달시키는 경로에 해당되는 신경을 **(12)감각신경(sensory nerve)**이라 하고, 중심을 향하기 때문에 **들신경(afferent nerve)**이라고도 한다. 감각신경을 타고 척수로 들어온 신호는 다른 신경으로 전달되어 하나는 근육을 수축시키기 위해 바로 **(13)운동신경(motor nerve)**으로 신호를 보내게 되고, 다른 하나는 뇌(brain)로 보내져 찔렸다는 정보를 알리는 역할을 한다. 운동신경으로 전달된 신호는 최종적으로 근육까지 전달되어 근육을 수축시키고 근육의 수축은 무릎을 구부려 발을 떼는 동작으로 나타난다. 이와 같은 운동신경은 몸의 먼 쪽으로 향하기 때문에 **날신경(efferent nerve)**이라고도 한다. 앞서 설명했듯이 신경계의 작용은 수용체와 통합기, 효과기로 나누어 작용을 하는데 발의 피부에서 자극정보를 수집하는 것은 피부의 감각수용체의 역할이며 척수와 뇌를 포함한 중추신경계는 통합기의 역할을 하고 발을 움직이게 하는 근육은 효과기의 역할을 하는 것이다. 인체에서 효과기의 작용의 결과는 근육의 수축과 샘의 분비로 나타나 몸신경계에서는 팔과 다리가 움직이는 것으로 나타나고 자율신경계에서는 땀분비, 장의 연동운동이나 소화액의 분비 등으로 나타난다.

치료사의 자극과 환자의 반응 >

임상에서 중추신경계의 손상으로 마비가 있는 환자의 팔을 잡고 상체의 움직임을 일으킬 때 치료사는 여러 가지의 감각자극을 환자에게 줌으로써 환자의 반응을 이끌어낸다. 우선 치료사는 움직임을 보여주고 따라하도록 하여 눈을 통한 시각적 정보를 제공하고, 다음으로 언어를 통해 지시함으로써 청각적 정보를 제공한다. 또 팔에 저항을 주어 촉각적 정보를, 팔을 잡고 움직임으로써 고유감각을 제공하게 되는데 치료사의 여러 자극이 다양한 경로를 통해 환자에게 전달되면 환자의 뇌에서는 통합이 이루어져 하나 또는 여러 개의 움직임이 만들어지게 된다.

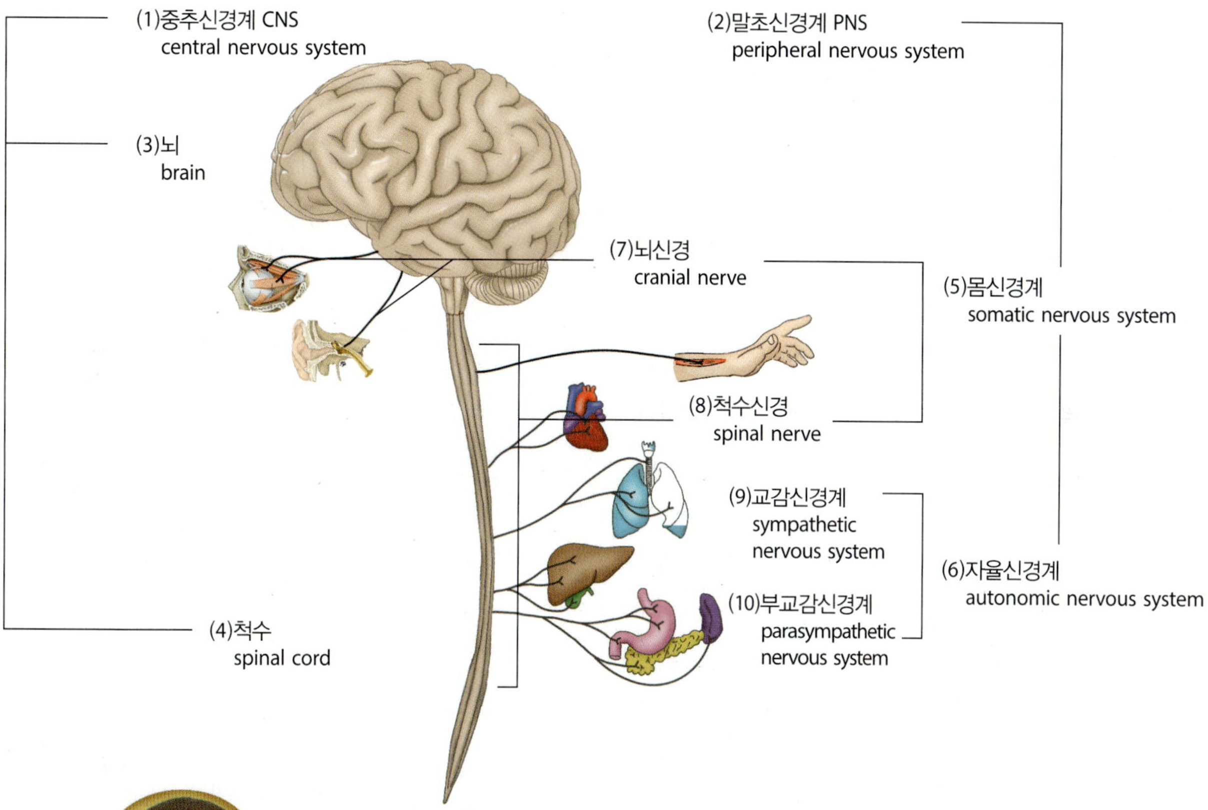

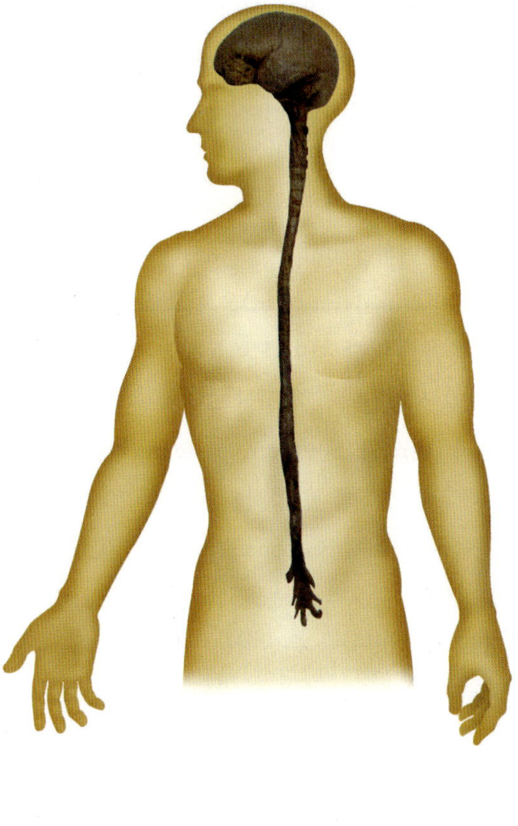

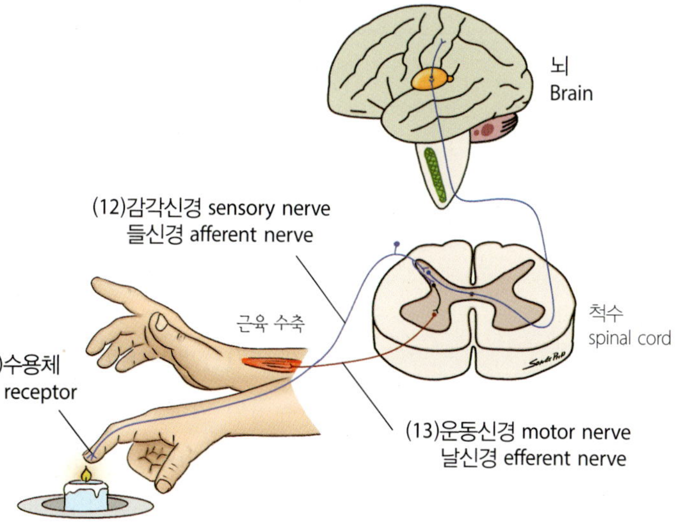

뉴런: 신경원 > 뉴런(neuron 또는 신경세포, nerve cell)은 신경의 기능적, 형태적 최소 기본단위이며, 신경원이라고도 한다. 뉴런은 **(1)세포체(cell body)**와 **(2)축삭(axon)**과 **(3)가지돌기(dendrite)**로 구성되어 있다. 가지돌기는 정보를 받아들이는 역할을 하며, 세포체는 받아들인 정보를 통합하고 해석하는 일을 한다. 축삭은 세포체에서 발생된 신호를 전도(conduction)하는 통로의 역할을 하고 축삭의 끝에서는 다른 신경이나 기관으로 신호를 전달(transport)한다. 가지돌기에는 외부로부터의 정보를 받아들이는 수용체(receptor)가 있어 정보의 종류에 따른 여러 가지 수용체를 가진다. 세포체에는 일반세포가 가진 기본적인 세포소기관들을 볼 수 있다. 축삭은 말이집으로 덮여 있는 것도 있는데, 말이집은 절연효과를 주어 신호를 빠르게 전도하도록 하는 역할을 한다.

뉴런의 기본 구성 > 뉴런은 세포체와 가지돌기, 축삭, 축삭말단 이렇게 네 부분으로 이루어져 있다. **(1)세포체**는 핵(nucleus)을 포함하며 다른 세포소기관을 가지고 있어 각종 대사의 역할을 담당한다. 또한 외부로부터 온 신호를 해석하고 처리하여 보내는 역할도 맡고 있다. 세포체는 2개의 가지를 가지고 있는데, 나뭇가지처럼 여러 개의 가지를 내고 있는 돌기와 굵고 하나의 긴 가지를 내는 두 종류의 가지가 있다. 나뭇가지 모양을 하는 가지는 **(3)가지돌기(dendrite)**라 하며 외부로부터 자극을 받아들이는 역할을 한다. 이곳에는 많은 수용체(receptor)가 분포하고 있다. 하나의 긴 가지는 **(2)축삭(axon)**이라 하며 핵에서 온 신호를 **(4)축삭말단(axon terminal)**으로 보내어 다른 신경이나 구조물에 신호를 전달하는 역할을 한다. 축삭이 시작되는 곳은 **(5)축삭둔덕(axon hillock)**이라고 하며 신호를 발생시키는 곳이다. 이 부위에서 전도성 활동전압이 시작된다.

신경의 전도 > 신호의 방향은 항상 핵에서 축삭말단으로의 방향이며 역방향으로는 신호가 전달되지 않는다. 축삭말단에는 다른 신경과 만나게 되는 접합 부위가 있는데 이를 **(6)연접(시냅스: synapse)**이라하고 연접을 중심으로 연접 전에 있는 뉴런을 **(7)연접이전뉴런(presynaptic neuron)**, 연접후에 있는 뉴런을 **(8)연접이후뉴런(postsynaptic neuron)**이라고 한다. 이 뉴런 사이에는 작은 공간이 있어 화학적 신호가 전달되며 이를 **(9)연접틈새(synaptic cleft)**라 한다. 신경과 신경이 만나는 곳은 연접(synapse)이라 하지만 근육과 같은 신경이 아닌 것과 만나는 곳은 이음부(junction)라고 한다. 한글용어로는 연접과 이음부라는 말이 정확히 구분되어 있지는 않다. 축삭은 **(10)말이집(myelin sheath)**으로 덮여 있는데 축삭을 통해 전달되는 신경전달흥분이 새어나가지 않도록 하는 전선의 피복과도 같은 역할을 한다.

신경세포내 운반(축삭 운반) > 신경세포의 기능을 유지하는데 필수적인 **축삭운반(axonal transport)**은 단백질, 소기관, 소포 및 기타 세포 성분을 축삭을 따라 세포체와 시냅스 말단 사이를 이동하는 역할을 한다. 이 운반은 뉴런의 생존과 기능에 필요한 영양소 및 신경전달물질 공급에 매우 중요하다. 축삭 운반은 **(11)앞방향운반(anterograde transport)**과 **(12)역방향운반(retrograde transport)**의 두 가지 유형이 있다. 앞방향운반은 세포체에서 새로운 성분을 합성시켜 축삭과 가지돌기로 이동시키는 것이며, 역방향운반은 노쇠한 성분을 용해소체(lysosome)가 분해시켜 **(13)소포(vesicle)**로 세포체로 다시 보내는 것이다. 앞방향운반에는 빠른 운반과 느린 운반이 있다. 빠른 운반은 연접소포와 신경전달 물질, **(14)미토콘드리아** 등을 운반하는 것이며, 느린 운반은 뼈대 요소와 신경말단에서 신경전달물질의 분비에 필요한 수용성 단백질을 운반하는 것이다. 모든 운반은 축삭을 따라 존재하는 **(15)미세소관**을 따라 이동을 한다. 앞방향운반은 **(16)키네신(kinesin)**, 역방향운반은 **(17)다이나인(dynaein)**과 같은 운동 단백질에 의해 이동된다. 이러한 축삭 운반에 장애가 생기면 알츠하이머병, 파킨슨병과 같은 다양한 신경 퇴행성 질환이 발생할 수 있다.

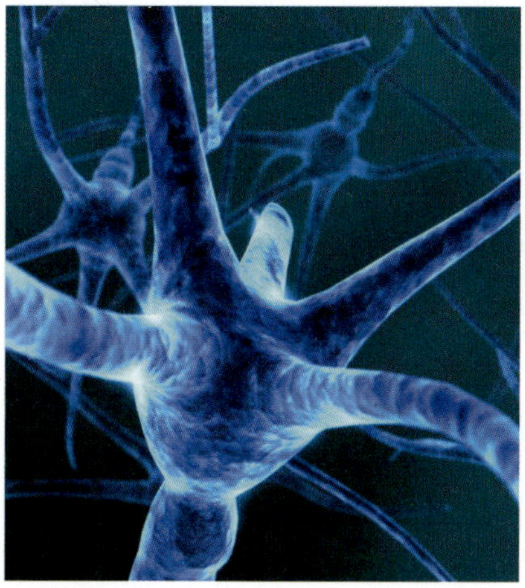

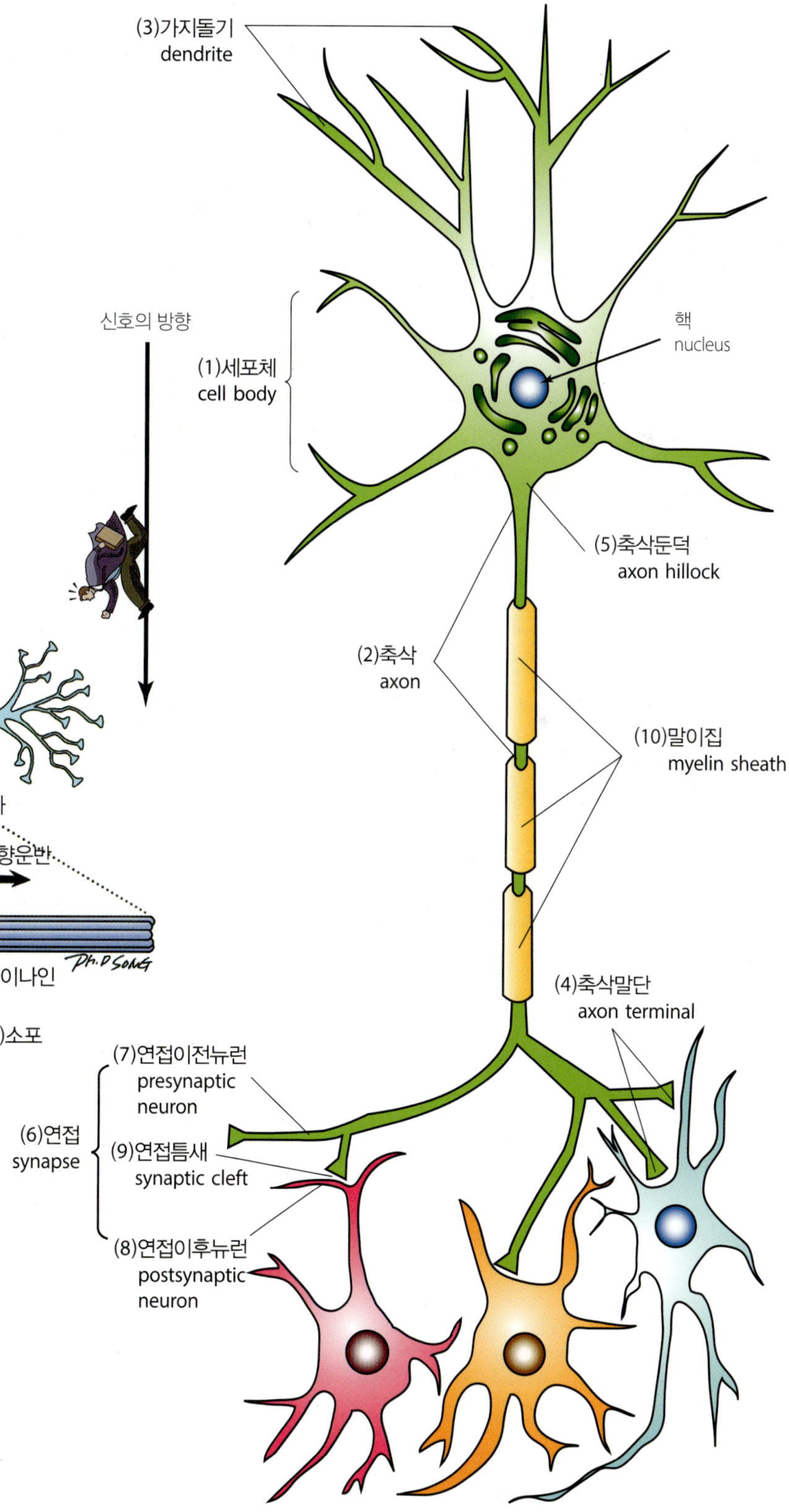

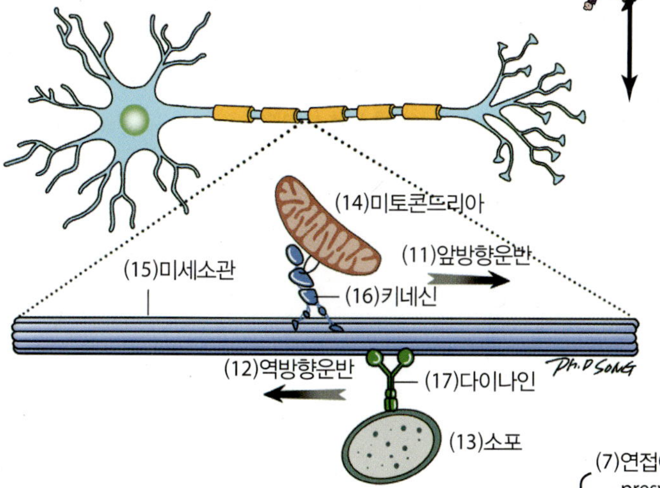

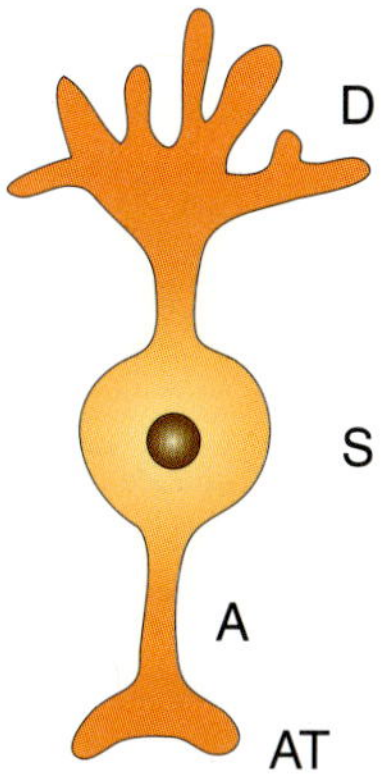

뉴런의 종류 > 뉴런은 뉴런에서 뻗어 나온 가지의 숫자에 따라 나뉜다. **(1)홑극뉴런(unipolar neuron)**은 그 이름에서 알 수 있듯이 가지가 하나인 경우를 말한다. 외부로부터 신호를 받으면 그 신호가 가지돌기와 축삭을 거쳐 세포체(soma)에 들어갔다가 다시 축삭(axon)과 가지돌기(dendrite)로 나오는 단순한 구조를 가지고 있으며 하등동물에게만 존재한다. **(2)두극뉴런(bipolar neuron)**은 대표적으로 후각과 시각영역에 존재하며 신경의 가지는 1개의 축삭과 1개의 가지돌기로 나누어져 있기 때문에 양극뉴런이라 부른다. 가지돌기는 신호를 받으면 세포체로 전도시키는 역할을 하는 반면에 축삭은 신호를 세포체로부터 멀리 떨어지도록 전도하는 가지이다. 두극뉴런과 비슷한 모양을 하고 있는 **(3)거짓홑극뉴런(pseudounipolar neuron)**은 하나의 짧은 가지를 갖고 있으며 다시 둘로 나누어져 있다. 나누어진 두 가지는 축삭이며 한쪽의 축삭 끝에만 수용부위인 작은 가지돌기가 있다. 두극뉴런과 거짓홑극뉴런은 감각뉴런이며 거짓홑극뉴런은 일반적으로 많이 볼 수 있는 감각뉴런의 형태이다. 반면 쉽게 볼 수 있는 운동뉴런의 가장 흔한 형태는 **(4)뭇극뉴런(multipolar neuron)**이다. 여러 개의 가지돌기와 하나의 축삭을 가지고 있는 경우, 그리고 가지돌기와 축삭 모두 여러 개인 경우가 있다. 중추신경계에 존재하는 사이뉴런도 뭇극뉴런의 형태를 가진다. 많은 정보를 받아서 통합하는 역할을 하기 때문에 많은 가지돌기가 있는 것을 특징으로 한다. 소뇌의 푸르킨예세포의 경우 몸에서 오는 고유감각 정보와 대뇌에서 오는 시각과 일반감각정보 등 여러 곳에서 오는 다양한 정보를 받아들여야하기 때문에 아주 많은 가지돌기를 가지고 있다.

연접의 종류 > 연접(시냅스: synapse)은 뉴런과 뉴런이 만나는 곳이다. 일반적으로 연접전뉴런의 축삭과 연접후뉴런의 가지돌기가 만나서 연접을 형성하고 정보를 전달한다. 이런 연접을 **(5)축삭가지돌기연접(axodendritic synapse)**이라고 한다. 이 외에도 축삭과 세포체가 만나는 **(6)축삭세포체연접(axosomatic synapse)**, 축삭과 축삭이 만나는 **(7)축삭축삭연접(axoaxonic synapse)** 등이 있다.

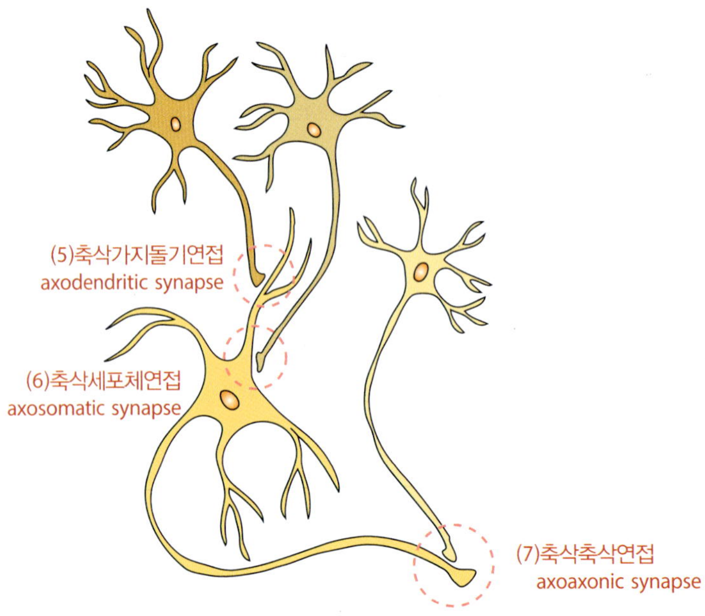

뉴런의 종류

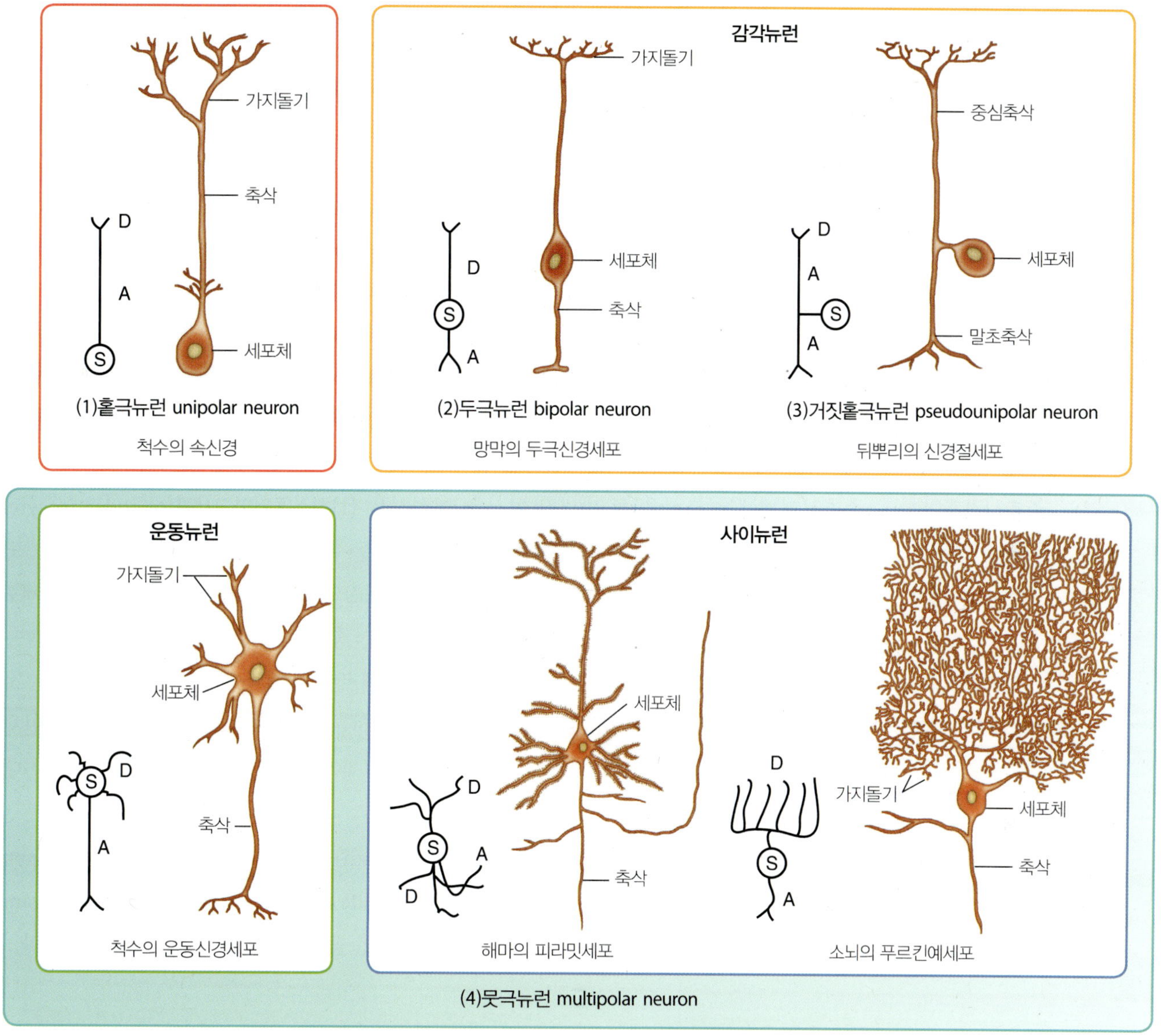

* S: 세포체(soma/cell body), D: 가지돌기(dendrite), A: 축삭(axon)

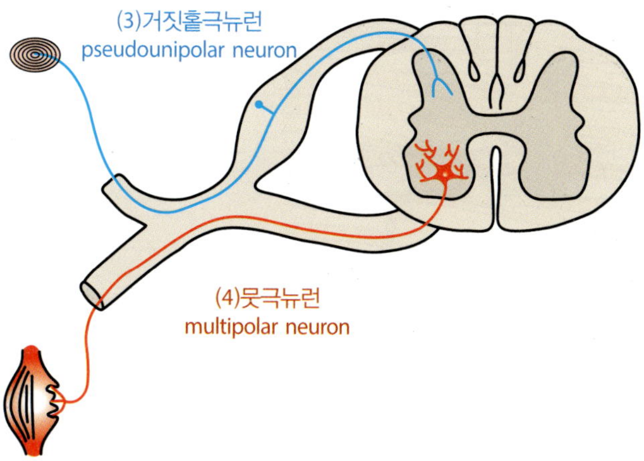

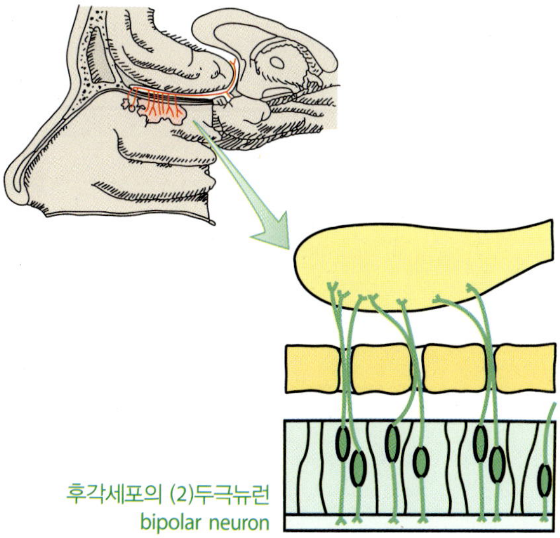

신경아교세포 >

신경계통에는 모든 신호를 전달하고 해석하는 역할을 담당하는, 즉 주연에 비교할 수 있는 **뉴런(neuron)**이 있고, 또한 이런 뉴런이 역할을 잘하기 위해 도와주는 조연 같은 역할을 하는 비흥분성 세포인 **신경아교세포(neuroglia)**가 있다. 신경아교세포는 그냥 아교세포(glia cell)라고도 한다.

신경아교세포는 뉴런보다 크기는 작지만 그 수는 10~50배 정도 더 많으며 뇌와 척수의 절반의 부피를 차지한다. 신경아교세포는 여러 가지 역할을 담당하는데 뉴런과 뉴런 사이에서 뉴런을 지지하는 역할을 하며, 뉴런을 둘러싸고 있어 신호가 밖으로 새어나가지 않도록 하는 절연체 역할도 한다. 그 밖에도 뉴런에 영양을 공급하는 일과 죽거나 손상된 뉴런을 처리하는 일, 그리고 혈액뇌장벽(blood brain-barrier)의 역할을 한다.

신경아교세포는 1856년에 독일의 의학자 Rudolf Virchow에 의해 처음 발견되었고 뇌의 결합조직과 같은 역할을 한다고 생각하였다. 아교세포(glial cell)라는 말은 그리스어의 접착제(glue)라는 말에서 유래되었다. 신경아교세포는 중추신경계와 말초신경계에 따라 다른 형태의 세포가 존재하며 각각 역할이 다르다.

중추신경계의 > 신경아교세포

중추신경계에는 축삭을 둘러싼 말이집을 형성하는 **(1)희소돌기아교세포(oligodendrocyte)**가 있고, 뉴런의 외부환경을 조절하는 데 도움을 주는 **(2)별아교세포(astrocyte)**가 있다. 또한 뇌의 뇌실(ventricle)과 척수의 중심관(central canal)의 내강 표면을 덮는 **(3)뇌실막세포(ependymal cell)**가 있는데, 이 세포와 별아교세포는 신경줄기세포(neural stem cell)로 작용한다고 알려져 있다. 즉, 이들이 분열하고 분화하여 새로운 뉴런과 신경아교세포로 되는 것이다. 이 밖에 퇴화된 이물질(foreign material)을 포식하는 **(4)미세아교세포(microglia)**가 인체 내에 존재한다. 별아교세포와 희소돌기아교세포는 미세아교세포에 비해 크기 때문에 거대아교세포(macroglia)라고도 한다.

말초신경계의 > 신경아교세포

말초신경계의 신경아교세포는 말이집(myelin sheath)을 형성하는 **(5)슈반세포(Schwann cell)**와 신경절 내 세포체를 지지하는 **(6)위성세포(satellite cell)** 또는 **신경절 신경아교세포(ganglionic gliocyte)**가 있다. 슈반세포는 중추신경계의 희소돌기아교세포와 같은 역할을 한다.

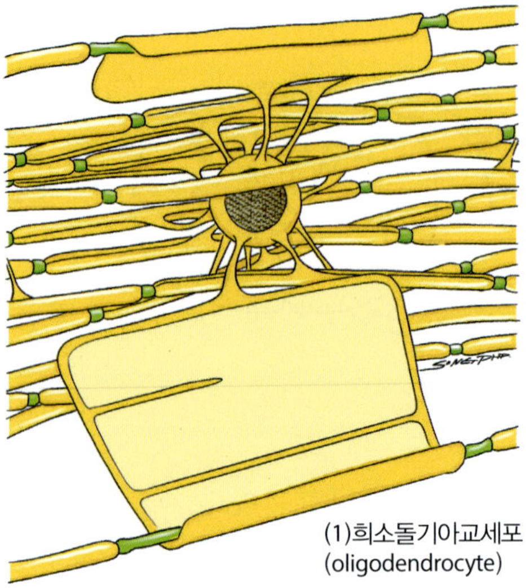

(1)희소돌기아교세포
(oligodendrocyte)

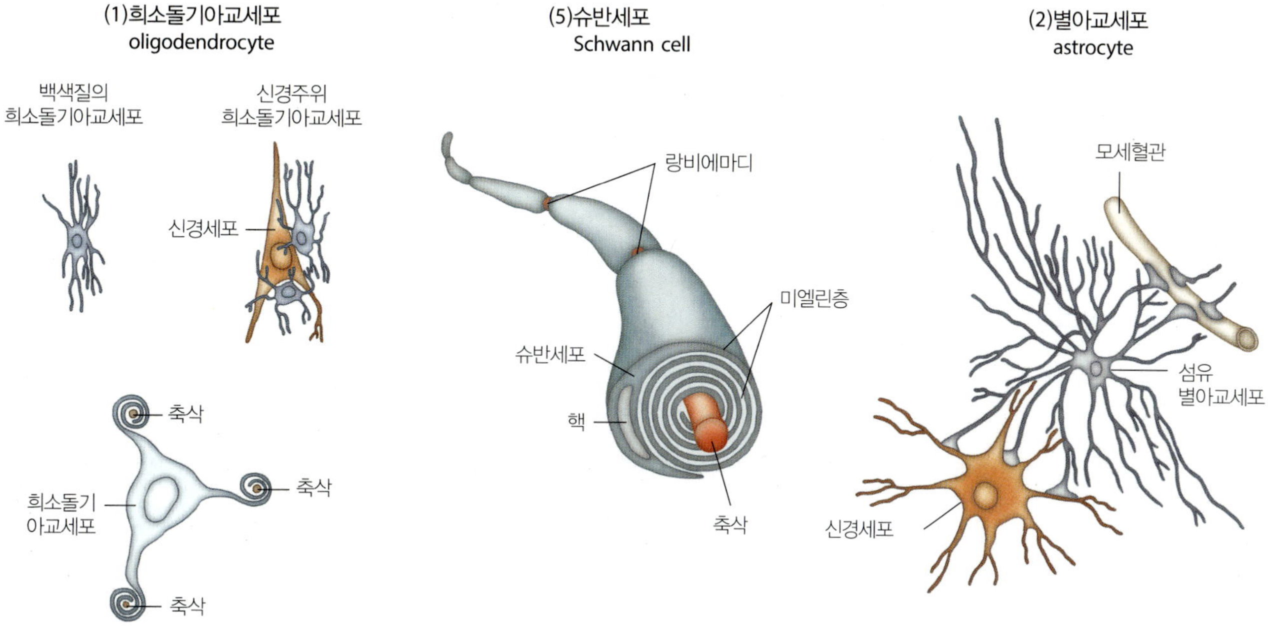
(1)희소돌기아교세포
oligodendrocyte
백색질의
희소돌기아교세포
신경주위
희소돌기아교세포
신경세포
축삭
희소돌기
아교세포
축삭
축삭
(5)슈반세포
Schwann cell
랑비에마디
미엘린층
슈반세포
핵
축삭
(2)별아교세포
astrocyte
모세혈관
섬유
별아교세포
신경세포

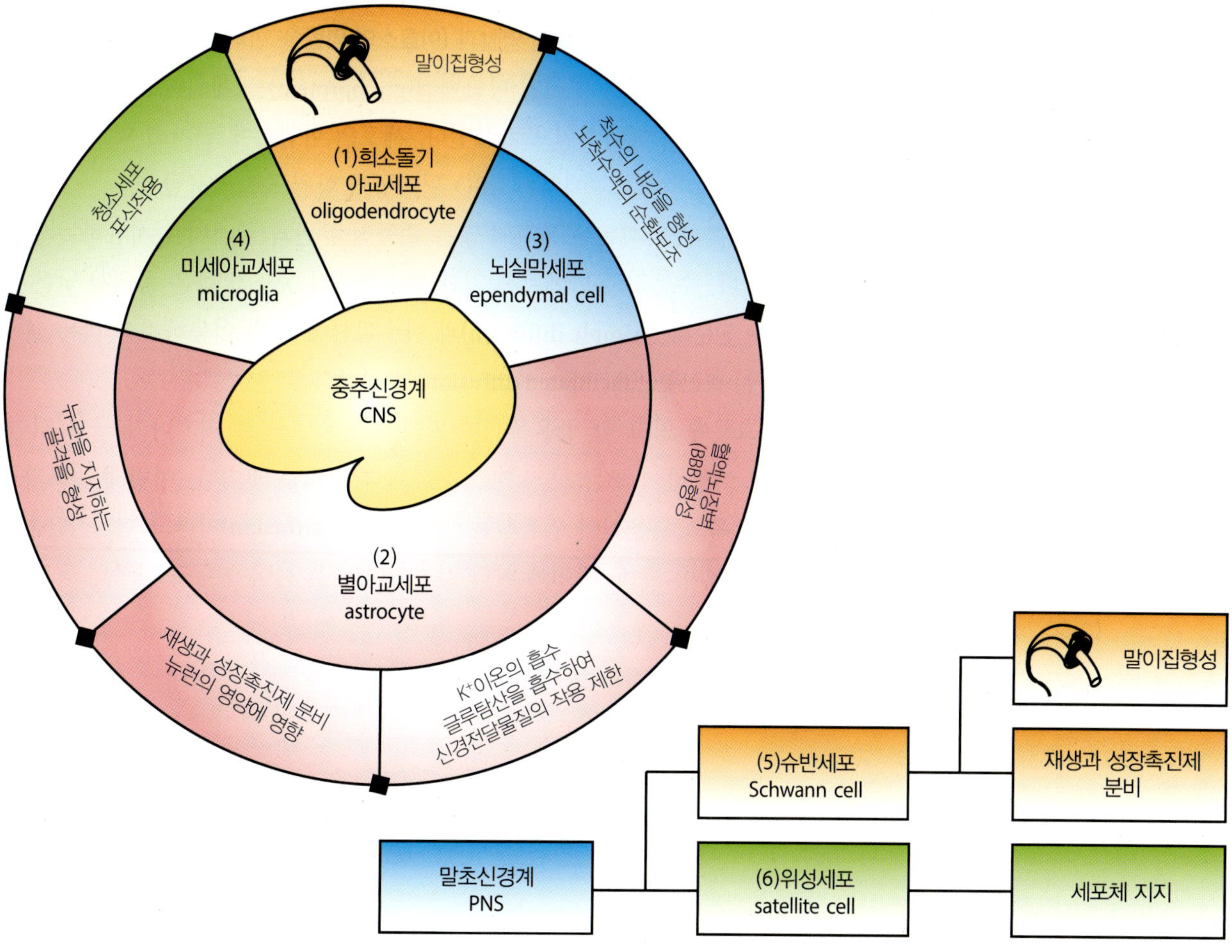
말이집형성
(1)희소돌기
아교세포
oligodendrocyte
척수의 내강을 형성
뇌척수액의 순환보조
(3)
뇌실막세포
ependymal cell
청소세포
포식작용
(4)
미세아교세포
microglia
중추신경계
CNS
뉴런을 지지하는
골격을 형성
혈액뇌장벽
(BBB)형성
(2)
별아교세포
astrocyte
재생과 성장촉진제 분비
뉴런의 영양에 영향
K⁺이온의 흡수
글루탐산을 흡수하여
신경전달물질의 작용 제한
말이집형성
(5)슈반세포
Schwann cell
재생과 성장촉진제
분비
말초신경계
PNS
(6)위성세포
satellite cell
세포체 지지

세포막의 역할 > 우리가 먹는 모든 음식은 소화라는 과정을 거쳐 세포 내로 들어간다. 세포는 세포막을 통해 세포 내로 들어가는 물질들을 통제하고 있다. 세포막은 세포의 안과 밖을 나누어 **세포 안의 환경을 만들어주는 역할**을 하지만 단순히 세포 안과 밖을 나누는 경계가 아니라 세포를 지키는 장벽 또는 문지기에 더 가깝다. 세포막은 세포의 필요한 물질을 수송하기 위해 특별한 수송체계를 갖추고 있는데 세포막은 외부로부터 온 자극을 받아들이는 **수용의 역할**을 하고 신경에서는 **전기적인 신호를 전달하는 역할**을 한다. 그 외에도 세포 내의 **노폐물이나 신경전달물질과 같은 물질을 배출하는 일**도 맡고 있다.

세포막의 구조 > 세포막은 우리 몸을 구성하는 기본 구성요소인 단백질과 탄수화물, 지방으로 되어 있다. **지방**은 **(1)인지질(phospholipid)**과 **(2)지방산(fatty acid)**의 형태로 세포막의 대부분을 이루는 지질이중층을 형성한다. 기본을 이루는 지질이중층을 살펴보면, 크게 **(3)머리부분**과 **(4)꼬리부분**으로 나눌 수 있다. 머리부분은 물을 좋아하는 친수성(hydrophilic) 부분으로 극성을 띠고, 꼬리부분은 물을 싫어하는 소수성(hydrophobic) 부분으로 극성을 띠지 않는다. 머리부분은 막의 바깥쪽에 위치하며 소수성 부분은 세포막의 중심쪽에 있다. **(5)콜레스테롤**은 인지질의 머리 바로 밑에 존재하는데 지질의 이중층을 안정화시키며 지나친 막유동을 억제하는 역할을 한다.

단백질은 지질이중층에 곳곳에 박혀 있는 형태로 **(6)내재단백질**과 **(7)외재단백질**로 나뉜다. 내재단백질은 **통로단백질**이라고 하며 물질을 이동시키는 통로의 역할을 한다. 외재단백질은 세포막의 바깥쪽에 위치하며 **(8)수용체의 역할**과 **(9)효소의 역할**을 한다.

(10)탄수화물은 단백질과 결합된 형태인 당단백질(glycoprotein)을 제외하고는 특별한 작용을 하지 않으며 주로 세포의 에너지원으로 쓰인다. 세포의 바깥쪽에 위치해 외부 물질을 식별하는 역할 정도가 있으며 적혈구에서는 ABO 혈액형의 항원으로 작용한다.

세포막을 통한 물질의 이동 > 세포에서 막의 이동은 에너지를 사용하지 않는 수동적 운반과 에너지를 사용하는 능동적 운반으로 나눌 수 있다. 수동적 운반에는 동일한 정수압에서 농도가 높은 쪽에서 낮은 쪽으로 물질이 이동하는 **단순확산(simple diffusion)**과 단순확산에 의해 이동하지 못하는 물체를 운반체로 이동시키는 **촉진확산(facilitated diffusion)**이 있다.

확산 > 물이 담겨 있는 그릇에 잉크 한 방울을 떨어뜨리면 잉크는 바로 퍼져나가 물과 섞인다. 농도가 낮은 곳으로 이동하여 모든 곳의 잉크 농도가 같아지는 것이다. 이렇게 농도가 **(11)높은 쪽**에서 **(12)낮은 쪽**으로 용질이 이동하는 현상을 **확산(diffusion)**이라고 한다. 단순확산은 분자의 크기, 막의 넓이, 농도 차이에 따라 결정되며 막을 사이에 두고 양쪽의 농도가 같아질 때까지 일어난다.

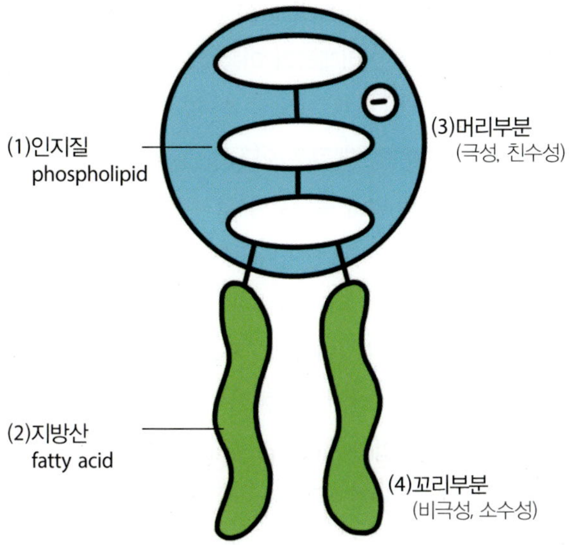
(1)인지질
phospholipid
(3)머리부분
(극성, 친수성)
(2)지방산
fatty acid
(4)꼬리부분
(비극성, 소수성)

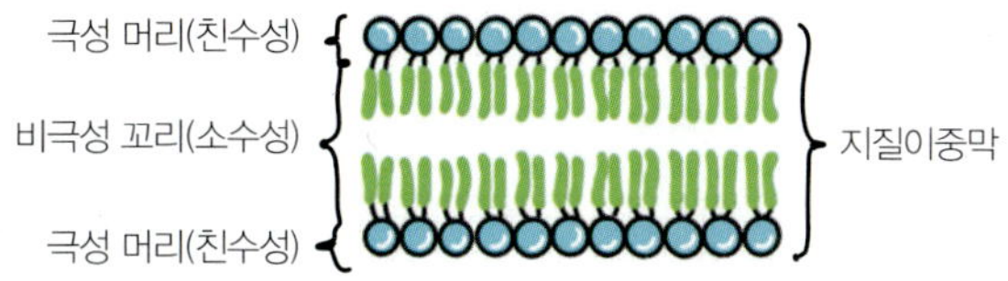
극성 머리(친수성)
비극성 꼬리(소수성)
극성 머리(친수성)
지질이중막

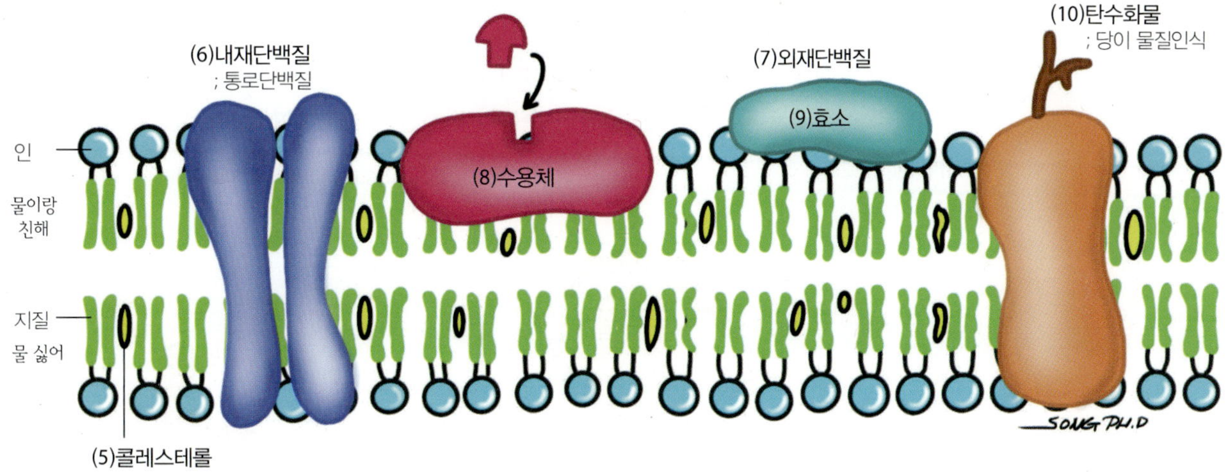
(6)내재단백질
; 통로단백질
(7)외재단백질
(10)탄수화물
; 당이 물질인식
(9)효소
(8)수용체
인
물이랑
친해
지질
물 싫어
(5)콜레스테롤
SONG PH.D

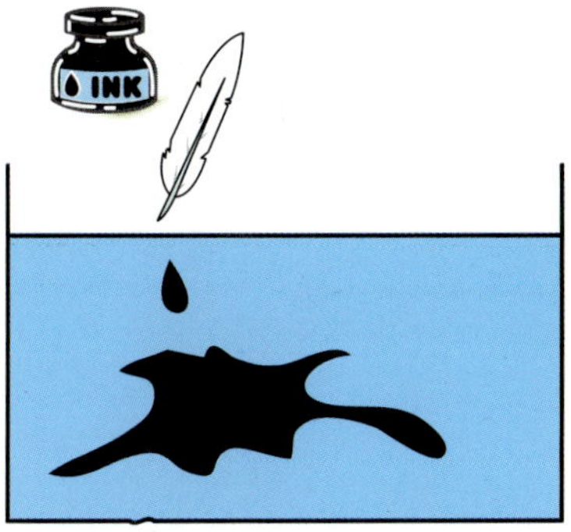
INK

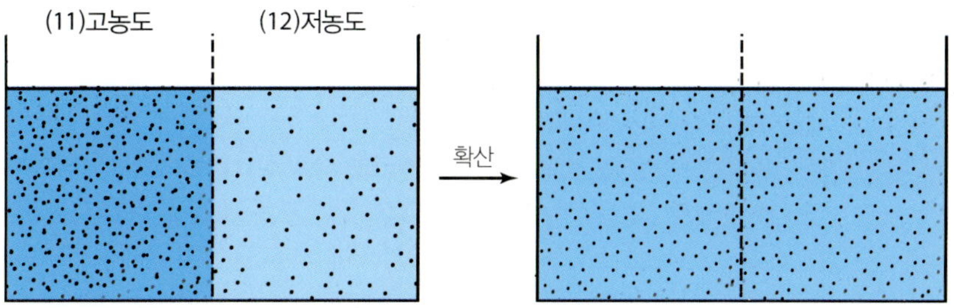
(11)고농도
(12)저농도
확산

촉진확산 > 운반단백질에 의해 확산이 일어나는 현상을 촉진확산(facilitated diffusion)이라 한다. (1) **단순확산**의 경우 농도의 차이가 증가하면 농도차와 **(2)비례하여 이동속도도 증가**하지만 **(3)촉진확산**은 운반단백질의 가역적 구조변화 속도보다 빠르게 진행될 수 없으므로 농도가 증가하면 일정한 **(4)최대확산속도**에 다다르게 된다. **(5)운반단백질**은 이동시키려는 **(6)물질**을 수용체의 **(7)결합부위**에 결합시키고 반대쪽 문을 열어 **(8)열린 쪽으로 유리**시킨다. 촉진확산에 의해 세포막을 통과하는 물질은 포도당과 대부분의 아미노산이다. 촉진확산은 확산과 함께 ATP(에너지)를 소모하지 않는다.

삼투 > 물은 세포막을 통하여 가장 많이 확산되는 물질이다. **(9)선택적 투과성 막**이 있어 **(10)용질**이 이동할 수 없을 때 농도의 평형을 이루기 위해 용매인 **(11)물**이 이동하는 것을 **삼투(osmosis)**라고 한다. 이때 생성되는 압력의 크기를 **삼투압(osmotic pressure)**이라 한다.

여과 > **여과(filtration)**란 작은 구멍이 있는 격막을 통해 물질이 이동하는 현상으로, 작은 분자는 통과하지만 큰 분자는 작은 구멍을 통과하지 못해 이동할 수 없다. 여과작용은 확산과 삼투와는 달리 농도의 차이에 의해 이동하는 것이 아니라 압력의 차이에 의해 일어난다. 드립커피(pour-over coffee)를 만들 때 분쇄한 **(12)커피 콩**을 **(13)여과지**를 장치한 깔때기에 담고, **(14)온수**를 통과시켜 추출하여 만든다. 이때 입자가 큰 커피가루는 여과지에 남고 물과함께 작은 입자는 여과지를 통과하여 내려간다. 인체에서도 콩팥에서 소변을 생성하는 과정에서 여과 작용이 일어난다. 혈구, 지방, 혈장단백질 같은 분자량이 큰 물질은 콩팥 토리에 있는 **(15)토리모세혈관막**을 통과하지 못하고 분자량이 작은 물질인 수분과 전해질은 통과하여 **(16)보우만 주머니** 속으로 여과된다.

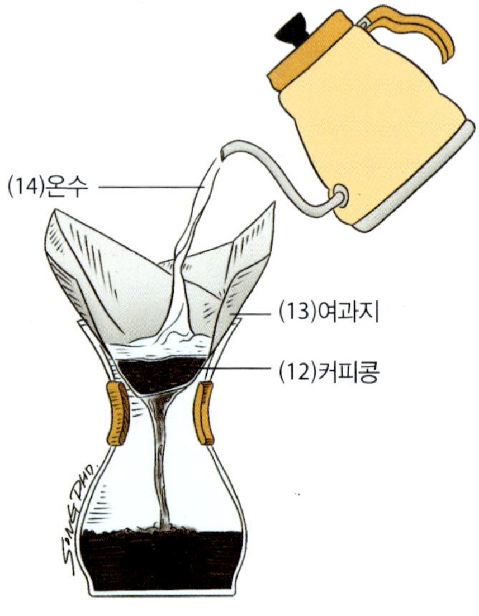

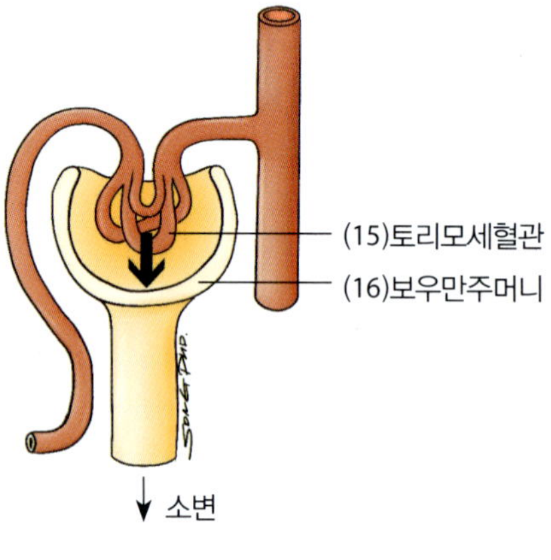

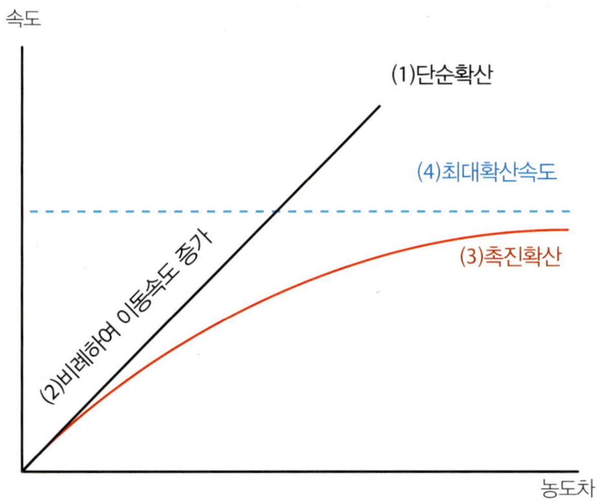
속도
(1)단순확산
(4)최대확산속도
(2)비례하여 이동속도 증가
(3)촉진확산
농도차

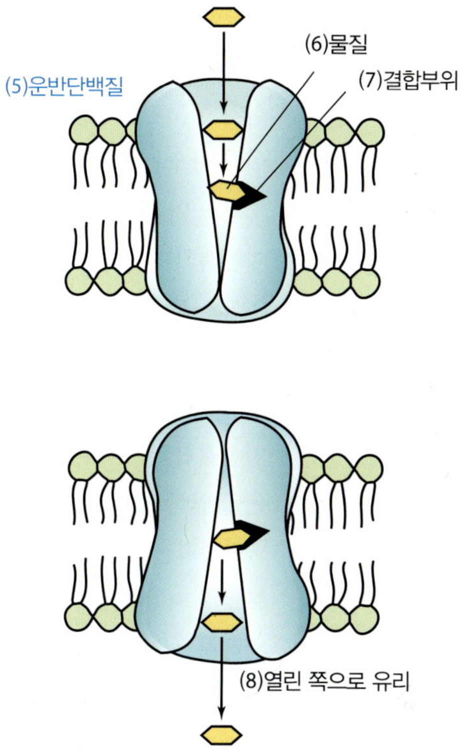
(6)물질
(5)운반단백질
(7)결합부위
(8)열린 쪽으로 유리

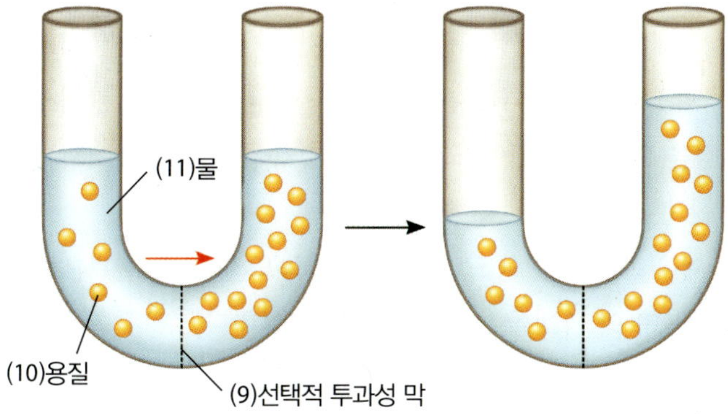
(11)물
(10)용질
(9)선택적 투과성 막

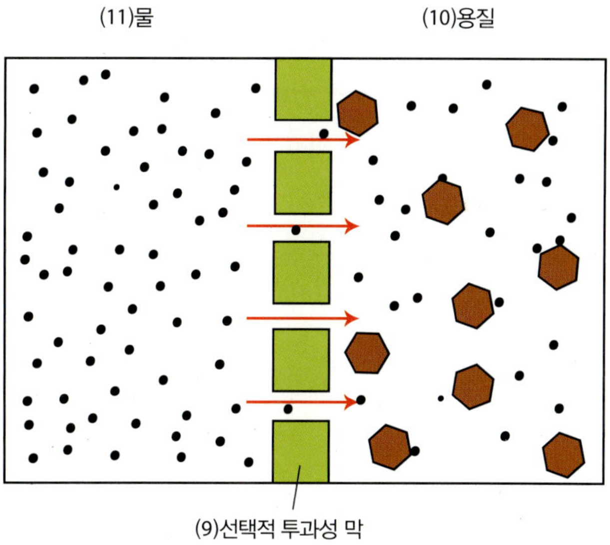
(11)물
(10)용질
(9)선택적 투과성 막

능동운반 > 능동운반(active transport)이란 분자와 이온이 저농도에서 고농도로 향하는, 즉 농도에 역행하는 운반이다. 이것은 ATP(에너지)의 소모를 필요로 하며 농도기울기를 거스른다. 물질이 농도기울기를 역행하여 통로를 통하여 이동하고 ATP는 **ADP + Pi(무기인산)**로 나뉘며, 이때 나오는 에너지가 물질을 이동시키게 된다.

Na^+-K^+펌프 > 세포 안은 K^+의 농도가 높고 세포 밖은 Na^+의 농도가 높다. 세포 밖의 K^+을 세포 안으로 이동시키며 세포 안의 Na^+을 세포 밖으로 이동시키기 위해 농도기울기를 역행해야 하므로 **(1)Na^+–K^+펌프(sodium-potassium pump)**의 작용이 필요하다. 이 펌프는 **(2)2개의 K^+ 이온**이 운반단백질의 세포막 바깥쪽에 결합하고 안쪽에는 **(3)3개의 Na^+이온**이 결합하면 단백질의 **AT-Pase(ATP 분해효소)** 활성이 시작된다. **(4)ATP** 한 분자가 ADP로 분해되면서 고에너지 인산결합의 에너지가 방출된다. 에너지는 운반단백질의 구조 변화를 유도하여 2개의 K^+ 이온을 안쪽으로 들여오고 3개의 Na^+ 이온을 바깥쪽으로 내보낸다.

2차 능동운반 > 탄수화물의 소화과정의 최종 산물인 **(5)포도당(glucose)**을 **(6)소장안**에서 소장벽의 **(7)상피세포**를 거쳐 **(8)혈관**으로 이동시켜 모든 세포에게 전달되게 된다. 포도당을 혈관내로 이동하기 위해서는 3가지 과정이 필요하다.

공동운반 > 포도당은 분자의 크기가 커서 **(9)운반단백질**이 필요하다. 포도당을 소장안에서 상피세포 안으로 이동하기 위해 **(10)Na^+**이온의 농도경사를 이용하며 Na^+과 함께 상피세포내로 들어온다. 이렇게 포도당과 Na^+이 함께 이동하는 것을 **(11)공동운반(cotransport)**라고 한다. 이 역할을 하는 운반단백질을 공동운반체(cotransporter)라고 한다.

능동운반 > **(7)상피세포**내의 Na^+의 농도가 소장안의 농도보다 낮게 유지되어야 소장안의 Na^+을 상피세포 내로 확산시킬 수 있다. **(7)상피세포**내의 Na^+농도를 낮게 유지시키기 위해서는 **(12) Na^+–K^+**펌프가 사용되며 상피세포 내의 Na^+을 농도가 높은 혈관으로 퍼내고 K^+은 혈관에서 상피세포내로 들어간다. 이러한 과정을 **(13)능동운반**이라고 한다. 이 능동운반 과정에서는 **(14)ATP**가 에너지로 사용되며 ATP 한 분자가 ADP로 분해된다.

촉진확산 > Na^+이온과 함께 상피세포 내로 들어온 포도당은 농도경사에 의해 농도가 낮은 혈관으로 이동한다. 이때 **(14)운반 단백질**이 필요하며 이 과정을 **(15)촉진 확산**이라고한다.

포도당을 혈관으로 이동하는 과정에서 포도당운반에 직접적으로 에너지가 사용지는 않았지만 Na^+이온의 이동을 위해 에너지가 사용되었고 포도당 이용에 간접적으로 영향을 주었으므로 이를 2차 능동운반이라고 한다.

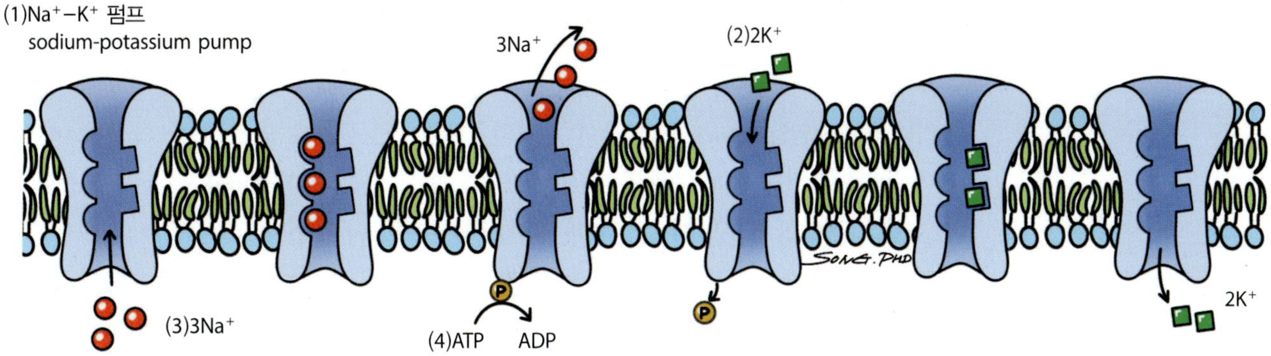
(1)Na⁺–K⁺ 펌프
sodium-potassium pump
3Na⁺
(2)2K⁺
(3)3Na⁺
(4)ATP
ADP
2K⁺

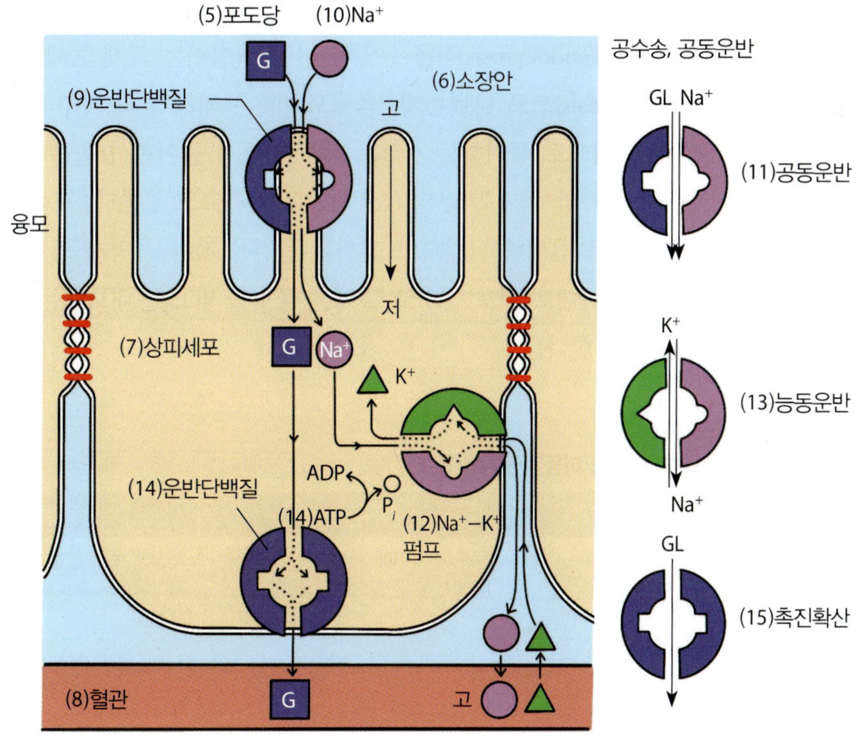
(5)포도당
(10)Na⁺
(6)소장안
(9)운반단백질
고
융모
저
(7)상피세포
K⁺
ADP
(14)ATP
P_i
(14)운반단백질
(12)Na⁺–K⁺
펌프
(8)혈관
고
공수송, 공동운반
GL Na⁺
(11)공동운반
K⁺
(13)능동운반
Na⁺
GL
(15)촉진확산

세포막 이동 > 세포막은 지질이중층으로 되어 있기 때문에 지질용해성이 높은 **(1)산소**나 **이산화탄소** 등은 세포막을 통해 바로 이동이 가능하다. 또한 **(2)벤젠(benzene)** 등과 같은 물을 싫어하고 지방을 좋아하는 소수성 분자와 **(3)물과 에탄올(ethanol)**과 같이 크기 작은 분자들은 세포막을 통해 바로 이동이 가능하다.

그러나 **(4)포도당(glucose)** 등과 같이 분자의 크기가 큰 물질은 막을 통한 확산이 어렵기 때문에 운반단백질을 통해 촉진확산되며, 전기를 띠고 있는 **(5)이온(ion)** 또한 막을 통한 확산이 어렵고 특별한 통로단백질을 통해 확산을 통한 이동이 가능하다.

세포막을 통한 물질의 이동 방법 > 세포막을 통하여 물질이 이동할 때는 여러 가지 방법을 통하여 이동이 가능하다. **(6)세포막**을 통하거나 **(7)열린 통로**를 통해 농도가 높은 곳에서 낮은 곳으로 **단순확산(simple diffusion)**을 통해 농도가 높은 곳에서 낮은 곳으로 이동을 하며, **(8)운반단백질**로 인한 **촉진 확산**을 통해서도 이동할 수 있다. 또한 농도가 낮은 곳에서 높은 곳으로 거꾸로 이동해야 할 때는 에너지를 사용하여 **(9)농도를 역행**하는 **능동수송(active transport)**을 통해 이동한다.

세포의 작용 > 이외에도 크기가 큰 물질을 특수한 기능을 통해 그대로 세포안으로 들어가게 하는 **(10) 세포내섭취(endocytosis)작용**이 있다. 세포내섭취는 크게 **음세포작용(pinocytosis)**과 **포식작용(phagocytosis)**으로 나뉘는데, 음세포작용은 세포 밖의 아주 미세한 방울로 이루어진 액체를 세포 안으로 섭취하는 것으로 세포 안으로 들어간 방울은 세포질의 작은 소포를 형성하게 된다. 따라서 세포마시기(cell drinking)라고도 부른다. 포식작용은 박테리아 세포, 또는 퇴화물질을 섭취하는 것으로 섭취할 물질을 감싸서 먹게 되므로 세포먹기(cell eating)라고도 한다. 반대로 세포 안으로 들어온 물질을 밖으로 내보내는 작용을 **(11)세포외배출(exocytosis)**이라 한다.

표 1-1 막의 이동기전의 비교

이동기전	기전의 설명	이동물질	예
확산(diffusion)	농도의 차이에 의해 농도가 높은 곳에서 낮은 곳으로 이동함	지질에 녹는 물질, 작은 분자이온들은 통로를 통해 확산됨	산소, 이산화탄소, 호르몬이 지질층을 통해 이동, Cl^-이온이 통로를 통해 이동
삼투(osmosis)	선택적 투과막을 통해 물이 이동함	지질층을 통한 물의 이동	물이 위의 벽을 통해 혈관으로 이동
여과(filtration)	압력의 차이에 의해 이동되는 것	작은 구멍을 통해 액체나 물질이 이동	신장에서의 혈액 여과
촉진확산 (facilitated diffusion)	운반체와 결합하여 이동되는 것. 에너지의 소모는 없다. 농도가 높은 곳에서 낮은 곳으로 이동함	크기가 크거나 극성을 가진 분자	포도당을 지방세포나 근육세포로 이동
능동수송 (active transport)	운반단백질과 결합하여 이동되는 것. 에너지의 소모가 있으며 농도경사를 역행하여 낮은 곳에서 높은 곳으로 이동함	크기가 크거나 극성을 가진 분자가 농도를 역행해야 하는 분자	Ka^+, Na^+와 같은 이온의 이동
세포내섭취 (endocytosis)	세포막이 소포를 형성하여 물질은 안으로 유입시킴. 에너지가 사용됨	단단한 분자–식작용. 액체–음세포작용	박테리아, 세포 부스러기
세포외배출 (exocytosis)	물질이 소포를 세포막으로 끌어내어 소포를 녹여 물질이 밖으로 유출됨. 에너지가 사용됨	단백질과 물에 녹는 분자	소화된 효소, 호르몬, 신경전달물질

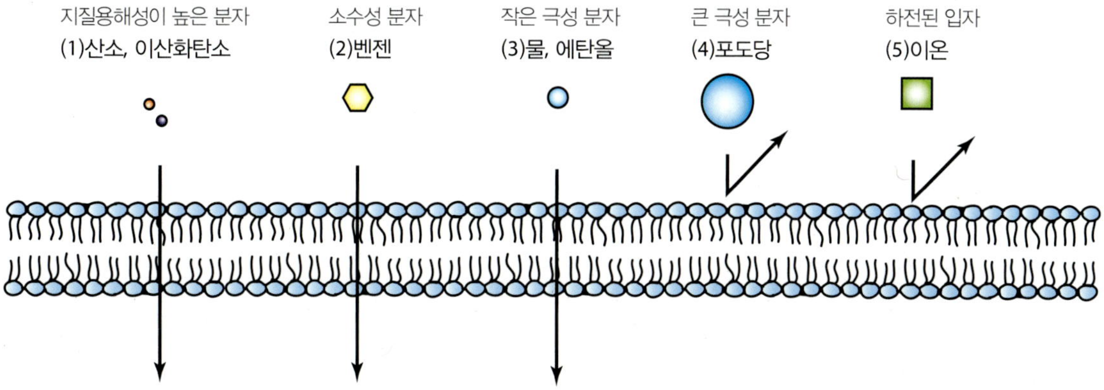

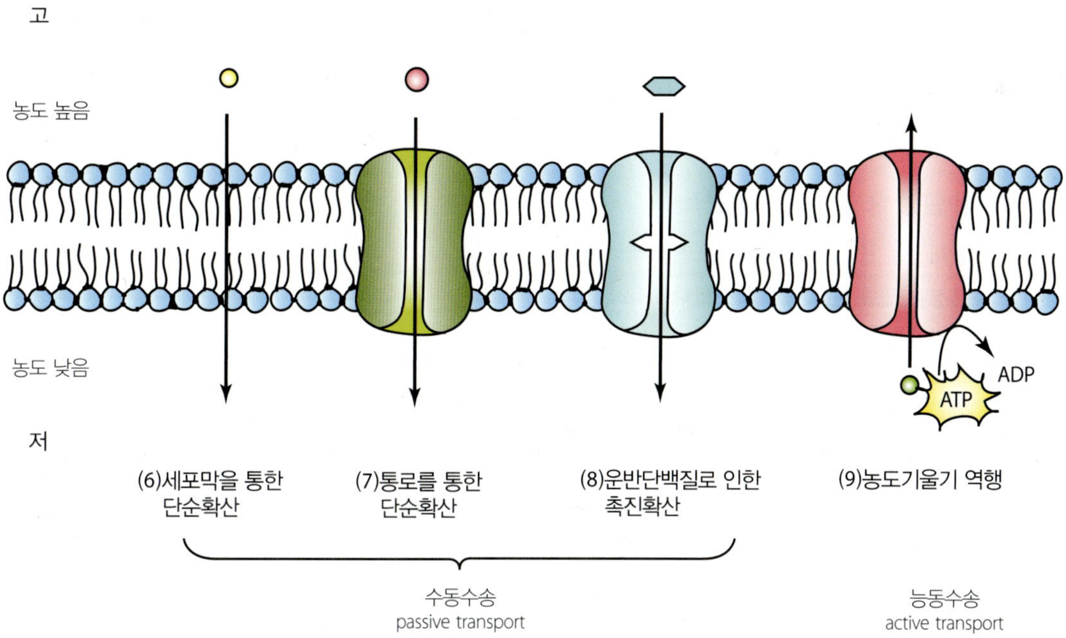

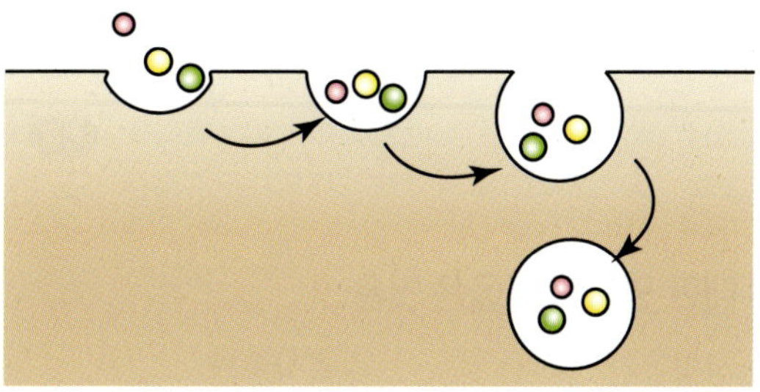
(10)세포내섭취 endocytosis

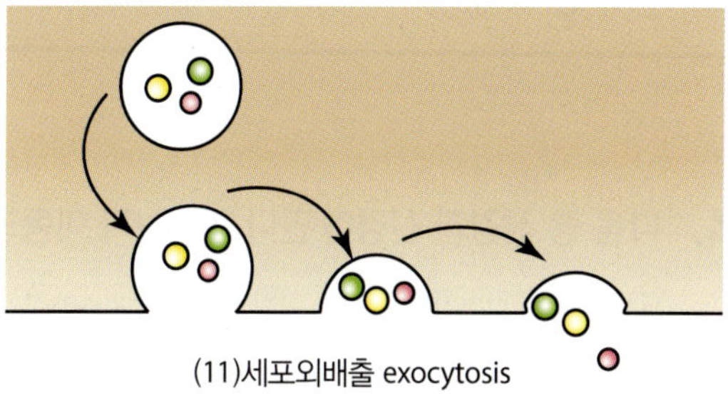
(11)세포외배출 exocytosis

01 » 연습문제

1. 다음의 빈칸에 들어갈 적절한 내용으로 옳은 것은?

보기: (A) → 감각신경 → 중추신경계 → (B) → 효과기(근육)

① A: 수용기, B: 자율신경
② A: 수용기, B: 운동신경
③ A: 자율신경, B: 운동신경
④ A: 운동신경, B: 수용기

해설 외부로부터 자극이 오면 수용기(receptor)에서 자극을 받아들인다. 이 신호는 감각신경(sensory nerve)을 타고 중추신경계인 척수와 뇌로 들어간다. 뇌에서 움직임에 대한 신호가 만들어지면 운동신경(motor nerve)을 타고 효과기인 근육으로 신호가 전달된다.

정답 ②

2. 다음의 설명 중 옳지 않은 것은?

① 신경계통은 중추신경계와 말초신경계로 나뉜다.
② 뇌신경은 말초신경계에 해당된다.
③ 몸신경계는 몸의 불수의적인 움직임에 관여한다.
④ 자율신경계는 교감신경계와 부교감신경계로 나뉜다.

해설 불수의적인 움직임은 의지와 관계없는 움직임을 말하며, 몸신경계는 의지에 의해 움직이는 뼈대근육의 움직임에 관여한다.

정답 ③

3. 뉴런의 기본 구조 중 외부의 정보를 받아들이는 역할을 하는 곳은?

① 가지돌기 ② 세포체 ③ 축삭 ④ 축삭말단

해설 나뭇가지 모양을 하는 가지는 가지돌기(dendrite)라 하며 외부로부터 자극을 받아들이는 역할을 한다. 이곳에는 많은 수용체(receptor)를 가지고 있다.

정답 ①

4. 다음 중 신경과 신경이 만나서 정보가 이동되는 곳에 대한 명칭으로 옳은 것은?

① 이음부(junction) ② 시냅스(synapse) ③ 신경공간 ④ 축삭공간

해설 축삭말단에는 다른 신경과 만나게 되는 접합 부위가 있는데 이를 연접(시냅스: synapse)이라고 한다. 이음부는 신경과 근육이 만나는 부분을 말한다.

정답 ②

5. 신경전달의 흥분이 새어나가지 않고 전달이 잘 되도록 축삭을 둘러싸고 있는 것은?

① 슈반세포(Schwann cell)
② 축삭둔덕(axon hillock)
③ 시냅스(synapse)
④ 말이집(myelin sheath)

해설 말이집으로 덮여 있는 신경을 말이집신경이라고 하며, 말이집은 절연효과를 주어 신호를 빠르게 전도하도록 한다.

정답 ④

6. 신경세포의 기본 구조에 대한 설명 중 옳은 것은?

① 신호를 받아들이는 곳을 축삭둔덕이라고 한다.
② 근육과 신경이 만나는 곳을 시냅스라고 한다.
③ 세포체는 핵과 다른 소기관을 포함한다.
④ 뉴런은 1개의 가지돌기만을 갖는다.

해설 ① 신호를 받아들이는 곳 – 가지돌기
② 근육과 신경이 만나는 곳 – 신경근육이음부
③ 세포체에는 일반세포가 가진 기본적인 세포소기관들을 볼 수 있다.
④ 뉴런은 형태에 따라 1개부터 여러 개의 가지돌기를 갖고 있다.

정답 ③

7. 일반적으로 많이 볼 수 있는 감각뉴런의 형태로 옳은 것은?

① 홑극뉴런
② 거짓홑극뉴런
③ 두극뉴런
④ 뭇극뉴런

해설 두극뉴런과 거짓홑극뉴런은 감각뉴런이며 거짓홑극뉴런은 일반적으로 많이 볼 수 있는 감각뉴런의 형태이다. 반면 쉽게 볼 수 있는 운동뉴런의 가장 흔한 형태는 뭇극뉴런이다.

정답 ②

8. 중추신경계에서 말이집을 형성하는 신경아교세포는?

① 슈반세포
② 위성세포
③ 희소돌기아교세포
④ 뇌실막세포

해설 중추신경계 말이집을 형성–희소돌기아교세포(oligodendrocyte), 말초신경계 말이집을 형성–슈반세포(Schwann cell)

정답 ③

9. 다음 중 신경아교세포의 역할과 명칭이 옳게 연결된 것은?

① 청소, 포식작용 – 뇌실막세포
② 뇌혈관장벽 형성 – 별아교세포
③ 뉴런을 지지하는 골격을 형성 – 미세아교세포
④ 척수의 내강을 형성 – 희소돌기아교세포

해설 ① 청소, 포식작용 – 미세아교세포
③ 뉴런을 지지하는 골격을 형성 – 별아교세포
④ 척수의 내강을 형성 – 뇌실막세포

정답 ②

10. 세포막의 구조에 대한 설명 중 옳지 않은 것은?

① 인지질 층의 머리 부분은 친수성 부분이다.
② 내재단백질은 통로의 역할을 한다.
③ 탄수화물은 콜레스테롤과 함께 세포막 안쪽에 위치한다.
④ 세포막은 이중막 구조로 되어 있다.

해설 탄수화물은 세포의 바깥쪽에 위치해 외부 물질을 식별하는 역할을 한다.

정답 ③

11. 막을 통한 이동에 대한 연결이 옳지 않은 것은?

① 농도차에 의한 이동–확산 ② 운반단백질에 의한 이동–촉진확산
③ 용매의 이동–삼투 ④ 정수압에 의한 이동–능동수송

해설 ④ 정수압에 의한 이동 – 여과

정답 ④

12. 다음 물질 중 세포막 안과 밖을 이동하기 위하여 운반단백질이 필요한 물질은?

① 탄산가스 ② 벤젠 ③ 에탄올 ④ 포도당

해설 산소, 탄산가스, 벤젠, 물, 에탄올 – 세포막을 통해 직접이동 / 이온 – 통로를 통하여 이동

정답 ④

13. 음세포작용 식작용과 같이 물질을 세포안으로 들어가게 하는 이동방법은?

① 세포외배출(exocytosis) ② 세포내섭취(endocytosis)
③ 확산(diffusion) ④ 능동수송(active transport)

해설 ① 세포외배출(exocytosis) – 물질이 소포를 세포막으로 끌어내어 소포를 녹여 물질이 밖으로 유출되며 에너지가 사용된다.
③ 확산(diffusion) – 농도의 차이에 의해 농도가 높은 곳에서 낮은 곳으로 이동한다.
④ 능동수송(active transport) – 운반단백질과 결합하여 이동되는 것으로 에너지의 소모가 있으며 농도 경사를 역행하여 낮은 곳에서 높은 곳으로 이동한다.

정답 ②

14. 세포막 구성에 대한 설명 중 옳은 것은?

> 가. 세포막은 두 겹의 당지질 층으로 되어 있다.
> 나. 세포막에서 단백질의 역할은 통로와 수용기의 역할을 한다.
> 다. 세포막의 안층은 친수성이다.
> 라. 소수성 부분은 지방산이 주성분을 이루고 있다.

① 가, 나, 다 ② 가, 다 ③ 나, 라 ④ 라 ⑤ 가, 나, 다, 라

해설 가. 세포막은 인지질 층으로 되어있다.
다. 세포막의 안층은 소수성이다.

정답 ③

15. 세포막을 통한 물질이동에 관한 설명으로 옳지 않은 것은?

① 음식물로 섭취한 탄수화물은 분해되어 포도당이 되고 촉진확산에 의해 세포 내로 들어간다.
② 분자의 크기가 작은 가스들은 지질층을 통해 세포 내로 확산된다.
③ 하전된 전해질 이온들은 통로를 통해 세포 내로 들어간다.
④ 벤젠(benzene) 등 분자량이 작아 지질층을 통해 세포 내로 확산된다.

해설 벤젠은 소수성으로 지방에 잘 녹기 때문에 지질층으로 통해 세포내로 이동이 가능하다. 물과 에탄올(ethanol)과 같이 크기가 작은 분자들은 세포막을 통해 바로 이동이 가능하다.

정답 ④

16. 막의 이동에 관한 설명으로 옳지 않은 것은?

① 농도가 낮은 곳에서 높은 곳으로 거꾸로 이동해야 할 때는 에너지를 사용하여 이동하는 것을 능동수송(active transport)이라고 한다.
② 동일한 정수압에서 농도가 높은 쪽으로부터 낮은 쪽으로 물질이 이동하는 것을 확산이라고 한다.
③ 정수압이 다를 경우 높은 정수압에서 낮은 곳으로 이동하는 것을 여과라고 한다.
④ 이온들은 운반단백질에 의해 촉진확산된다.

해설 이온들은 통로를 통해 단순확산된다.

정답 ④

학습목표

- 안정막전위의 형성 기전을 이해한다.
- 평형전위의 생성 기전을 이해한다.
- 이온통로의 종류와 특징을 이해한다.
- 활동전위의 순서를 이해한다.
- 도약전도의 원리를 이해한다.
- 불응기의 종류와 기전을 이해한다.
- 시냅스의 종류와 신경전달물질의 역할을 이해한다.
- 신경의 흥분과 억제의 기전을 이해한다.

주요용어

leakage	샘, 누출
net	순, 알짜
trans–	경–, 경유–, 통과–
transmission	전달–, 투과–, 전파–
trigger	방아쇠, 유인자극

chapter 02

신경의 흥분과 전도

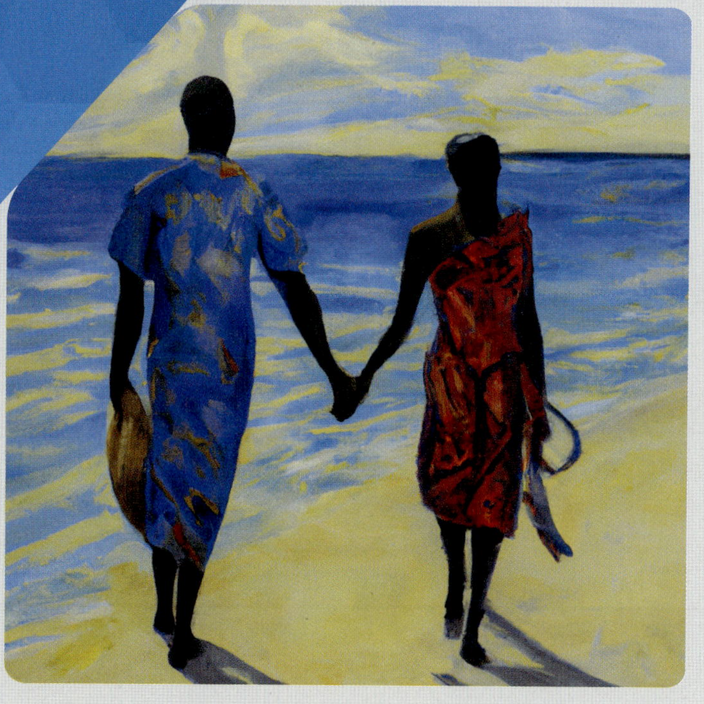

사진설명 >>

맨발로 해변의 부드러운 백사장을 걸어가면, 우리는 발을 통해 다양한 감각 정보들을 느낄 수 있다. 부드럽고 섬세한 모래의 질감은 물론, 모래 사이로 빠르게 흘러가는 뜨거운 온도를 느낄 수 있다. 파도가 밀려들어 올 때면 발 끝에 닿는 시원한 바닷물의 감촉을 놓칠 수 없다.

이렇게 발에서 느껴지는 다양한 감각 정보들은 우선 발의 피부에 위치한 감각 수용기를 통해 생성되며, 이후 감각신경을 따라 척수를 거쳐 뇌로 전달된다. 이 과정에서 전기적인 신호와 화학적인 물질을 이용해 수많은 신호들이 빠르게 전달되며, 이를 통해 우리는 다양한 감각 정보들을 인식하게 된다.

안정막전위 >

세포막은 마치 축전지 속의 절연판과 같은 역할을 한다. 축전기의 내부의 절연판은 축전기 안에서 전기가 흐르지 못하도록 절연판과 축전기를 분리한다. 세포 또한 세포막 주변의 이온의 흐름을 세포막이 막아 분극시키는 역할을 한다. 세포막 중심과 밖은 전위차가 나지 않지만 세포막 바로 안과 밖의 전위차를 측정해 보면 세포에 따른 근소한 차이를 감안했을 때 대략 **−70mV**의 전위차가 난다. 세포막 내의 전위가 더 낮음을 의미하는 것이다. 그렇다면 무엇이 이러한 전위차를 발생시키는 것일까?

막전위의 형성에 기여하는 몇 가지 원인들 >

첫 번째는 세포막 내외의 이온의 분포의 차이로 인한 농도기울기 때문이다. 나트륨의 예를 들어보면, 나트륨은 세포 안의 농도보다 세포 밖이 10배 정도 더 높다. 이와는 반대로 칼륨의 농도는 세포 안이 세포 밖보다 30배 정도 더 높다. 따라서 나트륨은 항상 세포 내로 진입하고자 하고 칼륨은 항상 세포 바깥으로 나가고자 하는 농도경사에 의한 힘이 발생하게 된다.

두 번째는 이온의 막투과성(membrane permeability)의 차이 때문이다. 평상시에 칼륨의 막투과성은 나트륨의 25배 정도 된다. 막투과성이 높다는 것은 곧 이동이 더 자유롭다는 뜻으로, 이는 통로의 수가 많고 그 크기가 넓음을 나타낸다.

세 번째는 세포의 뼈대(cytoskeleton)를 형성하기 위한 세포 내의 단백질이 음전하를 띠며 양이온을 필요로 하기 때문이다.

네 번째는 나트륨−칼륨 펌프의 역할 때문이다. 이 펌프는 3분자의 나트륨을 밖으로 퍼내고 2분자의 칼륨을 안으로 들여보내기 때문에 세포 내의 양이온이 더욱 부족하게 된다.

위에서 설명한 막전위의 형성에 기여하는 원인은 평형전위를 이해하는 과정을 통해 더욱 분명해진다.

표 2−1 세포내외의 이온분포와 평형전위

이온	세포외액(mM)	세포내액(mM)	평형전위
K^+	5mM(정상범위 3.5∼5)	150mM	−90mV
Na^+	145mM(정상범위 135∼145)	15mM	+60mV
Cl^-	108mM(정상범위 100∼108)	10mM(범위 5∼15)	−63mV
Ca^{2+}	1mM	0.0001mM	

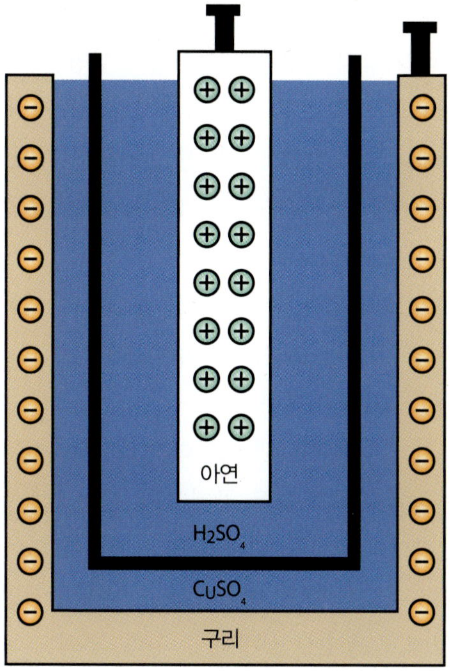

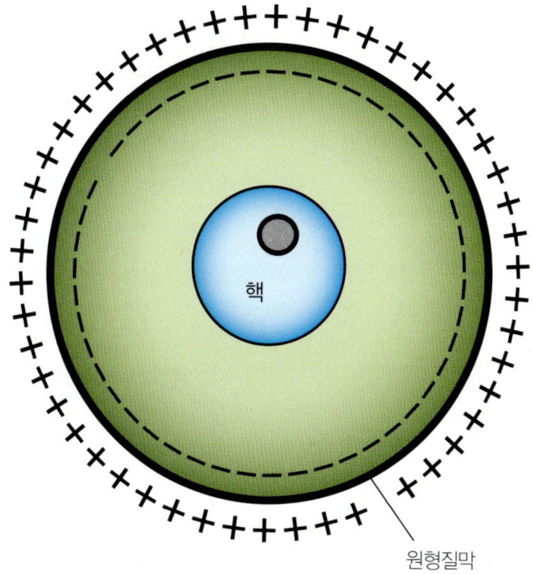

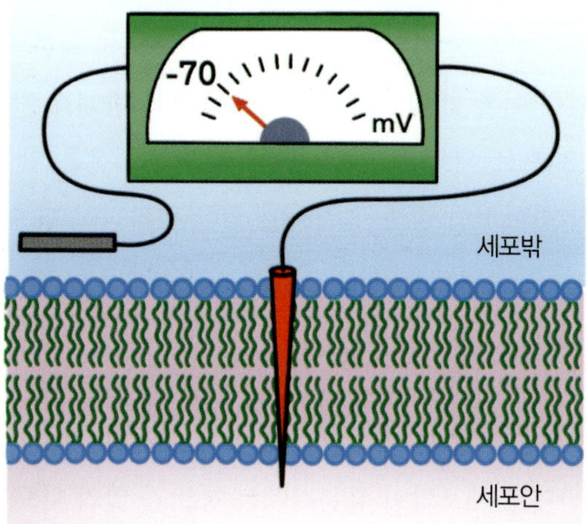

왜 안정막전위가 존재하는가

평형전위 > 평형전위(equilibrium potential)는 가설 속에 세워진 전위로써 실제로 인체에서 단독적으로 발생하지는 않지만 막전위를 이해하기 위해 가상적인 상황을 설정하여 설명할 수 있다. 공간을 선택적 투과성을 가진 막으로 둘로 나누고 이 막은 K^+만을 통과시킨다고 가정한다.

(1) 실험을 시작할 때에 양 공간의 KCl 용액을 넣고 양쪽에 농도를 0.01M로 같게 한다. 이 때 양쪽의 전위차를 측정하여 보면 전위차가 나지 않는다. K^+은 양쪽으로 이동되나 농도의 차이가 없이 이동하므로 **알짜이동(net transfer)**은 없다.

(2) 한쪽의 용액의 농도를 10배로 올려 0.1M로 만든다. 이때 K^+은 농도차에 의해 A에서 B로 이동하게 되고 그 결과 전위차가 발생한다. A는 B에 비해 음전하로 나타나게 된다. A에는 Cl^-가 많아지고 B에는 K^+이 증가하기 때문이다.

(3) A에서 B로 계속 이동하는 것이 아니라 어느 정도 지나면 이동하지 않는다. 이는 농도에 의해 이동하려는 힘과 전위의 차에 의해 전위가 높은 곳에서 낮은 곳으로 이동하려고 하는 전기적인 이동의 힘이 서로 반대의 역할을 하게 되므로 멈추게 되는 원리이다. 이때 전기적인 힘과 화학적인 힘이 서로 평형을 이루게 되고 이때의 전위를 **평형 전위**라고 한다. 평형전위는 스프링 끝에 묶인 추로 설명할 수 있다. 추의 무게로 스프링은 늘어나지만 일정한 힘 이상으로 늘어나면 스프링의 장력에 의해 더 이상 늘어나지 않게 되는데, 이때가 물체의 무게와 스프링의 장력이 평형을 이룬 상태이다.

나트륨과 칼륨의 평형전위 > 실험을 통해 **(4)나트륨의 평형전위**는 약 +60mV이며, **(5)칼륨의 평형전위**는 약 −90mV임을 확인하였다. 나트륨은 세포 밖과 안의 농도기울기가 10 : 1로 세포 밖이 더 높다. 따라서 이온은 밖에서 안으로 이동하려고 한다. 이 농도에 의한 화학적 힘과 전위차에 의한 전기적인 힘이 평형을 이룰 때의 전위가 +60mV이다. 반대로 칼륨의 경우 세포 밖과 안의 농도기울기가 1 : 30으로 세포 안이 더 높다. 따라서 이온은 안에서 밖으로 이동하려고 한다. 이 농도에 의한 화학적인 힘과 전위차에 의한 전기적인 힘 이 평형을 이룰 때의 전위가 −90mV이다.

(6)막전위가 −70mV인 이유를 정리하면, 칼륨이 막투과성이 높아 이동이 자유롭기 때문에 칼륨에 영향을 많이 받게 되므로 칼륨의 평형전위인 −90mV와 가깝게 된다. 그 외에 나트륨과 다른 이온들의 평형전위와 앞서 제시한 몇 가지 이유로 인해 −70mV로 정해지는 것이다. 반대로 세포막이 흥분시에는 통로가 열려 나트륨의 투과성이 높아지므로 나트륨을 잘 투과하게 하므로 활동전위는 나트륨의 평형전위인 +60mV에 가까워지게 된다.

평형전위의 원리를 생각해보면 1장에서 언급했듯이 세포막의 기능이 단순히 세포를 싸고 있는 막이 아니라 세포의 안과 밖을 통제하는 문지기의 역할이라는 것이 분명해진다. 만약 세포막이 모든 이온이 자유롭게 통과하는 막이라면 평형 전위는 0이 될 것이다. 반대로 세포막이 이온이 전혀 통과할 수 없는 막이라 해도 평형 전위는 0이 될 것이다. 그러나 세포 안과 밖의 이온의 농도에 의한 경사와 선택적인 투과성으로 인해 이온들은 다양한 평형전위를 갖게 되고 전기적인 힘과 화학적인 힘의 변화에 의해 세포 안과 밖은 이온들을 이동하게 하고 전위의 변화를 만든다. 이러한 전위의 변화는 신경세포에서는 신호로서의 역할을 하고 정보가 된다.

(1)

(2)

(3)

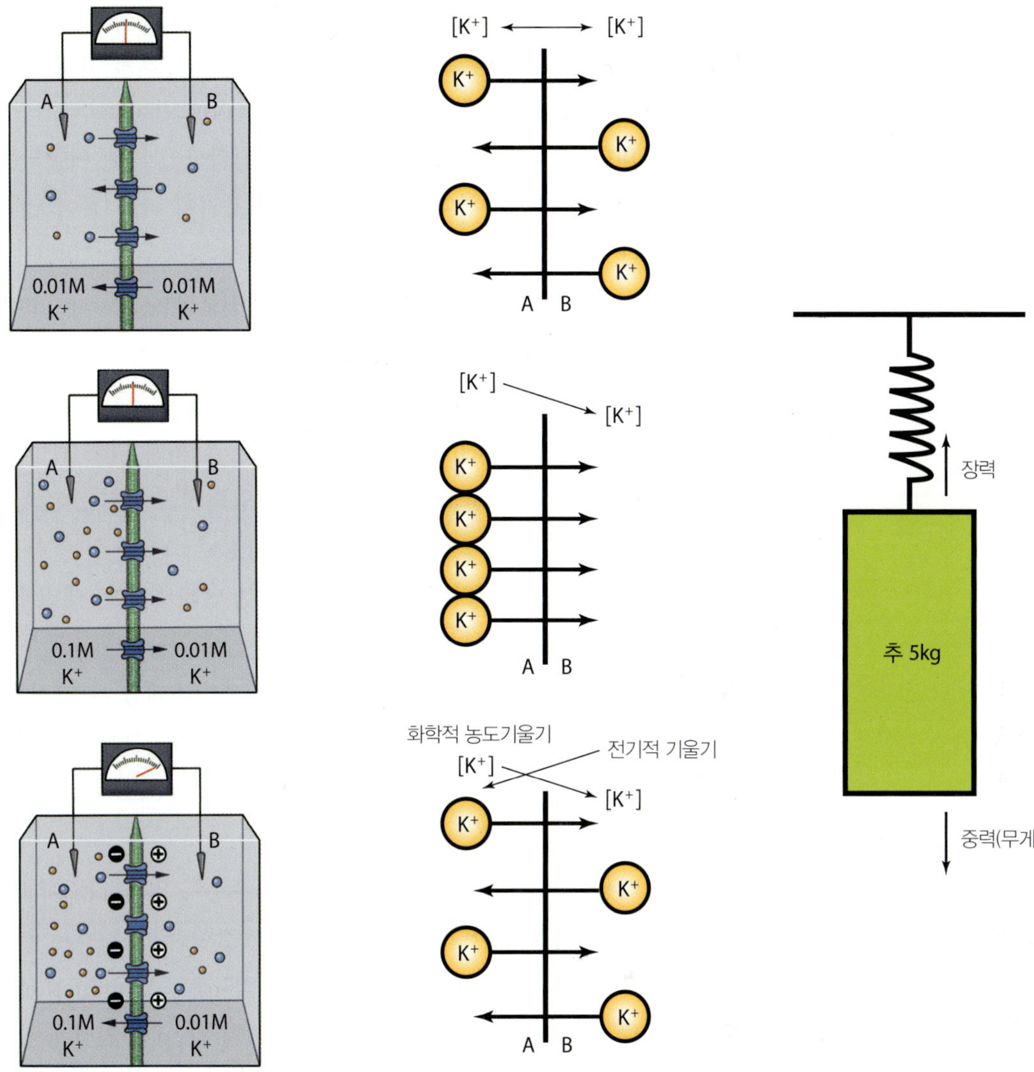

(4)나트륨의 평형전위

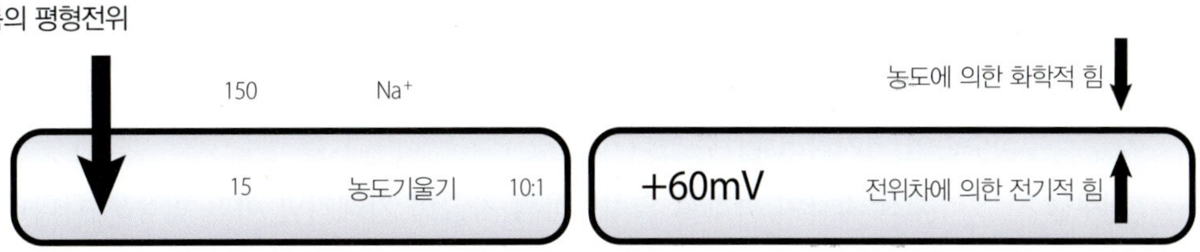

(5)칼륨의 평형전위

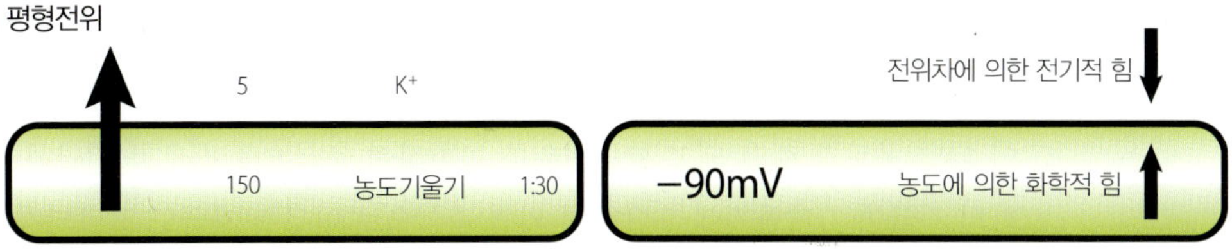

(6)막전위

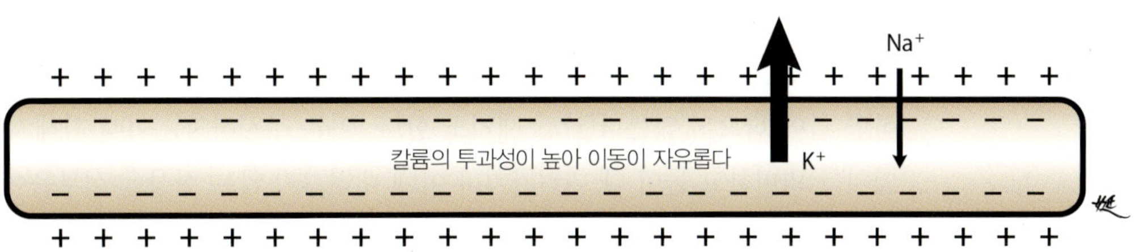

이온통로 > 이온들은 세포내외로 이동할 때 특별한 통로를 필요로 한다. 통로는 관문이 없어 자유롭게 이동할 수 있는 통로와 특정조건에만 문이 열리는 관문 통로가 있다. 첫번째 통로는 관문이 없는 항상 열려있는 통로이다. 이를 **(1)누출통로(leakage channel)**라고한다. 누출이라함은 새어나간다는 의미이다. 자유롭게 농도차이에 따라 확산에 의해 이동되는 통로이다. 세포내외로 자유롭게 이동이 가능하다. 나머지 통로는 조건에 따라 문이 열리는 **(2)관문통로(gated channel)**이다. 두번째 통로는 화학적 물질에 의해 열리는 통로이다. 이 통로는 **(3)화학적 개폐통로(chemically gated channel)**이다. **(6)신경전달물질(neurotransmitter)**이 부착부에 붙으면 문이 열리는 통로이다. 다른 물질은 부착부에 붙지 못하므로 문을 열지 못한다. 화학적 개폐통로는 가지돌기나 후각, 미각 수용체에서 발견된다. 세번째 통로는 **(4)기계적 개폐통로(mechanically gated channel)**이다. 이는 물리적인 작용에 의해 관문이 열린다. 예를 들어 피부에 있는 파치니소체(pacinian corpuscle)는 압력에 반응하는 기계적 수용기이다. 피부에 압력이 가해지면 파치니소체가 눌리게 되고 파치니 소체에 있는 기계적 개폐통로가 열리는데 가해진 압력에 의해 세포막이 늘어나 통로가 열리게된다. 네번째 통로는 **(5)전압 개폐통로(voltaged gated channel)**이다. 이 통로는 전압의 변화에 의해 통로가 열린다. 평상시에는 세포 안이 음전압이고 세포 밖은 양전압이다. 세포막내에 있는 양전하들이 세포내로 향해 있다가 세포 밖이 음전하가 되면 양전하들이 세포밖으로 끌어 올려지면서 문이 열리게 된다. 전압 개폐통로는 세포막의 막전위의 변화에 의한 것으로 축삭의 유발영역(trigger zone) 등에 위치한다.

역치 > 인체에 자극이 작용하여 흥분이 유발되는 경우 이 흥분이 일어나는 데 필요한 최소자극의 세기를 **역치(threshold)**라고 한다. 다른 말로는 한계값이라고도 한다. 역치의 자극은 역자극 또는 최소자극이라 하며, 이것보다 작은 자극은 **역아래자극(subthreshold)** 또는 최소 이하의 자극이라 한다. 역아래자극에서는 반응이 일어나지 않는다. 임상에서의 예를 보면 전기 자극을 통해 근수축을 유발하는 치료인 신경근전기자극(Neuromuscular electrical stimulation)을 들 수 있다. 전기를 전극을 통해 근육에 전달하면 일정한 자극까지는 근수축이 유발되지 않는다. 일정한 자극 이상이 되면 근수축이 시작되는 것을 볼 수 있다. 이때의 자극 수준이 역치라고 할 수 있다.

실무율 > 가해진 자극이 약하여 역치이하의 자극이 가해지면 어떤 반응도 나타나지 않지만, 자극이 어떤 일정한 세기(역치)를 넘으면 일정한 반응이 일어나며, 자극을 그 이상 강하게 가해도 더 큰 반응이 일어나지 않는다는 법칙을 **실무율(all or none law)**이라고 한다. 이러한 현상은 신경세포내에서 일어난다. 가지돌기를 통해 세포체로 들어온 자극이 역치 이상의 자극이 되면 통로를 열게 되고 활동전위를 유발하여 축삭으로 신호를 전달하게 되지만 역치 이하의 자극이 가지돌기에 도달하게 되면 축삭으로 아무런 자극도 전달되지 않는다.

화장실에서 변을 보고 물을 내릴 때 변기에 있는 손잡이를 내리면 물이 나오게 된다. 이때 일정한 강도 이상의 힘을 가하면 물이 한 번에 내려가고 일정한 강도 이하의 힘을 가하면 물이 나오지 않는다(약간 새기도 한다. 이는 무시하자). 이때 가해지는 일정한 강도란 역치를 의미하고 물이 다 내려가거나 아예 내려가지 않는 현상을 실무율이라고 할 수 있다.

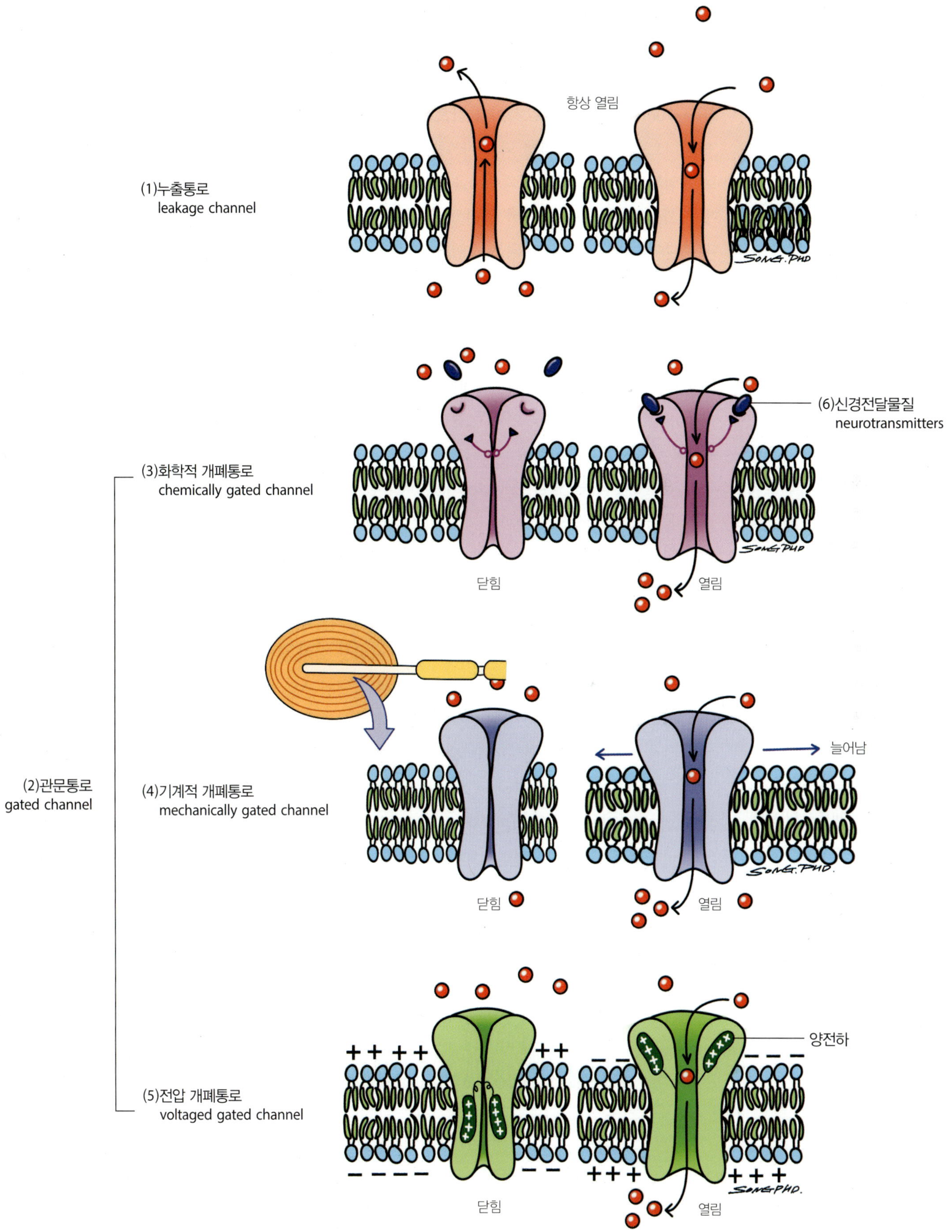
항상 열림
(1)누출통로
leakage channel
(6)신경전달물질
neurotransmitters
(3)화학적 개폐통로
chemically gated channel
닫힘
열림
(2)관문통로
gated channel
늘어남
(4)기계적 개폐통로
mechanically gated channel
닫힘
열림
양전하
(5)전압 개폐통로
voltaged gated channel
닫힘
열림

활동전위 > 외부로부터 자극이 세포막에 전달되어 역치 이상이 되면 활동전위가 발생된다. 여기서 외부로부터의 자극은 전위의 변화를 의미하는 것으로, 전위의 변화가 생겨 그 전위가 나트륨통로의 역치 이하이면 더 이상의 반응은 나타나지 않는다. 하지만 역치 이상의 전위의 변화—−70mV에서 −50mV 사이가 나트륨통로의 역치이지만 편의상 −55mV로 한다—가 생기면 나트륨통로가 열리게 되고 나트륨이온(Na^+)이 세포 내로 유입된다. 양이온이 세포 내로 유입되면서 세포내는 급격히 0을 지나 +30mV까지 상승하며 칼륨통로는 −70mV에서 0에 가까워질 때 문이 서서히 열리고 칼륨이온(K^+)이 세포 밖으로 유출된다. 즉, 탈분극상태(분극이 깨어진 상태)가 되는 것이다. 나트륨통로가 열려 나트륨이 안으로 유입되면 나트륨의 평형전위인 +60mV까지 전위가 올라가야 하지만 +30mV까지만 올라가고 다시 내려간다. 이는 나트륨통로의 **비활성관문(inactivation gate)**이 닫혀 더 이상 나트륨이 세포 내로 유입되지 않고 오히려 칼륨통로가 열려 양이온인 칼륨이 밖으로 나가기 때문이다. 칼륨통로가 더 많이 열려 전위는 다시 +30mV에서 0을 지나고 원래의 막전위인 −70mV도 지나쳐 −80mV 가까이 내려간다. 이때 누출통로와 칼륨−나트륨 펌프의 작용으로 원래의 막전위로 돌아오게 된다.

활동전위 시 나트륨 통로의 움직임 >

(1) 막전위 시에는 **활성관문(activation gate)**이 닫혀 있고 비활성관문은 열려 있다. Na^+이온은 이동하지 못한다.

(2) 전위의 변화로 역치에 도달하면 활성관문이 열린다.

(3) 활성관문이 완전히 열려 Na^+ 이온들이 급격히 이동하고 활동전위가 시작된다. 탈분극이 된다.

(4) 비활성관문이 닫혀 Na^+ 이온의 이동이 더이상 되지 못하도록 막는다.

(5) K^+ 이온의 이동으로 인해 재분극이 되면 활성관문은 닫히고 비활성관문은 열려 원상태로 돌아간다.

(6) 나트륨통로는 안정기 상태로 돌아가고 칼륨통로는 닫히게 된다.

나트륨과 칼륨전압 개폐통로의 상태 > 나트륨통로에는 2개의 문이 있다. 하나의 문은 활성관문이며, 다른 하나는 비활성관문이다. 휴지기 상태에는 활성관문이 닫혀 있고 비활성관문은 열려 있다. 활성기에는 활성관문과 비활성관문이 모두 열려 있다. 비활성기에는 활성관문은 열려 있으며 비활성관문은 닫혀 있다. 칼륨통로에는 나트륨과는 달리 1개의 문이 있어서 그 문이 닫혀 있으면 휴지기이고 열려 있으면 활성기가 된다.

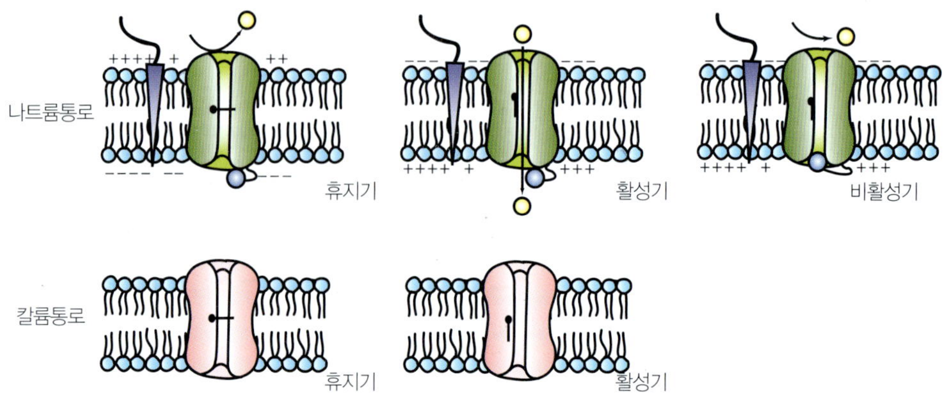

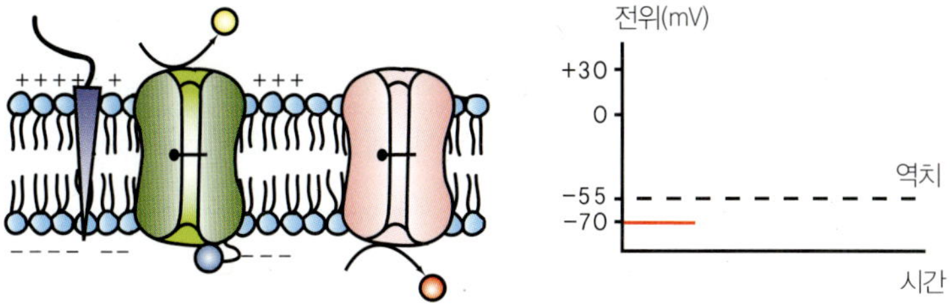

(1) 막전위 시에는 나트륨통로의 활성관문이 닫혀 있고 비활성관문은 열려 있다. Na^+이온은 이동하지 못한다. 칼륨통로의 문이 닫혀 있다. K^+이온도 이동하지 못한다. 전위는 −70mV이다.

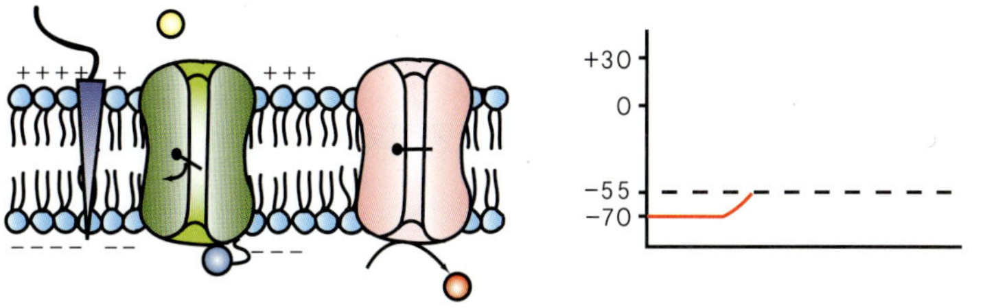

(2) 전위의 변화로 역치(−55mV)에 도달하면 나트륨통로의 활성관문이 열린다.

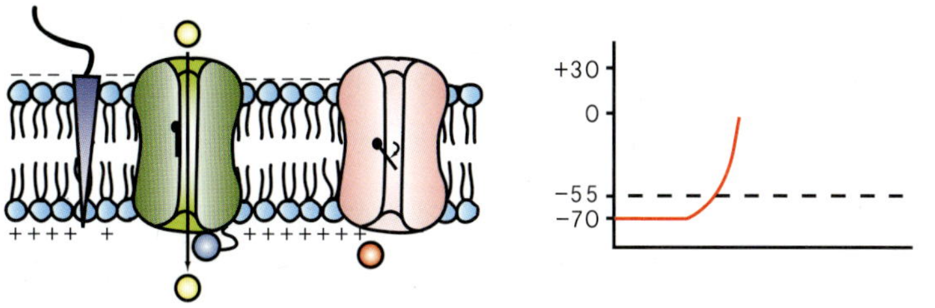

(3) 나트륨통로의 활성관문이 완전히 열려 Na^+ 이온들이 급격히 이동하고 활동전위가 시작된다. 탈분극이 된다. 칼륨통로는 서서히 열린다.

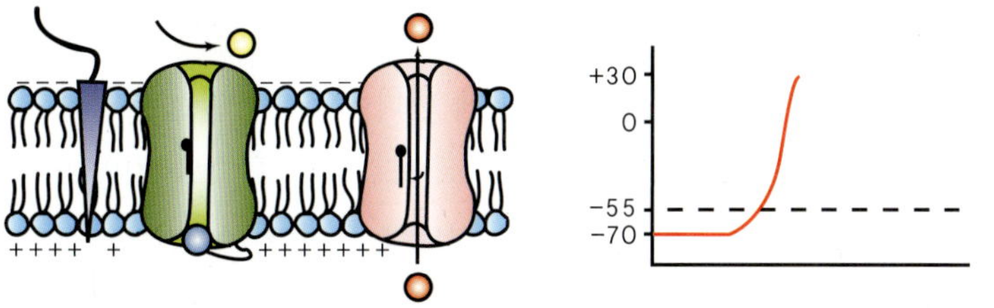

(4) 비활성관문이 닫혀 더이상 Na^+이온이 이동되지 못하도록 막는다. 칼륨통로는 열려 칼륨이온이 이동한다.

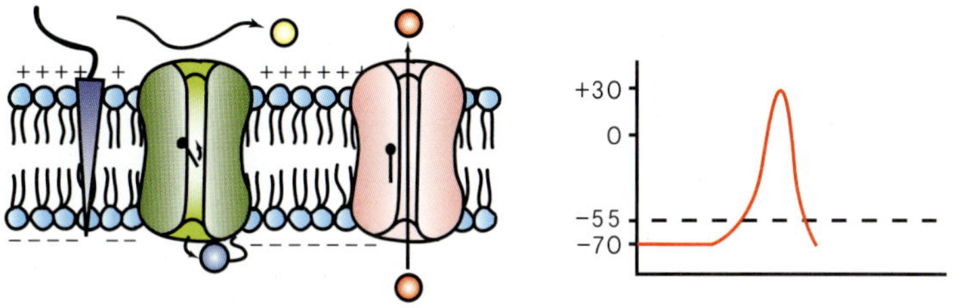

(5) K^+이온의 이동으로 인해 재분극이 되면 나트륨통로의 활성관문은 닫히고 비활성관문은 열려 원상태로 돌아간다. 칼륨이온은 계속 이동한다.

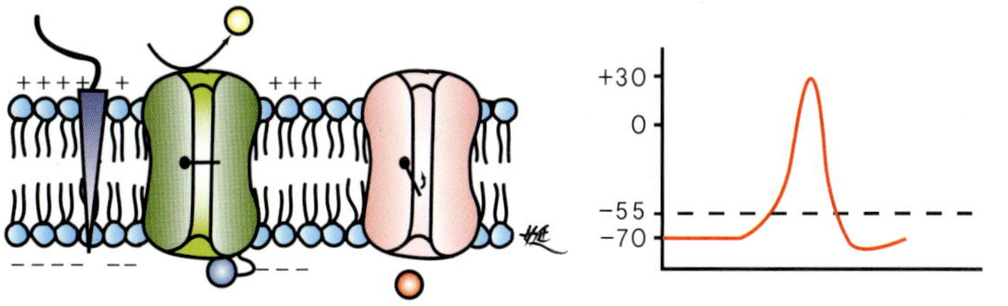

(6) 나트륨통로는 안정기 상태로 돌아가고 칼륨통로도 닫히게 된다.

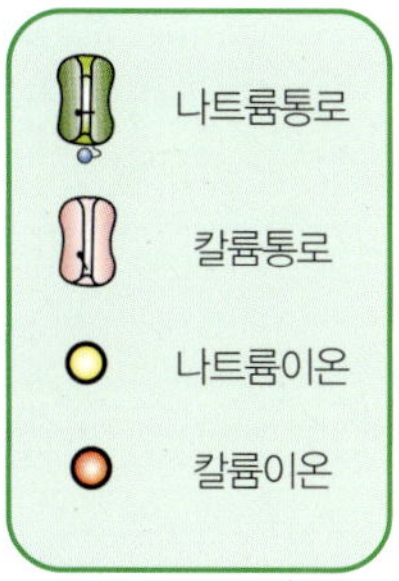

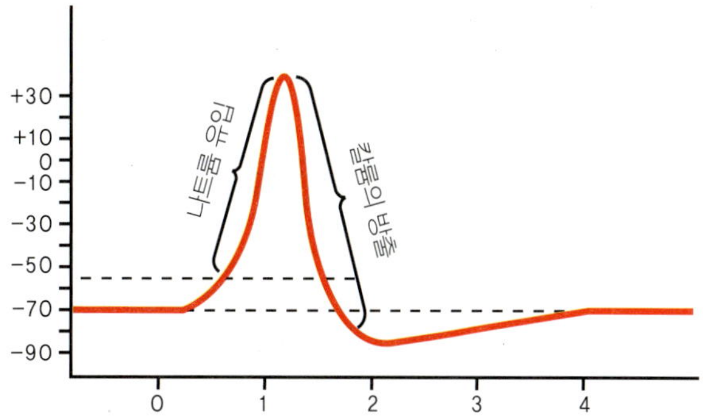

신경 흥분의 전도 >

(1) **축삭의 유발부위(trigger zone)**에서 역치 이상의 자극이 도달하여 활동전위가 생성되면 이 전위는 축삭을 타고 축삭의 끝인 축삭말단까지 전달된다.

(2) 1개의 통로가 열려 활동전위가 시작되면 양이온이 세포 밖에서 세포 안으로 유입된다.

(3) 유입된 양이온은 옆의 통로가 있는 곳으로 이동한다.

(4) 옆 통로에 있는 양이온이 열린 통로 쪽으로 이동한다.

(5) 이때 발생되는 전류를 **국소전류(local current)**라고 한다.

(6) 양이온의 이동으로 옆에 있는 통로에 역치 이상의 전위차가 생겨 다시 통로가 열리고 활동전위가 발생한다.

(7) 처음 활동전위가 발생되었던 통로는 문이 닫히고 안정막 전위 상태가 된다.

위의 내용과 같이 탈분극과 재분극이 반복되고 다시 옆 통로로 신호가 전달되어 탈분극과 재 분극이 반복되므로 활동전위를 통한 신호는 축삭의 유발부위에서 시작되어 축삭말단까지 전달된다.

도약전도 >

신경은 말이집이 덮여 있는 **(8)말이집신경**과 말이집이 없는 **(9)민말이집신경**으로 나눈다. 말이집신경은 말이집이 덮여져 있으며 말이집이 없는 중간은 **랑비에결절(node of Ranvier)**을 이루고 있다. 말이집신경은 주로 이온이 이동하는 통로가 랑비에결절에 집중되어 있어 활동전위 시의 국소전류가 랑비에결절을 한 단위로 흐르게 한다. 따라서 밀접한 통로가 있는 민말이집신경은 작은 국소전류가 반복적으로 형성되므로 느린 전도를 보이지만 말이집으로 덮여 있는 말이집신경은 큰 국소전류가 흘러 빠른 전도를 보인다. 이 전도과정이 마치 뛰는 것 같다고 해서 **도약전도(saltatory conduction)**라고도 한다.

신경섬유의 형태와 분류 >

신경섬유는 직경이 클수록 전도속도가 빠르다. 이는 물을 공급하는 수도관을 연상하면 이해하기 쉽다. 일정한 양의 물을 공급하기 위해 큰 관을 사용하면 적은 저항으로 빠르게 많은 물을 공급할 수 있고 작은 관은 그 반대가 되는 것을 생각하면 된다. 굵은 섬유는 일차적으로 고유감각, 몸운동기능, 의식적 촉각, 압각 등에 관여하고 가는 섬유는 통각, 온도감각, 자율신경기능 등을 담당한다. 초기의 학자들은 신경섬유의 직경과 전도속도에 따라 신경섬유를 분류하였다(표 2-2). 아래의 방법이 모든 신경섬유에 적용되는 것은 아니므로 일부생리학자들은 감각섬유를 분류하기 위해 새로운 숫자체계를 만들었으며(표 2-3), 현재 이 두 가지의 분류체계가 혼용되고 있다.

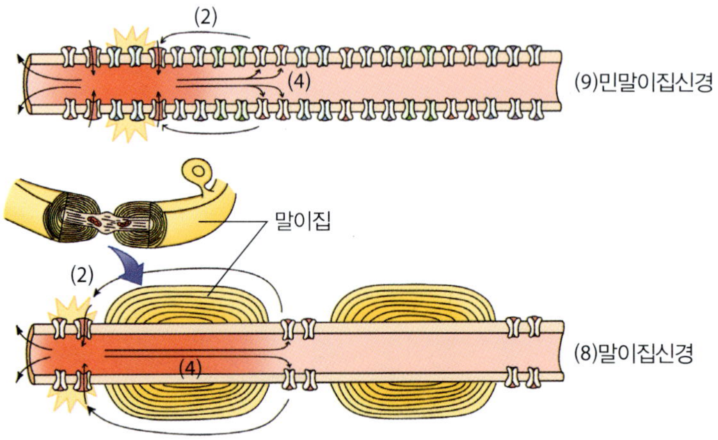

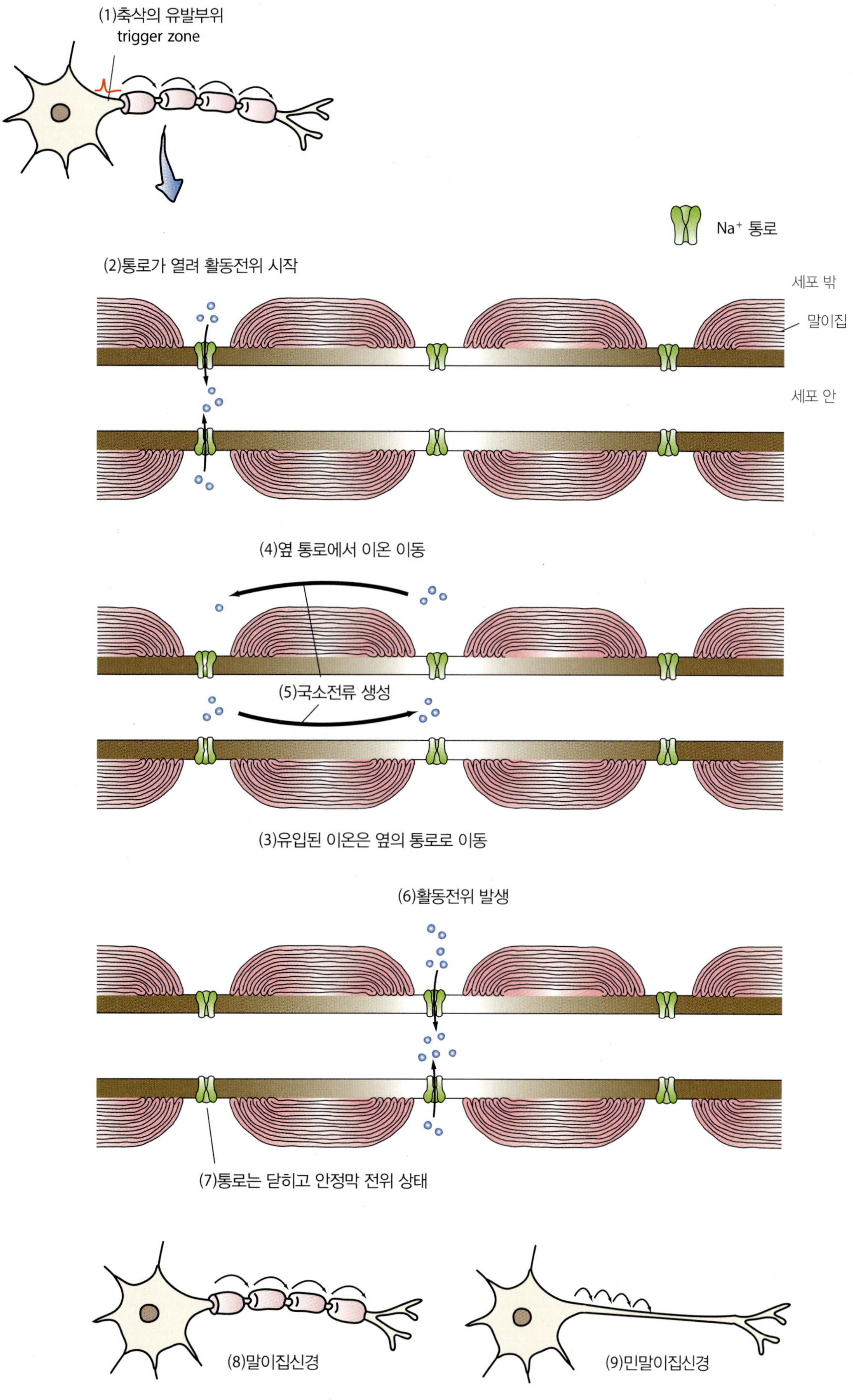
(1)축삭의 유발부위
trigger zone
Na+ 통로
(2)통로가 열려 활동전위 시작
세포 밖
말이집
세포 안
(4)옆 통로에서 이온 이동
(5)국소전류 생성
(3)유입된 이온은 옆의 통로로 이동
(6)활동전위 발생
(7)통로는 닫히고 안정막 전위 상태
(8)말이집신경
(9)민말이집신경

불응기 >

세포막에서 탈분극이 진행되는 동안 새로운 활동전위가 발생되지 않는 기간을 **불응기(refractory period)**라고 한다. 불응기에는 자극이 와도 반응을 하지 않는다. 불응기는 그 특성에 따라 절대불응기와 상대불응기로 나뉜다.

(1) 절대불응기

아무리 강한 자극이 와도 새로운 활동전위가 만들어지지 않는 상태를 **절대불응기(absolute refractory period)**라고 한다. 절대불응기는 활동전위가 진행되고 있는 부위의 통로에서 일어난다. 이때는 문이 열려 이온이 이동하고 있는 상태이기 때문에 더 이상의 변화는 줄 수 없다. 큰 말이집신경섬유에서는 1/2,500초 정도의 기간 동안 절대불응기가 일어난다.

(2) 상대불응기

절대불응기 이후에 이어지는 **상대불응기(relative refractory period)**는 절대불응기의 1/4에서 1/2 정도의 시간 동안 지속된다. 이 기간은 절대불응기와는 달리 정상적인 자극보다 더 큰 자극에 의해 신경세포의 흥분을 유도할 수 있다. 이때는 비활성관문이 열리고 활성관문이 닫히고 있는 때이기 때문에 더 큰 자극이 오면 닫히던 활성관문은 다시 열리게 되어 활동전위가 발생하는 것이다.

축삭의 신호가 역방향으로 흐르지 않는 이유 >

세포체의 축삭둔덕에서 시작된 흥분이 축삭을 통해 축삭말단으로 전해진다. 이 흥분은 축삭말단 방향으로만 전도되며 세포체 방향인 역방향으로는 전도되지 않는다. 이는 활동전위가 발생되는 부위의 역방향 쪽, 즉 흥분이 전해온 쪽의 상태는 휴지기가 아니라 항상 상대적 불응기 상태이기 때문에 이온들이 이동하여 흥분이 전달되어도 더 이상의 반응은 일어나지 않게 된다. 따라서 흥분은 역방향으로 전도되지 않는다.

표 2-2 포유류의 신경섬유 형태

신경섬유			기능	직경(μm)	전도속도(m/s)
말이집신경	A	α	고유감각, 몸감각성	12~20	70~120
		β	촉각, 압각	5~12	30~70
		γ	근육방추에 분포하는 운동성	3~6	15~30
		δ	통각, 냉각, 촉각	2~5	12~30
	B		신경절이전자율신경	<3	3~15
민말이집신경	C	배근	통각, 온도감각, 기계감각의 일부	0.4~1.2	0.5~2.3
		교감신경	신경절이후교감신경	0.3~1.3	0.7~2.3

표 2-3 감각신경의 분류

	기원	신경섬유의 형태
Ia	근육방추	Aα
Ib	골지힘줄기관	Aα
II	근육방추 촉각, 압각	Aβ
III	통각, 냉각수용체, 촉각수용체의 일부	Aδ
IV	통각, 온도감각 등	C

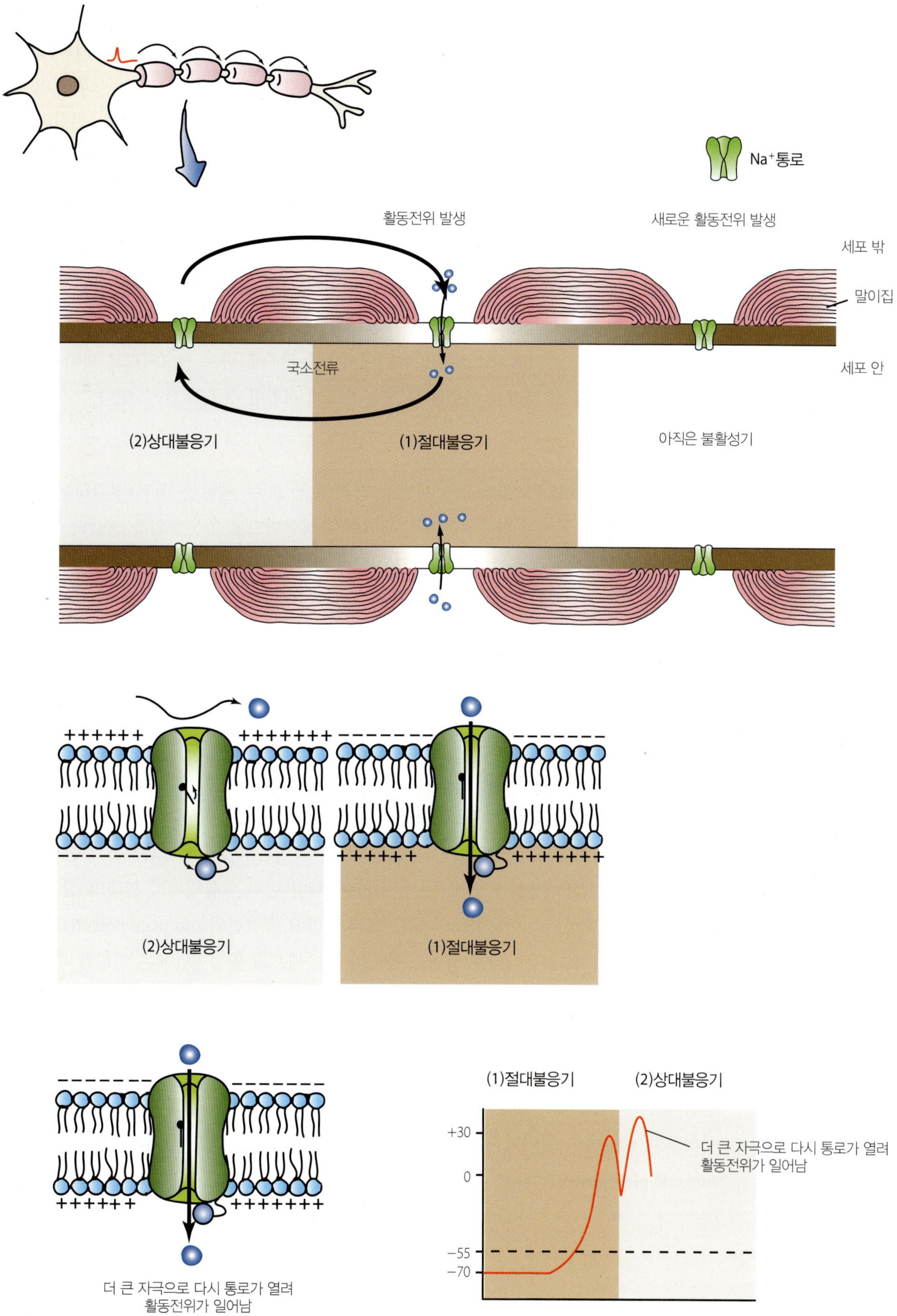
Na⁺통로
활동전위 발생
새로운 활동전위 발생
세포 밖
말이집
국소전류
세포 안
(2)상대불응기
(1)절대불응기
아직은 불활성기
(2)상대불응기
(1)절대불응기
더 큰 자극으로 다시 통로가 열려
활동전위가 일어남
(1)절대불응기
(2)상대불응기
+30
0
−55
−70
더 큰 자극으로 다시 통로가 열려
활동전위가 일어남

시냅스 > 하나의 뉴런은 평균적으로 약 1,000개의 시냅스를 통하여 정보를 보내고 약 10,000개의 시냅스 연결을 통해 정보를 받는다. 인간의 뇌는 약 10^{11}개의 뉴런이 있으므로 10^{14}개 정도의 회로망을 형성하고 있는 것이다. 시냅스는 두 신경이 서로 접하고 있는 부위를 말하는데, 시냅스 앞 말단과 시냅스 뒤 세포 그리고 접합 부위의 세 부분으로 나뉜다. 접합하고 있는 방식에 따라 전기시냅스와 화학시냅스로 구분한다.

(1) 전기시냅스

전기시냅스(electrical synapse)는 아주 좁은 간격을 통해 뉴런에 발생한 활동전압으로 세포간극에 있는 **(2)틈새이음(gap junction)**에 의해 바로 시냅스 후 뉴런에 전달된다. 뇌에서 전기시냅스는 아주 빠른 신호전달을 담당하고 있는데 시상하부의 호르몬분비 뉴런, 심장근 등에서 볼 수 있다. 전기적시냅스는 앞뉴런에서 뒤뉴런으로 바로 전도되므로 화학시냅스와 같은 지연현상이 없고 따라서 아주 빠른 흥분전도에 적합한 구조라 할 수 있다.

(3) 화학시냅스

화학시냅스(chemical synapse)는 시냅스 간격이 넓고 두 세로를 직접 연결하는 통로가 없다. 시냅스 앞뉴런에서 활동전압이 발생되면 축삭말단으로 활동전위가 전달되고 활동전위는 말단에 있는 Ca 통로를 활성화시키고 Ca^{2+}가 세포 속으로 들어가게 한다. 세포 속으로 들어간 Ca^{2+}는 신경전달물질이 들어 있는 **(4)소포(vesicle)**를 바깥으로 끌어내어 **(5)세포바깥유출(exocytosis)**을 시킨다. 세포 밖으로 유출된 신경전달물질은 시냅스 후 뉴런의 수용체에 도달하여 결합하고 **(6)수용체통로**의 문이 열리면 **(7)이온**이 세포 내로 들어간다. 이때 시냅스 뒤 전압이 발생하게 되는데, 이 전압이 역치이상의 자극이 되면 활동전위를 발생시켜 말단에서 신경전달물질이 분비된다. 신경전달물질은 시냅스 뒤 세포막에 있는 수용체와 결합하여 이온통로를 열게 된다.

큐라레와 종판전압 > 인디언들이 사용하던 화살의 독인 큐라레(curarae)는 마비, 즉 근육의 수축을 막는 무기로 쓰였다. 더 정확하게 설명하자면 이 물질은 신경근육이음부에서 전달과정을 차단시키는데 **(8)큐라레**가 **(9)신경전달물질**을 받아들이는 **(10)수용체**와 먼저 결합해버려 원래의 신경전달물질의 결합을 방해하므로 이온통로의 문은 열리지 않고 종판전위(end plate potential)는 감소하게 한다. 따라서 이 큐라레는 시냅스 앞이나 근육세포의 활동전압에는 영향을 주지 않으므로 근육에 투여되면 근 수축을 일으키지 않고 근육세포에 직접자극을 가해야 근육의 수축이 일어나게 된다.

큐라레가 없는 경우 **(11)역치** 이상의 자극은 옆에 있는 나트륨통로를 열어 **(12)활동전위**를 만들게 된다. 큐라레가 있는 경우 **(13)역치** 이상의 전위가 생성되지 않아 활동전위를 만들지 못하므로 근수축이 일어나지 않는다. 이때의 적은 전위의 변화를 **(14)미세종판전위(miniature end plate potential)**라고 한다.

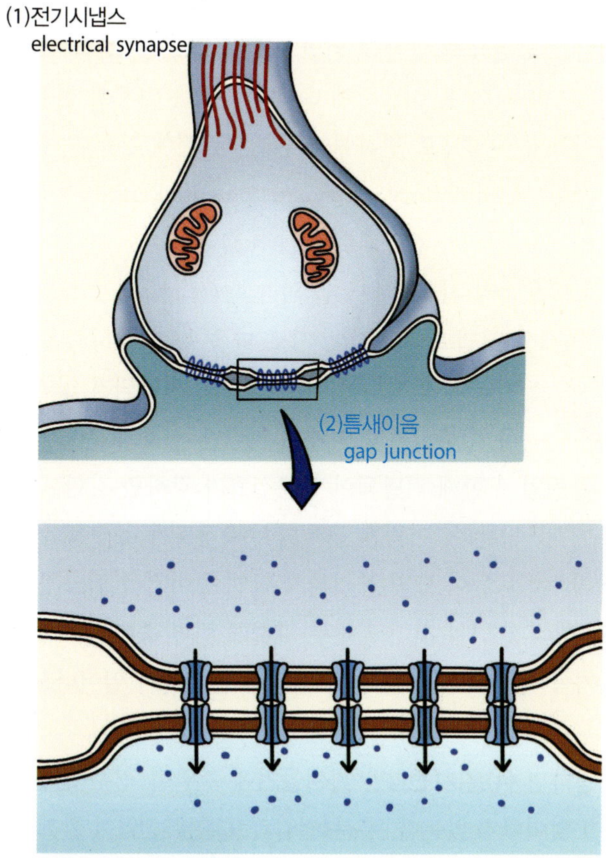
(1)전기시냅스
electrical synapse
(2)틈새이음
gap junction

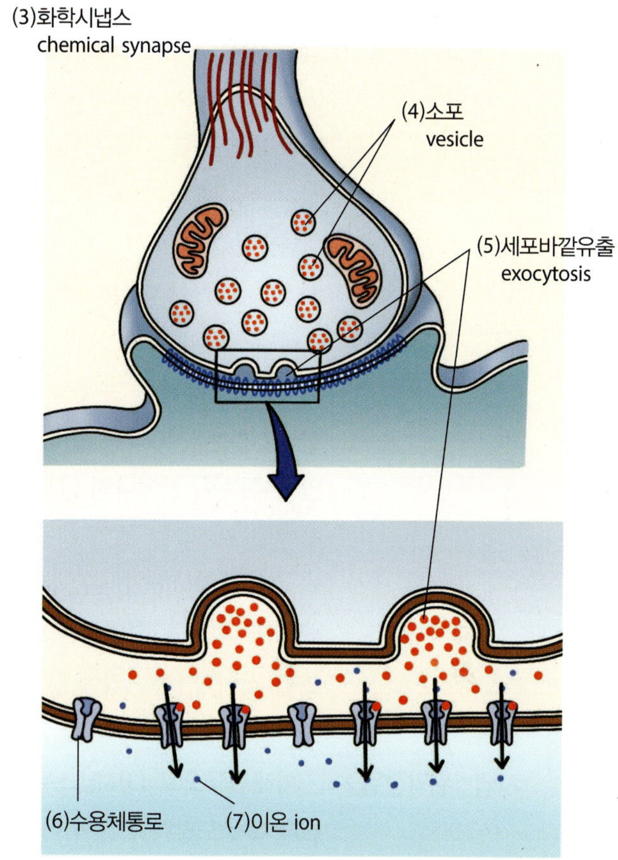
(3)화학시냅스
chemical synapse
(4)소포
vesicle
(5)세포바깥유출
exocytosis
(6)수용체통로
(7)이온 ion

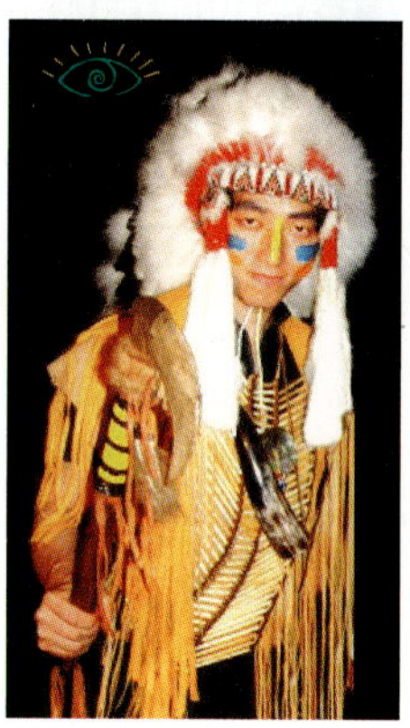

화살독

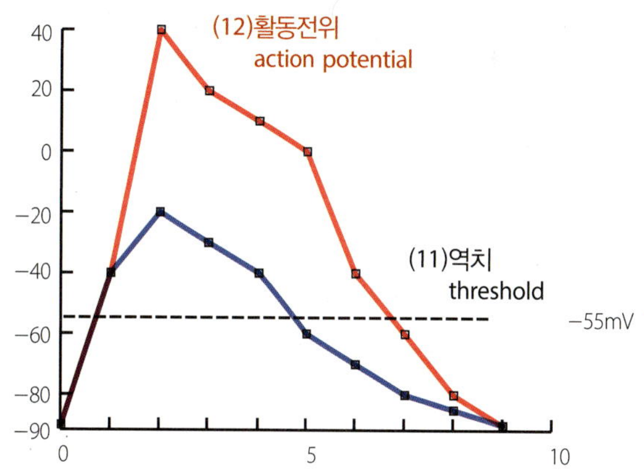
(12)활동전위
action potential
(11)역치
threshold
−55mV
40
20
0
−20
−40
−60
−80
−90
0
5
10

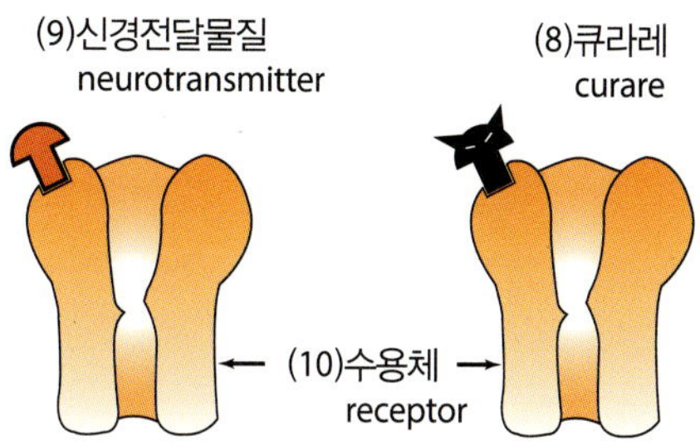
(9)신경전달물질
neurotransmitter
(8)큐라레
curare
(10)수용체
receptor

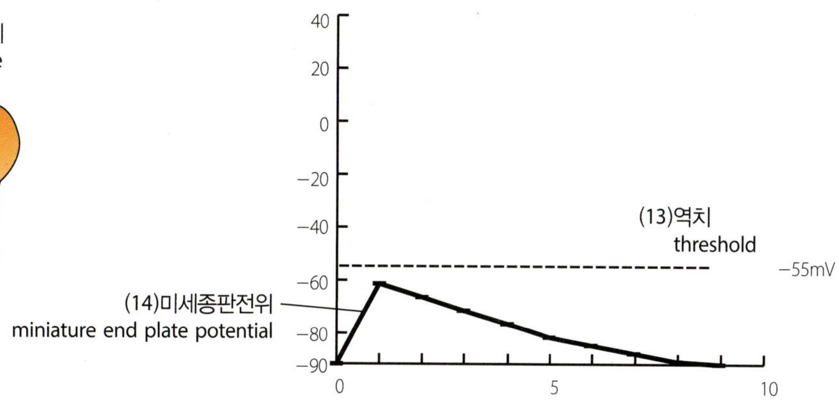
(13)역치
threshold
−55mV
(14)미세종판전위
miniature end plate potential
40
20
0
−20
−40
−60
−80
−90
0
5
10

흥분성 및 억제성 시냅스 뒤전압 > 시냅스에서 시냅스앞뉴런의 아세틸콜린과 같은 흥분성 신경전달물질에 의해 시냅스 전압이 발생되어 시냅스뒤전압이 흥분되는 방향으로 변하게 되면 이를 **(1)흥분성시냅스뒤전압(excitatory postsynatic potential; EPSP)**이라고 한다. 시냅스에 GABA와 같은 억제성 신경전달물질에 의해 시냅스뒤전압이 역치이하의 전압으로 변하여 시냅스후뉴런에 흥분이 전달되지 못하게 하면 이를 **(2)억제성시냅스뒤전압(inhibitory postsynatic potential; IPSP)**이라고 한다. 신경에서 는 기본적으로 EPSP에 의해 신호가 전달되며 이를 조절하기 위해서는 억제성신경전달물질의 분비로 인해 IPSP를 발생시켜 신호의 전달을 막게 된다.

운동조절 > 시냅스에서 흥분성시냅스뒤전압과 억제성 시냅스 뒤전압이 서로 다음 뉴런에 자극을 주어 자극을 흥분된 자극을 전달하기도 하고 자극이 억제되어 아무 신호도 전달되지 않기도 한다. 흥분된 자극은 근육에 전달되어 근육을 수축시키고 억제된 자극은 신호가 전달되지 않아 수축이 일어나지 않는다. 혹은 두 전압이 함께 전달되어 흥분신호가 강하면 강한 수축을 만들고 억제신호가 강하면 약한 수축을 만든다. 이렇게 근육의 수축정도가 조절됨에 따라 운동조절(motor control)이 일어난다. 예를 들어 뜨거운 커피가 담긴 종이컵을 쥐고 있을 때 너무 강하게 쥐면 종이컵이 구겨져 커피가 넘칠 것이고 너무 약하게 쥐면 종이컵을 떨어뜨릴 것이다. 종이컵에 닿고 있는 손가락 피부의 정보를 받아 적당한 근수축이 일어나도록 해야 한다.

시냅스뒤막전위 > 미세전극으로 **(3)시냅스뒤전압**을 측정하면 **(4)흥분1전압**만 가지돌기에 전달된 경우 전압이 **(5)역치**에 도달하지 않아 아무런 반응이 일어나지 않는다. 흥분1전압과 **(6)흥분3전압**이 함께 전달된 경우 두 전압이 가중되어 역치 이상의 전압이 되고 통로가 열려 **(7)활동전위**가 일어나므로 다음 뉴런에 흥분신호가 전달된다. **(8)억제전압**만 전달된 경우 아무일도 일어나지 않는다. 흥분1전압과 억제전압이 함께 전달된 경우 전압이 가능되어 낮은 막전위를 보인다. 세 전압이 모두 전달된 경우에도 전압이 역치를 넘지 못하여 아무 일도 일어나지 않는다.

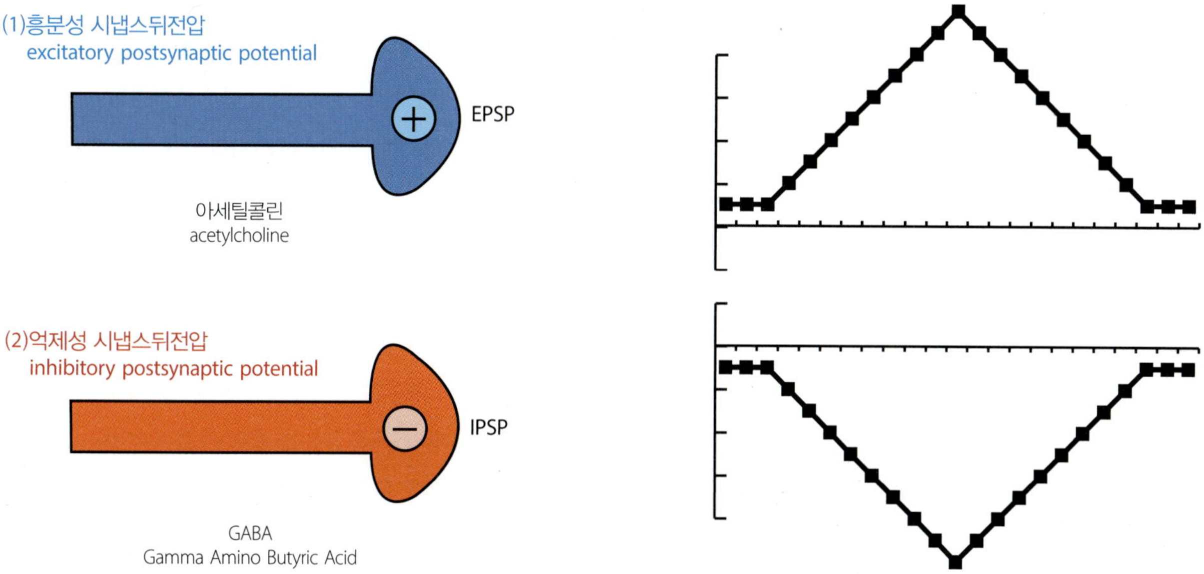
(1)흥분성 시냅스뒤전압
excitatory postsynaptic potential
EPSP
아세틸콜린
acetylcholine
(2)억제성 시냅스뒤전압
inhibitory postsynaptic potential
IPSP
GABA
Gamma Amino Butyric Acid

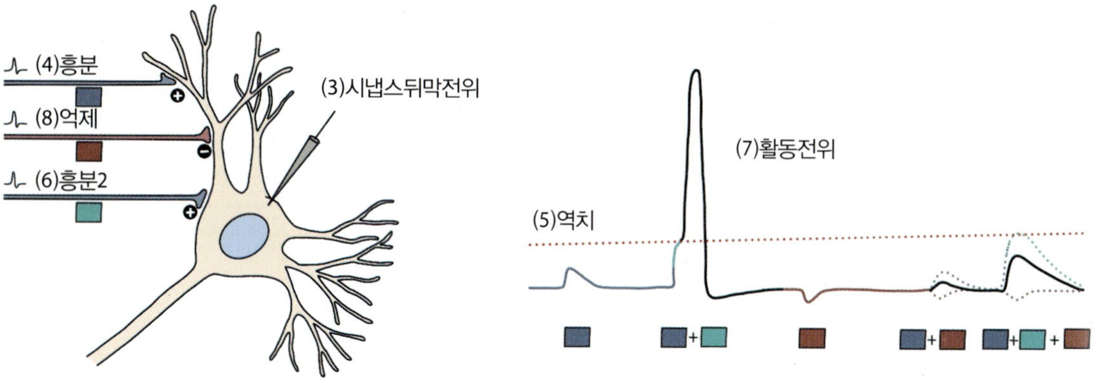
(4)흥분
(8)억제
(6)흥분2
(3)시냅스뒤막전위
(7)활동전위
(5)역치

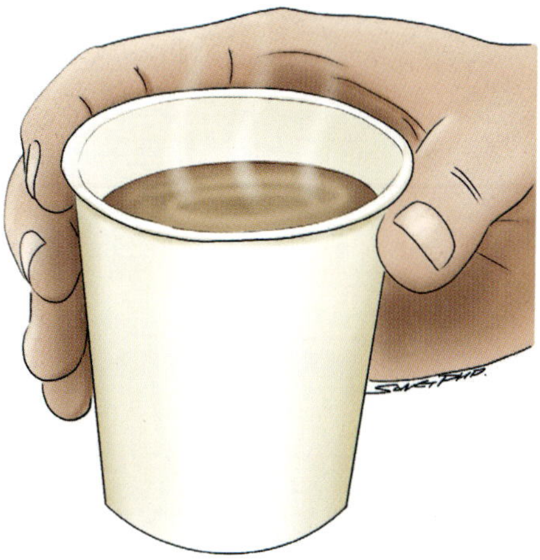

중추신경계의 > 억제성 시냅스

시냅스에서 억제를 하는 방법은 두 가지가 있다. 하나는 (1)**시냅스앞억제**로, 시냅스 앞에 (2)IPSP를 (3)**축삭말단**에 가하여 신호를 역치 이하로 만들어 (4)**신경전달물질**의 분비를 억제하는 방법이다. 다른 하나는 (5)**시냅스뒤억제**로, 시냅스뒤뉴런에 전달되는 (6)EPSP에 (7)IPSP를 가하여 억제 함으로써 세포체에 역치 이하의 자극이 전달되어 (8)**축삭의 유발부위**에서 활동전위가 생성되지 않게 하는 방법이다.

신호의 발산 >

(9)**발산**(divergence)은 하나의 뉴런에서 여러 개의 뉴런으로 신호가 퍼져나가 여러 신경섬유를 흥분시키는 것을 뜻한다. 하나의 뉴런에 들어온 신호는 여러 뉴런으로 나가고 전달경로를 순차적으로 지나면서 점점 더 많은 신경세포로 신호를 전달하게 된다. 발산의 예는 뼈대근육을 조절하는 겉질척수로(corticospinal pathway)에서 볼 수 있다. 대뇌피질 중, 하나의 피라미드 세포에서 시작된 흥분이 계속 발산되면 10,000개의 근육섬유를 흥분시킬 수 있다.

신호의 수렴 >

(10)**수렴**(convergence)은 여러 곳에서 오는 신호가 모여서 1개의 신경세포를 흥분시키는 것 을 뜻한다. 하나의 뉴런을 통해 전달된 신호는 신경세포를 흥분시키지 못하지만 여러 개의 뉴 런이 모여서 **공간적 가중**(summation)을 이루어 흥분을 시키게 된다. 수렴의 대표적인 예로는 말초신경에서 오는 정보와 대뇌피질에서 오는 정보, 전정기관에서 오는 정보가 수렴되어 근육 의 수축을 조절하는 경우가 있다.

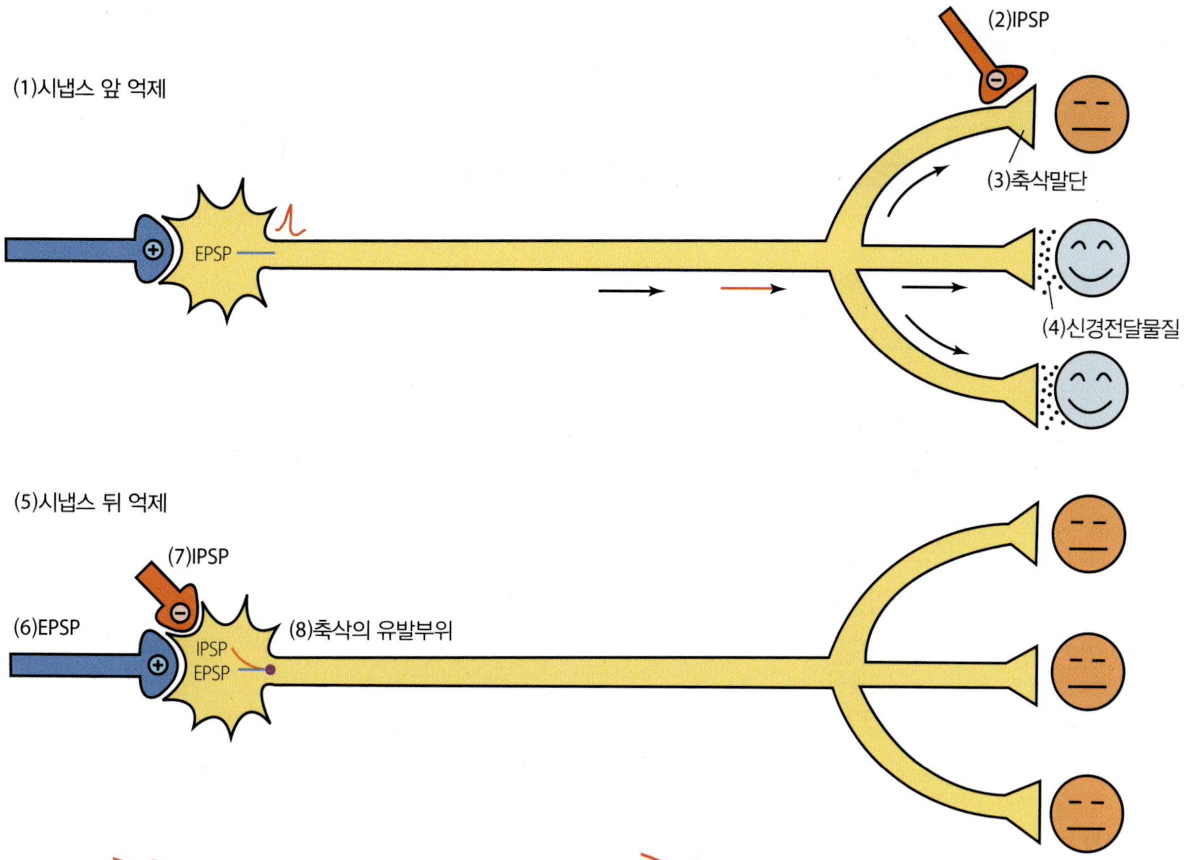
(1)시냅스 앞 억제
(2)IPSP
EPSP
(3)축삭말단
(4)신경전달물질
(5)시냅스 뒤 억제
(7)IPSP
(6)EPSP
IPSP
EPSP
(8)축삭의 유발부위

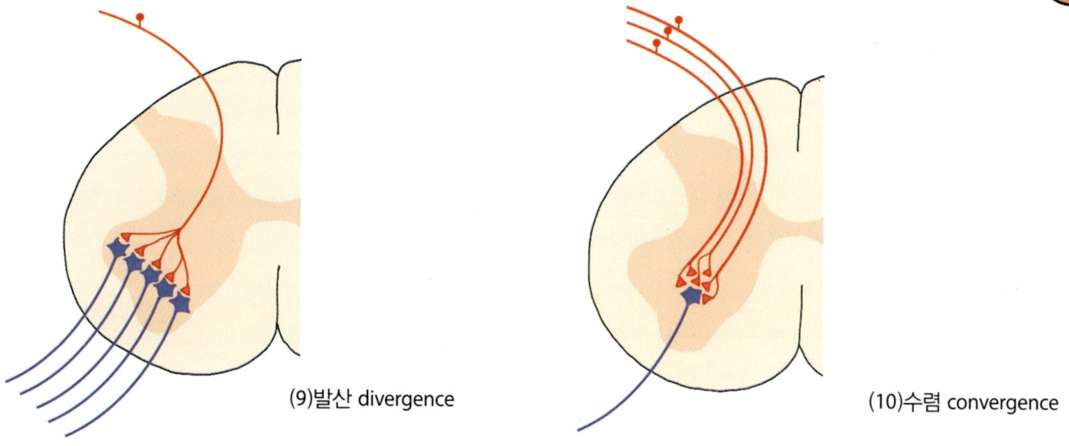
(9)발산 divergence
(10)수렴 convergence

02 ≫ 연습문제

1. 다음 중 세포막의 안정막 전위에 기여하지 않는 것은?

① 세포막 안과 밖의 이온분포 차이　② 이온의 막투과성의 차이
③ 세포의 뼈대 단백질　④ 칼슘–칼륨 펌프의 역할

해설 나트륨–칼륨 펌프의 역할 때문이다. 이 펌프는 3분자의 나트륨을 밖으로 퍼내고 2분자의 칼륨을 안으로 들여보내기 때문에 세포 내의 양이온이 더욱 부족하게 된다.

정답 ④

2. 농도차에 의한 화학적인 기울기와 전위차가 평형을 이룰 때의 전위를 무엇이라고 하는가?

① 안정막전위　② 평형전위　③ 활동전위　④ 단계전위

해설 전기적인 힘과 화학적인 힘이 서로 평형을 이루게 되고 이때의 전위를 평형 전위라고 한다.

정답 ②

3. 이온통로와 예시에 대한 설명의 연결이 적절하지 않는 것은?

① 화학적 개폐통로—시냅스의 신경전달물질 수용기
② 기계적 개폐통로—피부의 압력 수용기
③ 전압 개폐통로—축삭말단의 칼슘통로
④ 기계적 개폐통로—혀의 미각 수용기

해설 기계적 개폐통로는 진동이나 압력에 의해 열리게 되며 촉각이나 압각수용기에 위치한다. 화학적 개폐통로는 뉴런의 가지돌기나 후각, 미각수용기 등에 위치한다.

정답 ④

4. 활동전위가 전도될 때 통로와 통로 사이에서 흐르는 전류를 무엇이라고 하는가?

① 국소전류　② 활동전류　③ 도약전류　④ 종판전류

해설 1개의 통로가 열려 활동전위가 시작되면 양이온이 세포 밖에서 세포 안으로 유입된다. 유입된 양이온은 옆의 통로가 있는 곳으로 이동한다. 옆 통로에 있는 양이온이 열린 통로 쪽으로 이동한다. 이때 발생되는 전류를 국소전류(local current)라고 한다.

정답 ①

5. 피부를 통해 들어온 자극이 등쪽기둥 핵의 세 부분에서 연접을 가졌고 다시 시상에서 세 부분의 연접을 가졌으며, 겉질에서 다시 세 부분의 연접을 가져 정보가 퍼져나가는 현상은?

① 발산(divergence)　② 폭주(convergence)　③ 가중(summation)　④ 소통(facilitation)

해설 발산(divergence)은 하나의 뉴런에서 여러 개의 뉴런으로 신호가 퍼져나가 여러 신경섬유를 흥분시키는 것을 뜻한다.

정답 ①

6. 인디언들이 사용했던, 근육을 마비시키는 독물인 큐라레(curare)가 작용하는 부위는?

① 운동종판의 칼슘 통로 ② 세포체 ③ 아세틸콜린 수용체 ④ T-tubule

해설 화살의 독인 큐라레(curarae)는 신경근육이음부에서 전달과정을 차단시키는데 아세틸콜린 수용체와 먼저 결합해버려 원래의 신경전달물질의 결합을 방해한다.

정답 ③

7. 다음의 신경전도에 대한 설명 중 옳지 않은 것은?

① Myelin sheath가 있는 신경은 전도속도가 빠르다.
② 활동전위가 일어난 뒤에 더 큰 자극이 와야만 활동전위가 되는 기간을 상대불응기라고 한다.
③ 절대불응기란 비활성관문이 열리고 활성관문이 닫히는 기간을 말한다.
④ A-fiber는 신경섬유가 굵어서 전도속도가 빠르다.

해설 아무리 강한 자극이 와도 새로운 활동전위가 만들어지지 않는 상태를 절대불응기(absolute refractory period)라고 한다. 상대불응기는 비활성관문이 열리고 활성관문이 닫히는 때이다.

정답 ③

8. 다음 중 이온통로에 관한 설명 중 옳지 않은 것은?

① 나트륨 통로의 역치는 −55mV이다.
② Na^+ 이온은 누출통로와 전압계폐 통로, 펌프등을 통해 세포 내외로 이동이 가능하다.
③ 우리가 섭취한 음식물은 체내로 들어와 기계적 개폐통로를 활성화시킨다.
④ 빛 개폐통로(Light-gated channel)은 우리 몸의 눈에서 볼 수 있다.

해설 음식물은 화학적 개폐통로를 활성화시킨다.

정답 ③

9. 활동전위가 일어나는 과정을 순서대로 나열한 것으로 적절한 것은?

가. 칼륨통로가 열림	나. 탈분극	다. $3Na^+-2K^+$ 펌프 작용
라. 나트륨통로가 열림	마. 나트륨이 세포 안으로 유입됨	바. 재분극

① 라−마−가−바−나−다 ② 나−라−마−가−바−다
③ 라−마−나−가−바−다 ④ 나−라−마−바−가−다

정답 ③

10. 흥분이 일어나는 데 필요한 최소자극의 세기를 무엇이라고 하는가?

① 역아래자극 ② 역치 ③ 실무율 ④ 시치

해설 인체에 자극이 작용하여 흥분이 유발되는 경우 이 흥분이 일어나는 데 필요한 최소자극의 세기를 역치(threshold)라고 한다

정답 ②

학습목표

- 근육의 기본 구성과 기능을 이해한다.
- 근육원섬유마디의 구조를 이해한다.
- 신경근육이음부의 구조를 이해한다.
- 신경과 근육의 흥분전달 과정을 이해한다.
- 중증근무력증의 발생원리를 이해한다.
- 근육미세섬유의 특징과 기능을 이해한다.
- 근육수축 과정을 이해한다.

주요용어

anti–	항, 반대하는
auto–	자가
autoimmune disease	자가면역질환. 자가세포에 저항하는 항체가 생성되어 신체 면역체계의 기능변화를 일으키는 질병의 총칭
cleft	틈새, 갈림, 열
cross	교차하는
endo	안쪽의, 내
exo	바깥의, 외
fascicle	다발, 묶음, 속
filament	잔섬유, 미세섬유, 가는섬유
myo–	근육
neural	신경의
reticulum	그물, 세망

chapter 03

근육의 구조와 근육수축

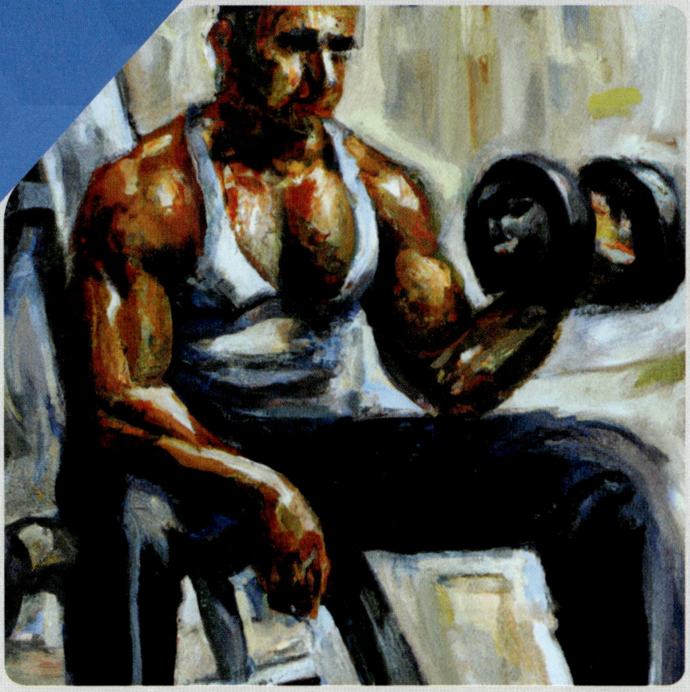

사진설명 >>

우리는 지구에서 살아가며 항상 중력의 영향을 받는다. 무거운 아령을 들어올리거나 특정한 자세를 취하기 위해서는, 중력에 맞서 근육을 수축시켜야 한다. 이렇게 근육이 수축하는 과정은 신경계의 신호 전달을 통해 시작되며, 그 신호는 대뇌 표면의 겉질에서 발생한다.

근육 수축을 시작하게 하는 신호는 세포막 주변에서 일어나는 탈분극 과정을 통해 전달되고, 이를 통해 신경과 근육이 협력하여 우리의 움직임과 자세를 가능하게 한다. 이렇게 중력과 신경–근육 시스템 간의 상호 작용을 통해, 우리는 다양한 활동을 수행할 수 있게 된다.

근육의 구성과 기능 > 근육은 다른 조직과는 달리 수축을 통해 길이가 변화되는 특별한 구조를 가지고 있다. 이러한 구조는 자세를 유지하거나 변화시키고 이동을 할 수 있는 기능을 가능하게 한다. 장기들 또한 근육으로 이루어져 있어 심장을 뛰게 하거나 소화기관에서 음식을 이동시키는 역할을 하게한다. 근육은 중배엽에서 발생하며 조직 구성에 따라 뼈대근육, 심장근육, 민무늬근육 세 가지 형태가 있다. 인체의 약 40%가 뼈대근육으로 구성되어 있으며 10%는 민무늬근육과 심장근육으로 구성되어 있다. 근육이 화학적 에너지를 사용하여 기계적인 에너지를 만들어내므로 인체는 움직임과 자세를 취할 수 있다. 근육섬유는 의지에 따라 수축이 가능한 수의근(voluntary muscle)인 뼈대근육과 의지와 관계없이 움직이는 불수의근(involuntary muscle)인 민무늬근육과 심장근육이 있다.

근육의 기본 구조 > 근육(muscle)은 여러 단계적 구조를 가지고 있다. 안면근육은 머리뼈와 얼굴 피부에 붙어 있어 표정을 가능하게 하지만 대부분의 뼈대근육은 **(1)뼈**에 붙어 있으며 근육과 뼈 사이는 **(2)힘줄(tendon)**이나 널힘줄(aponeurosis)로 연결되어 있다.

근육은 결합조직(connective tissue)들에 의해 둘러싸여 있어 분리되고 큰 단위에서 작은 단위로 이루는 계층적구조를 갖는다. **(3)근육**의 계층적구조를 보면 다음과 같다.

- 근육은 여러 개의 **(4)근육다발(muscle fascicles)**로 되어 있다.
- 근육다발은 여러 개의 **(5)근육섬유(muscle fiber)**로 되어 있다.
- 근육섬유는 다시 **(6)근육원섬유(myofibril)**로 되어 있다.
- 근육원섬유는 **(7)근육미세섬유(myofilaments)**로 되어 있다.
- 근육미세섬유에는 두꺼운 섬유인 **(8)미오신(myosin)**과 가는 섬유인 **(9)액틴(actin)**이 있다.

뼈대근육은 뼈대근육 전체를 싸고 있는 **(10)근육바깥막(epimysium)**에 의해 덮여 있으며, 근육다발은 **(11)근육다발막(perimysium)**에 의해 분리되어 있고, 근육섬유는 **(12)근육섬유막(endomysium)**에 의해 분리되어 있다.

근육원섬유마디 > 근육섬유를 현미경으로 보면 밝고 어두운 부분이 교차되어 규칙적인 무늬모양을 보인다. 이런 무늬는 근육섬유의 밀도의 차이에 의한 것으로 가로로 된 무늬 모양이기 때문에 **가로무늬(cross striation)**라고 한다. 액틴만 있기 때문에 밝게 보이는 부분을 **(13)밝은띠(I-band)**라고 하고 액틴과 미오신이 겹쳐 있어 어둡게 보이는 부분을 **(14)어두운띠(A-band)**라고 한다. 밝은띠의 중앙에 나타나는 어두운 선을 **(15)Z선(Z-line)**이라 하고, Z선과 Z선 사이를 **(16)근육원섬유마디(sarcomere)**라 하며 근육원섬유마디는 뼈대근육의 기능상 기본 단위가 된다. 근육원섬유마디의 가운데에 어두운띠가 위치하며 어두운띠 중앙에 미오신만 있어 좀 더 밝게 보이는 부분을 **(17)H구역(H-zone)**, H구역 중앙에 미오신 근육미세섬유가 부풀어 생긴 선은 **(18)M선(m-line)**이라고 한다. 수축시에 어두운띠는 일정하나 밝은띠와 H구역은 줄어든다.

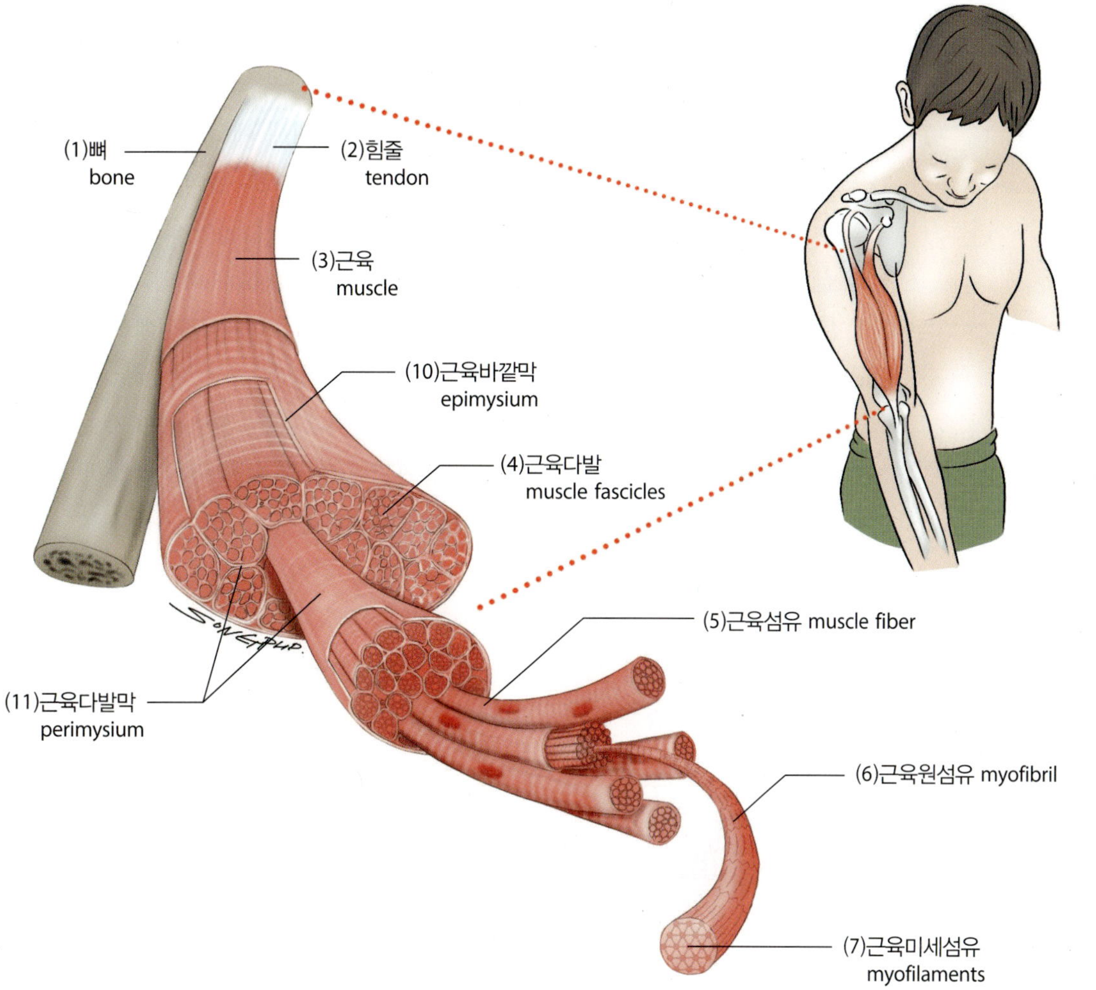
(1)뼈
bone
(2)힘줄
tendon
(3)근육
muscle
(10)근육바깥막
epimysium
(4)근육다발
muscle fascicles
(5)근육섬유 muscle fiber
(11)근육다발막
perimysium
(6)근육원섬유 myofibril
(7)근육미세섬유
myofilaments

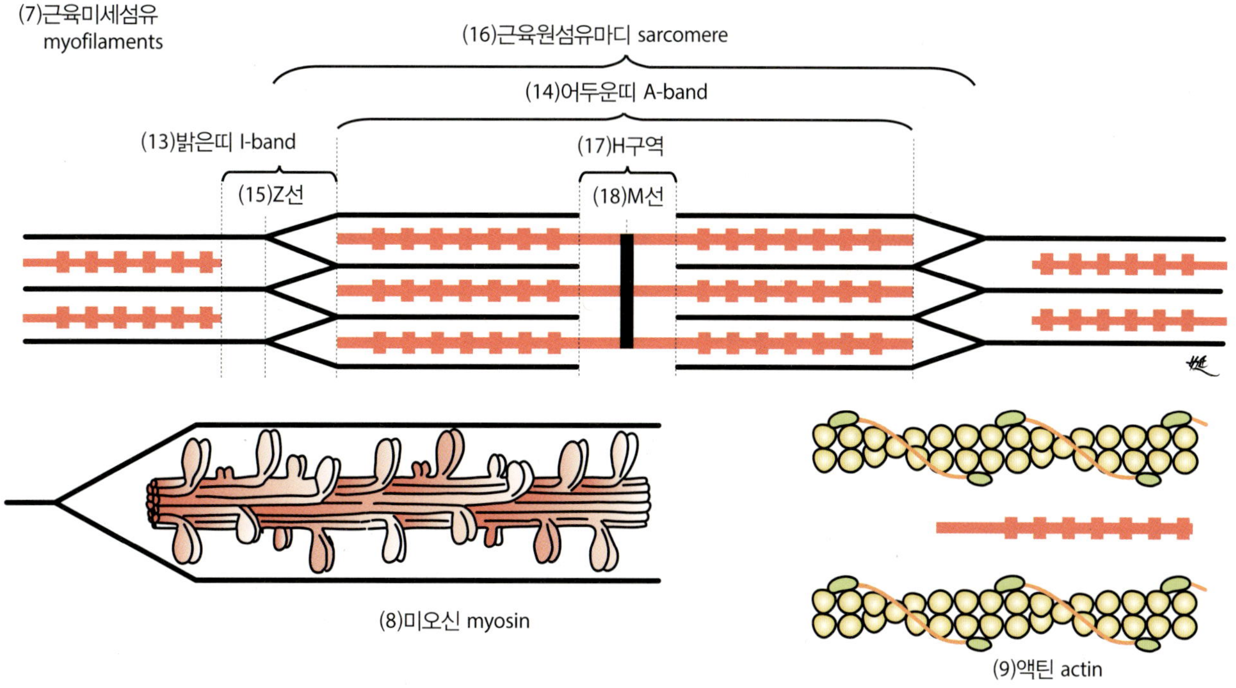
(7)근육미세섬유
myofilaments
(16)근육원섬유마디 sarcomere
(14)어두운띠 A-band
(13)밝은띠 I-band
(17)H구역
(15)Z선
(18)M선
(8)미오신 myosin
(9)액틴 actin

신경근육이음부의 구조 > 신경과 신경이 만나는 곳을 시냅스(synapse)라 하고, 신경과 근육이 만나는 곳을 신경근육이음부(neuromuscular junction 또는 myoneural junction)라고 한다. 운동뉴런의 축삭의 끝가지는 팽대되어 있고 **칼슘통로**가 있다. 축삭의 끝가지 내에는 아세틸콜린이 들어 있는 **소포**가 있다. 또한 아세틸콜린의 합성대사에 관여하기 위해 에너지를 공급하는 **미토콘드리아**가 많이 분포한다. 운동신경섬유의 끝가지가 근섬유 안으로 들어가 세포막 바깥쪽에 놓이게 되며 이러한 전반적인 구조를 운동종말판(motor end plate)이라고 한다. 운동신경의 축삭의 끝가지와 근막사이에는 약 20nm의 **시냅스 틈새(synaptic cleft)**가 있다. 이 틈새 때문에 활동전위가 직접적으로 전달되지는 않으며 이 틈새에는 **아세틸콜린에스테라아제(acetylcholinesterase)**라는 아세틸콜린 분해효소가 있어 방출된 아세틸콜린을 분해하는 역할을 한다.

뒤접합부에는 **근육속막(sarcolemma)**이 있다. 근육속막은 흥분성과 전도성을 갖는 막이며 그 모양은 많은 주름을 가져 표면적이 증가되어 있다. 이 막에는 화학적 자극에 의해 열리는 화학적수용체(chemoreceptor)인 **아세틸콜린 수용체**가 있는데 아세틸콜린을 받아들이는 역할을 맡고 있다. 또한 활동전위를 발생시키는 데 관여하는 **나트륨통로**와 **칼륨통로**가 있다. 근육속막 안쪽으로는 근육의 심부로 들어갈 수 있는 **가로세관(t-tubule)**이 있다. 가로세관을 타고 안으로 들어가 보면 가로세관 옆으로 **근육세포질그물(sarcoplasmic reticulum)**이 있다. 근육세포질그물은 칼슘을 저장하는 저장소이며 양끝인 종말에 큰 방처럼 생긴 수조(cisternae)를 가지고 있다. 근육세포질그물에는 칼슘을 방출시키는 **칼슘통로**가 있고 칼슘을 다시 안으로 유입시키는 **칼슘펌프**가 있다.

신경과 근육의 흥분 전달과정 > 축삭끝가지에 **(1)활동전위가 전달되어 탈분극**이 **(2)칼슘통로**에 도달하게 되면 활동전위에 의해 전압의 변화가 역치 이상으로 올라가게 되고, 칼슘통로가 열리게 되며 세포바깥액(extracellular fluid)에 있던 칼슘이 농도경사에 의해 안으로 **(3)유입**된다. 칼슘은 시냅스 소포를 말단으로 **(4)이동**시키는 역할을 하고 말단으로 이동된 시냅스 소포는 안에 들어 있던 신경전달물질(neurotransmitter)인 아세틸콜린을 **(5)세포바깥유출(exocytosis)**시킨다.

유출된 아세틸콜린은 **(6)아세틸콜린 수용체통로**에 결합하여 **(7)통로의 문을 열게 된다.** 이 통로를 통해 이온들이 이동하여 종판전위를 발생시킨다. 종판전위가 나트륨(sodium)통로의 역치이상이 되면 나트륨통로가 열리면서 **(8)활동전위가 발생**된다. 이 활동전위는 **(9)가로세관(T-tubule)**을 타고 들어가 칼슘이 저장되어 있는 **(10)근육세포질그물(sarcoplasmic reticulum)**에 전달된다. 근육세포질그물에 도달한 활동전위는 근육세포질그물에 있는 칼슘통로를 열고 안에 있는 **(11)칼슘을 밖으로 유출**시킨다. 근육세포질그물의 내부는 10,000배 정도 더 높은 농도를 가지고 있다. 최종적으로 칼슘은 근육의 근육미세섬유(myofilament)에 도달되어 **(12)근수축**을 유발시킨다.

신호가 중단되어 탈분극이 재분극되면 칼슘은 펌프에 의해 능동수송으로 근육세포질그물으로 들어가 근수축은 멈추게 된다. 아세틸콜린은 아세틸콜린분해효소인 아세틸콜린에스테라아제(acetylcholinesterase)에 의해 분해됨으로써 신경전달물질의 역할을 다한다.

신경근육이음부

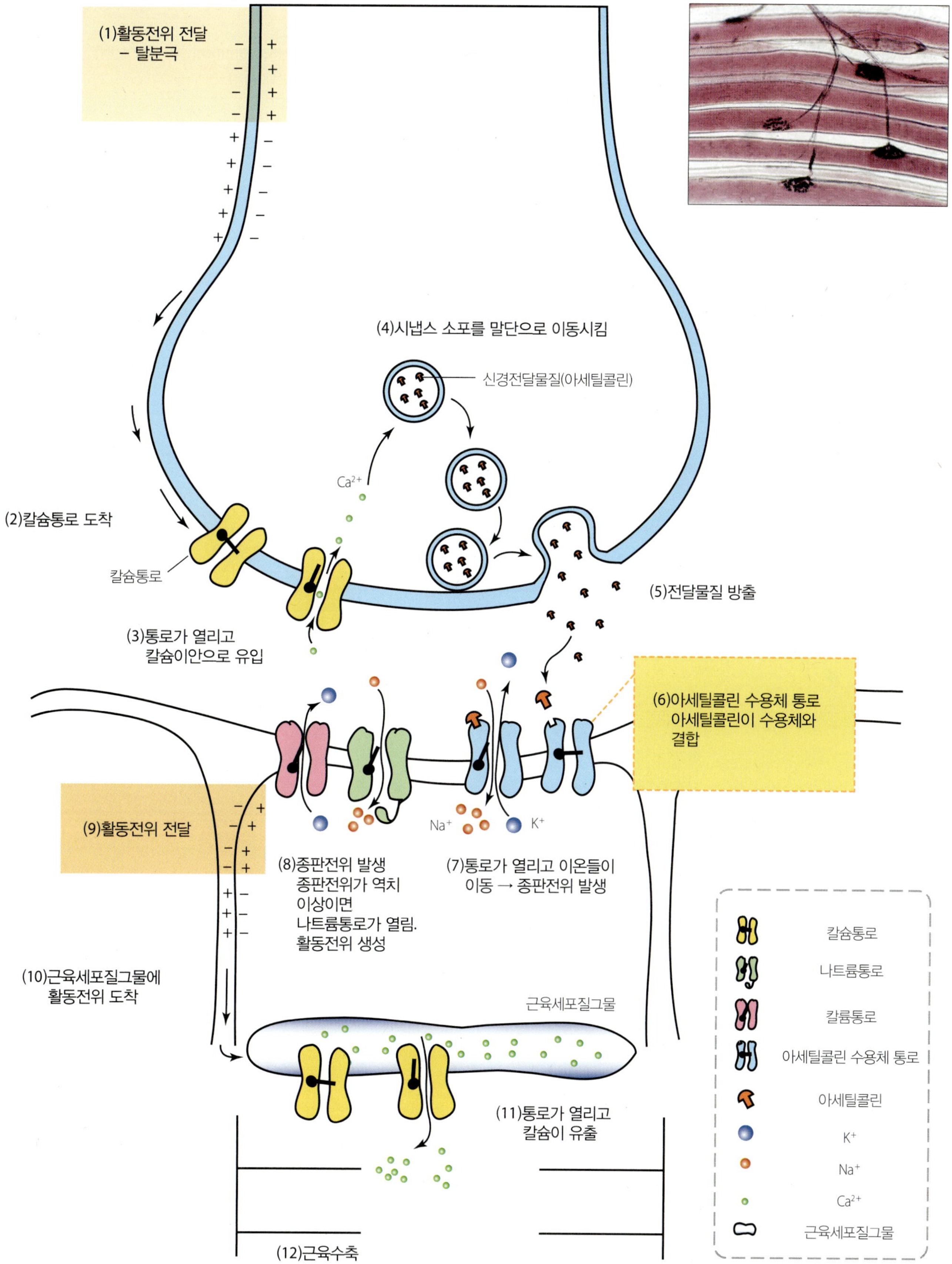
(1)활동전위 전달
– 탈분극
(2)칼슘통로 도착
칼슘통로
(3)통로가 열리고
칼슘이안으로 유입
Ca^{2+}
(4)시냅스 소포를 말단으로 이동시킴
신경전달물질(아세틸콜린)
(5)전달물질 방출
(6)아세틸콜린 수용체 통로
아세틸콜린이 수용체와
결합
Na^+
K^+
(7)통로가 열리고 이온들이
이동 → 종판전위 발생
(8)종판전위 발생
종판전위가 역치
이상이면
나트륨통로가 열림.
활동전위 생성
(9)활동전위 전달
(10)근육세포질그물에
활동전위 도착
근육세포질그물
(11)통로가 열리고
칼슘이 유출
(12)근육수축
칼슘통로
나트륨통로
칼륨통로
아세틸콜린 수용체 통로
아세틸콜린
K^+
Na^+
Ca^{2+}
근육세포질그물

임상노트

■ **중증근육무력증(myasthenia gravis)**

신경근육이음부의 질환 중 대표적인 질환은 중증근육무력증이다. 이 질환은 자가항체(autoantibody)의 자가면역장애(autoimmune disorder) 중 하나로 자가항체가 아세틸콜린 수용체에 결합하여 신호전달을 막게 된다.

환자는 쉽게 피로해지고 수면 후에 회복되는 양상을 보인다. 과거에는 예후가 불량하므로 '중증'이라는 말이 붙었으나 최근 들어 호전을 보이므로 더 이상 중증이라고 하기 어렵다. 뇌간에 위치한 운동신경핵에 의해 지배되는 근육에 주로 나타나게 되므로 안구운동장애, 저작장애, 얼굴근육위약, 구음장애, 연하장애가 나타난다.

신경근육이음부의 뒤접합부에 아세틸콜린 수용체의 수가 현저히 감소하여 연접주름의 수와 길이가 감소하게 되므로 신경근육이음부의 대표적인 질환으로 꼽힌다.

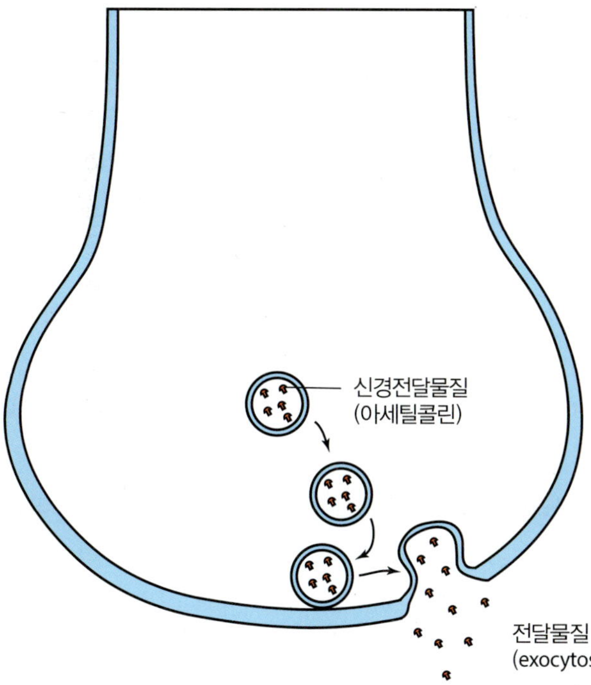

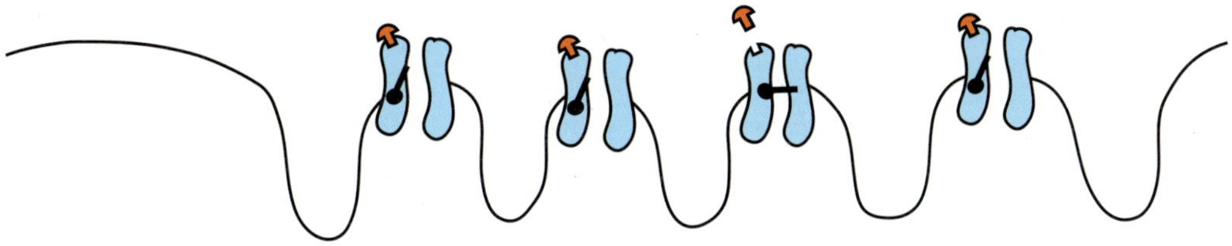

아세틸콜린 수용체의 수가 현저히 감소하여 연접주름의 수와 길이가 감소

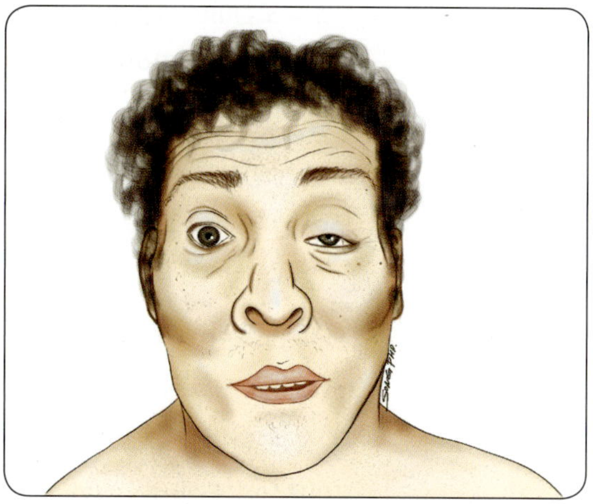

중증근육무력증 환자의 얼굴근육위약

정상 신경근육이음부

중증근육무력증

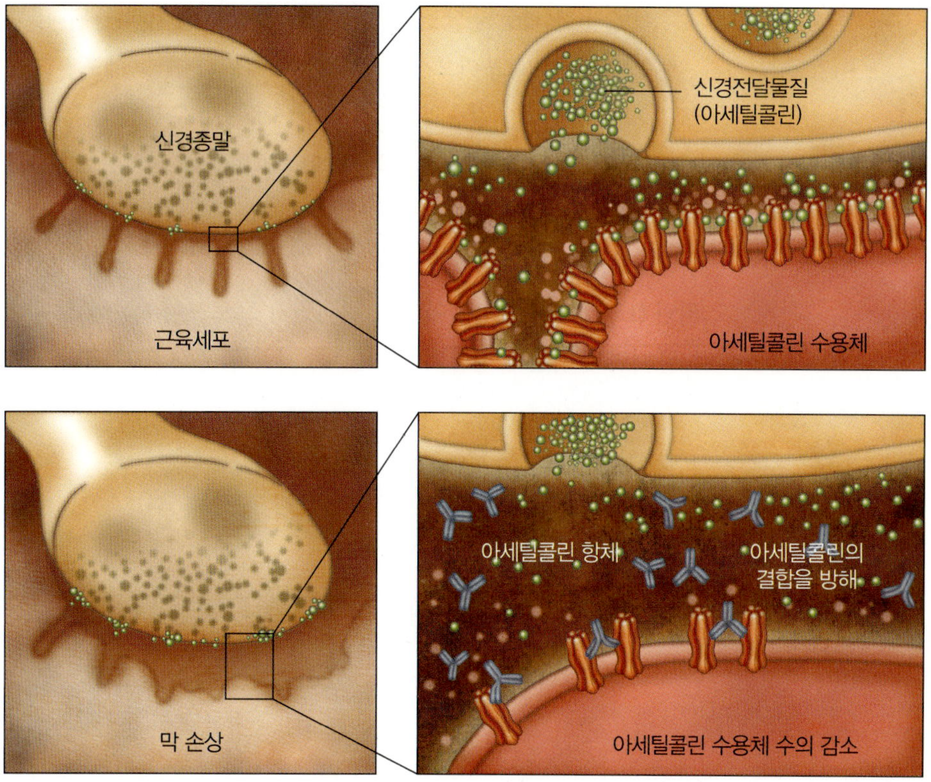

미오신 필라멘트 > (1)**미오신(myosin)**은 굵은 필라멘트(filaments)를 구성하는 주요 요소이며 운동기전을 기능으로 하는 단백질이다. ATP를 에너지로 이용하여 밀고 당기는 운동기전을 수행한다. 미오신은 (2)**머리(head)** 부분과 (3)**꼬리(tail)** 부분으로 구성되어 있다. 머리 부분의 미오신은 아데노신 삼인산효소(adenosine triphosphatase, ATPase)를 가지고 있어 근수축과정에서 머리 부분에 붙는 ATP를 분해하는 역할을 한다. 미오신의 머리는 액틴과 결합되어 교차결합(cross bridge)을 만든다.

액틴필라멘트 > (4)**액틴필라멘트(actin filaments)**는 가는 필라멘트이며 (5)**액틴(actin)**, (6)**트로포미오신(tropomyosin)**, (7)**트로포닌(troponin)**의 세 요소로 구성되어 있다. 액틴필라멘트는 단백질 분자가 두 줄의 나선으로 꼬여 있는 모양이다. 그 위로 (7)**트로포닌**이 사이사이에 위치하고 (6)**트로포미오신**이 액틴을 감싸고 있다.

트로포미오신 > 액틴의 활성부위를 감싸고 있는 구조인 (6)**트로포미오신**은 액틴 분자의 사슬을 따라 끝과 끝이 연결되어 안정 상태에는 미오신이 활성부위와 만나는 것을 부분적으로 막아 액틴과 미오신필라멘트와의 결합을 차단하게 한다. 반면 근육의 수축 시에는 이동하여 액틴과 미오신이 결합할 수 있도록 한다.

트로포닌 > (7)**트로포닌**은 결합체의 형태를 가진 3개의 소단위로 이루어져 있고, 이 단위들이 하는 일은 각각 다르다.

(8)**트로포닌 T(TNT)** – 트로포미오신과 붙어 있는 곳이다.

(9)**트로포닌 C(TNC)** – 트로포닌 C는 칼슘과 결합하여 트로포닌–트로포미오신 결합체를 느슨하게 한다. 근육의 수축작용을 시작하게 하는 기전이 된다.

(10)**트로포닌 I(TNI)** – 근육세포질그물으로 칼슘이 능동적으로 되돌아감에 따라 근육이 이완되면 액틴은 트로포닌 I와 결합하여 트로포닌–트로포미오신의 결합체를 형성한다. 이로써 더 이상의 액틴과 미오신의 결합은 없어지게 된다.

트로포닌은 트로포미오신의 주위에 위치한다. 근육세포질그물으로부터 칼슘이 방출되면 트로포닌의 TNC가 칼슘과 결합하고, 이로써 트로포닌의 분자모양이 변화함에 따라 트로포미오신을 밖으로 잡아당겨 결국은 액틴의 활성화 위치를 노출시키는 역할을 하게 된다.

근수축과정에서 트로포닌의 변화 > (11)**칼슘이 없을 때**는 트로포미오신이 미오신의 결합부위를 덮고 있어 액틴과 미오신의 결합을 막는다. (12)**칼슘이 TNC에 결합**되면 트로포닌 복합체의 변형이 일어난다. 액틴과 결합되던 (13)TNI가 풀리고 아래로 밀리면서 트로포미오신을 잡아당기고 미오신의 결합부위가 노출되면서 액틴과 결합이 일어난다. 이 결합은 (14)**교차결합(cross bridge)을 형성**한다.

(1)미오신 필라멘트
myosin filaments

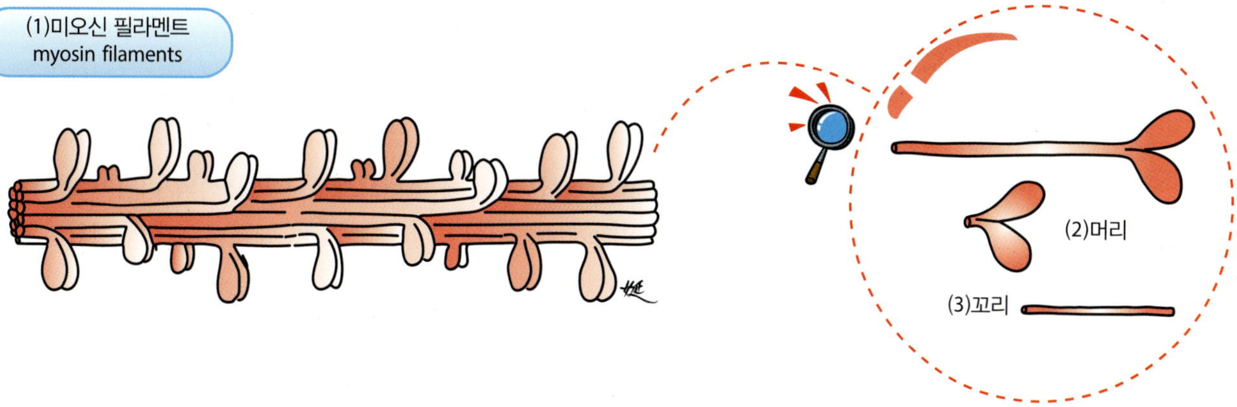

(4)액틴 필라멘트
actin filaments

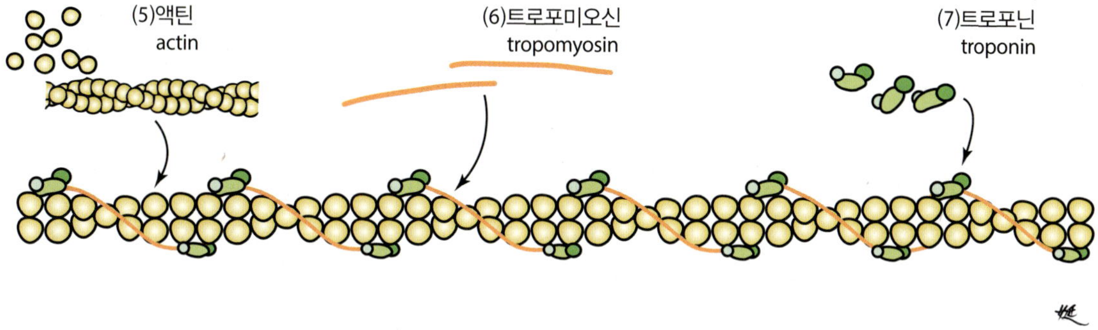

(11)칼슘이 없을 때

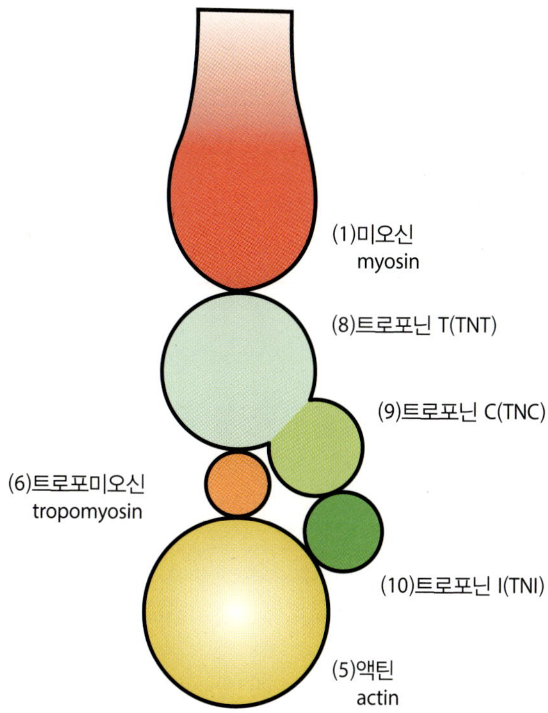

(12)칼슘이 TNC에 결합

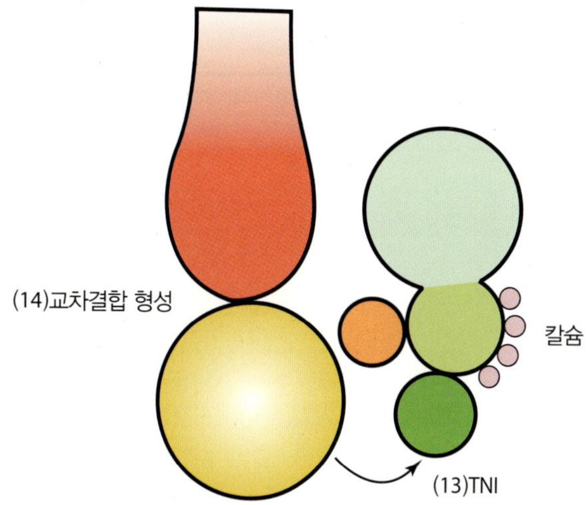

근수축과정 > 신경근육이음부에 도달한 신호는 활동전위를 발생시키고 전위의 변화로 칼슘이 방출되어 트로포닌 C에 붙게 되면서 근수축이 시작된다.

1단계 - 머리떼기

첫 번째 단계는 미오신과 ATP가 결합됨으로써 액틴으로부터 미오신의 머리가 떨어지는 단계이다. 미오신은 액틴보다 ATP와의 결합이 더 잘 일어나기 때문에 ATP와 결합되고 액틴과는 분리된다.

2단계 - 머리들기

두 번째 단계는 ATP가 가수분해되어 ADP와 Pi(무기인)로 분리되는 단계로 구부러졌던 미오신의 머리가 세워지는 단계이다. 이는 ATPase라는 ATP 분해효소가 미오신의 머리에 있기 때문이고 머리에는 ADP와 Pi가 결합된 채로 존재하게 된다.

3단계 - 머리붙이기-교차결합

세 번째 단계는 액틴의 미오신 접합부가 활성화되어 액틴과 미오신이 결합하는 단계이다. 액틴에는 트로포닌이라는 이름을 가진 세 종류의 단백질(트로포닌 I, 트로포닌 T, 트로포닌 C)이 있어 이들이 각각 수축에 관여하게 된다. 특히 이 중에서도 트로포닌 C는 칼슘에 강한 수축력을 가지고 있어 근육세포질그물에서 온 칼슘과 결합하여 액틴을 미오신과 결합할 수 있도록 액틴을 노출시킨다. 이를 교차결합(crossbridge)의 형성단계라고 한다.

4단계 - 머리구부리기

네 번째 단계에서는 미오신의 머리가 구부러지고 이때 ADP와 Pi가 유리되며, 이로 인해 액틴이 미오신 쪽으로 미끄러지게 된다. 결국 이로 인한 과정으로 근수축이 일어난다. 대개 이러한 과정을 스프링을 당겨서 에너지를 저장하는 것과 유사하다고 하며, 액틴과의 결합이 이루어지는 것을 에너지가 방출되는 것이라고 비유하기도 한다.

근육수축 과정

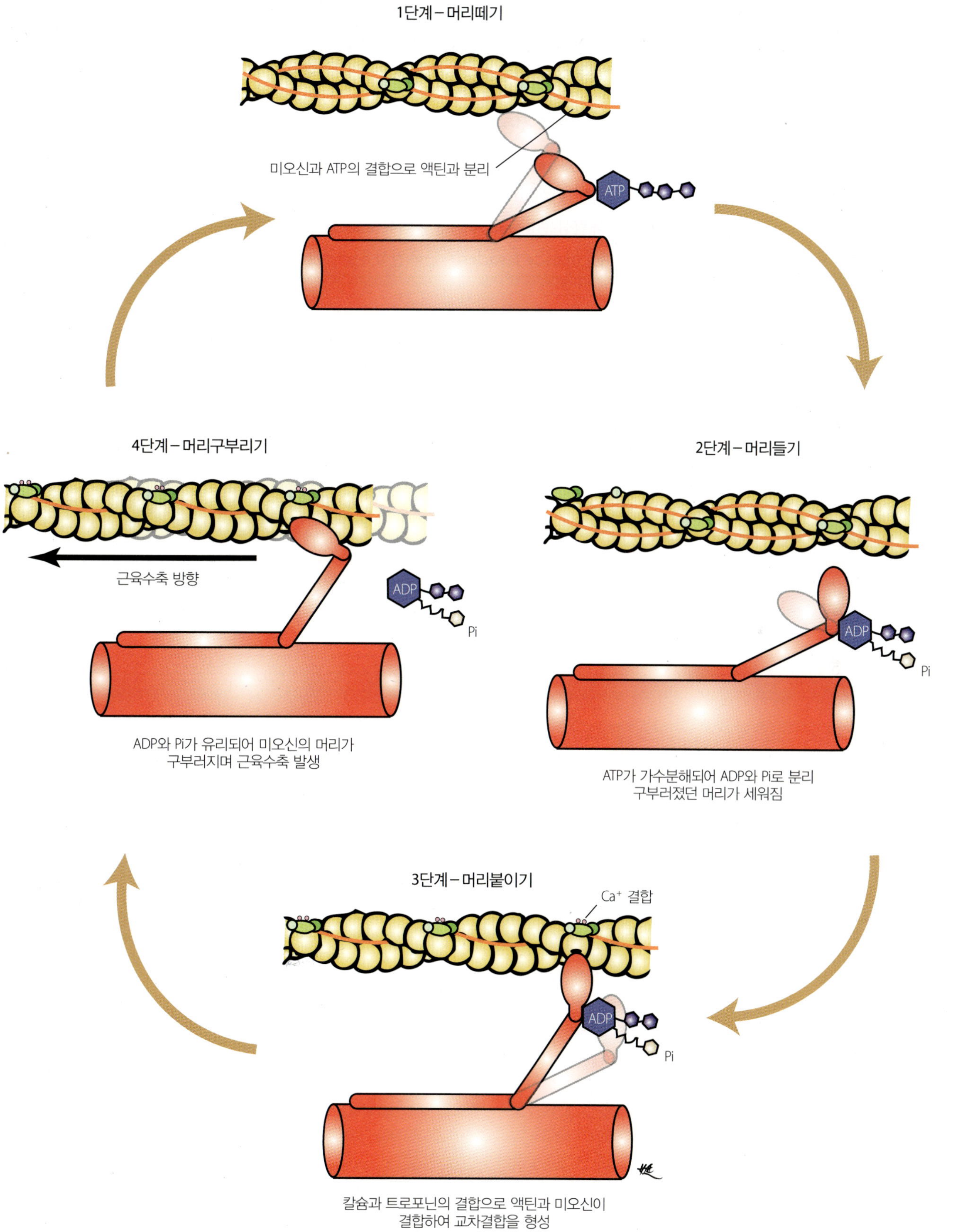
1단계 – 머리떼기
미오신과 ATP의 결합으로 액틴과 분리
ATP
2단계 – 머리들기
ADP
Pi
ATP가 가수분해되어 ADP와 Pi로 분리
구부러졌던 머리가 세워짐
3단계 – 머리붙이기
Ca+ 결합
ADP
Pi
칼슘과 트로포닌의 결합으로 액틴과 미오신이
결합하여 교차결합을 형성
4단계 – 머리구부리기
근육수축 방향
ADP
Pi
ADP와 Pi가 유리되어 미오신의 머리가
구부러지며 근육수축 발생

03 》 연습문제

1. 근육의 계층적 구조에 대한 연결이 바른 것은?

① 근육다발(muscle fascicles) – 근육섬유(muscle fiber) – 근육원섬유(myofibril) – 근육미세섬유(myofilaments)
② 근육다발(muscle fascicles) – 근육미세섬유(myofilaments) – 근육원섬유(myofibril) – 근육섬유(muscle fiber)
③ 근육다발(muscle fascicles) – 근육원섬유(myofibril) – 근육섬유(muscle fiber) – 근육미세섬유(myofilaments)
④ 근육섬유(muscle fiber) – 근육다발(muscle fascicles) – 근육원섬유(myofibril) – 근육미세섬유(myofilaments)

정답 ①

2. 근육섬유를 분리하는 막으로 옳은 것은?

① 근육바깥막(epimysium)
② 근육다발막(perimysium)
③ 근육섬유막(endomysium)
④ 근육형질막(sarcolemma)

해설 뼈대근육은 뼈대근육 전체를 싸고 있는 근육바깥막(epimysium)에 의해 덮여 있으며, 근육다발은 근육다발막(perimysium)에 의해 분리되고, 근육섬유는 근육섬유막(endomysium)에 의해 분리된다.

정답 ③

3. 뼈대근육의 기능상 기본단위를 무엇이라고 하는가?

① 근육원섬유마디
② 근육형질막
③ 신경근육이음부
④ 근육세포질세망

해설 근육원섬유마디(sarcomere)는 뼈대근육의 기능상 기본 단위가 된다.

정답 ①

4. 근육원섬유마디에 대한 설명으로 옳지 않은 것은?

① 어둡게 보이는 곳을 A-band라고 한다.
② 어두운띠의 중앙에 좀 더 밝게 보이는 부분을 H구역이라고 한다.
③ 근육원섬유마디는 Z선과 Z선 사이를 말한다.
④ H구역 중앙에 액틴이 부풀어 생긴 선을 M선이라고 한다.

해설 M선(m-line)은 H구역 중앙에 미오신 근육미세섬유가 부풀어 생긴 선이다.

정답 ④

5. 신경과 근육이 만나는 곳을 무엇이라고 하는가?

해설 신경과 근육이 만나는 곳을 신경근육이음부(neuromuscular junction 또는 myoneural junction)이라고 한다.

정답 신경근육이음부

6. 칼슘을 저장하는 저장소이며 양끝은 종말에 큰 방처럼 생긴 수조(cisternae)를 가지고 있는 구조물은?

정답 근육세포질세망

7. 신경전달물질을 세포바깥유출시키는 역할을 하는 이온은?

① 칼슘
② 칼륨
③ 나트륨
④ 수소

해설 칼슘은 시냅스 소포를 말단으로 이동시키는 역할을 하고 말단으로 이동된 시냅스 소포는 안에 들어 있던 신경전달물질(neurotransmitter)인 아세틸콜린을 세포바깥유출(exocytosis)시킨다.

정답 ①

8. 신경근육이음부에 대한 설명 중 옳지 않은 것은?

① 축삭종말에는 미토콘드리아가 많이 분포한다.
② 시냅스 후 가로무늬근육형질막은 흥분성과 전도성을 갖는다.
③ 근육세포질세망의 내부가 외부보다 칼슘의 농도가 높다.
④ 탈분극이 재분극되면 칼슘은 확산에 의해 근육세포질세망으로 들어간다.

해설 탈분극이 재분극되면 칼슘은 펌프에 의해 능동수송으로 근육세포질세망으로 들어가 근수축은 멈추게 된다.

정답 ④

9. 중증근육무력증은 어느 부위의 문제로 인해 발생되는가?

① 운동신경
② 신경근육이음부
③ 감각신경
④ 근육섬유

해설 중증근육무력증은 신경근육이음부의 질환으로 신경근육이음부의 뒤접합부에 아세틸콜린 수용체의 수가 현저히 감소하여 연접굴곡의 수와 길이가 감소하게 된다.

정답 ②

10. 다음 중 트로포닌의 형태에 따른 역할의 설명으로 옳지 않은 것은?

① 트로포닌은 결합체의 형태를 가진 3개의 소단위로 이루어져 있고, 이 단위들이 하는 일은 모두 같다.
② 트로포닌 T(TNT) – 트로포미오신과 붙어 있는 곳이다.
③ 트로포닌 C(TNC) – 트로포닌 C는 칼슘과 결합하여 트로포닌–트로포미오신 결합체를느슨하게 한다.
④ 트로포닌 I(TNI) – 액틴과 미오신의 결합을 억제한다.

해설 트로포닌은 결합체의 형태를 가진 3개의 소단위로 이루어져 있고, 이 단위들이 하는 일은 각각 다르다.

정답 ①

11. 근육수축 과정에 대한 설명 중 옳지 않은 것은?

① 미오신은 액틴보다 ATP와의 결합이 더 잘 일어나기 때문에 액틴과 분리가 된다.
② ATP가 가수분해되어 ADP와 Pi(무기인)로 분리됨으로써 미오신의 머리가 세워진다.
③ 트로포닌 T는 칼슘과 결합하여 액틴을 미오신과 결합할 수 있도록 액틴을 노출시킨다.
④ ADP와 Pi가 유리되며, 이로 인해 액틴이 미오신 쪽으로 미끄러지게 된다.

해설 트로포닌 C는 칼슘에 강한 수축력을 가지고 있어 근육세포질세망에서 온 칼슘과 결합하여 액틴을 미오신과 결합할 수 있도록 액틴을 노출시킨다.

정답 ③

12. 근육수축을 이루는 구조물에 대한 설명으로 옳지 않은 것은?

① 트로포미오신은 액틴의 활성부위를 싸고 있다.
② 액틴의 머리부분에는 ATP가 결합하는 부위가 있다.
③ 칼슘이 TNC에 결합되어 교차결합을 형성한다.
④ 칼슘은 TNI와 액틴과의 결합을 억제한다.

해설 미오신의 머리 부분은 아데노신 삼인산효소(adenosine triphosphatase, ATPase)를 가지고 있어 근수축과정에서 머리 부분에 붙는 ATP를 분해하는 역할을 한다.

정답 ②

13. **근육의 구조에 대한 설명 중 옳지 않은 것은?**

① 근육섬유(muscle fiber)가 모여 근육원섬유(myofibril)를 이룬다.

② 다발(fascicle)과 다발 사이에 있는 막은 근육다발막(perimysium)이다.

③ 근육미세섬유(myofilaments)에는 액틴과 미오신이 있다.

④ 섬육(fiber)와 섬유 사이에 있는 막은 근육섬유막(endomysium)이다.

해설 근육섬유(muscle fiber)는 근육원섬유(myofibril)로 이루어져 있다.

정답 ①

학습목표

- 배엽층의 형성과정을 이해한다.
- 발생과정의 순서를 이해한다.
- 신경판의 발생을 이해한다.
- 뇌의 발생과정과 구성을 이해한다.
- 뇌실계의 발생을 이해한다.
- 경계고랑의 발생을 이해한다.
- 척수와 척수신경의 발생을 이해한다.

주요용어

alar	날개, 익
aqueduct	물길, 수도관
blast–	모세포. 세포발육 중 항구성 특징이 나타나기 전의 미숙한 단계에 있는 세포
bi–	2개의, 통과하는
dorsal	등쪽, 배측
ecto–	바깥, 바깥쪽의, 외측의
embryo–	배아. 수태된 후에 가장 빠른 성장을 보이는 시기의 수정된 생식세포의 변환물
endo–	안쪽의, 포함하는
epi–	위, 부가적인
flexure	굽이, 곡. 구부러져 있는 구조
fold	주름
horn	뿔, 돌기, 각
mes–	중간, 사이의, 간–
meso–	중간의
myel–	말이집, 척수의
neural	신경의, 신경성의
plate	판, 평판
pore	구멍, 공
pros–	근처의, 앞의
rhomb	마름모 모양의
sulcus	고랑, 구
tele–	먼, 원격
tropho–	음식, 영양의
tube	관, 튜브, 시험관, 관모양의
ventral	배쪽, 복측

chapter 04

신경의 발생

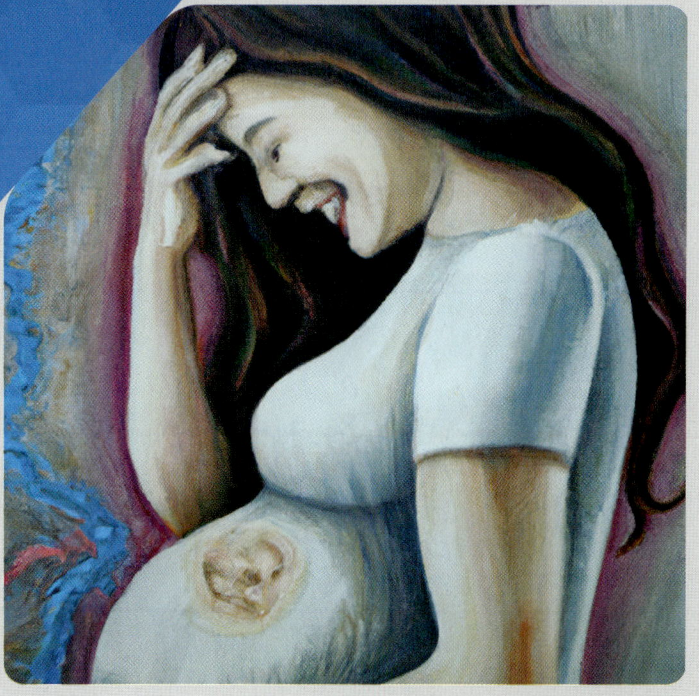

사진설명 >>

인류의 삶, 가족의 형성, 그리고 사회를 건설하는 일에 있어서 생명의 탄생은 필수적이며 개인의 삶에 가장 소중하고 행복한 순간 중 하나이다. 생명의 탄생 과정에서 신경계의 발달은 매우 중요한 역할을 한다.

외배엽에서 발생한 신경세포들은 신경판을 형성하며, 이후 신경관으로 발전하여 중추신경계의 기본 구조인 뇌와 척수를 구성한다. 뇌의 발생 과정에 대한 이해를 바탕으로, 뇌의 구조와 각 부분의 기능과 역할에 대한 관계를 더 쉽게 파악할 수 있다.

이렇게 인간의 생명과정 속에서 발생하는 신경계의 성장은, 우리가 지닌 다양한 능력과 인식, 그리고 감각을 이해하는데 중요한 역할을 하며, 생명의 가치를 더욱 빛나게 한다

발생 > 우리 몸의 **기관**(organ)과 **조직**(tissues)은 3개의 **배엽층**(germ layers)으로부터 유래한다. 이 3개의 배엽층은 **외배엽**(ectoderm), **중배엽**(mesoderm), **내배엽**(endoderm)이다. 신경발생을 알아보기에 앞서 발생의 기본을 이루는 배엽층의 형성과정을 알아보고자 한다.

발생 1주(그림 A~C) > 수정이 일어난 후 접합체는 분할을 거치면서 **(1)2세포기**와 8세포기를 거쳐 16세포기가 된다. 16세포기가 되었을 때의 배아를 **(2)상실배아**(morula)라고 한다. 상실배아는 **(3)속세포덩이**(inner cell mass)와 **(4)바깥세포덩이**(outer cell mass = trophoblast)로 분리된다. 속세포덩이는 장차 배아 자체(embryo proper)가 될 부분이고, 바깥세포덩이는 **(5)영양막**(trophoblast)이 되며 납작해져서 상피 벽을 형성하고 후에 **태반**(placenta)의 형성에 기여한다.

수정 후 3~4일 후에 상실배아가 자궁으로 들어가게 되는데 이때 속세포덩이의 세포사이 공간으로 액체가 침투하여 **(6)주머니배공간**(blastocyst cavity)을 형성한다. 이 시기의 배아를 **주머니배**(blastocyst)라 하고 속세포덩이는 **배아모체**(embryoblast)라고 한다.

발생 2주(그림 D~E) > 발생 2주가 되면 태아모체는 **(7)아래판**(hypoblast layer)과 **(8)위판**(epiblast layer)으로 분화된다. 분화된 위판 속에 공간이 점점 커지게 되는데 이를 **(9)양막공간**(amniotic cavity)이라고 한다.

아래판 기원으로 생각되는 세포가 **(10)체강밖막**(exocoelomic membrane)을 형성하여 **(11)세포영양막**(cytotrophoblast)의 안쪽면을 덮는다. 이 안 공간이 **(12)원시난황주머니**(primitive yolk sac)가 된다.

한편, **(11)세포영양막**의 안쪽 표면과 **(12)원시난황주머니**의 바깥 표면 사이에서 난황주머니세포에서 유래한 세포가 가늘고 성긴결합조직인 **(13)배아밖중배엽**(extraembryonic mesoderm)을 만든다. 결국 바깥쪽으로는 **(11)세포영양막**과 안쪽으로는 **(14)양막**(amnion)과 **(10)체강밖막** 사이의 공간을 채우게 된다. 이어 배아밖중배엽에서 큰 공간이 생기고 이것들이 **(15)융모막공간**(chorionic cavity)이 된다.

(7)아래판(hypoblast layer)에서 **(16)세포**(cell)가 체강밖막의 내부를 따라 증식하여 이주한다. 이 세포가 체강밖막공간 안에서 **(17)이차난황주머니**(secondary 또는 definitive yolk sac)를 만든다. 이차난황주머니는 일차난황주머니에 비해 매우 작다.

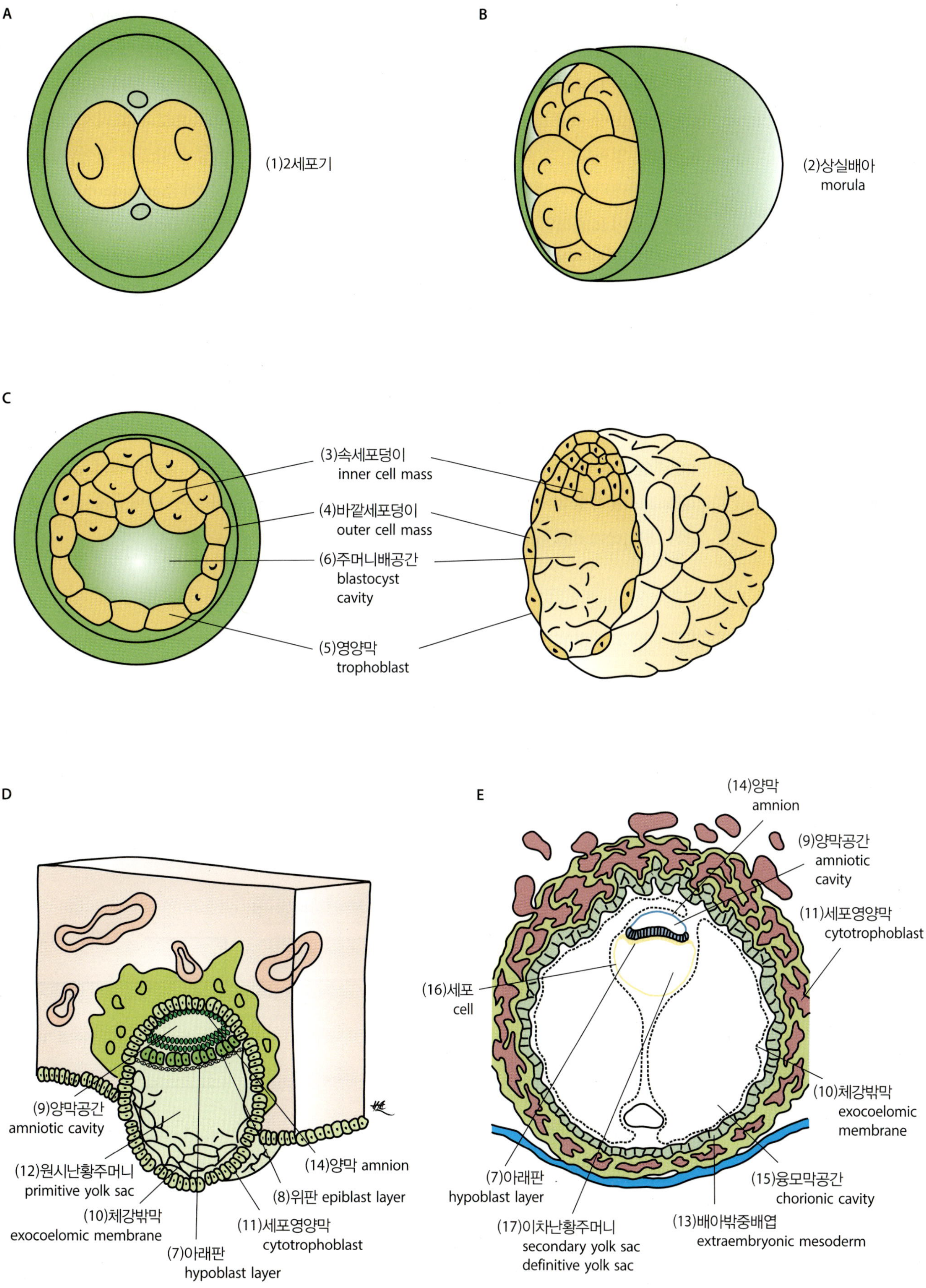
A
(1)2세포기
B
(2)상실배아
morula
C
(3)속세포덩이
inner cell mass
(4)바깥세포덩이
outer cell mass
(6)주머니배공간
blastocyst
cavity
(5)영양막
trophoblast
D
(9)양막공간
amniotic cavity
(12)원시난황주머니
primitive yolk sac
(10)체강밖막
exocoelomic membrane
(7)아래판
hypoblast layer
(11)세포영양막
cytotrophoblast
(8)위판 epiblast layer
(14)양막 amnion
E
(14)양막
amnion
(9)양막공간
amniotic
cavity
(11)세포영양막
cytotrophoblast
(16)세포
cell
(10)체강밖막
exocoelomic
membrane
(7)아래판
hypoblast layer
(17)이차난황주머니
secondary yolk sac
definitive yolk sac
(13)배아밖중배엽
extraembryonic mesoderm
(15)융모막공간
chorionic cavity

발생 3주 > 발생 3주에 가장 주목할 만한 것은 배아에서 배엽층(germ layers) 3개—**외배엽(ectoderm)**, **중배엽(mesoderm)**, **내배엽(endoderm)**—가 완성되는 창자배형성과정이다.

이 과정은 **(1)위판 표면**에서 **(2)원시고랑(primitive streak)**이 나타나면서 시작된다. 위판 세포가 원시고랑 쪽으로 이주하여 위판에서 떨어져 나와 그 아래쪽으로 미끄러져 들어가는 움직임이 일어나는데 이를 **(3)함입(invagination)**이라고 한다. 이렇게 함입이 일어난 세포의 일부는 아래판을 대체하여 **(4)배아내배엽**을 형성하고, 일부는 **(5)내배엽(endoderm)**과 **(1)위판** 사이에 놓여 **(6)중배엽**을 이룬다. 위판판의 남은 세포는 **(7)외배엽(ectoderm)**을 형성한다.

함입된 **(8)척삭앞세포(prenotochodal cell)**는 머리쪽으로 정중선을 따라 곧장 이동하게 되는데, 이때 아래판 사이에 끼여 짧은 시간 동안 세 층이 아닌 두 층을 형성한다. 이 판이 **(9)척삭판(notochodal plate)**이다. 아래판이 다시 내배엽세포로 대체되는 동안에 척삭판 세포는 증식하고 내배엽과 분리되어 **(10)척삭(notochord)**이 된다. 척삭은 신경관 아래에 놓이게 되며 몸통뼈 형성의 기초가 된다. 또한 뼈대계통 형성과정에서 속질핵(nucleus pulposus)을 형성하게 된다.

외배엽에서 중추신경계와 말초신경계, 피부의 표피가 분화하고, 중배엽에서 골격, 진피(dermis), 혈액 등의 결합조직과 근육, 신장, 생식기관 등이 분화하며, 내배엽에서는 소화기관의 내피(epithelial lining), 내분비기관(가슴샘, 갑상샘) 등이 분화한다.

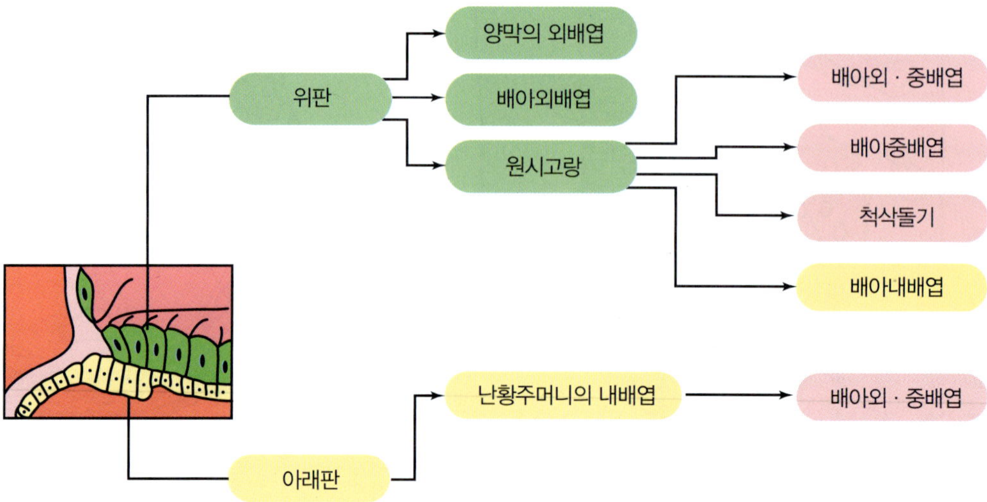

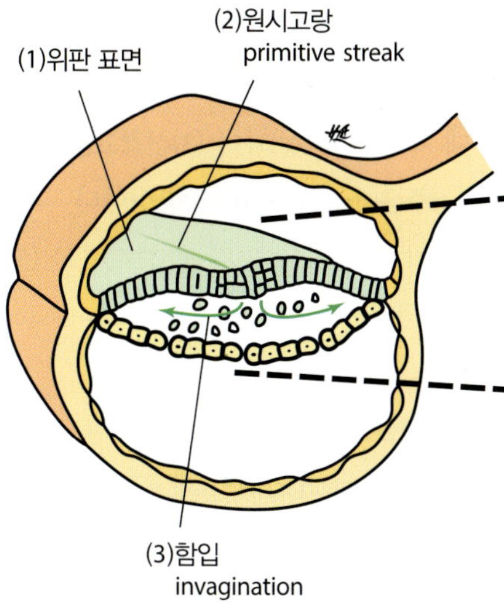
(1)위판 표면
(2)원시고랑
primitive streak
(3)함입
invagination

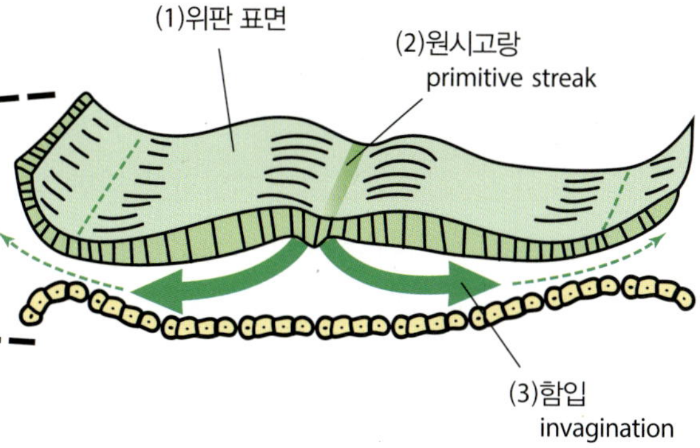
(1)위판 표면
(2)원시고랑
primitive streak
(3)함입
invagination

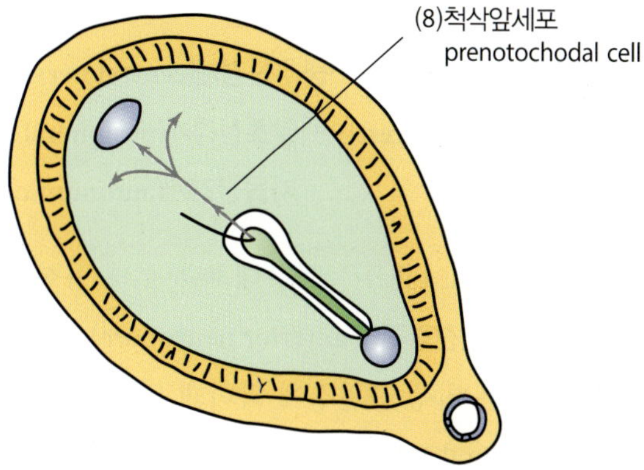
(8)척삭앞세포
prenotochodal cell

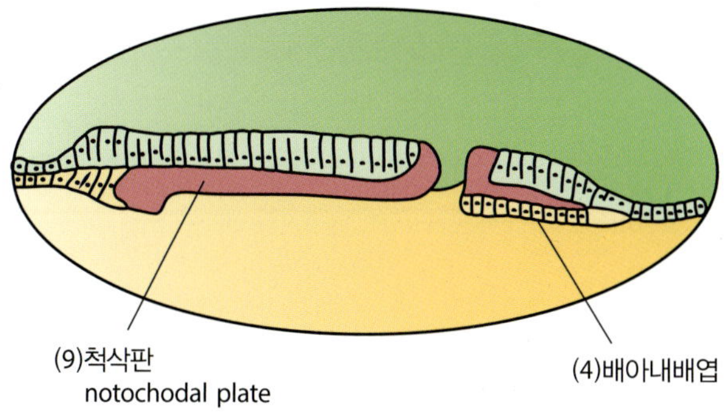
(9)척삭판
notochodal plate
(4)배아내배엽

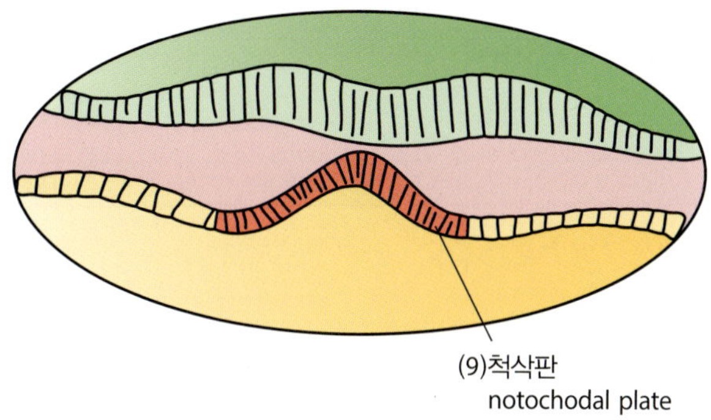
(9)척삭판
notochodal plate

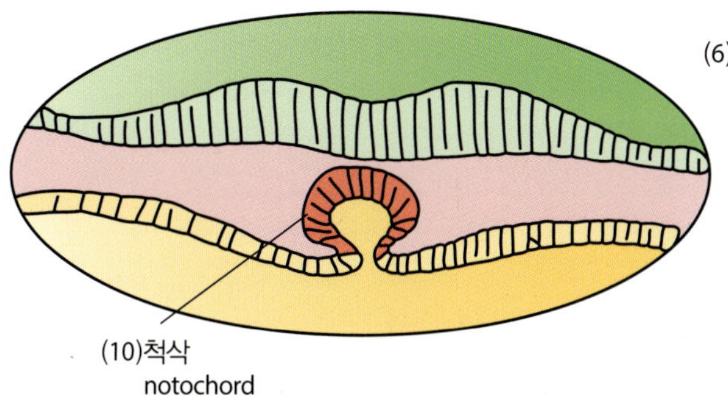
(10)척삭
notochord

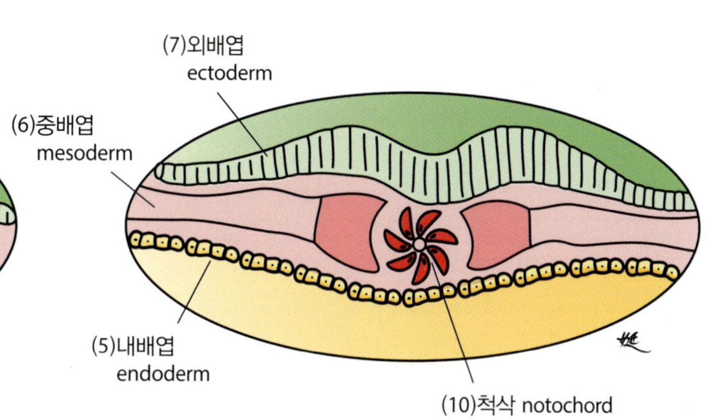
(7)외배엽
ectoderm
(6)중배엽
mesoderm
(5)내배엽
endoderm
(10)척삭 notochord

신경계의 발생 > **신경계의 발생**은 발생 18일경 **(1)외배엽(ectoderm)**이 두꺼워진 구조물인 **(2)신경판(neural plate)**에서 시작된다.

발생 20일경이 되면 **(2)신경판(neural plate)**의 가운데 부분은 함몰되어 **(3)신경고랑(neural groove)**을 형성하고 가쪽모서리 부분은 융기되어 **(4)신경주름(neural fold)**을 형성한다.

발생 22~24일경이 되면 양쪽의 **신경주름(neural fold)**이 가운데서 만나 합쳐지면서 **(5)신경관(neural tube)**을 형성하며 이 **신경관(neural tube)**이 **중추신경계(central nervous system; CNS)**의 모체가 된다.

말초신경계(peripheral nervous system; PNS)의 모체는 **(6)신경능선(neural crest)**이며 신경능선(neural crest)은 신경관(neural tube)의 가쪽에 있던 외배엽(ectoderm)의 세포들이 모여 형성된 것으로 양쪽의 신경주름(neural fold)이 모여 신경관(neural tube)을 만드는 시기에 같이 형성된다.

신경관(neural tube) — 중추신경계(central nervous system; CNS)의 모체
신경능선(neural crest) — 말초신경계(peripheral nervous system; PNS)
자율신경계(autonomic nervous system; ANS)의 모체

신경관(neural tube)은 가운데 부분부터 융합하고 점차 양측 모서리방향으로 진행하면서 융합하며 **(7)앞신경구멍(anterior neuropore)**은 발생 25일경에 막히고, **(8)뒤신경구멍(posterior neuropore)**은 발생 27일경에 막히게 된다.

신경관(neural tube)은 앞쪽(anterior)과 뒤쪽(posterior)이 막힘으로써 하나의 관(tube) 형태를 띠게 되며, 이 **신경관(neural tube)**의 **앞쪽(anterior)**은 **대뇌(cerebrum)**가 되고 **뒤쪽(posterior)**은 **척수(spinal cord)**가 된다.

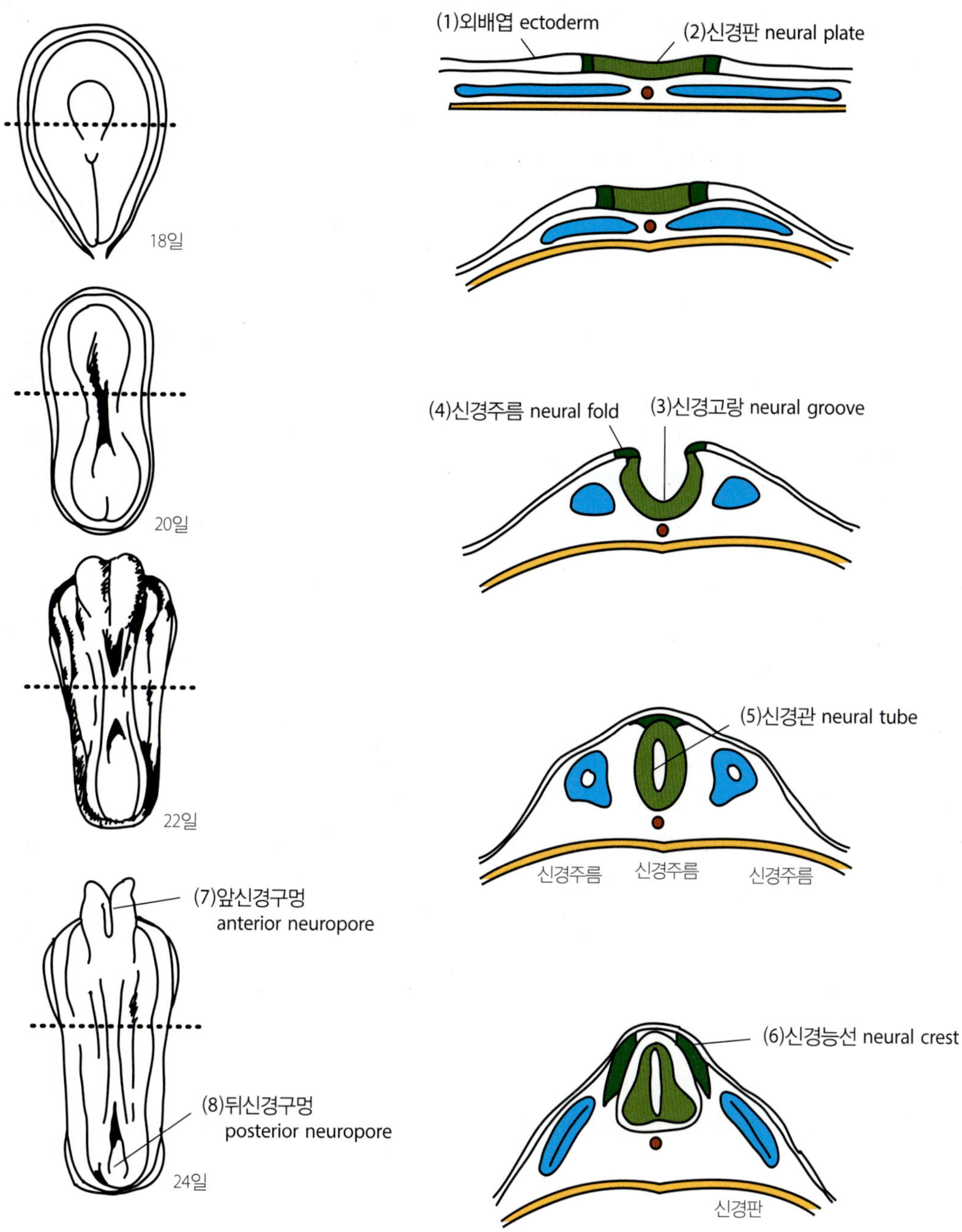
18일
20일
22일
(7)앞신경구멍
anterior neuropore
(8)뒤신경구멍
posterior neuropore
24일
(1)외배엽 ectoderm
(2)신경판 neural plate
(4)신경주름 neural fold
(3)신경고랑 neural groove
(5)신경관 neural tube
신경주름
신경주름
신경주름
(6)신경능선 neural crest
신경판

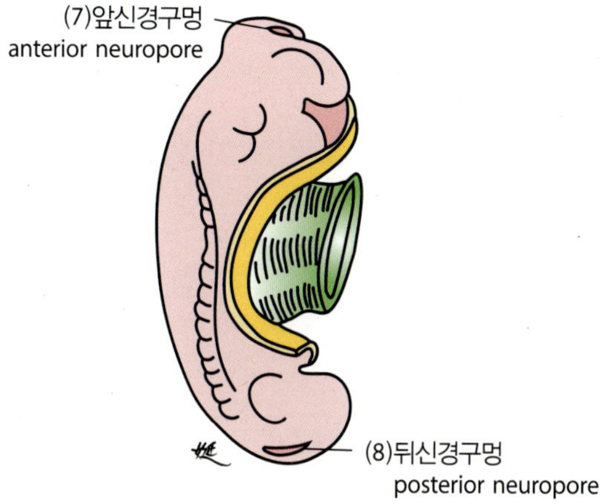
(7)앞신경구멍
anterior neuropore
(8)뒤신경구멍
posterior neuropore

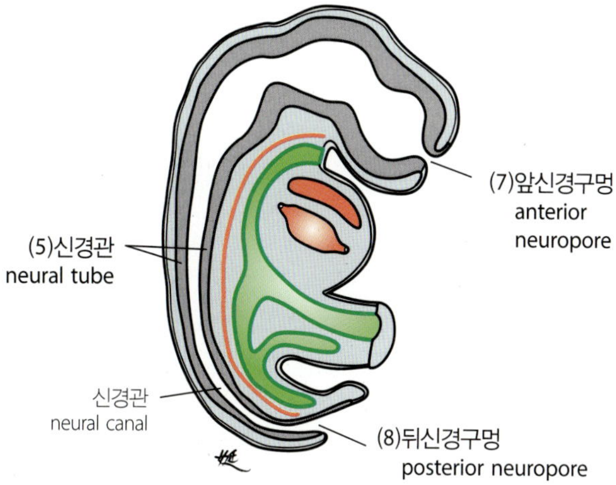
(7)앞신경구멍
anterior
neuropore
(5)신경관
neural tube
신경관
neural canal
(8)뒤신경구멍
posterior neuropore

뇌의 발생 > **신경관(neural tube)**은 형성된 이후 앞쪽(anterior)이 다른 부분보다 빠르게 확장되면서 세 부분에서 팽대가 나타나게 되며, 이를 **일차뇌포(primary brain vesicle)**라고 한다.

일차뇌포(primary brain vesicle)는 앞쪽부터 **(1)앞뇌(prosencephalon)**, **(2)중간뇌(mesencephalon)**, **(3)마름뇌(rhombencephalon)**의 세 부분으로 구성되어 있다.

일차뇌포가 형성되면서 앞뇌, 중간뇌, 마름뇌가 될 부위의 세포들이 증식하여 무거워지면 서 잘록한 부위에서 **배쪽(ventral)**으로 구부러지게 된다.

중뇌부분에서 구부러진 굴곡을 **(4)머리굽이(cephalic flexure)**라 하고 마름뇌와 척수가 이어지는 부분에서 구부러진 굴곡을 **(5)목굽이(cervical flexure)**라 한다.

발생 5주경에 **앞뇌(prosencephalon)**는 다시 **(6)끝뇌(telencephalon)**와 **(7)사이뇌(diencephalon)**로 나눠지며 **마름뇌(rhombencephalon)**는 **(8)뒤뇌(metencephalon)**와 **(9)수뇌(myelencephalon)**로 다시 나누어져 **끝뇌(telencephalon)**, **사이뇌(diencephalon)**, **(10)중간뇌(mesencephalon)**, **뒤뇌(metencephalon)**, **수뇌(myelencephalon)** 등 5개의 소포가 형성되는데 이것을 이차뇌소포(secondary brain vesicle)라고 한다.

마름뇌(rhombencephalon)는 등쪽(dorsal)으로 구부러지고, 이 굴곡을 **(11)다리뇌굽이(pontine flexure)**라고 하며, 이 다리뇌굽이 때문에 마름뇌(rhombencephalon)의 등쪽(dorsal)은 얇아진다.

후에 **(12)끝뇌(telencephalon)**는 대뇌겉질(cerebral cortex), 대뇌백색질(cerebral white matter), 바닥핵(basal ganglia)을 포함하는 **대뇌반구(cerebral hemisphere)**로 분화된다.

(13)사이뇌(diencephalon)는 **시상상부(epithalamus)**, **시상하부(hypothalamus)**, **시상(thalamus)**, **시상밑부(subthalamus)**의 네 부분으로 나누어진다.

(14)중간뇌(mesencephalon)는 다른 구조에 비해 발달이 느려 성인에서도 **중간뇌(midbrain)**로 남아 있다.

뒤뇌(metencephalon)의 등쪽(dorsal)에서는 **(15)소뇌(cerebellum)**가 발달되고 배쪽(ventral)에서는 **(16)다리뇌(pons)**가 발달한다. 결국, 뒤뇌는 소뇌와 다리뇌로 분화된다.

수뇌(myelencephalon)는 **(17)숨뇌(medulla oblongata)**가 된다.

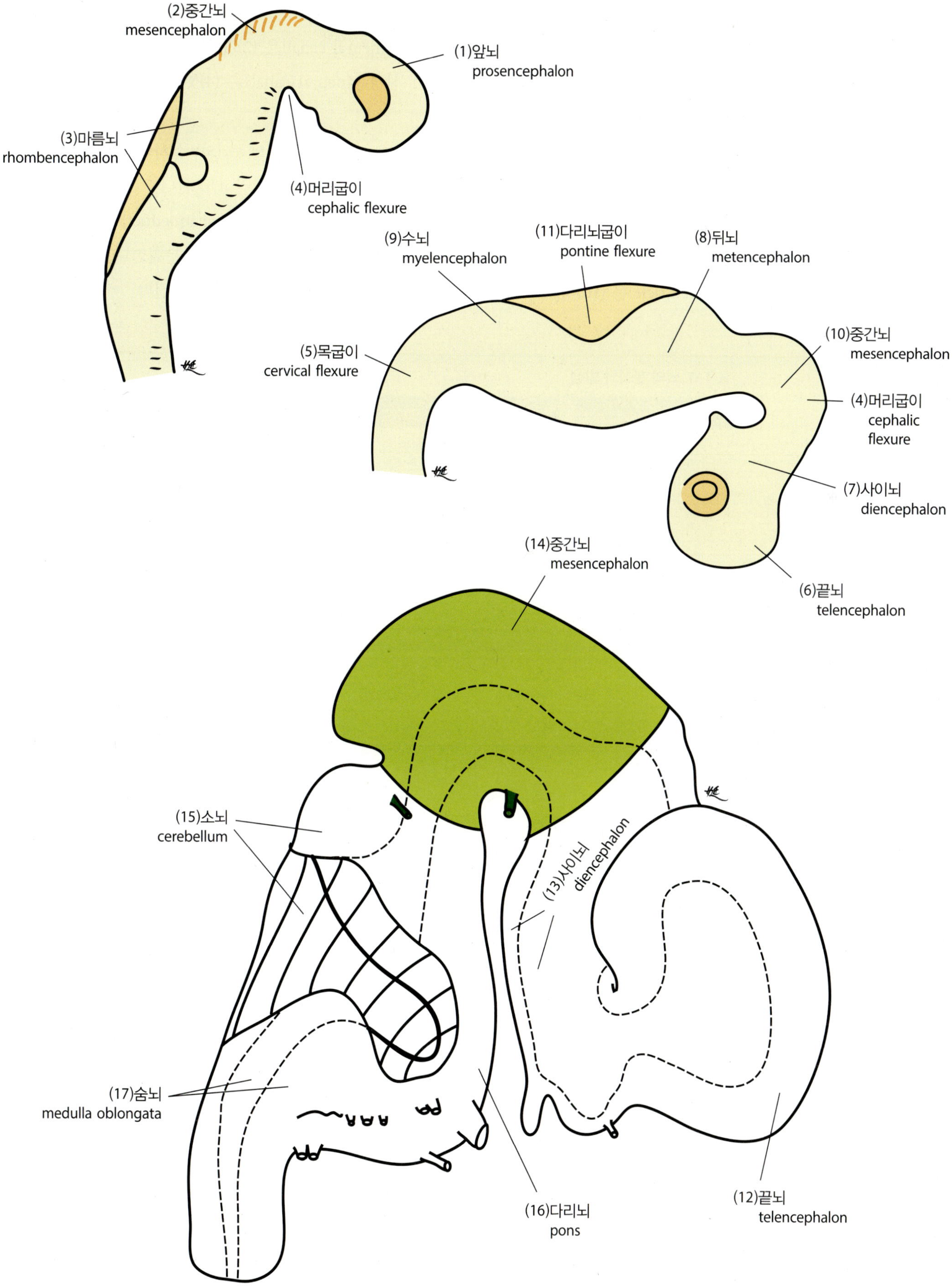
(2)중간뇌
mesencephalon
(1)앞뇌
prosencephalon
(3)마름뇌
rhombencephalon
(4)머리굽이
cephalic flexure
(9)수뇌
myelencephalon
(11)다리뇌굽이
pontine flexure
(8)뒤뇌
metencephalon
(5)목굽이
cervical flexure
(10)중간뇌
mesencephalon
(4)머리굽이
cephalic
flexure
(7)사이뇌
diencephalon
(6)끝뇌
telencephalon
(14)중간뇌
mesencephalon
(15)소뇌
cerebellum
(13)사이뇌
diencephalon
(17)숨뇌
medulla oblongata
(16)다리뇌
pons
(12)끝뇌
telencephalon

뇌실계의 발생 > 신경관(neural tube)의 내강은 척수까지 연결되어 있으며, **뇌실계(ventricular system)**로 분화한다. **(1)끝뇌(telencephalon)** 안쪽의 신경관(neural canal)은 **(2)가쪽뇌실(lateral ventricle)**로 분화하며, **(3)사이뇌(diencephalon)** 안쪽의 신경관(neural canal)은 **(4)셋째뇌실(3rd ventricle)**로 분화한다.

가쪽뇌실(lateral ventricle)과 셋째뇌실(3rd ventricle) 사이에는 **(5)뇌실사이구멍(interventricular foramen)**이 있으며 이를 **몬로구멍(foramen of Monro)**이라고도 한다.

(6)중간뇌(mesencephalon) 안쪽의 신경관은 **(7)중간뇌수도관(cerebral aqueduct)**이 되며, **(8)마름뇌(rhombencephalon)** 안쪽의 신경관은 **(9)넷째뇌실(4th ventricle)**로 분화한다. 넷째뇌실(4th ventricle)은 **(10)척수(spinal cord)**의 **(11)중심관(central canal)**으로 이어진다.

표 4-1 뇌의 분화와 발생

중추신경	일차뇌포	이차뇌포	뇌의 구조물	신경관
뇌 (brain)	앞뇌 (prosencephalon)	끝뇌 (telencephalon)	대뇌반구 (cerebral hemisphere)	가쪽뇌실 (lateral ventricle)
		사이뇌 (diencephalon)	시상 (thalamus) 시상하부 (hypothalamus) 시상상부 (epithalamus) 시상밑부 (subthalamus)	셋째뇌실 (3rd ventricle)
	중간뇌 (mesencephalon)	중간뇌 (mesencephalon)	중간뇌 (midbrain)	중간뇌수도관 (cerebral aqueduct)
	마름뇌 (rhombencephalon)	뒤뇌 (metencephalon)	소뇌 (cerebellum)	넷째뇌실 (4th ventricle)
			다리뇌 (pons)	
		수뇌 (myelencephalon)	숨뇌 (medulla oblongata)	
척수 (spinal cord)		척수 (spinal cord)		중심관 (central canal)

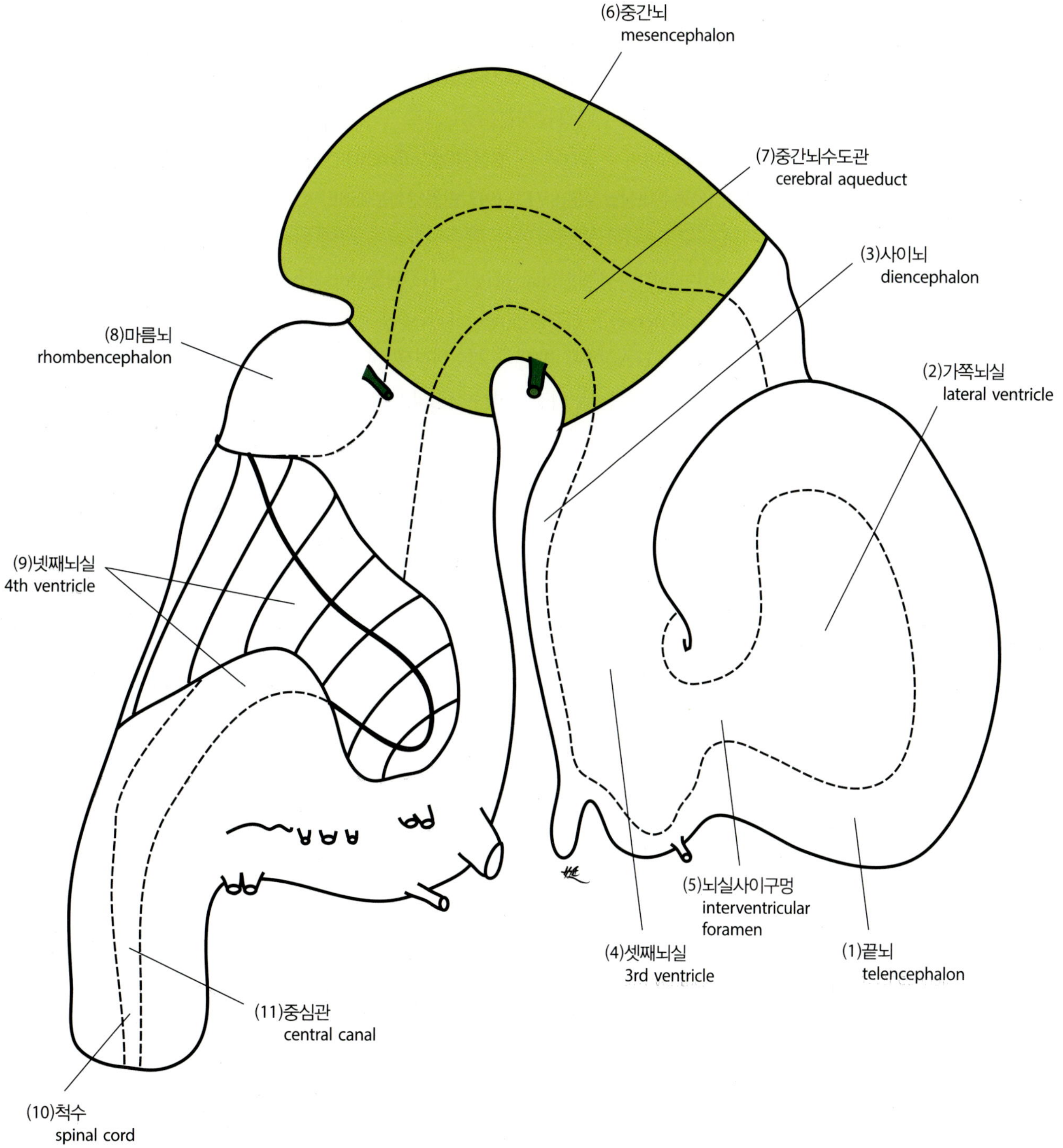
(6)중간뇌
mesencephalon
(7)중간뇌수도관
cerebral aqueduct
(3)사이뇌
diencephalon
(8)마름뇌
rhombencephalon
(2)가쪽뇌실
lateral ventricle
(9)넷째뇌실
4th ventricle
(5)뇌실사이구멍
interventricular
foramen
(4)셋째뇌실
3rd ventricle
(1)끝뇌
telencephalon
(11)중심관
central canal
(10)척수
spinal cord

경계고랑의 발생 > 발생과정에서 **신경관(neural canal)**의 바깥벽이 두꺼워지면서 **(1)경계고랑(sulcus limitans)**이 생기게 된다.

경계고랑(sulcus limitans)의 배쪽(ventral)을 **(2)바닥판(basal plate)**이라 하고, 등쪽(dorsal)을 **(3)날개판(alar plate)**이라 한다. **날개판(alar plate)**은 **감각(sensory)**기능을 담당하고, **바닥판(basal plate)**은 **운동(motor)**기능을 담당한다.

날개판(alar plate)의 감각기능은 **구심성(들: afferent)** 성분이고 바깥쪽에서 각각 **(4)특수몸들성분(SSA)**, **(5)일반몸들성분(GSA)**, **(6)내장들성분(VA)**의 기능을 담당한다. 내장들성분은 일반내장들성분(GVA)과 특수내장들성분(SVA)으로 구성된다.

바닥판(basal plate)의 운동기능은 **원심성(날: efferent)** 성분이고 안쪽부터 각각 **(7)일반내장날성분(GVE)**, **(8)특수내장날성분(SVE)**, **(9)일반몸날성분(GSE)**의 기능을 담당한다.

척수와 척수신경의 발생 > 신경관(neural tube)이 발달하면서 척수(spinal cord)부위의 **바닥판(basal plate)**은 **(10)앞뿔(ventral horn)**이 되며, 날개판(alar plate)은 **(11)뒤뿔(dorsal horn)**이 된다.

척수신경(spinal nerve)은 **신경능선(neural crest)**에서 발생한다.

신경능선(neural crest)에서 발생한 **척수신경절(spinal ganglion)**에서 나온 신경섬유는 뒤뿔(dorsal horn)로 이어지는데 이것은 **척수신경의 뒤뿌리(dorsal root)**가 된다.

운동신경이 될 신경섬유는 척수의 배바깥쪽에서 나오며, 자율신경 중 교감신경은 척수신경의 앞뿌리를 통해 나가다가 교감신경절(sympathetic ganglion)로 이어진다.

척수에 있는 신경성분은 **일반몸들성분(GSA)**, **일반내장들성분(GVA)**, **일반내장날성분(GVE)**, **일반몸날성분(GSE)** 네 가지이다.

일반몸들성분(GSA)은 피부, 근육, 관절에서의 감각을 담당하고 **일반내장들성분(GVA)**은 내장에서의 감각을 담당한다.

일반내장날성분(GVE)은 내장에 분포하는 운동기능을 담당하고 **일반몸날성분(GSE)**은 뼈대근육의 운동지배를 담당한다.

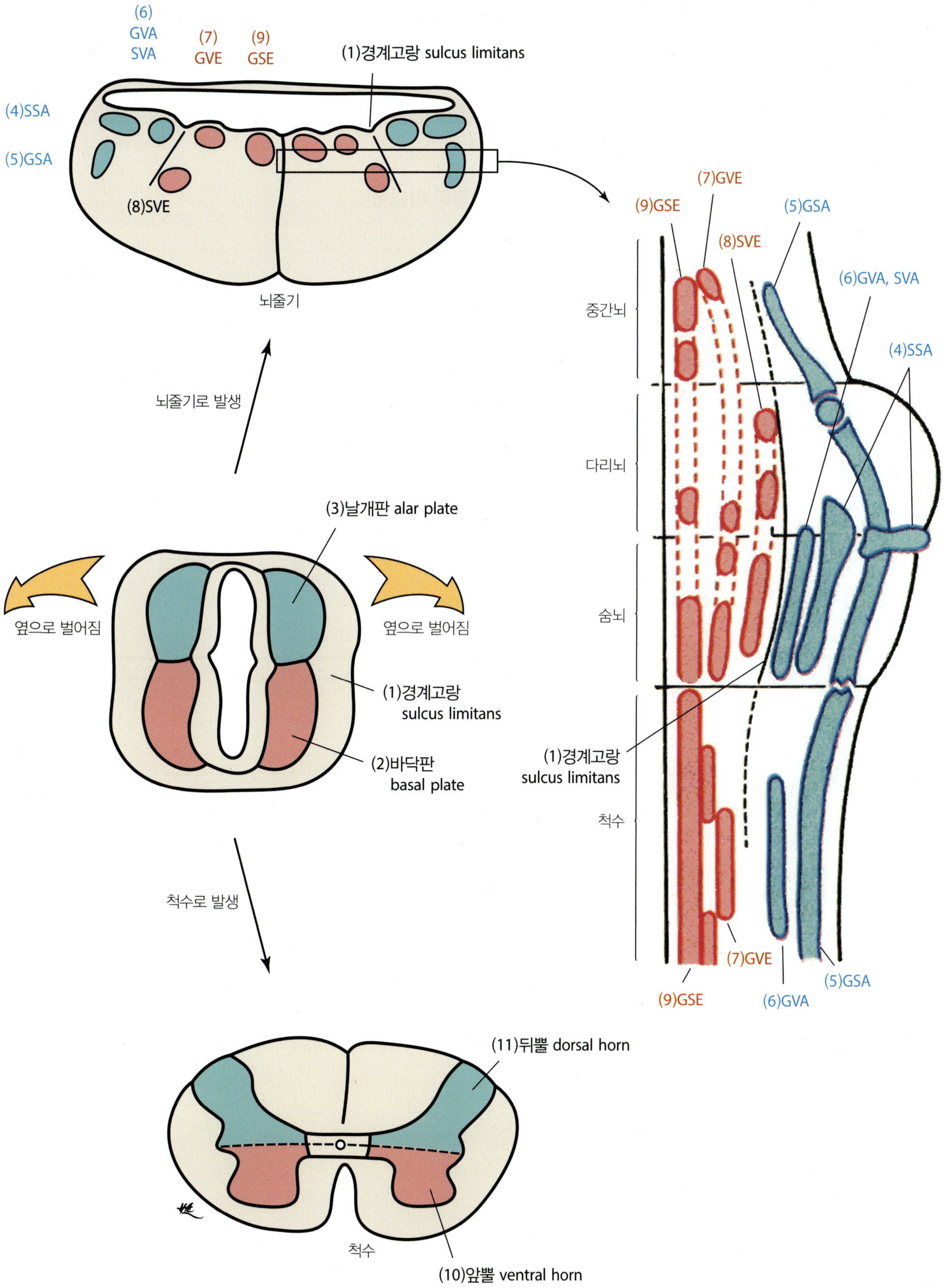
(6) GVA SVA
(7) GVE
(9) GSE
(1)경계고랑 sulcus limitans
(4)SSA
(5)GSA
(8)SVE
뇌줄기
뇌줄기로 발생
(3)날개판 alar plate
옆으로 벌어짐
옆으로 벌어짐
(1)경계고랑 sulcus limitans
(2)바닥판 basal plate
척수로 발생
(11)뒤뿔 dorsal horn
척수
(10)앞뿔 ventral horn
(7)GVE
(9)GSE
(5)GSA
(8)SVE
(6)GVA, SVA
(4)SSA
중간뇌
다리뇌
숨뇌
(1)경계고랑 sulcus limitans
척수
(7)GVE
(9)GSE
(6)GVA
(5)GSA

04 » 연습문제

1. 우리의 몸은 3개의 종자층으로 유래한다. 3개의 배엽이 아닌 것은?

① 외배엽 ② 내배엽 ③ 중배엽 ④ 포배엽

해설 우리 몸의 기관(organ)과 조직(tissues)은 3개의 배엽층(germ layers)으로부터 유래하며 3개의 배엽층은 외배엽(ectoderm), 중배엽(mesoderm), 내배엽(endoderm)이다.

정답 ④

2. 수정이 일어난 후 접합체가 분할을 거치면서 2세포기와 8세포기를 거쳐 16세포기가 된다. 이 시기의 배아를 무엇이라고 하는가?

① 포배아 ② 상실배아 ③ 배아모체 ④ 16배아

해설 16세포기가 되었을 때의 배아를 상실배아(morula)라고 한다.

정답 ②

3. 신경계가 유래되는 배엽인 것은?

① 외배엽 ② 내배엽 ③ 중배엽 ④ 모두 다

해설 외배엽에서 중추신경계와 말초신경계가 분화한다.

정답 ①

4. 신경판의 발생에 대한 설명 중 옳지 않은 것은?

① 신경판의 가운데 부분이 함몰되어 신경고랑을 형성한다.
② 말초신경계의 모체는 신경능선이다.
③ 신경관의 융합으로 뒤신경구멍이 막히고 그 후 앞신경구멍이 막힌다.
④ 신경관의 뒤쪽은 척수가 된다.

해설 신경관은 가운데 부분부터 융합하고 점차 양측 모서리방향으로 진행하면서 융합하며 앞신경구멍은 발생 25일경에 막히고, 뒤신경구멍은 발생 27일경에 막힌다.

정답 ③

5. 뇌의 발생에 대한 설명 중 옳지 않은 것은?

① 신경관의 세 부분이 팽대가 나타나며 이를 일차뇌포라고 한다.
② 일차뇌포는 앞뇌, 중간뇌, 뒤뇌로 구성된다.
③ 마름뇌는 뒤뇌와 수뇌로 나누어진다.
④ 이차소포는 5개의 소포로 구성된다.

해설 일차뇌포(primary brain vesicle)는 앞쪽부터 앞뇌(prosencephalon), 중간뇌(mesencephalon), 마름뇌(rhombencephalon)의 세 부분으로 구성되어 있다.

정답 ②

6. 마름뇌가 등쪽으로 구부러지는 굴곡을 무엇이라고 하는가?

① 이차굽이 ② 다리뇌굽이 ③ 끝뇌굽이 ④ 숨뇌굽이

해설 마름뇌(rhombencepahlon)는 등쪽(dorsal)으로 구부러지고, 이 굴곡을 다리뇌굽이(pontine flexure)라고 하며, 이 다리뇌굽이 때문에 마름뇌의 등쪽은 얇아진다.

정답 ②

7. 사이뇌를 구성하는 부분이 아닌 것은?

① 시상하부 ② 시상 ③ 시상전부 ④ 시상밑부

해설 사이뇌(diencephalon)는 시상상부(epithalamus), 시상하부(hypothalamus), 시상(thalamus), 시상밑부(subthalamus)의 네 부분으로 구성된다.

정답 ③

8. 경계고랑의 발생에 대한 설명 중 옳은 것은?

가. 경계고랑(sulcus limitans)의 배쪽(ventral)을 바닥판(basal plate)이라 한다.
나. 경계고랑(sulcus limitans)의 등쪽(dorsal)을 날개판(alar plate)이라 한다.
다. 날개판(alar plate)은 감각(sensory)기능을 담당한다.
라. 바닥판(basal plate)은 구심성(afferent) 성분이다.

① 가, 나, 다 ② 가, 다 ③ 나, 라 ④ 라 ⑤ 가, 나, 다, 라

해설 라. 바닥판(basal plate)의 운동기능은 원심성(efferent) 성분이다.

정답 ①

9. 척수신경은 어디서 발생되는가?

정답 신경능선(neural crest)

10. 뇌의 발생에 대한 연결이 바르지 않은 것은?

① 앞뇌 – 시상 ② 수뇌 – 숨뇌 ③ 끝뇌 – 셋째뇌실 ④ 중간뇌 – 중간뇌수도관

해설 ③ 끝뇌 – 가쪽뇌실

정답 ③

학습목표

- 대뇌반구의 기본 구조를 이해한다.
- 이마엽의 기본 구조와 기능을 이해한다.
- 마루엽의 기본 구조와 기능을 이해한다.
- 뒤통수엽의 기본 구조와 기능을 이해한다.
- 투사섬유의 기본 구조와 기능을 이해한다.
- 언어장애에 대하여 이해한다.
- 대뇌엽의 구성을 이해한다.
- 수의운동의 원리를 이해한다.
- 관자엽의 기본 구조와 기능을 이해한다.
- 백색질의 종류와 기본 구조를 이해한다.
- 맞교차섬유의 기본 구조와 기능을 이해한다.

주요용어

afferent	들−, 구심성의. 몸의 중심으로 들어오는
angular	각의. 예리하고 구부러진, 각이 있는
−anopsia	시야장애. 1.'눈을 사용하지 않거나 눈의 발달이 정지된 상태'를 뜻하는 접미사 2.'결함이 있는 색시 상태'를 뜻하는 접미사
bulb	망울. 팽대 안구, 모근 또는 특정 감각신경의 말단 같은 둥근 구조물
calcarine	새발톱. 1. 돌기 모양의 2. 발톱(calcar)에 속하는
cingulate	띠. 1. 보통 횡단하는 띠나 지지대를 가지고 있는 것 2. 띠, 대와 관련된 것
cingulum	띠다발. 1. 둘러싸고 있는 구조 또는 그의 부분(신체 부분을 둘러싸는 것의 총칭) 2. 정중평면으로부터 멀지 않은 곳에서 뇌들보를 부분적으로 둘러싸고 있는 연합섬유다발
corona	관. 관과 같이 뼈에서 확장되는 과정과 투사 또는 둘러싸인 구조
corpus	몸, 체. 어떤 기관의 주된 부분을 말함
efferent	날−, 원심성의. 동맥, 정맥, 림프관, 신경에 적용되는, 중심에서 말단으로 향하는 진행
falx	낫. 낫모양의 구조
forceps	집게. 1. 2개의 자루와 손잡이를 가진 기구. 2.집게 모양의 기관 또는 기관의 부분, 특히 뇌들보의 종말섬유
fornix	뇌활. 뇌활과 같은 아치 모양의 구조 또는 공간
gaze	주시. 한 방향을 보는 상태
genu	무릎. 무릎 모양으로 굽힘된 해부학적 구조를 나타내는 말
gnosia	인식. 인식 또는 감수하는 능력
gyrus	이랑, 회. 겉질의 주름에 의해서 생기는 뇌 표면의 사행상의 융기
hallucination	환각. 외적 자극에 의하지 않은 감각적 지각으로 의식상태에서 나타남
homonymous	동측성. 같은 명칭과 순서를 가지는 것
insul−	섬, 도. '섬모양'을 뜻하는 연결형
limb	'가장자리, 테두리'를 말하며 어떤 구조의 경계를 나타내는 일반적인 용어
lobe	엽. 어떤 장기의 윤곽이 확실한 부분. 이랑(gyrus), 고랑(sulcus), 결합조직 등에 의해 구획
lunate	반달. '달'모양을 뜻함
mutism	함구증. 육체적 결함이나 정서적 문제로 인한 발성불능
noso−	질환. 질환과의 관계를 나타내는 접두어
notch	패임, 절흔. 심방의 절흔이나 심장 절흔 같이 다른 기관이나 뼈 안으로 들어가거나 오목한 것
opercularis	덮개. 뚜껑이나 덮는 것. 임신한 자궁목부위를 점액 마개가 덮거나, 관자엽 상위면의 연장부로 섬(insula)과 겹치는 대뇌관자반구의 관자덮개
para−	옆, 곁, 방, 근, 근사, 부, 원 및 이 등을 뜻하는 접두어
parahippocampal	해마. 가쪽뇌실 아래모서리의 바닥에서 볼 수 있는 만곡 상승부위
proso−	얼굴. '전방, 앞쪽'을 뜻하는 접두사
quadrat	4분의 1. 어떤 양에 있어서 1/4 정도의 분량을 말함
ramus	가지. 큰 부분에서 뻗어 나오거나 2개 이상의 부분으로 갈라지는 작은 분지와 같은 구조
rhinal	후뇌. '코, 코뼈, 비, 비골'과 같은 구조를 뜻함
rhinencephalon	후각뇌. 둘레계통을 포함하는 각 대뇌반구 부분
somato−	몸, 체성의. '신체'를 뜻하는 연결형
sulcus	고랑. 뇌의 이랑(gyrus)을 분리하는 뇌 표면에 있는 것과 같은 함몰부위에 대한 일반 용어
telen−	끝, 종. '끝 또는 먼 거리에서 발생하는'을 뜻하는 연결형
tentorium	천막. 텐트 또는 덮개와 유사한 일부
tono−	당김. '긴장, 장력'을 뜻하는 연결형
−torsion	비틀림. 1. 시계방향 또는 반시계방향으로 꼬이는 과정. 2. 비트는 상태
uncinate	갈고리 또는 미늘(barb)을 가진
voluntary	의식적. 개인의 자유의지나 선택 결과에 기인, 착수, 조절, 수행되는 사고나 행동에 맡겨지는 것

chapter 05

대뇌

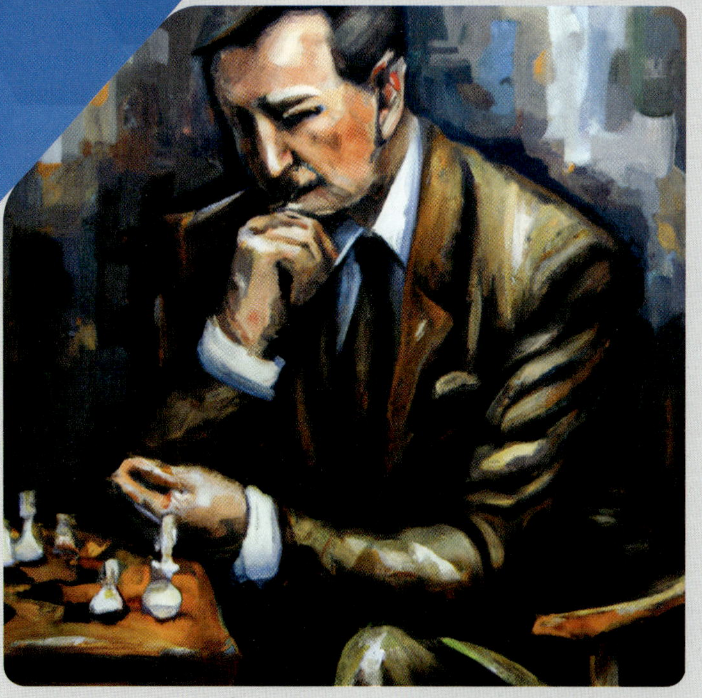

사진설명 >>

인간은 다른 동물들과 비교했을 때 대뇌피질이 두드러지게 발달되어 있다. 대뇌는 감각계를 통해 들어오는 다양한 정보들을 통합하고, 경험과 기억을 바탕으로 종합적인 판단과 사고를 수행하는 중요한 역할을 한다.

체스를 두는 상황에서 인간의 대뇌는 여러 가지 경우의 수를 고려하며 전략을 세우고 판단을 내린다. 이렇게 대뇌의 분주한 활동은 인간이 문제 해결 능력, 창의적 사고, 그리고 계획 수립 등의 고차원적인 능력을 갖게 한다. 이러한 대뇌의 발달 덕분에 인간은 동물들과 차별화된 지능과 문화를 발전시킬 수 있게 되었다.

뇌의 구성 > 뇌는 **(1)대뇌(cerebrum)**와 **(2)뇌줄기(brain stem)**, **(3)소뇌(cerebellum)**로 구성된다. 대뇌는 대뇌의 표면에 해당하는 **대뇌겉질(cerebal cortex)**, **(4)회색질(gray matter)**과 그 밑 구조인 **(5)백색질(white matter)**로 구성되어 있고 백색질 속에는 **(6)바닥핵(basal ganglia)**와 복잡한 구조인 가장자리계통(limbic system)으로 구성된다. 대뇌의 심부와 뇌줄기 사이에는 **(7)사이뇌(diencephalon)**가 위치하며 시상(thalamus)을 중심으로 4개의 구조물로 구성되어 있다. 뇌줄기는 위, 중간, 아래로 **(8)중간뇌(midbrain)**, **(9)다리뇌(pons)**, **(10)숨뇌(medulla oblongata)**로 구성된다. 뇌줄기의 뒤쪽으로는 소뇌가 위치한다.

대뇌반구 > 대뇌는 발생학적으로 이차소포의 가장 끝부분인 끝뇌(telencephalon)에서 파생된 구조로 뇌 전체 무게의 약 80%을 차지하는 뇌의 가장 큰 부분이며 감각과 운동을 지배하고 이성, 기억, 지성 등의 고위중추를 포함한다. 대뇌는 좌우 2개의 반구(hemisphere)로 되어 있다. 좌우 한 쌍의 대뇌반구(cerebral hemisphere)는 겉과 속이 다른 구조로 되어 있다. 바깥쪽표면을 싸고 있는 대뇌겉질(cerebral cortex)은 평균 두께 2.5mm의 **(4)회색질(gray matter)**로 구성되며 뉴런의 세포체가 모여 있고 많은 뉴런들이 시냅스(synapse)를 이룬다. 대뇌겉질의 내부에는 대뇌겉질로 출입하는 신경섬유들로 구성된 **(5)백색질(white matter)**, 그리고 그 안쪽에 회색질인 **(6)바닥핵(basal ganglia)**으로 구성되어 있다.

대뇌의 안쪽에는 비어 있는 공간이 있으며 그 공간에는 뇌척수액이 차있다. 이 공간은 뇌척수액을 생성하고 뇌순환의 통로가 되는 한 쌍의 **(11)가쪽뇌실(lateral ventricle)**이 있다. 대뇌반구의 바닥면에 있는 후각망울(olfactory bulb)과 후각로(olfactory tract) 등 후각과 관련된 구조들도 대뇌반구의 일부로 포함된다. 이 부분은 발생학적으로 가장 오래된 구조로 **(12)후각뇌(rhinencephalon)**라고도 한다.

회색질과 백색질의 색깔이 다르게 보이는 이유는 뉴런의 분포가 다르기 때문이다. 뉴런은 가지돌기가 붙어 있는 세포체와 축삭으로 구성되어 있다. 회색질에는 **(13)세포체(soma)**가 많이 모여 있고 백색질에는 **(14)축삭(axon)**들이 분포한다. 이 축삭을 싸고 있는 축삭의 말이집(myelin sheath)이 흰색을 띠기 때문에 백색질은 흰색으로 보인다.

뇌와 척수의 단면을 보면 항상 짙은 색을 띠는 곳과 밝은 색을 띠는 곳을 볼 수 있다. 짙은 색을 띠는 곳은 세포체가 모여 있으므로 통합, 해석, 판단을 하는 중추(center)의 기능을 하며 밝은 색을 띠는 곳은 축삭이 모여 있는 곳이므로 정보를 전달하는 통로(pathway)의 역할을 한다. 중추는 핵(nucleus)이라고도 하고 통로는 길(tract)이라고 한다. 따라서 핵이라는 용어를 사용하는 부위는 세포체가 모여 중추의 역할을 하는 부위로 생각하고 길이라는 용어를 사용하는 부위는 어떤 정보를 어디에서 어디로 전달하는지 생각하며 공부하면 이해가 쉽다.

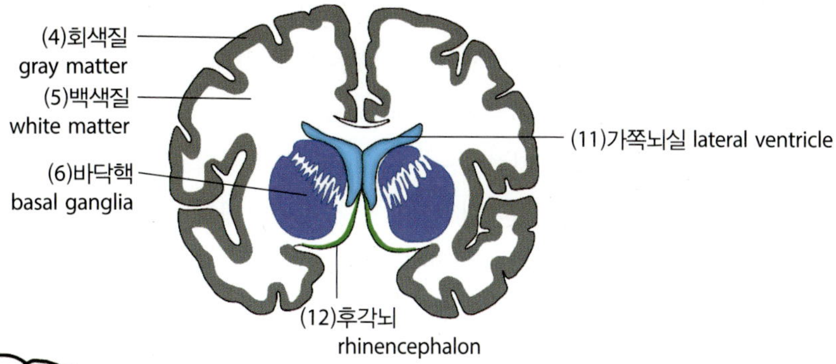

대뇌의 절단면

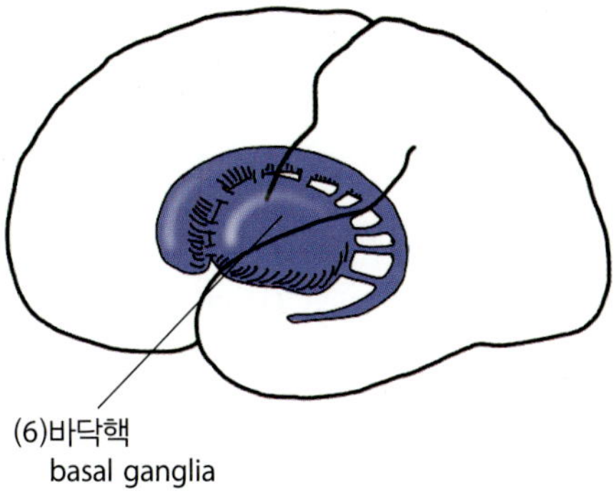

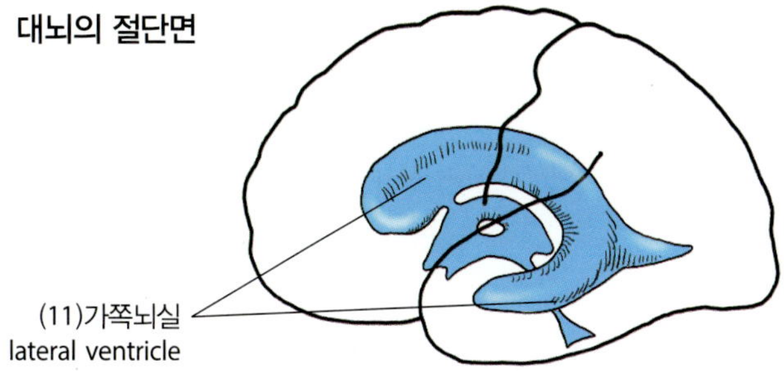

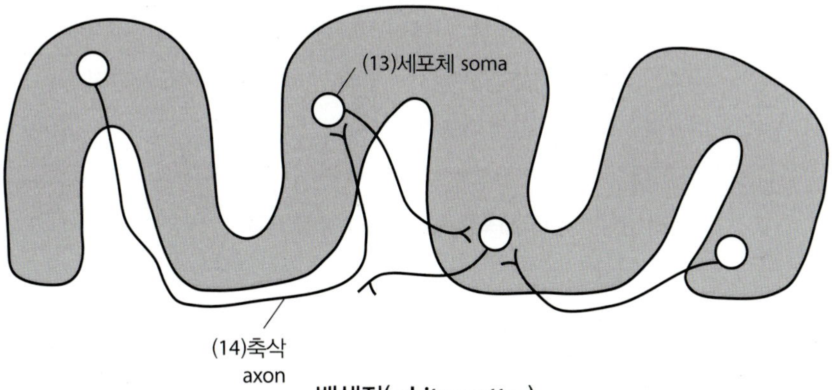

백색질(white matter)

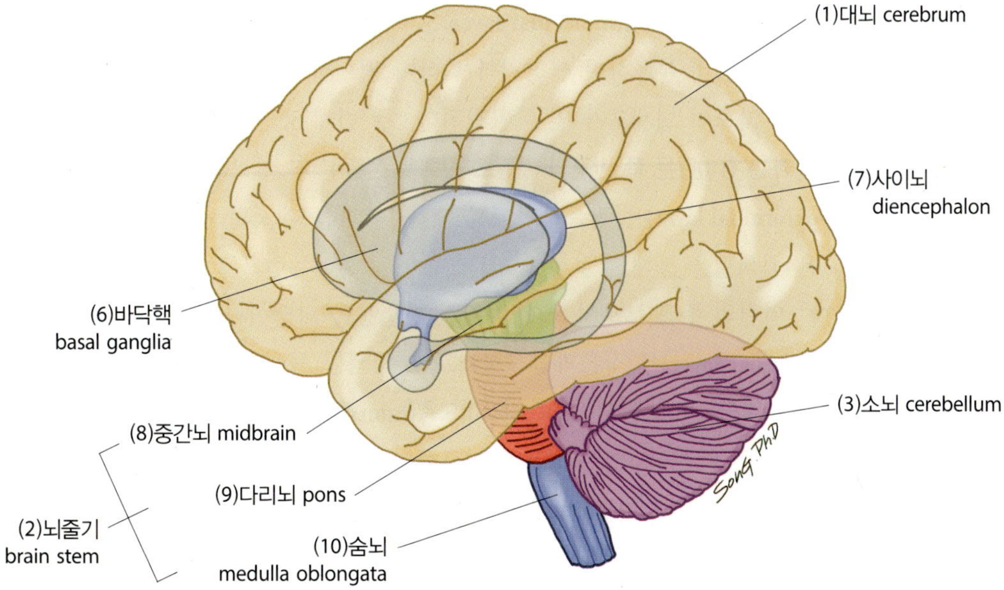

대뇌겉질의 구성 > 대뇌겉질은 계통발생학적으로 원시겉질(archicortex)과 옛겉질(paleocortex), 새겉질(neocortex)로 구성된다. 원시겉질에는 해마(hippocampus)가 포함되며, 옛겉질에는 후각과 관련된 부분과 조롱박엽(piriform lobe)이 포함되고, 나머지 부분은 모두 새겉질에 해당된다. 원시겉질과 옛겉질은 3개의 층으로 구성되고 새겉질은 6개의 층으로 구성된다.

대뇌겉질의 신경세포 > 대뇌겉질은 신경세포와 신경아교세포, 혈관들의 혼합체이다. 대뇌겉질에는 여러형태에 세포가 있다. 형태에 따라 **(1)피라미드세포(pyramidal cell)**와 **(2)비피라미드세포(non pyramidal cell)**로 나눈다. 비피라미드세포는 **(3)두극세포(bitufted cell)**, **(4)이중꽃다발세포(double bouquet cell)**, **(5)아교세포형세포(neurogliaform cell)**, **(6)별세포(stellate cell)** **(7)샹들리에세포(chandelier cell)**, **(8)바구니세포(basket cell)** 등의 여러 신경세포가 있다.

피라미드세포는 모양을 따라 이름이 붙여지는데 새겉질 내에 가장 많은 수를 갖고 있다. 피라미드세포는 겉질쪽을 향하는 **(9)끝가지돌기(apical dendrite)**와 수평으로 뻗어가는 **(10)바닥가지돌기(basal dendrite)**를 가지고 있다. 끝가지돌기는 **(11)가시(spine)**가 촘촘히 붙어있다. 직경10~100㎛까지 다양한 크기의 세포들이 있다. 가장 큰 세포는 운동겉질의 큰피라미드세포(giant pyramidal cell, Betz cell)이며 이 세포는 긴 축삭이 있어 다른 겉질영역이나 겉질밑영역까지 뻗어나가 흥분신호를 전달한다. 대뇌겉질에 있는 **(2)비피라미드세포**는 모두 축삭이 짧고 겉질 속에 머문다. 외부에서 온 정보들은 피라미드세포에 의해 흥분되고 비피라미드세포에 의해 억제된다. 따라서 겉질의 주된 날신경세포는 피라미드세포이고 비피라미드세포는 사이신경세포가 된다.

큰피라미드세포(Betz cell)의 명칭 유래

큰피라미드세포는 Betz cell이라고도 불리우는데 이는 1874년 러시아의 해부학자 Vladimir Alekseyevich Betz(1834~1894)에 의해 발견되어 그의 이름을 붙여 만들게 되었다.

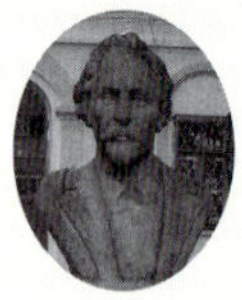

대뇌겉질의 층구조 > 계통발생학적으로 신겉질에 해당되는 대뇌겉질은 6개의 층으로 이루어져 있다. 첫 번째 층인 **(12)분자층(molecular layer)**은 가장 얇은 층이며, 대부분의 피라미드세포의 가지돌기가 촘촘히 분포하며 신경원의 축삭이 평행하게 분포한다. 신경원의 세포체는 거의 분포하지 않으며 별세포가 일부 발견된다. 두 번째 층인 **(13)바깥과립층(external granular layer)**에서는 **(14)같은 쪽 반구의 겉질로 신호를 전달**한다. 세 번째 층인 **(15)바깥피라미드층(external pyramidal layer)**은 작은크기에서 중간 피라미드세포로 구성되며 두 번째 층과 세 번째 층은 백색질을 통해 겉질 간의 억제를 하는 사이뉴런으로 연결된다. 이층은 **(16)다른 쪽 반구**로 연결의 주된 부분이 되어 겉질간의 소통을 담당한다. 네 번째 층인 **(17)속과립층(internal granular layer)**은 작은과립신경세포가 빽빽이 들어 차 있다. **(18)시상으로부터의 신호**를 받는다. 다섯 번째 층인 **(19)속피라미드층(internal pyramidal layer)**에는 중간크기에서 거대피라미드세포까지 피라미드세포가 분포한다. 이 세포를 베츠세포(Betz cell)라고 부른다. 이 세포로 인해 **(20)줄무늬체와 다리뇌, 숨뇌, 척수**로의 투사섬유가 형성된다. 여섯 번째층인 **(21)뭇모양층(multiform layer)**은 피라미드세포가 분포하며 **(22)시상으로 정보를 전달**하는 겉질시상섬유(corticothalamic fiber)를 형성한다. **(23)각 층에서는 다른 겉질로부터 정보를 받는다.**

(1)피라미드세포 pyramidal cell

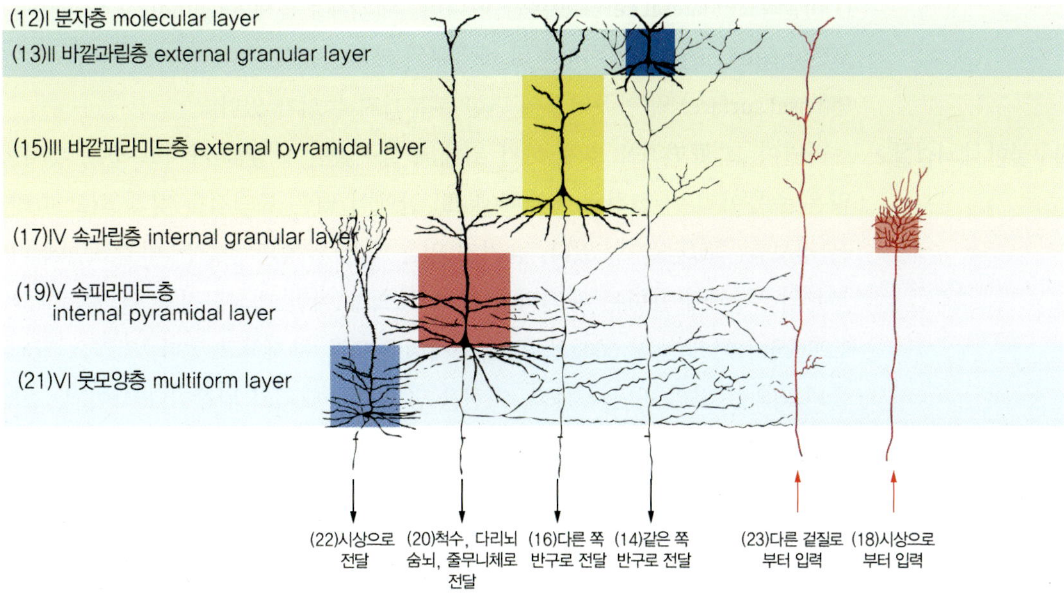

(2)비피라미드세포 non-pyramidal cell

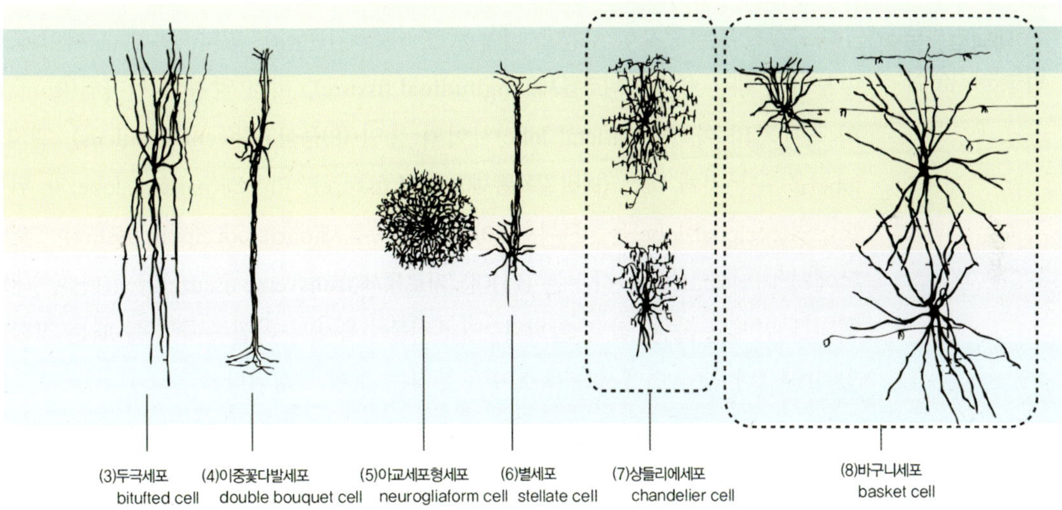

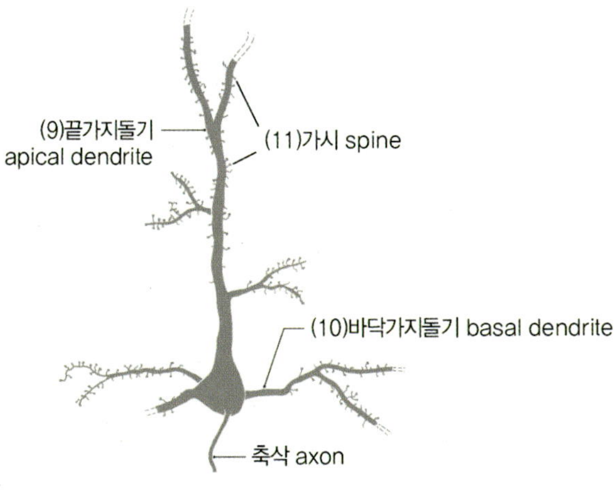

(1)피라미드세포 pyramidal cell

대뇌겉질 >

대뇌겉질(cerebral cortex)은 신경세포가 여러 층으로 배열된 층판 형태의 구조로, 대뇌의 **(1)바깥쪽표면(lateral surface)**뿐만 아니라, 대뇌세로틈새(longitudinal fissure)에 면한 **(2)안쪽표면(medial surface)**과 머리뼈의 바닥부와 대뇌가로틈새(transverse fissure)에 면한 **(3)바닥표면(basal surface)** 및 가쪽뇌실에 면한 부분까지 들어가 있다.

구불구불한 대뇌겉질 >

라면이 그 표면적을 넓게 하기 위해 구불구불한 모양을 가지고 있는 것처럼 대뇌겉질도 많은 주름이 있어 한정된 머리뼈(skull) 안에서 넓은 표면적을 갖게 되고 따라서 그만큼 많은 정보를 주고받을 수 있다. 숨겨져 있는 주름 안쪽의 겉질은 바깥표면에 나와 있는 겉질 부분의 두 배에 달하는 표면적을 갖고 있으며 이런 대뇌겉질을 펼쳤을 때의 총면적은 약 2,200cm^2, 무게는 약 600g으로 뇌 무게의 80%를 차지하고 있다. 인간의 두뇌는 하등한 동물의 뇌와는 달리 판단과 사고, 예견을 담당하는 대뇌가 뇌간이나 사이뇌, 소뇌보다 발달하였기 때문에 더 큰 부피가 필요하다. 만약 구불구불한 주름이 없다면 머리가 위쪽으로 갈수록 매우 커지거나 아니면 앞뒤로 돌출되어야 할 것이다.

이랑과 고랑 >

밭에 이랑과 고랑이 있듯이 대뇌겉질에 있는 주름도 들어가서 홈이 파인 곳을 **(4)고랑(sulcus)**이라 하고 위로 올라온 부분을 **(5)이랑(gyrus)**이라 한다. 또한 깊고 좁게 파인 부분은 **(6)틈새(fissure)**라고 부른다. 대뇌겉질의 평균두께는 약 2~3mm인데, 보편적으로 이랑 부분은 두껍고 고랑 부분은 겉질이 얇다.

대뇌겉질을 나누는 기준점 >

대뇌겉질에는 중요한 부분을 나누는 몇 개의 기준점이 있다. 두 반구 사이에 있어 반구를 구분하게 하는 **(7)대뇌세로틈새(longitudinal fissure)**, 머리 앞쪽의 이마엽(frontal lobe)과 머리 꼭대기의 마루엽(parietal lobe)사이의 홈인 **(8)중심고랑(central sulcus)**, 관자엽(temporal lobe)을 구분짓게 하는 **(9)바깥쪽틈새(lateral fissure)**, 마루엽(parietal lobe)과 뒤통수쪽의 뒤통수엽(occipital lobe)을 나누는 **(10)마루뒤통수틈새(parietooccipital fissure)**, 그리고 뇌의 뒤쪽에서 대뇌와 소뇌를 나누는 **(11)대뇌가로틈새(transverse fissure)**가 있다. **(7)대뇌세로틈새**는 대뇌를 위에서 볼 때 잘 관찰된다. 마루뒤통수틈새는 바깥쪽에서 볼 때는 정확히 구분되어 있지 않으나 안쪽 면에서는 뚜렷이 구분되는 것이 특징이다.

중심고랑과 바깥쪽틈새의 명칭의 유래

중심고랑(central sulcus)은 Rolando의 고랑이라고 한다. 이는 발견자인 1800년대 이탈리아의 해부학자 Luigi Rolando(1773~1831)의 이름을 따른 것이며, 바깥쪽틈새(lateral fissure)는 Sylvius의 틈새라고 하는데 이는 독일의 의사이며 해부생리학자였던 Franciscus Sylvius(1614~1672)의 이름을 따서 명명한 것이다.

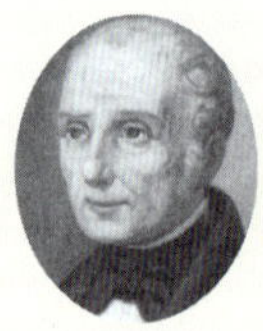

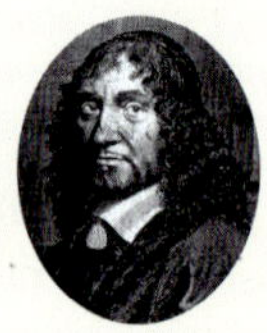

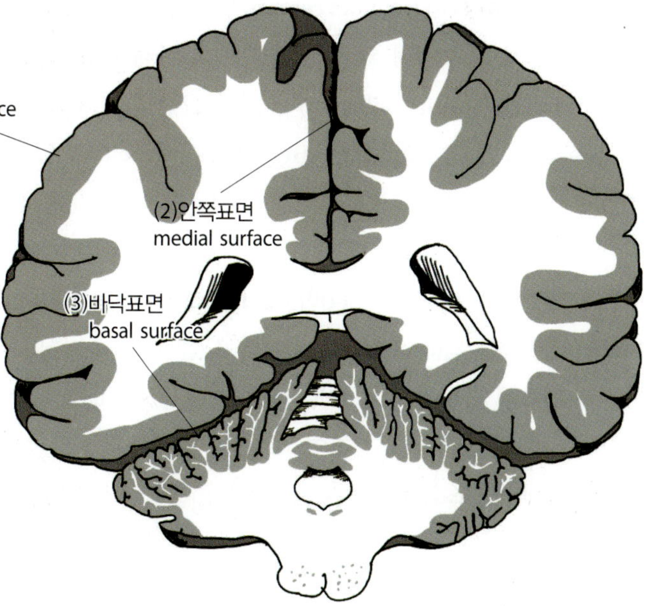

대뇌겉질의 여러 부분

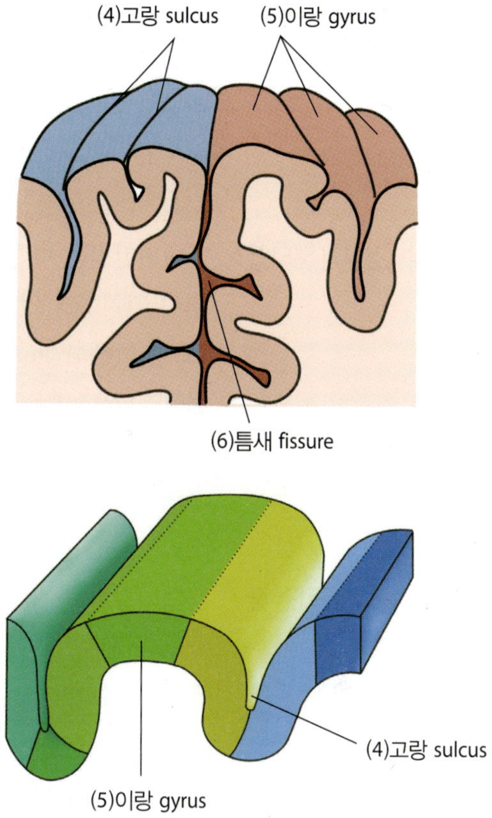

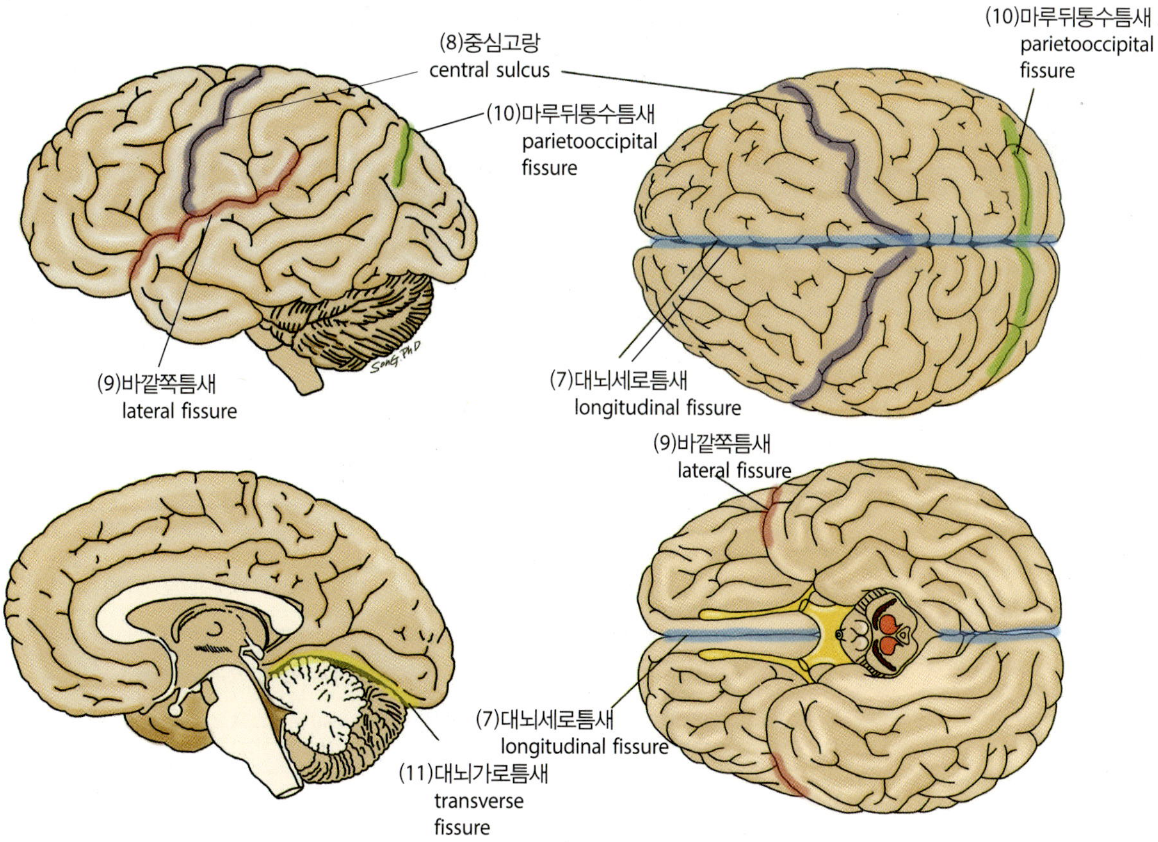

뇌의 틈새와 고랑

대뇌낫과 소뇌천막 > 대뇌세로틈새에는 뇌경질막의 주름인 **(1)대뇌낫(falx cerebri)**이 들어 있다. 대뇌세로틈새의 앞쪽과 뒤쪽은 양쪽이 완전히 반으로 나누어져 있으나, 중간부의 아래쪽에는 좌우의 대뇌반구를 이어주는 섬유다발인 **(3)뇌들보(corpus callosum)**가 있어 완전히 반으로 나누어지지 않는다. 대뇌가로틈새에는 경질막의 주름인 **(2)소뇌천막(tentorium cerebelli)**이 있어 위의 대뇌와 아래의 소뇌를 나누어 준다.

대뇌겉질의 대뇌엽 > 대뇌겉질은 다시 6개의 대뇌엽(cerebral lobes)으로 나누어지는데, 대뇌엽의 명칭은 대뇌엽이 위치하고 있는 부위의 머리뼈의 이름을 따라 **(4)이마엽(frontal lobe)**, **(5)마루엽(parietal lobe)**, **(6)관자엽(temporal lobe)**, **(7)뒤통수엽(occipital lobe)**이라고 한다. 가쪽뇌실 주변의 **(8)둘레엽(limbic lobe)**과 바깥쪽틈새 속에 숨겨져 있는 **(9)섬(insula)**은 거짓엽(false lobe)이라 하는데 이는 겉질 부분에 위치하지 않고 안쪽에 위치하여 보이지 않기에 '거짓'엽이란 이름이 붙었다. 섬(insula)은 관자엽 안쪽에 마치 섬처럼 외따로 위치하고 있어 이를 본따 명명되었다.

대뇌겉질의 기능적 분류 > 대뇌겉질을 기능적으로 분류하면 주로 외부로부터 자극을 받아들이는 감각영역(sensory area)과 외부로 반응을 나타내는 운동영역(motor area), 그리고 연합영역(association area)으로 나눌 수 있다.

표 5-1 대뇌겉질의 기능적 분류

감각영역(sensory area)	일차몸감각영역(primary somesthetic area) 3, 1, 2
	이차몸감각영역(secondary somesthetic area)
	몸감각연합영역(somesthetic association area) 5, 7
	일차시각영역(primary visual area) 17
	이차시각영역(secondary visual area) 18
	시각연합영역(associative visual area) 19
	일차청각영역(primary auditory area) 41
	이차청각영역(secondary auditory area) 42
	미각영역(gustatory area) 43
	평형감각영역(vestibular area) 3, 2 일부
운동영역(motor area)	일차운동영역(primary motor area) 4
	운동앞영역(premotor area) 6
	보완운동영역(supplementary motor area) 6 일부
	이마안구영역(frontal eye field) 8
연합영역(association area)	언어영역(language area) 22, 39, 40(베르니케영역), 44, 45(브로카영역)
	뒤마루연합영역(posterior parietal association area) 5, 7, 39, 40
	관자연합영역(temporal association area) 41, 42 외의 모든 관자엽
	앞이마연합영역(prefrontal association area) 8~12, 24, 25, 32, 33, 44~47

* 감각영역과 운동영역 중에서 일차영역을 제외한 곳은 연합영역에도 속한다.

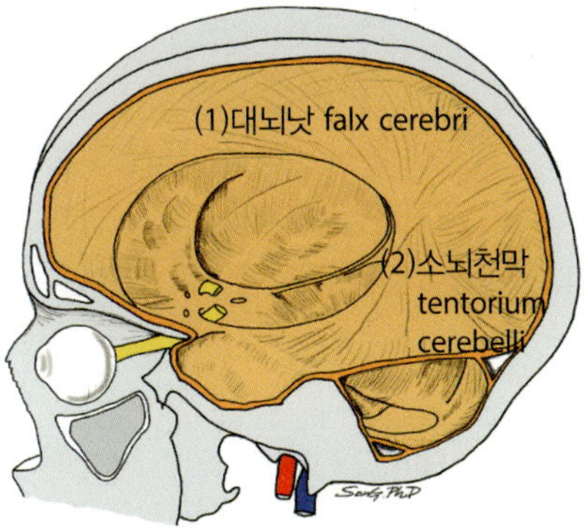

대뇌반구를 좌우로 나누는 대뇌낫(1)
대뇌와 소뇌를 위아래로 나누는 소뇌천막(2)

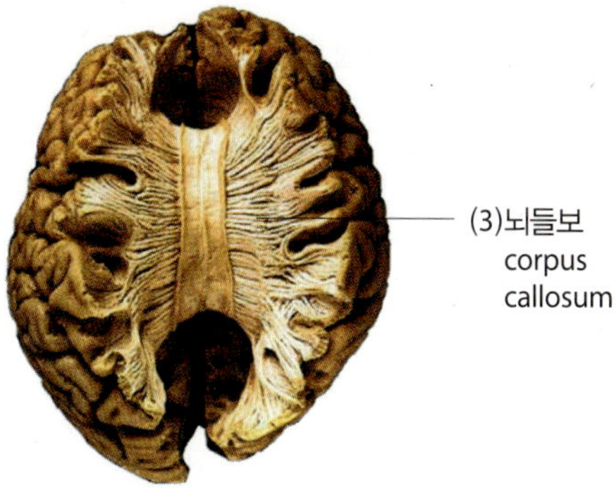

대뇌반구를 연결하는 뇌들보

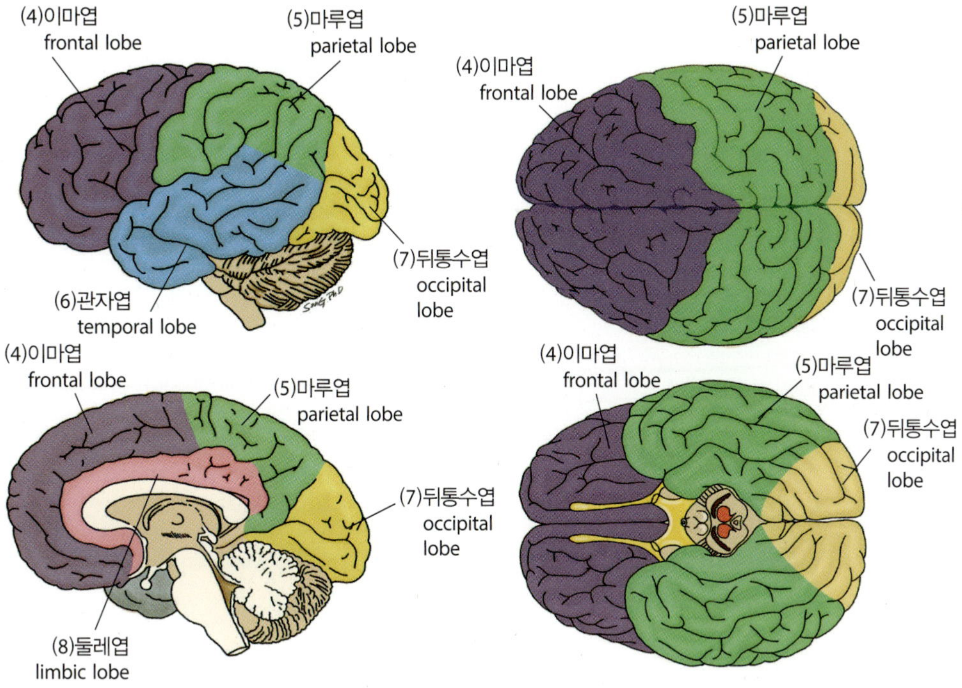

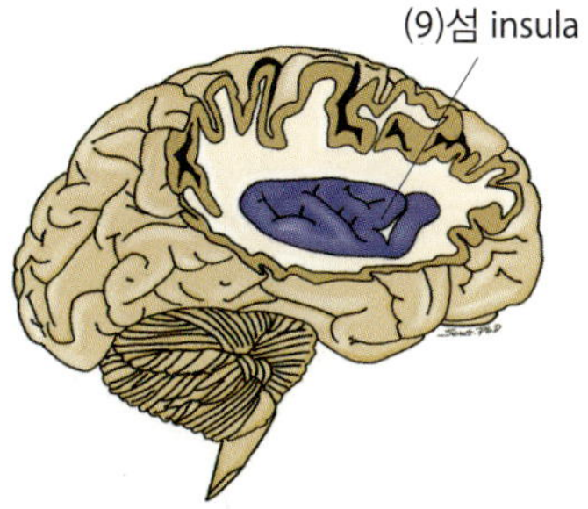

대뇌와 바깥 부분을
제거하여 섬이 보임

대뇌의 엽 왼쪽 위부터 바깥쪽면, 윗면, 안쪽면, 전단아랫면

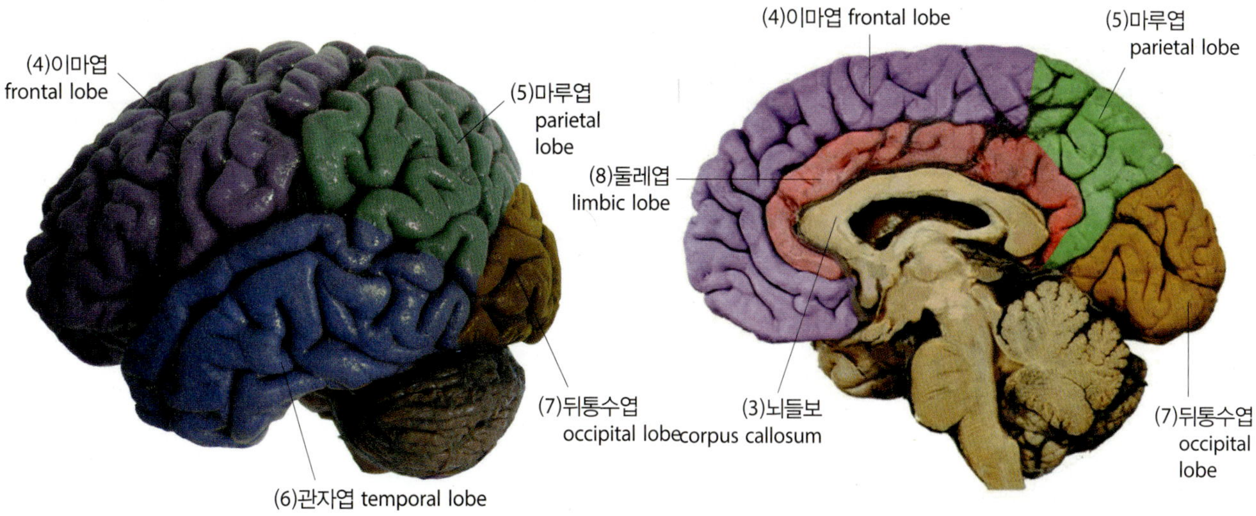

브로드만과 브로드만 영역

독일의 신경학자인 Korbinian Brodmann(1868~1918)은 세포의 구성과 조직학적 특성에 따라 대뇌겉질을 52개의 영역으로 나누고 각 영역에 이름을 정의하고 번호를 매겼다. 1909년 사람과 원숭이의 대뇌겉질에 대한 지도를 발표하였다. 겉질은 해부학적인 명칭과 기능적인 명칭, 브로드만 영역 번호로 표시된다. 영역은 (1)일차 운동, 감각영역과 (2)고위 운동, 감각영역, (3)연합영역으로 나눌 수 있다. 각 영역은 아래와 같다.

- 영역 3, 1, 2 – 일차 몸감각겉질(primary somatosensory cortex)
- 영역 4 – 일차 운동겉질(primary motor cortex)
- 영역 5 – 몸감각연합겉질(somatosensory association cortex)
- 영역 6 – 운동앞겉질(premotor cortex)과 보완운동겉질(supplementary motor cortex)
- 영역 7 – 몸감각연합겉질(somatosensory association cortex)
- 영역 8 – 이마안구영역(frontal eye fields)를 포함하는 영역
- 영역 9 – 등쪽가쪽 이마엽앞겉질(dorsolateral prefrontal cortex)
- 영역 10 – 앞쪽 이마엽앞겉질(anterior prefrontal cortex)
- 영역 11 – 눈확이마영역(orbitofrontal area)
- 영역 12 – 눈확이마영역(orbitofrontal area)
- 영역 13, 14 – 섬 겉질(insular cortex)
- 영역 15 – 앞쪽 측두엽(temporal lobe)
- 영역 16 – 섬 겉질(insular cortex)
- 영역 17 – 일차 시각겉질(primary visual cortex, V1)
- 영역 18 – 이차 시각겉질(secondary visual cortex, V2)
- 영역 19 – 연합 시각겉질(associative visual cortex, V3, V4, V5)
- 영역 20 – 아래관자이랑(inferior temporal gyrus)
- 영역 21 – 중간관자이랑(middle temporal gyrus)
- 영역 22 – 위관자이랑(superior temporal gyrus), 베르니케 영역
- 영역 23 – 배쪽 뒤쪽 띠겉질(posterior cingulate cortex)
- 영역 24 – 배쪽 앞쪽 띠겉질(anterior cingulate cortex)
- 영역 25 – 무릎밑 영역(subgenual area, 배쪽안쪽 앞이마겉질)
- 영역 26 – 대뇌 겉질의 뒤뇌들보팽대(retrosplenial region) 중 바깥뇌들보팽대 부분(ectosplenial portion)
- 영역 27 – 조롱박겉질(piriform cortex)
- 영역 28 – 배쪽 내후각겉질(entorhinal cortex)
- 영역 29 – 뒤뇌들보팽대(retrosplenial region) 띠겉질(cingulate cortex)
- 영역 30 – 띠겉질(cingulate cortex)의 일부
- 영역 31 – 등쪽 뒤쪽 띠겉질(posterior cingulate cortex)
- 영역 32 – 등쪽 앞쪽 띠겉질(anterior cingulate cortex)
- 영역 33 – 앞쪽 띠겉질(anterior cingulate cortex)의 일부
- 영역 34 – 해마곁이랑(parahippocampal gyrus)에 있는 등쪽 내후각겉질(entorhinal cortex)
- 영역 35 – 후각뇌고랑(rhinal sulcus)의 후각주위겉질(perirhinal cortex)
- 영역 36 – 현재 후각뇌고랑(rhinal sulcus)의 후각주위겉질(perirhinal cortex)의 일부
- 영역 37 – 방추형이랑(fusiform gyrus)
- 영역 38 – 위쪽 및 가운데 관자이랑(temporal gyrus)의 가장 입쪽 부분인 관자엽극 영역(temporopolar area)
- 영역 39 – 각이랑(angular gyrus). 베르니케 영역
- 영역 40 – 모서리위이랑(supramarginal gyrus). 베르니케 영역
- 영역 41과 42 – 청각겉질(auditory cortex)
- 영역 43 – 일차 미각겉질(primary gustatory cortex)
- 영역 44 – 아래이마이랑(inferior frontal gyrus)의 일부인 덮개부(pars opercularis). 브로카 영역
- 영역 45 – 아래 이마이랑(inferior frontal gyrus)의 일부인 삼각부(pars triangularis). 브로카 영역
- 영역 46 – 등쪽가쪽 이마앞겉질(dorsolateral prefrontal cortex)
- 영역 47 – 아래이마이랑(inferior frontal gyrus)의 일부인 눈확부(pars orbitalis)
- 영역 48 – 관자엽 일부인 해마이행부뒤 영역(retrosubicular area)
- 영역 49 – 설치류의 해마이행부곁 영역(parasubicular area)
- 영역 52 – 관자엽과 섬엽(insula)이 만나는 섬엽곁 영역(parainsular area)
- *14, 15영역은 사람에게는 없다.

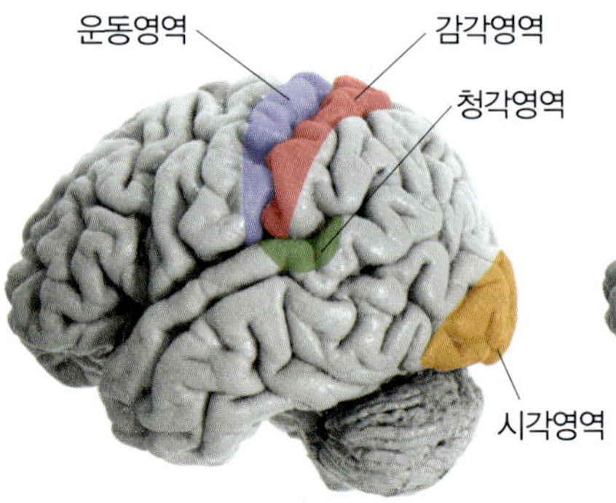

(1)일차운동, 감각영역과

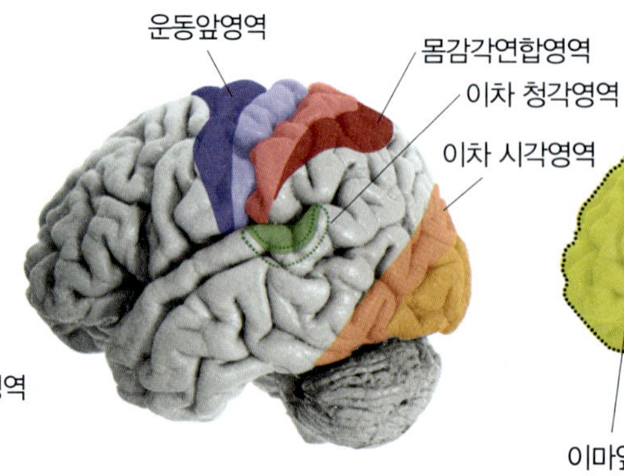

(2)운동, 감각연합영역

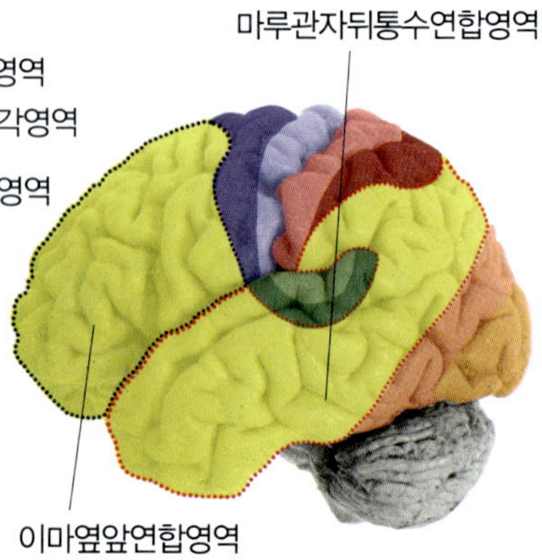

(3)연합영역

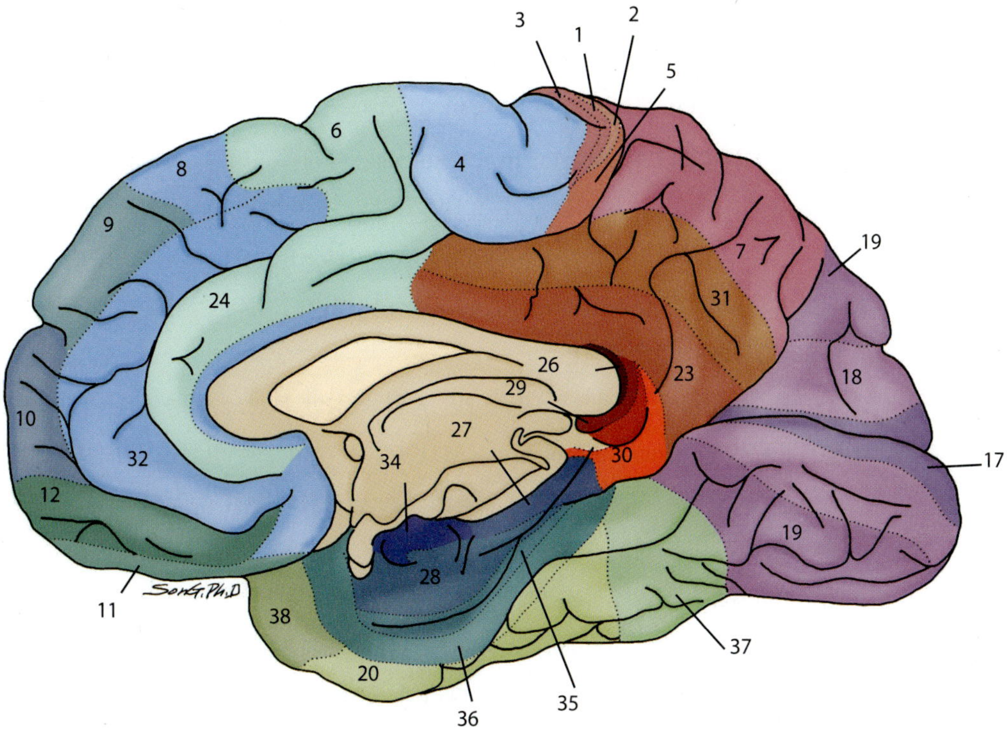
3
1
2
5
6
4
8
9
7
19
24
31
26
23
29
18
10
27
30
17
34
32
12
19
28
11
38
37
20
35
36

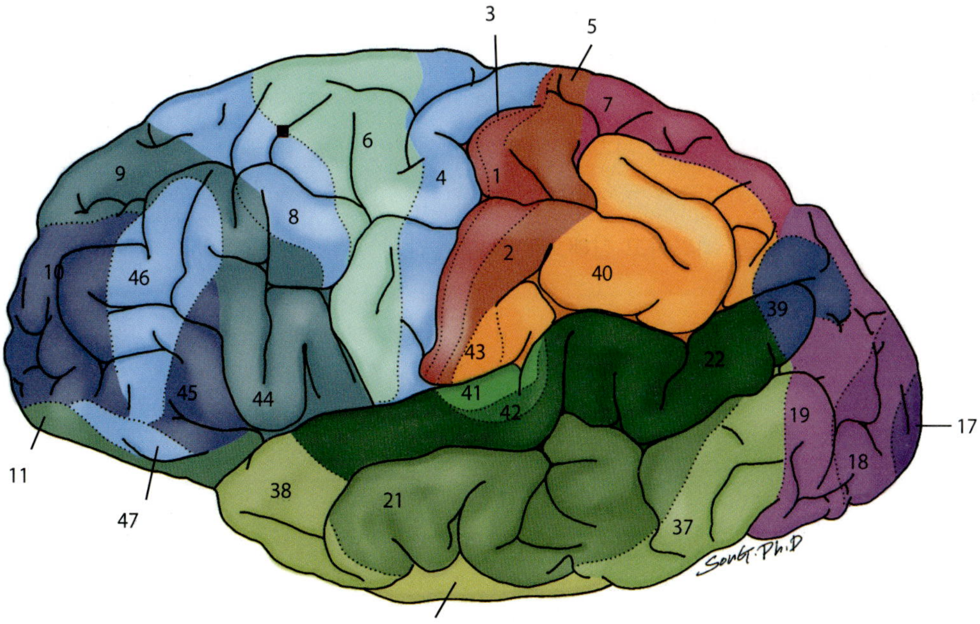
3
5
7
6
9
4
1
8
2
40
10
46
39
43
22
41
45
44
42
19
17
11
18
38
21
47
37
20

이마엽 > 이마엽(frontal lobe)은 중심고랑 앞에 위치하며 대뇌엽 중에서 가장 넓은 면적을 차지하고 있다. **(1)중심고랑(central sulcus)**의 바로 앞쪽에는 중심고랑과 평행한 **(2)중심앞고랑(precentral sulcus)**이 있다. 중심앞고랑의 앞쪽에는 가로 방향의 두 고랑이 있으며, 이 중 위쪽 고랑을 **(3)위이마고랑(superior frontal sulcus)**, 아래쪽 고랑을 **(4)아래이마고랑(inferior frontal sulcus)**이라고 한다. 중심고랑과 중심앞고랑의 사이는 **(5)중심앞이랑(precentral gyrus)**이라고 하며, 위이마고랑의 위쪽은 **(6)위이마이랑(superior frontal gyrus)**, 위, 아래이마고랑의 사이는 **(7)중간이마이랑(middle frontal gyrus)**, 아래이마고랑의 아래쪽은 **(8)아래이마이랑(inferior frontal gyrus)**이라고 한다.

일차운동영역 > 중심앞이랑을 전기적으로 자극하면 몸의 특정한 부분에 운동이 일어나므로 이 부분을 **(9)일차운동영역(primary motor area, M1)**이라고 하며, 이 영역은 **(9)브로드만영역(Brodmann area) 4**에 해당된다. 이 부분은 위쪽에서는 중심앞이랑의 상당히 넓은 부분을 차지하고 있으나 아래쪽으로 내려갈수록 점차 좁아져 가장 아래쪽은 중심고랑 내부의 앞부분에만 존재한다. 일차운동영역에서는 뼈대근육(skeletal muscle)을 자신의 의지대로 움직일 수 있는 수의운동(voluntary movement)을 담당하는 **(11)피라미드로(pyramidal tract)**가 나온다. 또한 손이나 얼굴의 투사영역이 몸통이나 다리의 투사영역보다 더 넓게 나타나는데 이는 얼굴이나 팔이 더욱 복잡하고 섬세한 운동 형태를 가진다는 의미이다.

운동앞영역 > 중심앞이랑의 바로 앞쪽 위, 중간, 아래이마이랑에 속하는 부분은 **(10)운동앞영역(premotor area, PM)**이라고 하며 대뇌바깥쪽표면은 **브로드만영역 6**에 해당한다. 운동앞영역은 감각연합겉질과 소뇌로부터 들신경섬유를 받는다. 운동앞영역의 날신경섬유는 주로 일차운동겉질로 전해지며 보완운동영역으로도 연결된다. 운동앞영역은 감각자극에 따른 운동(sensory guided movement)과 밀접한 관계가 있는 것으로 알려져 있다. 이 부분의 신경세포는 시각이나 몸감각, 청각 자극에 반응을 보인다. 이 부분을 전기적으로 자극하면 복합적인 운동이 일어나지만 그 역치가 높아 상당한 정도의 전기적 자극이 있어야만 반응한다. 이 부분은 운동을 계획하고 실행으로 옮기는 단계에서 중요한 역할을 한다.

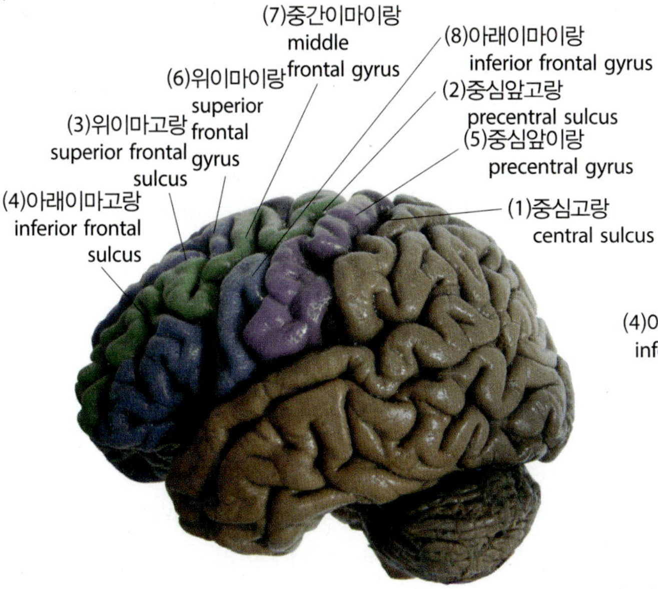

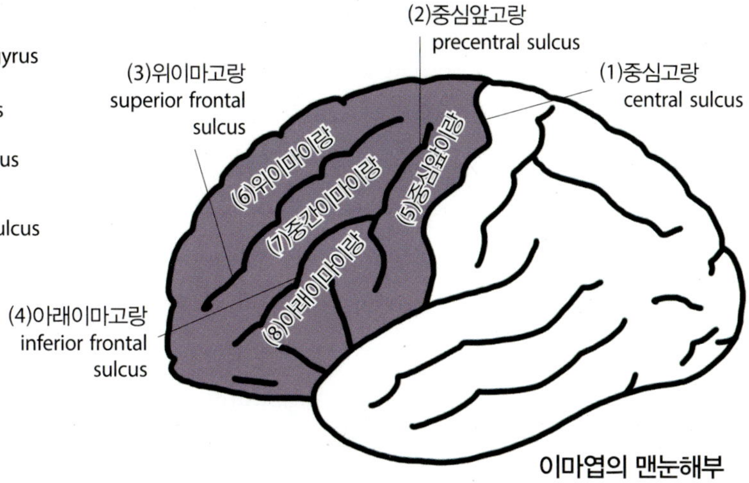

이마엽의 맨눈해부

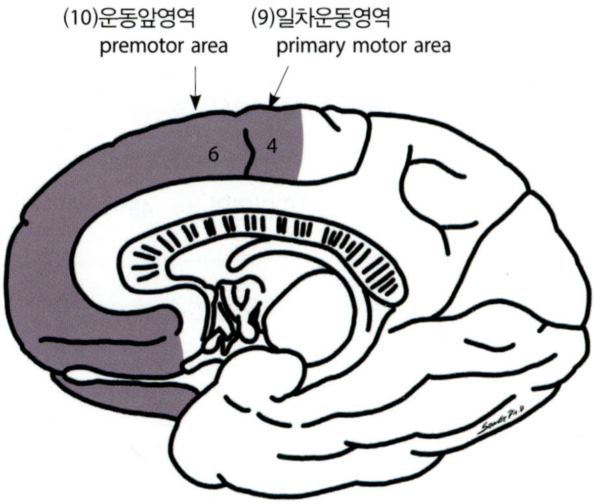

이마엽의 운동영역(안쪽면)

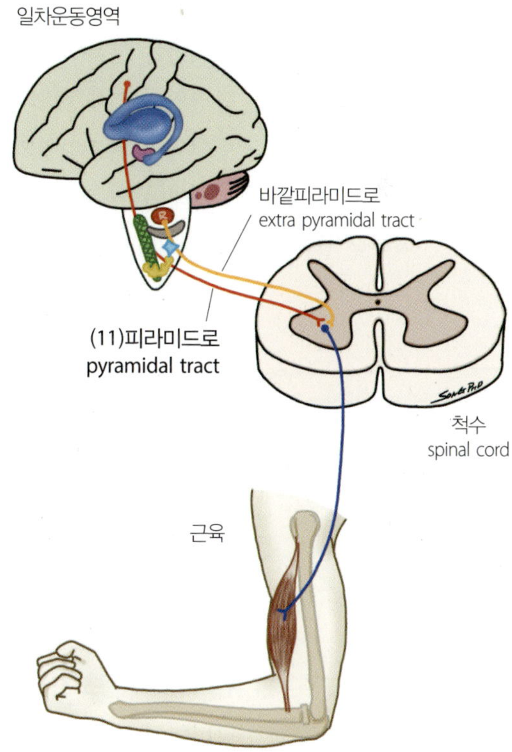

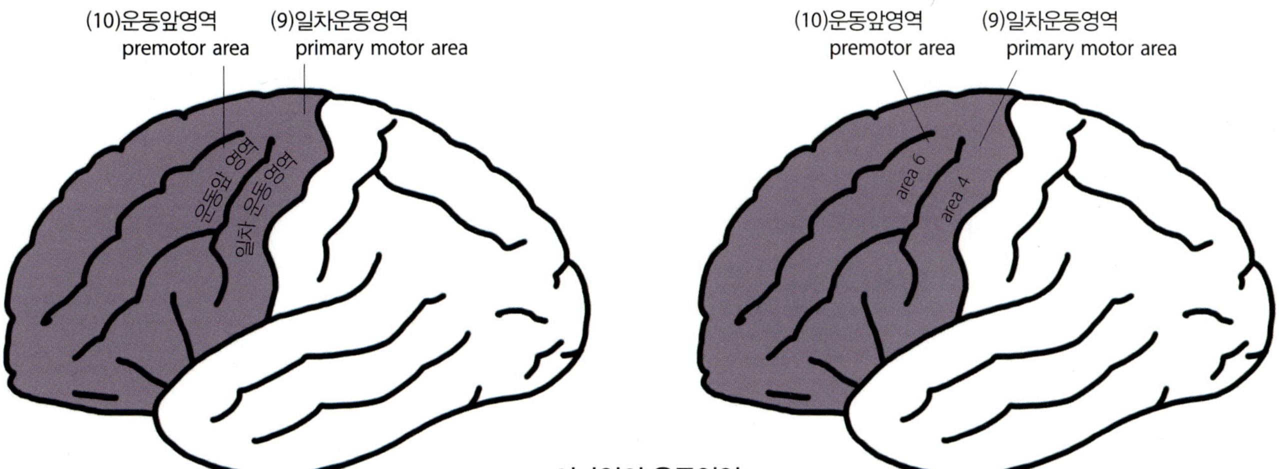

이마엽의 운동영역

보완운동영역 >

(1)보완운동영역(supplementary motor area, SMA)은 대뇌안쪽표면 **브로드만영역 6**에 해당하는 부분이다. 이와 연속된 대뇌바깥쪽표면 일부, 즉 운동앞영역의 위쪽 부분도 보완운동영역에 속한다. 이 부분은 일차운동영역과 비슷한 부위별 대응연결이 있어 머리 부분이 앞쪽의 일차운동영역, 다리와 발 부분은 뒤쪽의 일차운동영역 쪽에 위치해 있다. 보완운동영역은 바닥핵의 여러 부분과 일차운동영역, 운동앞영역으로부터 들신경섬유를 받지만, 운동앞영역과 달리 소뇌로부터는 들신경섬유를 받지 않는다. 일차운동겉질에서 시작된 날성 자극은 피라미드로를 통해 하위운동신경세포로 전달되어 움직임을 일어나게 하고, 보완운동영역은 저장된 운동프로그램을 일차운동겉질에 전달하여 움직임을 조절하는 역할을 한다. 따라서 일차운동영역은 움직임을 실행하는 역할을 하지만 보완운동영역은 운동앞영역과 함께 **움직임을 계획하고 조절하는 역할**을 한다.

이마안구영역 >

운동앞영역의 앞쪽 중간이마이랑 부분에는 수의성 안구운동(voluntary eye movement)에 관여하는 부분이 있으며, 이 부분을 **(2)이마안구영역(frontal eye field, FEF)**이라 하고, 브로드만영역 8에 해당한다. 이 부분은 안구의 운동을 조절한다. 눈의 움직임은 이마엽의 이마안구영역과 뒤통수엽의 시각영역이 함께 작용하여 완성된다.

브로카영역 > 운동언어영역

아래이마이랑(inferior frontal gyrus)은 바깥쪽틈새의 앞가지(anterior ramus)와 오름가지(ascending ramus)에 의해서 앞쪽부터 **(3)눈확부위(pars orbitalis)**, **(4)삼각부위(pars triangularis)**, **(5)덮개부위(pars opercularis)**로 나뉜다. 삼각부위와 덮개부위는 **(6)브로카영역(Broca's area)**, 또는 운동언어영역(motor speech area)이라고 하며, **브로드만영역 44, 45**에 해당하는 부분으로 언어의 표현에 관여한다.

이마엽앞연합영역 >

일차운동영역과 운동앞영역의 앞쪽에 있는 이마엽 부위를 이마엽앞겉질(prefrontal cortex), 또는 **(7)이마엽앞연합영역(prefrontal association area, PAA)**이라고 하며, 브로드만영역 9, 10, 11, 12 등에 해당된다. 이 부분은 사람에게 특히 발달된 부분으로서 가쪽이마엽앞겉질(lateral prefrontal cortex)과 눈확이마엽겉질(orbitofrontal cortex)로 나뉜다. 바깥쪽이마엽앞겉질은 대뇌 바깥쪽면에 위치하며 판단(judgement)과 예지(foresight) 등 행동의 통제와 감시를 하는 고도의 정신적 능력을 담당한다. 이 부분이 손상되면 문제해결능력에 장애가 나타난다. 눈확이마엽겉질(orbitofrontal cortex)은 대뇌의 안쪽과 눈확면에 위치하며 정서와 관계가 있는 것으로 알려져 있다. 이 부분이 손상되면 주로 정서장애(emotional deficit)가 나타나게 된다. 신경심리학(neuropsychology)에서는 이 부위의 역할을 **실행기능(executive function)**을 담당하는 곳이라고 한다. 실행기능이란 목표를 달성하기 위해 자신의 행동을 스스로 조절하며 문제 해결에 필요한 인지 · 행동 전략을 유지, 관리하는 기능을 말한다. 상반되는 사고 속에서 좋은 것과 나쁜 것, 더 좋은 것과 가장 좋은 것, 같은 것과 다른 것 현재의 행동에 대한 미래의 결말, 정해진 목표를 향해 적절히 행동하는 것, 결과를 예측, 사회적으로 적절한 행동을 조절하는 것 등이다.

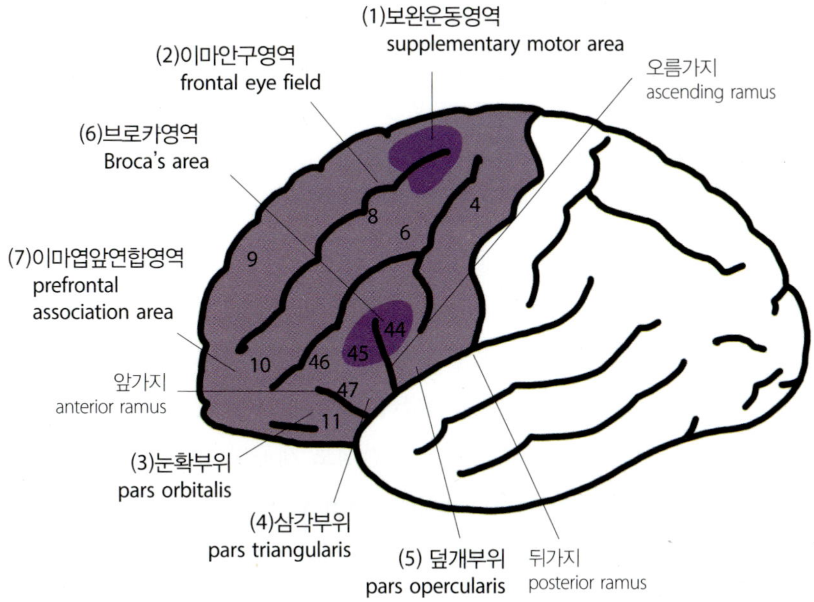

이마엽의 바깥면/브로카영역

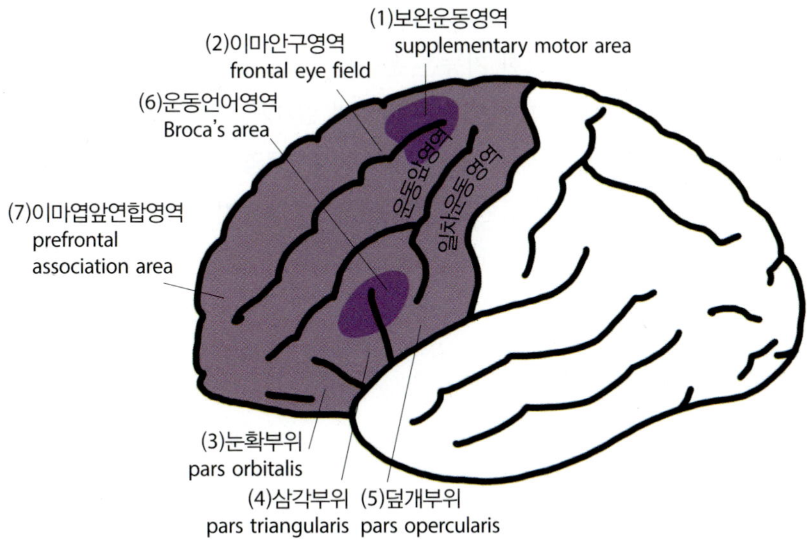

이마엽의 바깥면

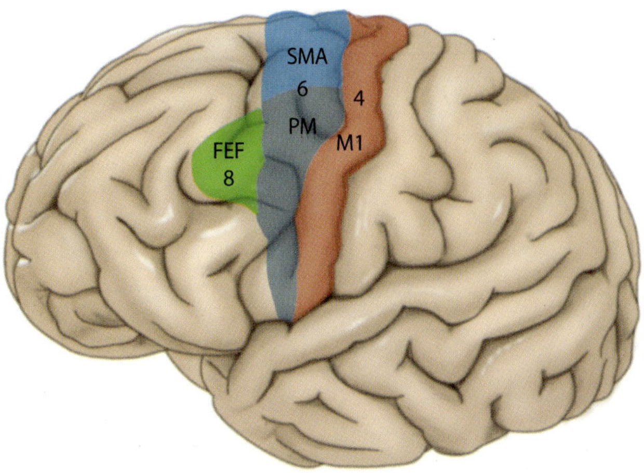

바깥피라미드로 > 바깥피라미드로(extrapyramidal tract/system)는 불수의적인 움직임을 조절하는 운동네트워크이다. 피라미드로는 직접적으로 근육을 지배하며 수의운동을 담당하는 반면 바깥피라미드로는 간접적인 운동회로를 통해 움직임을 조절한다. 바깥피라미드로의 주요핵은 바닥핵, 소뇌심부핵, 뇌줄기의 적색핵과 흑색질, 그물체, 올리브핵 등이며 주요핵에서 시작된 뉴런에 의해 움직임이 조절된다. 바깥피라미드 손상시 움직임이 느려지거나 긴장도이상, 떨림, 경직 등 불수의적인 비정상적 움직임이 나타난다.

수의운동 > 수의운동(voluntary movement)과 관련된 대뇌겉질은 기능적으로 세 부분으로 나눌 수 있다. 수립된 운동 프로그램의 순서대로 실행에 옮기는 역할을 담당하는 부위로서 **(1)일차운동영역**이 있고, 운동 프로그램을 담당하는 부위로 이마엽의 **(2)운동앞영역**과 **(3)보조운동영역**이 있으며, 목표지향 운동에 필요한 공간정보 제공의 중요 역할을 하는 부위로 **(4)일차몸감각영역**인 뒤마루엽겉질(posterior parietal cortex, 브로드만영역 3, 1, 2)이 있다. 수의운동에 필요한 중추운동 프로그램(central motor program)의 중요한 순서 결정에 참여하는 대뇌겉질은 보조운동영역, 운동앞영역과 뒤마루엽겉질이다.

보조운동영역과 운동앞영역은 몸감각연합영역인 브로드만영역 5, 7로부터 들신경섬유를 받고, 일차운동영역으로 날신경섬유가 나간다. 보조운동영역 자극으로 일어나는 운동은 양측성인데, 이 부위의 중요한 기능은 운동순서를 프로그램화하는 것이다. 실험적으로 보면, 단순운동을 실시하였을 때는 **일차운동영역**과 **일차몸감각영역**에만 뇌혈류량이 증가되었고, **복잡한 순서를 가진 운동**을 시행하였을 때는 **보조운동영역** 양쪽에도 뇌혈류량이 증가되는 것을 볼 수 있었다. 또한 실제로는 복잡한 운동을 시행하지 않으면서 **마음 속으로만** 본래 운동을 반복시키면 보조운동영역에만 혈류량이 증가되는 것을 알 수 있었다. **보조운동영역**에 일측성 손상이 일어나면 양손 조화운동의 장애가 나타나게 된다.

브로카영역 명칭의 유래

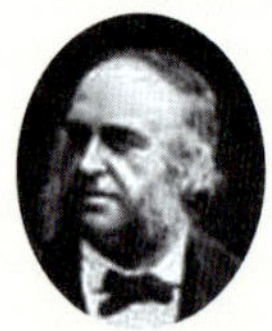

브로카영역은 프랑스의 의사이며 해부학자인 Pierre Paul Broca(1824~1880)에 의해 명명되었으며, 언어기능에 대한 많은 연구를 하였다. 그 외에도 체질인류학의 많은 업적을 남겼다.

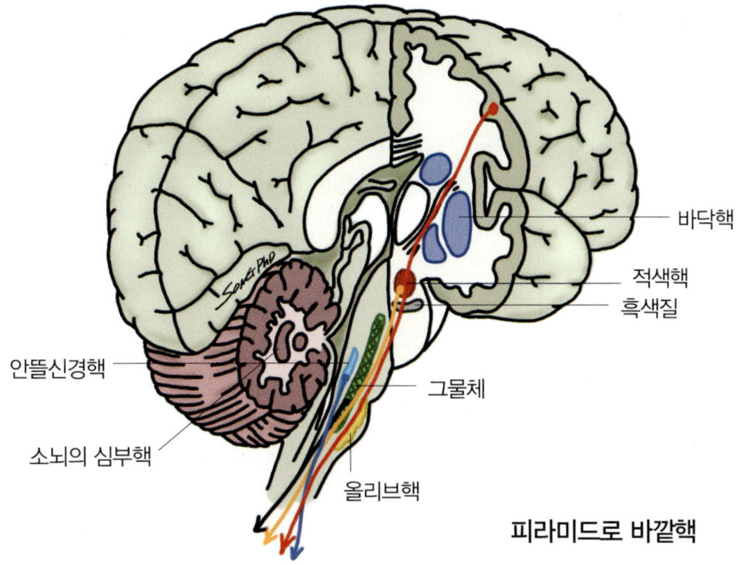

피라미드로 바깥핵

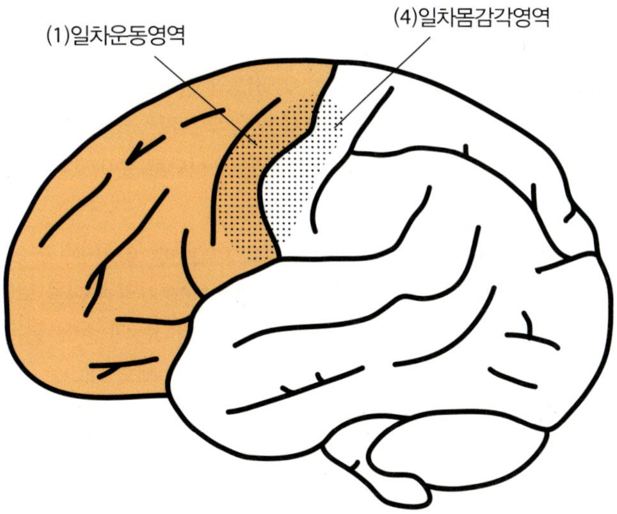

단순 운동

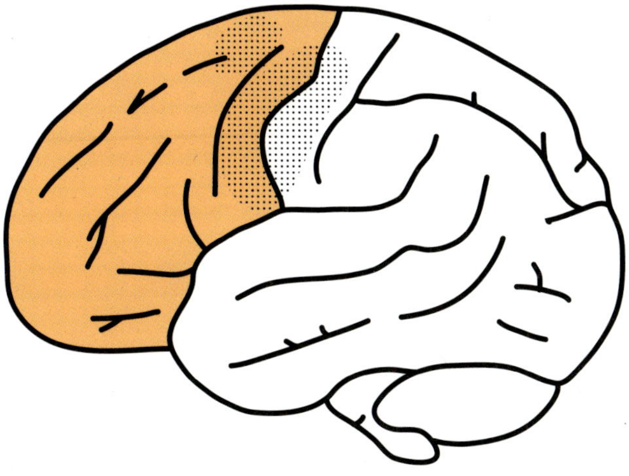

복잡한 운동

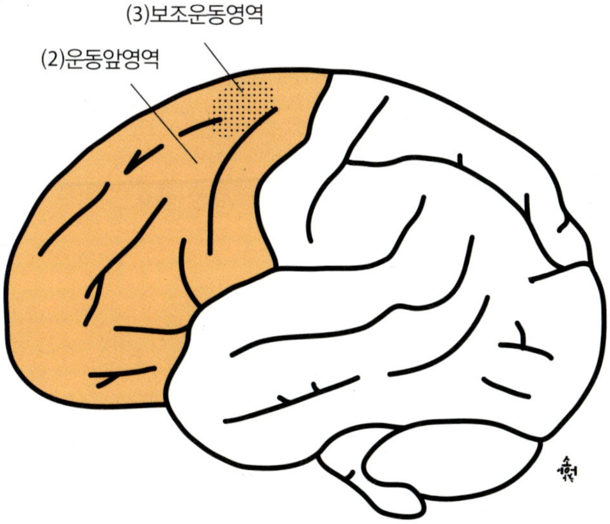

마음 속으로만 운동

임상노트

■ 일차운동영역의 병변

(1)**일차운동영역(primary motor area)**의 병변으로 인해 손상받은 정도에 따라 반대쪽의 수의운동이 실조되는 단일마비(monoplegia) 또는 반신마비(hemiplegia)가 초래되며, 특정운동계획의 이행능력이 상실되게 된다.

■ 브로카영역의 병변

(2)**브로카영역(Broca's area)**이 손상되면 운동성 실어증(motor aphasia)을 일으킨다.

■ 이마안구영역의 병변

(3)**이마안구영역(frontal eye field)**이 손상되면 머리나 눈동자를 반대쪽으로 돌리는 기능을 마비시킨다. 환자는 항상 병변쪽으로 머리를 돌리고 있거나 눈동자가 돌아가 있다.

■ 이마옆앞연합영역의 병변

(4)**이마옆앞연합영역(prefrontal association area)**이 손상을 받게 되면 주로 양측성(bilateral) 손상을 입게 되고, 편측성 병변일 경우는 증상이 가볍게 나타나는 것으로 알려져 있으며, 비사회적 행동, 억제력 상실 등의 성격변화 증세가 야기된다. 이마앞영역의 손상은 증상출현부위에 따라 세 가지로 나눌 수 있다.

눈확이마증후군(orbitofrontal syndrome)은 눈확에 면해 있는 이마엽의 장애로 탈억제(disinhibition), 판단력 장애(poor judgement), 감정 불안정(emotional lability)을 일으키며, 상황에 맞지 않는 우스꽝스러운 말(witzelsucht)을 되풀이 한다.

이마돌출증후군(frontal convexity syndrome)은 브로드만영역 9, 10을 중심으로 솟아오른 부위의 장애로 무감정(apathy), 무관심(indifference), 추상적 사고장애(poor abstract thought)가 특징이다.

안쪽이마증후군(medial frontal syndrome)은 양쪽 앞쪽띠이랑(anterior cingulate gyrus)의 손상으로 나타나는데, 무운동함구증(akinetic mutism), 요실금(incontinence), 우둔한 언어 표현(sparse verbal output)의 증상을 보인다.

이 바깥에 이마옆앞연합영역의 병변으로 원시반사(primitive reflexes)가 나타나는데 손에 닿는 것이 있으면 잡으려고 하는 '움켜잡기 반사(grasp reflex)'와 입 주위를 진찰용 해머로 살짝 때리면 입술을 삐죽 내미는 '입속밀기 반사(pout reflex)'가 있으며, 보행장애로는 걷고자 할 때 처음에는 못 걷다가 걷는 방법을 이해한 후에는 제대로 보행하는 이마운동실조(frontal ataxia)가 나타난다. 또한 긴장성 운동장애(paratonia)가 있어 수동움직임(passive movement)에 대해 저항감을 나타낸다.

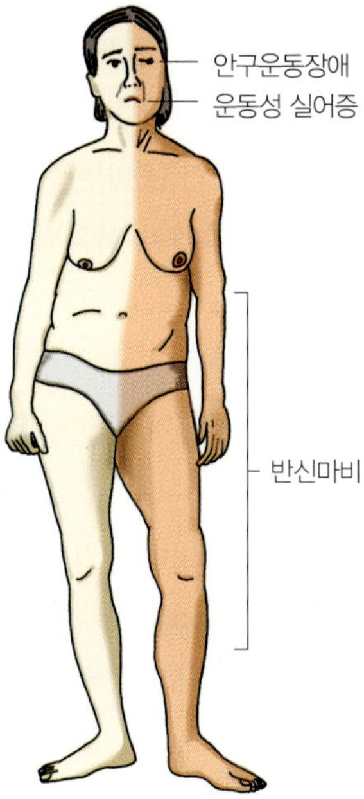
안구운동장애
운동성 실어증
반신마비

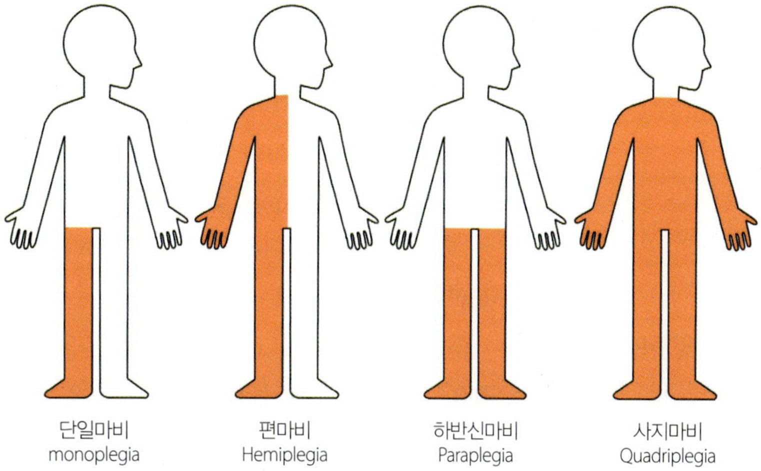
단일마비
monoplegia
편마비
Hemiplegia
하반신마비
Paraplegia
사지마비
Quadriplegia

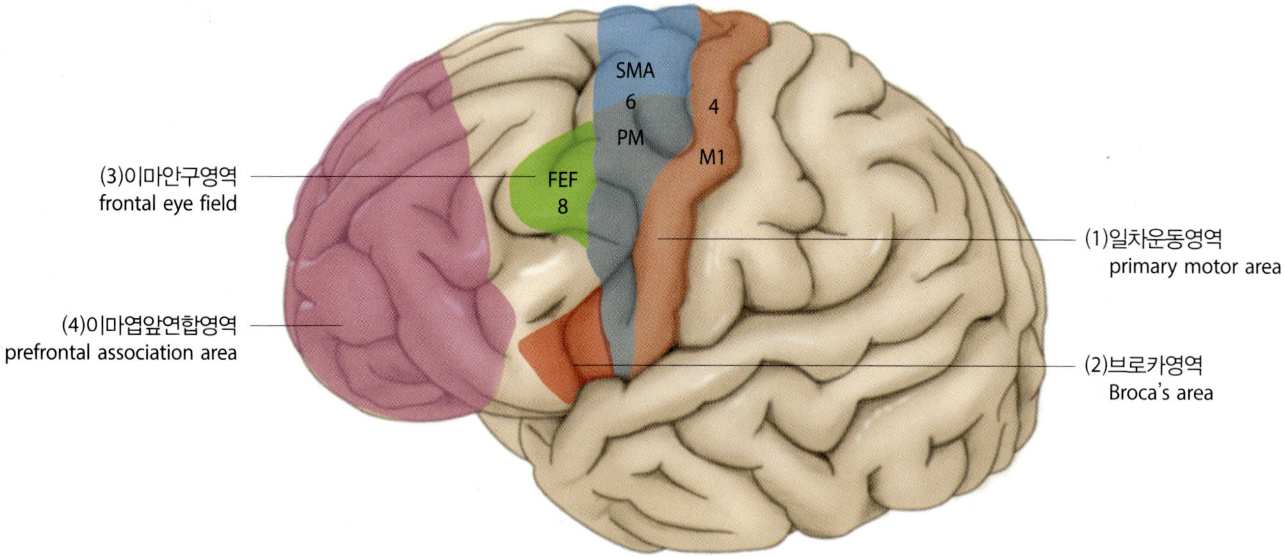
SMA
6
PM
4
M1
FEF
8
(3)이마안구영역
frontal eye field
(4)이마엽앞연합영역
prefrontal association area
(1)일차운동영역
primary motor area
(2)브로카영역
Broca's area

마루엽 > 마루엽(parietal lobe)은 **(1)중심고랑(central sulcus)**과 **(2)마루뒤통수고랑(parietooccipital sulcus)** 사이, 바깥쪽틈새의 위쪽에 있는 대뇌엽으로 대뇌겉질의 바깥쪽표면과 안쪽표면에 걸쳐 있다. 마루엽의 바깥쪽표면 중심고랑의 바로 뒤쪽에는 중심고랑과 평행한 **(3)중심뒤고랑(postcentral sulcus)**이 있으며, 중심뒤고랑의 뒤쪽에는 가로 방향의 **(4)마루엽속고랑(intraparietal sulcus)**이 있다. 마루엽의 안쪽표면에는 중심뒤고랑의 뒤쪽에서 시작되는 뚜렷한 **(5)띠고랑(cingulate sulcus)**이 있으며, 띠고랑의 처음 부분은 아래쪽으로 내려가지만 앞쪽으로 휘어져 **(6)뇌들보(corpus callosum)** 위를 일정한 간격을 두고 지나간다. 띠고랑과 뇌들보 사이 부분을 **(7)띠이랑(cingulate gyrus)**이라고 한다. 띠이랑은 정서와 기억을 담당하는 **둘레엽(limbic lobe)**에 속하는 구조이다.

일차몸감각영역 > 중심고랑과 중심뒤고랑의 사이 부분을 **(8)중심뒤이랑(postcentral gyrus)**이라고 하며, 전기적으로 자극했을 때 몸감각을 느끼는 **일차몸감각영역(primary somesthetic area, S1)**이다. 이 영역은 **브로드만영역 3, 1, 2**에 해당한다. 시상으로부터 들섬유를 받고 **분별적 촉각(discriminative touch sensation)**을 감지한다.

이차몸감각영역 > **이차몸감각영역(secondary somesthetic area, S2)**은 바깥쪽고랑(lateral sulcus)의 안쪽에서, 위쪽표면에 있는 작은 부위로 중심뒤이랑(postcentral gyrus)과 섬(insula)의 일부를 포함하고 있다. 일차몸감각겉질과는 달리 양측성이지만, 반대쪽에서 오는 감각이 더 우세하다. **통각, 온도감각, 비분별적 촉각(indiscriminative touch sensation)**을 감지한다.

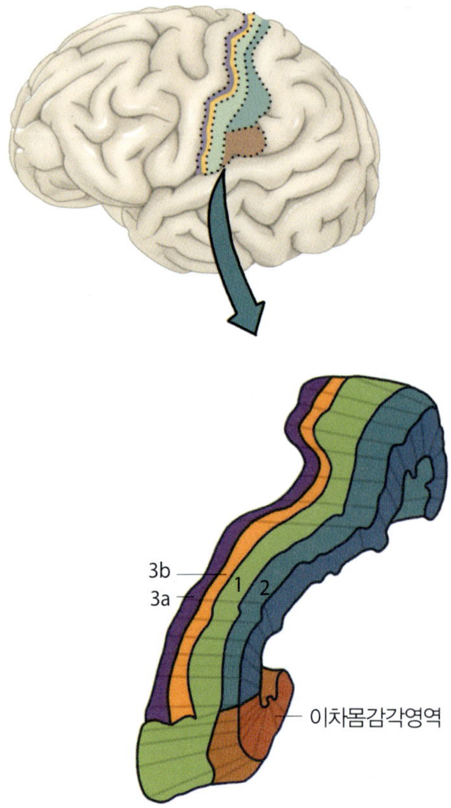

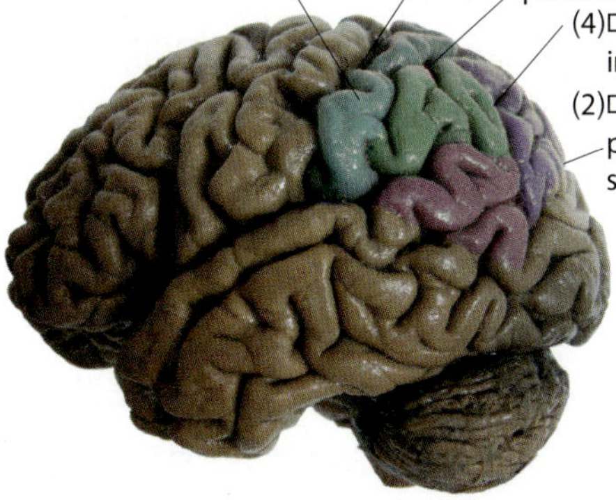

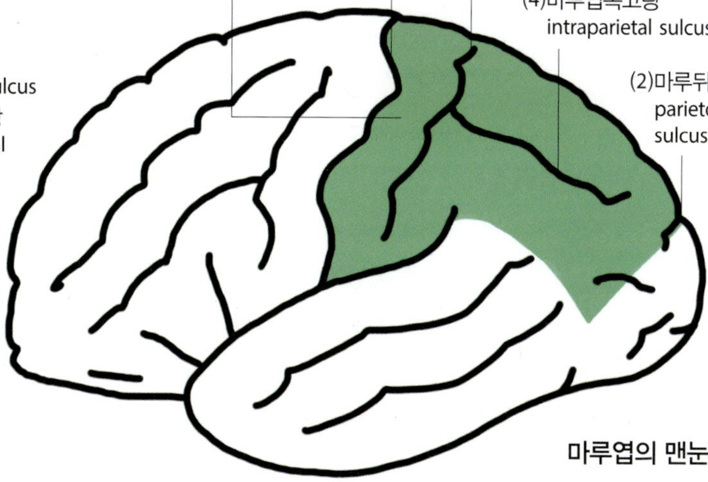

마루엽의 맨눈해부

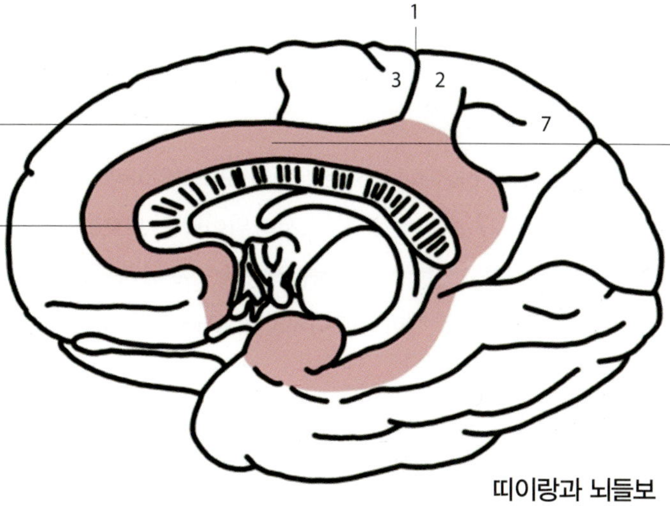

띠이랑과 뇌들보

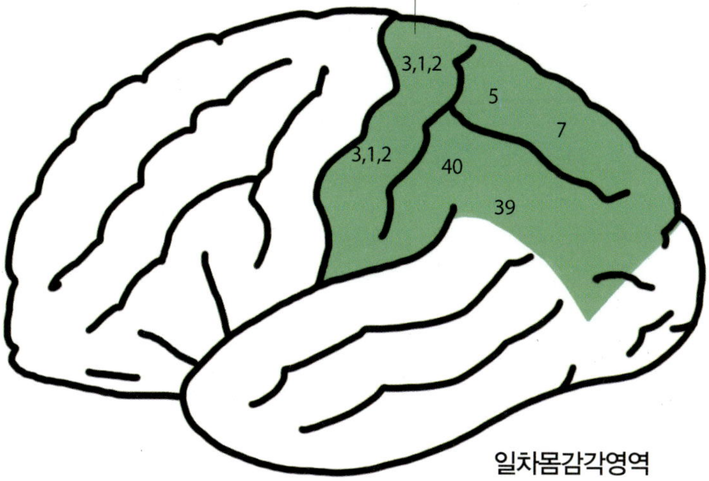

일차몸감각영역

중심뒤이랑 뒤쪽의 구조 > 바깥쪽표면에서 중심뒤이랑의 뒤쪽은 **(1)마루엽속고랑(intraparietal sulcus)**을 경계로 하여 **(2)위마루소엽(superior parietal lobule)**, **(3)아래마루소엽(inferior parietal lobule)**으로 나뉜다. 마루엽의 안쪽표면에서 **(4)중심고랑(central sulcus)**과 **(5)중심뒤고랑(postcentral sulcus)**의 사이 부분은 **(6)중심곁소엽(paracentral lobule)**을 이룬다. **(5)중심뒤고랑**과 **(7)마루뒤통수고랑(parieto-occipital sulcus)**의 사이 부분을 **(8)쐐기앞소엽(precuneus)**이라고 한다.

뒤마루연합영역 > **(9)뒤마루연합영역(posterior parietal association area)**은 **(10)일차몸감각영역(primary somatosensory area)**과 **(11)시각영역(visual area)**의 사이에 있는 부분으로 **브로드만영역 5, 7, 39, 40**에 해당하는 부위이다. 이 부분의 **위쪽(브로드만영역 5, 7)**은 주로 **(12)몸감각연합영역**이며, 하부(**브로드만영역 39, 40**)는 주로 **(13)언어영역(language area)**에 속하는 부분이다. **(12)몸감각연합영역(somesthetic association area)**은 **(2)위마루소엽**과 안쪽의 **(8)쐐기앞소엽**, 즉 **브로드만영역 5와 7**에 위치해 있다. 이 부분은 일차몸감각영역에서 연합섬유를 받으며, 시상겉질섬유도 이 부분으로 들어온다. 일반감각의 여러 성분, 즉 양감, 질감, 크기 등은 이 부분에서 통합된다. 과거의 몸감각 경험에 대한 정보가 저장되어 있어, 과거의 경험과 몸감각정보를 통합하는 기능을 한다. **몸감각연합영역**이 손상되면 **인지불능(agnosia)**이 나타나며, **언어영역**이 손상되면 **언어장애**가 나타난다. 또한 이 부분은 신체이미지(body image)를 관장하는 부분이다.

베르니케영역 > **(3)아래마루소엽(inferior parietal lobule)**은 **(14)모서리위이랑(supramarginal gyrus)**과 **(15)각이랑(angular gyrus)**으로 구성된다. 또한 모서리위이랑은 **브로드만영역 40**, 각이랑은 **브로드만영역 39**에 해당된다. 이 두 이랑은 **하부몸감각영역**으로 관자엽의 영역 22와 함께 **감각언어영역(sensory speech area)**이라고 하며 **베르니케영역(Wernicke's area)**에 함께 포함된다.

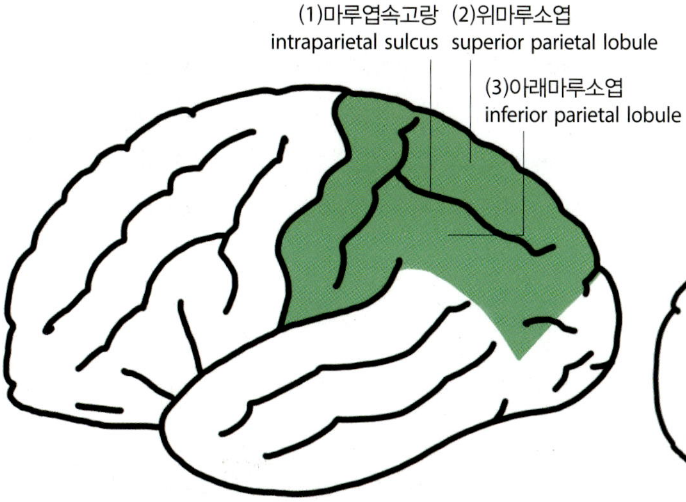

마루엽의 맨눈해부: 바깥쪽면

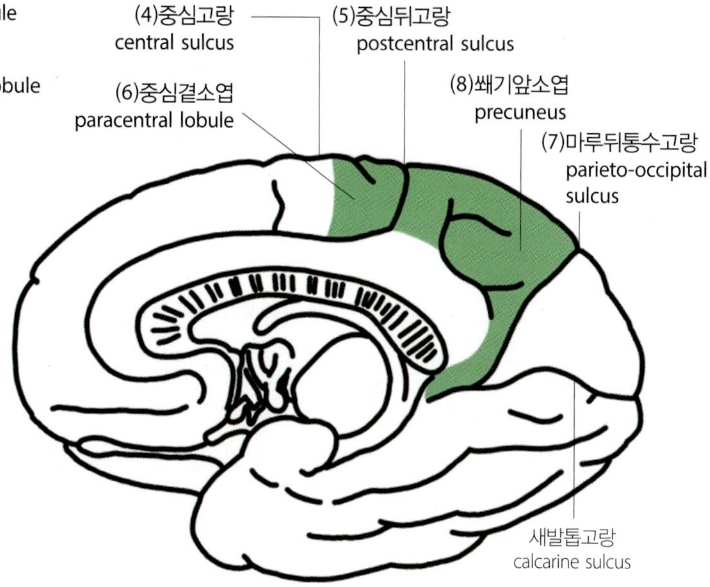

마루엽의 맨눈해부: 안쪽면

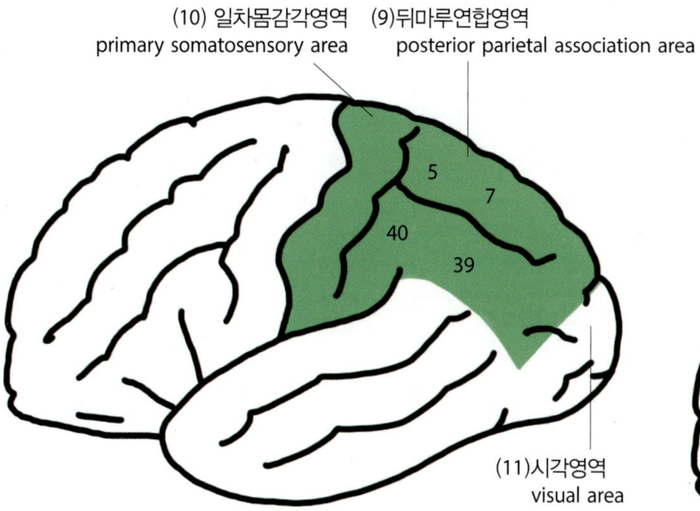

뒤마루연합영역

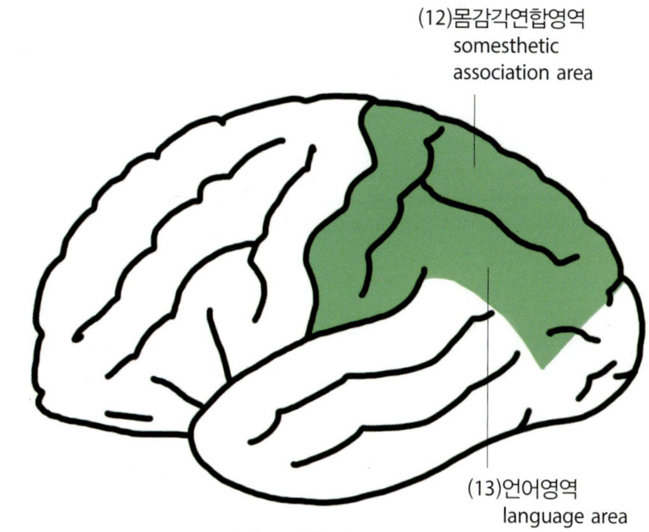

뒤마루연합영역

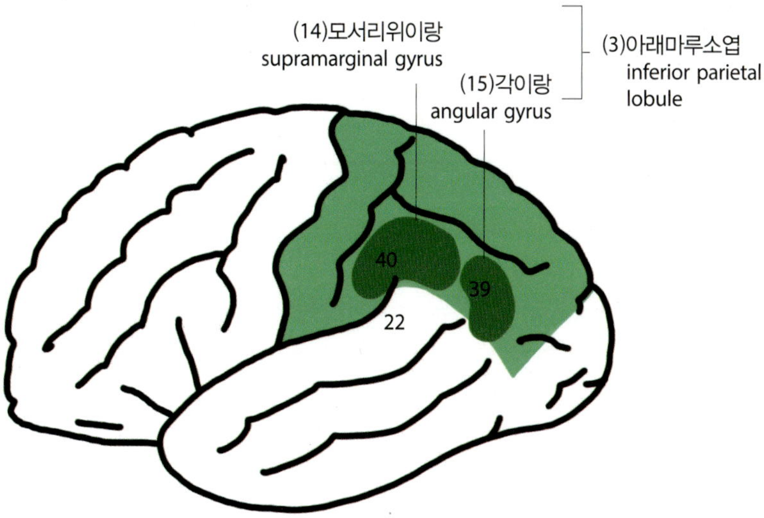

아래마루소엽

호문쿨루스 >

운동호문쿨루스(motor homunculus)

일차운동겉질(브로드만영역 4)의 전기자극으로 반대쪽의 대응하는 근육이 수축하는 대응 연결이 이루어진다. 손과 얼굴부위가 대부분을 차지하고 있으며 다리는 세로틈새쪽의 작은 부분을 차지하고 있고, 바깥쪽고랑쪽의 좁은 부분에는 인두와 식도를 움직이는 부분이 있다. 이러한 배열은 머리와 손이 큰 난쟁이와 같이 생겼으므로 '운동호문쿨루스(motor homunculus)'라고 부른다.

감각호문쿨루스(sensory homunculus)

일차몸감각영역(브로드만영역 3, 1, 2)으로 들어가는 모든 감각은 신체부위와 부위별 대응 연결(somatotopical arrangement)이 매우 뚜렷하다. 손과 얼굴부위가 대부분을 차지하고 있고 다리와 생식기는 세로틈새쪽의 작은 부분을 차지하고 있고, 바깥쪽고랑쪽의 좁은 부분에는 혀와 인두, 내장에서 오는 감각을 받는 부분이 있다. 이러한 배열은 '감각호문쿨루스(sensory homunculus)'라고 부른다.

대근육 운동과 소근육 운동

대뇌겉질의 호문쿨루스에서 각 신체 부위의 크기는 해당 특정 부위에 할당된 겉질 영역의 양에 해당한다. 호문쿨루스의 신체 부위가 클수록 겉질 영역이 더 넓고 운동 또는 감각 제어가 더 정교하다는 것을 나타낸다.

대근육 운동(gross motor) 기술은 신체의 큰 근육을 포함하며 걷기, 달리기, 자세 유지와 같은 활동을 담당한다. 대뇌에서 이러한 신체 부위(예: 다리와 몸통)는 미세 운동 영역에 비해 상대적으로 작다. 이는 대근육 운동 기술은 덜 세밀한 제어가 필요하고 뇌가 이러한 영역에 겉질 영역을 덜 할당하기 때문이다.

반면에 **소근육 운동(fine motor)** 기술은 더 작은 근육 그룹을 포함하며 글씨 쓰기, 셔츠 단추 채우기, 악기 연주와 같이 정밀한 제어가 필요한 활동을 담당한다. 대뇌 호문클루스에서는 손, 손가락, 얼굴과 같은 미세 운동 기술과 관련된 신체 부위가 상대적로 크다. 이는 뇌가 이러한 부위에 더 많은 겉질 영역을 할당하여 더 정밀하고 제어할 수 있도록 하기 때문이다.

대뇌섬유의 신체 부위 크기는 해당 부위에 필요한 운동 제어 수준과 일치합니다. 큰 근육과 덜 정밀한 제어를 포함하는 대근육 운동 능력은 대뇌섬유의 작은 신체 부위로 나타나고, 작은 근육과 더 정밀한 제어를 포함하는 미세 운동 능력은 큰 신체 부위로 나타난다.

운동 단위와 호문쿨루스

운동 단위(motor unit)는 근육이 만들어낼 수 있는 가장 작은 움직임을 말한다. 운동 단위는 하나의 운동 **뉴런(motor neuron)**과 이 뉴런이 신경을 전달하는 모든 **근육 섬유(muscle fiber)**로 구성됩니다. 운동 뉴런이 활동 전위를 발사하면 운동 단위의 모든 근육 섬유가 함께 수축합니다.

운동 단위의 크기는 근육의 유형과 근육이 담당하는 기능에 따라 다르다. 더 크고 강력한 움직임을 담당하는 대근육은 더 큰 운동 단위를 갖는다. 이는 각 운동 뉴런이 더 많은 수의 근육 섬유를 자극한다는 것을 의미한다. 예를 들어, 다리 근육의 운동 단위에는 한개의 운동신경에 수백 개의 근섬유가 포함된다.

반면, 보다 정밀한 움직임을 담당하는 소근육은 운동 단위가 더 작다. 이는 각 운동 뉴런이 적은 수의 근육 섬유를 자극한다는 것을 의미한다. 예를 들어 손가락 하나의 움직임을 제어하는 손 근육의 운동 단위에는 수십 개의 근섬유만 포함되며 눈을 움직이는 근육은 5개의 근육섬유가 포함된다.

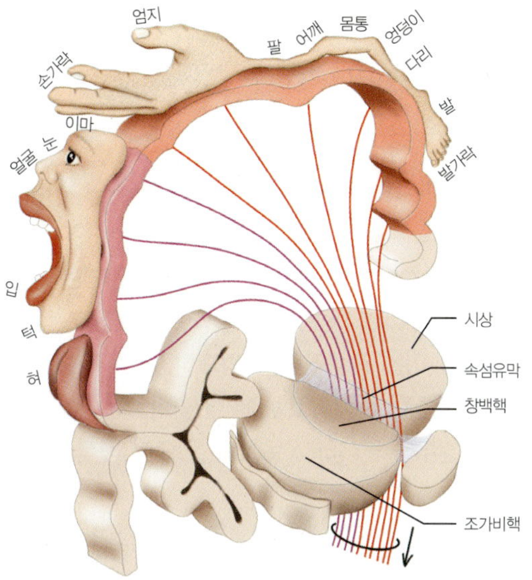

area 4 일차운동영역, 운동호문클로스

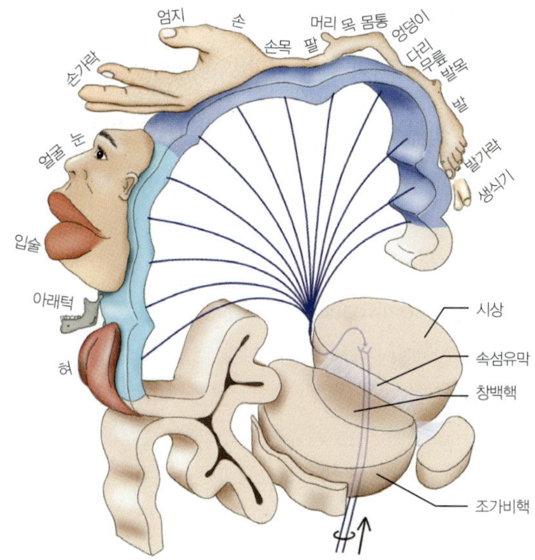

area 3, 1, 2 일차감각영역, 감각호문클로스

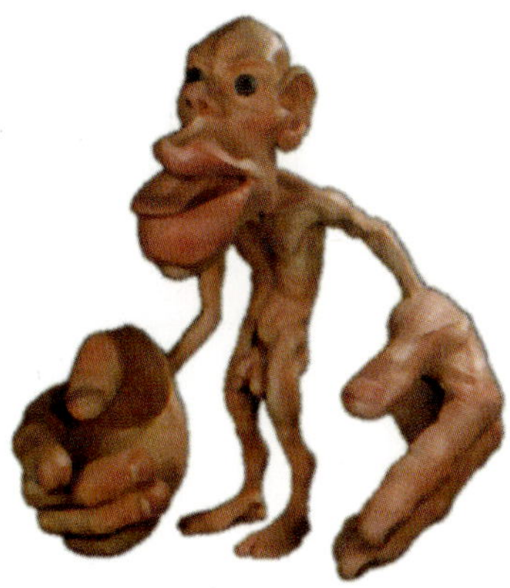

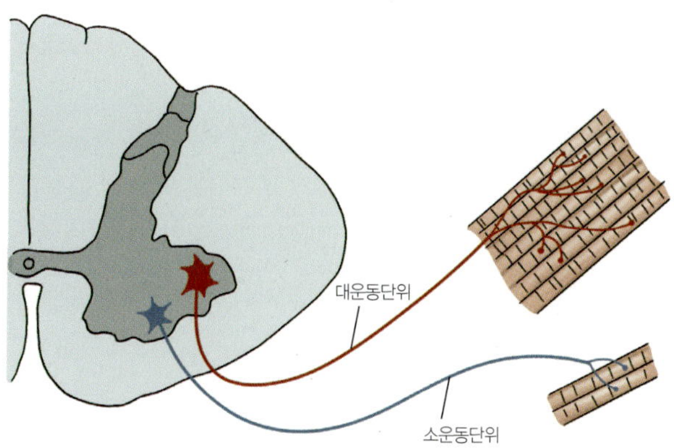

임상노트

■ 중심뒤이랑의 병변

(1)중심뒤이랑(postcentral gyrus)의 병변은 우성과 비우성에 관계없이 손상받은 반대쪽의 감각 기능장애가 초래된다. 그 증상으로는 위치감각(postural sensation), 수동 움직임(passive movement), 가벼운 촉각(light touch) 등을 감지하지 못하며, 두 점간 분별능력(two point discrimination)이 떨어진다. 또한 입체인지불능(astereognosis) 현상이 나타나고, 감각무관심(sensory inattention) 현상이 초래된다.

■ 모서리위이랑 및 각이랑의 병변

(2)모서리위이랑 및 각이랑(supramarginal and angular gyrus)의 병변은 감각성 실어증(receptive aphasia)을 일으킨다.

■ 우성(dominant)과 비우성 마루엽(non-dominant)의 병변

대뇌 겉질의 비우성 마루엽 병변과 우성 마루엽의 병변에서 증상이 다르게 나타나는데, 이는 뇌의 이 두 영역이 서로 다른 기능을 가지고 있고 서로 다른 과정에 관여하기 때문이다.

비우성 두정엽은 주로 공간 인식, 신체 인식 및 환경에 대한 주의를 담당한다. 따라서 이 부위의 병변은 종종 **(2)편측 공간 무시(hemispatial neglect)**, 질병인식불능(anosognosia) 및 실행증(apraxia)과 관련된 증상으로 이어진다. 비우성 마루엽은 또한 신체의 다른 부분에서 오는 감각 정보를 통합하는 역할을 하며, 이는 신체 인식과 의도적인 움직임을 실행하는 데 중요하다. 편측 공간 무시는 뇌졸중으로 인해 뇌 한쪽(일반적으로 오른쪽)이 손상되었을 때 발생하는 상태이다. 편측 공간 무시가 있는 환자는 영향을 받는 쪽의 물체, 사람 또는 자신의 신체 일부를 인식하지 못할 수 있으며 음식을 먹을 때도 한쪽의 음식만 먹고 그림을 그릴 때도 한쪽만 그리게 된다.

반면 우성 마루엽은 주로 언어, 계산 및 감각 처리에 관여한다. 따라서 이 영역의 병변은 종종 읽기, 쓰기 또는 철자 어려움과 같은 언어 결함과 관련된 증상으로 이어진다. 우성 마루엽의 병변시 Gerstmann 증후군이 나타나는데, 좌우 지남력 상실증(left-right desorientation), **수지실인증(finger agnosia)**, **계산불능증(acalculia)**, 실서증(agraphia) 등의 특징적인 증상을 나타낸다.

이러한 차이가 나는 이유는 비우성 마루엽과 우성 마루엽이 서로 다른 신경 연결과 기능을 가지고 있기 때문이다. 비우성 마루엽은 공간 지각과 환경에 대한 주의에 더 많이 관여하는 반면, 우성 마루엽은 언어와 계산에 더 많이 관여한다. 따라서 이러한 부위의 손상은 손상된 부위와 영향을 받는 기능에 따라 다른 증상을 유발할 수 있다.

대뇌 겉질의 우성 마루엽은 대개 대부분의 개인에서 뇌의 왼쪽에 위치합니다. 그러나 소수의 개인에서는 비우성 마루엽이 뇌의 왼쪽에 위치할 수 있다. 이는 오른손잡이가 인구의 90%이상을 차지하는 이유이다.

■ 시각로 부챗살의 병변

시각로 부챗살(optic radiation)에 병변이 있을 경우에는 동측(ipsilateral) 하부 1/4 시야장애(homonymous lower quadrantanopsia)가 관찰된다.

Gerstmann 증후군

유태인이며 오스트리아에서 태어난 신경학자 Josef Gerstmann(1887~1969)의 이름을 따서 명명하였다. 그는 비엔나에서 의학 공부를 하였고 박사학위를 취득하였다. 이후 미국으로 건너가 계속적인 연구활동을 펼쳤다.

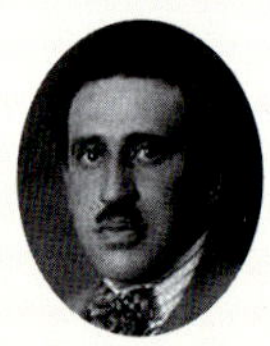

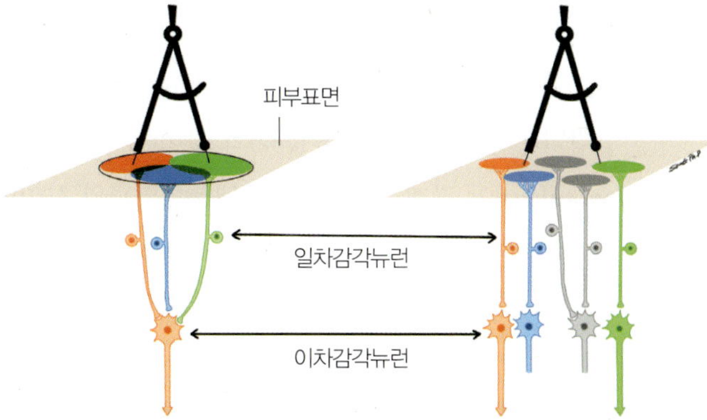

두점의 자극은 하나의 이차감각뉴런을 활성시켜 두점 식별은 불가능하다.

두점의 자극은 각각뉴런을 활성화시켜 두점식별이 가능하다

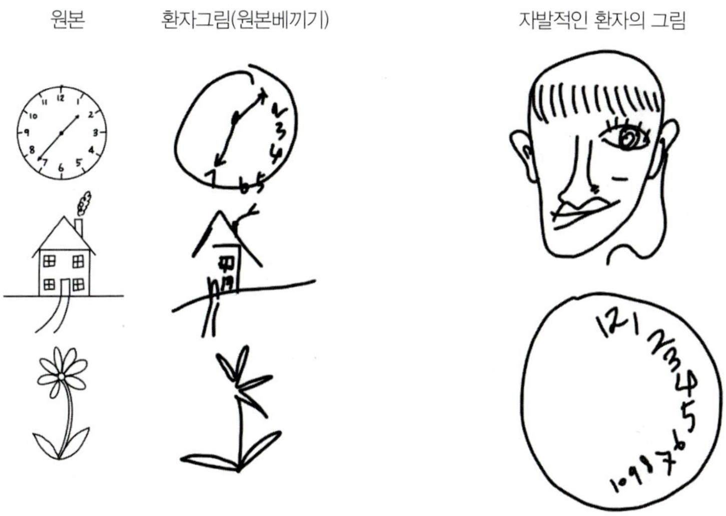

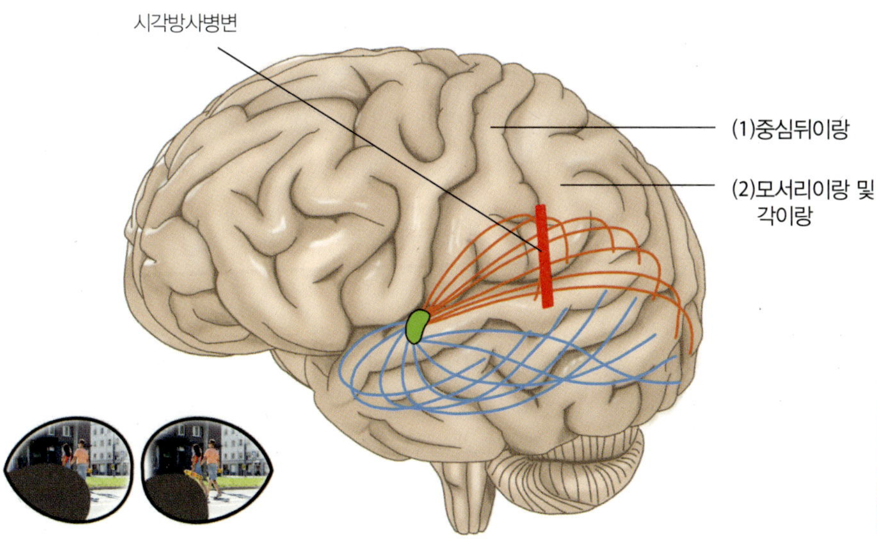

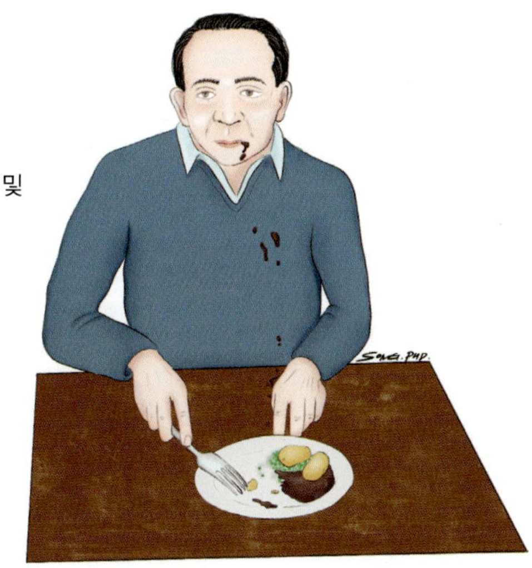

(3)편측 공간 무시 환자의 식사

관자엽 > 관자엽(temporal lobe)은 바깥쪽표면과 바닥표면에 걸쳐 있으며 바깥쪽표면에서는 이마엽과 마루엽의 아래쪽 뒤통수엽의 앞쪽이 된다. 바닥표면에서는 **(1)해마곁이랑**(parahippocampal gyrus)의 바깥쪽, **(2)뒤통수엽**(occiptal lobe)의 앞쪽이다. 둘레엽(limbic lobe)의 구조인 해마옆이 랑과 **(3)관자엽**(temporal lobe)의 사이에서는 **(4)곁고랑**(collateral sulcus)과 **(5)후각뇌고랑**(rhinal sulcus)이 경계구조가 되며, 뒤통수엽과의 사이에서는 **(6)마루뒤통수고랑**(parietooccipital sulcus)과 **(7)새발톱고랑**(calcarine sulcus)이 만나는 위치에서 **(8)뒤통수앞패임**(preoccipital notch)까지 잇는 선이 경계구조가 된다.

일차청각영역과 이차청각영역 > 바깥쪽표면은 앞뒤쪽방향으로 뻗어 있는 **(9)위관자고랑**(superior temporal sulcus)과 **(10)아래관자고랑**(inferior temporal sulcus)에 의해 **(11)위관자이랑**(superior temporal gyrus), **(12)중간관자이랑**(middle temporal gyrus), **(13)아래관자이랑**(inferior temporal gyrus)으로 나누어진다. 위관자이랑의 앞쪽 안쪽면에 있는 **(14)가로관자이랑**(transverse temporal gyrus), 또는 **헤쉴이랑**(Heschl's convolution)은 청각을 인식하는 중추로 **일차청각영역**(primary auditory area; A I)이며, **브로드만영역** 41, 42에 해당한다. 영역 42는 41을 둘러싸고 있다. 시상의 안쪽무릎체(MGB)로부터 청각 신호의 들신경섬유를 받는다. 앞가쪽 부분은 저주파를 전달하고, 뒤안쪽 부분은 고주파를 전달하는 섬유들로 정확한 주파수대응배열(tonotoptic arrangement)을 이룬다. **이차청각영역**(secondary auditory area, A II)은 일차청각영역의 주변으로 주변투사가 이르는 곳으로 소리를 인지하는 기능을 갖는다. 이차청각영역은 대체적으로 브로드만영역 42에 해당하지만 아직 정확한 범위는 밝혀지지 않고 있다.

관자연합영역 > **관자연합영역**(temporal association area)은 일차·이차청각겉질, 즉 브로드만영역 41, 42를 제외한 거의 모든 관자엽겉질을 말한다. 관자연합영역은 관자엽아래부위(inferior portion), 상부(superior portion), 앞안쪽부(anteromedial portion)의 세 부분으로 나눌 수 있다. 이 중에서 **앞안쪽부**는 **브로드만영역** 27, 28, 34, 35, 36, 38을 포함하는 부위로 둘레겉질(limbic cortex)에 속하는 부분이다. **(15)관자엽위부위**(superior temporal cortex)는 브로드만영역 22에 해당하는 부분으로 이 중에서 뒤쪽 부분은 **(16)베르니케영역**(Wernicke's area)에 들어간다. 이 부분은 언어뿐만이 아니라 언어가 아닌 소리의 분석에도 중요한 역할을 하는 부위이다. **(17)관자엽아래부위**(inferior temporal cortex)는 브로드만영역 20, 21, 37에 속하는 부분으로 시각자극을 최종 처리하는 부분으로 시각자극의 최종적인 인식 측면을 담당한다.

베르니케영역

베르니케영역은 독일의 의사이며 신경학자, 해부학자, 심리학자인 Carl Wernicke(1848~1905)에 의해 명명되었다. 언어 기능에 대하여 연구하던 그는 1874년 왼쪽 뇌의 뒤쪽 위관자옆고랑의 부위에서 언어의 해석기능을 담당하는 것을 발견하였다. 그는 자전거 사고로 독일에서 사망하였다.

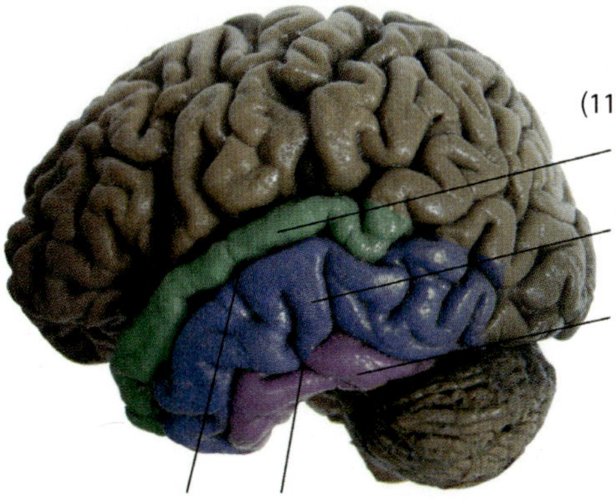
(11)위관자이랑
superior temporal
gyrus
(12)중간관자이랑
middle temporal
gyrus
(13)아래관자이랑
inferior
temporal
gyrus
(9)위관자고랑
superior
temporal
sulcus
(10)아래관자고랑
inferior temporal
sulcus

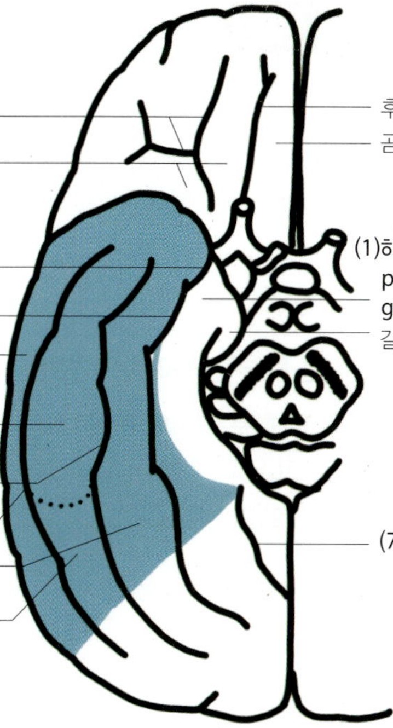
눈확고랑
눈확이랑
(5)후각뇌고랑
rhinal sulcus
(4)곁고랑
collateral sulcus
(12)중간관자이랑
middle temporal gyrus
(13)아래관자이랑
inferior temporal gyrus
뒤통수관자고랑
(10)아래관자고랑
inferior temporal sulcus
안쪽뒤통수관자이랑
가쪽뒤통수관자이랑
후각로고랑
곧은이랑
(1)해마곁이랑
parahippocampal
gyrus
갈고리이랑
(7)새발톱고랑
calcarine sulcus

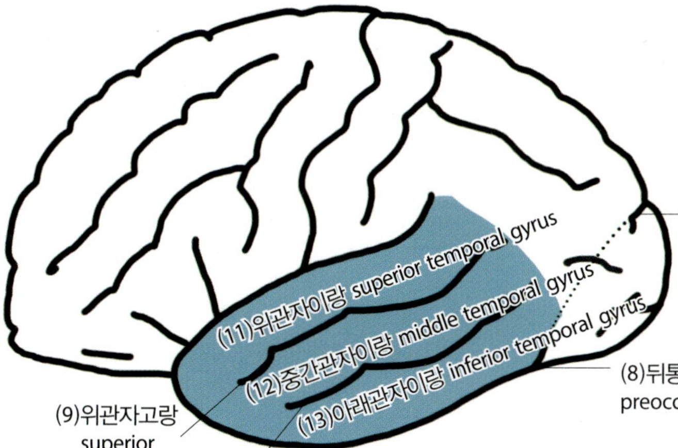
(11)위관자이랑 superior temporal gyrus
(12)중간관자이랑 middle temporal gyrus
(13)아래관자이랑 inferior temporal gyrus
(6)마루뒤통수고랑
parietooccipital
sulcus
(8)뒤통수앞패임
preoccipital notch
(9)위관자고랑
superior
temporal
sulcus
(10)아래관자고랑
inferior temporal sulcus

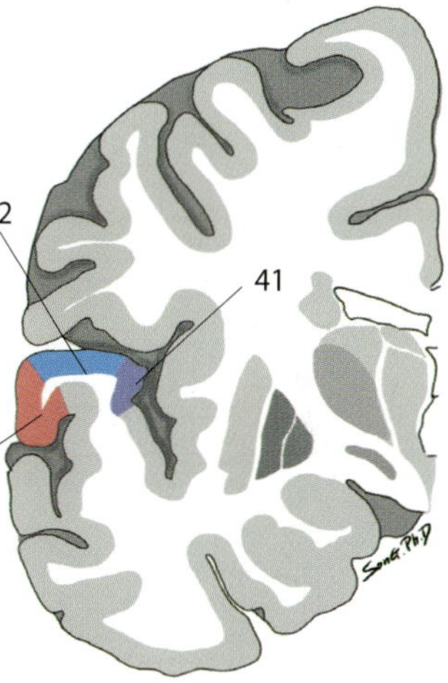
42
41
22

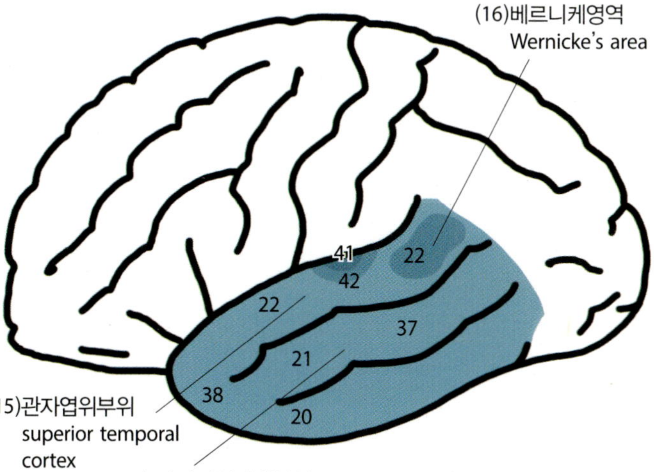
(16)베르니케영역
Wernicke's area
41
42
22
22
37
21
38
20
(15)관자엽위부위
superior temporal
cortex
(17)관자엽아래부위
inferior temporal cortex

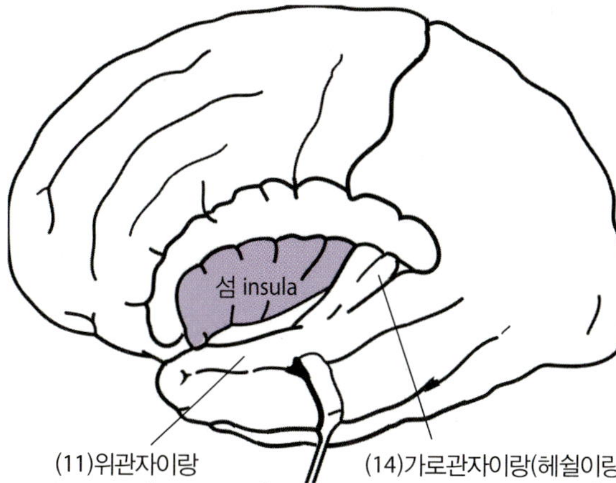
섬 insula
(11)위관자이랑
superior temporal
gyrus
(14)가로관자이랑(헤쉴이랑)
transverse temporal gyrus

임상노트

■ 청각겉질의 병변

(1)청각겉질(auditory cortex)의 병변은 겉질성 청각소실(cortical deafness)이 초래된다. 우성반구의 관자연합영역(temporal association area) 손상은 언어(spoken words)를 알아듣기 힘들게 하고, 비우성 반구의 손상은 리듬(rhythm), 음악(music) 등을 이해하는 능력을 떨어지게 한다. 복합 국소형 간질(complex partial epilepsy)은 환청(auditory hallucination)증세를 초래하기도 한다.

■ 중간부 및 하부 관자이랑의 병변

(2)중간부 및 하부 관자이랑(middle and inferior temporal gyri)에 병변이 있는 경우에는 기억력(memory) 및 학습력(learning) 장애가 있고, 복합 국소형 간질 발작 중이나 후에는 기억력 장애와 관련된 증세로 '데자뷰(deja vu) 현상'과 '자메뷰(jamais vu) 현상'이 나타난다.

■ 시각로부챗살 부위의 병변

(3)시각로부챗살(optic radiation) 부위의 병변시 동측성 상부 1/4 시야장애(homonymous upper quadrantanopsia)가 나타나며, 많은 경우 병변부위가 우성 반구일 경우 감각성 실어증을 동반한다.

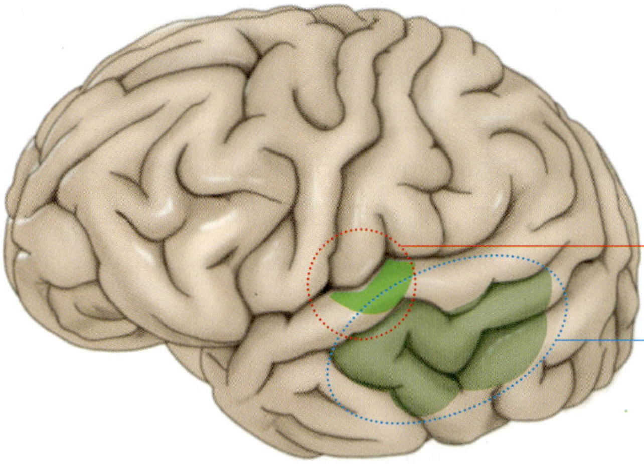
(1)청각겉질
auditory cortex
(2)중간부 및 하부 관자이랑
middle and inferior
temporal gyri

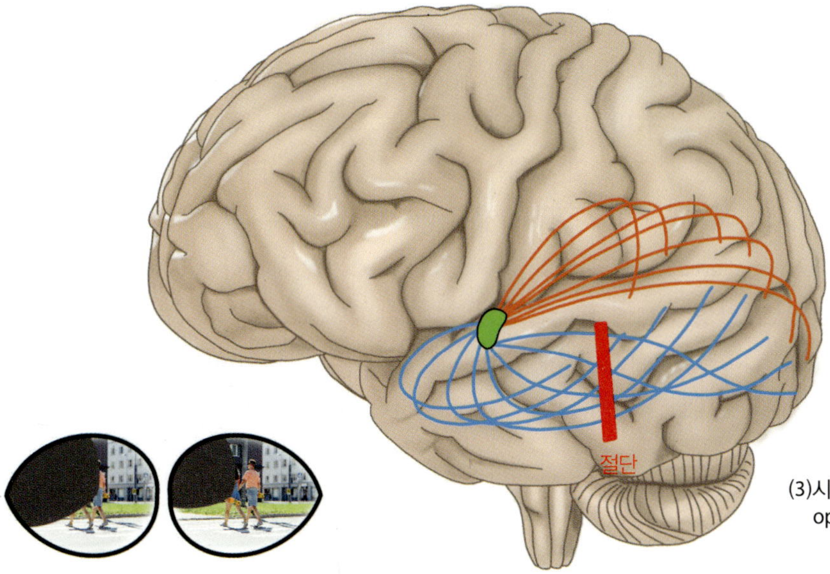
절단
(3)시각로부챗살
optic radiation

뒤통수엽 > 바깥쪽표면에서 뒤통수엽(occipital lobe)은 **(1)마루뒤통수고랑(parietooccipital sulcus)**의 위쪽 끝부분과 **(2)뒤통수앞패임(preoccipital notch)**을 잇는 가상적인 선의 뒤쪽 부분이고, 안쪽표면에서는 마루뒤통수고랑의 뒤쪽 부분이다. 바닥표면에서는 마루뒤통수고랑이 앞쪽으로 끝나는 위치에서 뒤통수앞패임까지 잇는 선이 경계가 된다. 뒤통수엽의 바깥쪽표면에는 짧은 **(3)가로뒤통수고랑(transverse occipital sulcus)**과 **(4)초승달고랑(lunate sulcus)**이 보인다. 안쪽표면에는 새발톱고랑(calcarine sulcus)이라고 하는 뚜렷한 고랑이 나타나는 데, 새발톱고랑 주변의 겉질은 시각을 받아들여 인식하는 중추가 되는 부분으로 **(5)일차시각영역(primary visual area; V I)**이라고 한다.

일차시각영역 > 일차시각영역(V−1)은 새발톱고랑(calcarine sulcus)의 위쪽과 아래쪽 겉질로 구성되어 있는 부분으로 브로드만영역 17에 해당한다. 일차시각겉질(V−1)은 동측 망막(retina)의 (6)관자쪽(temporal side) 반과 반대측 망막의 (7)코쪽(nasal side) 반에서 (8)가쪽무릎체(lateral geniculate body; LGB)를 거쳐 들신경섬유를 받는다. 따라서 시야의 왼쪽 반은 오른쪽 시각겉질에 투사되고 오른쪽 반은 왼쪽 시각겉질에 투사된다.

시각연합영역 > 일차시각영역을 둘러싸고 있는 뒤통수엽겉질인 **(6)시각연합영역(visual association area)**은 브로드만영역 18, 19에 해당한다. 브로드만영역 18과 19는 브로드만영역 17과의 경계는 뚜렷하지만, 18과 19의 경계는 명확하지 않은 편이다. 시각연합영역은 **이차시각겉질(V−2)**, **삼차시각겉질(V−3)**, 사차시각겉질(V−4)로 나눌 수 있고, **중간관자시각영역(middle temporal visual area; MT)**도 포함할 수 있다. V−2는 일차시각겉질 바로 옆에 있는 부분으로 모두 브로드만영역 18에 들어간다. V−3, V−4 영역 중 일부는 영역 18에, 일부는 영역 19에 걸쳐 있다. 중간관자시각영역(MT)은 브로드만영역 19의 앞쪽에 있으며, 마루엽의 브로드만영역 39의 일부를 포함한다. 시각연합영역의 기능은 보는 것을 이해하고 기억하는 것이다.

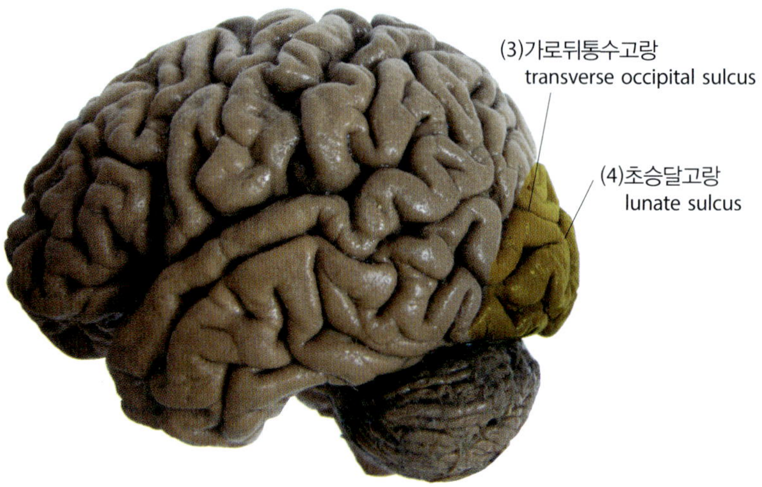

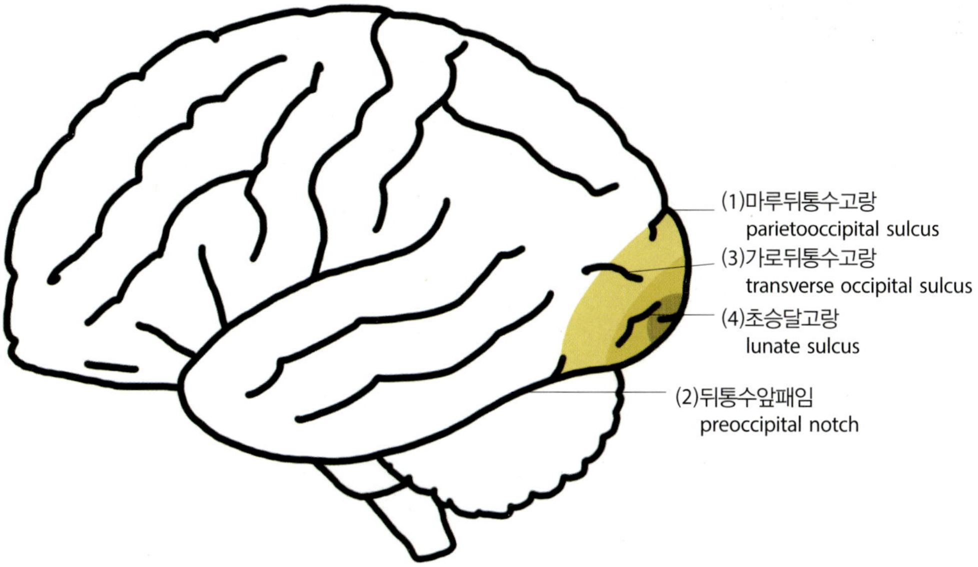
(1)마루뒤통수고랑
parietooccipital sulcus
(3)가로뒤통수고랑
transverse occipital sulcus
(4)초승달고랑
lunate sulcus
(2)뒤통수앞패임
preoccipital notch

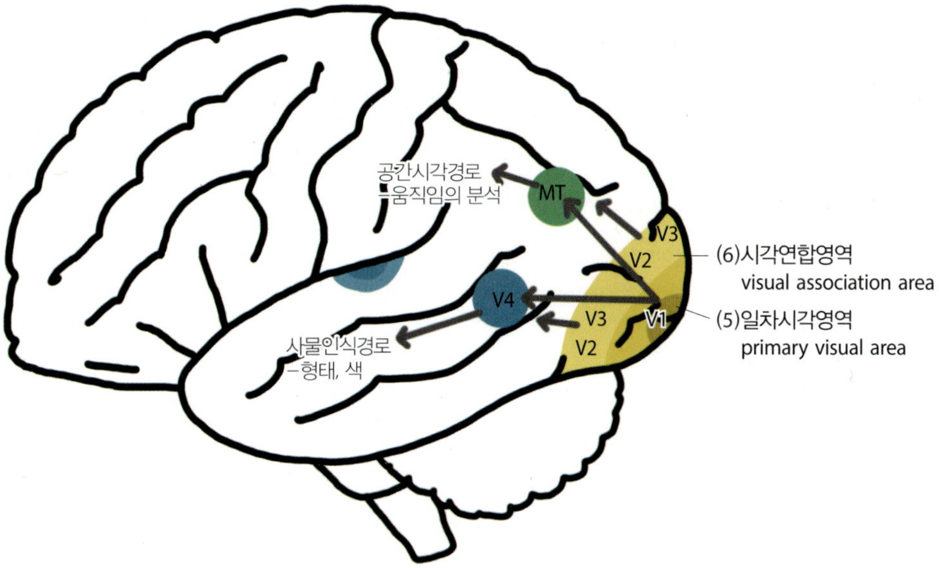
공간시각경로
–움직임의 분석
MT
V3
V2
(6)시각연합영역
visual association area
V4
V3
V1
V2
(5)일차시각영역
primary visual area
사물인식경로
–형태, 색

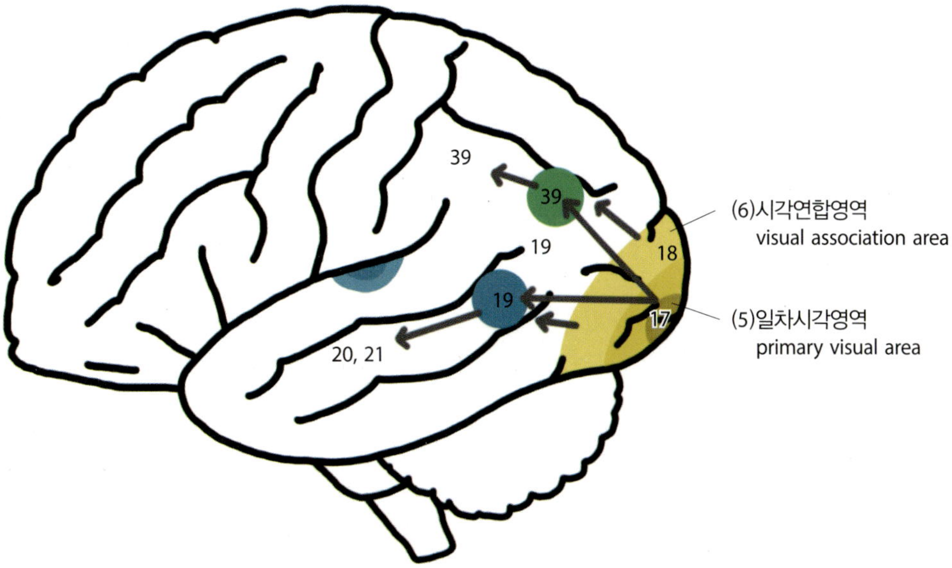
39
39
(6)시각연합영역
visual association area
19
18
19
17
(5)일차시각영역
primary visual area
20, 21

임상노트

■ 뒤통수엽 겉질의 구조

(1)뒤통수엽의 시각겉질은 새발톱고랑(calcarine sulcus)을 따라 아래와 위에 위치하는 (2)줄무늬체겉질(striate cortex)과 각각의 줄무늬체겉질의 바깥쪽에 위치하는 (4)덧줄무늬체겉질(parastriate cortex)로 구성되어 있다. 시각자극을 일차적으로 줄무늬체겉질이 인지하고, 정보를 관련겉질(associatioin cortex)인 덧줄무늬체겉질에 전달하는 구조를 갖는다.

■ 뒤통수엽 겉질의 병변

(1)뒤통수엽 겉질(occipital cortex)의 병변은 반대편 동측성 편측시야결손(homonymous hemianopsia)이 나타난다. 뒤통수극(occipital pole)만 손상을 받았을 경우에는 반대편 동측성 중심부 편측시야결손(central hemianopic field defect)이 나타난다.

■ 겉질실명

겉질실명(cortical blindness)은 좌우 양쪽의 줄무늬체겉질(striate cortex)이 매우 광범위하게 장애를 받으면 나타난다. 환자는 불빛을 인지하지는 못하지만 빛반사(light reflex)는 정상으로 관찰된다. 이는 중간뇌 수준에서 종결되기 때문이다.

■ Balint 증후군-양측성 마루-뒤통수고랑의 병변

Balint 증후군(Balint's syndrome)은 양측성 **(3)마루-뒤통수고랑(parieto-occipital sulcus)**에 병변이 있을 경우를 말하며, 시각실인증(visual agnosia)이 나타나고 의식적 주시(voluntary gaze)를 수행하지 못하게 된다.

■ Anton 증후군(Anton's syndrome)

Anton 증후군(Anton's syndrome)은 본인이 실명임에도 시력상실을 인식하지 못하고 실명 자체를 부인하는 현상이다. 이는 줄무늬체겉질과 덧줄무늬체겉질(parastriate cortex)이 함께 장애를 얻음으로써 초래된다.

■ 환시(visual hallucination)

환시(visual hallucination) 현상은 편두통이나 간질에서 발병부위가 뒤통수엽과 연관될 때 나타난다.

시각적 착각(visual illusion)은 뒤통수엽의 병변으로 나타나는데, 실제보다 물체가 작게 보이거나(micropsia) 크게 보이며(macropsia), 물체의 형태가 일그러져 보이거나(distorsion) 색이 없는 상태(disappearance of colour)로 보이게 된다.

■ 안면실인증(prosopagnosia)

안면실인증(prosopagnosia)은 친근한 사람조차도 쳐다보면서 그 사람의 이름을 얘기하지 못하는 증세로 양측성 뒤통수-관자엽 경계선 부위의 병변에 의한다. 색상실인증(colour agnosia)을 동반하기도 한다.

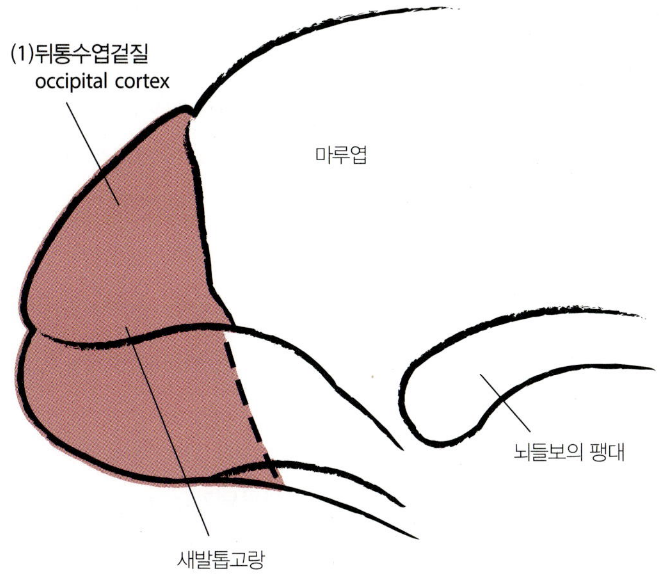
(1)뒤통수엽겉질
occipital cortex
마루엽
뇌들보의 팽대
새발톱고랑

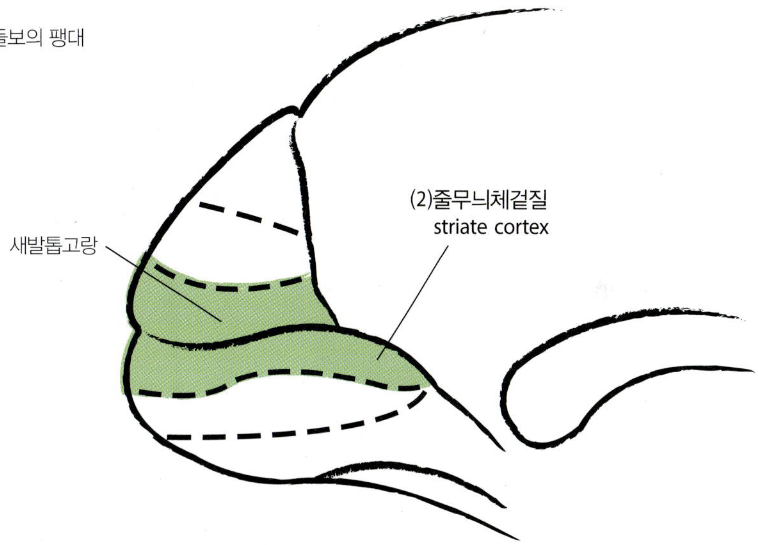
(2)줄무늬체겉질
striate cortex
새발톱고랑

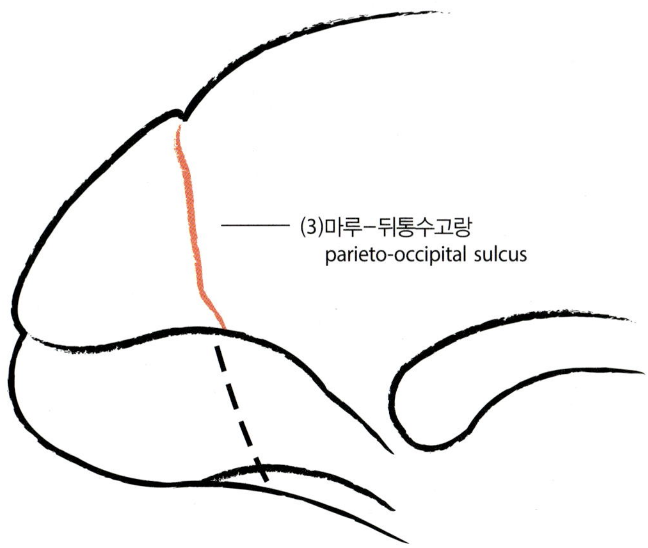
(3)마루-뒤통수고랑
parieto-occipital sulcus

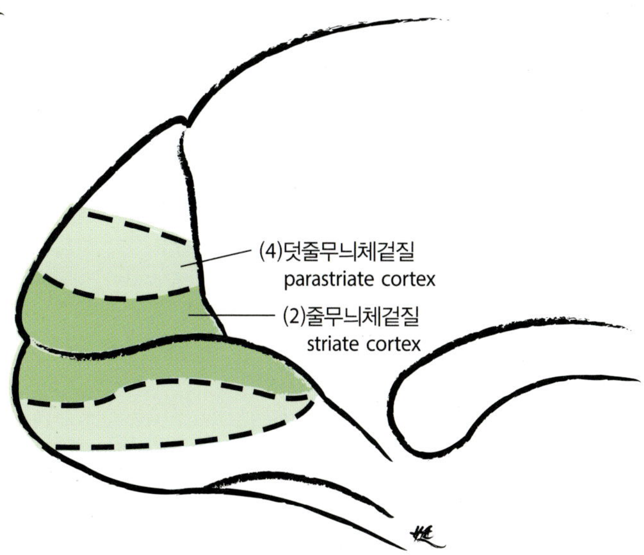
(4)덧줄무늬체겉질
parastriate cortex
(2)줄무늬체겉질
striate cortex

미각영역 > 미각영역(gustatory area)은 브로드만 영역 43번에 해당하는 부위로 이마엽의 아래이마이랑(inferior frontal gyrus)의 **(2)이마덮개(frontal operculum)**와 섬의 앞쪽 부분이 포함된다. 맛 정보는 혀의 상부와 물렁천장, 후두덮개, 인두 및 식도의 위쪽 부분에 있는 수용체에서 발생하여 뇌신경 7, 9, 10번을 타고 고립로핵의 미각영역을 거쳐 시상의 뒤안쪽배쪽핵(ventral posterior medial nucleus, VPM)을 거쳐 이마엽과 섬의 미각영역으로 전달된다.

안뜰영역 > 대뇌겉질에서의 안뜰영역(vestibular area)은 다른 감각의 영역에 비해 잘 알려져 있지 않다. 일반적으로 신경근육방추(neuromuscular spindle)에서의 들신경섬유는 일차몸감각영역의 브로드만영역 3의 앞부분에 투사되고, 관절에서의 들신경섬유는 브로드만영역 2의 뒤쪽 경계부로 투사된다고 알려져 있다.

섬 > **(1)섬(insula)**는 바깥쪽 아래 틈새 아래에 위치하며 이마엽과 마루엽 관자엽에 의해 덮혀진 숨겨진 겉질이다. 각각 **(2)이마덮개(frontal operculum)**, **(3)마루덮개(parietal operculum)**, **(4)관자덮개(temporal operculum)**에 의해 덮혀져 있다. 홀로 떨어져 있다는 뜻에서 섬이라는 이름을 갖고 있고 거짓엽(false lobe)에 해당된다. 섬은 내장과 자율신경기능, 미각과 광범위하게 관련되어 있으며 의식과 욕구, 중독, 통증조절과도 관련이 있다는 연구가 보고되고 있다.

Reil의 섬

섬(insula)는 독일의 의사이며 생리학자, 해부학자, 심리학자인 Johann Christian Reil (1759~1813)에 의해 처음 발견되어 Reil의 섬이라고 불렸다. 또한 Reil은 활꼴다발(arcuate fasciculus)을 처음 발견하여 발표하기도 하였다.

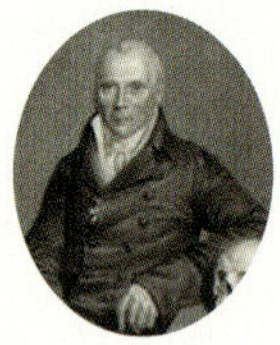

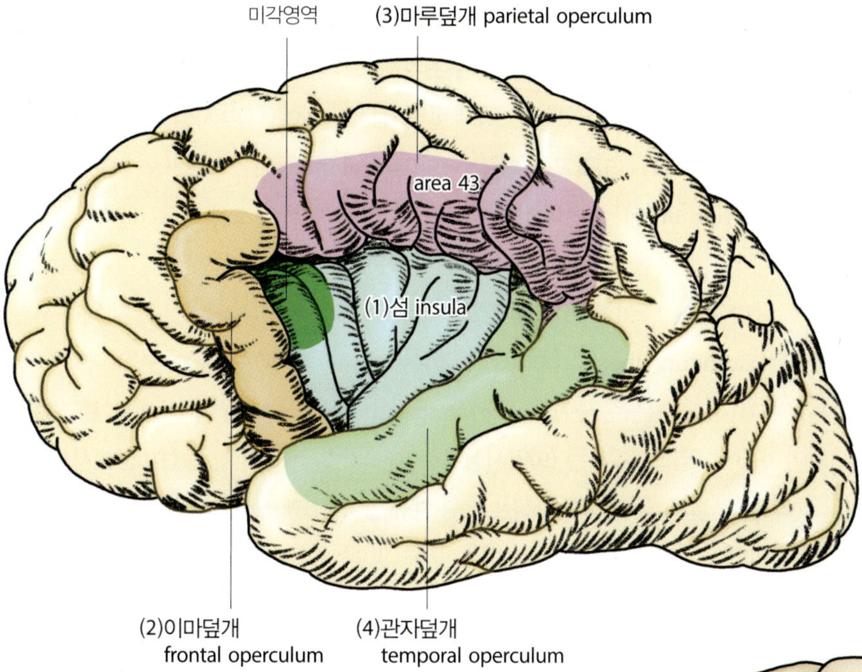
미각영역
(3)마루덮개 parietal operculum
area 43
(1)섬 insula
(2)이마덮개
frontal operculum
(4)관자덮개
temporal operculum

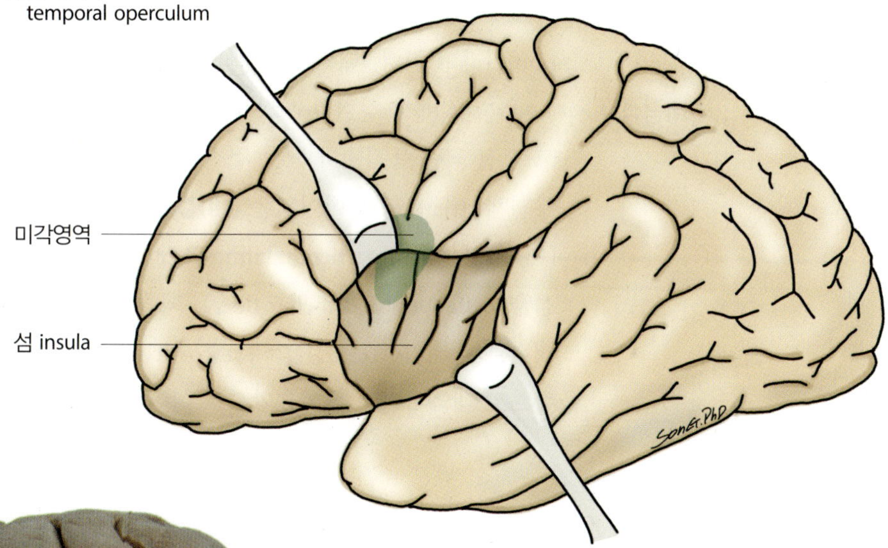
미각영역
섬 insula

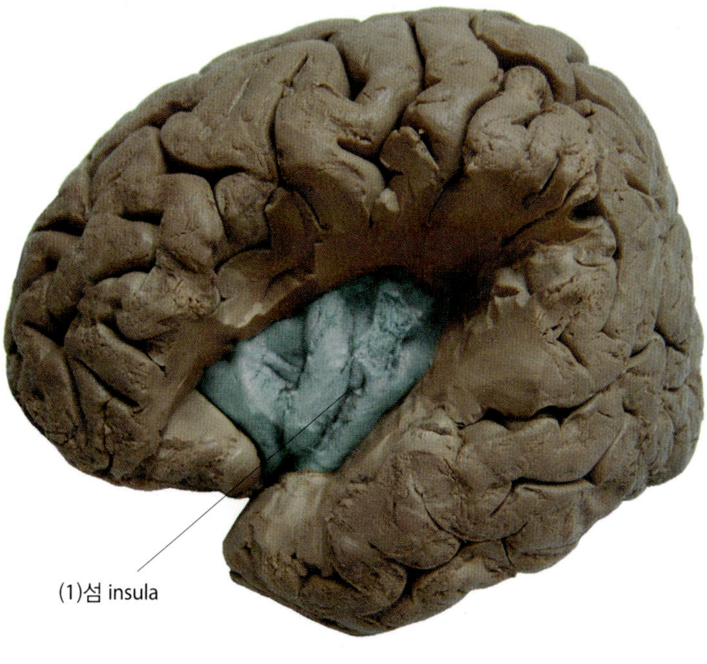
(1)섬 insula

백색질 > **(1)대뇌겉질**의 깊은부위에는 날신경섬유다발(efferent fiber bundle)과 들신경섬유다발(afferent fiber bundle)로 이루어진 **(2)백색질 구조**가 있으며, 이를 백색질(white matter) 또는 속질중심(medullary center)이라고 한다. 백색질의 섬유다발은 **(3)투사섬유(projection fiber)**, **(4)연합섬유(association fiber)**, **(5)맞교차섬유(commissural fiber)**의 세 가지로 분류할 수 있다.

투사섬유 > **투사섬유(projection fiber)**는 대뇌겉질과 겉질밑구조(subcortical structure)를 이어주는 섬유다발이다. 대뇌겉질쪽은 넓고 뇌줄기쪽은 좁기 때문에 아래쪽은 좁고 위쪽은 넓은 부챗꼴의 구조로 나타나는데, 이를 **(6)대뇌부챗살(corona radiata)**이라고 한다. 대뇌부챗살의 섬유는 **(7)오름섬유(ascending fiber)**와 **(8)내림섬유(descending fiber)**로 나눌 수 있다.

오름섬유 > 오름섬유의 거의 대부분은 사이뇌의 시상(thalamus)을 통해 들어오는 **시상부챗살(thalamic radiation)**이며, 이마엽으로 가는 **(9)앞시상부챗살**과 마루엽으로 가는 **(10)중심시상부챗살**로 구성된다. 시상은 겉질로 들어오는 모든 오름섬유의 중계핵(relay nuclei)이 된다. 이 섬유다발 중에서 새발톱고랑(calcarine sulcus)의 양쪽 옆에 있는 일차시각영역(VI)으로 들어가는 섬유다발은 **(11)시각로부챗살(optic radiation)**이라고 하며, 가로관자이랑(transverse temporal gyrus)에 있는 일차청각영역(AI)으로 들어가는 섬유다발은 **(12)청각로부챗살(auditory radiation)**이라고 한다. 대뇌부챗살의 오름섬유는 **(13)속섬유막(internal capsule)**을 통해 상행한다.

내림섬유 > 대뇌겉질에서 겉질밑구조로 내려가는 내림섬유는 오름섬유와는 달리 중계핵을 거치지 않고 직접 최종 목적지가 되는 겉질밑구조에 닿는다. 대뇌겉질에서 바닥핵(basal ganglia)의 줄무늬체(striatum)로 이어지는 **(14)겉질줄무늬체섬유(corticostriate fiber)**와 시상으로 이어지는 **(15)겉질시상섬유(corticothalamic fiber)**, 다리뇌를 거쳐 소뇌로 이어지는 **(16)겉질다리뇌소뇌섬유(corticopontocerebellar fiber)**, 뇌줄기로 내려가는 **(17)겉질뇌줄기로(corticobulbar tract)**, 척수로 내려가는 **(18)겉질척수로(corticospinal tract)**가 내림섬유에 속한다. 내림섬유는 아래쪽으로 내려가면서 속섬유막으로 이어진다.

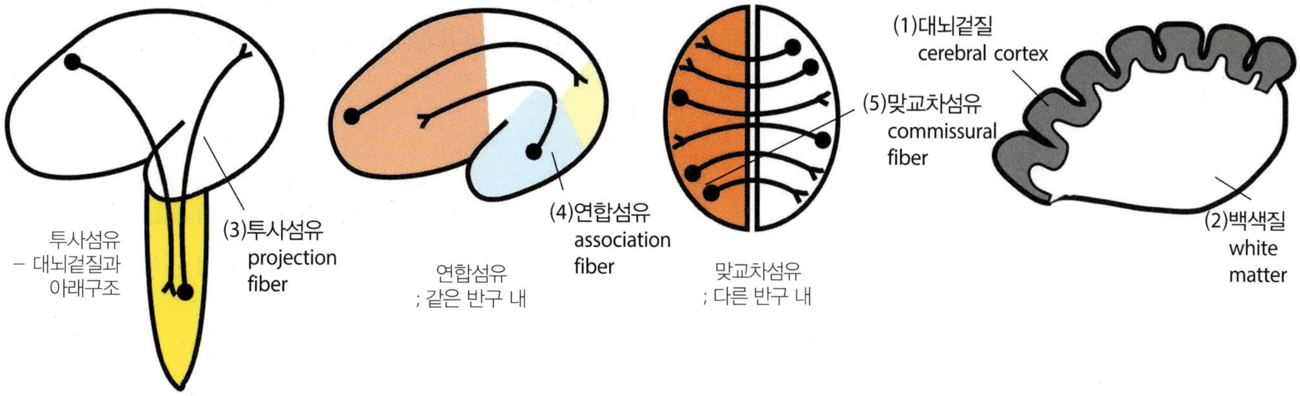

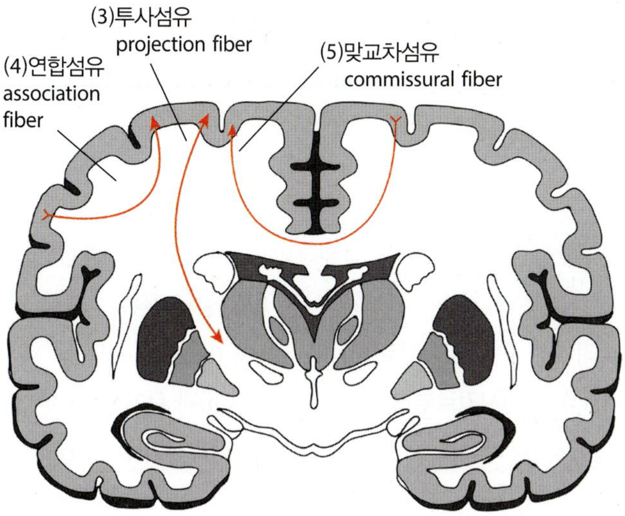

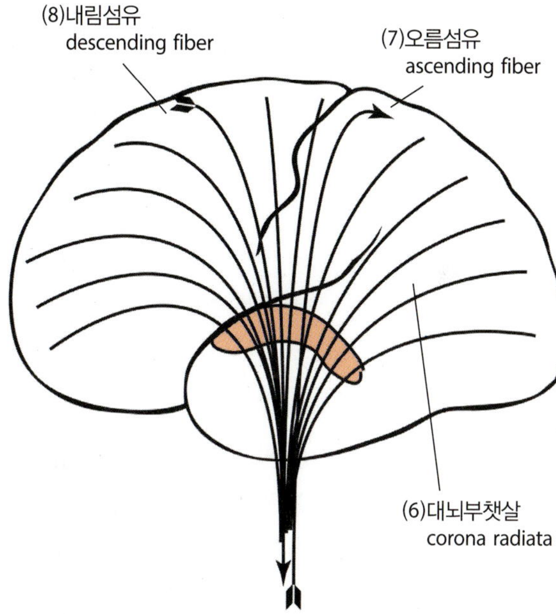

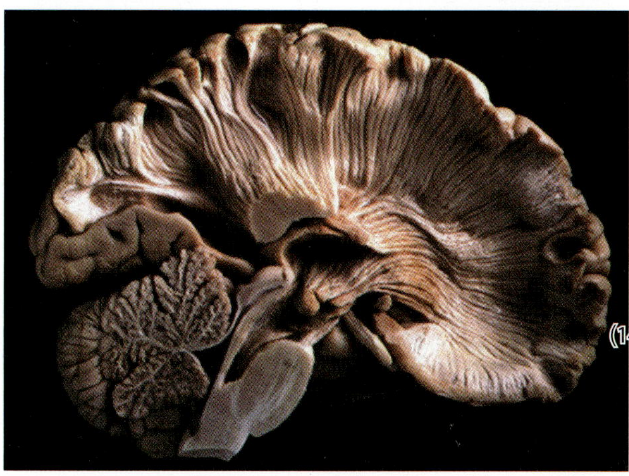

투사섬유 projection fiber

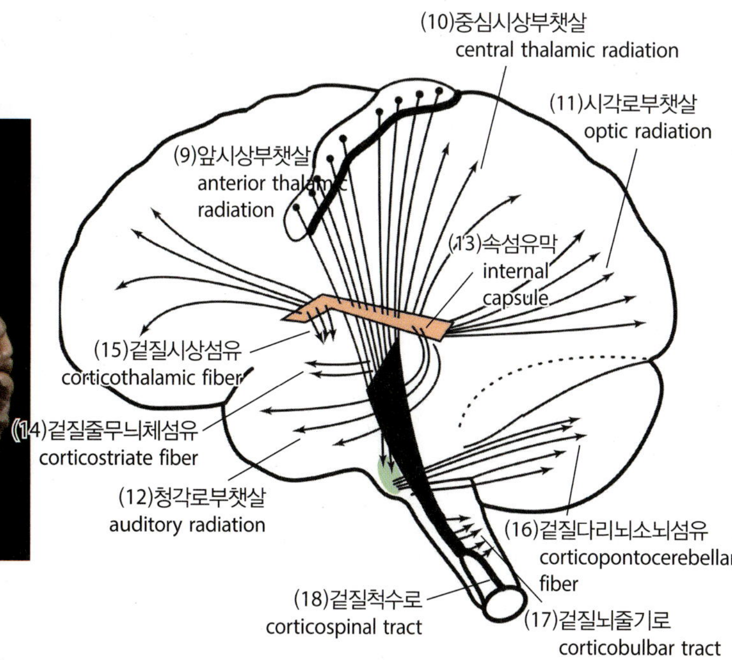

속섬유막의 기본구조 >

속섬유막(internal capsule)은 바닥핵(basal ganglia)과 시상 사이에 있는 크고 뚜렷한 섬유다발로 낫 모양으로 꺾어져 있다. 속섬유막은 **(1)앞다리(anterior limb)**, **(2)무릎(genu)**, **(3)뒷다리(posterior limb)**로 나뉜다.

앞다리

앞다리(anterior limb)를 지나는 오름섬유를 **(4)앞시상부챗살(anterior thalamic radiation)**이라고 하며 이마엽의 앞쪽으로 상행한다. 앞뿔의 내림섬유로는 이마엽에서 기원해서 다리뇌로 내려가는 **(5)이마다리뇌섬유(frontopontine fiber)**가 있다.

무릎

속섬유막의 **무릎(genu)**을 지나는 섬유다발에는 겉질에서 뇌줄기(brainstem)의 뇌신경운동핵(cranial motor nuclei)으로 하행하는 **(6)겉질숨뇌로(corticobulbar tract/corticonuclear tract)**가 있다.

뒷다리

뒷다리(posterior limb)는 이마엽과 마루엽으로 상행하는 섬유다발로 이루어진 **(7)중심시상부챗살(central thalamic radiation)**과 이 부분의 겉질에서 하행하는 **(8)겉질시상섬유**, 그리고 중간뇌의 적색핵(red nucleus)으로 내려가는 **(9)겉질적핵로(corticorubral tract)** 및 척수로 하행하는 **(10)겉질척수로(corticospinal tract)**, **(11)시각로부챗살(optic radiation)**과 **(12)청각로부챗살(auditory radiation)**, 그리고 관자엽에서 다리뇌로 이어지는 **(13)관자다리뇌섬유(temporopontine fiber)**, 시상에서 뒤통수엽과 마루엽의 뒷부분으로 이어지는 섬유다발인 **(14)뒤시상부챗살(posterior thalamic radiation)**과 마루엽과 뒤통수엽에서 다리뇌로 이어지는 **(15)마루뒤통수다리뇌섬유(parieto-occipitopontine fiber)**가 있다.

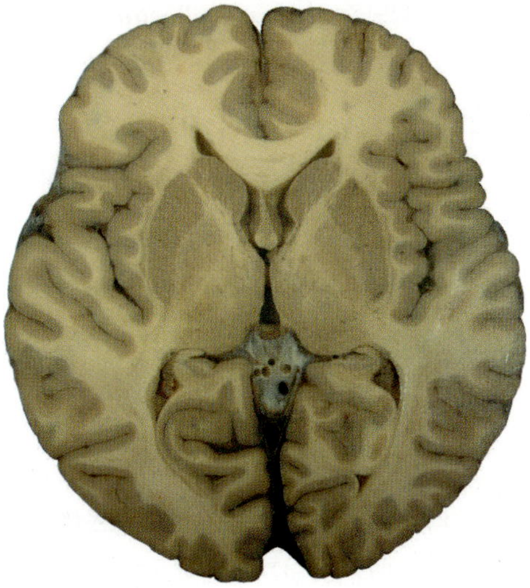

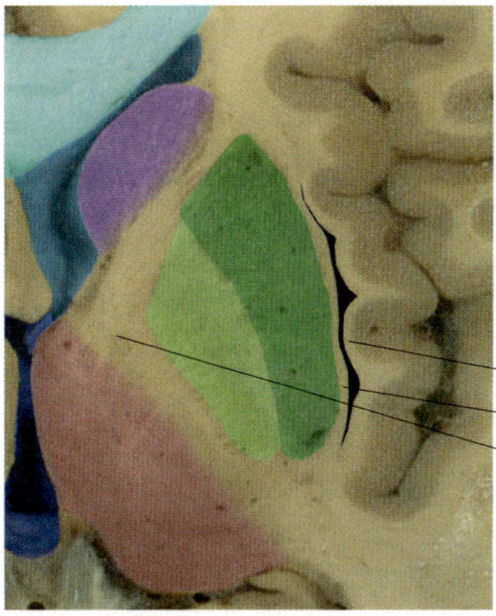
뇌들보 corpus callosum
가쪽뇌실 lateral ventricle
셋째뇌실 3rd ventricle
꼬리핵 caudate nucleus
조가비핵 putamen
창백핵 globus pallidus
시상 thalamus
담장 claustrum
맨바깥섬유막 extreme capsule
바깥섬유막 external capsule
속섬유막 internal capsule

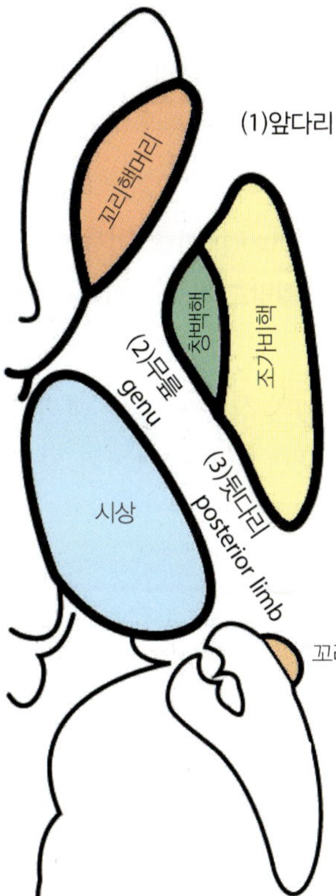
(1)앞다리 anterior limb
꼬리핵머리
창백핵
조가비핵
(2)무릎 genu
(3)뒤다리 posterior limb
시상
꼬리핵꼬리

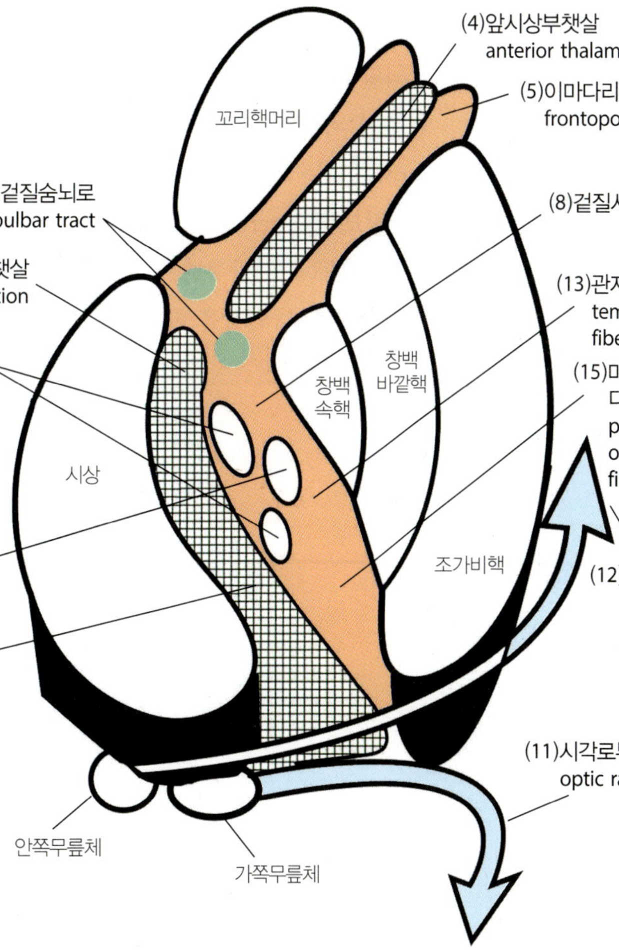
(4)앞시상부챗살 anterior thalamic radiation
(5)이마다리뇌섬유 frontopontine fiber
꼬리핵머리
(6)겉질숨뇌로 corticobulbar tract
(8)겉질시상섬유
(7)중심시상부챗살 central thalamic radiation
(13)관자다리뇌섬유 temporopontine fiber
(10)겉질척수로 corticospinal tract
창백 속핵
창백 바깥핵
(15)마루뒤통수 다리뇌섬유 parieto-occipitopontine fiber
시상
조가비핵
(9)겉질적핵로 corticorubral tract
(12)청각로부챗살 auditory radiation
(14)뒤시상부챗살 posterior thalamic radiation
(11)시각로부챗살 optic radiation
안쪽무릎체
가쪽무릎체

맞교차섬유 > **맞교차섬유(commissural fiber)**는 한쪽 대뇌겉질에서 반대쪽 대뇌겉질로 연결되는 섬유다발을 말한다. 좌우 대뇌반구를 연결하는 큰 섬유다발인 **(1)뇌들보(corpus callosum)**와 **(2)앞맞교차(anterior commissure)** 및 **뇌활맞교차(commissure of fornix)**가 여기에 속한다.

뇌들보 > **(1)뇌들보(corpus callosum)**는 대뇌의 각 대뇌엽에서 시작되어 반대편의 같은 부위로 이어지는 말이집신경다발(myelinated fiber bundle)로 대뇌겉질의 거의 모든 부위에서 반대편의 같은 부위로 서로를 연결시키는 기능을 한다. 뇌들보는 앞쪽에서부터 **(3)뇌들보부리(rostrum)**, **(4)뇌들보무릎(genu)**, **(5)뇌들보줄기(trunk)**, **(6)뇌들보팽대(splenium)**의 네 부분으로 나뉜다. 뇌들보부리와 뇌들보무릎으로는 이마엽 앞쪽의 맞교차섬유가 지나가고, 뇌들보줄기로는 이마엽 뒤쪽과 마루엽의 섬유가 지나가며, 뇌들보팽대를 통해서는 관자엽과 뒤통수엽의 신경섬유가 지나간다.

작은집게와 큰집게 > 이마엽에서 뇌들보무릎을 거쳐 반대쪽 이마엽에 이르는 신경섬유다발을 **(7)작은집게(forceps minor)**라고 하며, 뒤통수엽에서 뇌들보팽대를 거쳐 반대쪽 뒤통수엽에 이르는 신경섬유다발을 **(8)큰집게(forceps major)**라고 한다.

앞맞교차 > 뇌들보부리와 종말판의 경계에 작은 맞교차섬유의 다발이 있으며, 이를 **앞맞교차(anterior commissure)**라고 한다. 앞맞교차의 앞쪽은 양쪽 후각망울(olfactory bulb)을 이어주는 섬유로 구성되어 있으며, 뒤쪽은 주로 중간관자이랑(middle temporal gyrus)과 아래관자이랑(inferior temporal gyrus)의 겉질을 연결시켜 준다. 따라서 한쪽의 코로 들어온 후각 정보는 앞맞교차를 통하여 양쪽으로 전달되게 된다.

뇌활맞교차 > 뇌활(fornix)의 두 뇌활각(crura)의 위쪽에서 양쪽이 하나의 뇌활체(corpus)를 이루는 부분까지 뇌활각의 양쪽을 연결해주는 맞교차 부분이 있으며, 이를 **뇌활맞교차(commissure of fornix)** 또는 **해마맞교차(hippocampal commissure)**라고 한다.

뒤맞교차 > **뒤맞교차(posterior commissure)**는 중간뇌수도관(cerebral aqueduct)의 상부에 있는 백색의 섬유다발로서 시각정보를 양쪽에 전달하게 하며 빛이 안구에 들어오면 동공의 크기가 작아지는 빛반사의 역할을 한다.

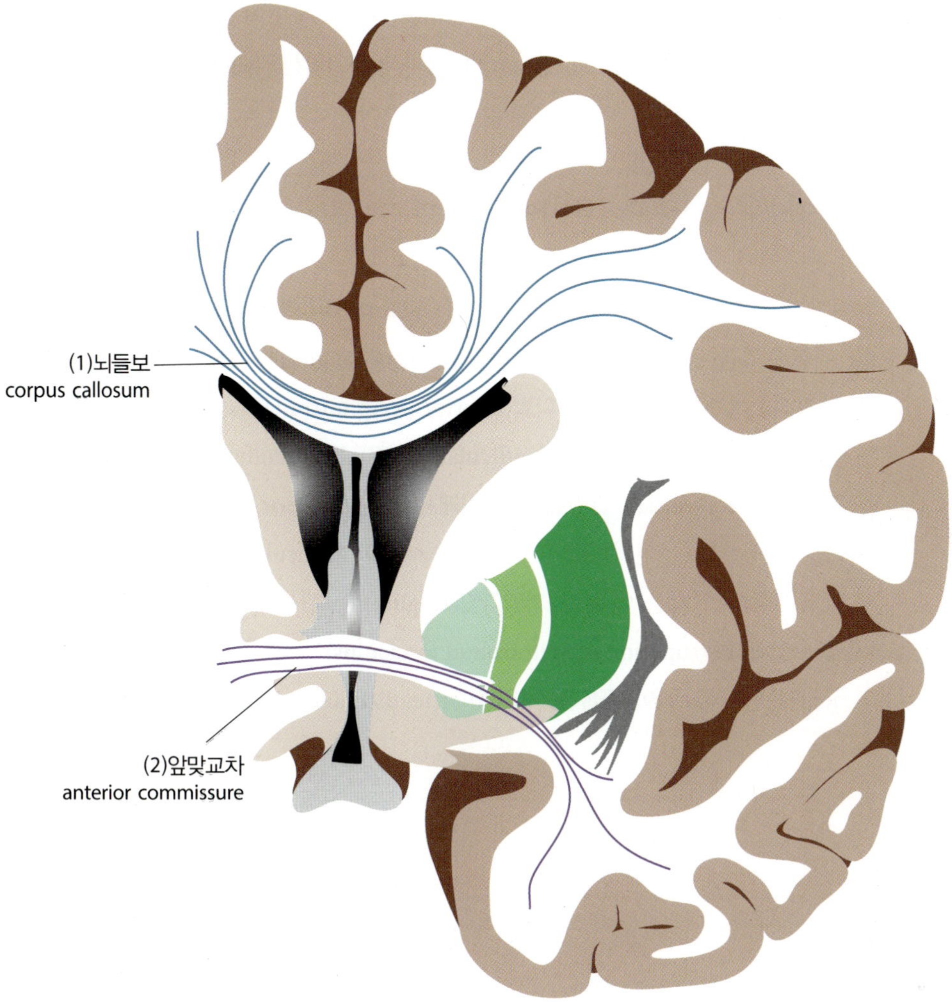
(1)뇌들보
corpus callosum
(2)앞맞교차
anterior commissure

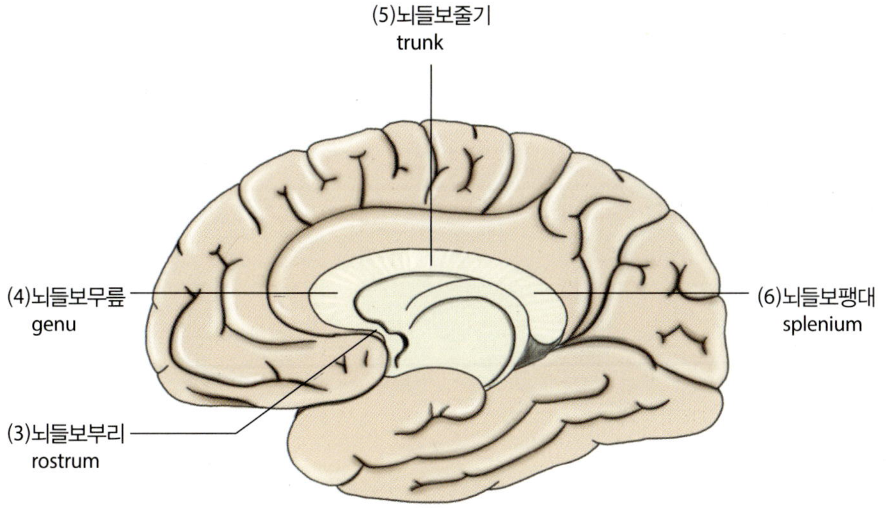
(5)뇌들보줄기
trunk
(4)뇌들보무릎
genu
(6)뇌들보팽대
splenium
(3)뇌들보부리
rostrum

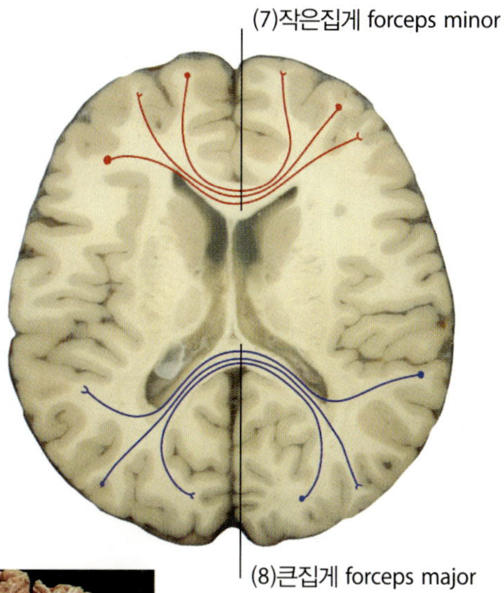
(7)작은집게 forceps minor
(8)큰집게 forceps major

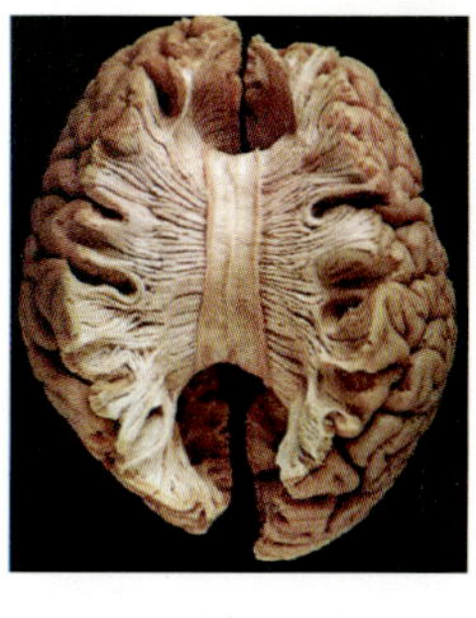

연합섬유 > **연합섬유**(association fiber)는 같은쪽 대뇌반구의 겉질영역 사이를 서로 연결시켜주는 역할을 한다. **긴연합섬유**(long association fiber)와 **짧은연합섬유**(short association fiber)가 있는데, 짧은연합섬유는 인접한 이랑의 겉질을 연결시키는 역할을 하며 고랑의 장축에 대해 가로 방향으로 배열되어 있다.

긴연합섬유 > 긴연합섬유는 다른 대뇌엽 사이, 또는 비교적 멀리 떨어진 같은 대뇌엽의 겉질을 같은쪽 대뇌반구에서 연결시켜주는 역할을 한다. 그 종류로는 대뇌겉질의 **바깥쪽**에서 이마엽의 눈확이랑과 관자엽의 앞부분을 연락하는 **(1)갈고리섬유다발**(uncinate fasciculus), 이마엽, 마루엽, 뒤통수엽을 연락하는 **(2)위세로다발**(superior longitudinal fasciculus), 뒤통수엽과 이마엽을 연결하는 **(3)아래뒤통수이마다발**(inferior occipitofrontal fasciculus)과 뒤통수의 위아래를 연결하는 **(4)수직뒤통수다발**(perpendicular occipital fasciculus)이 있고, 안쪽의 긴연합섬유로는 뒤통수엽과 관자엽을 연락하는 **(5)아래세로다발**(inferior longitudinal fasciculus), 이마엽과 관자엽, 뒤통수엽을 연락하는 **(6)활꼴다발**(arcuate fasciculus), 띠이랑의 깊은부위를 지나 대뇌 둘레계통과 연락을 이루는 **(7)띠다발**(cingulum), 뒤통수엽과 이마엽 사이를 연락하는 **(8)위뒤통수이마다발**(superior occipitofrontal fasciculus)이 있고 바깥쪽과 마찬가지로 뒤통수엽의 상하를 연락하는 **(9)수직뒤통수다발**(perpendicular occipital fasciculus)이 있다.

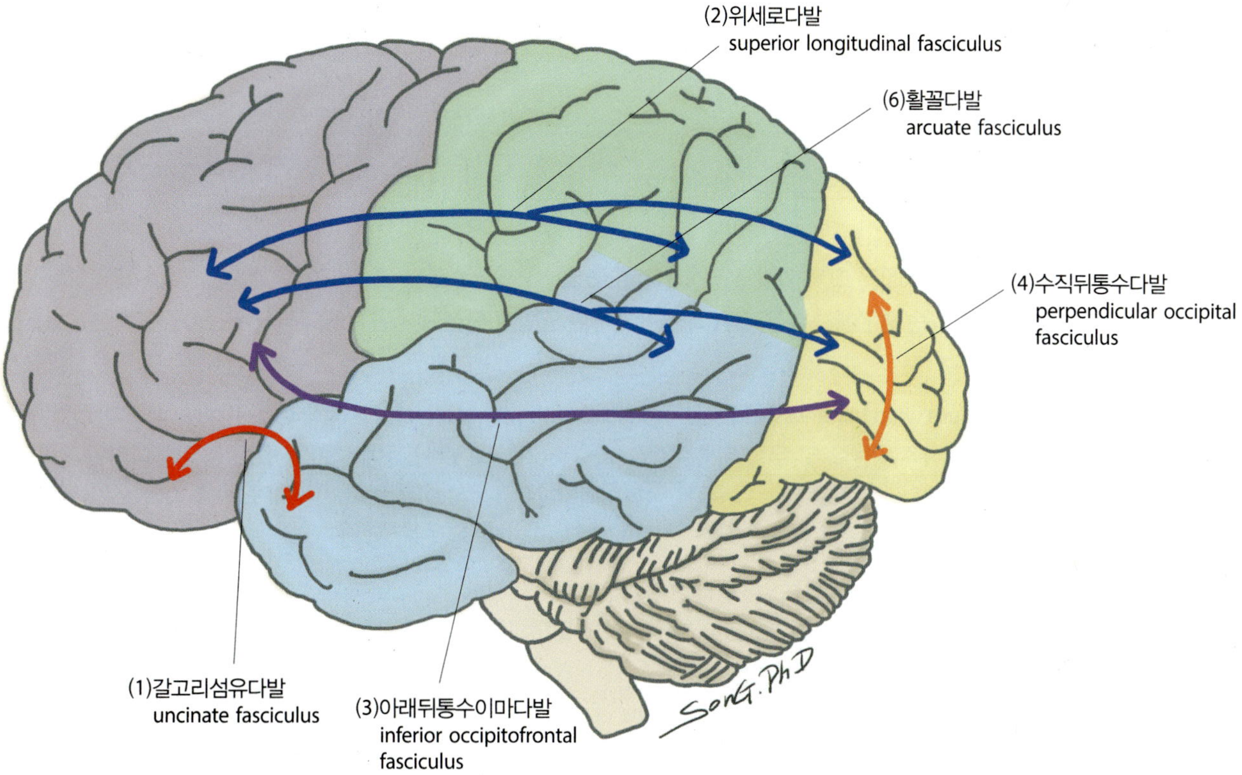
(2)위세로다발
superior longitudinal fasciculus
(6)활꼴다발
arcuate fasciculus
(4)수직뒤통수다발
perpendicular occipital
fasciculus
(1)갈고리섬유다발
uncinate fasciculus
(3)아래뒤통수이마다발
inferior occipitofrontal
fasciculus
SonG.PhD

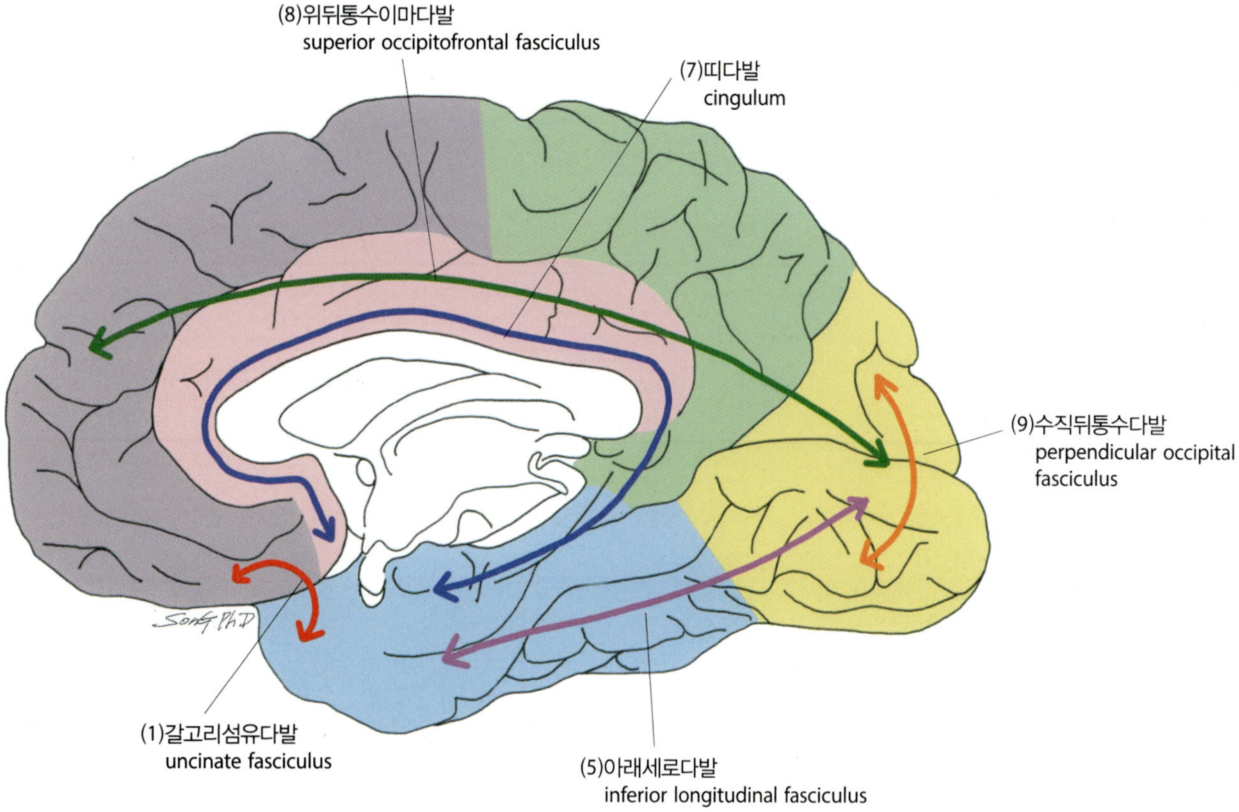
(8)위뒤통수이마다발
superior occipitofrontal fasciculus
(7)띠다발
cingulum
(9)수직뒤통수다발
perpendicular occipital
fasciculus
SonG PhD
(1)갈고리섬유다발
uncinate fasciculus
(5)아래세로다발
inferior longitudinal fasciculus

임상노트

백색질의 병변

■ 맞교차섬유의 병변

맞교차섬유(commissural fiber) 중 뇌들보의 차단에 의한 여러 가지 증상이 나타난다.

• 좌측 실행증

(1)**좌측 실행증**(left apraxia)은 좌우 연합 운동성 겉질(association motor cortices) 사이를 연결하는 부위가 차단되거나 뇌들보 앞부분에 병변이 있는 경우에 초래된다. 즉, 오른쪽반구로 연락이 단절되어 왼쪽 팔다리의 무동작증이 되는 것이다.

• 순수단어 실명

(2)**순수단어 실명**(pure word blindness) 또는 **실독증**(alexia without agraphia)은 시각중추와 각이랑, 베르니케영역을 연결하는 부위의 차단과 뒤쪽 뇌들보 및 우성 뒤통수엽(dominant occipital lobe) 등에 병변이 있는 경우에 나타난다. 환자는 자발적으로 글씨를 쓰거나 색상을 구분하는 능력은 정상이지만 읽기, 색상 이름을 대기, 남의 글씨를 따라 쓰기 등의 기능은 장애를 입게 된다.

• 뇌들보 발육부전

(3)**뇌들보 발육부전**(agenesis of corpus callosum)은 태아의 발달과정 중 뇌들보가 형성되지 않은 것으로 눈에 보이는 물체의 이름을 말하지 못하는 증세가 나타난다.

■ 연합섬유의 병변

연합섬유(association fiber)의 연결 차단에 의한 증상으로 전도성 실어증, 순수단어 난청이 있다.

• 전도성 실어증

(4)**전도성 실어증**(conduction aphasia)은 활꼴다발의 병변이 있는 경우 초래되는 것으로 타인의 말을 반복하는 반복능력에 장애를 나타낸다.

• 순수단어 난청

(5)**순수단어 난청**(pure word deafness)은 청각중추인 Heschl 이랑(Heschl's gyrus)과 청각연합겉질(associated auditory cortex) 사이를 연결하는 부위의 병변이 있는 경우로 타인의 말(spoken word)을 이해하지 못하는 증세를 나타낸다.

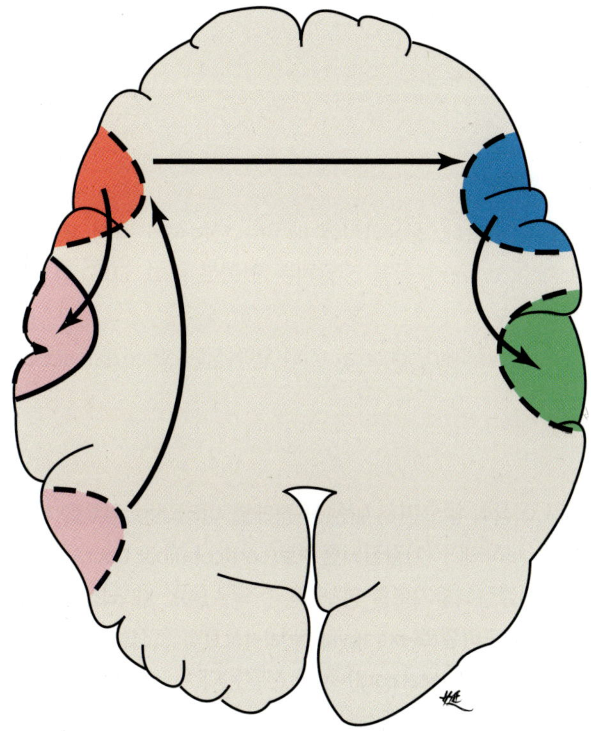

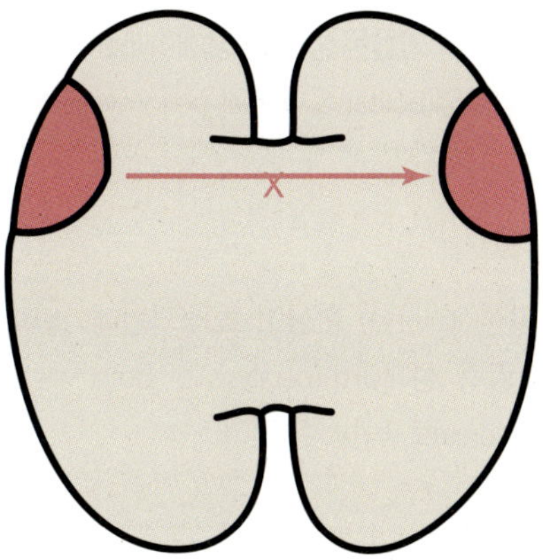

(1)좌측 실행증
left apraxia

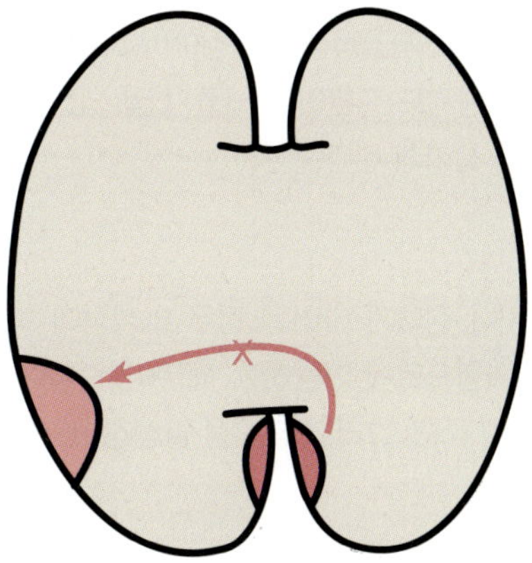

(2)순수단어 실명
pure word blindness

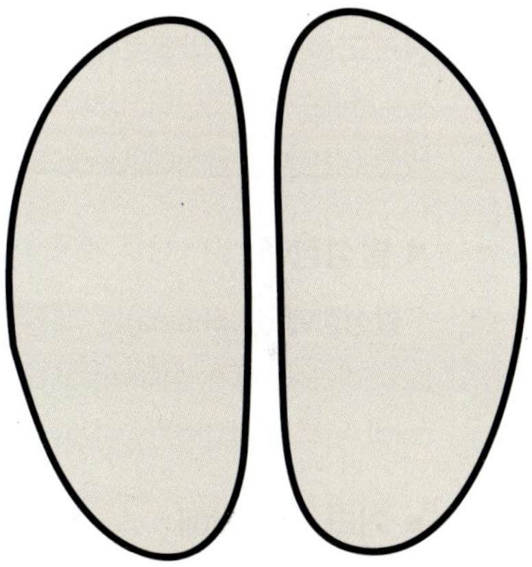

(3)뇌들보 발육부전
agenesis of corpus callosum

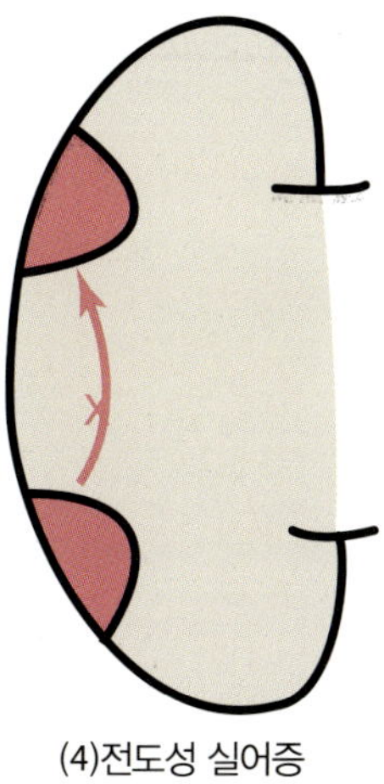

(4)전도성 실어증
conduction aphasia

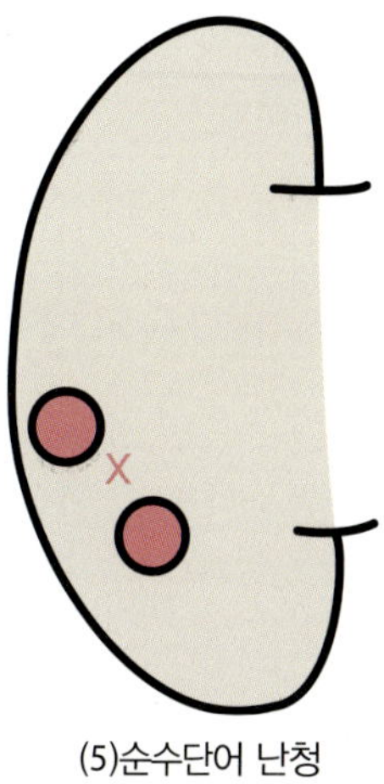

(5)순수단어 난청
pure word deafness

임상노트

언어장애

■ 언어의 분류와 언어장애의 분류

언어는 크게 두 가지로 분류할 수 있는데, 신생아기에 배우는 본능적인 감정 표현이 포함되는 감정적(emotional) 언어와 사상(thought), 의견(opinion), 개념(concepts) 등을 전달하는 언어로 문화, 교육, 정상적인 대뇌 발달 등에 기초한 명제성(propositional) 언어이다.

언어장애는 구음장애(dysarthria), 발성장애(dysphonia), 기타 언어장애(other disorder of speech) 그리고 실어증(dysphasia)으로 나눌 수 있다.

■ 구음장애

구음장애(dysarthria)는 언어에는 이상이 없으면서 발음상 장애를 나타내는 경우를 말한다. 일반적으로 발음의 경로는 **(1) 왼쪽 브로카영역**(Broca's area)에서 시작되어 **(2)겉질뇌줄기로(corticobulbar tract)**를 통하거나 (3)**뇌들보(corpus callosum)**를 통해 반대쪽 반구로 전달된 후 (2)겉질뇌줄기로를 통해 각각 좌우 **(4)X, XII 뇌신경핵**에 전달되고, 전달된 언어 자극은 **(5) 소뇌**(cerebellum), **(6)뇌줄기의 피라미드바깥로**(extrapyramidal tract)의 조정을 받아 발음말단 구조인 **(7)혀**(tongue), **물렁입천장**(soft palate), **인두**(pharynx) 및 **성대**(vocal cord) 등에 전달된다.

구음장애의 종류는 다음과 같다. 뇌종양이나 중간뇌동맥 폐쇄 등에 의해 겉질에 이상이 있는 강직성 구음장애(spastic dysarthria)와 양측성 작은 뇌혈관장애와 운동신경세포 질환에 의한 겉질뇌줄기로 장애에 따른 강직성 구음장애(spastic dysarthria)가 나타난다. 또한 소뇌 벌레(vermis) 및 벌레옆(paravermis)의 병변으로 인한 실조성 구음장애(ataxic dysarthria)가 생기고, 피라미드바깥로계통의 병변으로 인해 저율동성 구음장애(hypokinetic dysarthria)와 과율동성 구음장애(hyperkinetic dysarthria)가 나타난다. 마지막으로 운동신경세포 질환이나 뇌줄기 및 뇌신경 회색질척수염(bulbar & cranial poliomyelitis)에 의한 이완성 구음장애(flaccid dysarthria)가 생기게 된다.

■ 발성장애

발성장애(dysphonia)는 폐질환이 있거나 성대가 마비된 경우 발성장애 또는 무발성(aphonia) 현상이 초래되는데, 소리(sound)는 공기가 성대(vocal cord)를 통과함으로써 가능하기 때문이다. 발성장애는 양측 성대마비(paralysis of both vocal cord), 우측 성대마비(paralysis of right vocal cord) 그리고 강직성 발성장애(spastic dysphonia)로 나눌 수 있다.

■ 기타 언어장애

기타 언어장애로는 양측성 이마엽 또는 셋째뇌실에 병변이 있을 때 말을 통한 의사전달이 불가능한 상태인 **무언증(mutism)**이 있고, 심한 치매환자에서 흔히 관찰되는 증세로 들리는 단어(words)나 문장(sentence)을 계속 따라 말하는 **반향언어증(echolalia)**이 있으며, 피라미드바깥로 병변으로 인한 자신의 말 끝부분(last word)을 계속 반복하는 **동어반복증(palilalia)**이 있다. 또한 Wernicke 영역의 장애로 계속 혼잣말을 중얼거리는 **다변증(logorrhoea)**이 있다.

구음장애

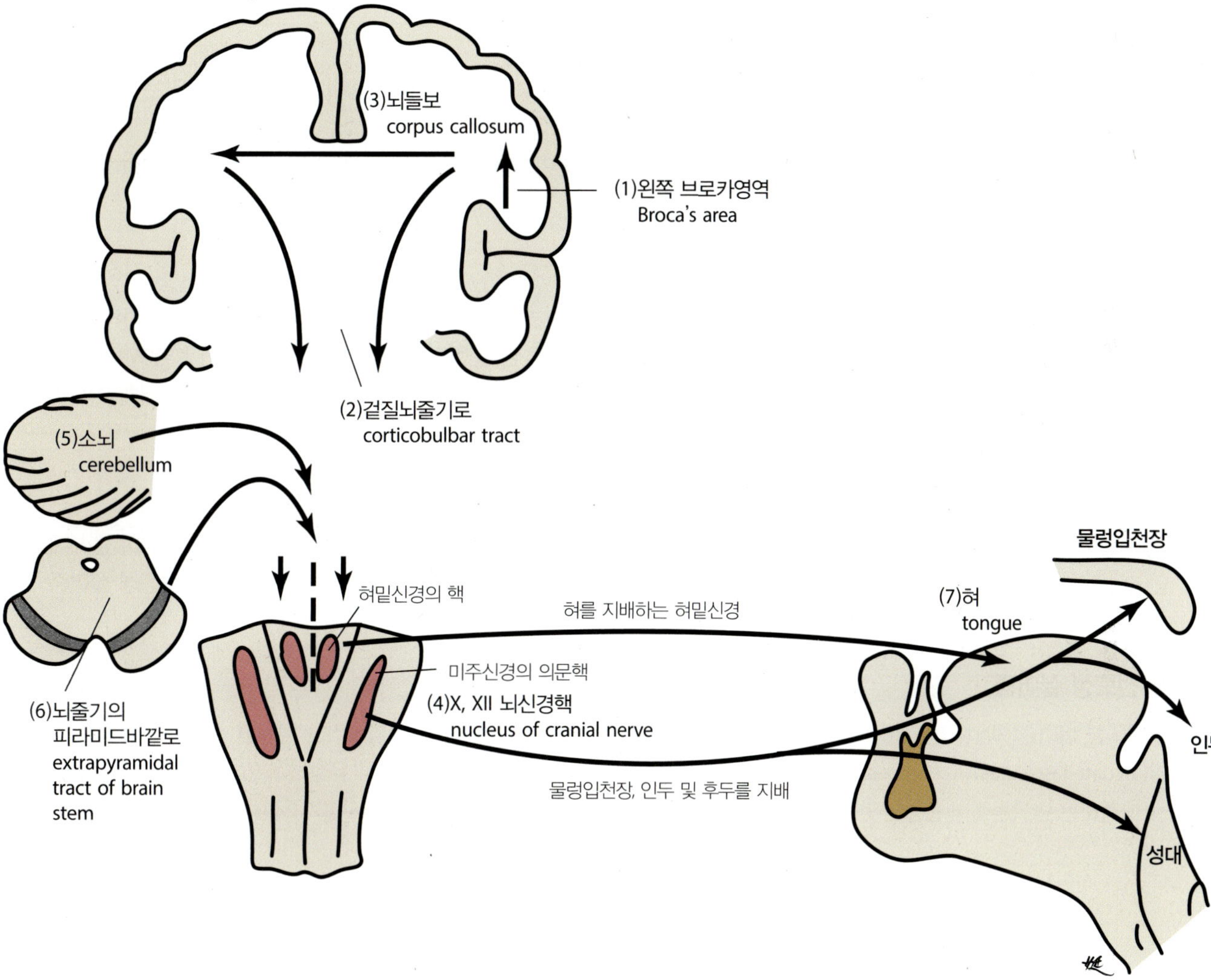
(3)뇌들보
corpus callosum
(1)왼쪽 브로카영역
Broca's area
(2)겉질뇌줄기로
corticobulbar tract
(5)소뇌
cerebellum
(6)뇌줄기의
피라미드바깥로
extrapyramidal
tract of brain
stem
허밑신경의 핵
미주신경의 의문핵
(4)X, XII 뇌신경핵
nucleus of cranial nerve
허를 지배하는 허밑신경
물렁입천장, 인두 및 후두를 지배
물렁입천장
(7)혀
tongue
인두
성대

임상노트

■ 실어증

실어증(dysphasia)은 자신이 말을 표현하지 못하거나, 듣거나(spoken) 기록된(written) 언어를 이해하지 못하는 상태를 의미한다. 실어증을 일으키는 원인으로 혈관장애가 있으며, 종양성(neoplastic), 외상 감염성(traumatic infective), 퇴행성(degenerative) 질환 등에 의해서도 초래될 수 있다.

실어증은 운동성 실어증(motor dysphasia), 감각성 실어증(sensory dysphasia), 전 실어증(global dysphasia) 그리고 전도성 실어증(conductive dysphasia)으로 나눌 수 있다.

■ 운동성 실어증

운동성 실어증(motor aphasia)은 브로카 실어증(Broca's aphasia)이라고도 하는데 이는 이마엽에 위치하고 있는 **(1)브로카영역(Broca's area)**의 손상으로 인해 나타나기 때문이다.

운동성 실어증은 말이 유창하지 못하고 머뭇거리는 경우인데, 타인의 얘기는 잘 이해하나, 글씨 쓰는 것이 불량하고 표현이 어렵다.

■ 감각성 실어증

감각성 실어증(sensory dysphasia)은 타인의 얘기를 이해하지 못하는 경우를 말하는데, 베르니케 실어증(Wernicke's dysphasia) 또는 인지성 실어증(recognitive dysphasia)이라고도 한다. 감각성 실어증은 관자엽의 **(2)베르니케영역(Wernicke's area)**의 손상으로 인해 나타나는 것으로 환자는 그런대로 유창하게 표현하지만 타인의 얘기나 기록된 언어에 대해 이해하지 못한다. 또한 본인의 언어에 문제점이 있다는 것을 알지 못하며, 글 쓰는 능력이 매우 불량하다.

■ 전 실어증

전 실어증(global dysphasia)은 우성 대뇌반구의 많은 부분이 장애를 받았을 때 나타난다. 말이 유창하지 못하며 동시에 언어에 대한 이해력 장애가 있는 경우를 말한다. 다시 말해, **(3)브로카영역**과 **베르니케영역**이 모두 손상되어 운동성 실어증과 감각성 실어증이 동시에 나타났다고 보면 된다.

■ 전도성 실어증

전도성 실어증(conductive dysphasia)은 브로카영역과 감지영역(receptive area)을 통합시키는 역할을 수행하는 **(4)활꼴다발(arcuate fasciculus)**의 차단으로 나타나게 되는데, 말이 감각적이지는 못하지만 비교적 유창하며 말의 이해도 좋으나 말을 따라하는 반복능력이 불량한 경우를 말한다. 또한 말을 지어내거나 일부 맞지 않는 어구를 사용할 수도 있다.

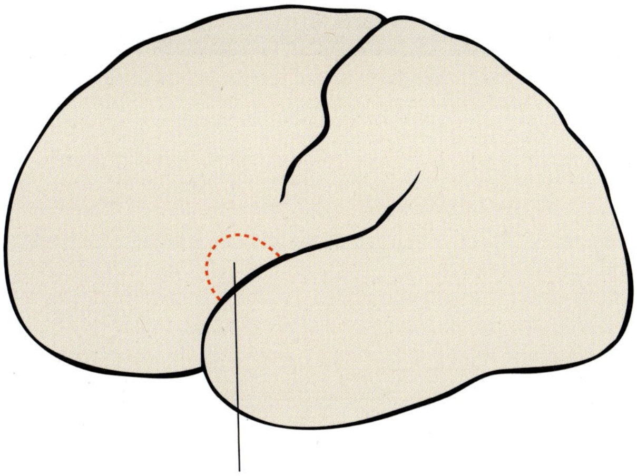

(1)브로카영역
Broca's area

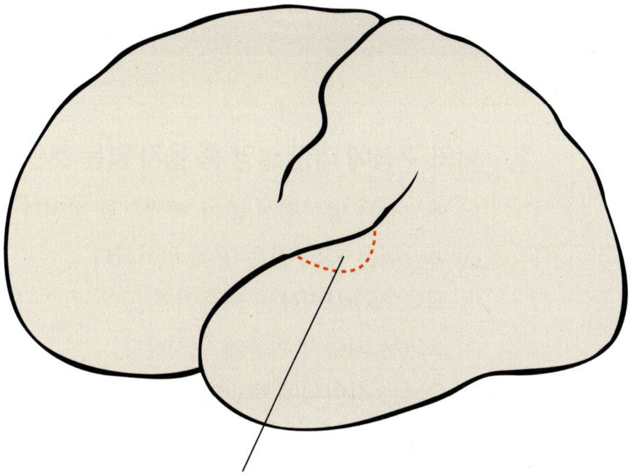

(2)베르니케영역
Wernicke's area

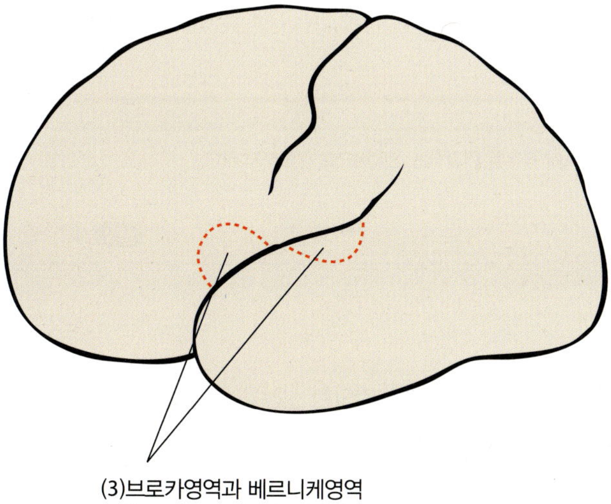

(3)브로카영역과 베르니케영역
Broca's area & Wernicke's area

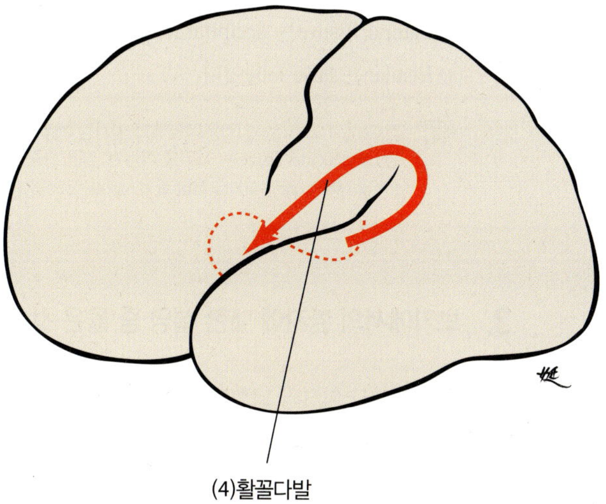

(4)활꼴다발
arcuate fasciculus

05 » 연습문제

1. 뇌의 구성에 대한 설명 중 옳지 않는 것은?

① 백색질은 말이집이 많아 백색으로 보인다.
② 바닥핵은 뇌의 깊은 곳에 위치한다.
③ 뇌와 척수사이에는 뇌줄기가 있다.
④ 소뇌는 뇌줄기 뒤쪽에 위치한다.
⑤ 숨뇌는 사이뇌에 속한다.

해설 숨뇌는 뇌줄기의 가장 아래부분이다.

정답 ⑤

2. 대뇌의 구분에 대한 설명 중 옳은 것은?

① Central Sulcus는 수의적인 운동을 시행하는 영역과 계획하는 영역을 구분한다.
② Longitudinal fissure는 commissural fiber와 평행하다.
③ Lateral fissure는 occipital lobe과 frontal lobe를 나눈다.
④ Insular는 false lobe이다.

해설 ① Central Sulcus는 일차운동영역과 일차감각영역을 구분한다.
② Longitudinal fissure는 좌우를 나누는 깊은 고랑이며 commissural fiber 좌우를 연결하는 섬유이므로 평행하지 않다.
③ Lateral fissure는 frontal lobe과 temporal lobe을 나눈다.

정답 ④

3. 보기에서의 환자에 대한 설명 중 옳은 것은?

> 67세 남자 환자가 뇌출혈로 인해 2개월이 지난 후 재활훈련을 위해 내원하였다. 간단한 신상을 묻는 질문에 고개를 끄덕여 대답하거나 몸짓으로 대답할 수는 있었으나 말을 하지는 못했다.

① Frontal lobe의 8번 영역이 손상된 것으로 보인다.
② Temporal lobe의 41번은 문제가 없지만 22번은 손상된 것으로 보인다.
③ Occipital lobe의 17번 영역이 손상된 것으로 보인다.
④ 22번 영역과 44번 영역 사이의 연결백색질의 손상으로 보인다.
⑤ Broca's 영역의 손상으로 말을 할 수 없다.

해설 ① Frontal lobe의 8번 영역 – 안구의 움직임
② Temporal lobe의 41번 – 청각, 22번 – 베르니케 영역, 언어이해
③ Occipital lobe의 17번 영역 – 시각영역
④ 22번 영역과 44번 영역 사이의 연결백색질의 손상– 활꼴다발 손상, 말을 따라하는 반복능력이 불량
⑤ Broca's 영역 – 운동언어영역, 손상시 말을 할 수 없음

정답 ⑤

4. 뇌손상환자의 언어기능을 검사하였는데 묻는 말을 이해하였고 자기의 주장을 이야기할 수 있었으나 간단한 단어를 말해주고 따라하는 것을 수행하기 어려웠다. 이는 어떤 부분의 손상인가?

① Temporal lobe
② 44번 영역
③ commissural fiber
④ Association fiber
⑤ Wernike's area

해설 전도성 실어증(conductive dysphasia)은 브로카영역과 감지영역(receptive area)을 통합시키는 역할을 수행하는 연합섬유(Association fiber)인 활꼴다발(arcuate fasciculus)의 차단으로 나타나게 되는데, 말이 감각적이지는 못하지만 비교적 유창하며 말의 이해도 좋으나 말을 따라하는 반복능력이 불량한 경우를 말한다.

정답 ④

5. 안구를 움직이거나 표정을 짓게 하는 운동신경은 속섬유막(internal capsule)에서 어느 부위를 통과하는가?

① anterior limb
② genu
③ posterior limb
④ coxa
⑤ lateral limb

해설 안구를 움직이거나 표정을 짓게 하는 것은 뇌신경의 작용이며 겉질숨뇌로를 통해 정보가 전달된다 겉질숨뇌로는 속섬유막의 무릎(genu)부분을 통과한다.

정답 ②

6. 대뇌겉질의 백색질에 대한 설명 중 옳지 않은 것은?

① anterior commissure는 corpus callosum의 아래쪽에 위치한다.
② corticospinal tract은 projection fiber이다.
③ 같은 반구 내의 신경전달은 association fiber에 의해 전달된다.
④ corpus callosum은 앞에서부터 뒤까지 위치하여 frontal lobe과 occipital lobe을 연결한다.
⑤ internal capsule은 시상과 바닥핵 사이의 틈새에 위치한다.

해설 뇌들보(corpus callosum)는 맞교차섬유로서 대뇌의 각 대뇌엽에서 시작되어 반대편의 같은 부위로 이어져 반대편의 같은 부위로 서로를 연결시키는 기능을 한다.

정답 ④

7. 다음 대뇌겉질의 기능을 순서대로 연결하시오.

① 운동앞영역(premotor area)	㉠ 브로카영역(Broca's area)	ⓐ 제 3, 1, 2 영역
② 운동언어영역(motor speech area)	㉡ 시각방사를 받는 영역	ⓑ 제 6 영역
③ 일차운동영역(primary motor area)	㉢ 베르니케영역(Wernicke's area)	ⓒ 제 17 영역
④ 일차감각영역(primary sensory area)	㉣ 수의운동을 계획하는 영역	ⓓ 제 18, 19 영역
⑤ 일차시각영역(primary visual area)	㉤ 실행기능을 담당	ⓔ 제 22 영역
⑥ 일차청각영역(primary auditory area)	㉥ 통증, 열, 차가움 등의 감각	ⓕ 제 41 영역
⑦ 청각연합영역(auditory association area)	㉦ 보는 것을 이해하고 기억	ⓖ 제 42 영역
	㉧ 미각을 분별하는 영역	ⓗ 제 44 영역
	㉨ MGB로부터 신호를 받는 영역	ⓘ 제 4 영역
	㉩ 신체부위 인지, 공간적 위치 인지	ⓙ 제 5, 7 영역
	㉪ 수의운동을 시행하는 영역	ⓚ 제 8 영역
	㉫ 안구의 운동을 조절	

정답 ①-㉣-ⓑ, ②-㉠-ⓗ, ③-㉪-ⓘ, ④-㉥-ⓐ, ⑤-㉡-ⓒ, ⑥-㉨-ⓕ, ⑦-㉢-ⓔ

8. 뇌에 관한 설명으로 바르게 짝지어진 것은?

가. 뇌는 대뇌, 사이뇌, 뇌줄기, 소뇌로 이루어져 있다.
나. 대뇌는 2개의 반구(hemisphere)로 되어 있다.
다. 뇌줄기는 뇌와 척수를 연결하는 부분이다.
라. 소뇌는 다리뇌(pons)의 뒷부분에 위치하며 평형을 담당한다.

① 가, 나, 다　② 가, 다　③ 나, 라　④ 라　⑤ 가, 나, 다, 라

정답 ⑤

9. 대뇌를 구분하는 고랑(sulcus)에 관한 설명으로 옳은 것은?

가. 바깥쪽틈새(lateral fissure)는 관자엽과 뒤통수엽을 구분한다.
나. 중심고랑(central sulcus)은 이마엽과 마루엽을 구분한다.
다. 세로틈새(longitudinal fissure)는 대뇌의 앞뒤를 구분하는 역할을 한다.
라. 마루뒤통수고랑(parietooccipital sulcus)은 마루엽과 뒤통수엽을 구분한다.

① 가, 나, 다　② 가, 다　③ 나, 라　④ 라　⑤ 가, 나, 다, 라

해설 가. 바깥쪽틈새(lateral fissure)는 관자엽과 이마엽을 구분한다. 다. 세로틈새(longitudinal fissure)는 대뇌의 좌우반구를 구분하는 역할을 한다.

정답 ③

10. 다음 중 연합섬유로 바르게 조합된 것은?

가. 갈고리섬유다발(uncinate fasciculus)
나. 뇌들보(corpus callosum)
다. 활신경다발(arcuate fasciculus)
라. 속섬유막(internal capsule)

① 가, 나, 다 ② 가, 다 ③ 나, 라 ④ 라 ⑤ 가, 나, 다, 라

해설 나. 뇌들보(corpus callosum) – 맞교차섬유, 라. 속섬유막(internal capsule) – 투사섬유

정답 ②

11. 58세의 남자 환자가 물리치료를 받기 위해 내원하였다. 말을 하는 데 있어서 유창하며 감각적이지만 말을 따라하는 반복능력이 불량한 상태를 나타냈다. 이 환자의 질환에 대한 설명으로 바르게 조합된 것은?

가. 운동성 실어증(motor aphasia)
나. 갈고리섬유다발(uncinate fasciculus)의 차단
다. 브로카영역(Broca's area)의 손상
라. 전도성 실어증(conductive aphasia)

① 가, 나, 다 ② 가, 다 ③ 나, 라 ④ 라 ⑤ 가, 나, 다, 라

해설 전도성 실어증(conduction aphasia)은 활꼴다발의 병변이 있는 경우 초래되는 것으로 타인의 말을 반복하는 반복능력에 장애를 나타낸다.

정답 ④

12. 시각을 담당하는 대뇌겉질의 부분과 브로드만영역의 연결이 바른 것은?

① Occipital lobe – area 41
② Occipital lobe – area 17
③ Temporal lobe – area 22
④ Frontal lobe – area 8

해설 일차시각영역은 뒤통수엽에 위치하며 17번영역에 해당된다.

정답 ②

13. **판단예견 등과 같은 고위정신기능과 관계있는 부분은?**

① Occipital lobe
② Frontal lobe
③ Temporal lobe
④ Parietal lobe

해설 이마엽앞연합영역(prefrontal association area, PAA)이라고 하며, 브로드만영역 9, 10, 11, 12 등에 해당된다. 판단(judgement)과 예지(foresight) 등 행동의 통제와 감시를 하는 고도의 정신적 능력을 담당한다.

정답 ②

14. **다음 영역 중 연합영역이 아닌 것은?**

① 일차운동영역(primary motor area) 4
② 뒤마루연합영역(posterior parietal association area) 5, 7, 39, 40
③ 앞이마연합영역(prefrontal association area) 9, 10, 11, 12
④ 언어영역(language area) 22

해설 일차운동영역(primary motor area)은 운동영역이다.

정답 ①

15. **대뇌겉질 장애와 그 연결이 바르지 않은 것은?**

① 중심앞이랑－monoplegia or hemiplegia
② 영역 22번－감각성 실어증
③ 중심뒤이랑－반대쪽 위치감각 소실
④ 관자엽－마비

해설 관자엽은 청각과 관련이 있으며 이마엽 손상시 마비가 나타난다.

정답 ④

16. **대뇌겉질의 연결이 바르지 않은 것은?**

① 일차 운동겉질(primary motor cortex)－4
② 운동언어영역(Motor speech area)－22
③ 몸감각연합겉질(somatosensory association cortex)－5
④ 이마안구영역(frontal eye fields)－8
⑤ 이차 시각겉질(secondary visual cortex, V2)－18

해설 Motor speech area – 44

정답 ②

17. **대뇌겉질 중 백색질에 관한 연결 중 옳지 않은 것은?**

① Projection fiber－internal capsule

② Association fiber－반대편 반구와의 연결

③ Commisural fiber－corpus callosum

④ Commisural fiber－후각정보를 다른 반구로 연결

⑤ Association fiber－전도성 실어증

해설 연합섬유는 같은 반구내의 다른 영역을 연결한다.

정답 ②

학습목표

- 바닥핵의 외형과 기본 구조를 이해한다.
- 꼬리핵의 기본 구조를 이해한다.
- 줄무늬체의 계통발생학적 분류를 이해한다.
- 흑색질의 기본 구조와 역할을 이해한다.
- 바닥핵과 다른 부위와의 연결과 그 기능을 이해한다.

주요용어

amygdaloid	편도. 아몬드(Almond) 모양의
ansa	고리, 계제. 꽃병의 구부러진 손잡이와 비슷하게 생긴 루프 같은 구조
archi–	'처음', '최초'라는 뜻의 접두사
basal	바닥, 바닥쪽의, 기초의
basis	기본. 저, 기준, 소지, 기제, 바닥
bundle	신경섬유군. 다발, 속, 삭. 같은 방향으로 주행하는 실 같은 구조물
capsule	포. 캡슐, 피막, 낭
caudate	꼬리. 꼬리가 있는 모습
cingulate	띠. 횡단하는 띠나 지지대를 가지고 있는 것
circuit	회로. 흐름길
claustrum	담장. 장벽, 부분적으로 개구부가 닫힌 막, 회백색의 얇은 막
commissure	맞교차. 교차연결
compacta	치밀부분. 자세(仔細)하고 꼼꼼한 부분
corpus	몸통, 체
cortex	겉질. 과실의 껍질 같은 바깥층. 장기의 겉을 덮고 있는 구조로서 대뇌, 콩팥, 부신 등에서 이것이 속질과 쉽게 구별된다.
crus	다리, 각
dentate	치아. 치아모의
dopamine	도파민. 흑색질에서 분비되는 억제성 신경전달물질
efferent	날–, 원심성. 중심(中心)에서 멀어지려는 성질(性質)
epithalamus	시상상부. 사이뇌의 한 부분으로 고삐삼각, 솔방울샘, 고삐를 포함
extreme	맨바깥섬유막
fasciculus	다발. 섬유다발
fasciolar	작은다발, 소대
ganglia	핵. 신경절(神經節)
globus	창백. 대뇌반구의 가장 깊은 곳에 있는 회색질 덩어리
horn	뿔, 돌기, 각
hypothalamus	시상하부. 시상의 아래쪽에서 뇌하수체로 이어지는 부분
indusium	층. 포막, 포피, 포피층
isthmus	협부. 잘록한 부분
lamina	판. 층을 이룬 것을 말함

chapter 06

바닥핵

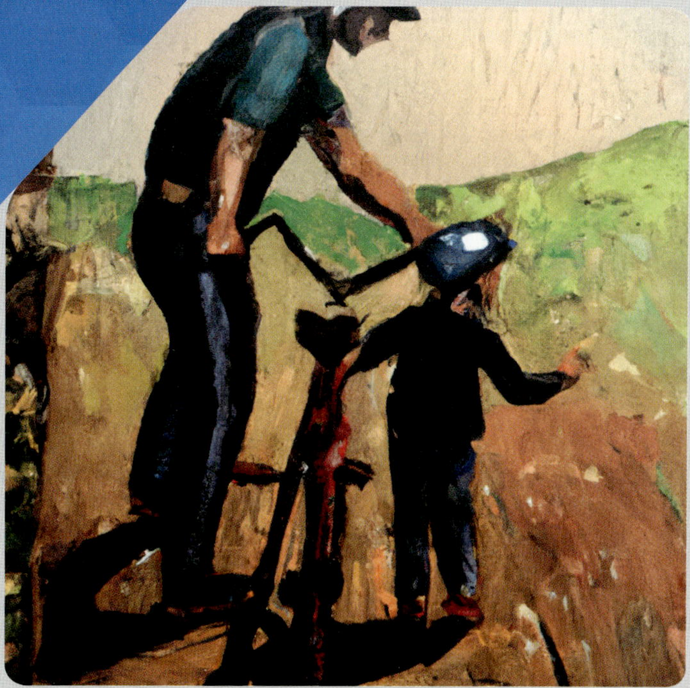

사진설명 >>

자전거를 처음 타보는 아이를 상상해 보자. 처음에는 아이가 불안정하게 움직이며 앞으로 나아가지 못하고 균형을 잃어 넘어지게 된다. 이런 상황에서 바닥핵은 중요한 역할을 수행한다. 바닥핵은 운동 기술 습득 과정에서 균형 유지와 운동 제어를 조절하는 기능을 담당한다.

자전거를 타는 동안, 바닥핵은 척수와 뇌줄기의 신경회로를 통해 다리 근육과 몸통 근육의 움직임을 조절하고 균형을 유지하게한다. 이 과정에서 습득된 운동 기억은 바닥핵에 프로그램 형태로 저장되며, 다시 자전거를 타려고 할 때 이러한 기억을 이용해 운동의 타이밍, 방향, 강도 등을 결정하고 처리하는데 관여한다.

이렇게 자전거 타기를 익힌 아이는 이제 아빠의 조언이나 잔소리를 듣지 않고도 스스로 안정적으로 자전거를 탈 수 있게 된다.

바닥핵의 외형과 구성 > 대뇌백색질의 깊은부위에는 겉질밑회색질(subcortical gray matter)이 있으며 이를 **(1)바닥핵(basal ganglia)**이라고 한다. 바닥핵은 **(2)줄무늬체(corpus striatum)**와 **(3)편도체(amygdaloid body)**로 구성되어 있는데, 기능적으로 편도체는 둘레계통(limbic system)의 구조로 분류한다.

또한 줄무늬체와 밀접한 연관이 있는 중간뇌의 흑색질(substantia nigra)과 사이뇌의 시상밑핵(subthalamic nucleus)을 바닥핵의 성분으로 분류한다. 중격의지핵(nucleus accumbens septi)과 무명질(substantia innominata)의 일부를 배쪽 줄무늬체(ventral striatum)와 배쪽 창백(ventral pallidum)이라고 하여 바닥핵에 포함시키기도 한다.

줄무늬체 > 바닥핵의 **줄무늬체(corpus striatum)**는 **(4)렌즈핵(lenticular nucleus)**과 **(5)꼬리핵(caudate nucleus)**으로 나뉜다. 줄무늬체는 섬(insular)의 깊은부위에 존재한다. 섬의 바로 안쪽에는 **(6)맨바깥섬유막(extreme capsule)**이 있고, 그 안쪽에는 **(7)담장(claustrum)**이 있으며 담장의 기능은 정확히는 밝혀져 있지 않다. 담장의 안쪽에는 **(8)바깥섬유막(external capsule)**이 위치한다. 바깥섬유막의 안쪽에 렌즈핵(lenticular nucleus)이 있고, 렌즈핵의 안쪽에는 **(9)속섬유막(internal capsule)**이 있으며, 이 섬유다발의 안쪽에는 사이뇌에 속하는 **(10)시상(thalamus)**이 위치한다.

렌즈핵 > **렌즈핵(lenticular nucleus)**은 이름처럼 양쪽으로 볼록한 렌즈 모양이며, 바깥쪽의 **(11)조가비핵(putamen)**과 안쪽의 **(12)창백핵(globus pallidus)**으로 나뉘고, 창백핵은 다시 **(13)속핵(internal segment)**과 **(14)바깥핵(external segment)**으로 세분된다. 조가비핵과 창백핵 사이에는 **(15)바깥섬유판(external medullary lamina)**이 있고, 창백핵의 속핵과 바깥핵 사이에는 **(16)속섬유판(internal medullary lamina)**이 있다.

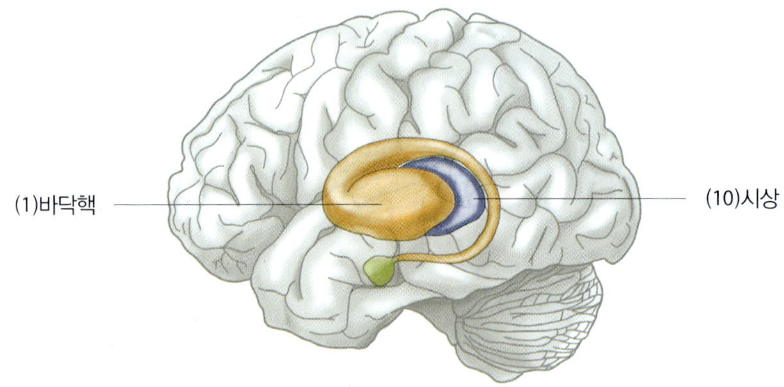

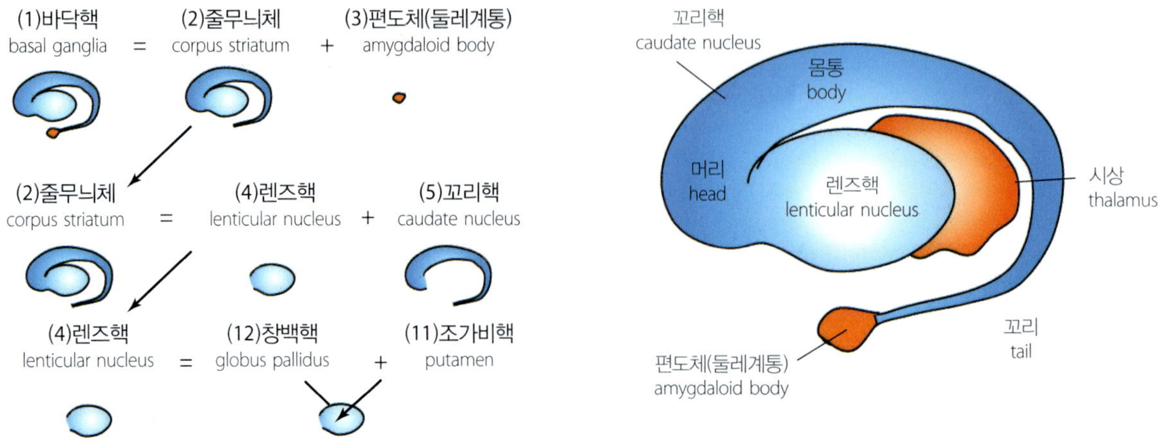

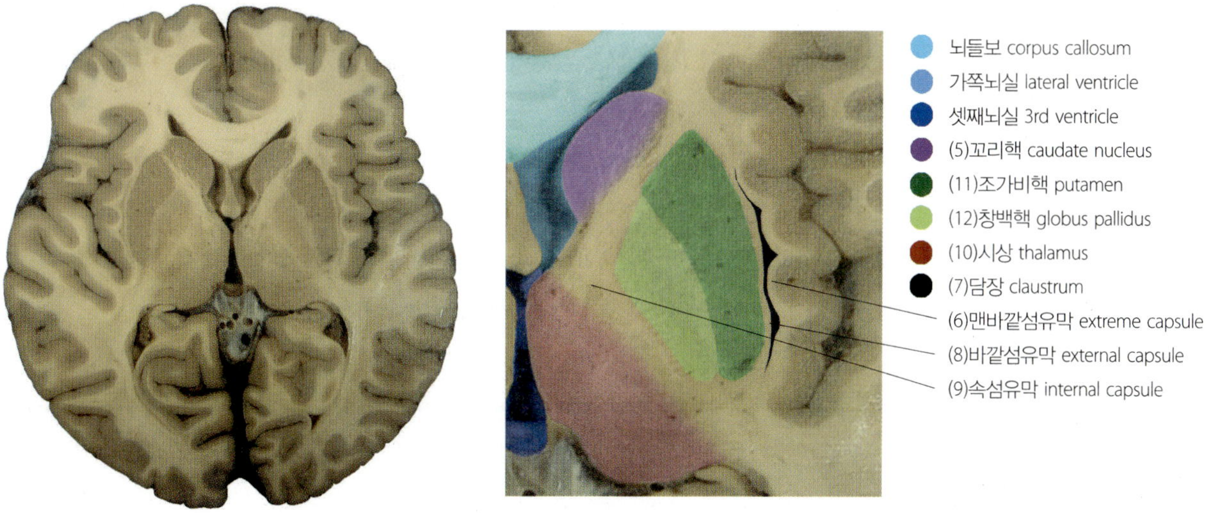

위에서 본 수평절단면

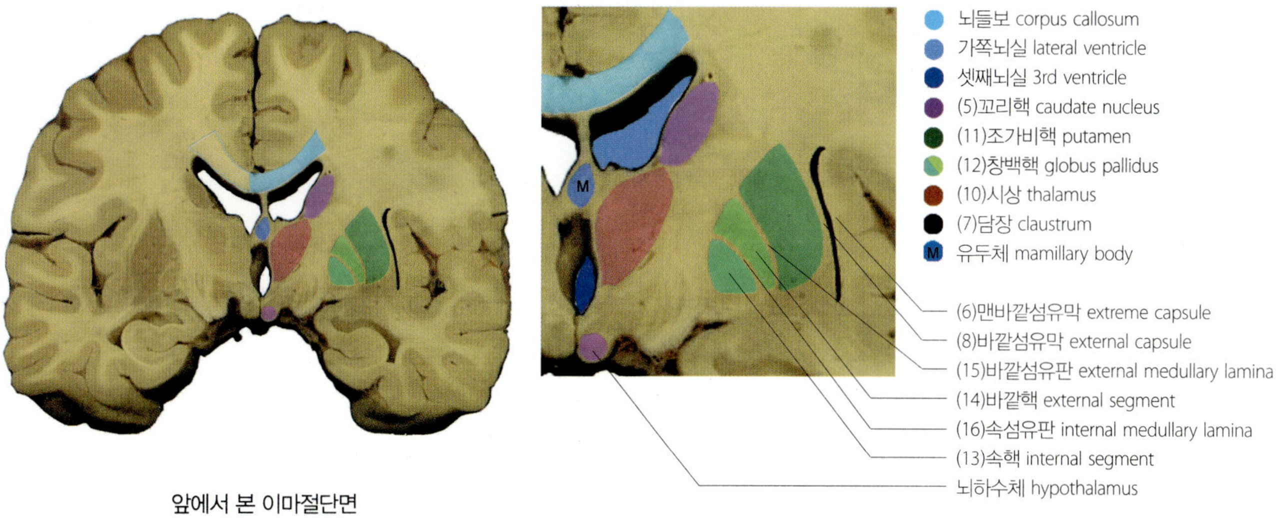

앞에서 본 이마절단면

꼬리핵 > (1)**꼬리핵**(caudate nucleus)은 긴 꼬리모양으로 점차 크기가 줄어들면서 (2)**가쪽뇌실**(lateral ventricle)의 바닥가쪽면을 따라 길게 뻗어 있으며 (3)**머리**, (4)**몸통**, (5)**꼬리**의 세 부위로 구성되어 있다. (3)**꼬리핵머리**(head of caudate nucleus)는 (5)**꼬리핵꼬리**(tail of caudate nucleus)에 비해 매우 크며, (6)**가쪽뇌실앞뿔**(anterior horn of lateral ventricle)쪽으로 돌출되어 가쪽뇌실 앞뿔의 바닥과 바깥측벽을 구성한다.

꼬리핵머리 > 꼬리핵머리는 (7)**조가비핵**과 (8)**창백핵**으로 이루어진 (9)**렌즈핵**의 안쪽 위쪽에 있으며, 이 사이에는 속섬유막의 앞다리가 있다. 꼬리핵과 렌즈핵은 완전히 분리되어 있지 않고 속섬유막 앞다리의 배쪽에서 꼬리핵의 머리와 렌즈핵의 (7)**조가비핵**이 이어져 있다. 이 부분에는 배쪽줄무늬체에 속하는 구조인 (10)**중격의지핵**(nucleus accumbens)이 있다. 다른 부분에서도 속섬유막 사이로 꼬리핵과 렌즈핵이 서로 이어져 있는 부분이 있는데, 이를 (11)**꼬리핵–렌즈핵 회색질 연결부**(caudatolenticular gray bridge)라고 한다. 이 연결부 사이로는 속섬유막이 지난다. 앞쪽은 (12)**속섬유막의 앞다리의 섬유**가 뒤쪽으로는 (13)**뒷다리의 섬유**가 지난다. 이 섬유들은 척수로부터 온 투사섬유들로 대뇌겉질로 투사된다.

꼬리핵몸통 > 중간 부분인 (4)**꼬리핵몸통**(body of caudate nucleus)는 가쪽뇌실 몸통부위의 바깥쪽벽을 구성하며, 시상의 바깥쪽에 있다. 시상과 꼬리핵의 사이에는 **분계줄무늬체**(stria terminalis)와 **분계정맥**(vena terminalis)이 있어 이 두 부분을 나누어준다. 꼬리핵몸통은 뒤쪽으로 갈수록 점차 작아져 꼬리핵꼬리(tail of caudate nucleus)로 이어진다. 꼬리핵꼬리는 바깥가쪽뇌실 중심 부분의 바닥 바깥쪽에 위치하다가 아래뿔의 천장을 따라 꼬리핵머리의 아래쪽으로 돌아가며, 이의 끝부분에 (14)**편도체**(amygdaloid body)가 위치한다.

편도체 > **편도체**(amygdaloid body)는 앞관통질(anterior perforated substance)의 바깥측에 위치한 관자엽 겉질의 심층에 있는 **겉질밑회색질**(subcortical gray matter)이다. 이 부분은 연결과 기능 모두 줄무늬체보다는 둘레계통과 보다 밀접한 연관이 있기 때문에 둘레계통의 일부로 분류한다.

줄무늬체의 계통발생학적 분류 > **꼬리핵**(caudate nucleus)과 (7)**조가비핵**(putamen)은 속섬유막 앞뿔의 아래쪽에서 연속되어 있고, 두 구조를 합쳐 **줄무늬체**(striatum)라고 부르며, (8)**창백핵**에 비해 계통발생학적으로 나중에 나타난 구조이기 때문에 **새줄무늬체**(neostriatum)라고도 한다.

창백핵(globus pallidus)은 렌즈핵에 속하지만 그 구조와 연결이 조가비핵과는 전혀 다르므로 독립된 다른 핵이다. 창백핵은 **창백**(pallidum)이라고도 하며, 계통발생학적으로는 줄무늬체보다 오래된 구조이므로 **옛줄무늬체**(paleostriatum)라고 부르기도 한다.

편도체(amygdaloid body)는 계통발생학적으로 줄무늬체보다 더 오래된 구조이므로 **원시줄무늬체**(archistriatum)라고도 부른다.

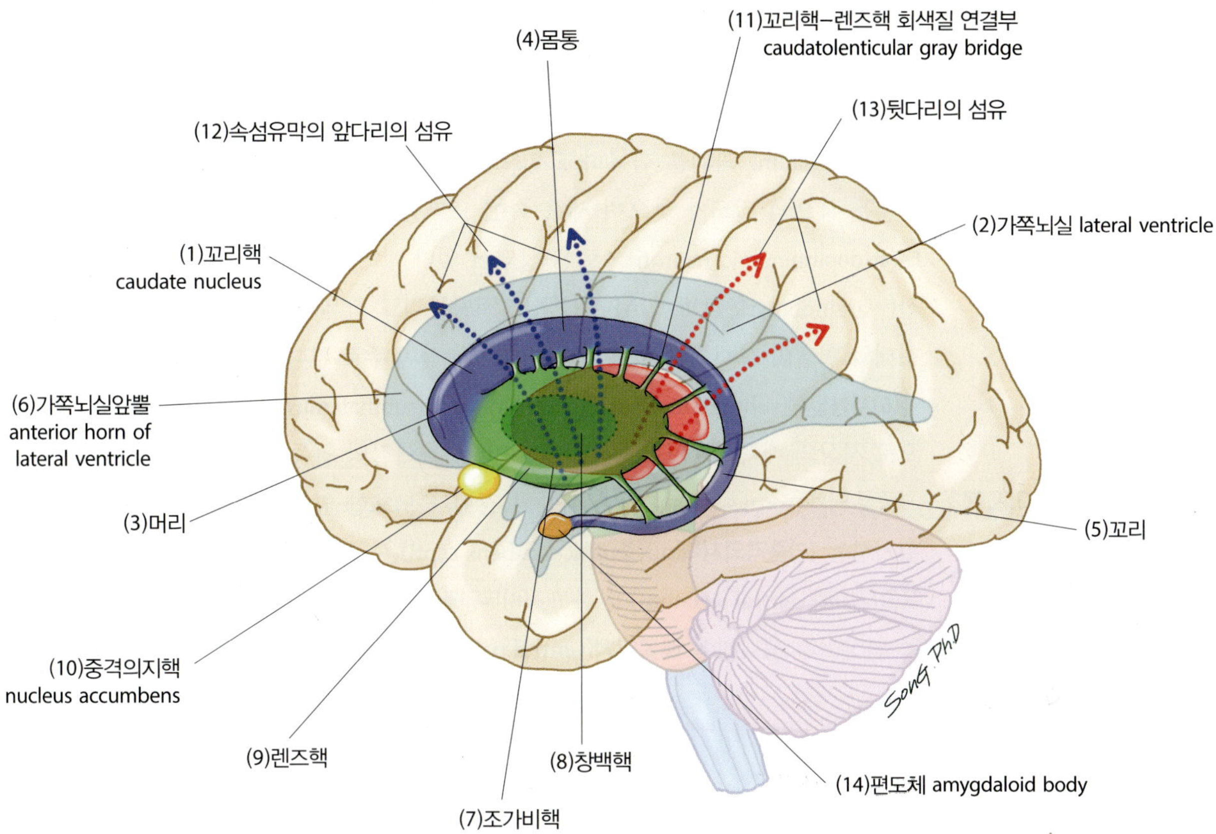
(4)몸통
(11)꼬리핵-렌즈핵 회색질 연결부
caudatolenticular gray bridge
(13)뒷다리의 섬유
(12)속섬유막의 앞다리의 섬유
(2)가쪽뇌실 lateral ventricle
(1)꼬리핵
caudate nucleus
(6)가쪽뇌실앞뿔
anterior horn of
lateral ventricle
(3)머리
(5)꼬리
(10)중격의지핵
nucleus accumbens
(9)렌즈핵
(8)창백핵
(14)편도체 amygdaloid body
(7)조가비핵

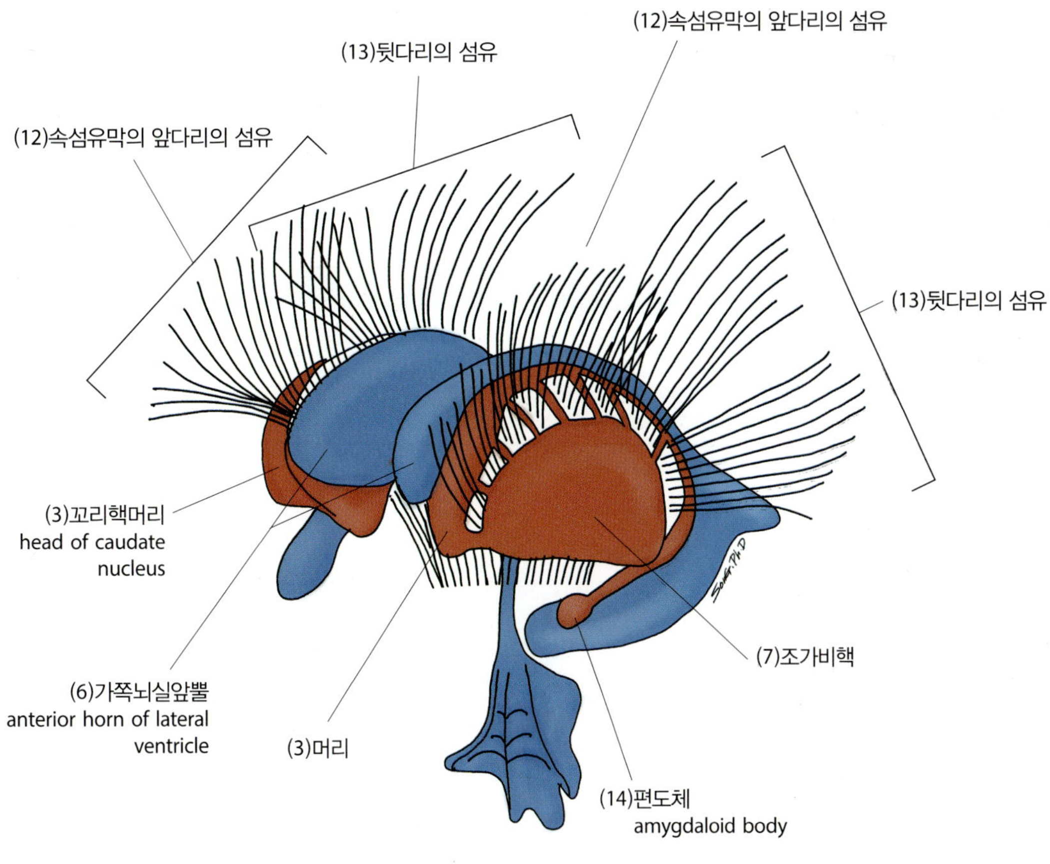
(12)속섬유막의 앞다리의 섬유
(13)뒷다리의 섬유
(12)속섬유막의 앞다리의 섬유
(13)뒷다리의 섬유
(3)꼬리핵머리
head of caudate
nucleus
(6)가쪽뇌실앞뿔
anterior horn of lateral
ventricle
(3)머리
(7)조가비핵
(14)편도체
amygdaloid body

흑색질 > **(1)흑색질(substantia nigra)**은 중간뇌(midbrain)의 **(2)대뇌다리(crus cerebri)**와 **(3)뒤판(tegmentum)** 사이에 있으며, 뒤판쪽에 위치한 **(4)치밀부분(pars compacta)**과 대뇌다리쪽의 **(5) 그물부분(pars reticulata)**으로 나뉜다. 치밀부분의 신경세포는 밀집되어 있고 세포질 속에 멜라닌(melanin) 과립을 함유하고 있으며, 신경전달물질로 도파민을 함유하고 있다. 그물부분은 세포의 밀도가 낮으며 세포 속에 도파민을 함유하고 있지 않은 비도파민성 신경원(non-dopaminergic neuron)으로 구성되어 있다. 그물부분의 신경세포는 감마아미노부티르산(γ-aminobutyric acid; GABA)을 신경전달물질로 함유하고 있다고 알려져 있으며, 세포의 형태와 연결이 창백핵과 비슷하여 같은 기능적 범주로 분류한다.

(6)시상밑핵(subthalamic nucleus)은 배쪽시상(subthalamus)에 위치하는 볼록렌즈모양의 핵으로 시상의 배쪽 꼬리쪽, 속섬유막의 안쪽, 흑색질의 입쪽(rostal) 바깥쪽에 위치하고 있다.

중격의지핵 > 줄무늬체(corpus striatum)의 배쪽의 경계가 모호한 앞뇌바닥부분(basal forebrain area)에 위치하는 **(7)중격의지핵(nucleus accumbens septi)**은 줄무늬체의 배쪽 연장이라 생각하여 **배쪽줄무늬체(ventral striatum)**라 하고, **(8)무명질(substantia innominata)**의 일부는 창백핵의 배쪽 연장이라 생각하여 **배쪽창백(ventral pallidum)**이라고 한다.

표 6-1 바닥핵의 구성

줄무늬체(corpus striatum)
줄무늬(striatum)
꼬리핵(caudate nucleus) ┐ 등쪽줄무늬(dorsal striatum)
조가비핵(putamen) ┘
배쪽줄무늬(ventral striatum) – 중격의지핵(nucleus accumbens)
창백(pallidum)
창백핵(globus pallidus)=등쪽 창백(dorsal pallidum)
속핵(internal segment)
바깥핵(external segment)
배쪽창백(ventral pallidum) – 무명질(substantia innominata)의 일부
흑색질(substantia nigra)
그물부분(pars reticulata)
치밀부분(pars compacta)
시상밑핵(subthalamic nucleus)

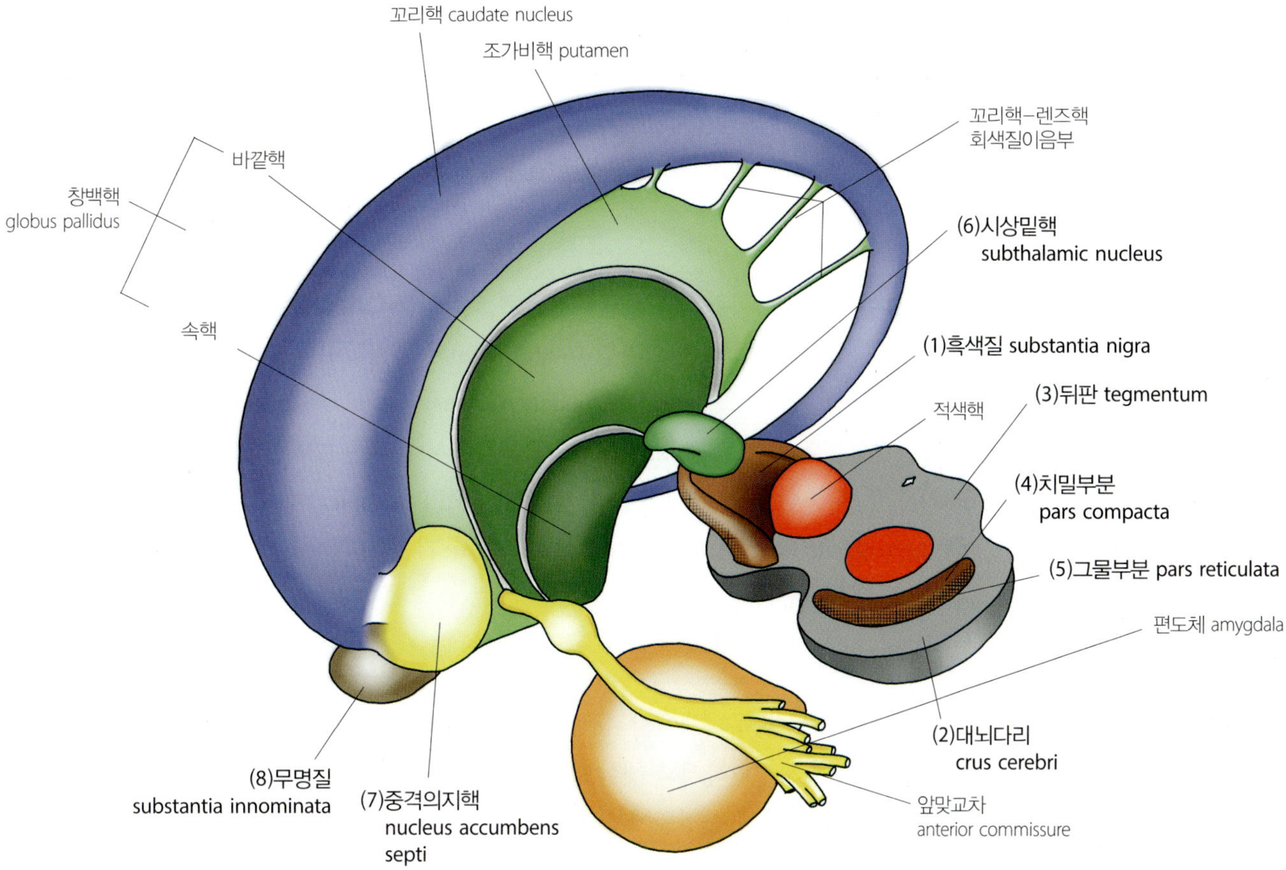
꼬리핵 caudate nucleus
조가비핵 putamen
꼬리핵-렌즈핵
회색질이음부
바깥핵
창백핵
globus pallidus
속핵
(6)시상밑핵
subthalamic nucleus
(1)흑색질 substantia nigra
적색핵
(3)뒤판 tegmentum
(4)치밀부분
pars compacta
(5)그물부분 pars reticulata
편도체 amygdala
(2)대뇌다리
crus cerebri
앞맞교차
anterior commissure
(8)무명질
substantia innominata
(7)중격의지핵
nucleus accumbens
septi

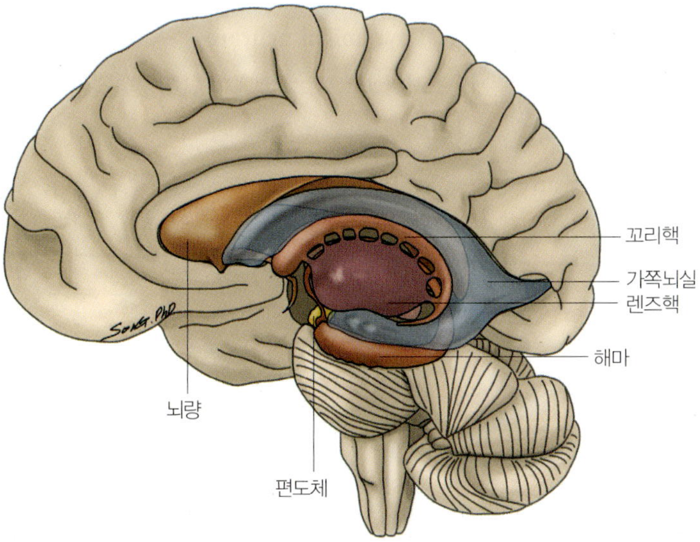
꼬리핵
가쪽뇌실
렌즈핵
해마
뇌량
편도체

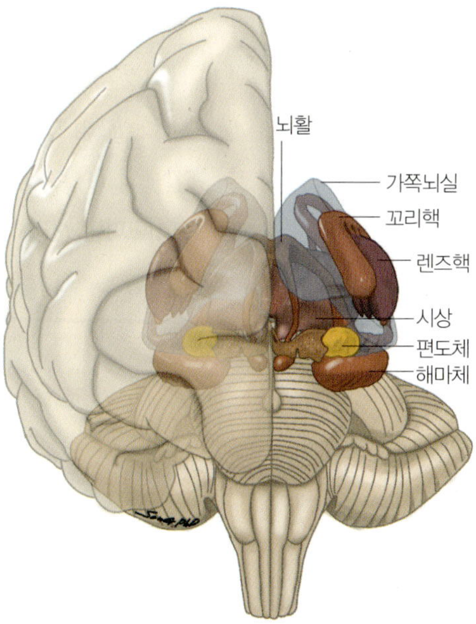
뇌활
가쪽뇌실
꼬리핵
렌즈핵
시상
편도체
해마체

바닥핵의 연결 >

새줄무늬체(neostriatum), 줄무늬체의 연결

여러 부위에서 들신경섬유를 받은 **줄무늬체(striatum)**는 이러한 정보를 출력부인 **창백핵**과 **흑색질 그물부분(SNr)**으로 보내주는 **입력부(input portion)**의 역할을 한다. 줄무늬체는 대뇌겉질, 시상의 수질판속핵군(intralaminar nuclear group), 흑색질 등 여러 구조에서 들신경섬유를 받으며, 바닥핵의 출력부인 **창백핵**과 **흑색질 그물부분**으로 날신경섬유를 보낸다.

들신경섬유

들신경섬유로는 대뇌겉질에서 줄무늬체로 투사되는 **(1)겉질줄무늬체로(corticostriate fiber)**가 있는데, 특히 **조가비핵**은 이마엽(frontal lobe)의 중심앞이랑(precentral gyrus)에서 대부분의 들신경섬유를 받으며, **꼬리핵(caudate nucleus)**은 주로 이마앞겉질(prefrontal cortex)에서 들신경섬유를 받는다. 시상의 수질판속핵군에서 나오는 **(2)시상줄무늬체로(thalamostriate fiber)**는 주로 중심정중핵-다발옆핵 복합체(CM-PF complex)에서 기원한다. **(3)흑색줄무늬체로(nigrostriate fiber)**는 흑색질의 치밀부분에서 기원하며 대부분 신경전달물질로 도파민(dopamine)을 함유하고 있다.

날신경섬유

날신경섬유로는 줄무늬체에서 창백핵으로 투사되는 **(4)줄무늬체창백섬유(striopallidal fiber)**가 있는데, 질서정연하게 부챗살모양으로 창백핵의 속핵과 바깥핵에 모두 닿는 곳을 형성한다. 일부 줄무늬체 신경원에서 흑색질 그물부로 이어지는 **(5)줄무늬체흑색질섬유(strionigral fiber)**도 있다.

중간가시뉴런의 억제

(6)중간가시뉴런(medium spiny neuron)은 줄무늬체에 있는 GABA작용성 억제 뉴런의 특별한 형태이다. 중간가시뉴런은 두 가지 형태를 갖고 있어 직접경로와 간접경로를 이룬다. **(7)대뇌겉질**의 자극이 **(8)겉질피라미드로뉴런(cortical pyramidal neuron)**을 통해 줄무늬체(조가비핵, 꼬리핵)로 들어오면 중간가시뉴런은 **(9)조가비핵**에서 시작되어 **(10)창백핵**의 속핵과 바깥핵과 **(11)흑색질**로 투사되며 창백핵과 흑색질의 뉴런을 억제하는 역할을 한다. 흑색질의 **(12)도파민 신경세포(dopaminergic neuron)**는 중간가시뉴런을 조절하는 역할을 한다.

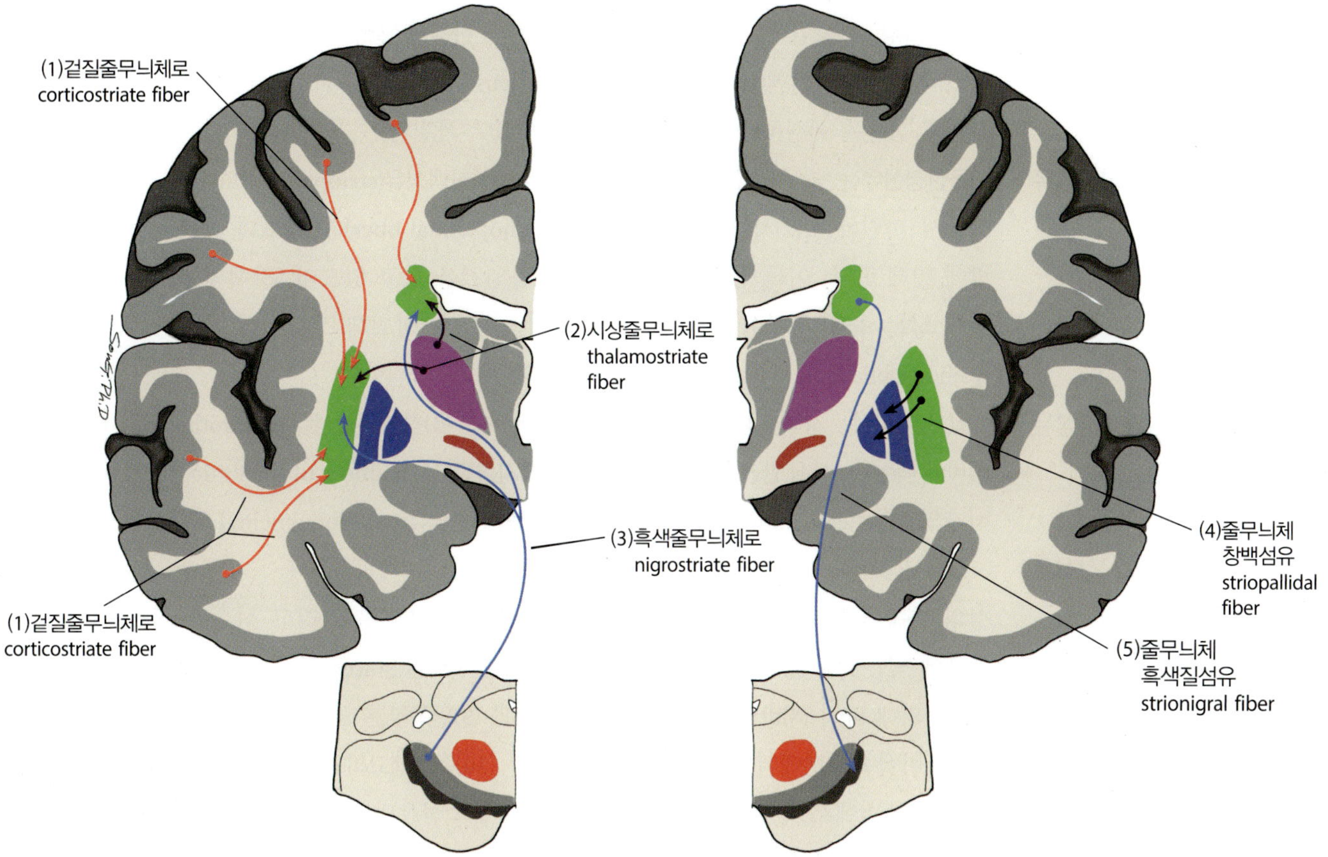
(1)겉질줄무늬체로
corticostriate fiber
(2)시상줄무늬체로
thalamostriate
fiber
(3)흑색줄무늬체로
nigrostriate fiber
(1)겉질줄무늬체로
corticostriate fiber
(4)줄무늬체
창백섬유
striopallidal
fiber
(5)줄무늬체
흑색질섬유
strionigral fiber

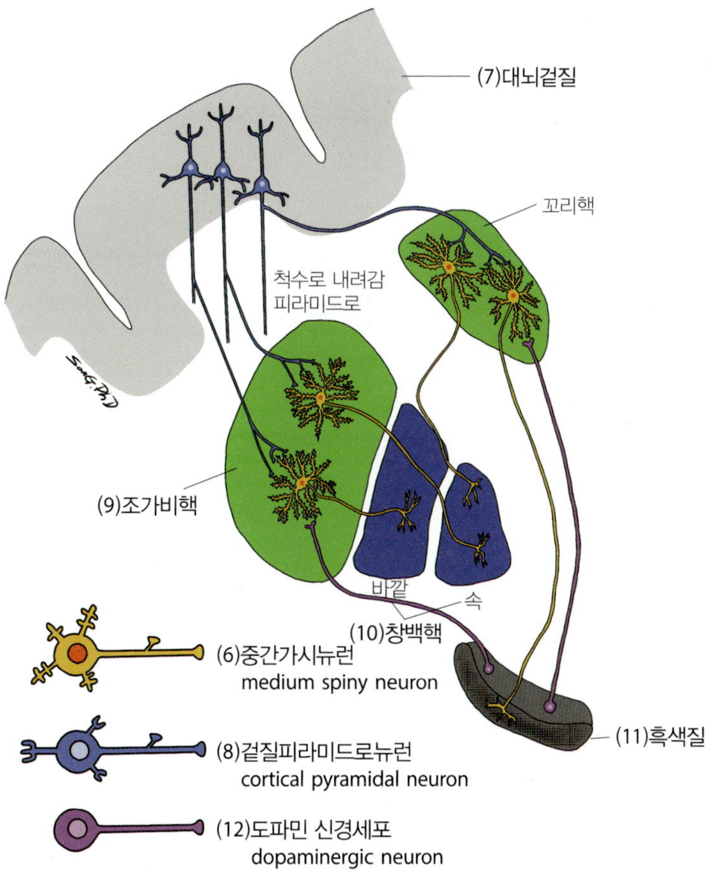
(7)대뇌겉질
꼬리핵
척수로 내려감
피라미드로
(9)조가비핵
바깥
속
(10)창백핵
(6)중간가시뉴런
medium spiny neuron
(11)흑색질
(8)겉질피라미드로뉴런
cortical pyramidal neuron
(12)도파민 신경세포
dopaminergic neuron

옛줄무늬체 > 창백핵의 연결

창백핵(globus pallidus)은 바닥핵의 출력부로 줄무늬체와 시상밑핵으로부터 들신경섬유를 받고, 시상, 시상밑핵, 시상상부(epithalamus)의 바깥측고삐핵(lateral habenular nucleus), 뇌줄기의 다리다리뇌핵(pedunculopontine nucleus) 등 여러 부위로 날신경섬유를 보내며, 대부분의 섬유는 시상(thalamus)과 시상밑핵으로 투사된다.

들신경섬유 >

들신경섬유는 줄무늬체로부터 오는 **(1)줄무늬체창백섬유(striopallidal fiber)**가 있고, 시상밑핵에서 기원하는 **(2)시상밑창백섬유(subthalamopallidal fiber)**가 있으며 줄무늬체창백섬유다발에 비해 작다. 이들 섬유 역시 부위별 대응연결을 하고 있으며, 창백의 속핵과 바깥핵 모두에 닿는 곳을 형성하고 있다. 반면 창백핵에서 시상밑핵으로 이어지는 창백시상밑다발(pallidosubthalamic fasciculus)은 창백바깥핵에서만 기원한다.

날신경섬유 >

날신경섬유는 창백속핵에서 시상으로 이어지는 **(3)창백시상섬유(pallidothalamic fiber)**, 창백바깥핵에서 시상밑으로 이어지는 **(4)창백시상밑섬유(pallidosubthalamic fiber)**, 창백에서 뇌간의 뒤판(tegmentum)으로 이어지는 **(5)창백뒤판섬유(pallidotegmental fiber)**가 있다.

창백시상섬유 >

창백시상섬유(pallidothalamic fiber)는 바닥핵의 날신경섬유 중에서 가장 큰 섬유다발로 시상의 가쪽배쪽핵 입쪽부분(rostral)과 배쪽앞핵 소세포부분 그리고 섬유판속핵군의 중심정중핵에 닿는곳을 형성한다. **(6)창백속핵**은 **(7)덧안쪽속질판(accessory internal medullary lamina)**에 의해 다시 **(8)바깥쪽부분(outer portion)**과 **(9)안쪽부분(inner portion)**의 두 부분으로 나뉜다. 바깥쪽부분에서 시상으로 가는 섬유는 **(10)렌즈핵고리(ansa lenticularis)**라고 하며, 창백의 배쪽면에서 뚜렷한 섬유다발을 형성하여 속섬유막뒤다리(posterior limb of internal capsule)의 배쪽안쪽을 돌아, 뒤위방향으로 방향을 바꿔 시상밑핵(subthalamus)의 **포렐 H 구역(Forel's field H)**으로 들어간다. 창백속핵의 안쪽부분에서 기원하는 **(11)렌즈핵다발(lenticular fasciculus)**은 창백속핵의 등쪽안쪽에서 나와 시상밑핵의 바로 앞쪽에 위치한 속섬유막의 배쪽을 뚫고 통과하여, **불확정구역(zona incerta)**의 배쪽 면과 시상밑핵의 등쪽면 사이에서 **포렐 H_2 구역(Forel's field H_2)**을 형성한 후, 불확정구역의 안쪽을 돌아 포렐 H 구역에서 렌즈핵고리(ansa lenticularis)와 만나게 된다. 이 두 섬유다발은 불확정구역의 등쪽면을 따라 바깥등쪽으로 진행하여 시상의 배쪽에서 소뇌로부터 오는 소뇌시상섬유(cerebellothalamic fiber)와 함께 시상다발(thalamic fasciculus)을 형성한다. 시상다발이 있는 시상의 배쪽을 **포렐 H_1 구역(Forel's field H_1)**이라고도 한다.

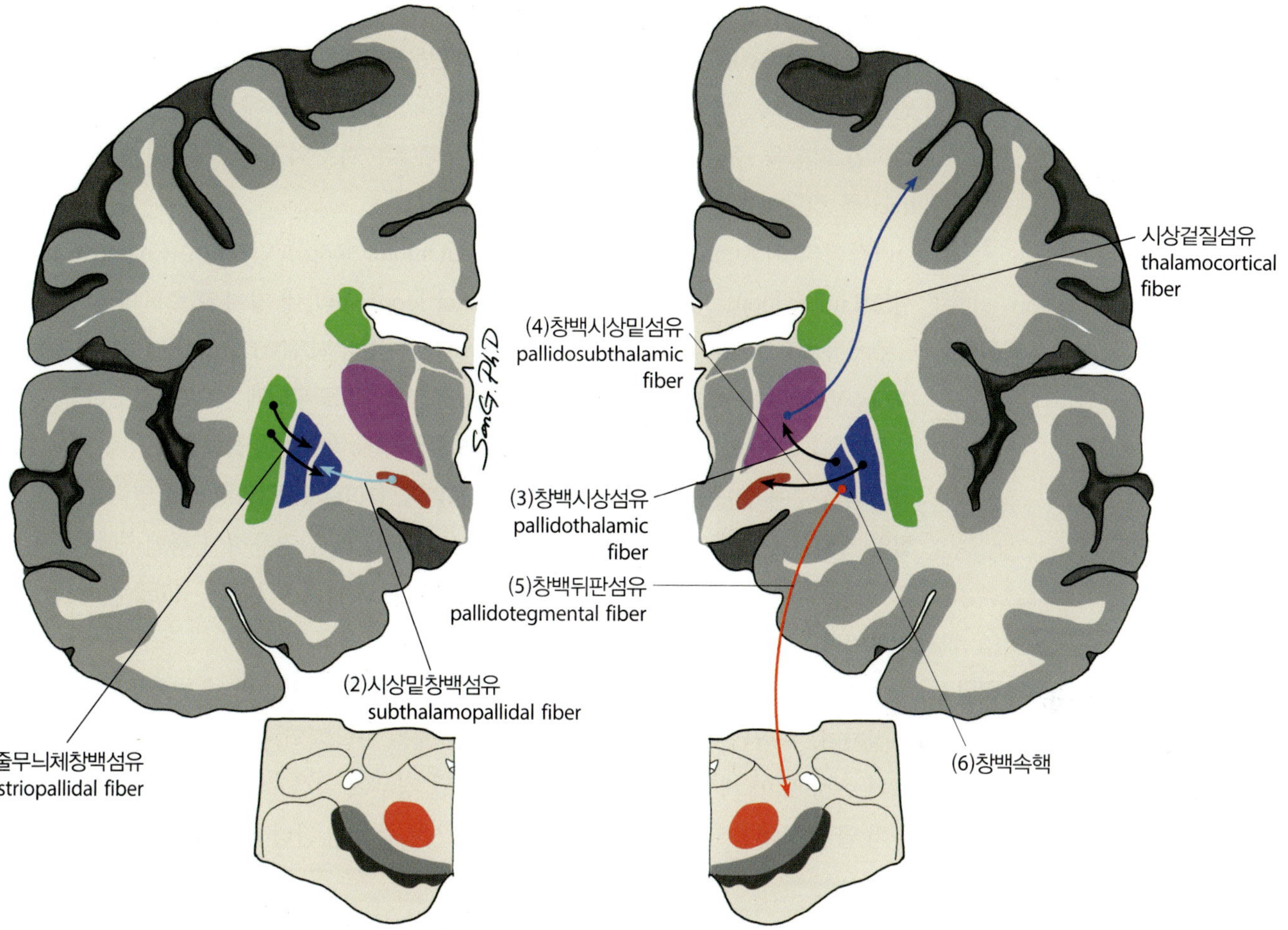
(4)창백시상밑섬유
pallidosubthalamic
fiber
시상겉질섬유
thalamocortical
fiber
(3)창백시상섬유
pallidothalamic
fiber
(5)창백뒤판섬유
pallidotegmental fiber
(2)시상밑창백섬유
subthalamopallidal fiber
(1)줄무늬체창백섬유
striopallidal fiber
(6)창백속핵

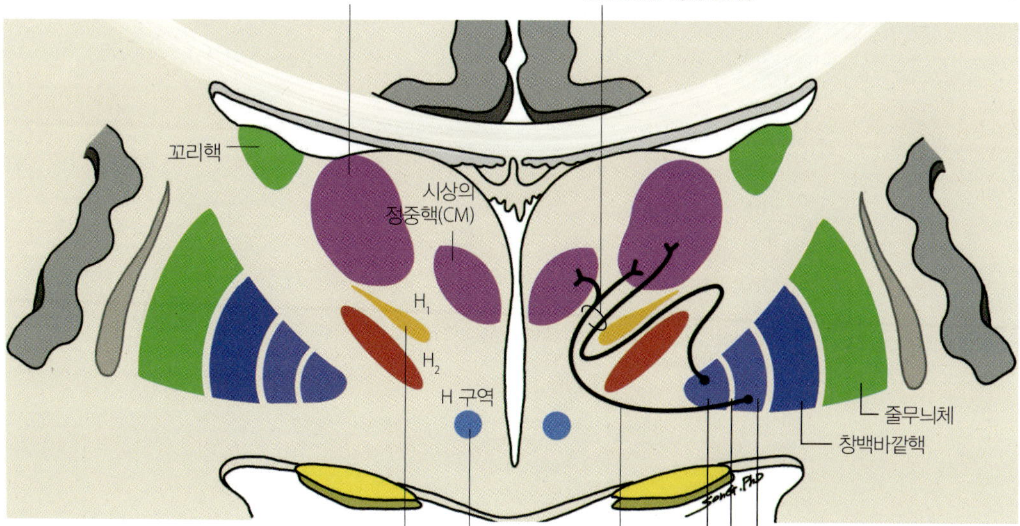
시상의 앞배쪽핵(VA)와
가쪽배쪽핵(VL)
(11)렌즈핵다발
lenticular fasciculus
꼬리핵
시상의
정중핵(CM)
H_1
H_2
H 구역
줄무늬체
창백바깥핵
불확정구역
zona incerta
뇌활
fornix
(10)렌즈핵고리
ansa lenticularis
(8)바깥쪽부분 outer portion
(7)덧안쪽속질판
accessory internal medullary
lamina
(9)안쪽부분 inner portion
(6)창백속핵

바닥핵의 회로 > **(1)바닥핵**은 일차운동영역으로부터 시작되어 하위운동신경세포에 이르는 **(2)피라미드로(pyramidal tract)**로부터 신호를 받아 **(3)보완운동영역**과 **(4)일차운동영역**에 다시 신호를 보낸다. 이 신호는 직접 피라미드로를 통해 하위운동신경세포에 영향을 미치지는 않으나 간접적인 영향을 준다. 바닥핵의 손상으로 나타나는 불수의적 운동은 피라미드로(pyramidal tract)를 절단하면 모두 없어지게 된다.

바닥핵의 회로(circuit)는 주운동회로(main motor loop), 인지회로(Cognitive loop), 둘레회로(Limbic loop), 안구운동회로(oculomotor loop) 등의 네 가지 회로로 구성되어 있다.

주운동회로 > 주운동회로(main motor loop)의 주회로는 **(5)줄무늬체(striatum)**—**(6)창백속핵**—**(7)시상(VLo, VA, CM)**—**(3)보완운동영역**—**(4)일차운동영역**—**(5)줄무늬체**를 잇는 회로이다.

주운동회로는 2개의 부회로가 있는데, **(5)줄무늬체**—**(8)창백바깥핵**으로 이어지는 회로로 조가비핵을 통해 **(9)운동앞영역**이나 **(4)일차운동영역**, **(10)일차감각영역**에서 입력을 받고 **(11)흑색질**의 치밀부분에서 입력을 받으며, 출력은 **(12)시상밑핵**을 경유하여 창백속핵으로 이어진다. 또 하나의 부회로는 **(5)줄무늬체**—**(6)창백속핵**—**(11)흑색질 치밀부분**—**(5)줄무늬체**를 연결하는 회로이다.

주운동회로의 역할 > 주운동회로는 운동조절에 있어서 바닥핵의 일차적인 기능인 운동활동의 복잡한 패턴을 조절하며, 숙련된 움직임들을 수행하는 경우에는 바닥핵의 운동회로를 요구한다. 겉질척수로의 손상 없이 바닥핵의 운동회로가 손상된 경우에 글을 쓰는 능력의 장애가 발생하는데 마치 글씨를 처음 배우는 것처럼 미숙하게 쓰는 증상이 나타난다.

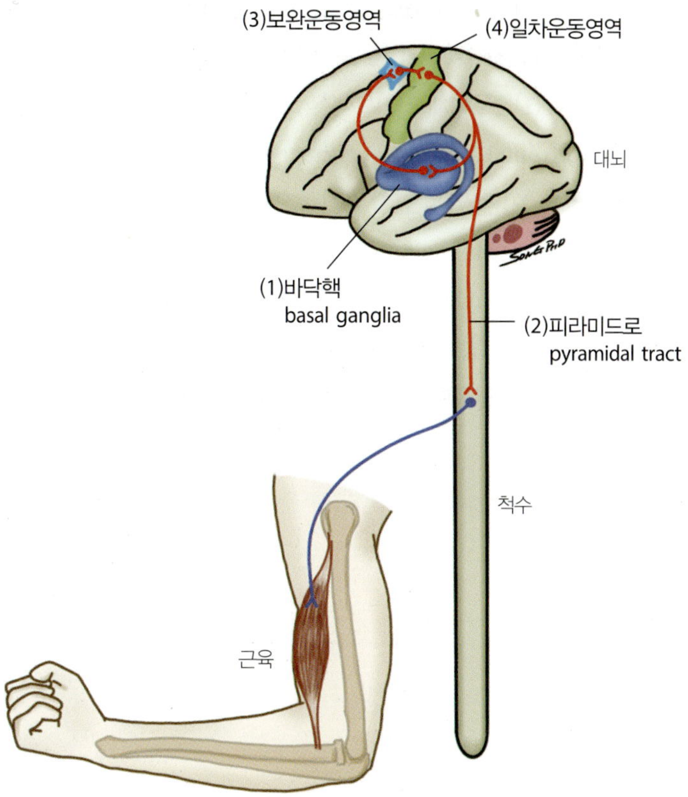
(3)보완운동영역
(4)일차운동영역
대뇌
(1)바닥핵
basal ganglia
(2)피라미드로
pyramidal tract
척수
근육

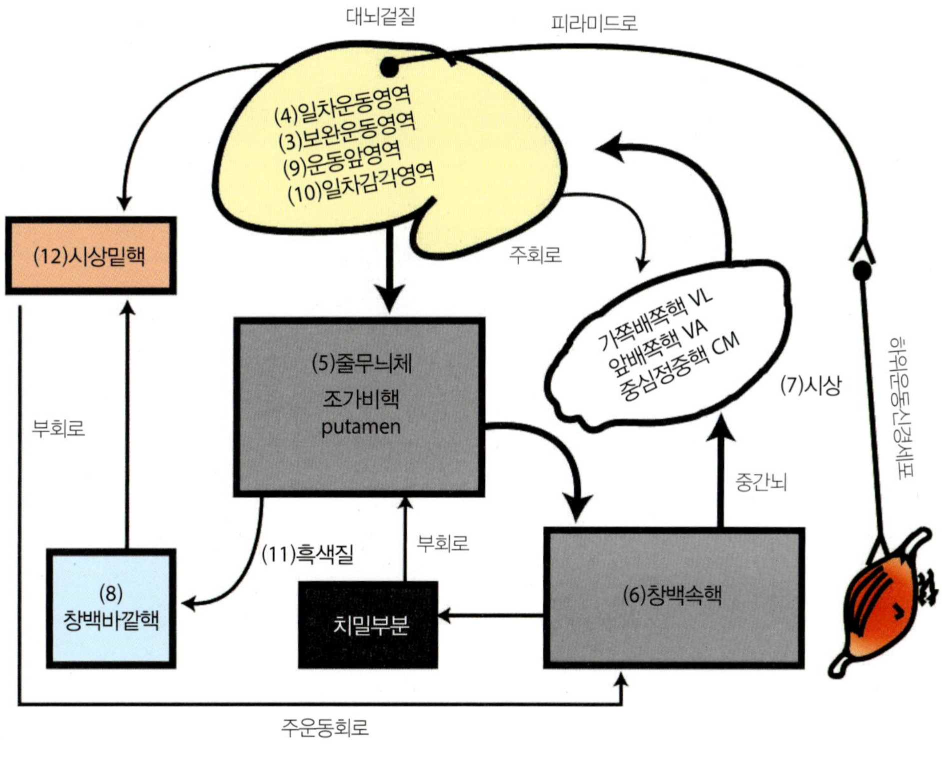
대뇌겉질
피라미드로
(4)일차운동영역
(3)보완운동영역
(9)운동앞영역
(10)일차감각영역
(12)시상밑핵
주회로
가쪽배쪽핵 VL
앞배쪽핵 VA
중심정중핵 CM
(7)시상
(5)줄무늬체
조가비핵
putamen
부회로
하위운동신경세포
중간뇌
(11)흑색질
부회로
(8)
창백바깥핵
치밀부분
(6)창백속핵
주운동회로

인지회로 > 인지회로(cognitive loop)는 **(1)줄무늬체**—**(2)흑색질 그물부분**—**(3)시상(thalamus)**—**(4)이마앞엽연합겉질(prefrontal association cortex)**—일차운동영역을 잇는 회로이다.

반면 **(1)줄무늬체**—**(2)흑색질 그물부분(SNr)**으로 이어지는 회로는 주로 **(4)이마앞엽의 연합겉질(prefrontal association cortex)**에서 **(5)꼬리핵(caudate nucleus)**을 거쳐 입력을 받으며, 출력은 역시 이마앞엽 연합겉질쪽으로 나가게 된다. 따라서 인지회로를 **이마앞엽연합회로(prefrontal association loop)**라고도 한다. 주운동회로와 마찬가지로 2개의 부회로가 있다.

둘레회로 > 둘레회로(limbic loop)는 둘레계통의 일부인 **(6)띠이랑 앞부분(anterior cingulate gyrus)**에서 주로 입력을 받아 **(7)배쪽줄무늬체(ventral striatum)**—**(8)배쪽창백(ventral pallidum)**을 거쳐 시상의 **(9)등쪽안쪽핵(MD)**으로 이어져 다시 둘레계통으로 투사되는 회로이다.

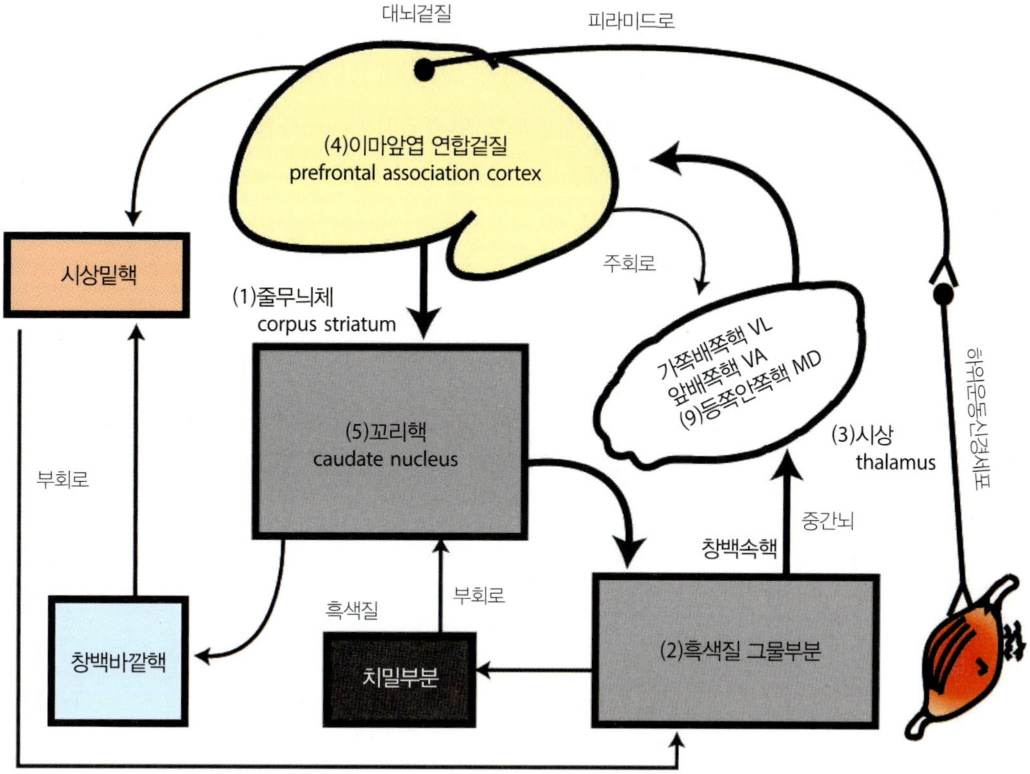
대뇌겉질
피라미드로
(4)이마앞엽 연합겉질
prefrontal association cortex
시상밑핵
(1)줄무늬체
corpus striatum
주회로
가쪽배쪽핵 VL
앞배쪽핵 VA
(9)등쪽안쪽핵 MD
(3)시상
thalamus
(5)꼬리핵
caudate nucleus
하위운동신경세포
부회로
중간뇌
창백속핵
흑색질
부회로
창백바깥핵
치밀부분
(2)흑색질 그물부분

인지회로

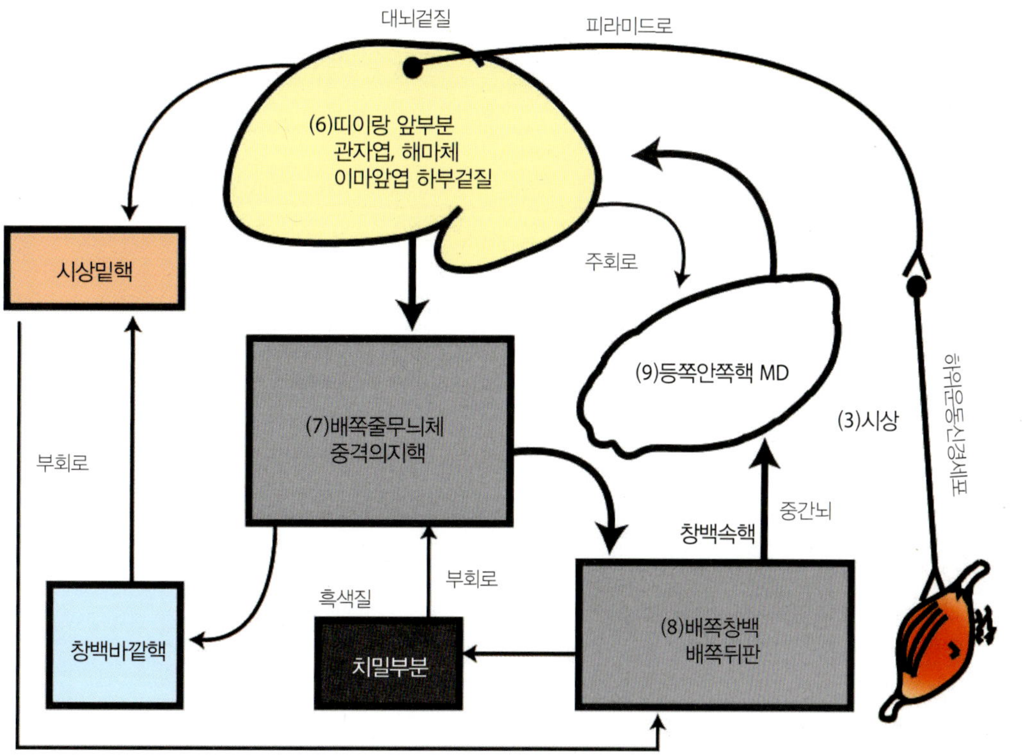
대뇌겉질
피라미드로
(6)띠이랑 앞부분
관자엽, 해마체
이마앞엽 하부겉질
시상밑핵
주회로
(9)등쪽안쪽핵 MD
(3)시상
(7)배쪽줄무늬체
중격의지핵
하위운동신경세포
부회로
중간뇌
창백속핵
흑색질
부회로
창백바깥핵
치밀부분
(8)배쪽창백
배쪽뒤판

둘레회로

안구운동회로 > 운동앞영역의 **(1)이마안구운동영역(frontal eye field)**에서 주로 입력을 받아 **(2)꼬리핵몸통(body of caudate nucleus)**—**(3)창백속핵**—**(4)흑색질 그물부분(SNr)**을 거쳐 **(5)시상앞배쪽핵(VA)**과 **등쪽안쪽핵(MD)**으로 이어져 다시 이마안구영역으로 투사되는 회로이다. 일부 바닥핵의 날신경섬유는 운동겉질쪽으로 연결되지 않고 직접 뇌줄기의 운동성 구조와 연결된다. **(4)흑색질 그물부분**에서의 날신경섬유는 **(6)위둔덕(superior colliculus)**으로 이어져 뒤판척수로(tectospinal tract)를 통해 시각자극과 연결된 안구와 목 부분의 운동에 영향을 줄 것으로 생각된다.

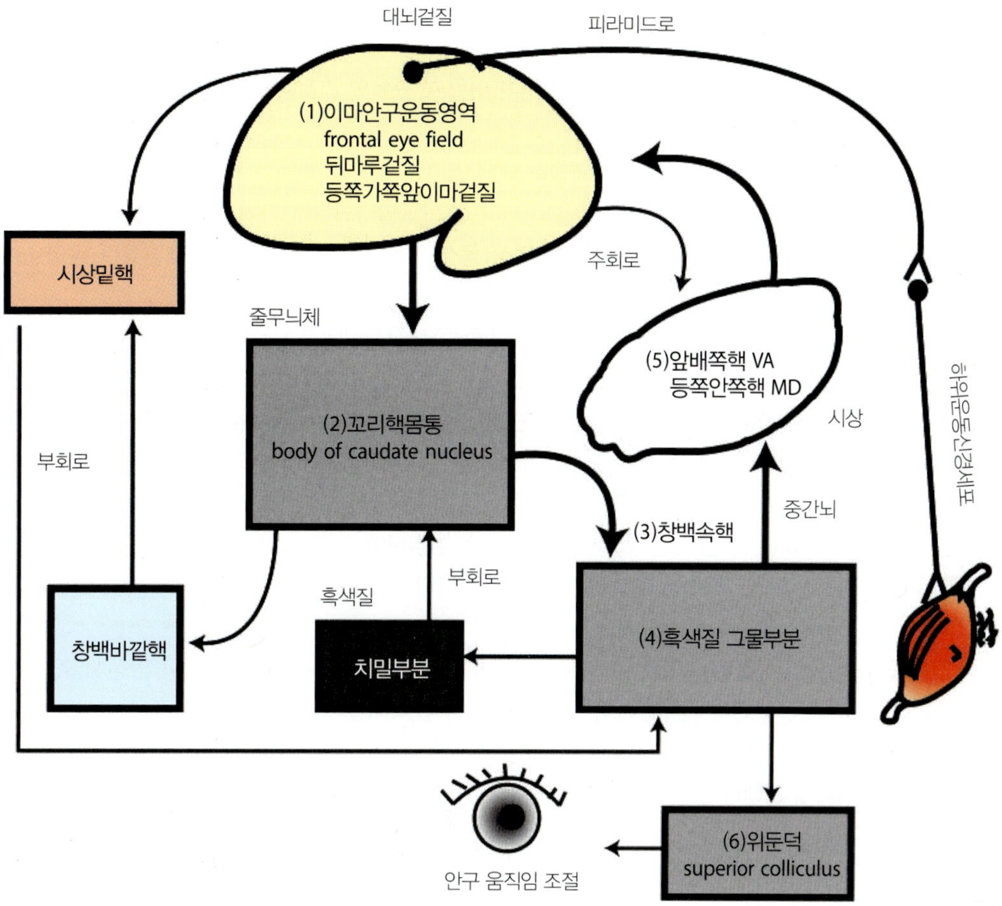
대뇌겉질
피라미드로
(1)이마안구운동영역
frontal eye field
뒤마루겉질
등쪽가쪽앞이마겉질
시상밑핵
주회로
줄무늬체
(5)앞배쪽핵 VA
등쪽안쪽핵 MD
시상
하위운동신경세포
부회로
(2)꼬리핵몸통
body of caudate nucleus
중간뇌
(3)창백속핵
부회로
흑색질
창백바깥핵
치밀부분
(4)흑색질 그물부분
(6)위둔덕
superior colliculus
안구 움직임 조절

안구 운동회로

임상노트

■ 바닥핵 병변

바닥핵 장애의 특징은 움직임의 시작 · 지속 · 정지가 어렵고, 근육의 긴장이 일어나며, 무의식 상태에서의 부적절한 움직임을 보이는 것이다.

(1)무도병(chorea)은 꼬리핵과 조가비핵의 병변이 있을 경우 나타난다. 환자는 춤추는 것과 같은 갑작스럽고 경련적이며 무의식적인 움직임을 하게 된다. 잠깐 얼굴을 찡그리거나 머리나 팔다리를 갑자기 움직이며 언어장애가 나타나기도 한다.

(2)헌팅톤무도병(Huntington's chorea)은 신경억제성 물질인 GABA, Substance P, 아세틸콜린 등의 분비 감소로 도파민(dopamine)의 분비가 증가되어 꼬리핵과 조가비핵의 작용을 억제하기 때문에 나타난다.

(3)느린비틀림운동(athetosis)은 벌레가 꿈틀거리는 것처럼 불규칙적이고 느린 움직임을 하는 것이 특징이다. 특히 말초근육의 움직임이 뚜렷하다. 창백핵, 배쪽시상, 적색핵, 중간 뇌뒤판의 병변에 의해 나타난다.

(4)반쪽무도병(hemiballismus)은 꼬리핵, 조가비핵, 창백핵, 중심앞이랑(precentral gyrus)의 병변과 반대쪽 시상밑핵 또는 이 구조물의 날성 및 들성 연결의 방해로 발생한다. 신체의 한쪽에 국한된 불수의적 움직임이 특징이며, 팔다리가 제멋대로 난폭하게 움직이게 된다. 깨어 있는 동안 지속되고 수면 시에 소실된다.

(5)근긴장이상증(dystonia)은 몸쪽 팔다리 및 축성근육을 침범하여, 느리고 길게 지속되며 꼬이는 불수의적인 운동 및 자세가 특징이다. 꼬리핵, 조가비핵 또는 시상의 병변에 의해 나타나며, 창백핵에서 시상으로 가는 줄무늬체 병변으로 나타날 수도 있다.

(6)파킨슨증(parkinsonism)은 운동완만증(bradykinesia), 톱니바퀴경축(cogwheel rigidity), 안정시떨림(resting tremor), 마스크와 같은 얼굴(mask-like face)과 자세반사의 장애가 특징이다. 흑색질의 색소성 신경세포의 소실로 인한 줄무늬체에서의 도파민(dopamine) 결핍이 원인이 된다.

틱(tics)은 줄무늬체의 장애가 있을 경우 나타난다. 갑작스럽고 빠른 무의식적인 움직임으로 짧은 기간 동안 의지적으로 억제될 수 있고 수면 시에는 소실된다. 틱은 눈 또는 입 주위에서 시작되는 것이 일반적이나 목 또는 어깨로 퍼질 수 있으며, 경우에 따라 전신적으로 나타날 수 있다.

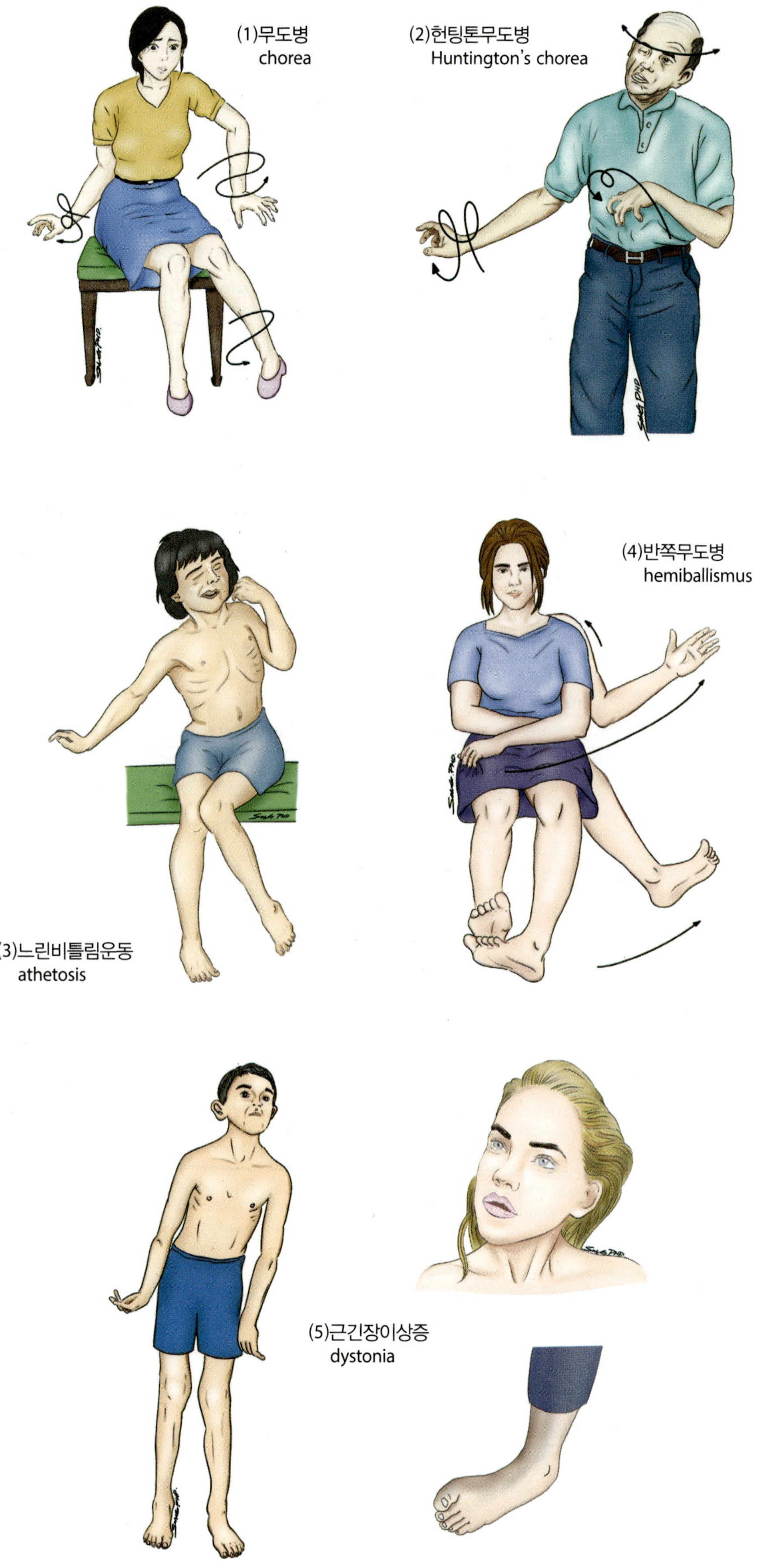
(1)무도병
chorea
(2)헌팅톤무도병
Huntington's chorea
(3)느린비틀림운동
athetosis
(4)반쪽무도병
hemiballismus
(5)근긴장이상증
dystonia

임상노트

바닥핵의 질환 중 가장 흔한 질환인 파킨슨병(Parkinson's disease, PD)은 움직임의 장애가 있는 대표적인 질환이다. 1817년 James Parkinson에 의해 떨림마비(shaking palsy)라고 처음 명명 되었고 1912년 Kinnier Wilson에 의해 바깥피라미드로 질환으로 분류되었다. 의지에 의한 수의적(voluntary)인 움직임 및 의지와 관계없이 움직이는 자동적인(automatic) 움직임 모두 이 병에 의해 영향을 받는다. 파킨슨병은 두가지 유형으로 분류한다. 자세 불안정 및 보행 장애 (postural instability gait difficulty ,PIGD) 파킨슨병과 진전 우세(tremor dominant, TD) 파킨슨 병이다. 유형에 따라 증상의 심각도는 다르지만 이 유형은 절대적이지 않고 시간에 흐름에 따라 반대로 변환되기도 하고 섞이기도 하여 구분이 모호해진다.

자세 불안정 및 보행장애 파킨슨 병의 증상은 근육이 뻣뻣해지는 근육의 **(1)경직(rigidity), (2)아래로 숙여지고 처진 자세(drooping posture), (3)안정시 떨림(resting tremor), (4)가면을 쓴 것 같은 무표정(mask-like facial expression)**, 움직임의 감소와 느려짐(hypokinesia, bradykinesia) 등을 보인다. 앉고 일어서는 데 많은 어려움을 겪으며 걸을 때도 발이 불안정하고 앞으로 숙여져 있으며 팔의 흔들림은 나타나지 않는다. 움직임의 시작이 어렵고 보행중에 보장이 짧아지고 빨라지는 현상인 **(5)가속보행(festinating gait)**을 보이다가 멈추게 된다. **(6)발을 끄는 보행(shuffling gait)**이 나타나기도 한다. 몸통의 진전(떨림)은 균형의 장애를 가져온다. 비운동성 징후로 우울증과 정신병, 치매 등이 동반되기도 한다.

진전 우세 파킨슨병 환자는 안정시 움직임시 모두 진전을 경험하게 된다. 일상생활 중 옷을 입고 벗거나 식사 등과 같은 의도적인 움직임을 할 때도 떨림이 나타난다. 떨림이 주된 증상으로 일상생활의 장애를 가져온다. 진전 우세 파킨슨병 환자는 자세불안정 및 보행장애 파킨슨병 환자에 비해 증상의 진행이 느리게 나타난다.

표 6-2 운동성(akinetic)/경직성(rigid) 파킨슨의 단계

단계	특징
1	편측성 징후와 증상. 한쪽 사지의 떨림(tremor)이 특징적
2	양측성 징후, 자세와 보행의 변화, 장애는 최소(minimal disability)
3	전반적으로 중증도의 기능장애 발생, 체간의 움직임이 눈에 띄게 느려지며, 걷거나 서기 시작했을때 초기 평행감각의 장애
4	심한장애; 짧은 거리만 보행가능하며 강직성(rigidity), 운동완화증(bradykinesia) 동반; 혼자 생활 불가능
5	체중이 크게 줄어듬, 서거나 걷지 못하며 지속적인 간호가 필요함

파킨슨병의 치료 > 파킨슨병의 치료로는 약물, 작업 및 물리치료, 그리고 침습적인 시술 등이 있다. 파킨슨병은 도파민 생성 세포의 결손으로 발생하기 때문에 L-dopa와 같이 도파민 대체약물 또는 작용제(agonist)로 도파민의 역할을 대체하는 약물을 초기에 사용한다. 그러나 이러한 약물에 대한 내성 및 부작용(환각, 망상, 정신병, 운동 이상증 및 성욕 과잉을 유발하는 충동 조절 장애, 섭식 장애 및 도박 등)이 존재하며 병이 진행됨에 따라 다른 세포 및 신경전달물질 등의 손실로 인하여 효과성이 제한된다.

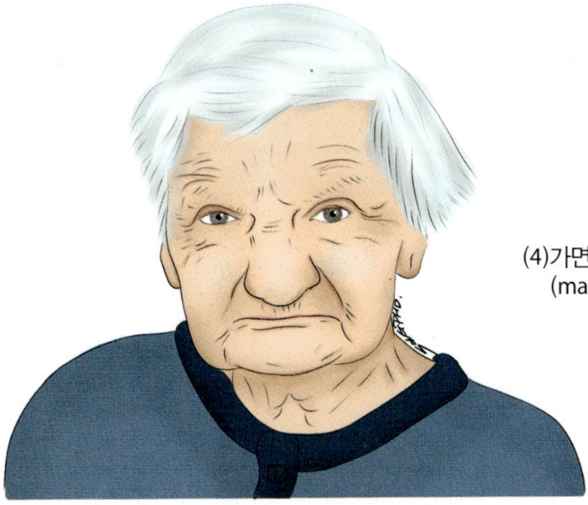

(4)가면을 쓴 것 같은 무표정
(mask-like facial expression)

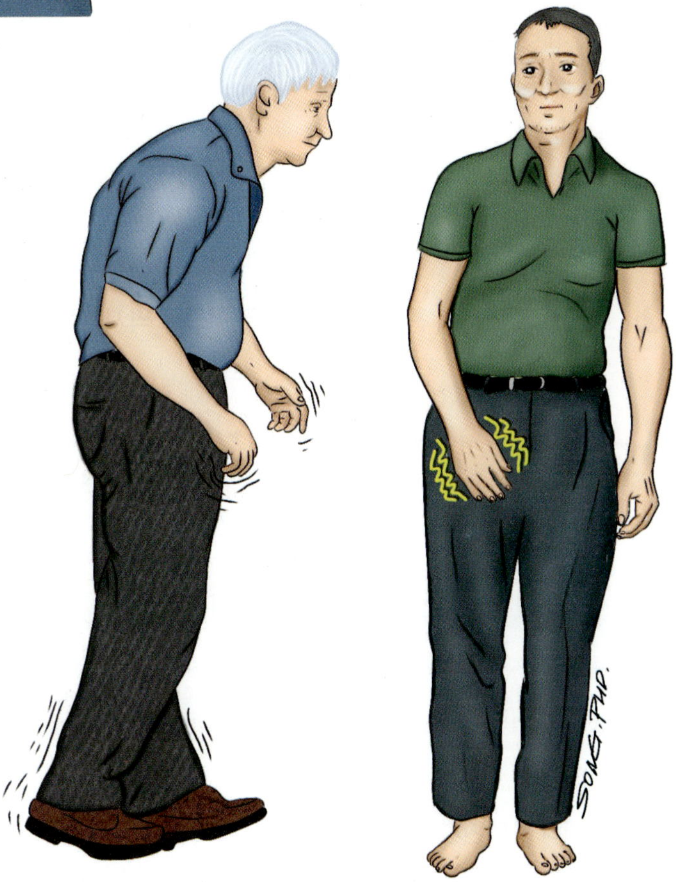

(2) 아래로 숙여지고 처진 자세(drooping posture)
(5) 가속보행 (festinating gait)
보행중에 보장이 짧아지고
(3) 팔다리 진전

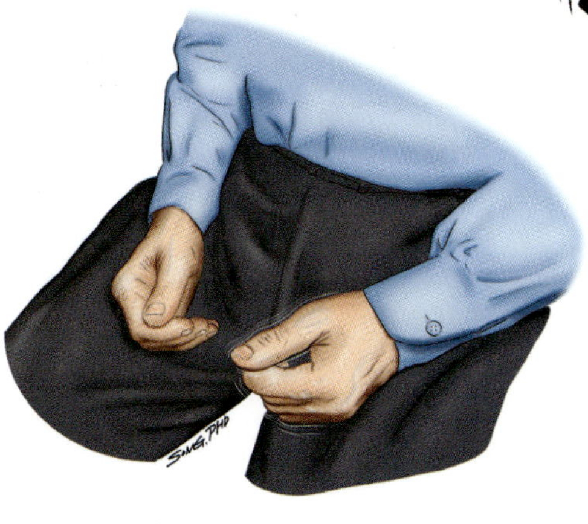

(3) 안정시 떨림 (resting tremor)

06 » 연습문제

1. 바닥핵(basal ganglia)의 구조에 관한 설명 중 옳은 것으로 짝지어진 것은?

가. 렌즈핵(lenticular nucleus)에는 창백핵(globus pallidus)와 꼬리핵(caudate nucleus)이 포함된다.
나. 흑색질(substantia nigra)은 기능적으로 바닥핵에 속한다.
다. 렌즈핵 안쪽 구조물은 담장(claustrum)이다.
라. 바닥핵의 구조물 중 편도체(amygdaloid body)는 기능적 구조물에서 제외시킨다.

① 가, 나, 다 ② 가, 다 ③ 나, 라 ④ 라 ⑤ 가, 나, 다, 라

해설 렌즈핵(lenticular nucleus)에는 창백핵(globus pallidus)와 조가비핵(putamen)이 포함된다. 렌즈핵 안쪽 구조물은 창백핵(globus pallidus)이다. 편도체는 기능적으로 둘레계통에 포함된다.

정답 ③

2. 바닥핵의 기능에 관한 설명 중 옳은 것으로 짝지어진 것은?

가. 바닥핵은 직접 하위운동신경세포(LMN)에 영향을 미치지는 않는다.
나. 주운동회로(main motor circuit)의 손상으로 글씨를 처음 배우는 것처럼 미숙하게 쓴다.
다. 꼬리핵과 조가비핵은 입력부 역할을 하고, 창백핵은 출력부 역할을 담당한다.
라. 근육긴장과도 관계가 있어 손상 시 경직이 나타난다.

① 가, 나, 다 ② 가, 다 ③ 나, 라 ④ 라 ⑤ 가, 나, 다, 라

해설 가. 직접 피라미드로를 통해 하위운동신경세포에 영향을 미치지는 않으나 간접적인 영향을 준다. 나. 겉질척수로의 손상 없이 바닥핵의 운동회로가 손상된 경우에 글을 쓰는 능력의 장애가 발생하는데 마치 글씨를 처음 배우는 것처럼 미숙하게 쓰는 증상이 나타난다. 라. 경직(rigidity)은 대표적인 바닥핵질환의 증상이다.

정답 ⑤

3. 72세의 여자 환자가 보행훈련을 하기 위해 내원하였다. 무표정한 얼굴로 손가락을 비비는 동작을 보였으며 움직임의 시작이 어려웠고 느린 동작으로 움직였다. 이 환자에 대한 설명으로 바르게 짝지어진 것은?

가. 흑색질의 퇴화가 원인이 된다.
나. 강직(rigidity), 운동완만증(bradykinesia)이 특징적이다.
다. 바닥핵에 유용한 도파민(dopamine)의 감소로 야기된다.
라. 의도적인 움직임을 할 때 떨림증상이 나타난다.

① 가, 나, 다 ② 가, 다 ③ 나, 라 ④ 라 ⑤ 가, 나, 다, 라

해설 바닥핵 질환 파킨슨병의 증상과 특징 1) 무표정한 얼굴(mask like face) 2) Pill-rolling tremor 3) 운동완만증(bradykinesia) 4) 안정시 떨림(resting tremor) 5) 경직(rigidity)

정답 ①

4. 73세 남자가 2년 전부터 왼쪽에 수전증이 있다가 현재 양손 모두 정지 시에 떨고 몸의 움직임이 완만해졌다. 걸음보폭이 짧고 앞으로 쓰러지는 경향을 보이며 얼굴의 표정은 굳어져 있었다. 이 환자에게 가장 적절한 치료약물인 것은?

① Thiamine ② Selegiline ③ Levodopa ④ Aspirine ⑤ Panpirine

해설 도파민의 전구체. 타이로신의 수산화에 의해 생성되고 L-도파 탈(脫) 카복실효소에 의해 도파민으로 전환된다. 무색~백색의 무미, 무취의 결정 내지 결정성분말, 임상적으로는 파킨슨병 치료에 사용한다.

정답 ③

5. 파킨슨병의 증상이 아닌 것은?

① resting tremor ② rigidity ③ bradykinesia ④ ballismus ⑤ masklike-face

해설 어깨, 무릎, 다리 등의 큰 관절을 중심으로 하는 돌발성의 심한, 던지거나 돌리는 등의 커다란 불수의 운동으로 수면 중에는 멈춘다. 대부분은 반쪽무도병(hemibalism)이다. 시상하부 즉 루이체(corpus Luysii) 또는 그 섬유 연락로의 장애로 일어나며 장애부위와 반대측에 발리즘이 온다. 그 부분의 혈관성장애, 종창, 염증, 외상, 변성병변이 원인이 된다.
바닥핵 질환 파킨슨병의 증상과 특징으로는 무표정한 얼굴(mask like face), Pill-rolling tremor, 운동완만증(bradykinesia), 안정시 떨림(resting tremor), 경직(rigidity)이 있다.

정답 ④

6. 팔다리의 먼쪽부위(distal limb)를 불규칙하게 뒤틀거나 꿈틀거리는 느린 운동으로 줄무늬체나 대뇌겉질의 병변 시 일어나는 동작은?

① 도리깨질증(ballism) ② 느린비틀림운동(athetosis)
③ 떨림(진전, tremor) ④ 무도병(chorea)
⑤ 근긴장이상증(dystonia)

해설 느린비틀림운동(athetosis)은 벌레가 꿈틀거리는 것처럼 불규칙적이고 느린 움직임을 하는 것이 특징이다. 특히 말초 근육의 움직임이 뚜렷하다. 창백핵, 배쪽시상, 적색핵, 중간 뇌뒤판의 병변에 의해 나타난다.

정답 ②

7. 다음 중 바닥핵에게 들성(구심성) 연결을 주고 있는 부위가 아닌 것은?

① 흑색질(substatia nigra) ② 시상하부(hypothalamus)
③ 시상밑부(subthalamus) ④ 대뇌겉질(cortex)
⑤ 시상(thalamus)

해설 줄무늬체는 대뇌겉질, 시상의 수질판속핵군(intralaminar nuclear group) 흑색질 등 여러 구조에서 들신경섬유를 받으며, 창백핵(globus pallidus)은 바닥핵의 출력부로 줄무늬체와 시상밑핵으로부터 들신경섬유를 받는다.

정답 ②

학습목표

- 둘레계통의 기본 구조를 이해한다.
- 둘레계통의 바깥고리와 안쪽고리의 구조를 이해한다.
- 띠이랑의 기본 구조를 이해한다.
- 해마체 주변 엽의 구조를 이해한다.
- 치아이랑과 조롱박엽의 구조를 이해한다.
- 중격부의 구조를 이해한다.
- 둘레계통의 연결과 파페즈 회로에 대하여 이해한다.

주요용어

limbic	둘레, 가장자리
mammillary	작은돌기, 유두
medullary	속질, 수, 수질의
melanin	멜라닌
neo-	새로운, 새것의, 신
nigra	흑색질, 흑질
paleo-	오래된, 옛
peduncle	다리(pedunculus), 각
pes-	발, 족
piriform	배(ship) 모양, 이상
precentral	중심앞, 중심전
prefrontal	이마엽앞
putamen	조가비핵. 대뇌반구(大腦半球)의 깊은 곳에 있는 회색질(灰色質)의 덩이
pyramidal	피라미드모양의
rhinal	후뇌, 코의, 비강의
rostrum	부리, 주둥이
semilunaris	반달, 반월
striatal	줄, 선
subcallosal	뇌들보밑, 뇌량하. 뇌들보의 아래(sub)
substantia	질, 물질
terminalis	종말, 끝의

chapter 07

둘레계통

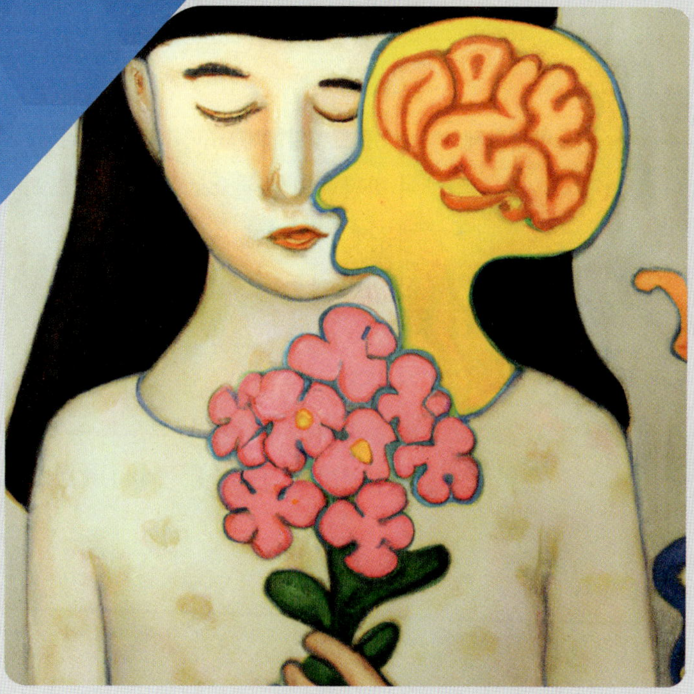

사진설명 >>

감각 중에서도 후각은 기억에 오래 남는 것으로 알려져 있으며, 이와 밀접한 관련이 있는 뇌의 부분은 둘레계통이다. 둘레계통은 후각 정보를 받아들여 기억을 형성하고, 후각 정보가 다른 기억과 연결되어 추억을 불러일으키는 역할을 한다.

둘레계통은 뇌의 복잡한 여러 부분들이 결합하여 형성되어 있으며, 정서와 감정, 기억 등을 관리한다. 또한, 새로운 기억을 장기 기억으로 변환하는 과정에도 관여한다. 이 때문에, 좋은 향기를 맡았을 때 기분이 좋아지는 현상이 발생하는 것이다.

즉, 둘레계통의 역할 덕분에 후각이 다양한 감정과 추억을 불러일으키며, 우리가 특정 향기와 연관된 기억을 쉽게 떠올릴 수 있게 한다. 이러한 후각과 둘레계통의 연결은 우리 인간의 정서와 기억의 복잡성을 더욱 풍부하게 만드는 요소가 된다.

둘레계통 > **둘레계통(limbic system)**은 경계(border)라는 의미로 사이뇌(diencephalon)와 끝뇌(telencephalon) 사이의 경계에 위치한다. 또한 뇌의 의식적인 영역과 무의식적인 영역 사이의 경계영역으로서 둘레계통의 활동을 의미한다. 주로 감정을 조절하고 기억능력을 담당한다.

둘레계통의 구조 > 둘레계통을 이루는 구조로는 대뇌겉질에 속하는 **둘레엽(limbic lobe)**의 **(1)띠이랑(cingulate gyrus)**과 **(2)해마곁이랑(parahippocampal gyrus)**, 후각겉질(olfactory cortex)의 **(3)조롱박엽(piriform lobe)**이 있고, **(4)중격부(septal region)**, **(5)편도핵복합체(amygdaloid nuclear complex)**가 있으며 **(6)종말판곁이랑(paraterminal gyrus)**, **(7)뇌들보밑영역(subcallosal area)** 시상주변 구조들인 **(8)시상하부(hypothalamus)**, **(9)뇌활(fornix)**, **(10)시상상부(epithalamus)**의 고삐핵(habenular nuclei)이 있다. 또한 시상의 **(11)앞쪽시상핵(anterior nucleus)**과 **(12)등쪽안쪽핵(mediodorsal nucleus)**도 포함된다.

바깥고리와 안쪽고리 > 바깥측뇌실을 둘러싸고 있는 둘레엽(limbic lobe)에 속하는 구조는 2개의 고리모양의 구조로 나뉜다. **바깥고리(outer ring)**의 바깥쪽에는 **(1)띠이랑(cingulate gyrus)**, **(2)해마곁이랑(parahippocampal gyrus)**, **(7)뇌들보밑영역(subcallosal area)**이 있으며, 안쪽고리(inner ring)의 안쪽에는 **(13)해마체(hippocampal formation)**, **(14)치아이랑(dentate gyrus)**, **(15)작은다발이랑(fasciolar gyrus)**, **(16)회색층(indusium griseum)**, **(6)종말판곁이랑(paraterminal gyrus)**, **(7)뇌들보밑영역(subcallosal area)**이 있다.

뇌들보밑영역은 문헌에 따라 견해의 차이는 있지만 일반적으로 바깥고리와 안쪽고리에 모두 속한다.

편도핵복합체 > **(5)편도핵복합체(amygdaloid nuclear complex)**는 바닥핵의 꼬리핵꼬리의 끝부분에 위치하여 바닥핵의 부분으로 분류하기도 하였으나 기능적으로 둘레계통과 연관이 많으므로 둘레계통에 포함된다. 편도체는 관자엽겉질(temporal cortex)의 깊은부위에 위치하는 회색질로서 여러 핵들로 구성되어 있기 때문에 편도핵복합체라고 한다. 이 핵군은 조롱박겉질(piriform cortex)의 깊은부위에 위치하며, 관자엽 해마곁이랑(parahippocampal gyrus)의 앞쪽에서 등쪽 안쪽 방향으로 위치한다. 부분적으로는 가쪽뇌실 아래뿔(inferior horn)의 앞쪽안쪽 및 등쪽벽을 구성한다. 분노와 공포를 포함한 감정을 조절하는 기능을 담당한다. 양쪽 손상 시 감정의 둔감현상이 일어나며 과식증이나 성욕과다증이 나타나기도 한다.

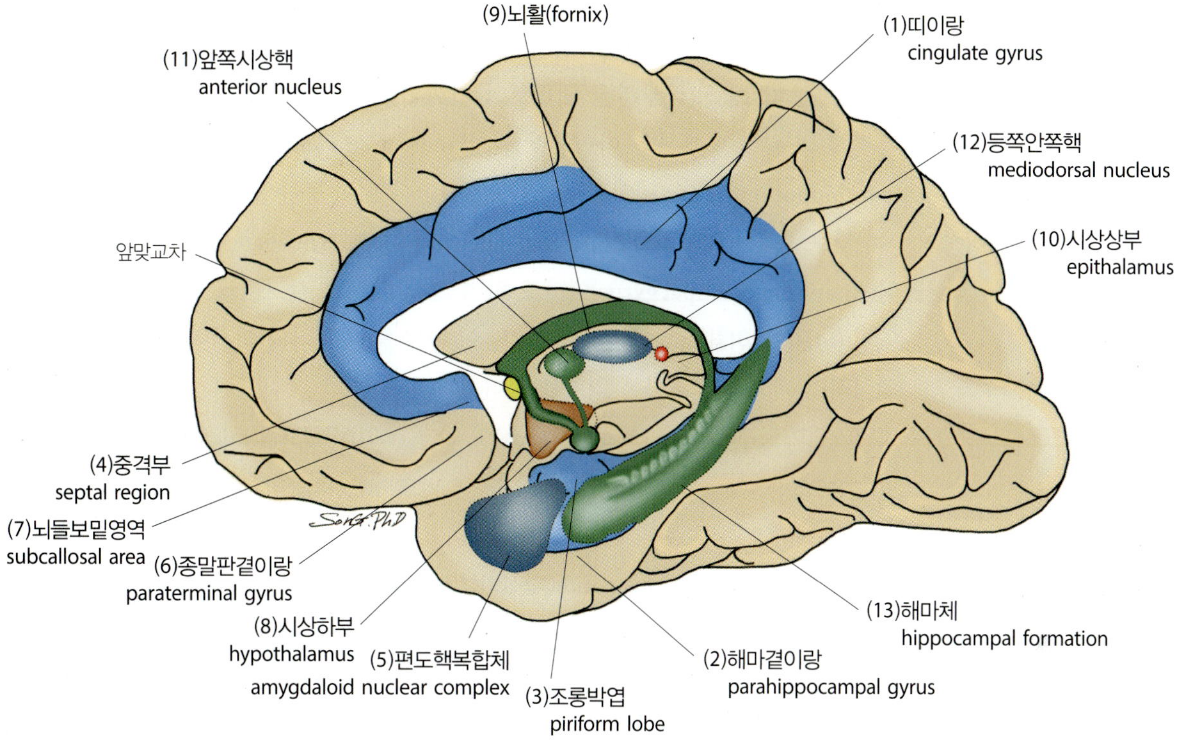
(9)뇌활(fornix)
(11)앞쪽시상핵
anterior nucleus
(1)띠이랑
cingulate gyrus
(12)등쪽안쪽핵
mediodorsal nucleus
앞맞교차
(10)시상상부
epithalamus
(4)중격부
septal region
(7)뇌들보밑영역
subcallosal area
(6)종말판곁이랑
paraterminal gyrus
(8)시상하부
hypothalamus
(5)편도핵복합체
amygdaloid nuclear complex
(3)조롱박엽
piriform lobe
(2)해마곁이랑
parahippocampal gyrus
(13)해마체
hippocampal formation

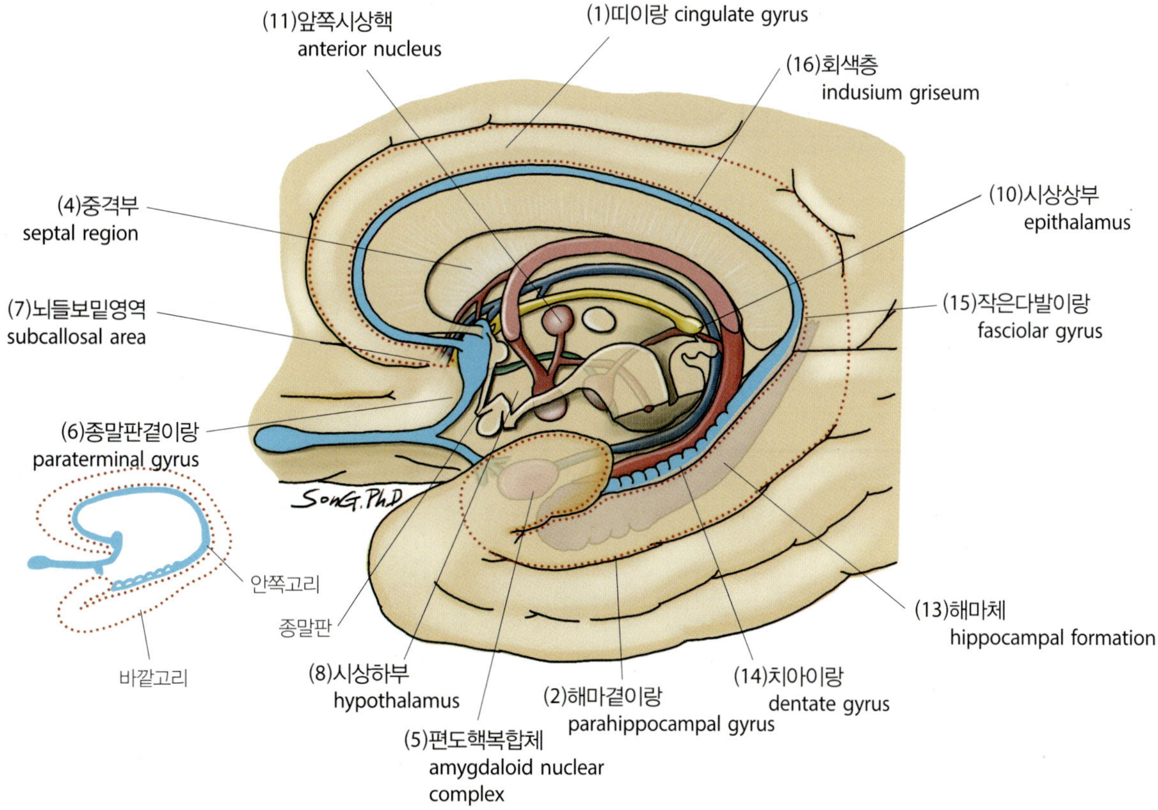
(11)앞쪽시상핵
anterior nucleus
(1)띠이랑 cingulate gyrus
(16)회색층
indusium griseum
(4)중격부
septal region
(10)시상상부
epithalamus
(7)뇌들보밑영역
subcallosal area
(15)작은다발이랑
fasciolar gyrus
(6)종말판곁이랑
paraterminal gyrus
안쪽고리
종말판
바깥고리
(8)시상하부
hypothalamus
(2)해마곁이랑
parahippocampal gyrus
(14)치아이랑
dentate gyrus
(13)해마체
hippocampal formation
(5)편도핵복합체
amygdaloid nuclear
complex

띠이랑 > **(1)띠이랑(cingulate gyrus)**은 대뇌 안쪽표면에서 관찰되며, 마루엽의 안쪽 표면에서 시작되어 아래쪽으로 내려오다가 앞쪽으로 방향을 바꿔 **(2)뇌들보(corpus callosum)**의 위쪽을 따라 일정한 간격을 두고 주행하다가 끝부분에서는 다시 아래쪽으로 내려오면서 뇌들보에 가까워진다. **띠고랑**의 끝부분은 뇌들보와 가까워지므로 띠이랑은 뇌들보의 앞쪽 부분에서 좁아지게 되는데 이 부분을 띠이랑잘룩(isthmus of cingulate gyrus)이라고 하며, **(3)해마곁이랑(parahippocampal gyrus)**의 뒤쪽 위쪽과 연결이 되어 둘레엽의 바깥고리를 이룬다.

해마곁이랑 > 바닥표면에서 **(4)후각뇌고랑(rhinal sulcus)**과 **(5)곁고랑(collateral sulcus)**의 안쪽을 **(3)해마곁이랑(parahippocampal gyrus)**이라고 하며 그 앞부분은 갈고리와 같이 다시 위쪽으로 휘어져 있어 **(6)갈고리이랑(uncus)**이라고 한다. 이 구조들은 대뇌의 의식적인 기능과 둘레계통의 무의식적인 기능을 연결하는 역할을 한다.

해마곁이랑(parahippocampal gyrus)의 안쪽, **(7)새발톱고랑(calcarine sulcus)**의 안쪽에는 해마고랑(hippocampal sulcus)이 있으며, 그 안쪽에는 **(8)해마체(hippocampal formation)**가 위치하고 있다.

해마체의 구조 > 해마체(hippocampal formation)는 **(9)해마(hippocampus)**, **(10)치아이랑(dentate gyrus)**, **(11)해마지각(subiculum)**의 세 부분으로 이루어져 있다. 해마(hippocampus)는 **(6)갈고리이랑(uncus)**의 안쪽에서 시작되며, 해마의 앞쪽 아래쪽인 갈고리이랑(uncus)은 약간 팽대되어 있고 표면에 서너 개의 얕은 고랑이 있어 **(12)해마발(pes hippocampi)**이라고 한다.

뇌활과 관련 구조 > **(13)뇌활(fornix)**은 해마체에서 나오는 들성(원심성, efferent) 신경다발로 활 모양으로 휘어져 바깥쪽뇌실벽의 일부를 이루며, 중간 이후는 앞쪽으로 다시 휘어져 사이뇌 시상하부(hypothalamus)의 **(14)유두체(mammillary body)**로 이어진다. 뇌활의 첫 부분은 **(15)뇌활다리(crus)**라고 하며, 중간 부분은 양쪽이 합쳐져 있고 **(16)뇌활몸통(corpus)**이라고 한다. 뇌활몸통은 전에서 다시 양쪽으로 나누어져 **(17)뇌활기둥(column)**을 이룬다.

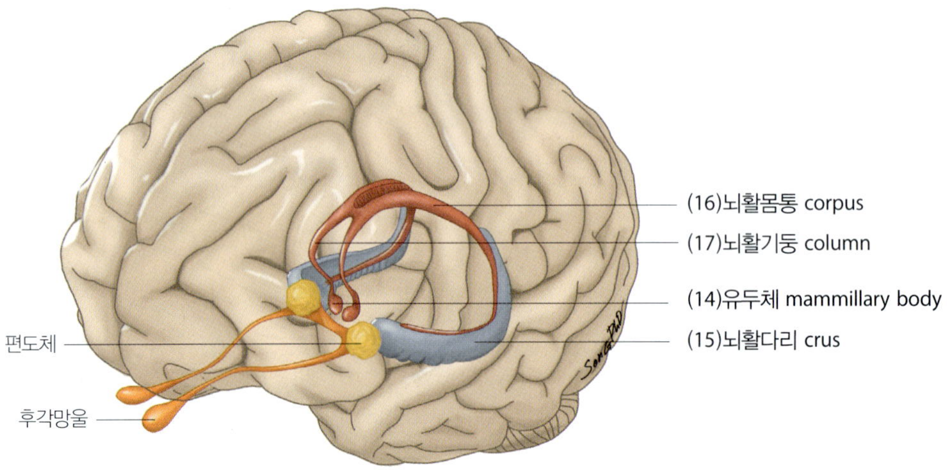

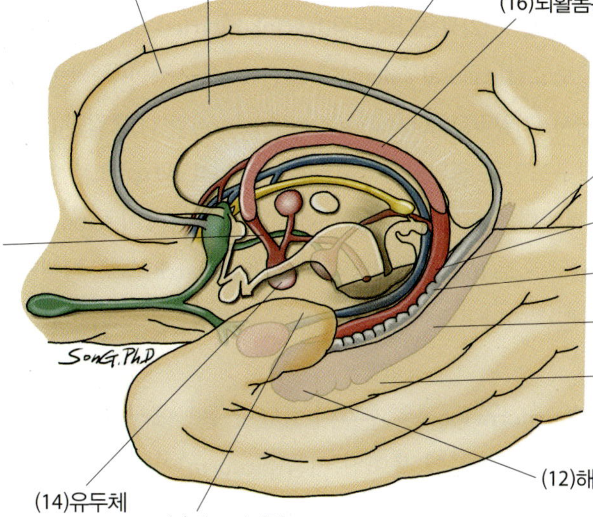

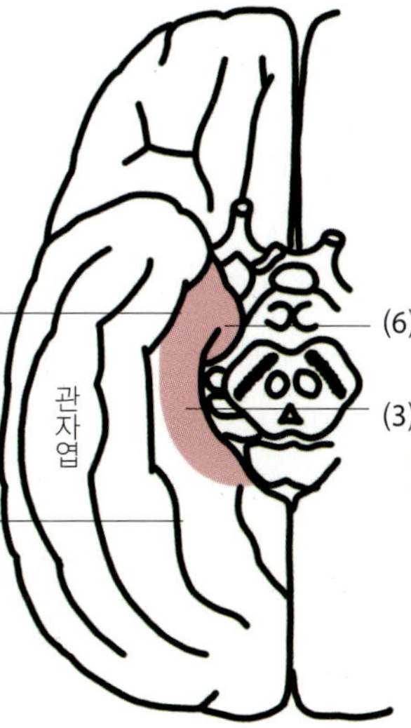

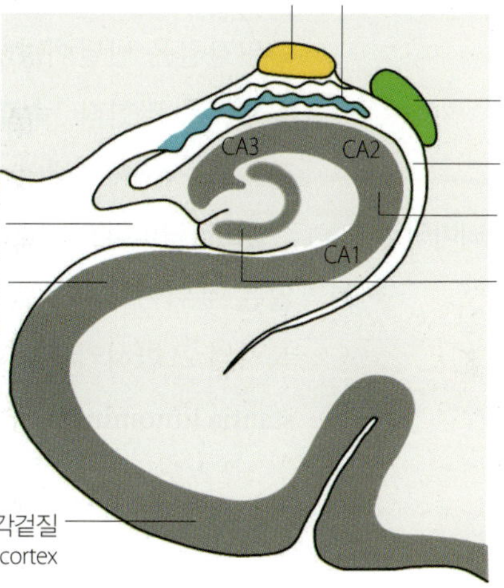

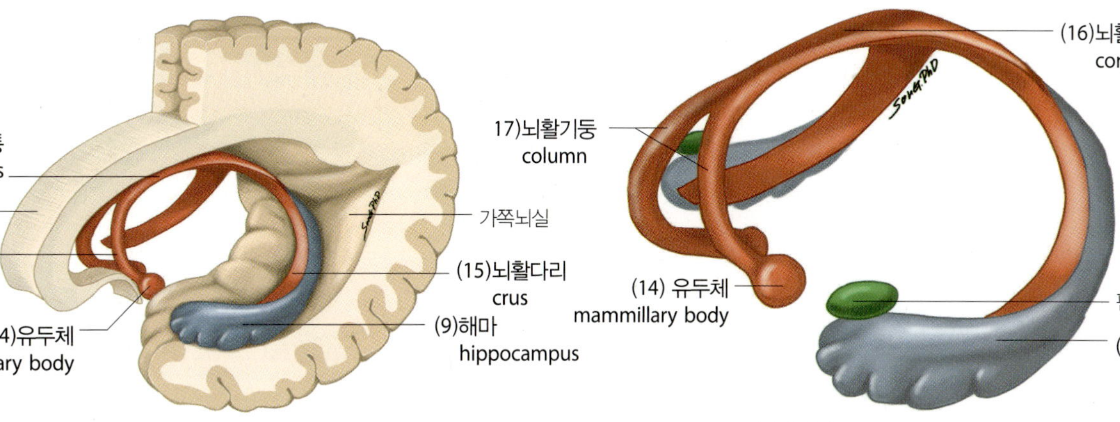

(8)해마체 hippocampal formation

치아이랑 > **(1)치아이랑(dentate gyrus)**은 얇은 겉질구조로 해마고랑(hippocampal sulcus)의 바로 위쪽, 해마(hippocampus)의 아래쪽에 위치한다. 치아이랑(dentate gyrus)은 뇌들보(corpus callosum)의 뒤쪽에서 **(2)작은다발이랑(fasciolar gyrus)**으로 이어지며, 작은다발이랑은 뇌들보 위쪽의 뇌들보고랑(callosal sulcus)에 얇은 겉질구조인 회색층으로 이어진다. 회색층은 뇌들보의 앞쪽에서 **(3)앞맞교차(anterior commissure)**와 **(4)종말판(lamina terminalis)**의 바로 앞쪽에 있는 겉질구조인 **(5)종말판곁이랑(paraterminal gyrus)**으로 이어진다.

종말판곁이랑(paraterminal gyrus)은 뒤쪽후각방이랑(posterior parolfactory sulcus)을 사이에 두고 앞쪽으로 **(6)뇌들보밑영역(subcallosal area)**으로 이어진다. 뇌들보밑영역의 앞쪽에는 이마엽의 앞쪽이마고랑이 있으며, 앞쪽후각방이랑(anterior parolfactory sulcus)이 그 경계가 된다.

조롱박엽 > **조롱박엽(piriform lobe)**은 후각이 발달한 동물에서 후각을 직접 받아들이는 부분이 서양배 모양으로 생겼기 때문에 붙여진 이름(piriform)이며, 우리나라에서는 조롱박과 닮아 조롱박으로 명명하였다. 조롱박엽은 **조롱박엽앞겉질(prepiriform cortex)**, **(7)편도주위겉질(periamygdaloid cortex)**, **(8)속후각겉질(entorhinal cortex)**의 세 부분으로 나눌 수 있다. 조롱박엽앞겉질은 **(9)가쪽후각줄무늬체**를 따라서 편도체의 앞부분까지 이어지는 좁은 부위를 말하며 **(10)우회이랑(gyrus ambiens)**과 **(11)가쪽후각이랑(lateral olfactory gyrus)**으로 구성되어 있다. 편도주위겉질은 반달이랑(gyrus semilunaris)이라고도 하며 편도체의 앞쪽 등쪽에 있는 좁은 겉질부위를 말한다. 속후각뇌겉질은 둘레엽 해마곁이랑 앞쪽의 대부분을 차지하고 있으며 바깥쪽으로는 해마체의 해마지각이 이어져 있다.

앞뇌바닥부위 > **앞뇌바닥부위(forebrain basis)**는 대뇌반구의 바닥부위와 안쪽부위에 있는 경계가 명확하지 않은 부위이다. 이 부분은 경계가 뚜렷하지 않고 학자에 따라서는 후뇌에 속하는 부분을 중복시켜 포함시키기도 하지만 대체적으로 앞관통질의 깊은부위에 있는 회색질인 **무명질(substantia innominata)**과 그 주위 부분을 말한다.

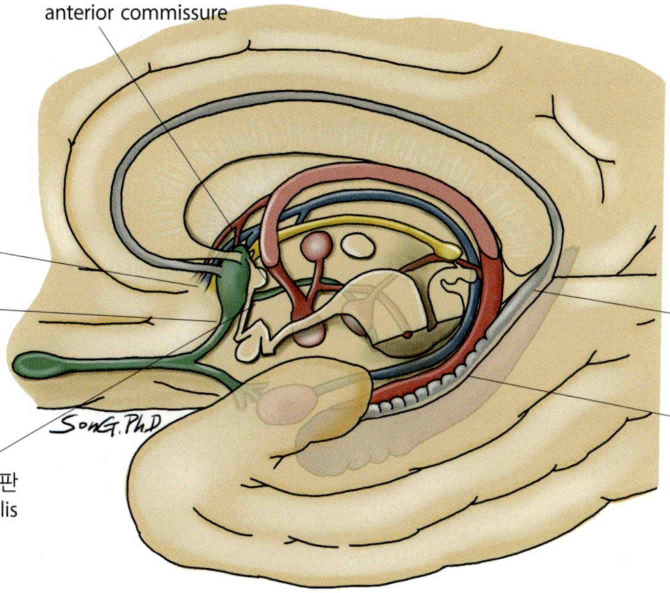
(3)앞맞교차
anterior commissure
(6)뇌들보밑영역
subcallosal area
(5)종말판곁이랑
paraterminal gyrus
(4)종말판
lamina terminalis
(2)작은다발이랑
fasciolar gyrus
(1)치아이랑 - 이빨 모양
dentate gyrus
SonG.PhD

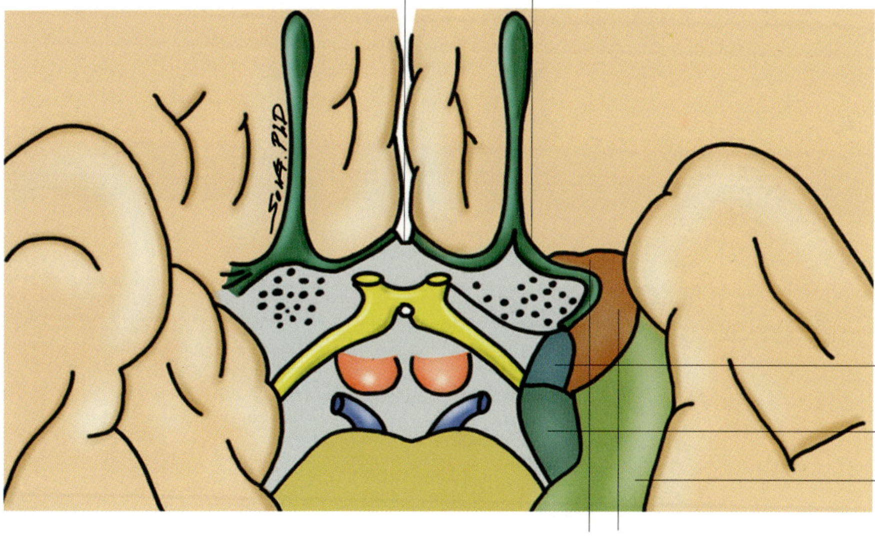
(3)앞맞교차
anterior commissure
(9)가쪽후각줄무늬체
(7)편도주위겉질
periamygdaloid cortex
갈고리이랑
(8)속후각겉질
entorhinal cortex
(11) 가쪽후각이랑
lateral olfactory gyrus
(10)우회이랑
gyrus ambiens
조롱박엽앞겉질
prepiriform cortex
SonG.PhD

조롱박엽의 구조

중격부 > **중격부(septal region)**는 둘레엽의 안쪽고리의 가장 앞부분인 뇌들보부리(rostrum of corpus callosum)의 아래쪽에 위치하며, 이 부분의 겉질 아래쪽에는 겉질밑회색질이 있다.

중격구역 > 중격부의 겉질구조를 **중격구역(septal area)**이라고 하며 **(1)종말판곁이랑(paraterminal gyrus)**과 **(2)뇌들보밑이랑(subcallosal gyrus)**을 포함한다. 겉질밑회색질은 **(3)중격핵(septal nucleus)**이라고 하며, **(4)종말판(lamina terminalis)**의 앞쪽 종말판곁이랑(paraterminal gyrus)의 깊은 부위에 있는 핵군이다.

투명중격 > 중격(septum)은 중격핵의 뒤쪽으로 이어져 바깥쪽뇌실 사이에 있는 **투명중격(septum pellucidum)**과 그 전에 있는 겉질밑회색질인 진성중격(septum verum)을 함께 일컫는 용어로 겉질구조인 중격구역은 이에 속하지 않는다.

투명중격(septum pellucidum) 속에는 신경아교세포(glial cell)와 섬유성분은 있으나 신경세포체는 거의 없다. 진성중격(septum verum) 속에는 겉질구조인 중격핵(septal nuclei)이 있으며, 이 핵은 주위의 겉질밑회색질 구조인 중격의지핵(기댐핵, nucleus accumbens septi)과 명확하게 구별된다. 투명중격은 분노를 일으키는 현상을 포함해 다양한 행동양식을 조절하는 역할을 한다.

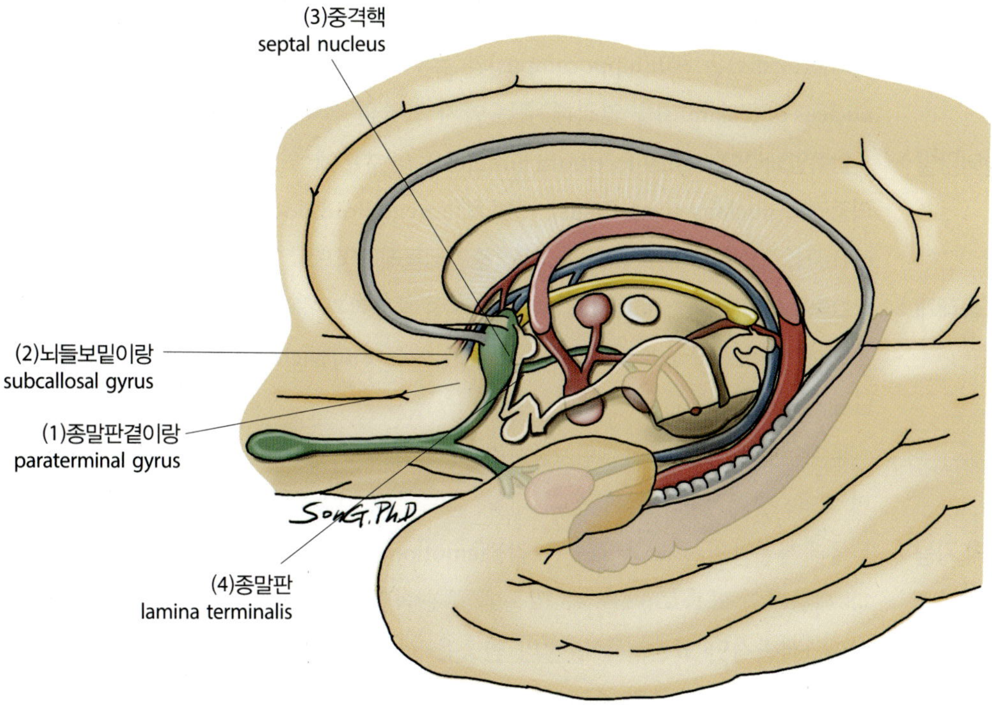
(3)중격핵
septal nucleus
(2)뇌들보밑이랑
subcallosal gyrus
(1)종말판곁이랑
paraterminal gyrus
(4)종말판
lamina terminalis
SonG.PhD

둘레계통의 연결 > 둘레계통에서의 연결은 광범위하게 이루어진다. 2개의 주요 섬유다발은 **뇌활(fornix)**과 **안쪽앞뇌다발(medial forebrain bundle)**이다.

뇌활 > **뇌활(fornix)**은 **해마(hippocampus)**와 **유두체(mamillary body)**, 그리고 **앞쪽시상핵(anterior nucleus of thalamus)**을 연결해 주는 아치 모양의 섬유다발이다.

안쪽앞뇌다발 > **안쪽앞뇌다발(medial forebrain bundle)**은 앞부분에 위치한 구조물인 **중격영역(septal area)**, **의중격핵(nucleus accumbens)**, **편도체(amygdaloid body)**와 **앞쪽띠이랑(anterior cingulate gyrus)**을 **시상하부(hypothalamus)**와 **중간뇌둘레구역**으로 연결하는 신경섬유다발이다.

그물둘레계 > **그물둘레계통(reticulolimbic system)**은 둘레구역과 중간뇌의 그물체 사이의 연결이며 행동조절에 있어 중요하게 생각된다. 이 바깥에도 **띠다발(cingulum)**과 **유두시상로(mammillothalamic tract)**가 있다.

둘레계통에서 자율신경로, 몸신경로, 그물체로, 호르몬 경로를 통해 신경신호가 전달되며 식욕, 방어작용, 생식활동과 내장, 호르몬의 기능들을 조절하는 기능이 있다.

둘레계통의 기능 > 둘레계통만의 중요한 기능은 **감정(emotion)**과 **기억(memory)**이다. 감정은 주관적인 느낌과 객관적인 표출로 나눌 수 있는데 주관적인 느낌에 관해서는 그 기전이 밝혀지지 않고 있다. 객관적인 표출, 즉 감정의 반응은 시상하부와 시각교차앞구역(preoptic area), 중격핵(septal nucleus) 부위, 그리고 중간뇌의 그물체(reticular formation)와 관련이 있으며, 이 연결을 **중격–시각교차앞구역–시상하부–중간뇌연속체(septo-preoptic-hypothalamo-midbrain continum)**라고 한다.

파페즈 회로 > **기억(memory)**과 관련된 연결로 **파페즈 회로(Papez circuit)**가 있다.

이 연결은 **(1)유두체(mammillary body)**—**(2)시상앞핵군(anterior nucleus of thalamus)**—**(3)띠이랑(cingulate gyrus)**—**(4)해마체(hippocampal formation)**—**유두체**—**시상앞핵군**으로 이어진다.

파페즈 회로는 오래된 기억이 아닌 **최근의 기억을 담당**하는 것으로 알려지고 있으며, 편도체와 관련되어 기억을 담당한다.

James Papez(1883~1958)는 미국의 신경해부학자이며, 1937년 그의 논문을 통해 감정의 조절을 담당하는 신경의 새로운 경로인 파페즈 회로를 발표하였다.

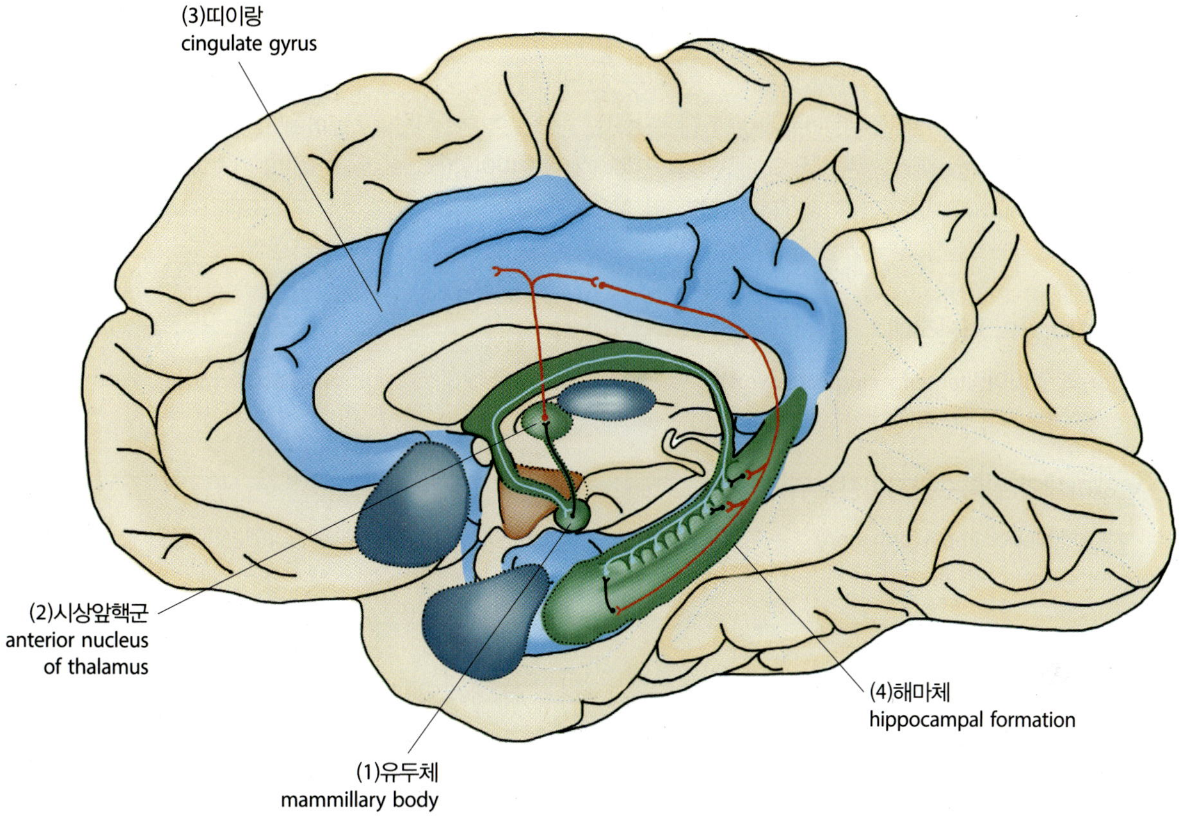
(3)띠이랑
cingulate gyrus
(2)시상앞핵군
anterior nucleus
of thalamus
(4)해마체
hippocampal formation
(1)유두체
mammillary body

임상노트

■ 둘레계통의 병변

둘레계통은 감정(emotion), 행동(behavior) 등에 관여하는 중요한 부분이다. 특히 **해마체(hippocampal formation)**는 최근의 기억(recent memory)과 관련이 있으며, 시상의 안쪽배핵이나 **띠이랑(cingulate gyrus)**도 기억과 관련된 것으로 알려져 있다. **편도체(amygdala)**는 자율신경계통과 관련되어 심장혈관, 호흡, 소화계통의 움직임을 조정하고, 특히 덧신겉질자극호르몬(ACTH), 성호르몬의 분비에 관여하여 성행동에 중요한 역할을 하고 있다.

■ 앞띠이랑의 혈관장애

양쪽의 **앞띠이랑(anterior cingulate gyrus)**의 혈관장애는 무동성 무언증(akinetic mutism)이 나타나고, 맥박, 호흡, 체온의 이상 등 자율신경계통의 장애가 나타난다.

■ 해마체와 뒤통수관자이랑부위의 장애

해마체(hippocampal formation)와 뒤통수관자이랑(occipitotemporal gyrus)부위의 혈관장애는 맥관염(angitis), 환각(delirium)의 증상이 나타난다.

■ 해마체 적출

수술로 인한 **해마체**의 적출로 인해 최근의 기억(recent memory)장애가 일어난다.

■ 관자엽 안쪽의 장애

뇌염(encephalitis)에 의해 둘레계통부위 중 관자엽 안쪽의 장애를 입게 되면 정신질환과 혼동하기 쉬운 행동이상이 나타나기도 한다.

07 » 연습문제

1. 개인의 각성과 행복감, 감정상태와 행동을 위한 욕구를 조절하는 것과 관계있는 구조물은?

① frontal lobe ② basal ganglia ③ limbic system ④ pons ⑤ cerebellum

해설 둘레계통은 뇌의 의식적인 영역과 무의식적인 영역 사이의 경계영역으로서 둘레계통의 활동을 의미한다. 주로 감정을 조절하고 기억 능력을 담당한다.

정답 ③

2. 둘레계통의 구조에 따른 기능을 연결한 것 중 바른 것으로 짝지어진 것은?

가. 편도체(amydaloid body): 분노와 공포를 포함한 감정을 조절, 짝짓기와 같은 사회적 기능
나. 유두체(mammillary body): 기억에 관여
다. 조롱박겉질(Piriform cortex): 후각과 관련된 기능
라. 해마(hippocampus): 심박수, 혈압을 조절하는 자율신경기능

① 가, 나, 다 ② 가, 다 ③ 나, 라 ④ 라 ⑤ 가, 나, 다, 라

해설 해마(hippocampus) : 장기기억형성, 공간지각을 위해 필요한 조직

정답 ①

3. 파페즈 회로(Papez circuit)에 대한 설명으로 바르게 짝지어진 것은?

가. 인간행동의 감정적인 측면과 기억에 관련된다.
나. 유두체와 시상은 유두시상로(mammilothalamic tract)로 연결된다.
다. 시상의 앞핵(anterior nucleus)으로 정보가 들어온다.
라. 해마와 유두체의 연결은 앞맞교차(anterior commissure)로 이루어진다.

① 가, 나, 다 ② 가, 다 ③ 나, 라 ④ 라 ⑤ 가, 나, 다, 라

해설 해마와 유두체의 연결은 뇌활에 의해 연결된다.

정답 ①

4. 파페즈 회로의 경로 중 괄호 안에 들어갈 부분은?

유두체(mammillary body) — (A) — (B) — 해마체(hippocampal formation)—유두체(mammillary body)

해설 기억(memory)과 관련된 연결로 파페즈 회로(Papez circuit)가 있다. 연결은 유두체(mammillary body)—시상앞핵군(anterior nucleus of thalamus)—띠이랑(cingulate gyrus)—해마체(hippocampal formation)—유두체—시상앞핵군으로 이어진다.

정답 A: 시상앞핵군(anterior nucleus of thalamus), B: 띠이랑

학습목표

- 사이뇌의 기본 구조를 이해한다.
- 시상의 기본 구조와 기능을 이해한다.
- 시상의 핵위 위치와 기능을 이해한다.
- 시상상부의 구조와 기능을 이해한다.
- 시상밑부의 구조와 기능을 이해한다.
- 시상하부의 구조와 기능을 이해한다.

주요용어

anti–	항, 반대하는
cep–	머리
chiasm	교차
di–	가로지르는
dorsal	등쪽, 배측
epi–	위의, 바깥의
foramen	구멍
habenular	고삐모양, 등쪽작은돌기
hypo–	아래의, 밑, 이하
infundibulum	깔때기, 깔때기모양
inter–	사이의
lateral	가쪽, 외측
medial	안쪽, 내측
optic	눈의, 시각의
pineal	솔방울샘, 송과선
pulvinar	시상베개, 시상침
reticular	그물모양의
tuberal	융기의
ure–	소변의
ventral	배쪽, 복측

chapter 08

사이뇌

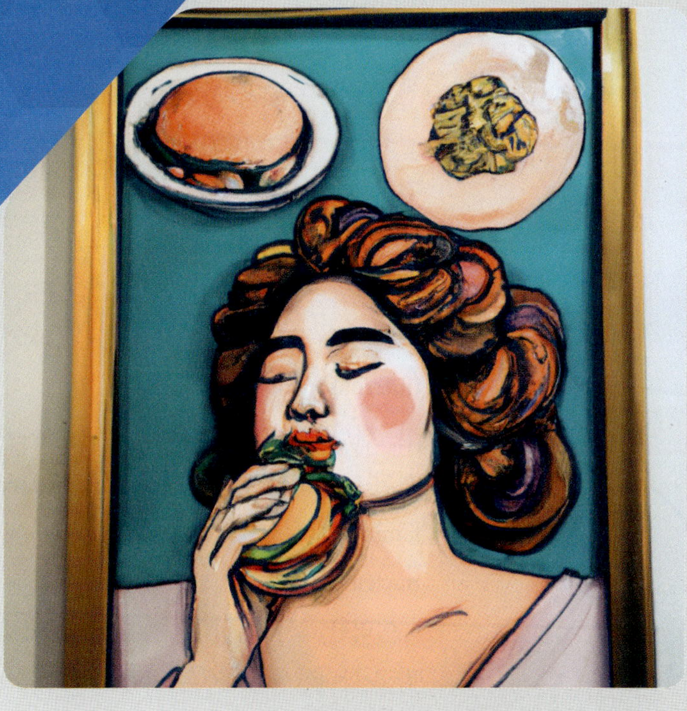

사진설명 >>

대뇌의 가장 깊숙한 부위에 위치한 사이뇌는 4개의 시상 구조로 구성되어 있다. 이들은 각각 다양한 기능을 수행한다. 감각 신호의 정거장 역할을 하여, 다양한 감각 정보를 처리하는 시상, 주요 호르몬을 분비하며, 식욕과 성욕, 체온 등을 조절하는 중추 역할을 하는 시상하부, 수면 주기와 생체 리듬을 조절하는 시상상부 그리고 움직임 조절과 관련된 기능을 담당하는 시상밑부로 구성된다.

우리가 맛있는 음식을 보거나 냄새를 맡거나, 음식에 대해 생각할 때, 시각, 후각, 그리고 기억의 정보는 시상하부로 전달된다. 시상하부는 이러한 정보를 바탕으로 식욕을 자극하고 음식 섭취를 촉진한다. 사이뇌의 작용 덕분에 우리는 음식물을 보고 강한 식욕의 충동을 느끼며, 뇌의 보상 경로를 활성화하여 행복감을 느낄 수 있다. 이와 같이 사이뇌는 우리의 생활에서 중요한 역할을 수행하며, 감각 정보와 생리적 기능을 조절하는 핵심 요소이다.

사이뇌의 기본구조 > **사이뇌(diencephalon)**는 뇌줄기와 대뇌겉질 사이의 셋째뇌실 주위에 위치한 회색질 구조이다. 사이뇌의 경계구조를 살펴보면, 앞쪽으로는 가쪽뇌실과 셋째뇌실을 연결하는 (1)**뇌실사이구멍(interventricular foramen)**과 (2)**시각로(optic tract)**, 그리고 (3)**시각신경교차(optic chiasma)**에 의해 경계지어지며, 뒤쪽으로는 (4)**뒤맞교차(posterior commissure)**가 경계가 된다. 또한, 위쪽으로는 가쪽뇌실(lateral ventricle), (5)**뇌들보(corpus callosum)**, (6)**뇌활(fornix)**이 존재하고, 아래로는 (7)**시상하부** 구조가 그 경계이며, 바깥쪽으로 (8)**속섬유막(internal capsule)**의 뒷다리(posterior limb), (9)**꼬리핵(caudate nucleus)**, 분계섬유줄(stria terminalis)이 있고, 안쪽으로는 양쪽 시상(thalamus) 사이에 (10)**셋째뇌실(3rd ventricle)**이 존재한다.

사이뇌는 셋째뇌실의 바깥쪽벽에서 발생되며, (11)**시상(thalamus)**, (7)**시상하부(hypothalamus)**, (12)**시상상부(epithalamus)**, (13)**시상밑부(subthalamus)** 등 구조적, 기능적으로 크게 네 가지 구조로 나뉜다.

시상의 기능 > **시상(thalamus)**의 안쪽면과 윗면은 뇌실(ventricle)에 접하고 있으며, 바깥쪽면은 속섬유막(internal capsule)에 의해, 아랫면은 들신경섬유다발에 의해 둘러싸여 있다. 시상의 기능은 크게 세 가지로 나눠서 생각해 볼 수 있다. 첫째는 통각의 일부와 후각을 제외한 모든 종류의 감각을 받아서 대뇌겉질(cerebral cortex)과 관련된 감각영역으로 보내는 **중계소(relay station)**의 역할을 하며, 둘째는 대뇌겉질(cerebral cortex)의 **운동 및 연합영역과 관련된 기능**을 가진다. 그리고 셋째는 뇌줄기(brainstem)의 그물체(reticular formation)와 관련되어 의식의 전도에 관여한다. 시상(Thalamus)은 수많은 핵군(nuclear group)으로 구성되어 있으며 대뇌겉질(cerebral cortex)로 들어가는 거의 모든 들신경섬유는 시상에서 연접을 형성한 후 대뇌겉질로 이어진다.

시상의 속구조 > 시상의 주요 핵들을 제외한 속구조들을 살펴보면 크게 세 가지 부위로 나눠서 볼 수 있는데, 시상핵들의 구심과 원심연결들을 이루는 신경섬유들의 얇은 층으로서 위에서 보면 알파벳의 'Y'자 모양을 하고 시상을 (14)**가쪽**, (15)**안쪽**, (16)**앞쪽핵 그룹**으로 나누는 (17)**속섬유판(internal medullary lamina)**이 있고, 이 판을 중심으로 핵들을 분류하여 명명하게 된다. 또한, 시상겉질섬유(thalamocortical fiber)와 겉질시상섬유(corticothalamic fiber)에 의하여 형성된 (18)**바깥섬유판(external medullary lamina)**이 있으며, 바깥섬유판(external medullary lamina)과 속섬유막(internal capsule)을 분리시키는 얇은 신경세포 층인 (19)**그물핵(reticular nucleus)**이 있다.

이러한 속구조 바깥에 여러 핵들이 존재하며, 뒤쪽의 넓은 부분은 (20)**시상베개(pulvinar)**라고 한다. 시상베개의 바깥쪽 아래쪽에는 반구형으로 돌출된 2개의 구조인 (21)**안쪽무릎체(medial geniculate body)**와 (22)**가쪽무릎체(lateral geniculate body)**가 있고, 안쪽면의 중앙에는 작은 시상사이붙음(interthalamic adhesion, massa intermedia)이 있어 양쪽의 시상을 연결해 준다.

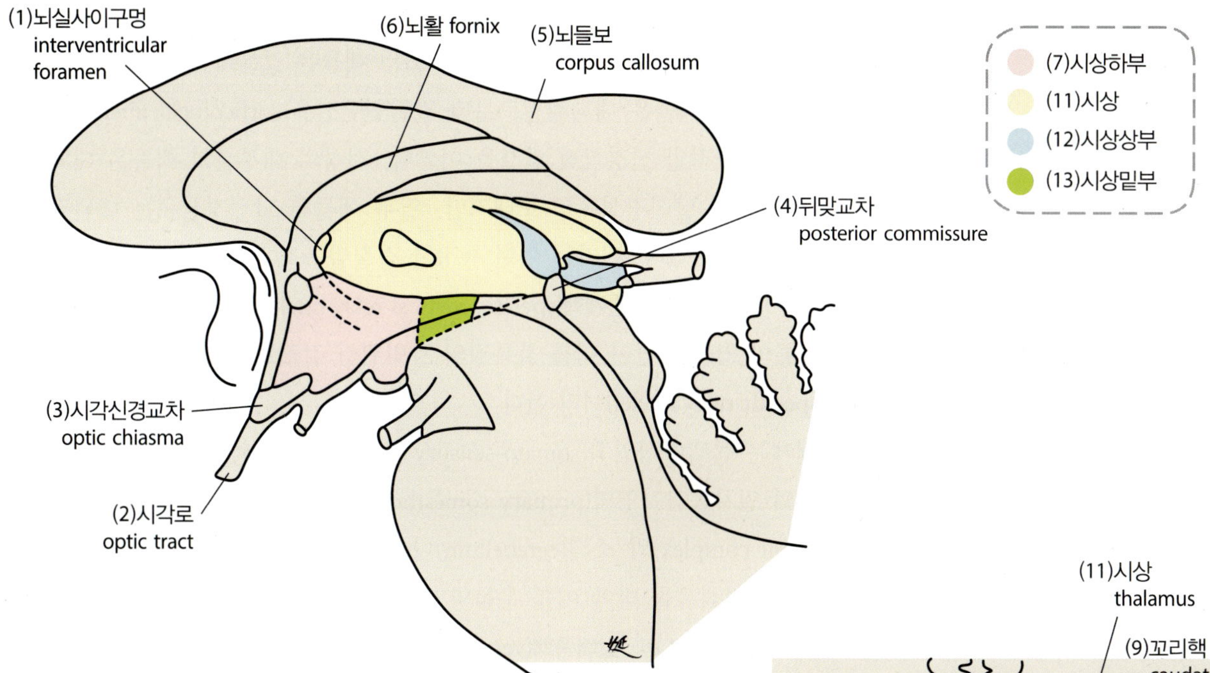
(1)뇌실사이구멍
interventricular
foramen
(6)뇌활 fornix
(5)뇌들보
corpus callosum
(7)시상하부
(11)시상
(12)시상상부
(13)시상밑부
(4)뒤맞교차
posterior commissure
(3)시각신경교차
optic chiasma
(2)시각로
optic tract

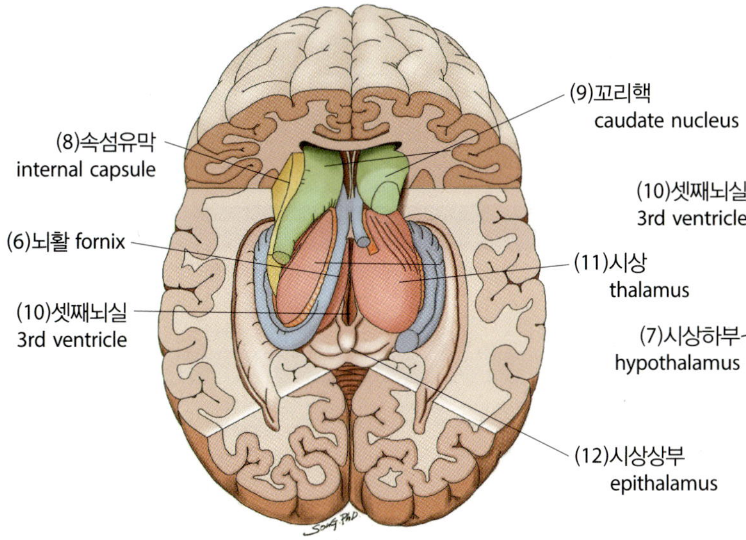
(9)꼬리핵
caudate nucleus
(8)속섬유막
internal capsule
(6)뇌활 fornix
(11)시상
thalamus
(10)셋째뇌실
3rd ventricle
(12)시상상부
epithalamus

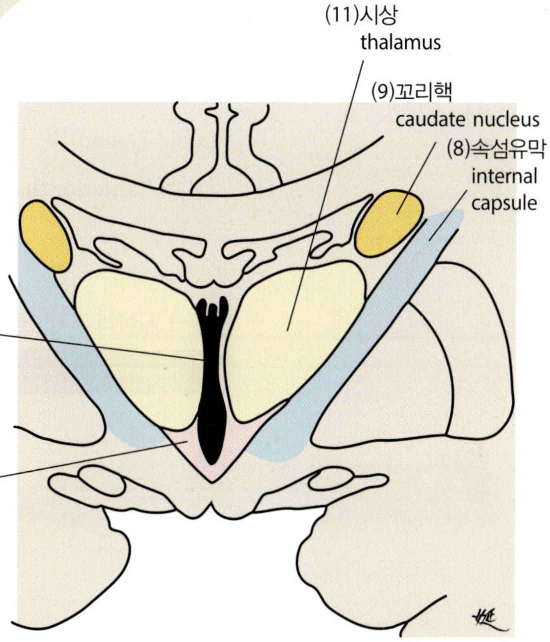
(11)시상
thalamus
(9)꼬리핵
caudate nucleus
(8)속섬유막
internal
capsule
(10)셋째뇌실
3rd ventricle
(7)시상하부
hypothalamus

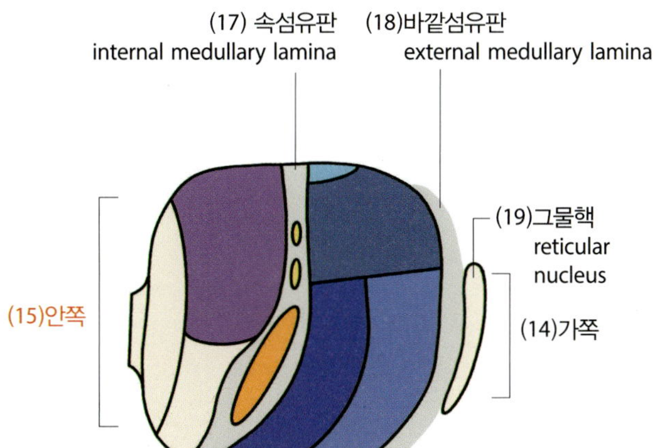
(17) 속섬유판
internal medullary lamina
(18)바깥섬유판
external medullary lamina
(19)그물핵
reticular
nucleus
(15)안쪽
(14)가쪽

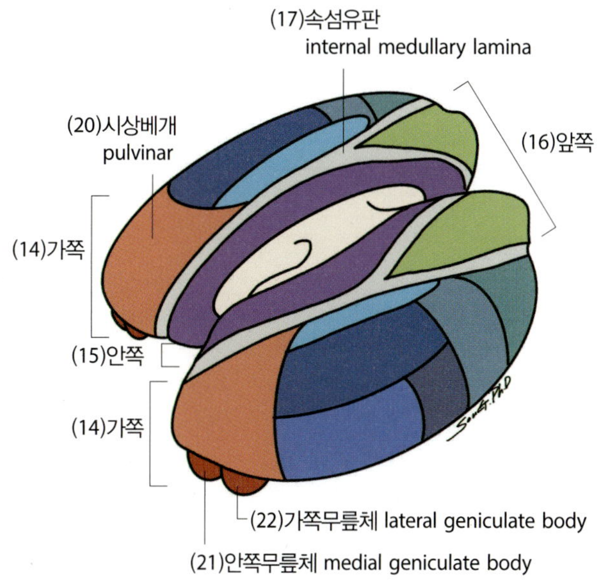
(17)속섬유판
internal medullary lamina
(20)시상베개
pulvinar
(16)앞쪽
(14)가쪽
(15)안쪽
(14)가쪽
(22)가쪽무릎체 lateral geniculate body
(21)안쪽무릎체 medial geniculate body

시상핵의 위치와 기능 > 시상의 핵은 **속섬유판(internal medullary lamina)**을 기준으로 앞쪽, 가쪽, 안쪽핵군으로 나뉜다. 그물핵(reticular nucleus)을 제외한 시상의 모든 핵들은 같은쪽 대뇌겉질로 날신경섬유를 보내고, 모든 시상핵들은 대뇌겉질로부터 겉질원심섬유(corticofugal fibers)를 받음으로써, 기본적으로 교차적인 신경학적 연결을 이룬다. 시상의 대부분의 핵들은 대뇌겉질의 어떠한 특정한 부위로 날신경섬유를 보내지만, 일부 핵들의 날신경섬유는 대뇌겉질의 광범위한 영역에 산재되어 있다. 전자는 어떤 특정한 겉질밑구조에서 입력을 받아 이를 대뇌겉질로 중계해 주므로 **특수겉질중계핵(specific cortical relay nuclei)**이라 하며, 후자는 여러 부위에서 여러 종류의 입력을 받아 이를 불특정의 광범위한 겉질로 연결시켜주므로 **비특수겉질중계핵(non-specific relay nuclei)**이라 한다.

특수겉질중계핵 > 특수겉질중계핵에는 몸감각성입력(somato-sensory input)을 척수와 뇌줄기를 통해서 받아 이를 대뇌겉질의 일차몸감각영역(primary somesthetic area; SI)으로 중계해주는 배쪽바닥복합체(ventrobasal complex)와 소뇌(cerebellum)나 바닥핵(basal ganglia)과 같은 운동과 관련된 구조에서 들신경섬유를 받아 이를 운동영역(motor area)으로 중계해 주는 **가쪽배쪽핵(ventral lateral nucleus; VL)**과 **앞배쪽핵(ventral anterior nucleus; VA)**, 그리고 둘레계통(limbic system)의 구조에서 들신경섬유를 받아 둘레계통으로 날신경섬유를 되돌려주는 **앞시상핵군(anterior thalamic nuclei)** 등이 포함된다.

표 8-1 시상핵의 기능적 분류

유형	핵
감각계통	가쪽무릎체핵 안쪽무릎체핵 뒤가쪽배쪽핵 뒤안쪽배쪽핵
운동계통	앞배쪽핵 가쪽배쪽핵
둘레계통	앞쪽핵 등쪽안쪽핵
다양함	베개핵 등쪽가쪽핵 뒤가쪽핵
속질판속	그물핵 정중핵 섬유판속핵

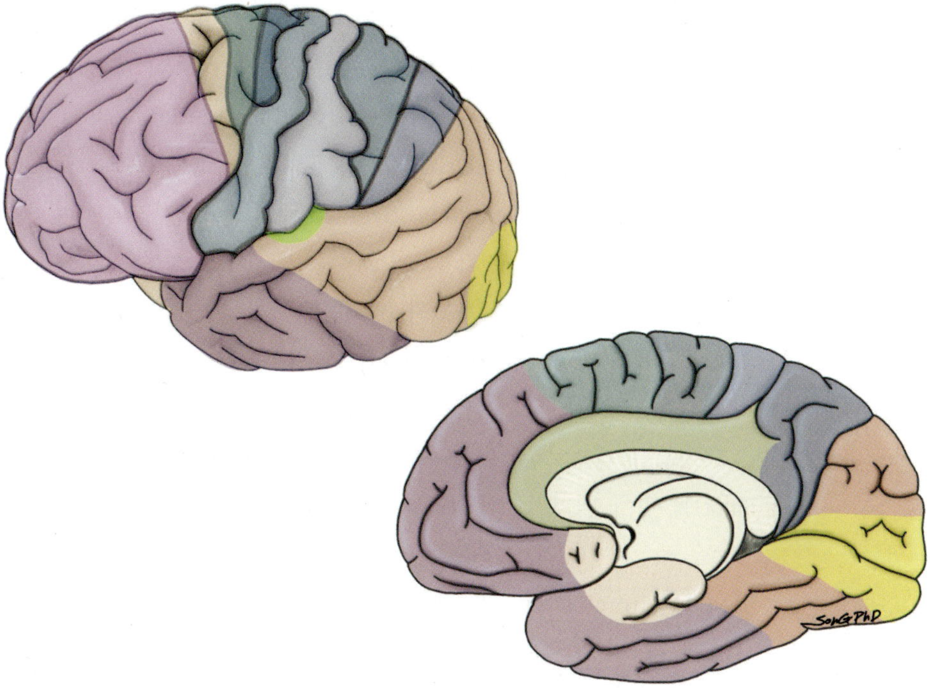

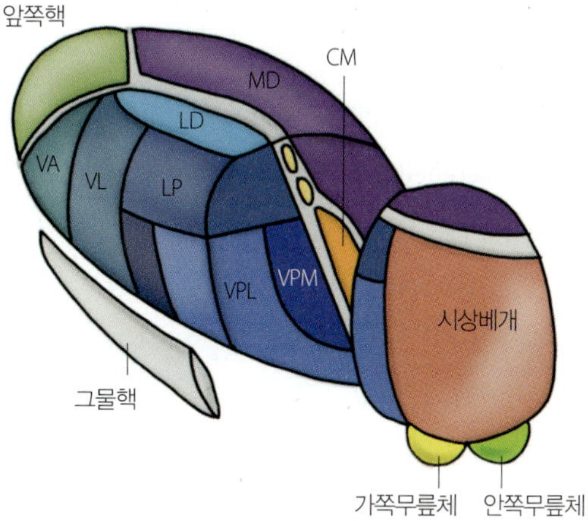

MD = 등쪽안쪽핵
LD = 등쪽가쪽핵
LP = 뒤가쪽핵
VA = 앞배쪽핵
VL = 가쪽배쪽핵
VPL = 뒤가쪽배쪽핵
VPM = 뒤안쪽배쪽핵
CM = 정중핵

가쪽핵군 > 가쪽핵군(lateral nuclear group)은 다시 크게 **가쪽(lateral)**과 **배쪽(ventral)**군으로 나누게 되며, 여기서 또다시 가쪽군은 **(1)등쪽가쪽핵(lateral dorsal nucleus; LD)**과 **(2)뒤가쪽핵(lateral posterior nucleus; LP)**으로, 배쪽군은 **(3)앞배쪽핵(ventral anterior nucleus; VA)**, **(4)가쪽배쪽핵(ventral lateral nucleus; VL)**, **뒤배쪽핵(ventral posterior nucleus; VP)**으로 나뉘며, 또 **(5)뒤배쪽핵(ventral posterior nucleus; VP)**은 다시 **(6)뒤가쪽배쪽핵(ventral posterolateral nucleus; VPL)**, **(7)뒤안쪽배쪽핵(ventral posteromedial nucleus; VPM)**, **(8)뒤중간핵(ventral intermediate nucleus; VI)**으로 나뉜다. 그리고 시상의 후부 바깥쪽 아래쪽으로 무릎을 꿇고 있는 듯한 구조가 있는데 바깥쪽구조가 **(9)가쪽무릎체(lateral geniculate body; LGB)**, 안쪽구조가 **(10)안쪽무릎체(medial geniculate body; MGB)**이다. 또한 뒤쪽의 넓은 베개 같은 핵군을 **(11)시상베개(pulvinar)**라고 한다.

가쪽핵군의 기능 > 그 기능을 살펴보면, 뒤배쪽핵(ventral posterior nucleus; VP)은 몸감각입력(somesthetic input)을 받아 대뇌겉질의 **(12)일차몸감각영역(primary somatosensory area)**으로 전달해주는 기능을 하는데, **(6)뒤가쪽배쪽핵(ventral posterolateral nucleus; VPL)**은 주로 팔다리(extremity)와 몸통(trunk)에서 오는 체성감각정보를 전달하고, **(7)뒤안쪽배쪽핵(ventral posteromedial nucleus; VPM)**은 목(neck)과 얼굴(face)에서 오는 몸감각정보를 전달하게 된다. 몸 전체에서 들어오는 촉각, 압각, 통각, 온도감각, 위치감각은 모두 이 두 부위를 통해 대뇌겉질로 전달된다.

(4)가쪽배쪽핵(ventral lateral nucleus; VL)과 **(3)앞배쪽핵(ventral anterior nucleus; VA)**은 소뇌(cerebellum)나 바닥핵(basal ganglia)과 같은 운동과 관련된 구조에서 들신경섬유를 받아 이를 운동영역(motor area)으로 중계해 주는 기능을 하는데, **(4)가쪽배쪽핵(ventral lateral nucleus; VL)**은 앞쪽부분과 뒤쪽부분으로 나뉘며 앞쪽부분은 **(13)창백핵(globus pallidus)**의 속핵으로 부터 정보를 받아 **(14)운동앞영역**과 운동보완영역으로 정보를 보내고, 뒤쪽부분은 **(15)소뇌(cerebellum)**로부터 신호를 받아 **(16)일차운동영역**으로 정보를 보낸다. **(3)앞배쪽핵(ventral anterior nucleus; VA)**은 **(13)창백핵(globus pallidus)**의 속핵과 **흑색질(substantia nigra)**로부터 정보를 받아 **이마 겉질(frontal cortex)**의 **(14)운동앞영역**으로 보낸다.

시상과 주변구조와의 연결과 기능 > 소뇌는 일종의 컴퓨터와 같은 구조로 현재 상태의 근육의 위치와 수축의 정도, 몸의 평형상태 등이 입력되어 있어, 수의적 운동이 필요할 때, 시상을 거쳐 대뇌겉질의 운동영역으로 이러한 정보를 전해주는 역할을 한다. 운동영역에서 수의운동이 일어나는데 이에 대한 정보를 대뇌다리소뇌섬유(cerebropontocerebellar fiber)를 통해 소뇌로 전달하므로 운동겉질(motor cortex)—다리뇌(pons)—소뇌(cerebellum)—시상(thalamus)—운동겉질(motor cortex)에 이르는 회로를 형성한다. 반면, 바닥핵(basal ganglia)은 일정의 프로그램화되어 있는 운동의 과정을, 대뇌겉질(cerebral cortex)—새줄무늬체(neostriatum)—창백핵(globus pallidus)—시상(thalamus)—보완운동겉질(supplementary motor cortex)—운동겉질(motor cortex)에 이르는 회로를 통해 선택해 주는 기능을 한다.

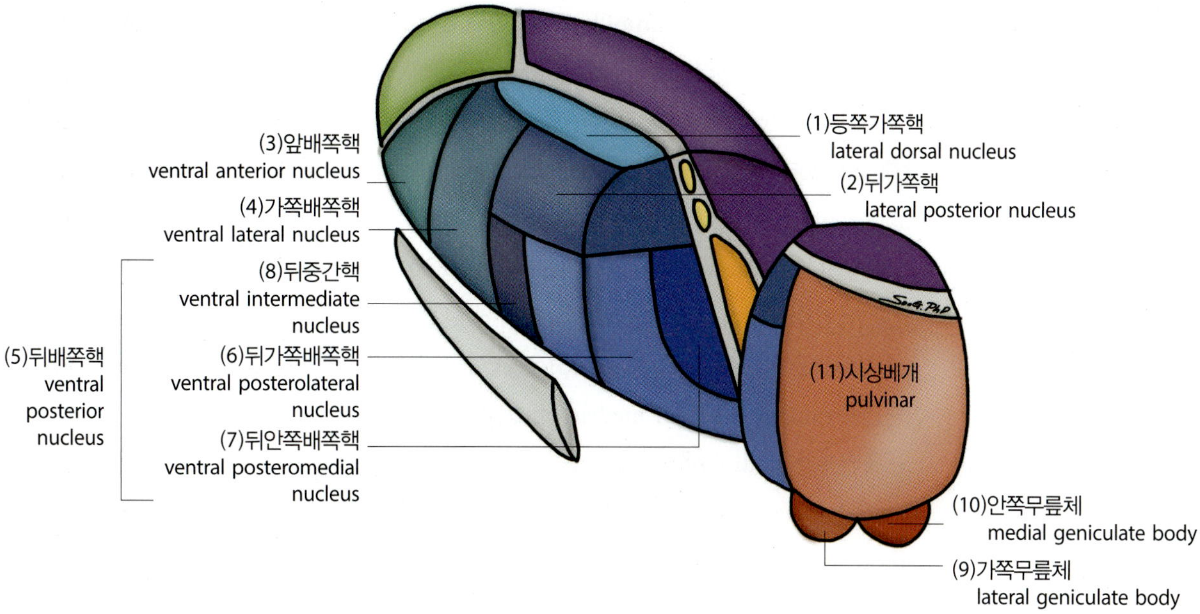
(1)등쪽가쪽핵
lateral dorsal nucleus
(2)뒤가쪽핵
lateral posterior nucleus
(3)앞배쪽핵
ventral anterior nucleus
(4)가쪽배쪽핵
ventral lateral nucleus
(5)뒤배쪽핵
ventral posterior nucleus
(8)뒤중간핵
ventral intermediate nucleus
(6)뒤가쪽배쪽핵
ventral posterolateral nucleus
(7)뒤안쪽배쪽핵
ventral posteromedial nucleus
(11)시상베개
pulvinar
(10)안쪽무릎체
medial geniculate body
(9)가쪽무릎체
lateral geniculate body

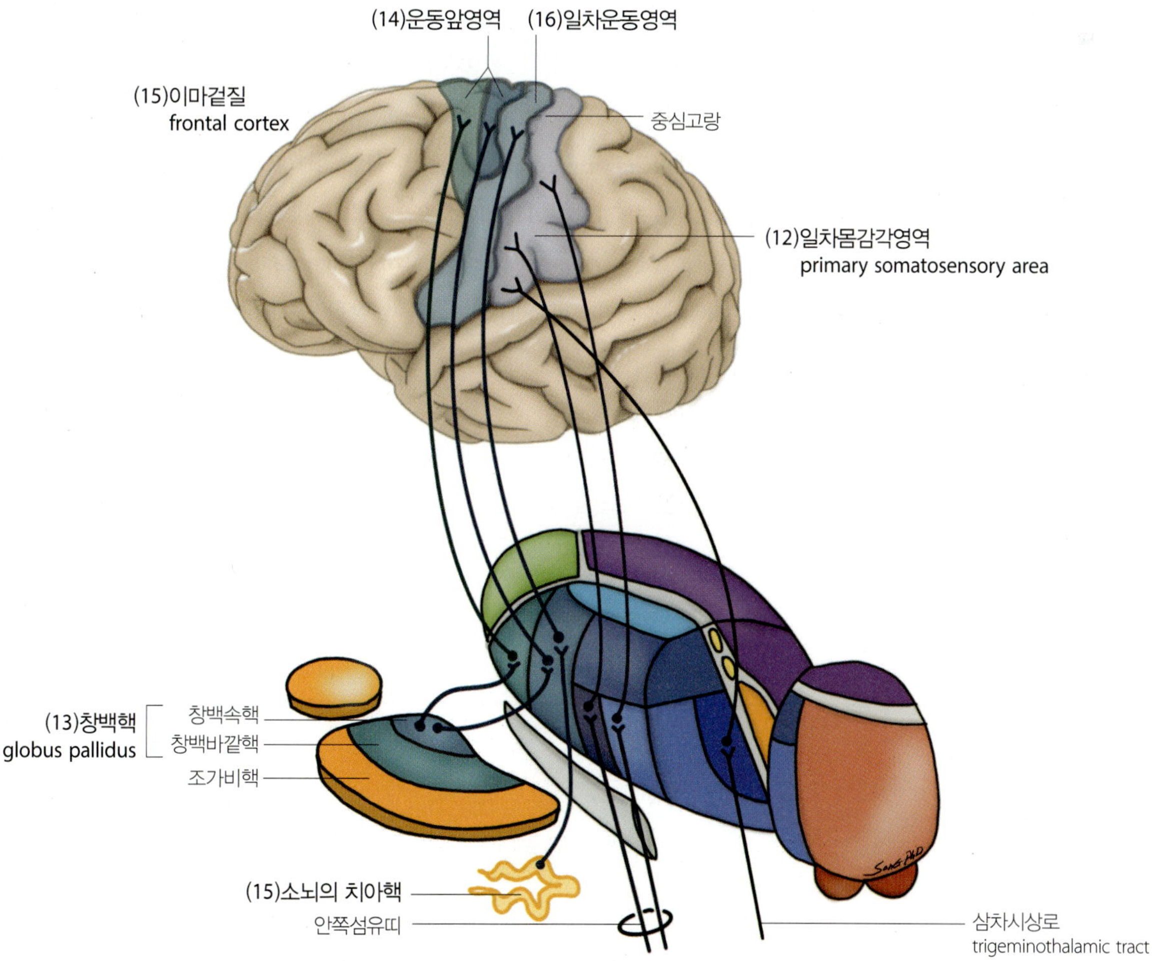
(14)운동앞영역
(16)일차운동영역
(15)이마겉질
frontal cortex
중심고랑
(12)일차몸감각영역
primary somatosensory area
(13)창백핵
globus pallidus
창백속핵
창백바깥핵
조가비핵
(15)소뇌의 치아핵
안쪽섬유띠
삼차시상로
trigeminothalamic tract

앞쪽핵군 > **(1)앞쪽핵군(anterior nuclear group)**은 둘레계통(limbic system)에 속하는 시상하부(hypothalamus)의 **(2)유두체(mammillary body)**에서 들신경섬유를 받으며, 역시 둘레계통의 일부인 해마형성체(hippocampal formation)와 **(3)띠이랑(cingulate gyrus)**과 연결되어 있어 둘레중계핵(limbic relay nucleus)이라고도 한다. 유두체(mammillary body) – 시상(thalamus)의 앞핵(anterior nucleus) – 띠이랑(cingulate gyrus) – 해마형성체(hippocampal formation), 해마(hippocampus), 치아이랑(dentate gyrus), 회색층(indusium griseum) – 유두체(mammillary body) – 시상(thalamus)의 앞핵(anterior nucleus)으로 투사되는 **파페즈 회로(Papez circuit)**를 형성, 인간행동의 감정적인 측면과 기억에 관련된 것으로 알려져 있다.

안쪽핵군 > **(4)안쪽핵군(medial nuclear group)**은 크게 **(5)등쪽안쪽핵(mediodorsal nucleus; MD)**과 **(6)시상중간핵(midline nuclei or median nuclei)**으로 나눈다.

등쪽안쪽핵(mediodorsal nucleus; MD)은 시상가쪽핵군(lateral nucleus group), 섬유판속핵(intralaminar nucleus) 및 시상중간핵(midline nucleus) 같은 시상의 다른 부분, 편도체(amygdala), **(7)창백핵(pallidum)** 그리고 **(8)시상하부(hypothalamus)**로부터 들신경섬유를 받으며, 또한 **(9)이마엽(frontal lobe)**의 이마엽앞겉질(prefrontal cortex)과 광범위한 교차연결을 가진다. 그리고 **(9)이마엽(frontal lobe)**의 눈확겉질(orbital cortex), 관자엽의 편도(amygdala)로 날신경섬유를 보낸다. 분위기, 느낌의 강도 같은 감정에 관여하며 사람에서 이 부분은 기억과 깊은 관계가 있다. 이 부위가 손상되면 기억장애가 생긴다.

시상중간핵(midline nuclei or median nuclei)은 사람의 70%의 경우에 있는 시상간 연접(interthalamic adhesion)에 위치하는 4개의 불분명한 신경세포들의 집합체이다. 그물체(reticular formation)로부터 들신경섬유를 받고, 시상하부(hypothalamus)와 안등쪽핵(mediodorsal nucleus)으로 날신경섬유를 보내게 되며, 어떠한 감각 형태에 대하여 본능적이고 감정적인 반응에 참여한다.

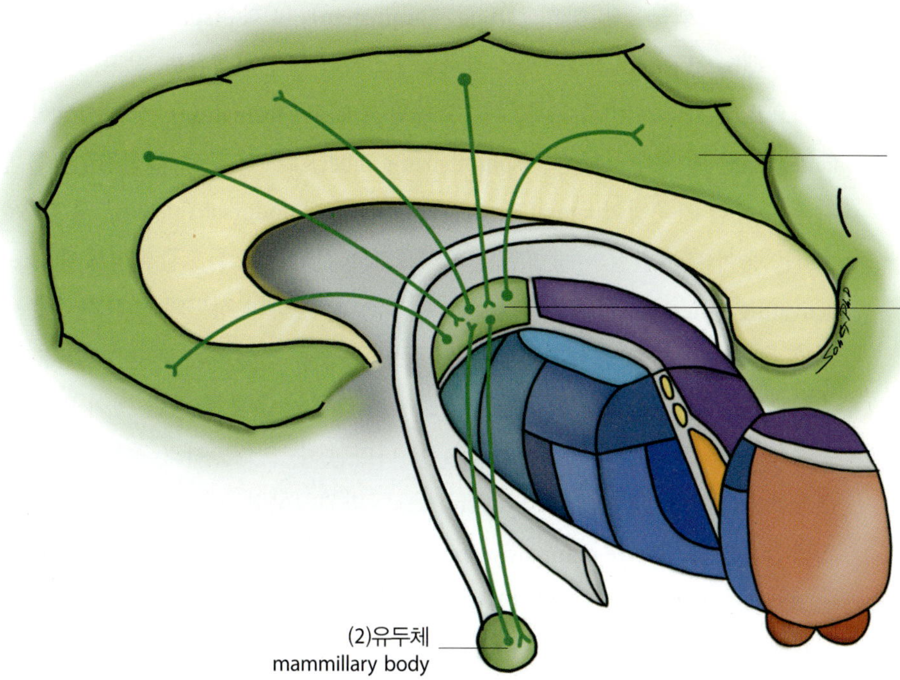
(3)띠이랑
cingulate gyrus
(1)앞쪽핵군
anterior nuclear group
(2)유두체
mammillary body

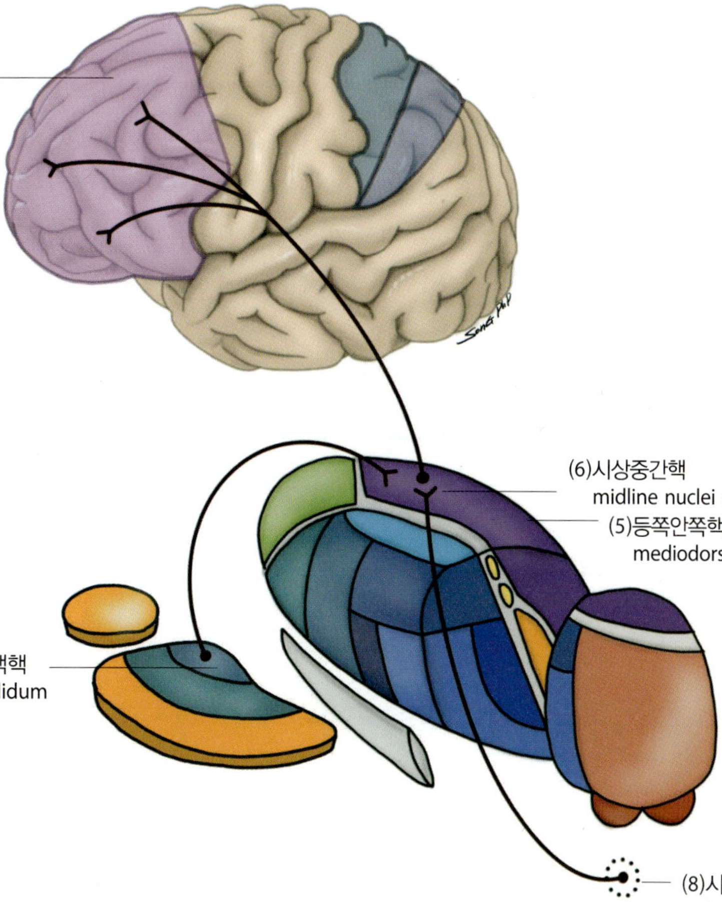
(9)이마엽
frontal lobe
(6)시상중간핵
midline nuclei or median nuclei
(5)등쪽안쪽핵
mediodorsal nucleus
(4)안쪽핵군
medial
nuclear
group
(7)창백핵
pallidum
(8)시상하부
hypothalamus

섬유판속핵군 > **(1)섬유판속핵군(intralaminar nuclear group)**은 **(2)안쪽속질판(internal medullary lamina)**의 내부에 있는 핵군을 말하며 **(3)뇌줄기(brainstem)**, **(4)척수(spinal cord)**, **(5)소뇌(cerebellum)**, **(6)바닥핵(basal ganglia)** 등 여러 겉질밑구조에서 들신경섬유를 받고, 대뇌겉질의 광범위한 영역으로 투사되는 비특수핵이다. 그물체(reticular formation), 삼차시상섬유(trigeminothalamic fiber) 및 척수시상섬유(spinothalamic fiber)로부터 주로 들신경섬유를 받으며, 시상의 다른 부분인 가쪽덩이(lateral mass), 안등쪽핵(mediodorsal nucleus) 및 앞쪽핵(anterior nuclei)을 돌아 대뇌겉질의 광범위한 영역으로 투사되는 오름그물활성체계(ascending reticular activating system)의 형태학적 구조로 여겨진다. 자각의 정도와 의식의 수준을 관장하며, 위치가 구별되지 않아 불쾌감이 동반된 둔한 통증을 전달하는 기능이 있다. 섬유판속핵군이 손상되었을 때 나타나는 운동기능의 증상은 안구의 운동에 관한 것이 많으며, 주시(gaze)의 조절이 안 되고 안구진탕(nystagmus)이 나타날 수 있다. 여러 종류의 행동장애(behavioral disturbances), 즉 공격성향(aggressiveness), 파괴성향(destructiveness), 불안신경증(anxiety), 강박신경증(obssessive-compulsive reaction) 등이 있을 때 섬유판속핵을 파괴하면 호전된다는 보고도 있다.

시상그물핵 > **시상그물핵(thalamic reticular nucleus)**은 주로 겉질시상섬유(corticothalamic fiber)와 시상겉질섬유(thalamocortical fiber)의 곁가지들을 받아서, 같은쪽의 특수핵(specific nuclei)으로 날신경섬유를 보낸다. 이 구조는 시상(thalamus)과 대뇌겉질(cerebral cortex) 사이의 신호교환을 조절하는 역할을 한다.

특수감각전달 중계핵 > 뒤쪽 하방에 있는 두 구조인 **(7)가쪽무릎체(lateral geniculate body; LGB)**, **(8)안쪽무릎체(medial geniculate body; MGB)**는 특수감각의 전달에 중요한 중계핵이다. 가쪽무릎체(lateral geniculate body; LGB)는 **(9)망막**에서 그 시각신호를 받아서 무릎새발톱로(geniculocalcarine tract)를 통하여 뒤통수엽의 새발톱고랑(calcarine sulcus) 주위의 **(10)일차시각겉질(primary visual cortex)**로 간다. 안쪽무릎체(medial geniculate body; MGB)는 청각신경(cochlear nerve)에서 하완(inferior brachium)을 통하여 중간뇌의 **(11)아래둔덕(inferior colliculi)**을 경유한 청각신호를 받아 속섬유막(internal capsule)과 청각로부챗살(auditory radiation)을 이루면서 **(12)일차청각겉질(primary auditory cortex)**로 보낸다.

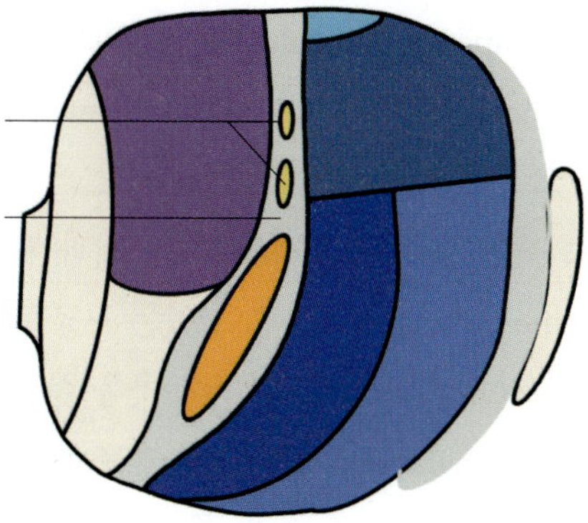
(1)섬유판속핵군
intralaminar nuclear group
(2)안쪽속질판
internal medullary lamina

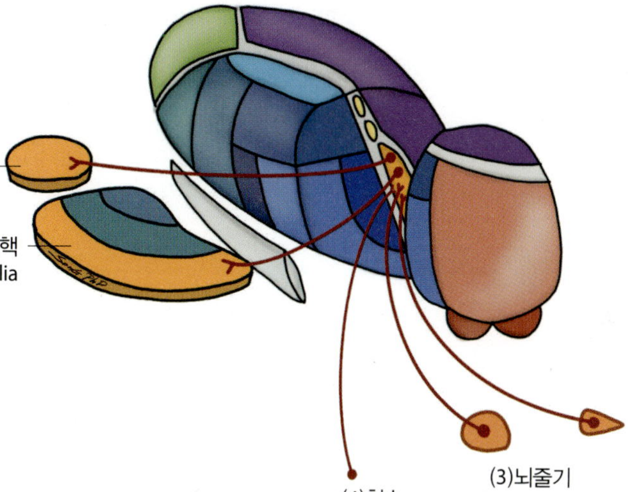
꼬리핵
(6)바닥핵
basal ganglia
(5)소뇌
cerebellum
(3)뇌줄기
brain stem
(4)척수
spinal cord

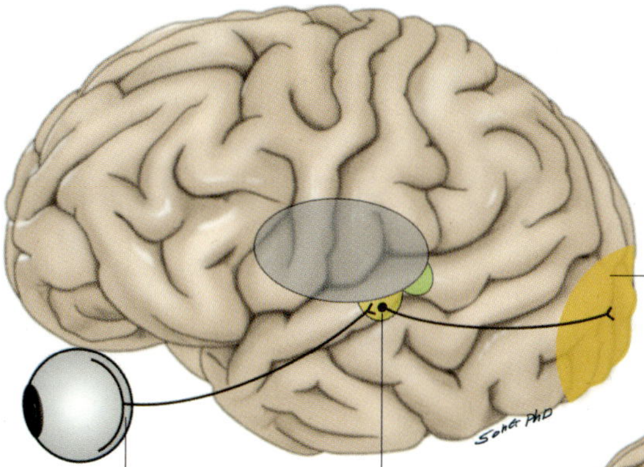
(10)일차시각겉질
primary visual cortex
(9)망막
retina
(7)가쪽무릎체
lateral geniculate body

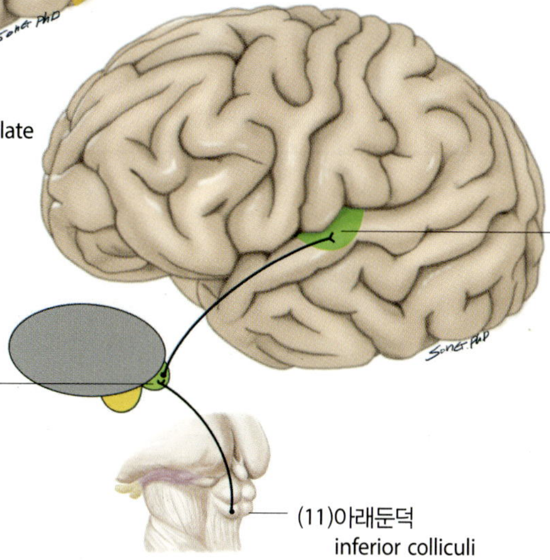
(12)일차청각겉질
primary auditory cortex
(8) 안쪽무릎체
medial geniculate body
(11)아래둔덕
inferior colliculi

시상상부 > **(1)시상상부(epithalamus)**는 사이뇌에서 가장 작은 부분이며 맨 뒤쪽, 시상의 등쪽 꼬리쪽 안쪽에 위치하고 중뇌의 **(2)위둔덕(superior colliculus)** 바로 위쪽에 있다. 시상상부(epithalamus)는 일차적으로 **(3)솔방울샘(pineal gland)**과 **(4)고삐핵(habenular nuclei)**으로 이루어진다. 솔방울샘은 내분비기관이며 호르몬인 멜라토닌(melatonin)을 합성하여 수면-각성 주기(sleep-waking cycle)를 조절하고 사춘기의 시작을 조절하는 것과 관련이 있다. 또한 고삐핵(habenular nuclei)은 둘레계통(limbic system)과 관련이 있는 구조로서 중격(septum)에서 시작하는 시상수질줄무늬체(stria medullaris thalami)가 닿는곳을 형성하는 부분이다.

시상밑부 > **(5)시상밑부(subthalamus)**는 **(6)시상(thalamus)**의 배가쪽, **(7)속섬유막(internal capsule)**의 안쪽, 시상과 중간뇌뒤판(mesencephalic tegmentum)의 중간에 위치하며, 바닥핵의 **(8)창백핵(globus pallidus)** 및 **(9)흑색질(substantia nigra)**과 강한 신경학적 연결을 이루기 때문에 움직임 조절에 중요한 역할을 한다. 따라서 구조상으로는 사이뇌에 속하지만 기능상으로는 바닥핵의 일부로 분류한다.

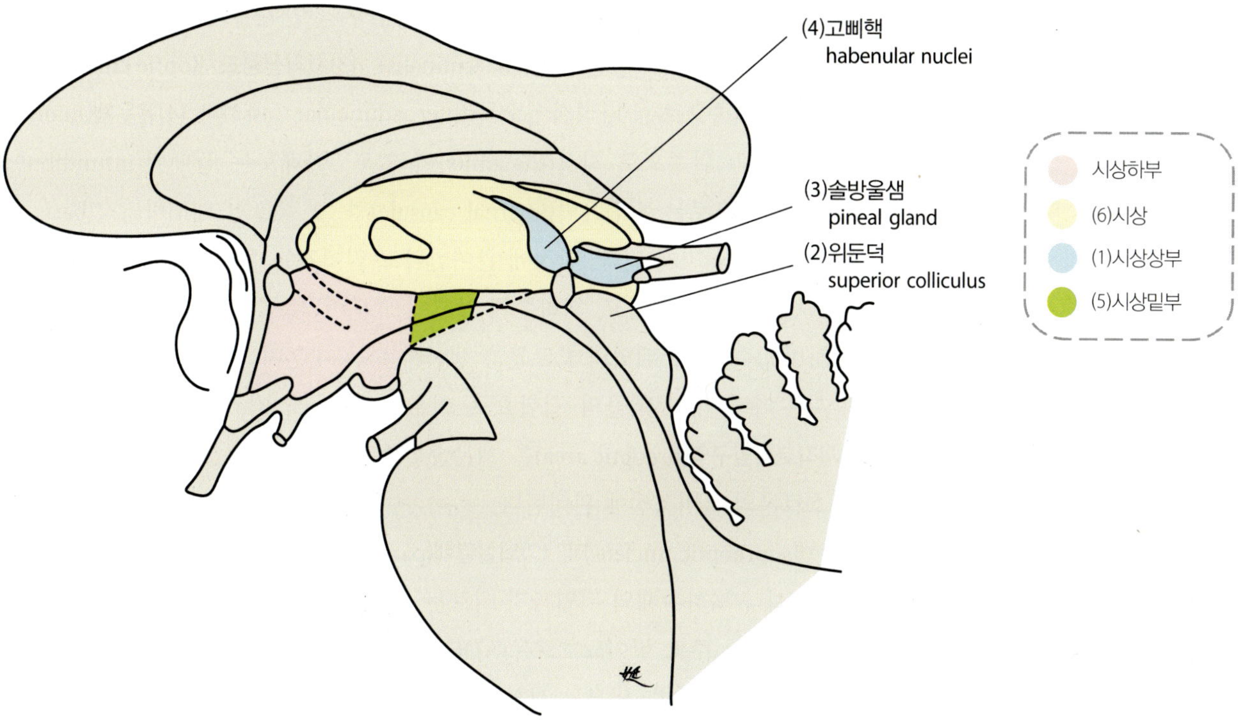
(4)고삐핵
habenular nuclei
(3)솔방울샘
pineal gland
(2)위둔덕
superior colliculus
시상하부
(6)시상
(1)시상상부
(5)시상밑부

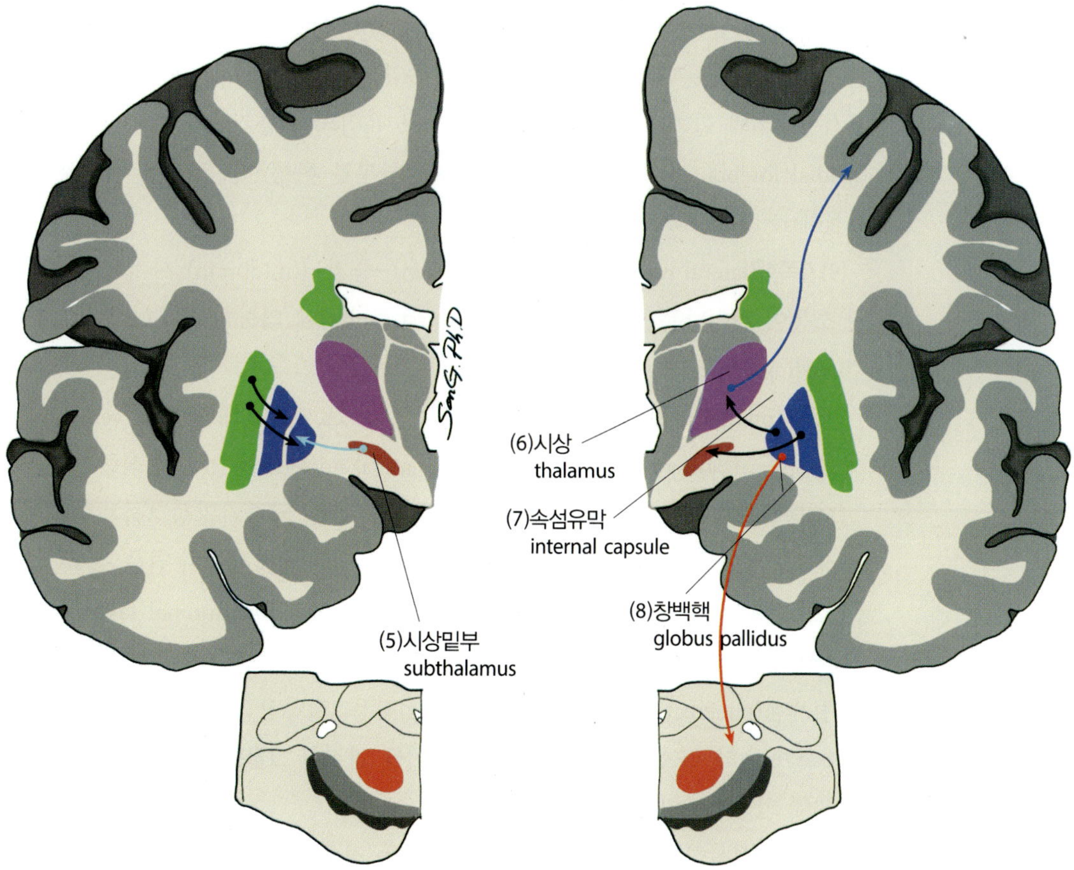
(6)시상
thalamus
(7)속섬유막
internal capsule
(8)창백핵
globus pallidus
(5)시상밑부
subthalamus

시상하부 > 시상하부(hypothalamus)는 **(1)시상**의 배쪽, 시상밑부의 안쪽에 있으며, 앞쪽으로 **(2)앞맞교차(anterior commissure)**, 종판(lamina terminalis), **(3)시각신경교차(optic chiasma)**에 의해 경계 지어지며, 뒤쪽으로는 다리사이오목(interpeduncular fossa)과 **(4)유두체(mammillary body)**가 존재한다. 위쪽으로 시상(thalamus)이 있고, 아래로는 깔때기(infundibulum)가 있다. 또한 바깥쪽으로는 속섬유막(internal capsule)과 그 종말인 대뇌바닥각(basis pedunculi)에 의해 경계지어지게 된다. 감정에 관여한다고 믿어지는 둘레계통(limbic system)의 일부이며 자율신경계의 중추이고, 뇌하수체 앞엽에서 분비되는 호르몬의 양을 조절하는 호르몬을 생성하며, 뇌하수체 뒤엽의 호르몬을 생산하는 등 내분비 기능도 수행한다.

시상하부의 핵과 그 기능 > 시상하부는 여러 개의 핵들의 집합으로 이루어져 있고, 각각 그 고유의 기능을 하게 된다. **(5)시각교차앞구역(preoptic area)**은 체온손실중추(heat-loss center)에 의하여 체온조절, 뇌하수체 호르몬의 분비조절에 관여한다.

(6)시삭상핵(supraoptic nucleus)과 **(7)뇌실곁핵(paraventricular nucleus)**은 깔때기(infundibulum)줄기를 지나 뇌하수체의 뒤엽까지 이르는 신경하수로(neurohypophyseal tract)를 만들고, 시삭상핵에서는 주로 항이뇨호르몬(ADH)을 생산 · 분비하고, 뇌실곁핵에서 주로 옥시토신(oxytocin)을 생산하며, 일부는 시삭상핵에서도 생산 · 분비된다.

(8)뇌실주위핵(periventricular nucleus)은 시상하부의 안쪽과 시상을 연결하며 호르몬 합성과 같은 여러 역할 외에 시상과 시상하부 사이 민말이집신경섬유들의 거미줄 역할을 한다.

융기핵(tuberal nucleus)은 가쪽핵(lateral nucleus)에 묻혀 있고(그림에서는 묻혀 있어 보이지 않음), 시상하부에서 뇌줄기뒤판(tegmentum)으로 향하는 내림날신경로의 일부를 이루는 섬유들을 만든다. 이 핵들을 통해 안쪽앞뇌다발(medial forebrain bundle)이 지나간다. 후시상하부와 함께 깔때기(infundibulum)로 유입되어 융기깔때기를 만든다. 안쪽앞뇌다발(medial forebrain bundle)은 앞뇌에서 시상하부로 하행하고 몇몇은 아래로 계속 이어져서 그물체(reticular formation)를 형성한다.

(9)가쪽핵(lateral nucleus)은 앞뇌(forebrain)–중간뇌(midbrain) 사이에서 양방향으로 복잡한 소통이 일어나는 곳이다. 갈증중추(thirst center)에 의하여 수분대사를 조절하고, 섭식중추(feeding center)가 존재한다.

안쪽핵(medial nucleus)은 뇌하수체 조절영역으로써 **(10)배쪽안쪽핵(ventromedial nucleus)**에 포만중추(satiety center)가 있고 가쪽핵(lateral nucleus)에 있는 섭식중추와 상호작용한다.

(11)등쪽핵(dorsal nucleus)은 수면과 관계가 있는 뇌줄기활성그물체핵인 솔기핵(Raphe nuclei)과 청반핵(locus ceruleus)이 들성(구심성)으로 연접하여 수면을 조절한다.

(12)뒤쪽핵(posterior nucleus)은 등쪽세로다발(dorsal longitudinal fasciculus)을 구성하며, 체온생산중추(heat-production center)의 작용으로 피부혈관을 수축하고 피부의 털이 일어서는 털세움(piloerection)작용, 떨림(shivering)작용, 혈당상승 등 기초대사가 항진되어 체온을 유지하게 된다. 또한 시상과 대뇌겉질 사이를 연결한 **그물활성계(reticular activating system; RAS)**에 의하여 수면에서 깨어나게 된다.

그 밖의 시상하부의 기능으로는 시상하부를 경유한 일련의 교감신경–부신반응회로에 의한 조절작용이 있다.

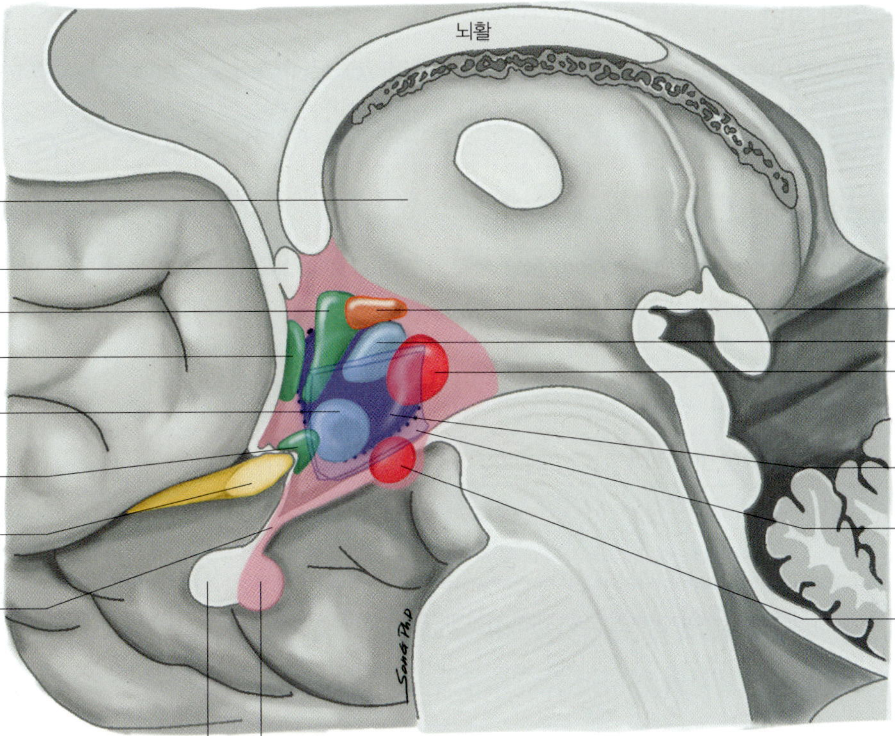
뇌활
(1)시상
(2)앞맞교차
anterior commissure
(7)뇌실곁핵
paraventricular nucleus
(5)시각교차앞구역
preoptic area
(10)배쪽안쪽핵
ventromedial nucleus
(6)시삭상핵
supraoptic nucleus
(3)시각신경교차
optic chiasma
깔때기
(11)등쪽핵
dorsal nucleus
등쪽안쪽핵
(12)뒤쪽핵
posterior nucleus
(9)가쪽핵
lateral nucleus
(8)뇌실주위핵
periventricular nucleus
(4)유두체
mammillary body
뇌하수체 앞엽
뇌하수체 뒤엽

임상노트

■ 앞시상부위의 병변

앞시상부위(anterior thalamic region)의 병변은 증상이 없을 수도 있으나 우성 대뇌반구에 영향을 줄 때에는 언어장애의 원인이 되기도 한다. 특히 오른쪽 반구의 손상은 주의결여의 특징을 나타낸다. 양쪽의 병변은 무동증, 건망증, 주의력장애의 원인이 될 수 있으며, 시상저영역까지 확대된 병변은 느린비틀림운동, 무도증, 자세이상(시상손)의 원인이 될 수 있다.

■ 시상손

시상손(thalamic hand)은 시상의 병변으로 반대편 손이 비정상적인 자세를 취하는 증상이다. 손목관절은 엎침과 굽힘, 손허리손가락관절은 굽힘, 손가락관절은 폄 상태로 손가락의 능동적인 운동은 가능하나 움직임이 느린 것이 특징이다.

■ 속시상부위의 병변

속시상부위(medial thalamic region)의 병변이 크거나 양쪽에 있을 경우 최근 기억장애, 무표정 또는 격노, 주의장애, 졸음 또는 혼수의 원인이 된다. 중간뇌-사이뇌 이음부까지 확대된 병변일 경우에는 반대쪽의 진전, 하방성 주시가 영향을 받는 수직성 주시마비가 나타난다.

■ 배바깥쪽부위의 병변

배바깥쪽부위(ventrolateral thalamic region) 중 뒷부분의 병변은 반대쪽 감각소실, 발작성 통증, 반신운동실조가 특징적이며, 앞쪽의 병변은 평형장애와 체축성 지지운동의 제한과 같은 자세이상이 특징적이다. 일시적으로 반신무시와 언어장애도 나타날 수 있다.

■ 뒤부위의 병변

뒤부위(posterior region)의 바닥병변은 반신무감각, 시상통, 시야장애의 원인이 될 수 있다.

■ 시상증후군

시상증후군(thalamic syndrome)은 시상의 경색(infarction)으로부터 회복 중인 환자에게서 일어날 수 있는 증상으로 신체의 반대편에서 통증이 저절로 발생하여 심하게 느껴지는 시상과민 반응(thalamic overreaction)이 있거나 부전감각마비가 있다. 시상과민 반응은 가벼운 접촉이나 찬 자극에 의해서도 통증이 일어나 강력한 진통제에도 반응하지 않는 경우도 있다.

표 8-2 인체 시상하부의 연결

기원(origin)	경로(track)	종점과 신경전달물질 (termination & neurotransmitter)
구심성 시상하부 연결(afferent hypothalamic connections)		
안쪽관자엽피질	뇌활(fornix)	유두체(mammillary body)
중간뇌뒤판핵	유두각(mammillary peduncle)	유두체
편도(amygdala)	분계섬유줄(stria terminalis)	배안쪽핵, 활꼴핵
수관주위 회색질		뒤쪽핵
솔기핵	등 세로다발 (dorsal longitudinal fasciculus)	시각교차위핵, 정중융기(serotonin)
청반핵		방실핵, 등안쪽핵 배안쪽핵(noradrenaline)
고립로핵	무릎시상하부로	방실핵, 등안쪽핵, 활꼴핵
망막, 무릎앞핵	안 앞뇌다발(bundle)	시각교차위핵, 활꼴핵
후각신경	안 앞뇌다발, 뇌활	가쪽영역
중격핵		유두체
등쪽안쪽시상핵		가쪽영역
안구이마엽겉질		가쪽영역
원심성 시상하부 연결(efferent hypothalamic connections)		
방실핵, 시각교차위핵	시각교차위뇌하수체로	신경뇌하수체(oxytocin, ADH)
활꼴핵	결절깔때기로	뇌하수체문맥계 (뇌하수체자극호르몬, dopamine)
유두체	유두시상로	앞시상핵
유두체	유두뒤판로	등쪽과 배쪽뒤판핵
가쪽영역	안쪽앞뇌다발	중격
안쪽핵	등쪽세로다발	수관주위 회백질
배안쪽핵		봉선핵, 정반핵
여러 핵	여러 경로(교차 안됨)	미주신경의 등 핵, 의문핵, 고립로핵, 척수의 중간가 세포주

표 8-3 시상하부 또는 뇌하수체샘의 각 영영별 병변에 따른 임상소견들

영역	임상소견
앞시상하부(부교감신경영역)	고체온, 불면증뇨붕증, 쇠약
뒤시상하부(교감신경영역)	저체온, 변온증과다수면, 혼수, 무표정동측 Horner 증후군
안쪽시상하부	과음증, 요붕증항이뇨호르몬 분비이상(SIADH)비만, 건망증 격노, 왜소증
활꼴핵과 깔때기	뇌하수체 저하증
가쪽시상하부	무음증(adipsia)쇠약, 무표정
샘뇌하수체	시야장애, 두통 감소된 호르몬 작용 왜소증, 생식샘저하증, 갑상샘저하증 Glucocorticoid 결핍증 과도한 호르몬 분비 쿠싱(Cushing)증후군, 거인증(소아), 말단비대증(성인) 고프로락틴혈증

08 » 연습문제

1. 시상(thalamus)에 대한 설명으로 옳지 않은 것은?

가. 시상은 뇌줄기의 구조물이다.
나. 시상은 양쪽에 1개씩 한 쌍을 이룬다.
다. 후각을 받아서 대뇌겉질의 감각영역에 보내는 역할을 한다.
라. 시상은 가쪽, 안쪽, 앞쪽핵 그룹으로 나뉜다.

① 가, 나, 다 ② 가, 다 ③ 나, 라 ④ 라 ⑤ 가, 나, 다, 라

해설 가. 시상은 뇌줄기의 구조물이다.
다. 시상에는 후각을 제외한 감각을 받아 대뇌겉질로 보내는 역할을 한다.

정답 ②

2. 시상의 핵과 들어오는 정보에 대한 내용에 대한 연결이 옳은 것은?

가. LGB – 시각
나. VA – 소뇌로부터의 정보
다. VPM – 얼굴로부터의 감각
라. VL – 숨뇌으로부터의 정보

① 가, 나, 다 ② 가, 다 ③ 나, 라 ④ 라 ⑤ 가, 나, 다, 라

해설 가. 가쪽무릎체(lateral geniculate body, LGB)는 망막에서 그 시각신호를 받아서 무릎새발톱로(geniculocalcarine tract)를 통하여 뒤통수엽의 새발톱고랑(calcarine sulcus) 주위의 일차시각겉질(primary visual cortex)로 간다.
나. 앞배쪽핵(ventral anterior nucleus; VA)은 창백핵(globus pallidus)의 속핵과 흑색질(substantia nigra)로부터 정보를 받아 이마 겉질(frontal cortex)의 운동앞영역으로 보낸다.
다. 뒤안쪽배쪽핵(ventral posteromedial nucleus; VPM)은 목(neck)과 얼굴(face)에서 오는 몸감각정보를 전달
라. 가쪽배쪽핵(ventral lateral nucleus; VL)은 앞쪽부분과 뒤쪽부분으로 나뉘며 앞쪽부분은 창백핵(globus pallidus)의 속핵으로 부터 정보를 받아 운동앞영역과 운동보완영역으로 정보를 보내고, 뒤쪽부분은 소뇌(cerebellum)로부터 신호를 받아 일차운동영역으로 정보를 보낸다.

정답 ②

3. 수면과 각성 주기를 조절하는 구조물인 것은?

① 고삐핵(habenular nuclei) ② 시상베개(pulvinar)
③ 솔방울샘(pineal gland) ④ 뇌하수체(pituitary gland)
⑤ 뒤맞교차(posterior commissure)

해설 솔방울샘은 내분비기관이며 호르몬인 멜라토닌(melatonin)을 합성하여 수면–각성 주기(sleep–waking cycle)를 조절하고 사춘기의 시작을 조절하는 것과 관련이 있다.

정답 ③

4. 시상하부의 핵과 기능에 대한 연결이 옳은 것은?

가. 시각교차앞구역(preoptic area) – 체온손실중추	나. 시삭상핵(supraoptic area) – ADH
다. 배쪽안쪽핵(ventromedial nucleus) – 포만중추	라. 가쪽핵(lateral nucleus) – 섭식중추

① 가, 나, 다 ② 가, 다 ③ 나, 라 ④ 라 ⑤ 가, 나, 다, 라

해설 가. 시각교차앞구역(preoptic area)은 체온손실중추(heat-loss center)에 의하여 체온조절, 뇌하수체 호르몬의 분비조절에 관여한다.
나. 시삭상핵에서는 주로 항이뇨호르몬(ADH)을 생산 · 분비된다.
다. 라. 배쪽안쪽핵(ventromedial nucleus)에 포만중추(satiety center)가 있고 가쪽핵(lateral nucleus)에 있는 섭식중추와 상호작용한다.

정답 ⑤

5. 사이뇌의 기본구조에 대한 설명 중 옳지 않은 것은?

① 앞쪽은 뇌실사이구멍과 시신경교차가 있다.
② 뒤쪽으로는 뒤맞교차가 있다.
③ 아래로는 바닥핵이 있다.
④ 가쪽으로는 속섬유막의 후각이 있다.
⑤ 안쪽으로는 셋째뇌실이 있다.

해설 아래로는 시상하부 구조가 경계이다.

정답 ③

6. 구심과 원심연결들을 이루는 신경섬유들의 얇은층으로서 위에서 보면 알파벳의 'Y'자 모양을 하고 시상을 가쪽, 안쪽, 앞쪽핵그룹으로 나누는 구조물은?

① 속섬유판(internal medullary lamina)
② 바깥섬유판(external medullary lamina)
③ 그물핵(reticular nucleus)
④ 속섬유막(internal capsule)
⑤ 시상겉질섬유(thalamocortical fiber)

정답 ①

7. 손상되었을 때 주시(gaze) 조절의 이상과 안구진탕(nystagmus)이 일어날 수 있는 시상의 핵은?

① 섬유판속핵군 ② 시상그물핵 ③ 앞쪽핵군 ④ 가쪽핵군 ⑤ 안쪽핵군

해설 섬유판속핵군이 손상되었을 때 나타나는 운동기능의 증상은 안구의 운동에 관한 것이 많으며, 주시(gaze)의 조절이 안 되고 안구진탕(nystagmus)이 나타날 수 있다.

정답 ①

8. 청각신호의 경로에서 빈칸의 내용으로 적절한 것은?

청각신경 — 아래둔덕 — (   ) — 속섬유막 — 청각로부챗살 — 일차청각겉질

① 가쪽무릎체 ② 안쪽무릎체 ③ 시상베개 ④ 등쪽안쪽핵 ⑤ 해마체

해설 안쪽무릎체(medial geniculate body MGB)는 청각신경(cochlear nerve)에서 하완(inferior brachium)을 통하여 중간뇌의 아래둔덕(inferior colliculi)을 경유한 청각 신호를 받아 속섬유막(internal capsule)과 청각로부챗살(auditory radiation)을 이루면서 일차청각겉질(primary auditory cortex)로 보낸다.

정답 ②

학습목표

- 뇌줄기의 기본 구조를 이해한다.
- 뇌줄기의 외형 구조에 대하여 이해한다.
- 뇌줄기의 다발 구조에 대하여 이해한다.
- 중간뇌의 구조와 기능에 대하여 이해한다.
- 다리뇌의 구조와 기능에 대하여 이해한다.
- 숨뇌의 구조와 기능에 대하여 이해한다.

주요용어

abducens	바깥을 향하는. 신경, 근육 등이 몸의 정중선으로부터 멀어지는 운동
ambiguus	의문. 하나의 방향이나 발달, 설명이 아닌 그 이상을 포함
aqueduct	수도관. 뇌수관처럼 신체 부위 사이를 지나는 통로
arcuate	활꼴의. 활 모양의
arousal	각성. 감각자극에 대해 반응을 보이는 상태
basilar	바닥. 바닥이나 바닥의 부분에 속하는 것
bulbar	숨뇌의. 1. 구형과 관련된 구상의, 2. 뇌의 숨뇌 및 뇌신경과 관련된
cochlear	달팽이. 속귀신경의 달팽이 분지 통로인 수많은 개구부에 의해 뚫린 속귀의 원뿔형 뼈 구조
colliculus	둔덕
crus	다리. 1. 종아리(무릎에서 발까지) 2. 대이륜각과 같은 다리 모양의 구조를 나타내는 데 사용되는 일반 용어
cuneate	쐐기의. 쐐기 모양의 뼈나 연골
cuneatus	쐐기. (조직에서)쐐기 모양의 조직으로 신경계 세포들의 모양
dysarthria	말더듬증. 중추 또는 말초운동신경의 손상으로 인해 언어근육의 조절에 문제가 생겨 발음을 어렵게 하거나 잘 못하는 상태
fasciculus	다발. 섬유의 작은 속의 총칭
fossa	오목, 우묵. 팔꿈치오목 또는 관상오목 같은, 특히 뼈의 끝부분 표면에서의 구멍 또는 함몰된 곳
ganglionic	신경절. 중추신경계의 외부에 존재하는 신경세포체군에 대한 일반적인 용어
geniculate	무릎의. 굽힘된, 무릎과 유사한
globus	공, 구. 1. 구형구조에 대한 일반 용어 2. 종류감(덩어리 같은 것을 주관적으로 느끼는 것)
gracile	널판. 가냘픈, 길고 날씬하고 우아한
gracilis	두덩정강근. 5개의 속넙다리근 중 가장 바깥에 위치한 근육
lemniscus	섬유띠. 중추신경계의 섬유다발. 특히 이차신경세포를 시상으로 이끄는 상행축삭
mammillary	젖꼭지의, 유두상의, 유두의
medulla	속질, 수질. 기관이나 구조의 가장 내부의 부분에 대한 일반용어
motor	운동성. 접미사로 쓸 경우에는 '신체의 일부에서 활동의 효과'를 의미함
nigra	흑색. 검은색이나 검은색의 변이를 뜻함
oblongata	횡장의. 장방형을 의미하는 라틴어의 형용사로서 때로 비공식적으로 숨뇌를 나타냄
oculo–	눈의. 눈(eye)을 뜻하는 연결어
olive	올리브. 숨뇌의 피라미드 상부 바깥쪽에 위치한 올리브 모양의 둥근 융기
pallidus	창백핵. 대뇌겉질, 대뇌 양반구의 표면을 덮은 회색질을 가리킴
pars	부. 어떤 영역, 기관, 구조의 특정 부분을 나타내는 일반 용어
peduncle	다리. 송과체다리나 자루접가지 같은 줄기 모양의 이음부위
–plegia	마비. '마비'를 뜻하는 연결형
pont	'다리'를 뜻하는 접두사
putamen	조가비핵. 대뇌 렌즈핵의 대부분을 점하는 바깥 부분
pyramid	피라미드. 소뇌피라미드이나 콩팥피라미드과 같이 첨부에서 생기는 조직덩어리
reticular	그물의. 그물 모양의 형태나 구조를 가지고 있는 것
ruber	적색의. '빨간색, 홍색'의 일반 용어
striatum	줄무늬체. 줄무늬가 있는, 홈이 있는
tactile	촉각의. 촉감과 관련된
tectum	덮개. '덮개 같은'을 뜻함
tegmentum	뒤판. 겉질과 관련한
–tonia	긴장성. 1. 정상의 긴장을 유발하고 유지하는 2. 강직의(지속적 긴장을 특징으로 하는)
trigeminal	삼차신경의. 얼굴, 눈, 코, 입, 턱의 신경을 지배하는 삼차신경(다섯째뇌신경)
trochlear	도르래. 도르래 모양의 부분 또는 구조
vestibule	안뜰, 전정. 질어귀, 귀안뜰과 같이 통로의 입구 역할을 하는 굴이나 공간

chapter 09

뇌줄기

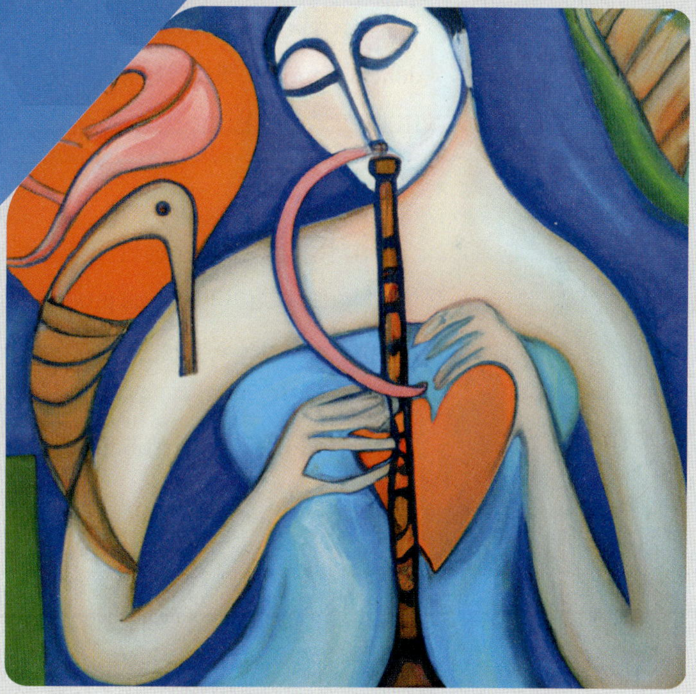

사진설명 >>

비록 대뇌에 비해 상대적으로 작은 구조인 뇌줄기는 대뇌와 척수사이에 위치하며 대뇌, 소뇌, 척수를 연결하고 뇌의 다양한 부분을 통합하는 핵심적인 역할을 수행한다. 또한, 자세 조절과 관련된 중추 기능을 담당하며, 생명을 유지하는데 필수적인 호흡과 심장 조절 중추가 뇌줄기내에 자리하고 있다.

뇌줄기의 기본구조 > **뇌줄기(brain stem)**는 대뇌와 사이뇌 아래에 위치하며 척수로 이어지는 작은 구조물이다. 뇌줄기는 위아래로 모양과 기능에 따라 **(1)중간뇌(midbrain)**, **(2)다리뇌(pons)**, **(3)숨뇌(medulla oblongata)**로 구성되어 있다.

뇌줄기의 기능 > 뇌줄기의 기능은 크게 세 가지로 나눌 수 있다.

첫째, 고위중추의 여러 부위와 척수를 연결하는 오름신경과 내림신경이 지나가는 통로로서의 기능이 있다.

둘째, 호흡과 심장박동의 조절에 관여하는 중추가 있어 생명활동에 관여하는 기능이 있다.

셋째, 3번에서 12번까지의 뇌신경의 핵이 있어 뇌신경의 시작점이 된다.

뇌줄기의 앞면 > 뇌줄기를 앞면에서 보면 마치 여자의 신체 앞면을 연상하게 된다. 시각교차의 아래쪽으로 는 **(4)유두체(mammillary body)**를 볼 수 있으며 유두체 아래로는 마치 배를 연상하게 하는 다리뇌의 **(5)고유다리뇌(pons proper)**를 볼 수 있고 그 밑은 다리를 연상하게 하는 **(6)숨뇌(medulla oblongata)**를 볼 수 있다.

중간뇌

중간뇌(midbrain)에서는 대뇌(cerebrum)와 뇌줄기를 연결하는 다리의 역할을 하는 **(7)대뇌다리(cerebral peduncle)**, 대뇌다리 사이에 움푹 들어간 구조인 **(8)대뇌다리사이오목(interpeduncular fossa)**, 셋째뇌신경으로 눈의 움직임을 담당하는 **(9)눈돌림신경(oculomotor nerve, III)**을 볼 수 있다.

다리뇌

다리뇌는 앞쪽으로 돌출된 구조물로서 대뇌에서 척수로 연결되는 신호전달섬유로 구성되어 있는 **(10)고유다리뇌(pons proper)**, 다섯째뇌신경으로 얼굴의 감각을 담당하는 **(11)삼차신경(trigeminal nerve, V)**, 눈의 움직임을 담당하는 **(12)갓돌림신경(abducens nerve, VI)**, 얼굴의 표정을 짓도록 얼굴근육을 담당하는 **(13)얼굴신경(facial nerve, VII)**, 평형감각과 청각을 담당하는 **(14)속귀신경(vestibulocochlear nerve, VIII)**을 볼 수 있다.

숨뇌

숨뇌에서는 대뇌겉질에서 전달되는 운동신경의 신호를 척수로 전달하는 **(15)피라미드(pyramid)**, 대뇌와 뇌줄기를 소뇌와 연결하는 중계소 역할을 하는 **(16)올리브(olive)**, 미각을 담당하는 **(17)혀인두신경(glossopharyngeal nerve, IX)**, 내장기관을 담당하는 **(18)미주신경(vagus nerve, X)**, 어깨와 목의 근육을 담당하는 **(19)더부신경(accessory nerve, XI)**, 혀의 움직임을 담당하는 **(20)혀밑신경(hypoglossal nerve, XII)**을 볼 수 있다.

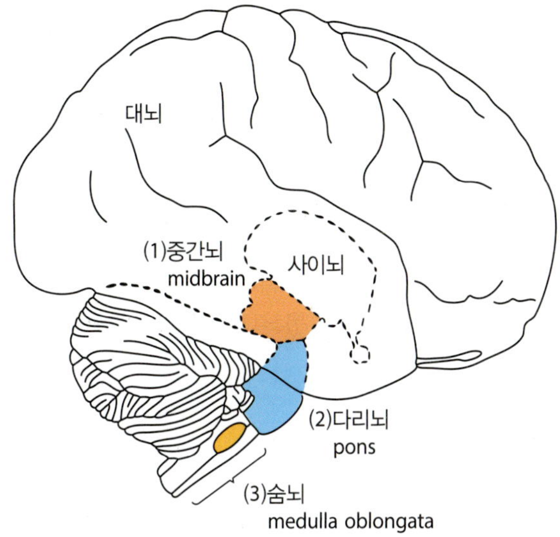
대뇌
(1)중간뇌
midbrain
사이뇌
(2)다리뇌
pons
(3)숨뇌
medulla oblongata

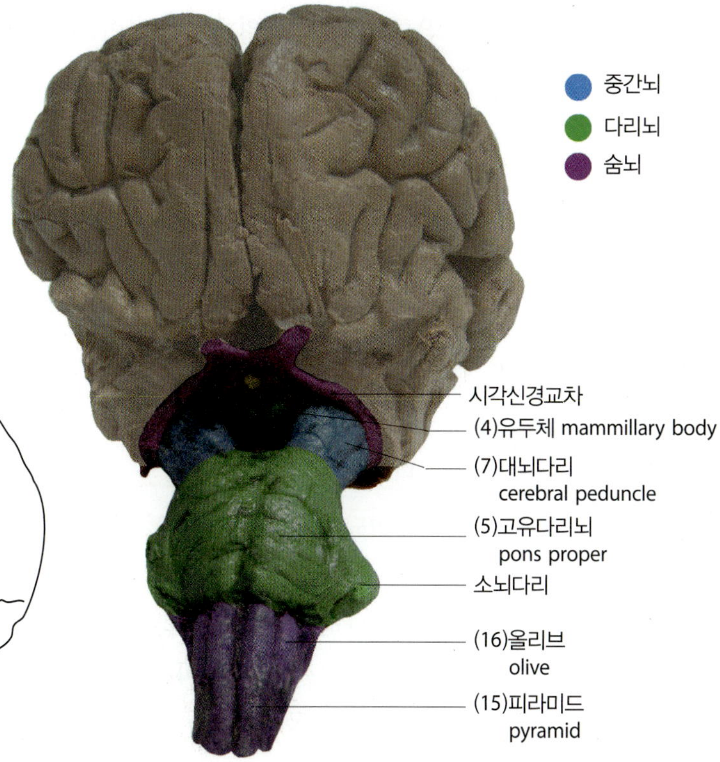
중간뇌
다리뇌
숨뇌
시각신경교차
(4)유두체 mammillary body
(7)대뇌다리
cerebral peduncle
(5)고유다리뇌
pons proper
소뇌다리
(16)올리브
olive
(15)피라미드
pyramid

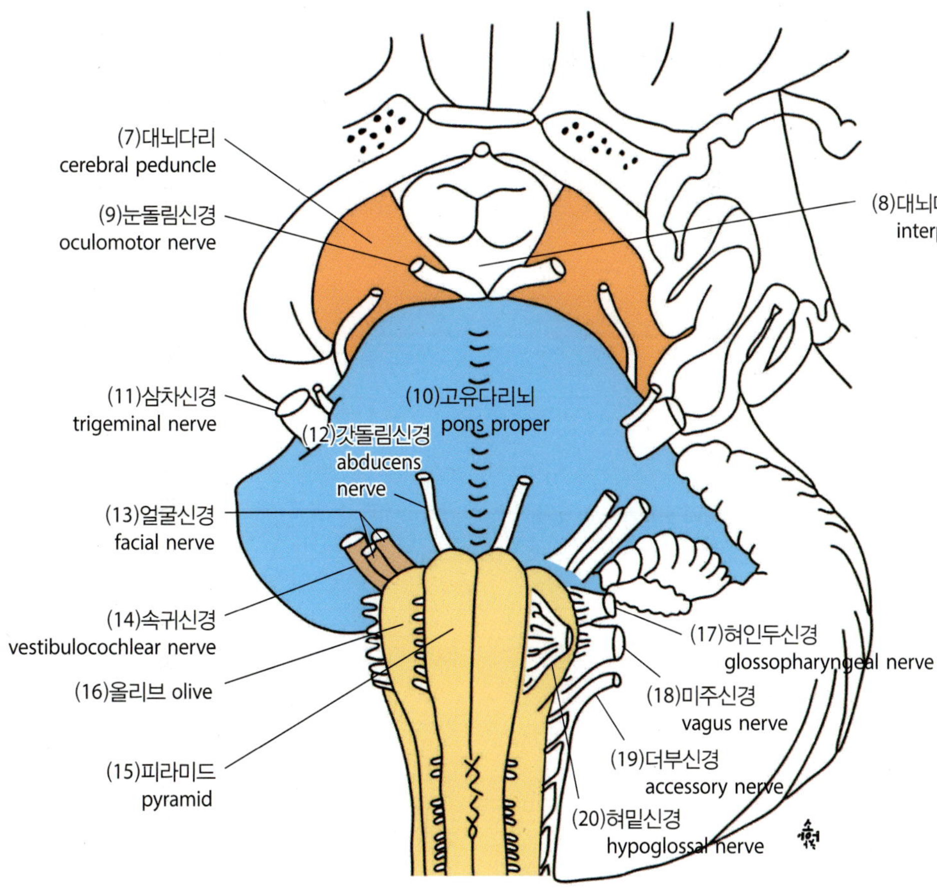
(7)대뇌다리
cerebral peduncle
(9)눈돌림신경
oculomotor nerve
(8)대뇌다리사이오목
interpeduncular fossa
(11)삼차신경
trigeminal nerve
(10)고유다리뇌
pons proper
(12)갓돌림신경
abducens
nerve
(13)얼굴신경
facial nerve
(14)속귀신경
vestibulocochlear nerve
(16)올리브 olive
(15)피라미드
pyramid
(17)혀인두신경
glossopharyngeal nerve
(18)미주신경
vagus nerve
(19)더부신경
accessory nerve
(20)혀밑신경
hypoglossal nerve

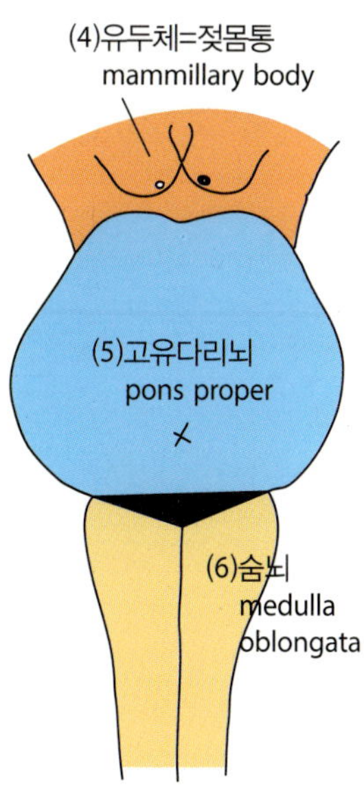
(4)유두체=젖몸통
mammillary body
(5)고유다리뇌
pons proper
(6)숨뇌
medulla
oblongata

뇌줄기의 뒷면 >

대뇌반구와 소뇌를 제거하면 뇌줄기의 뒷면을 관찰할 수 있다. 앞면의 유두체가 특징적으로 볼록한 2개의 구조를 보이는 반면 뒷면에서는 **(1)위둔덕**과 **(2)아래둔덕**이 각각 2개씩 총 4개의 볼록한 구조를 볼 수 있다.

중간뇌

중간뇌에서는 시각전달에 있어서 중요한 중계핵인 **(3)위둔덕(superior colliculus)**, 청각전달의 중계역할을 하는 **(4)아래둔덕(inferior colliculus)**, 뇌신경 중 뇌줄기의 뒷면으로 신경섬유가 나오는 **(5)도르래신경(trochlear nerve, IV)**을 볼 수 있다. 뇌신경 중 뇌줄기의 뒷면으로 나오는 신경은 도르래신경뿐이므로 도르래 신경은 뒷면에 특징적인 구조가 된다. 위둔덕은 빛에 양에 따라 동공의 크기가 조절되는 빛반사(light reflex)에 관계되는 구조이다.

다리뇌

다리뇌에서는 소뇌를 제거했을 때 소뇌와 연결되는 **(6)소뇌다리(cerebellar peduncle)**를 볼 수 있다. 소뇌다리는 소뇌와 연결되므로 소뇌를 제거 시 잘려진 단면을 확인할 수 있다.

소뇌다리 안쪽으로 마름모 모양의 파여진 공간을 볼 수 있는데 이곳이 넷째뇌실(fourth ventricle)을 형성하는 마름오목(rhomboid fossa)이다. 마름오목의 윗부분은 다리뇌에 해당되며 마름오목의 아랫부분은 숨뇌의 윗부분에 해당된다.

숨뇌

숨뇌에서는 감각신호를 전달하는 신경섬유로 구성되어 있는 **(7)쐐기다발(cuneate fasciculus)**, **(8)널판다발(gracile fasciculus)**을 확인할 수 있다. 쐐기다발과 널판다발은 척수에서 올라온 구조로 길고 가는 돌기 모양을 띠고 있다. 척수에서는 이 두 다발을 합쳐 등쪽 기둥(dorsal column) 혹은 뒤섬유기둥핵(posterior column nuclei)이라고 한다.

표 9-1 시상핵의 기능적 분류

대뇌 cerebrum
사이뇌 diencephalon
중간뇌 midbrain
다리뇌 pons
숨뇌 medulla oblongata
다리뇌 cerebellum

(중간뇌, 다리뇌, 숨뇌 → **뇌줄기** brain stem)

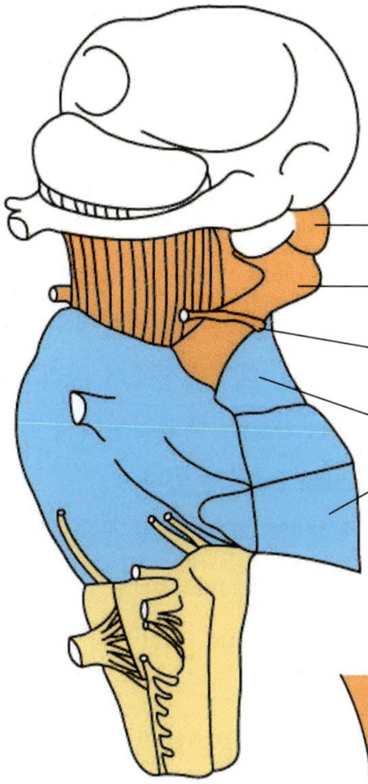
(3)위둔덕
superior colliculus
(4)아래둔덕
inferior colliculus
(5)도르래신경
trochlear nerve
(6)소뇌다리
cerebellar
peduncle

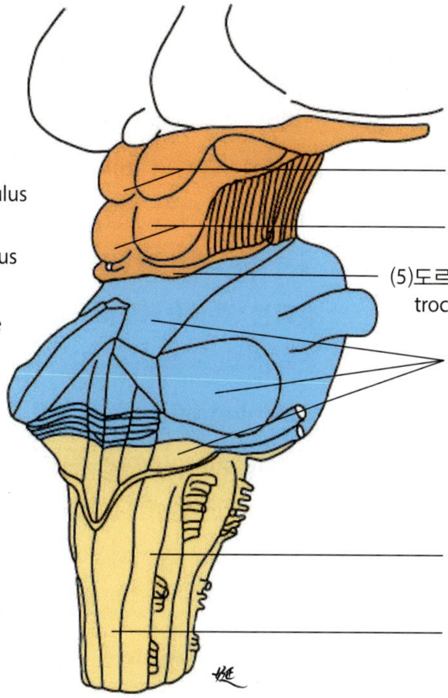
(3)위둔덕
superior colliculus
(4)아래둔덕
inferior colliculus
(5)도르래신경
trochlear nerve
(6)소뇌다리
cerebellar
peduncle
(7)쐐기다발
cuneate fasciculus
(8)널판다발
gracile fasciculus

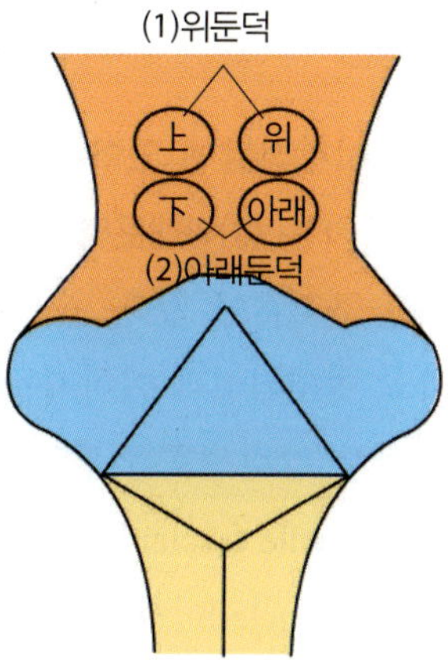
(1)위둔덕
上
위
下
아래
(2)아래둔덕

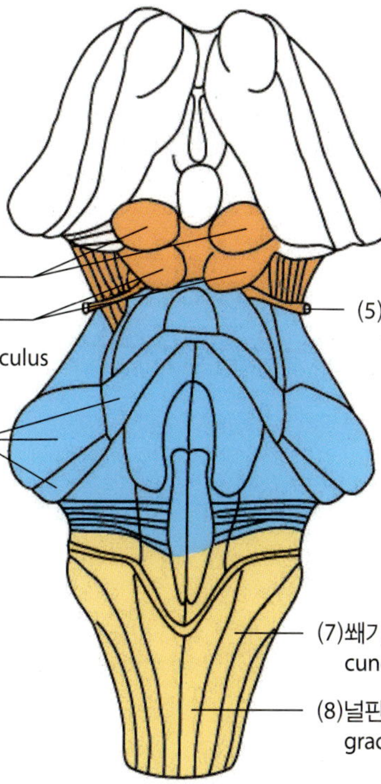
(3)위둔덕
superior
colliculus
(4)아래둔덕
inferior colliculus
(5)도르래신경
trochlear
nerve
(6)소뇌다리
cerebellar
peduncle
(7)쐐기다발
cuneate fasciculus
(8)널판다발
gracile fasciculus

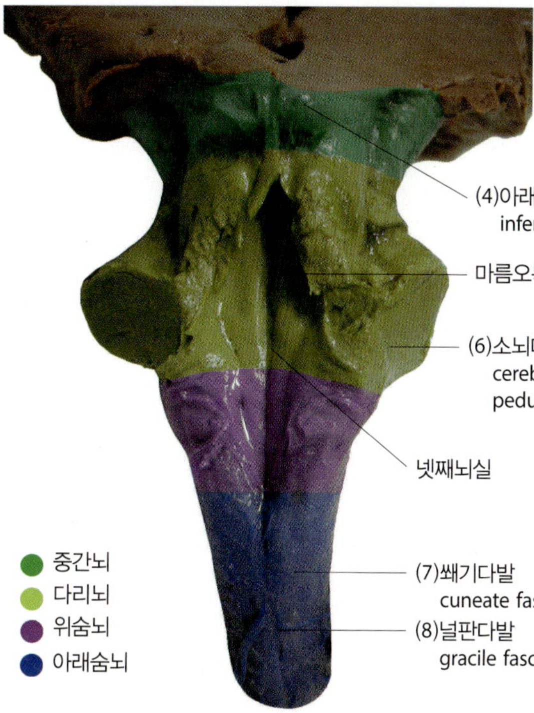
(4)아래둔덕
inferior colliculus
마름오목
(6)소뇌다리
cerebellar
peduncle
넷째뇌실
(7)쐐기다발
cuneate fasciculus
(8)널판다발
gracile fasciculus
중간뇌
다리뇌
위숨뇌
아래숨뇌

뇌줄기의 앞뒤를 구분하는 속구조 > 뇌줄기는 위아래로 **중간뇌(midbrain)**, **다리뇌(pons)**, **숨뇌(medulla oblongata)**로 구성되어 있는 것처럼 앞쪽에서 뒤쪽으로 **(1)바닥부분(basilar part)**, **(2)뒤판(tegmentum)**, **(3)천장판(roof plate)** 세 부분으로 나뉜다.

바닥부분 > **바닥부분(basilar part)**은 중간뇌의 **(4)대뇌다리(crus cerebri)**, 다리뇌의 **(5)고유다리뇌(pons proper)**, 숨뇌의 **(6)피라미드(pyramid)**으로 구성된다. 바닥부분에는 주로 대뇌겉질(cerebral cortex)로부터의 내림신경로(descending fibers)들의 신경섬유로 구성되어 있는데 대뇌겉질에서 척수까지 연결되는 겉질척수로(corticospinal tract), 대뇌겉질에서 뇌신경의 핵까지 연결되는 겉질숨뇌로(corticobulbar tract, corticonuclear tract), 대뇌겉질에서 다리뇌를 거쳐 소뇌까지 연결되는 겉질다리소뇌로(corticopontocerebellar tract), 대뇌겉질에서 그물체(reticular formation)까지 연결되는 겉질그물로(corticoreticular tract)가 있다.

뒤판 > **뒤판(tegmentum)**은 짧은 신경섬유들과 신경세포체가 복잡하게 얽혀 연접을 이루고 생명유지의 기능을 담당하는 그물체(reticular formation), 뇌신경핵(cranial nerve nuclei), 안구운동의 조절에 관여하는 안쪽세로다발(medial longitudinal fasciculus; MLF) 등으로 구성되어 있다.

천장판 > **천장판(roof plate)**은 중간뇌부위에 시각전달에 있어서 중요한 중계핵인 **(7)위둔덕(superior colliculus)**, 청각전달의 중계역할을 하는 **(8)아래둔덕(inferior colliculus)**이 있으며 다리뇌는 뒷부분에 넷째뇌실이 있어 다른 구조물이 없다. 숨뇌의 경우는 넷째뇌실이 있는 부위를 **(9)열린숨뇌(open medulla)**라 하고 넷째뇌실과 이어지는 중심관이 있는 부위는 **(10)닫힌숨뇌(closed medulla)**라 하며 이 부위에는 감각신호를 전달하는 신경섬유로 구성되어 있는 **쐐기다발(cuneate fasciculus)**, **널판다발(gracile fasciculus)**이 위치하며 쐐기다발과 널판다발을 합해 **(11)뒤섬유기둥핵(posterior column nuclei)**이라 한다.

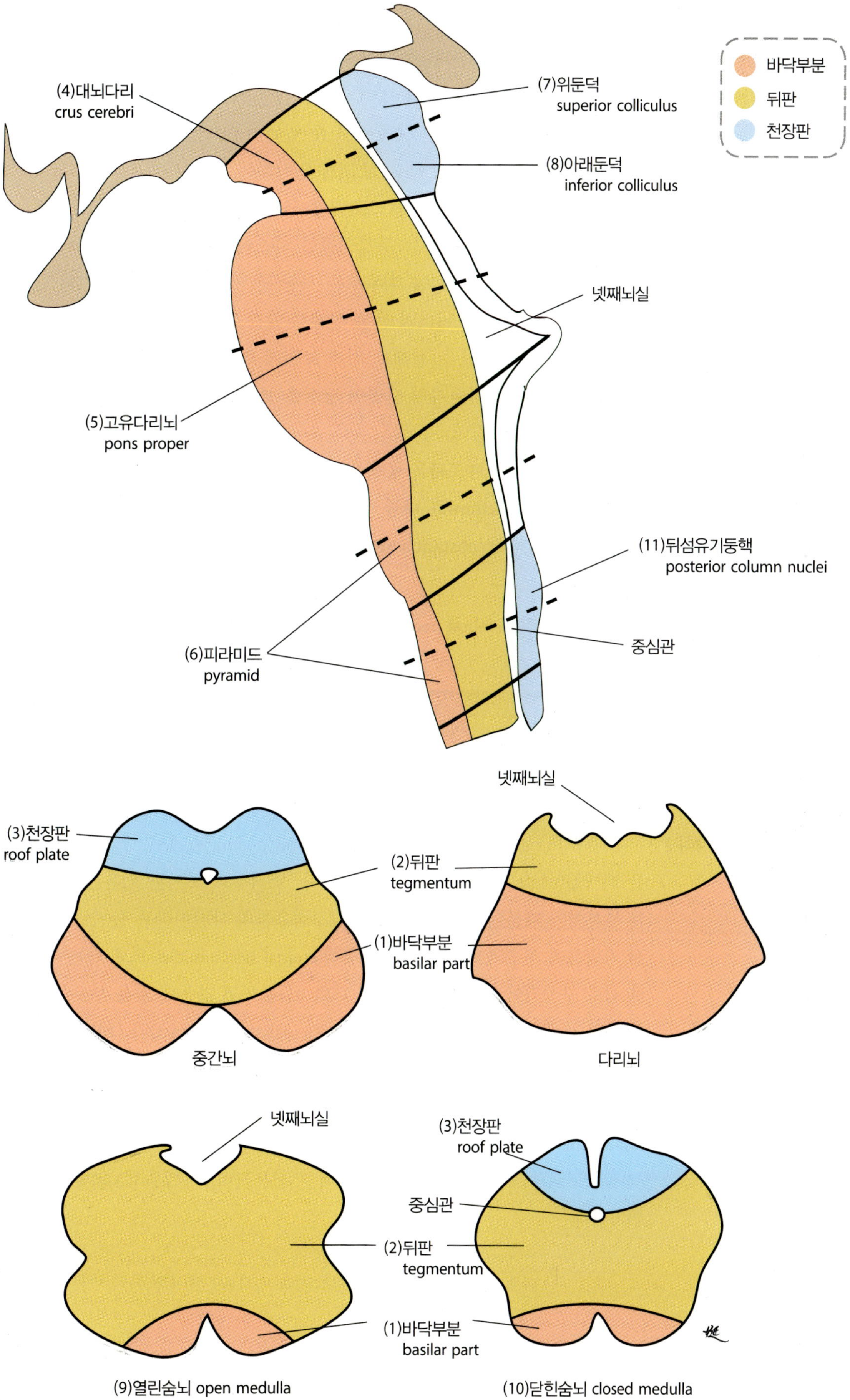
바닥부분
뒤판
천장판
(4)대뇌다리
crus cerebri
(7)위둔덕
superior colliculus
(8)아래둔덕
inferior colliculus
넷째뇌실
(5)고유다리뇌
pons proper
(11)뒤섬유기둥핵
posterior column nuclei
(6)피라미드
pyramid
중심관
넷째뇌실
(3)천장판
roof plate
(2)뒤판
tegmentum
(1)바닥부분
basilar part
중간뇌
다리뇌
넷째뇌실
(3)천장판
roof plate
중심관
(2)뒤판
tegmentum
(1)바닥부분
basilar part
(9)열린숨뇌 open medulla
(10)닫힌숨뇌 closed medulla

중간뇌 > **중간뇌(midbrain)**는 뇌줄기의 가장 윗부분에 위치하며 아래로는 다리뇌(pons)가 위치하고 위로는 사이뇌가 위치한다. 중간뇌 속의 뒷부분에는 **중간뇌수도관(cerebral aqueduct)**이라는 작은 통로가 있어 셋째뇌실과 넷째뇌실을 연결하는 연결통로의 역할을 한다. 중간뇌의 단면을 보면 뒤쪽 중앙에 뚫린 구멍을 볼 수 있는데 이 작은 구멍이 중간뇌수도관이다.

중간뇌의 역할 > 중간뇌의 역할은 대뇌와 척수, 소뇌를 연락하는 통로와 중계소, 시각, 청각의 중추, 안구운동과 동공수축 운동중추 기능으로 크게 구분할 수 있다.

중간뇌의 단면구조 > 영화 '스타워즈'에서 나오는 등장인물인 다스베이더(덩치는 산만하고 무거운 옷을 입고 인공호흡기를 달고 광선검을 휘두르는 사람)를 기억하는가? 중간뇌의 단면은 다스베이더를 연상케 한다. 다스베이더의 눈은 실제로 달걀 모양을 가진 **(1)적색핵(red nucleus)**에 해당되며 그 밑의 다크써클은 실제로 검게 보이게 하는 물질이 들어 있는 **(2)흑색질(substantia nigra)**에 해당된다. 뇌줄기의 단면이 당신을 보고 있는 사람의 얼굴로 보이면 중간뇌의 단면이라 단정지어도 좋다.

중간뇌는 **(3)중간뇌수도관**을 중심으로 앞쪽의 4/5의 **(4)대뇌다리(cerebral peduncle)**와 뒤쪽의 1/5의 **(5)덮개(tectum)**로 나눌 수 있으며 대뇌다리(cerebral peduncle)는 다시 **(6)뒤판(tegmentum)**, **(7)흑색질(substantia nigra)**, **(8)대뇌다리(crus cerebri)**의 세 부분으로 나눌수 있다.

대뇌다리(cerebral peduncle)와 대뇌다리(crus cerebri)

중간뇌의 구조에는 2개의 대뇌다리가 있다.
뒤쪽의 덮개를 제외한 앞부분을 말하는 대뇌다리(cerebral peduncle)와 이 대뇌다리의 속 구조물인 대뇌다리(crus cerebri)가 있다.
영어로는 구분되어 있지만 우리나라 말에는 구분이 없이 '대뇌다리'라 한다.

대뇌다리 > 대뇌다리(crus cerebri)는 대뇌다리(cerebral peduncle)에서 가장 앞쪽의 부분으로 대부분은 백색질(white matter)로 구성되어 있다. 백색질로 보이는 이유는 뉴런의 축삭이 지나가는 부분이기 때문이다. 다시 말해서 신경섬유들의 다발이라고 할 수 있다. 주로 대뇌겉질에서 기원하여 척수와 뇌줄기의 뇌신경핵(cranial nerve nuclei)으로 가는 내림섬유(descending fiber)로 구성되어 있다. 대뇌다리를 대략 3등분하면 가운데 많은 부분은 겉질에서 출발해서 척수나 뇌신경핵으로 가는 **(9)겉질척수로(corticospinal tract)**와 **(10)겉질숨뇌로(corticobulbar tract)**가 위치하며, 안쪽은 **(11)이마다리뇌로(frontopontine tract)**가 위치하고 가쪽은 **(12)마루다리뇌로(parietopontine tract)**, **관자다리뇌로(temporopontine tract)**, **뒤통수다리뇌로(occipitopontine tract)**가 위치한다. 다시 가운데 부분을 3등분하면 안쪽은 **(13)목**으로 가는 섬유(겉질숨뇌로)이고, 가운데는 **(14)팔**로 가는 섬유이며, 가쪽은 **(15)몸통과 다리**로 가는 섬유가 위치한다.

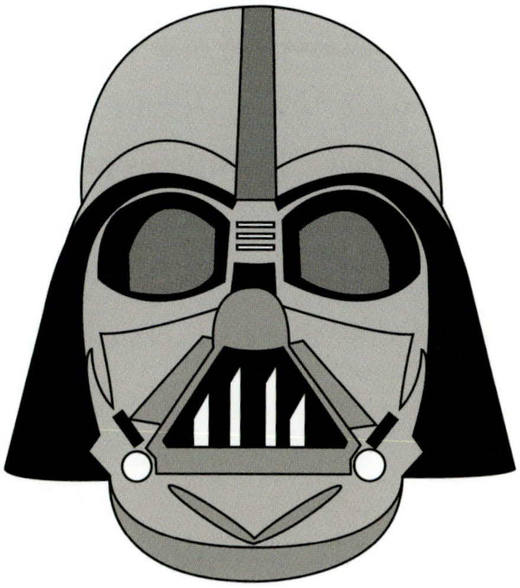

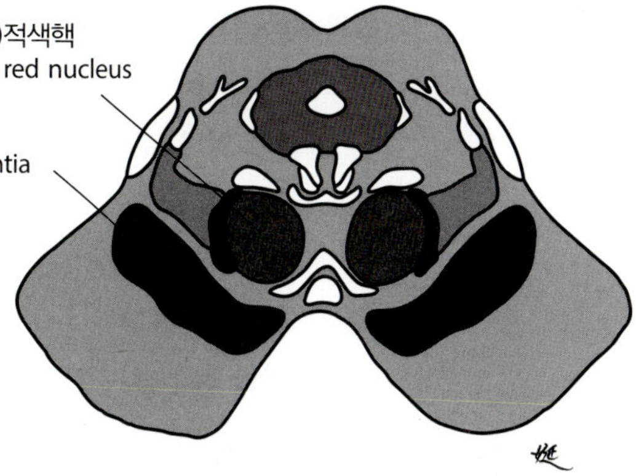
(1)적색핵
red nucleus
(2)흑색질
substantia
nigra

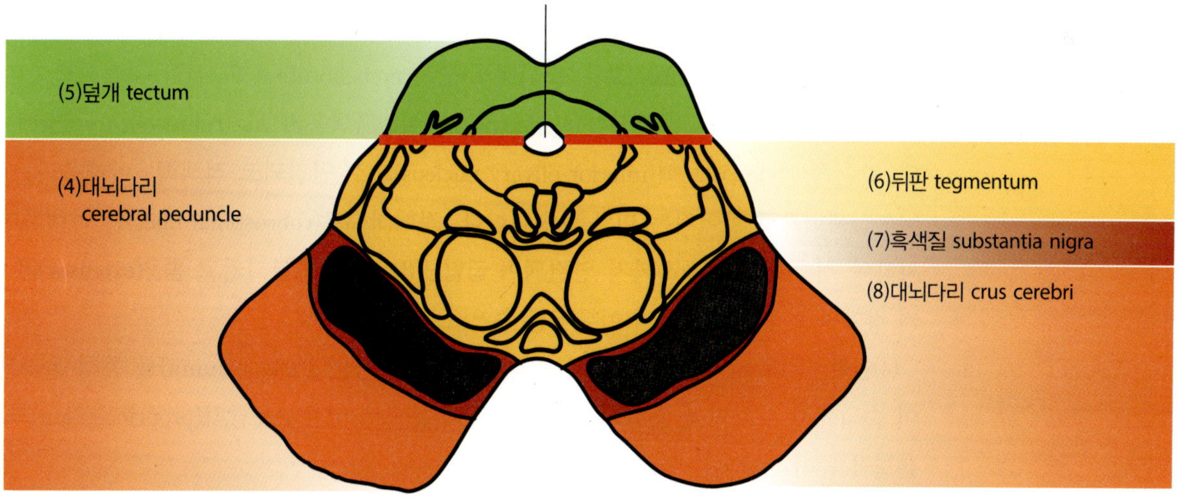
(3)중간뇌수도관
cerebral aqueduct
(5)덮개 tectum
(4)대뇌다리
cerebral peduncle
(6)뒤판 tegmentum
(7)흑색질 substantia nigra
(8)대뇌다리 crus cerebri

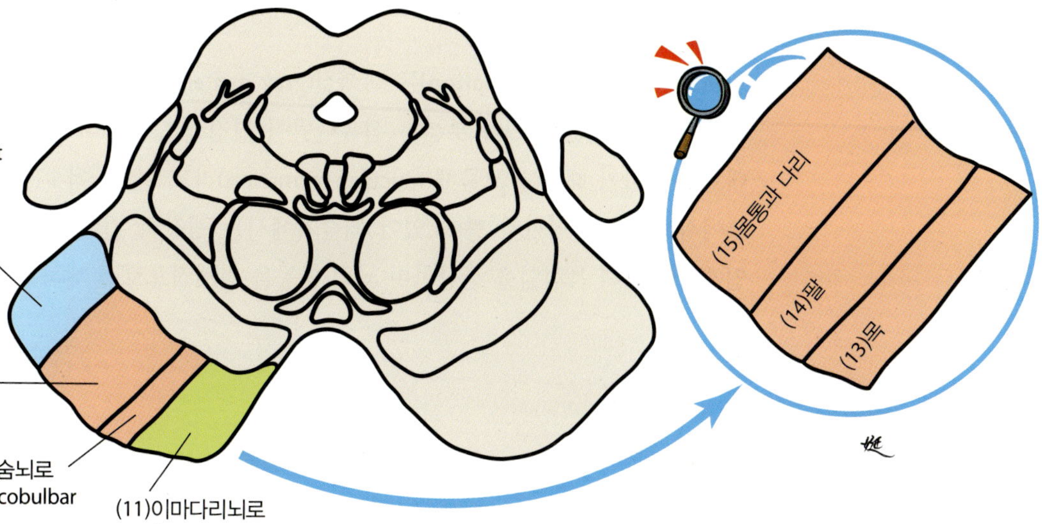
(12)마루다리뇌로
parietopontine tract
관자다리뇌로
temporopontine tract
뒤통수다리뇌로
occipitopontine tract
(9)겉질척수로
corticospinal tract
(10)겉질숨뇌로
corticobulbar
tract
(11)이마다리뇌로
frontopontine tract
(15)몸통과 다리
(14)팔
(13)목

흑색질 > 흑색질(substantia nigra)은 뒤판(tegmentum)과 대뇌다리(crus cerebri) 사이에 위치한다. 흑색질에는 흑색소인 신경멜라닌(neuromelanin)이 분포하여 검은색을 띤다. 흑색질은 **(1)치밀부분(pars compacta)**과 **(2)그물부분(pars reticulata)**으로 나뉘며, 치밀부분은 신경전달물질인 도파민(dopamine)을 생성하고 보유하는 역할을 하며, 창백핵(globus pallidus)에서 기원한 섬유가 이 부분으로 들어오고 도파민 함유 신경세포는 줄무늬체(striatum), 꼬리핵(caudate nucleus), 조가비핵(putamen)으로 섬유를 내보낸다. 그물부분은 도파민을 함유하지 않으며 줄무늬체에서 섬유를 받고 시상(thalamus)과 위둔덕(superior colliculi)으로 나가는 신경섬유가 있는 부위이다.

바닥핵과 연결을 이루며 근육의 긴장도 조절에 영향을 준다. 이 부분의 손상은 **파킨슨병**의 원인이 된다.

뒤판 > 중간뇌의 단면에서 뒤판(tegmentum)의 중앙에 위치하는 둥근 모양의 **(3)적색핵(red nucleus)**은 중요한 운동신경핵이며 달걀모양을 하고 있다. 주위에 있는 다른 조직보다 더 많은 혈관이 분포하기 때문에 붉어 보이고 소뇌와 대뇌겉질에서 들신경섬유들을 받는다.

신체의 근육 긴장도(tone)와 자세를 유지하는 것에 관여하며 불수의적인 운동명령을 제공한다.

들신경섬유(afferent fiber)로는 소뇌적색핵로(cerebellorubral fiber)와 겉질적색핵로(corticorubral fiber)가 있고 날신경섬유(efferent fiber)는 적색올리브로(rubro-olivary fiber)가 있는데, 같은쪽 아래올리브핵(inferior olivary nucleus)으로 연결되고 적색핵－아래올리브핵－소뇌－적색핵으로 이어지는 회로를 형성한다. 적핵척수로(rubrospinal fiber)는 하행하면서 교차하여 척수(spinal cord)까지 연결되어 **굽힘근(flexor)을 흥분**시키고 **펌근(extensor)은 억제**시켜 정확하고 숙련된 운동이 이루어질 수 있도록 한다.

(4)안쪽섬유띠(medial lemniscus)는 척수로부터 뒤기둥(dorsal column)를 통해 올라온 신경이 숨뇌에서 교차되어 중간뇌까지 연결된 부분으로 고유수용감각(proprioception)과 압각, 분별각 등이 전달되는 경로이다.

(5)가쪽섬유띠(lateral lemniscus)는 청각신호를 아래둔덕(inferior colliculi)으로 연결하는 역할을 하며, 아래둔덕을 통과한 청각신호는 시상의 안쪽무릎체(medial geniculate body; MGB)로 전달된다.

(6)그물체(reticular formation)는 회색질(gray matter)과 백색질(white matter), 어느 쪽에도 속하지 않는 부분으로 이 부분은 섬유다발이 신경세포들을 마치 그물처럼 감싸고 있는 형태로 나타나기 때문에 그물체(reticular formation)라고 한다. 척수(spinal cord)의 위쪽 끝부분에서부터 중간뇌까지 뻗어 있어 뇌줄기에서는 굉장히 긴 구조이다. 중간뇌의 그물체는 입체적인 몸의 움직임을 관장하며 뇌의 활동을 전체적으로 통제하는 역할을 한다.

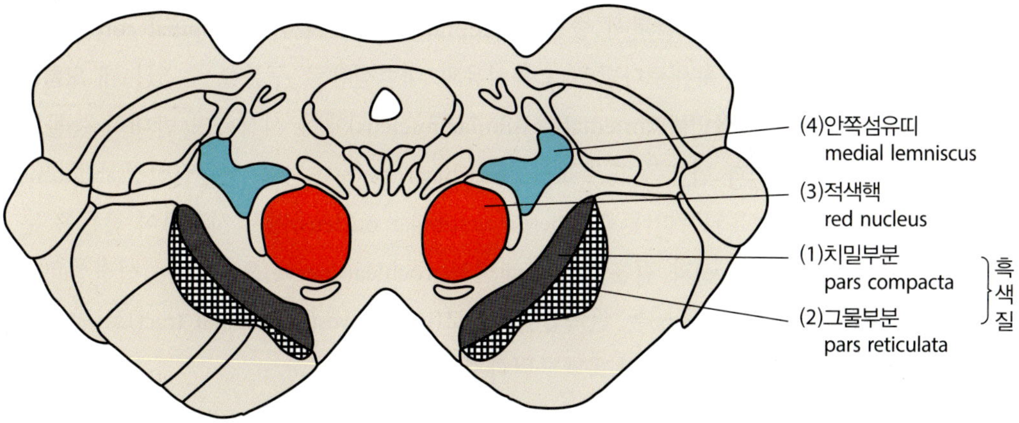

A. 사이뇌–중간뇌 이음부

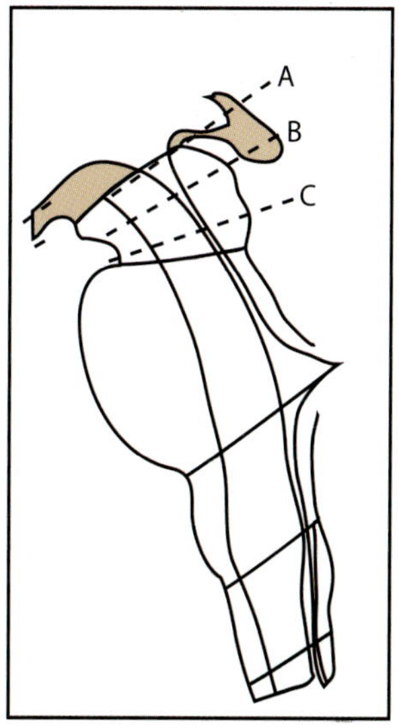

중간뇌의 절단부위

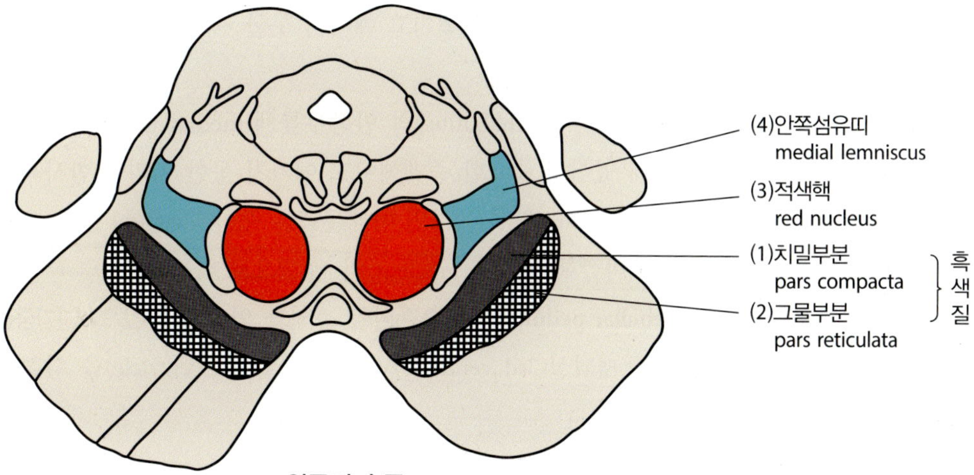

B. 위둔덕 수준

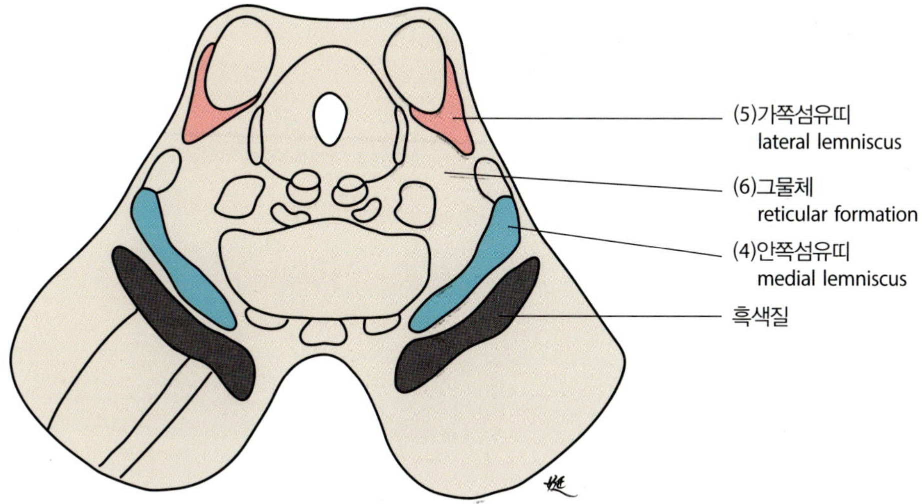

C. 아래둔덕 수준

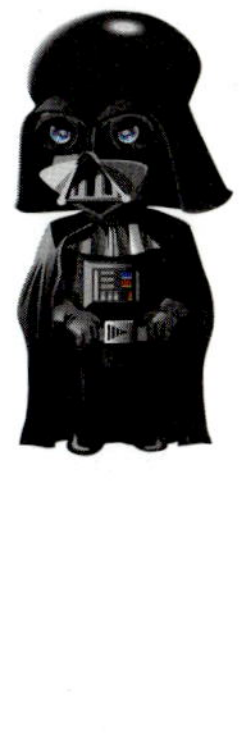

안쪽세로다발 > **(1)안쪽세로다발(medial longitudinal fasciculus; MLF)**은 머리움직임(head movement)과 연관된 안구운동과 관련된 구조물로서 중간뇌(midbrain) 앞 끝에서 척수(spinal cord)의 위 끝까지 연결되어 있다. 안쪽세로다발은 오름섬유와 내림섬유로 구분할 수 있는데 **오름섬유(ascending fibers)**는 **안쪽안뜰핵(medial vestibular nucleus)**에서 시작하여 반대쪽 눈돌림신경(oculomotor nerve)과 반대쪽 도르래신경(trochlear nerve), 양쪽 갓돌림신경(abducens nerve)으로 가는 신경섬유와 위안뜰핵(superior vestibular nucleus)에서 시작하여 같은쪽 눈돌림신경(oculomotor nerve)과 같은쪽 도르래신경(trochlear nerve)으로 가는 신경섬유가 있다. **내림섬유(descending fibers)**는 안쪽안뜰척수로(medial vestibulospinal tract)로 안쪽·아래쪽 안뜰핵에서 시작하여 척수의 목뼈부위까지 연결된다.

뇌신경의 핵 > 중간뇌에 존재하는 **뇌신경(cranial nerve)**의 핵은 **(2)눈돌림신경(oculomotor nerve, III)**, **(3)도르래신경(trochlear nerve, IV)**의 핵이다. 이 핵들은 눈의 움직임에 관여한다. 눈돌림신경과 도르래신경의 핵은 중간뇌수도관 앞쪽에 위치한다.

덮개 > **(4)위둔덕(superior colliculi)**은 시상(thalamus)의 가쪽무릎체(lateral geniculate body; LGB)와 연결되며, 시각전달에 있어서 중요한 중계핵이고 예기치 못한 시각적 신호에 반응하여 눈과 몸이 움직이도록 하는 작용에 관여한다.

(5)아래둔덕(inferior colliculi)은 시상(thalamus)의 안쪽무릎체(medial geniculate body; MGB)와 연결되며 청각전달에 있어서 중요한 중계핵이고 예기치 못한 소리에 반사적으로 눈과 머리를 돌리는 작용에 관여한다. 단면을 보면 아래둔덕은 중심핵(central nucleus), 중심주위핵(pericentral nucleus), 바깥핵(external nucleus)의 세 핵으로 나뉜다.

(6)위소뇌다리(superior cerebellar peduncle)는 중간뇌와 소뇌를 연결하고 있으며 **(7)중간뇌수도관(cerebral aqueduct)**은 셋째뇌실(3rd ventricle)과 넷째뇌실(4th ventricle)을 연결하고 있다.

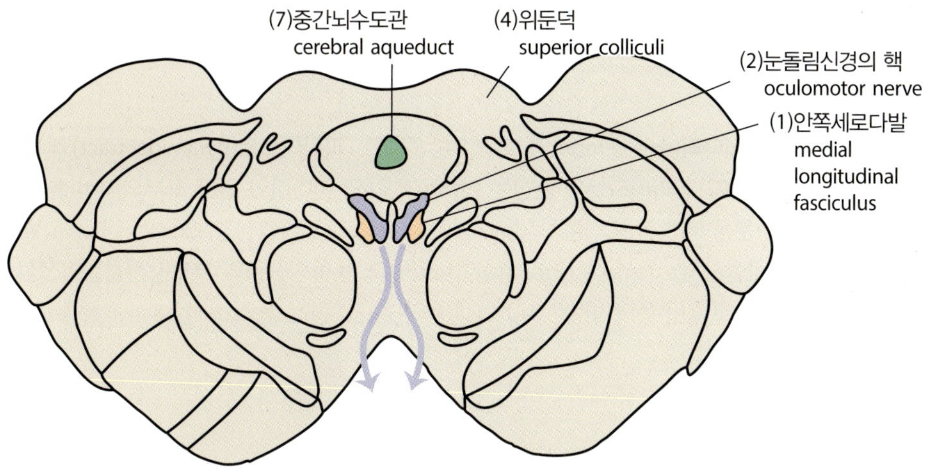

A. 사이뇌-중간뇌 이음부

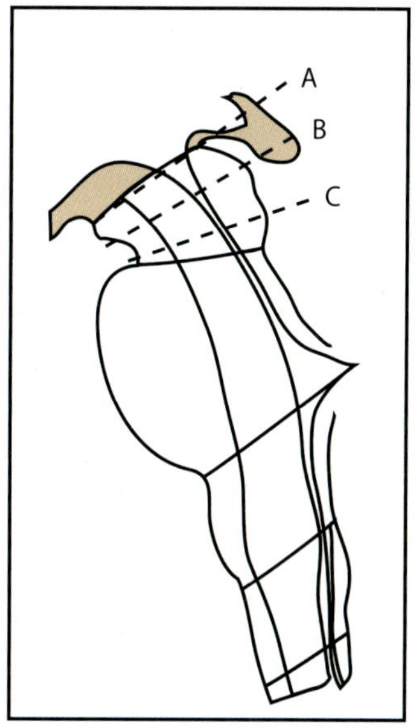

중간뇌의 절단부위

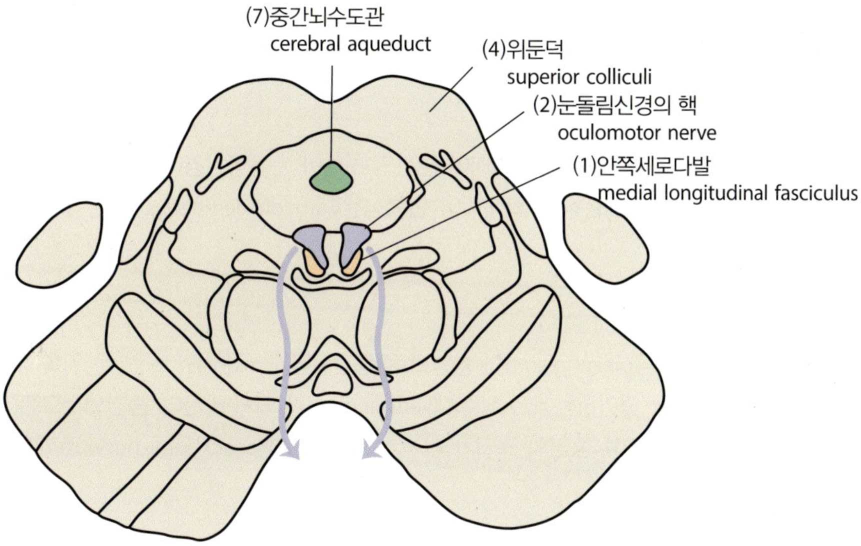

B. 위둔덕 수준

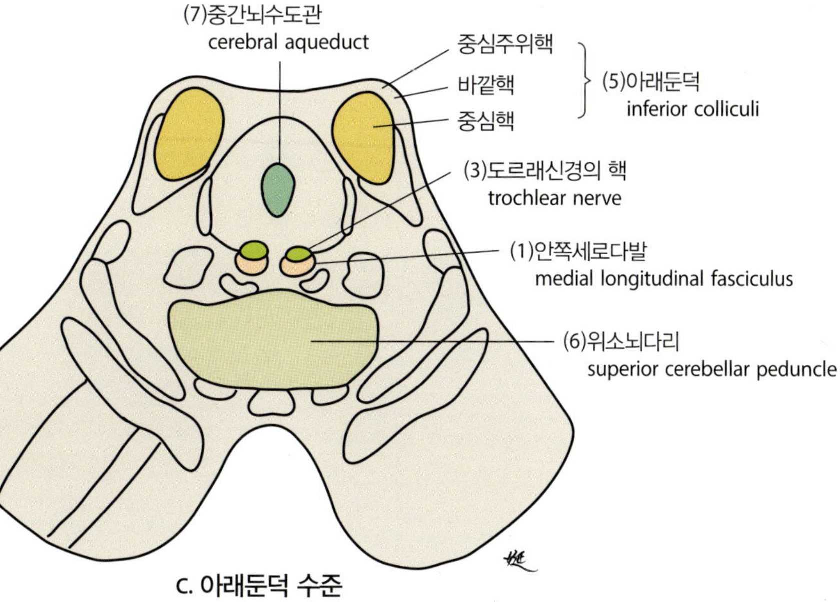

C. 아래둔덕 수준

임상노트

■ 웨버증후군

(1)**웨버증후군**(Weber's syndrome)은 안쪽 **대뇌다리**(crus cerebri)의 혈액순환 장애로 **피라미드로**(pyramidal tract)와 **눈돌림신경**(oculomotor nerve, III)이 손상된 경우이다. 피라미드로의 손상은 반대쪽 신체의 편마비와 얼굴 하부의 마비를 초래한다. **눈돌림신경이 손상**되면 같은쪽의 안구운동 제한과 눈꺼풀처짐(ptosis)이 나타나고, 갓돌림신경(abducens nerve, VI)은 정상이므로 안구가 바깥쪽으로 편재되는 바깥사시(external strabismus)가 나타난다. 눈돌림신경의 부교감신경절이전섬유(parasympathetic preganglionic fiber)의 손상으로 같은쪽의 빛반사(light reflex)와 원근조절반사(accommodation reflex)가 소실된다.

■ 베네딕트증후군

(2)**베네딕트증후군**(Benedict's syndrome)은 **뒤판**(tegmentum)의 혈액순환 장애로 **적색핵**(red nucleus), **눈돌림신경**(III), **위소뇌다리**(superior cerebellar peduncle)가 함께 손상된 경우이다. **적색핵이 손상**되면 과운동증(hyperkinesia)이 나타나는데, 손상 반대쪽에 떨림(tremor)이 발생하여 무도증(chorea)이나 곰지락운동(athetosis; 운동실조) 형태로 올 수도 있다. 위소뇌다리의 손상은 운동실조(ataxia)를 초래하여 다리뿐만 아니라 머리와 손에도 나타난다. 또한 근협조불능(asynergia)과 근긴장감소증(hypotonia)도 나타난다

■ 포와증후군, 클로드증후군

(3)**포와증후군**(Foix syndrome)은 베네딕트증후군에서 눈돌림신경(III)이 손상되지 않아 눈돌림신경마비가 없는 경우이고, (4)**클로드증후군**(Claude syndrome)은 바깥쪽 뒤판까지 손상이 확대되어 안쪽섬유띠(medial lemniscus)가 손상된 경우로 반대쪽의 위치감각과 분별촉각이 소실된다.

■ 파리노증후군

(5)**파리노증후군**(Parinaud's syndrome)은 솔방울샘(pineal gland)의 종양으로 중간뇌덮개(midbrain tectum) 위쪽 부분이 눌렸을 경우이다. 이는 **안쪽세로다발(MLF)의 손상**을 의미하는데 수직주시(vertical gaze)가 되지 않는다. 중간뇌수도관(cerebral aqueduct)이 눌려폐쇄성 수도증이 나타날 수 있으며, 종양의 크기가 커서 눈돌림신경핵(oculomotor nucleus)까지 누르게 되면 눈돌림신경마비도 나타난다.

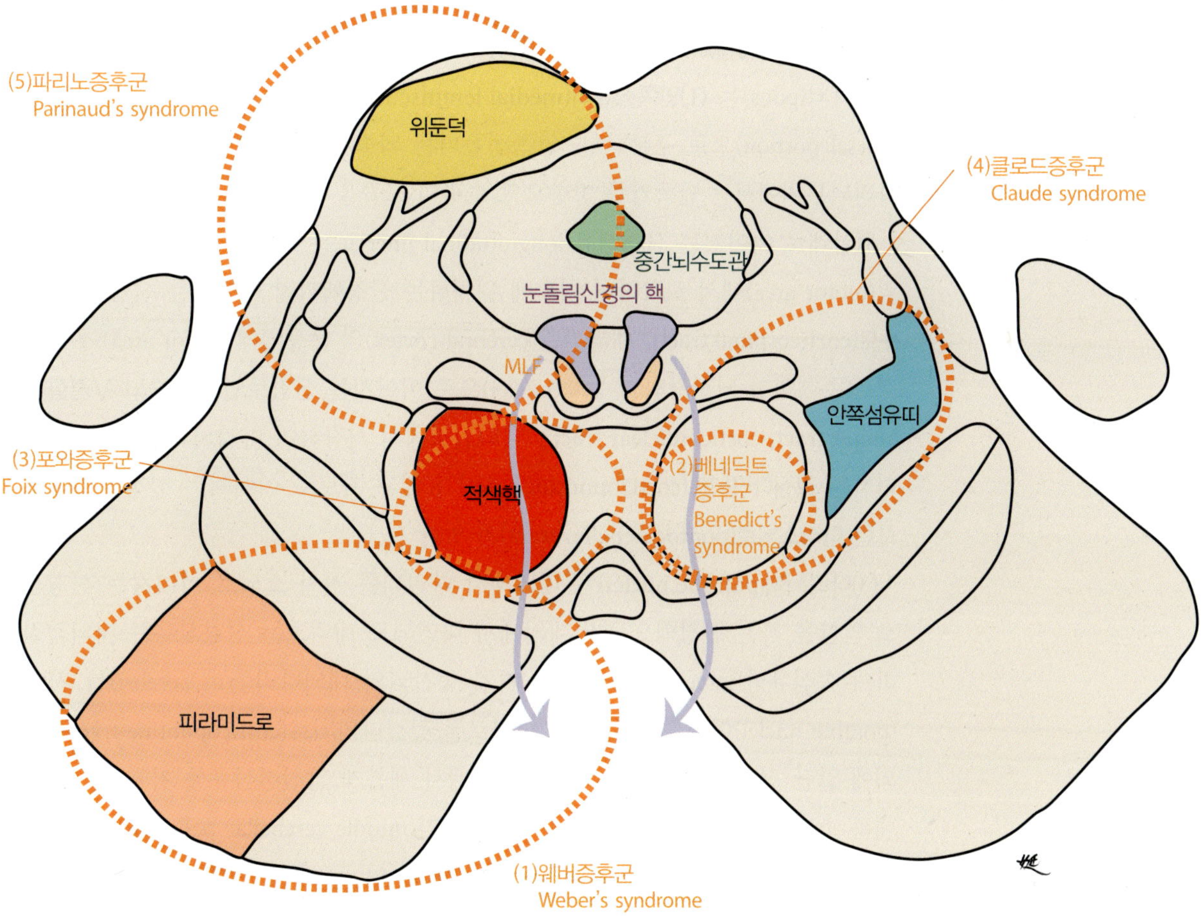
(5)파리노증후군
Parinaud's syndrome
위둔덕
(4)클로드증후군
Claude syndrome
중간뇌수도관
눈돌림신경의 핵
MLF
안쪽섬유띠
(3)포와증후군
Foix syndrome
적색핵
(2)베네딕트
증후군
Benedict's
syndrome
피라미드로
(1)웨버증후군
Weber's syndrome

다리뇌 > **다리뇌(pons)**의 '다리'는 대뇌다리처럼 다리(leg)를 뜻하는 것이 아니라 두 곳을 연결하는 다리(bridge)라는 뜻을 가진다. 이 용어는 숨뇌(medulla)와 중간뇌(midbrain), 소뇌(cerebellum), 뇌의 다른 부위들을 연결하는 신경로라는 의미에서 유래하였다. 다리뇌는 뇌줄기의 중간부위에 위치하고 위로는 중간뇌가, 아래로는 숨뇌가 위치하며 다리뇌의 뒷부분에는 넷째뇌실(4th ventricle)이 위치하고 있다.

다리뇌의 단면구조 > 다리뇌(pons)는 **(1)안쪽섬유띠(medial lemniscus)**를 기준으로 배쪽(ventral portion)과 등쪽(dorsal portion)으로 구분한다. 안쪽섬유띠는 뇌줄기의 부위에 따라 단면에 모습이 다르며 다리뇌부위에서는 안쪽가쪽 방향으로 수평의 모습을 보인다.

다리뇌의 배쪽 구조물 > 위아래로 이어지는 신경섬유(longuitudinal fiber)로는 대뇌겉질(cerebral cortex)의 운동 영역(motor area)에서 시작하여 척수에 위치하는 신경핵까지 이어지는 신경로인 **(2)대뇌겉질척수로(corticospinal tract)**, 대뇌겉질(cerebral cortex)의 운동영역(motor area)에서 시작하여 세로로 주행하여 뇌신경의 운동핵(nuclei)으로 이어지는 신경로인 **겉질숨뇌로/겉질핵로(corticobulbar tract, corticonuclear tract)**, 대뇌겉질에서 시작하여 다리뇌핵(pontine nuclei)까지 이어지는 **겉질다리뇌로(corticopontine tract)**가 있고 가로로 이어지는 신경섬유(transver fiber)로는 **다리소뇌로(pontocerebellar tract)**가 있다.

(3)다리뇌핵(pontine nuclei)은 대뇌에서 다리뇌를 거쳐 소뇌로 이어지는 신경섬유의 중계소 역할을 하는 신경핵으로써 대뇌에서 다리뇌로 내려오는 신경섬유는 대뇌겉질에서 시작하여 속섬유막(internal capsule)을 거쳐 중간뇌의 대뇌다리(crus cerebri)를 지나 다리뇌핵(pontine nuclei)에서 마쳐지며 이 신경로를 겉질다리뇌로(corticopontine tract)라 한다. 다리뇌에 일단 정지한 신경신호는 다리뇌핵에서 새롭게 날신경섬유를 거쳐 한 번 교차하여 반대쪽 소뇌로 이어지는데, 이때 중간소뇌다리(middle cerebellar peduncle)를 거치며 이 신경로를 **다리소뇌로(pontocerebellar tract)**라 한다. 이 두 개의 신경로를 합쳐 **겉질다리뇌소뇌로(corticopontocerebellar tract)**라고 한다. 다리뇌의 단면을 보면 앞쪽에 작은 구조물들이 많아 지저분한 모습을 보게 된다. 이런 작은 점과 같은 부분이 다리뇌핵이다. 대뇌겉질의 각 부분의 정보를 조절하여 소뇌로 보내기 때문에 이러한 작은 핵들이 많이 존재한다.

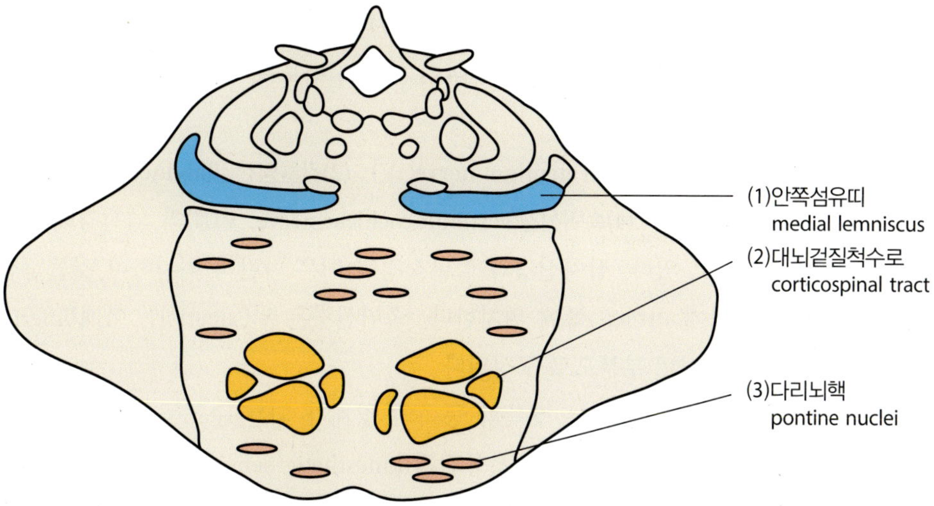

A. 다리뇌의 상부

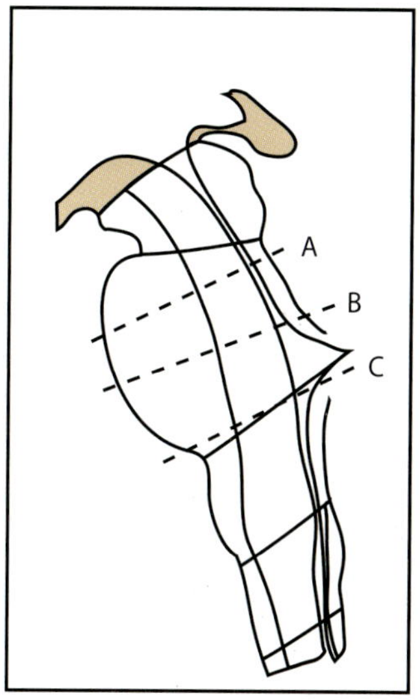

다리뇌의 절단부위

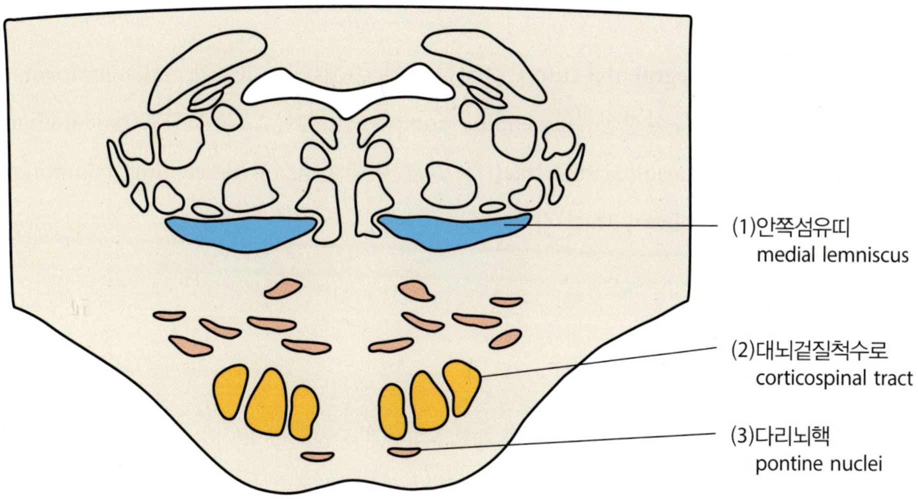

B. 삼차신경의 핵 수준

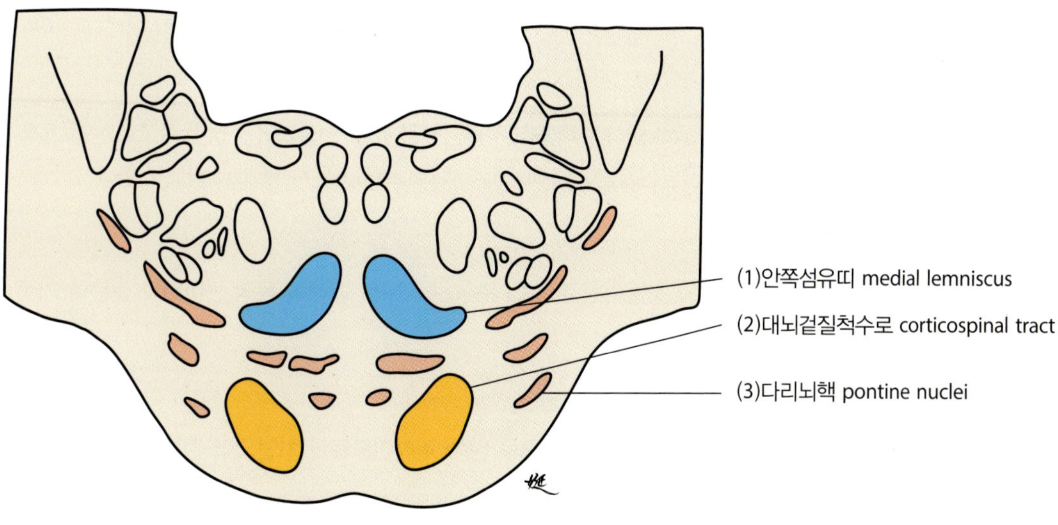

C. 다리뇌의 하부

다리뇌의 등쪽 구조물 > 등쪽(dorsal portion)에 존재하는 구조물은 안쪽섬유띠를 중심으로 등쪽에 있는 구조물이며 크게 뇌신경의 세포체 부위인 뇌신경핵과 여러 부위의 정보를 전달하는 통로 역할을 하는 신경섬유로 나눌 수 있다.

뇌신경핵 > 다리뇌의 등쪽에는 **(1)삼차신경(trigeminal nerve, V)**, **(2)갓돌림신경(abducens nerve, VI)**, **(3)얼굴신경(facial nerve, VII)**, **(4)속귀신경(vestibulocochlear nerve, VIII)**의 뇌신경핵(cranial nerve nuclei)이 위치하고 있다. 삼차신경과 얼굴신경의 핵은 나란히 위치하며 갓돌림신경은 더 뒤쪽에 넷째뇌실에 가까운 쪽에 위치한다. 속귀신경은 위(superior), 아래(inferior), 안쪽(medial), 바깥쪽(lateral) 부분으로 구성된다.

신경섬유 > **(5)안쪽섬유띠(medial lemniscus)**는 배쪽과 등쪽의 경계가 되는 구조물이며 촉각(tactile sense)인 촉각(touch)과 압각(pressure), 운동감각(kinesthetic sense)인 위치감각(position sense)과 움직임 감각(movement sense)을 척수로부터 시상으로 전달한다. **(6)안쪽세로다발(medial longitudinal fasciculus; MLF)**은 눈과 머리의 평형과 협동운동에 중요한 전도로이며 **(7)가쪽섬유띠(lateral lemniscus)**는 청각신호를 아래둔덕(inferior colliculi)으로 연결하는 역할을 담당한다.

(8)뒤판중심로(central tegmental tract)는 뇌줄기에 존재하는 그물체(reticular formation) 속에 있는 신경로로 오름신경섬유(ascending component)에는 그물시상로(reticulothalamic tract)와 고립시상로(solitariothalamic tract)가 있고 내림신경섬유(descending component)에는 적색올리브로(rubro-olivary tract)가 있다.

임상노트

■ 안쪽다리뇌증후군

안쪽다리뇌증후군(medial pontine syndrome)은 다리뇌의 앞쪽과 안쪽에 혈액순환장애가 있을 때 피라미드로(pyramidal tract), 다리뇌핵(pontine nuclei), 안쪽섬유띠(medial lemniscus), 안쪽세로다발(medial longitudinal fasciculus; MLF)이 손상된 경우이다.

■ 밀라-귀블러증후군

밀라-귀블러증후군(Millard-Gubler syndrome)은 피라미드로의 손상으로 반대쪽 몸의 편마비와 얼굴신경(facial nerve, VII)의 손상으로 같은쪽의 얼굴신경마비가 특징이며, 교차성 얼굴신경편마비(alternating facial hemiplegia)라고도 한다.

■ 포비유증후군

포비유증후군(Foville syndrome)은 밀라-귀블러증후군의 증상에 더불어 갓돌림신경(VI)도 손상되어 손상된 쪽으로 눈을 돌릴 때 복시(diplopia)가 나타나는 경우이며, 교차성 얼굴갓돌림신경편마비(alternating facial abducens hemiplegia)라고도 한다.

■ 레이몽증후군

레이몽증후군(Raymond syndrome)은 피라미드로와 갓돌림신경(VI)이 손상된 경우로 반대쪽 몸의 편마비와 같은쪽 가쪽곧은근의 마비가 특징적이다.

■ 고정증후군

고정증후군(Locked-in syndrome)은 양쪽 다리뇌 바닥부분의 손상으로 양쪽 피라미드로가 차단되어 일부 안구운동을 제외하고는 움직일 수 없는 것이 특징이다.

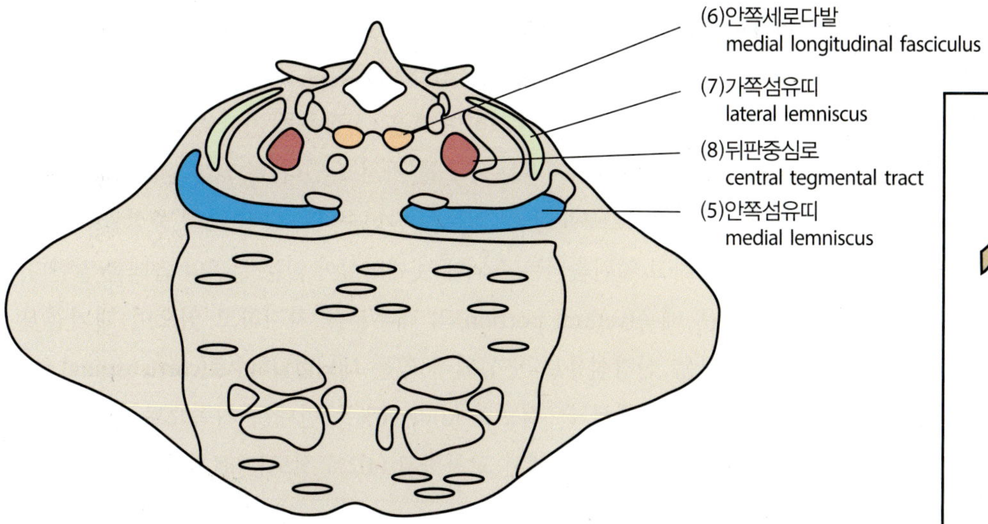

A. 다리뇌의 상부

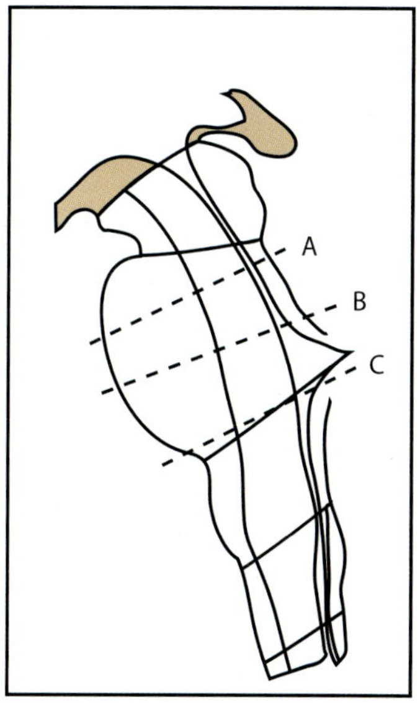

다리뇌의 절단부위

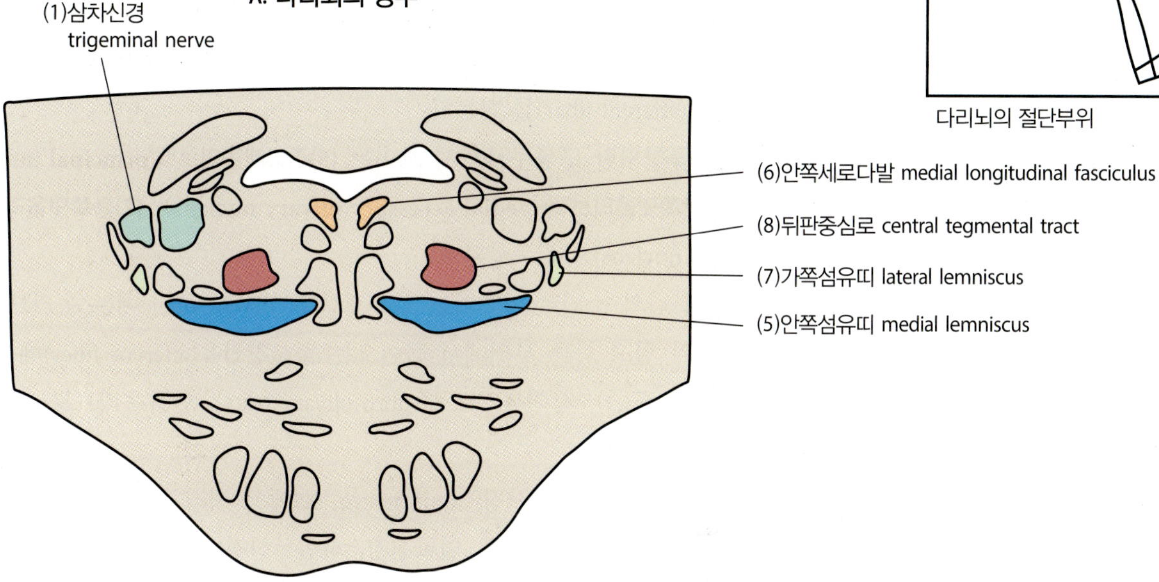

B. 삼차신경의 핵 수준

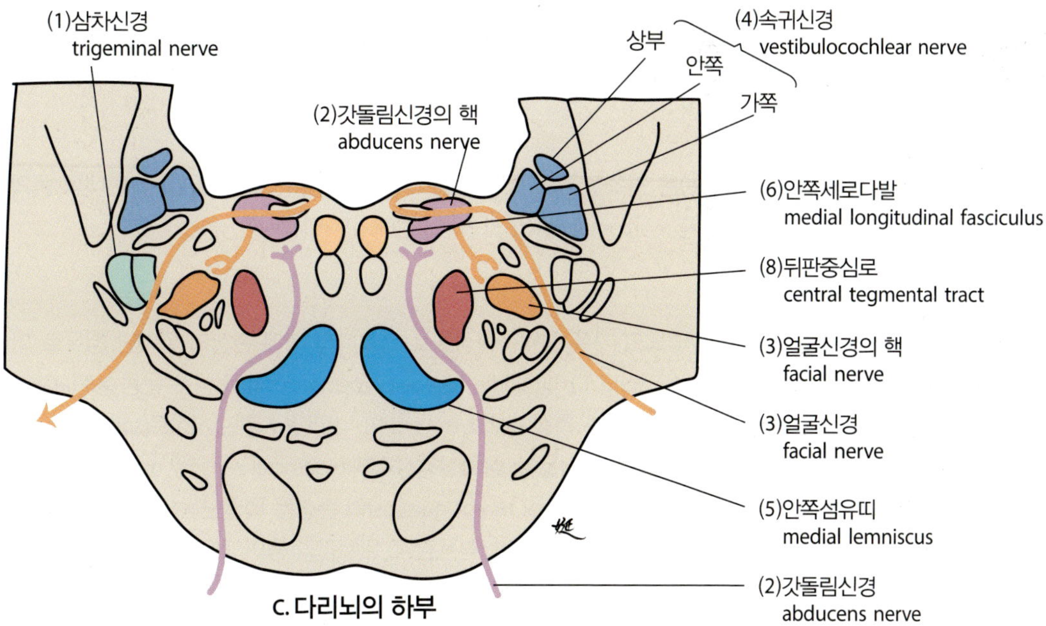

C. 다리뇌의 하부

숨 뇌 > **숨뇌(medulla oblongata)**는 뇌줄기에서 가장 아랫부위에 위치하는 구조물로 위로는 다리뇌(pons)가 위치하고, 아래로는 척수(spinal cord)가 이어진다.

숨뇌의 역할 > 숨뇌에는 신경전달로와 뇌신경핵들이 존재하며 호흡, 심장운동 기타 생명에 가장 중요한 반사중추들이 위치하고 위로 갈수록 넓어지는 구조를 가지고 있다. 숨뇌는 닫힌숨뇌(closed medulla)와 열린숨뇌(open medulla)로 구분할 수 있는데 닫힌숨뇌는 숨뇌 속에 중심관(central duct)이 있는 부위의 숨뇌를 말하고 열린숨뇌는 숨뇌에 넷째뇌실이 있는 부위의 숨뇌를 말한다.

피라미드 > **(1)피라미드(pyramid)**은 배쪽(ventral portion)의 대부분을 차지하고 있으며 대뇌겉질에서 시작하여 척수에서 끝나는 신경섬유로 구성되어 있는 **대뇌겉질척수로(corticospinal tract)**가 교차하는 부분이다. 대뇌겉질에서 온 정보의 **(2)약 90%**는 반대쪽 가쪽으로 교차하고 **(3)약 8%**는 앞쪽으로 그대로 진행하며 척수에서 교차하고 **(4)2%** 정도는 교차하지 않고 같은쪽의 가쪽으로 진행하여 내려가 척수로 전달된다.

올리브 > **올리브(olive)**의 단면을 보면 소뇌와 뇌의 각 부분을 연결하는 중계소 역할을 하는 **아래올리브복합체(inferior olivary nuclear complex)**가 존재하며 소뇌(cerebellum)와 연결된 거의 모든 부위에서 들신경섬유(afferent fiber)를 받는다.

아래올리브복합체는 곱창처럼 구불구불하게 보이는 **(5)주아래올리브핵(principal inferior olivary nucleus)**과 **(6)안쪽덧올리브핵(medial accessory olivary nucleus)**, **(7)등쪽덧올리브핵(dorsal accessory olivary nucleus)**으로 구성된다.

아래올리브복합체에서 나와 소뇌로 들어가는 날신경섬유(efferent fiber)에는 올리브소뇌로(olivocerebellar tract)가 있고 다른 부위에서 들어오는 들신경섬유(afferent fiber)에는 겉질올리브로(cortico-olivary tract), 적핵올리브로(rubro-olivary tract), 안뜰올리브로(vestibulo-olivary tract)가 있다.

고립로핵 > **(8)고립로핵(solitary nucleus)**은 미주신경(vagus nerve, X)에서 시작하여 얼굴신경(facial nerve, VII)의 아래쪽까지 이어지는 핵으로 얼굴신경, 혀인두신경(glossopharyngeal nerve, IX), 미주신경의 감각섬유가 숨뇌 속에서 이루는 섬유다발이다.

임상노트

■ 레이몽–세스탕증후군

레이몽–세스탕증후군(Raymond-Cestan syndrome)은 안쪽섬유띠와 안쪽세로다발의 손상이 있는 경우이다. 반대쪽 몸의 분별촉각, 진동감각, 위치감각이 저하되고, 안구진탕증(nystagmus) 등의 안구운동장애가 나타난다.

■ 가쪽다리뇌증후군

가쪽다리뇌증후군(lateral pontine syndrome)은 다리뇌의 가쪽 혈액순환장애로 가쪽다리 뇌에 손상이 일어난 경우로 마리–포와증후군(Marie-Foix syndrome)이라고도 한다. 중간소뇌 다리(middle cerebellar peduncle)의 손상은 운동실조(ataxia)가 나타나 같은쪽으로 쉽게 넘어지며, 협응운동이 잘 되지 않아 측정이상(dysmetria)이 나타난다. 척수시상로(spinothalamic tract)의 손상은 손상 반대쪽 몸의 통각과 온도감각의 소실을 가져온다. 삼차신경감각핵(trigeminal sensory nucleus)의 손상은 같은쪽 얼굴의 통각과 감각이 저하되고, 삼차신경운동핵(trigeminal motor nucleus)의 손상은 얼굴근육의 마비를 초래한다. 안쪽섬유띠(medial lemniscus)의 손상으로 인한 반대쪽 몸의 분별촉각, 진동감각, 위치감각 등이 저하된다.

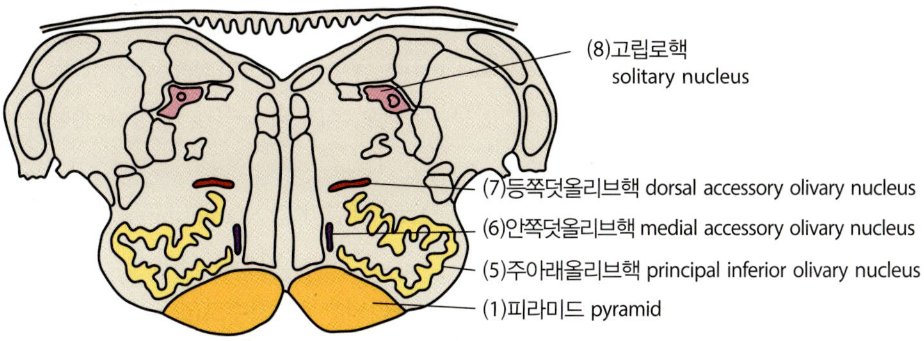

A. 개방숨뇌(상올리브 수준)

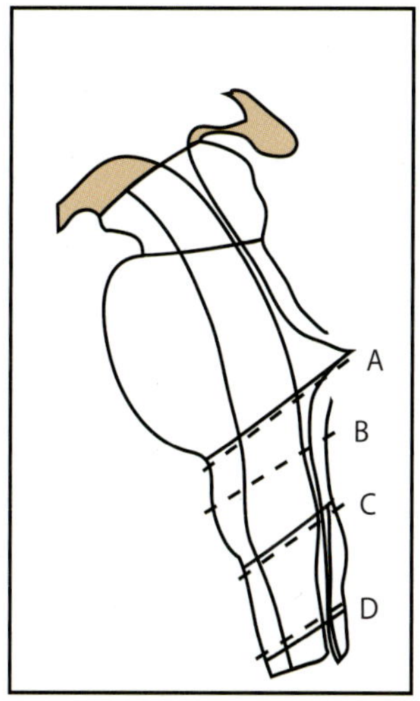

숨뇌의 절단부위

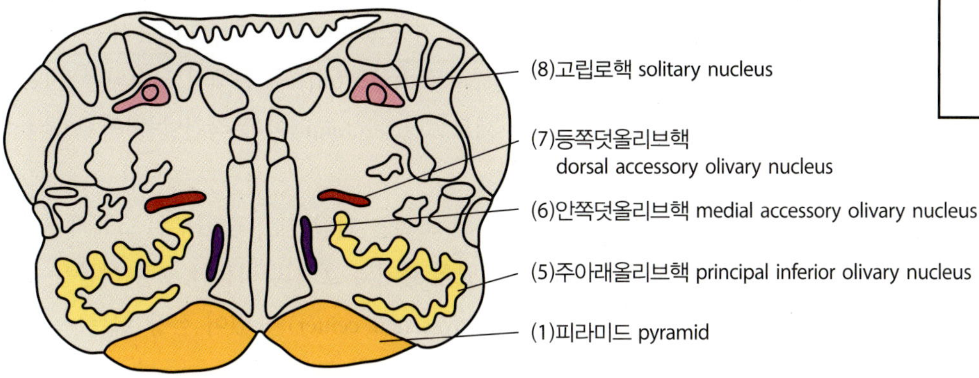

B. 개방숨뇌(중간올리브 수준)

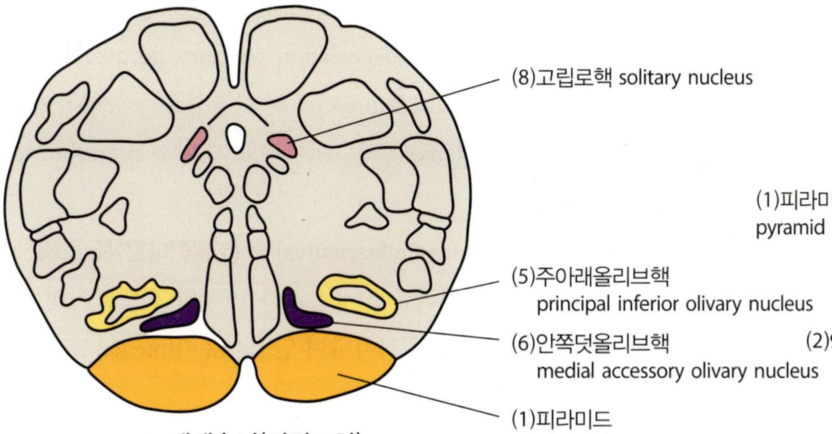

C. 폐쇄숨뇌(감각교차)

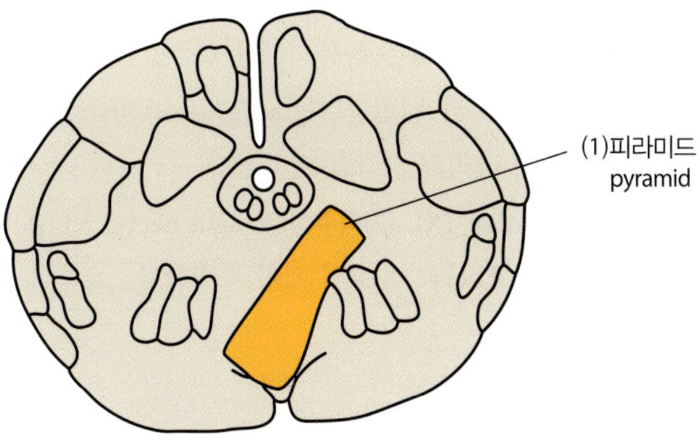

D. 폐쇄숨뇌(피라미드 숨뇌)

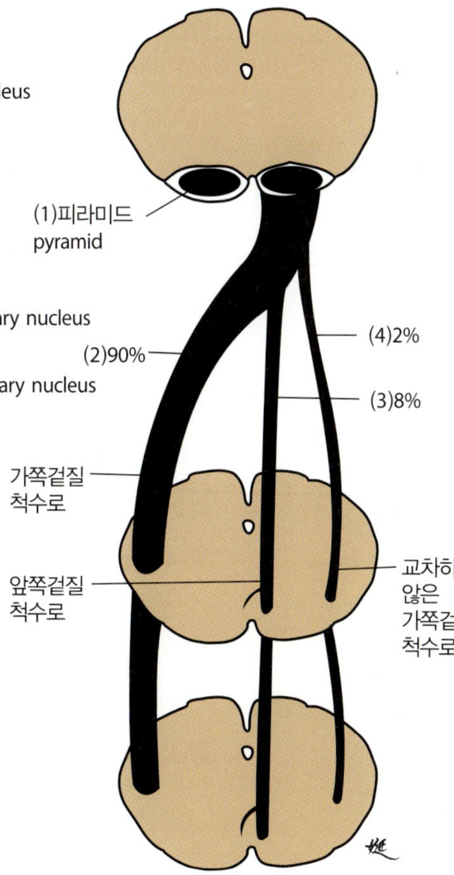

겉질척수로

의문핵 > **(1)의문핵(nucleus ambiguus)**은 그물체(reticular formation) 속에 존재하며 혀인두신경(glossopharyngeal nerve, IX), 미주신경(vagus nerve, X), 더부신경(accessory nerve, XI)의 뇌신경핵으로 구성된 핵으로 물렁입천장, 인두, 뒤통수, 식도의 근육을 신경 지배하는 운동신경의 핵이다.

그물체 > **(2)그물체(reticular formation)**는 네 가지의 핵군으로 나뉘며 각성(arousing)상태 조절, 운동기능 조절, 감각전달 조절, 호흡 및 심장혈관 기능을 조절하는 기능을 하고 있으며 운동기능 조절은 두 가지 내림신경로를 통해 이루어지는데 다리뇌그물체척수로(pontine reticulospinal tract)는 폄근(extensor)반사를 촉진하고 근긴장도(muscle tone) 항진에 관여하며 숨뇌그물체척수로(medullary reticulospinal tract)는 폄근(extensor)반사를 저하시키고 근육긴장도(muscle tone) 저하에 관여한다. 그물체는 감각전달 조절 기능도 하는데 통증(pain)은 척수시상로(spinothalamic tract)뿐만 아니라 척수그물체로(spinoreticular tract)를 통해서도 대뇌겉질(cerebral cortex)에 전달되는데, 그물체에서 나오는 세로토닌(serotonin)이 통각전달을 억제하는 기능을 한다.

그 바깥에도 그물체는 호흡과 심혈관 기능의 조절을 담당한다. 숨뇌부위 그물체(reticular formation)에 호흡중추(respiratory center)가 있어 흡기와 호기의 적절한 호흡 리듬을 조절하여 호흡의 속도를 조절하며 심혈관중추(cardiovascular center)가 있어 심장 뛰는 속도와 수축하는 힘을 조절한다.

안쪽섬유띠 > **(3)안쪽섬유띠(medial lemniscus)**는 **(4)쐐기다발핵(cuneate nucleus)**과 **(5)널판다발핵(gracile nucleus)**에서 시작하는 신경섬유가 속활꼴섬유(internal arcuate fiber)를 형성하여 배쪽(ventral portion)을 향해 활 모양으로 교차(lemniscal decussation, sensory decussation)하여 섬유다발을 형성한 구조물이다. 안쪽섬유띠(medial lemniscus)의 신경섬유는 상행하여 다리뇌(pons)와 중간뇌(midbrain)를 거쳐 시상(thalamus)으로 이어지고 대뇌겉질(cerebral cortex)의 감각영역(sensory area)에 투사된다.

쐐기다발과 널판다발 > **(4)쐐기다발핵(cuneate nucleus)**, **쐐기다발(cuneate fasciculus)**과 **(5)널판다발핵(gracile nucleus)**, **널판다발(gracile fasciculus)**은 척수에서 올라온 고유감각과 촉각의 전도로이며 이 곳에서 나가는 신경섬유는 활 모양으로 구부러지면서 교차하며 안쪽섬유띠(medial lemniscus)를 거쳐 시상(thalamus)에 전달한다.

이 교차를 안쪽섬유띠교차(lemniscal decussation) 또는 감각신경교차(sensory decussation)라고 하며 피라미드교차(pyramidal decussation)의 바로 위 뒷부분에서 이루어진다. 쐐기다발핵(cuneate nucleus)과 쐐기다발(cuneate fasciculus)은 몸통의 뒷부분, 팔, 목의 고유감각과 촉각을 전달하고 널판다발핵(gracile nucleus)과 널판다발(gracile fasciculus)은 뒤쪽척수소뇌로(posterior spinocerebellar tract)를 통해 다리의 감각을 전달한다.

뇌신경핵 > 숨뇌에는 **(6)혀인두신경(glossopharyngeal nerve, IX)**, **(7)미주신경(vagus nerve, X)**, **(8)더부신경(accessory nerve, XI)**, **(9)혀밑신경(hypoglossal nerve, XII)**의 핵이 존재한다.

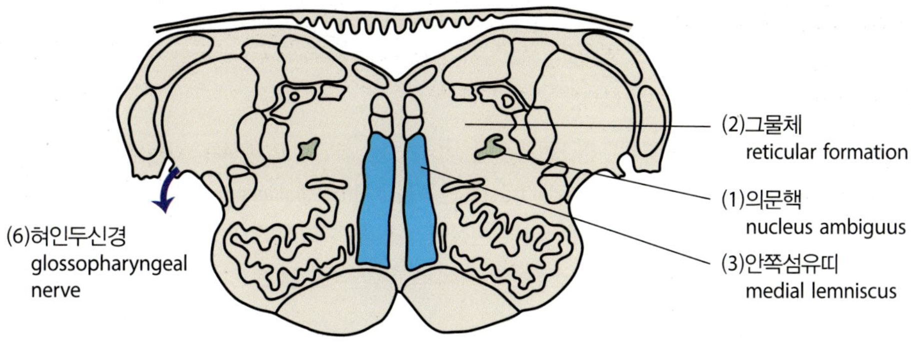

A. 개방숨뇌(위올리브 수준)

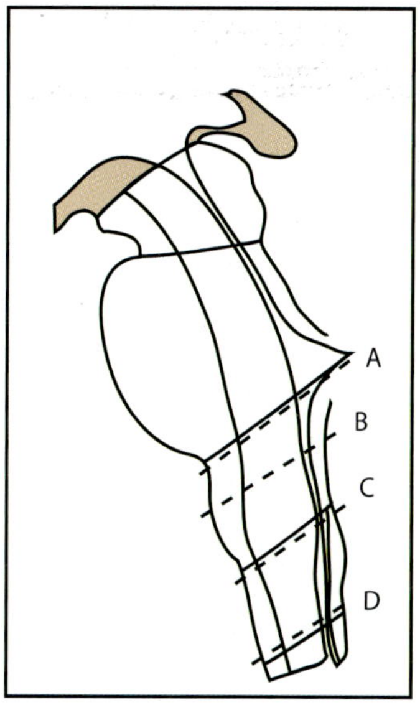

숨뇌의 절단부위

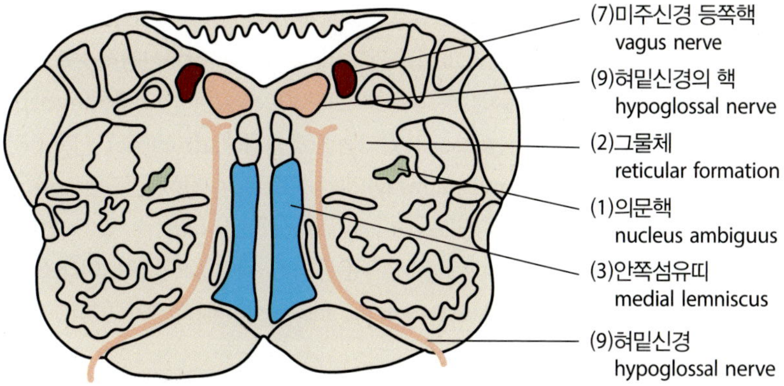

B. 개방숨뇌(중간올리브 수준)

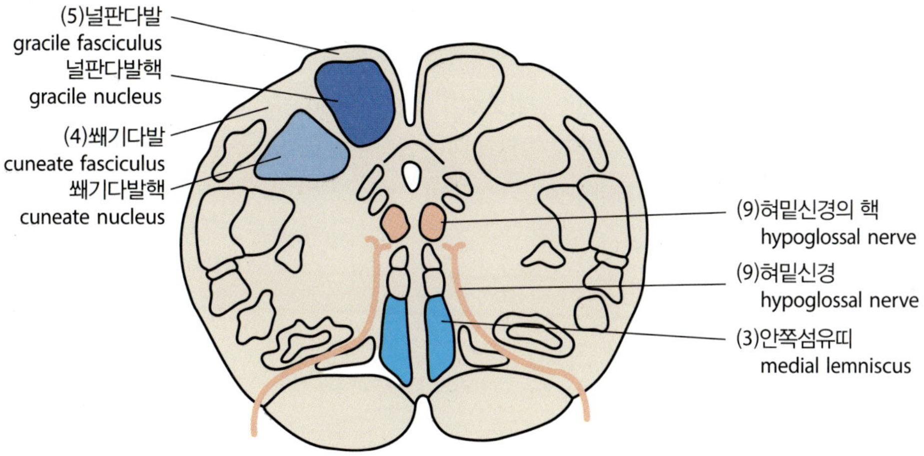

C. 폐쇄숨뇌(감각교차)

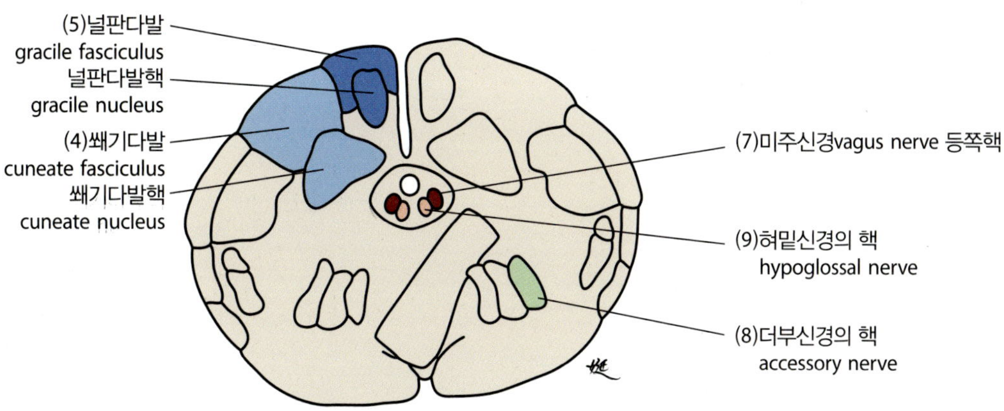

D. 폐쇄숨뇌(피라미드 숨뇌)

임상노트

■ 데제린증후군

데제린증후군(Dejerine's syndrome)은 숨뇌의 안쪽에 혈액순환 장애로 손상이 있는 경우이고, 안쪽숨뇌증후군(medial medullary syndrome)이라고도 한다. 일반적으로 **피라미드로(pyramidal tract)**, **안쪽섬유띠(medial lemniscus)**, **혀밑신경(hypoglossal nerve, XII)**이 손상되어 나타나는 증후군이지만, 안쪽세로다발의 손상을 동반할 수도 있으며, 혀밑신경의 손상이 포함되지 않는 경우도 있다. 혀밑신경(XII)이 손상되어 같은쪽 혀의 근육은 위축되고, 혀를 속밀 때 손상된 쪽으로 휘어진다.

■ 발렌버그증후군

발렌버그증후군(Wallenberg syndrome)은 뒤아래소뇌동맥(posterior inferior cerebellar artery; PICA), 척추동맥(vertebral artery)이 폐색되어 숨뇌의 가쪽 부분이 손상된 경우로 바깥쪽 숨뇌증후군(lateral medullary syndrome)이라고도 한다. **척수시상로(spinothalamic tract)**의 손상으로 인해 반대쪽 몸에 통각과 온도감각이 소실되며, **삼차신경척수핵과 척수로(spinal trigeminal nucleus and tract)**의 손상으로 인해 같은쪽 얼굴에 통각과 온도감각이 소실된다. **의문핵(nucleus ambiguus)**의 손상은 물렁입천장, 인두, 뒤통수근의 마비로 삼킴곤란(dysphagia), 말더듬증(조음장애; dysarthria), 쉰목소리(hoarseness) 등의 증상을 초래한다. **내림자율신경로(descending autonomic pathway)**의 손상으로 눈꺼풀처짐증(ptosis), 축동(meiosis), 발한장애(anhydrosis) 등의 자율신경장애가 주증상인 호너증후군(Honer's syndrome)이 나타날 수 있다. **안뜰핵(vestibular nucleus)** 손상에 따라 현기증(vertigo), 오심(nausea), 구토(vomitting), 안구운동장애 등이 나타나며, **아래소뇌다리(inferior cerebellar peduncle)**의 손상으로 인해 같은쪽 소뇌증상(cerebellar symptoms and sign)이 나타날 수 있다.

발렌버그증후군

발렌버그증후군은 독일의 내과의사이며 신경학자인 Adolf Wallenberg(1862~1949)에 의해 발견되었다. 발렌버그는 내과 개업의로 종합병원의 내과 과장으로 또한 교수로 활동하며 다양한 임상 증상에 대하여 발견하고 기술하였다.

09 » 연습문제

1. 뇌줄기의 구조에 대한 설명 중 옳지 않은 것은?

① 뒷부분을 천장판이라고 하며 다리뇌 부분에는 없다.
② 다리뇌와 소뇌 사이에 넷째 뇌실이 있다.
③ 숨뇌의 피라밋(pyramid)은 뒤판(tegmentum)에 속한다.
④ 위둔덕은 천장판에 속한다.
⑤ 중간뇌의 대뇌다리는 바닥부분에 속한다.

해설 숨뇌의 피라밋(pyramid)은 바닥부분에 속한다.

정답 ③

2. 뇌줄기의 기본구조에 대한 설명 중 옳지 않는 것은?

① 바닥부분에는 대뇌겉질로부터 온 섬유가 내려간다.
② 위숨뇌의 천장판에는 감각신호가 올라오는 뒤섬유기둥핵이 있다.
③ 다리뇌와 소뇌 사이에는 마름모 모양의 오목 공간이 있다.
④ 덮개(tegmentum)에는 뇌신경핵과 그물체가 있다.
⑤ 천장판에는 시각과 청각 경로가 있다.

해설 뒤섬유기둥핵은 척수에서 아래숨뇌까지 있다.

정답 ②

3. 중간뇌의 해부학적 구조에 대한 설명 중 옳지 않은 것은?

① 중간뇌수도관을 중심으로 대뇌다리(cerebral peduncle)와 덮개(tectum)로 나뉜다.
② 대뇌다리(crus cerebri)의 대뇌겉질에서는 내림섬유들이 지나간다.
③ 흑색질(substantia nigra)의 그물부분에서는 도파민을 생성한다.
④ 흑색질(substantia nigra)은 덮개(tegmentum)와 대뇌다리(crus cerebri) 사이에 위치한다.
⑤ 덮개의 적색핵은 자세조절에 중요한 역할을 한다.

해설 흑색질(substantia nigra)의 치밀부분에서는 도파민을 생성한다.

정답 ③

4. 시상의 가쪽무릎체와 연결되어 시각전달의 중계핵이 덮개 부분에 있는 뇌줄기의 부분은?

① 다리뇌 ② 중간뇌 ③ 위숨뇌 ④ 아래숨뇌

해설 중간뇌의 위둔덕(superior colliculi)은 시상(thalamus)의 가쪽무릎체(lateral geniculate body; LGB)와 연결되며, 시각전달에 있어서 중요한 중계핵이고 예기치 못한 시각적 신호에 반응하여 눈과 몸이 움직이도록 하는 작용에 관여한다.

정답 ②

5. 솔방울샘의 종양으로 중간뇌(midbrain)의 덮개(tectum)의 위쪽 부분이 눌렸을 경우 위쪽과 아래쪽을 주시하는 수직주시(vertical gaze)가 되지 않는 임상증후군은?

① Weber syndrome(웨버증후군)
② Benedikt's syndrome(베네딕트증후군)
③ Marie-Foix syndrome(마리-포와증후군)
④ Raymond-cestan syndrome(레이몽-세스탕증후군)
⑤ Parinaud's syndrome(파리노증후군)

해설 파리노증후군(Parinaud's syndrome)은 솔방울샘(pineal gland)의 종양으로 중간뇌덮개(midbrain tectum) 위쪽 부분이 눌렸을 경우이다. 이는 안쪽세로다발(MLF)의 손상을 의미하는데 수직주시(vertical gaze)가 되지 않는다.

정답 ⑤

6. Medial pontine syndrome 중 Millard-Guber syndrome의 손상 부위와 증상으로 바르게 짝지어진 것은?

가. Pyramidal tract 손상—ipsilateral hemiplegia
나. Pyramidal tract 손상—contralateral hemiplegia
다. Facial nerve 손상—contralateral facial palsy
라. Facial nerve 손상—ipsilateral facial palsy

① 가, 나, 다 ② 가, 다 ③ 나, 라 ④ 라 ⑤ 가, 나, 다, 라

해설 밀라-귀블러증후군(Millard-Gubler syndrome)은 피라미드로의 손상으로 반대쪽 몸의 편마비와 얼굴신경(facial nerve, Ⅶ)의 손상으로 같은 쪽의 얼굴신경마비가 특징이며, 교차성 얼굴신경편마비(alternating facial hemiplegia)라고도 한다.

정답 ③

7. Medullar oblongata의 설명 중 옳지 않은 것은?

① 호흡, 심장운동 등 기타 생명에 중요한 반사중추를 포함한다.
② 가쪽섬유띠를 통해 고유수용감각이 전해진다.
③ Pyramidal decussation이 pyramid 부위에서 이루어진다.
④ 뇌신경핵은 9, 10, 11, 12번의 핵을 포함한다.
⑤ 소뇌와 뇌의 각 부분을 연결하는 중계소 역할을 하는 아래올리브복합체가 존재한다.

해설 고유감각 전달은 안쪽섬유띠, 가쪽섬유띠(lateral lemniscus)는 청각신호를 아래둔덕(inferior colliculi)으로 연결하는 역할을 하며, 아래둔덕을 통과한 청각신호는 시상의 안쪽무릎체(medial geniculate body; MGB)로 전달된다.

정답 ②

8. Reticular formation에 대한 설명으로 옳은 것은?

가. 각성상태를 조절한다.
나. Medulla 부위의 reticular formation에 respiratory center, cardiovascular center가 있다.
다. Pontine reticulospinal tract는 extensor 반사를 촉진시킨다.
라. Spinoreticular tract를 통해 pain을 전달한다.

① 가, 나, 다 ② 가, 다 ③ 나, 라 ④ 라 ⑤ 가, 나, 다, 라

정답 ⑤

9. 다리의 고유수용감각과 관련 깊은 숨뇌의 핵은?

① Cuneate nucleus ② Olive nucleus ③ Subtalamic nucleus
④ Medial fasiculus ⑤ Gracile nucleus

해설 쐐기다발핵(cuneate nucleus)과 쐐기다발(cuneate fasciculus)은 몸통의 뒷부분, 팔, 목의 고유감각과 촉각을 전달하고 널판다발핵(gracile nucleus)과 널판다발(gracile fasciculus)은 뒤쪽척수소뇌로(posterior spinocerebellar tract)를 통해 다리의 감각을 전달한다.

정답 ⑤

10. 숨뇌의 핵과 관련된 내용에 대한 연결이 옳지 않은 것은?

① Solitary nucleus—CN 7, 9, 10 sensory
② Ambiguus nucleus—CN 9, 10, 12 motor
③ Pontine reticulospinal tract—근육긴장도 항진, 폄반사 촉진
④ 숨뇌의 그물체—심장중추와 호흡중추
⑤ reticular formation—각성상태 조절

해설 의문핵(nucleus ambiguus)은 그물체(reticular formation) 속에 존재하며 혀인두신경(glossopharyngeal nerve, Ⅸ), 미주신경(vagus nerve, Ⅹ), 더부신경(accessory nerve, Ⅺ)의 뇌신경핵으로 구성된 핵으로 물렁입천장, 인두, 뒤통수, 식도의 근육을 신경 지배하는 운동신경의 핵이다.

정답 ②

11. 중간뇌부분의 적색핵과 뇌신경 3번 손상으로 반대쪽의 진전과 복시 등을 일으키는 증후군은?

① 베네딕트증후군
② Lock-in증후군
③ 포와증후군
④ 클로드증후군
⑤ 다운증후군

해설 베네딕트증후군(Benedict's syndrome)은 뒤판(tegmentum)의 혈액순환 장애로 적색핵(red nucleus), 눈돌림신경(Ⅲ), 위소뇌다리(superior cerebellar peduncle)가 함께 손상된 경우이다. 적색핵이 손상되면 과운동증(hyperkinesia)이 나타나는데, 손상 반대쪽에 떨림(tremor)이 발생하여 무도증(chorea)이나 곰지락운동(athetosis; 운동실조) 형태로 올 수도 있다. 위소뇌다리의 손상은 운동실조(ataxia)를 초래하여 다리뿐만 아니라 머리와 손에도 나타난다. 또한 근협조불능(asynergia)과 근긴장감소증(hypotonia)도 나타난다

정답 ①

12. 중간뇌의 핵에 관한 설명 중 옳지 않은 것은?

① Lateral lemniscus는 청각을 Medial lemniscus는 시각을 담당한다.
② Substantianigra는 Neuromelanin에 의해 검게 보인다.
③ Tegmentum의 중심부에는 안구운동을 조절하는 MLF가 있다.
④ 신경세포들이 그물처럼 감싸고 있는 Reticular formation이 있다.
⑤ 중간뇌수도관은 셋째뇌실과 넷째뇌실을 연결한다.

해설 Lateral lemniscus는 시각을 Medial lemniscus는 고유감각전달을 담당한다.

정답 ①

학습목표

- 뇌신경의 기원과 성분에 대하여 이해한다.
- 뇌신경의 해부학적 위치와 기능에 대하여 이해한다.
- 뇌신경의 손상과 손상 시의 양상에 대하여 이해한다.
- 뇌신경에 기인된 반사의 원리를 이해한다.

주요용어

carotid	목동맥–
cavernous	해면. 잔 구멍이 송송 배게 뚫리어 갯솜처럼 된 모양
ciliary	섬모체. 속눈썹–
diplopia	복시, 겹보임. 1개의 물체가 둘로 보이거나 그림자가 생겨 이중으로 보이는 현상
epiglottis	후두덮개. 후두어귀의 구멍을 막는 덮개 부분, 음식물 따위가 후두로 들어가는 것을 막는 구실을 함
hard palate	단단입천장, 경구개. 단단한 입천장
lacrimal gland	눈물샘, 눈물관. 눈물이 흘러내리는 통로
peri–	주위, 주변의–
recurrent	반회. 되돌이–, 재발–, 반복–
saccule	둥근주머니, 주머니
soft palate	물렁입천장, 연구개
solitary tract	고립로. 홑–, 단발–
taste bud	맛봉오리. 혀를 비롯한 구강점막의 일부에 분포하는 미각 수용기
utricle	타원주머니, 타원낭

chapter 10

뇌신경

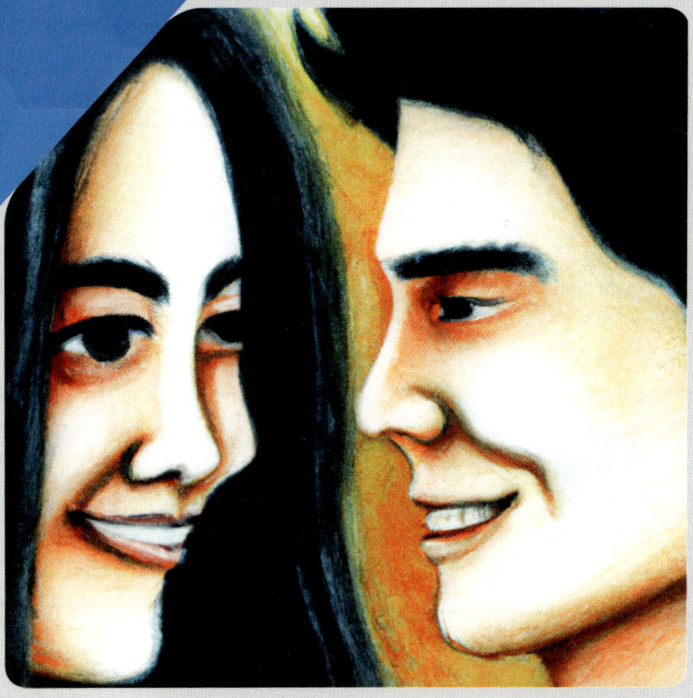

사진설명 >>

뇌에서 시작되는 12쌍의 뇌신경은 얼굴과 목 부위에서 다양한 기능을 수행한다. 이들 뇌신경 덕분에 사람들은 서로를 바라보고 표정을 만들며 대화를 주고받을 수 있으며, 향기를 인지할 수도 있다. 대화를 나누는 동안, 사람들은 서로의 눈을 쳐다보고 움직임에 따라 눈동자를 움직여 초점을 맞춘다. 귀를 통해 들어오는 소리는 뇌에 전달되어 말을 이해하게 되고, 적절한 대응은 입과 목의 움직임을 조절해 소리를 생성하며 의미 있는 말을 전달할 수 있게 합니다. 뇌신경은 이러한 과정에서 수많은 신호를 전달하는 데 기여한다.

뇌신경의 구성 > 12쌍의 뇌신경은 앞에서 뒤로 가면서 차례로 로마숫자(I~XII)로 표기하는데, 해당 명칭은 다음과 같다.

번호	신경 명칭
I	후각신경(olfactory nerve)
II	시각신경(optic nerve)
III	눈돌림신경(oculomotor nerve)
IV	도르래신경(trochlear nerve)
V	삼차신경(trigeminal nerve)
VI	갓돌림신경(abducens nerve)
VII	얼굴신경(facial nerve)
VIII	속귀신경(vestibulocochlear nerve)
IX	혀인두신경(glossopharyngeal nerve)
X	미주신경(vagus nerve)
XI	더부신경(accessory nerve)
XII	혀밑신경(hypoglossal nerve)

뇌에서 직접 나오는 신경으로 중추신경계에 속하지 않고 말초신경계에 속한다. 첫째뇌신경과 둘째뇌신경은 대뇌에서 직접나오며 셋째, 넷째뇌신경은 **(1)중간뇌**에서, 다섯째~여덟째뇌신경은 **(2)다리뇌**에서, 아홉째~열두째뇌신경은 **(3)숨뇌**에서 기인한다. 뇌신경은 감각신경과 운동신경, 감각신경과 운동신경을 모두 포함하는 혼합신경으로 나눈다. **(4)순수하게 감각**만 받아들이는 감각신경은 **(5)후각**을 받아들이는 후각신경(첫째뇌신경)과 **(6)시각**을 받아들이는 시각신경(둘째뇌신경), **(7)청각과 평형감각**을 받아들이는 속귀신경(여덟째뇌신경)이다. **(8)순수하게 운동**을 담당하는 신경은 **(9)안구를 움직**이는 셋째, 넷째, 여섯째뇌신경과 **(10)어깨를 움직**이게 하는 근육을 지배하는 더부신경(열한째뇌신경), **(11)혀를 움직**이게 하는 혀밑신경(열두째뇌신경)이 있다. 나머지 다섯째, 일곱째, 아홉째, 열째뇌신경은 두 기능을 함께 가지고 있는 **(12)혼합신경**이다. 뇌신경 중 부교감 기능을 하는 신경은 셋째, 일곱째, 아홉째, 열째뇌신경이다.

표 10-1 뇌신경의 성분

감 각(sensory)	운 동(motor)	혼 합(mixed)감각+운동	부교감신경 (parasympathetic function)
1. 후각신경 (olfactory n.[smell]) 2. 시각신경(optic n.[vision]) 8. 속귀신경(vestibulocochlear n. [hearing])	3. 눈돌림신경(oculomotor n.) 4. 도르래신경(trochlear n.) 6. 갓돌림신경(abducens n.) 11. 더부신경(accessory n.) 12. 혀밑신경(hypoglossal n.)	5. 삼차신경(trigeminal n.) 7. 얼굴신경(facial n.) 9. 혀인두신경(glossopharyngeal n.) 10. 미주신경(vagus n.)	3. 눈돌림신경(oculomotor n.) 7. 얼굴신경(facial n.) 9. 혀인두신경(glossopharyngeal n.) 10. 미주신경(vagus n.)

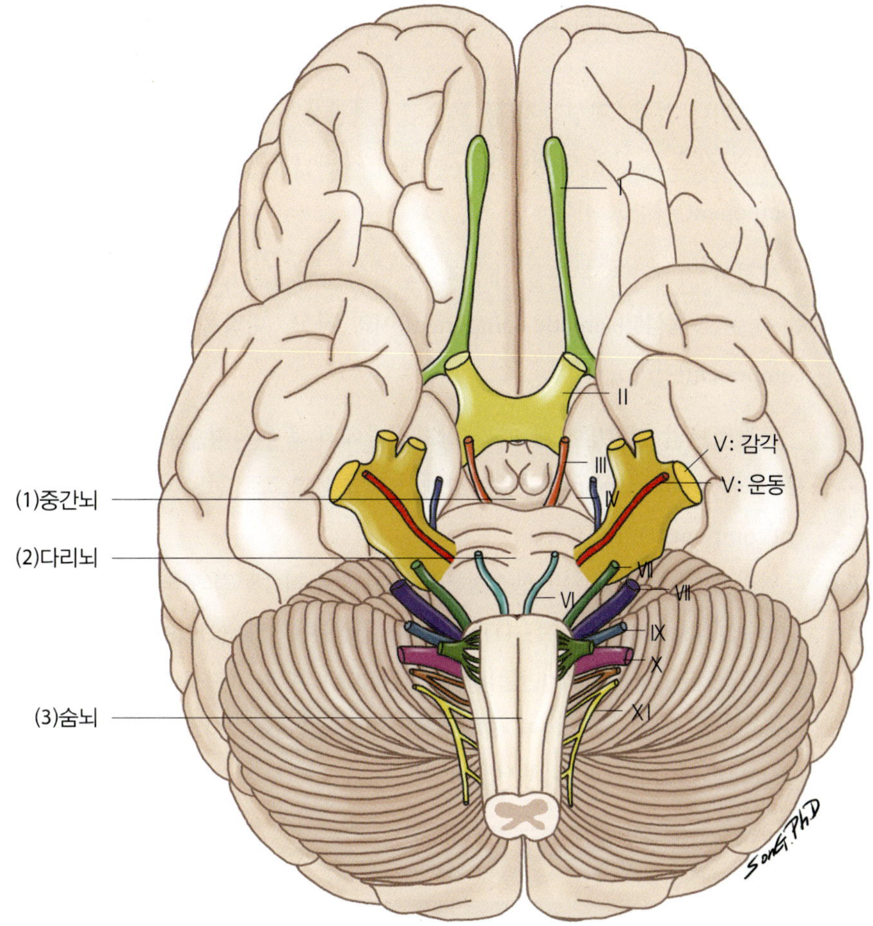
I
II
III
IV
V: 감각
V: 운동
VI
VII
VIII
IX
X
XI
(1)중간뇌
(2)다리뇌
(3)숨뇌
Song PhD

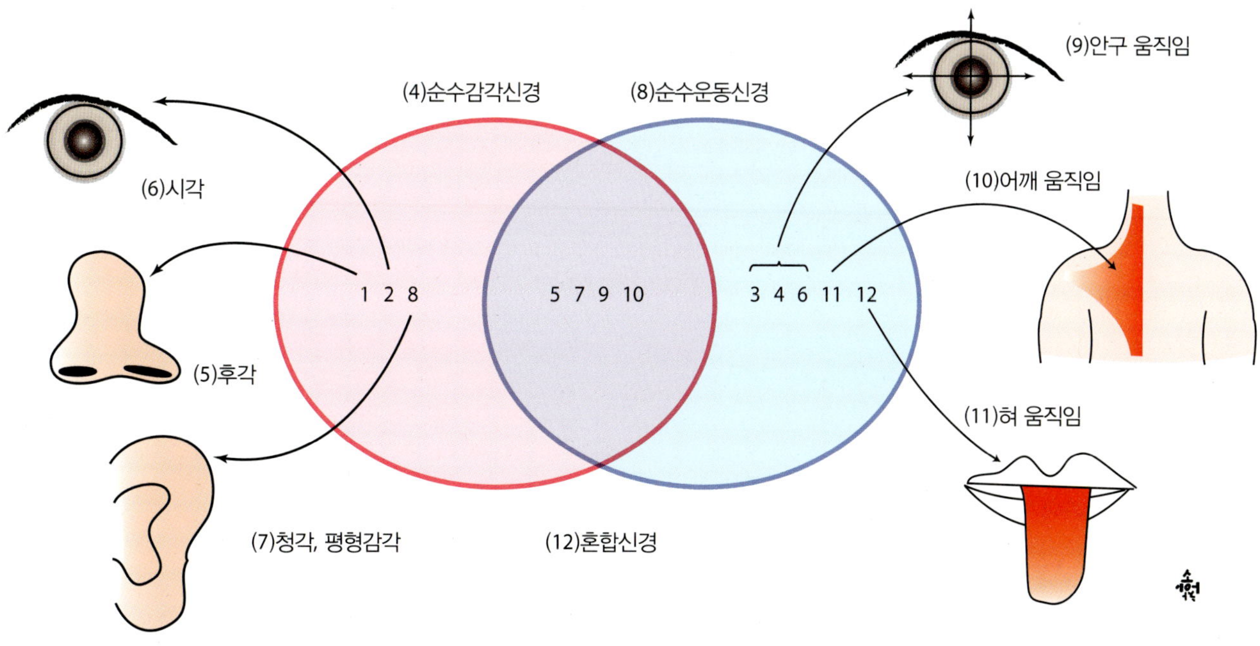
(4)순수감각신경
(8)순수운동신경
1 2 8
5 7 9 10
3 4 6 11 12
(6)시각
(5)후각
(7)청각, 평형감각
(12)혼합신경
(9)안구 움직임
(10)어깨 움직임
(11)혀 움직임

신경의 성분 >

촉각, 통각과 같이 몸 전체의 대부분에서 받아들이거나, 몸의 근육의 대부분을 구성하는 근분절(myotome)에서 발생한 뼈대근육을 지배하는 성분은 **일반성분(general component)**이라고 한다.

미각이나 청각, 평형감각 등 특수감각기관을 통해서만 받아들이거나, 인두굽이(branchial arch)와 같은 특정한 발생학적 구조에서 기원된 근육만을 지배할 경우에는 **특수성분(special component)**이라고 한다.

신경이 지배하는 부분을 내장과 그 밖의 구조로 나누어, 피부와 근육, 관절 등을 지배하는 성분은 **몸성분(somatic component)**이라 하고, 내장을 지배하는 성분은 **내장성분(visceral component)**이라고 한다.

신경정보의 전달방향에 따라 말초신경에서 중추신경으로 전달하는 신경성분은 **들신경성분(afferent component)**, 중추신경에서 말초신경으로 전달하는 신경성분은 **날신경성분(efferent component)**이라고 한다.

척수신경과 뇌신경의 성분분류 >

위의 세 종류로 분류된 신경성분을 조합하여 척수신경과 뇌신경의 성분을 분류한다.

척수신경(spinal nerve)은 **(1)일반몸날신경성분(GSE)**, **(2)일반내장날신경성분(GVE)**, **(3)일반내장들신경성분(GVA)**, **(4)일반몸들신경성분(GSA)**의 네 가지로 구성되어 있으며, 뇌신경(cranial nerve)은 이 네 가지 성분에 **(5)특수몸들신경성분(SSA)**, **(6)특수내장들신경성분(SVA)**, **(7)특수내장날신경성분(SVE)**의 세 가지 성분이 추가되어 모두 일곱 가지 성분으로 구성되어 있다.

신경성분(nerve component)		
일반(general) 특수(special)	몸(somatic) 내장(visceral)	날신경(efferent) 들신경(afferent)

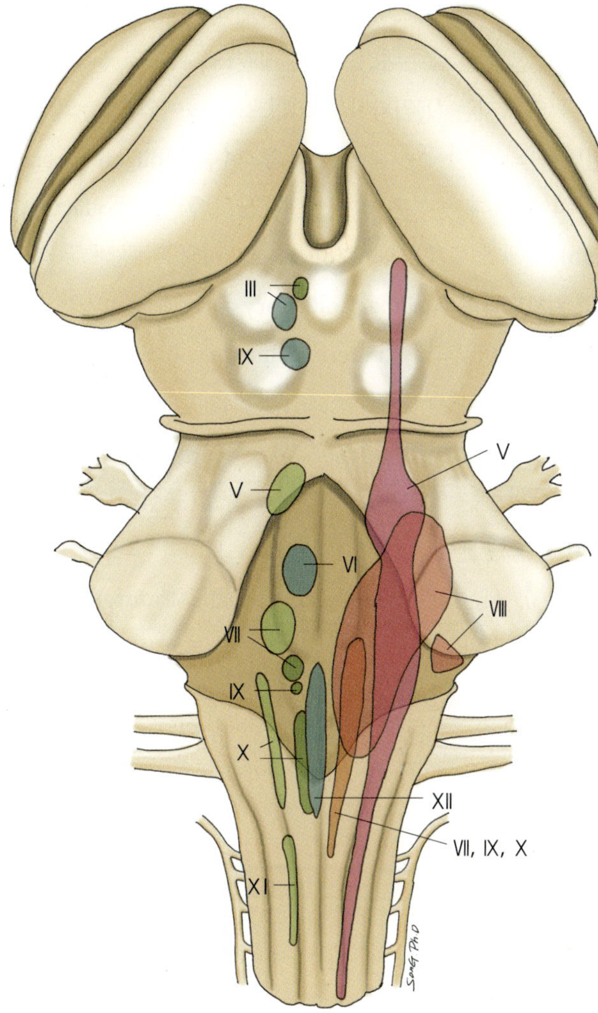
III
IX
V
VI
VII
IX
X
XI
V
VIII
XII
VII, IX, X

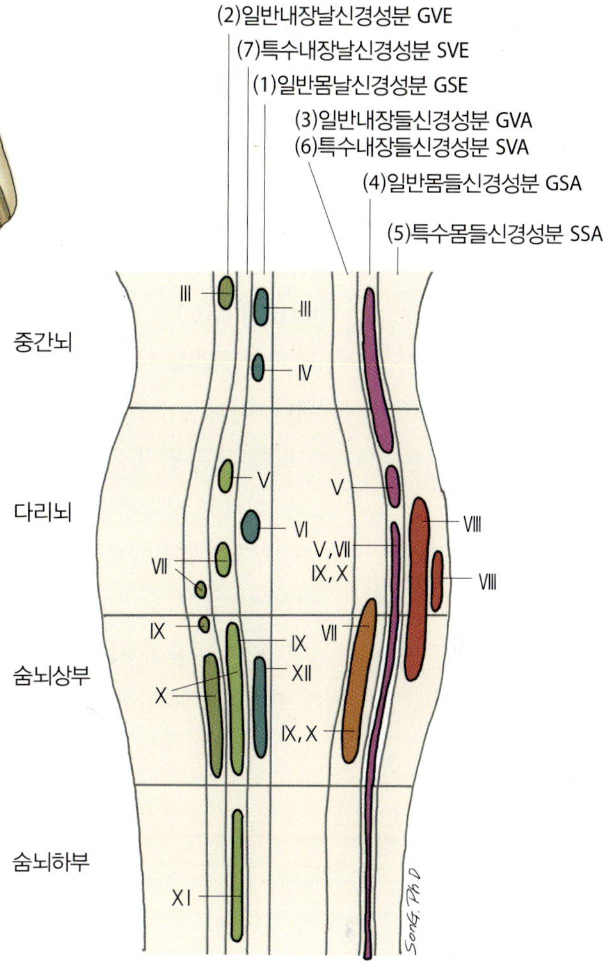
(2)일반내장날신경성분 GVE
(7)특수내장날신경성분 SVE
(1)일반몸날신경성분 GSE
(3)일반내장들신경성분 GVA
(6)특수내장들신경성분 SVA
(4)일반몸들신경성분 GSA
(5)특수몸들신경성분 SSA
중간뇌
다리뇌
숨뇌상부
숨뇌하부
III
III
IV
V
VI
VII
IX
IX
XII
X
XI
V
V, VII
IX, X
VIII
VIII
VII
IX, X

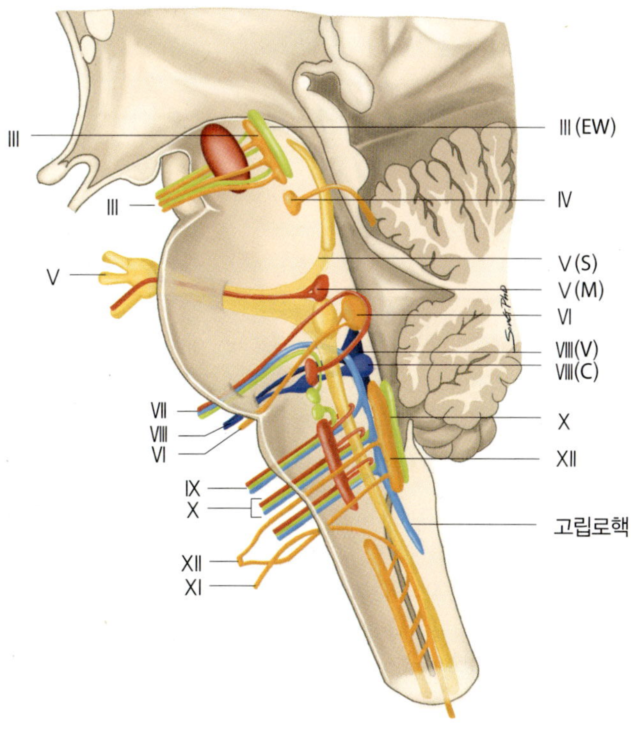
III
III
V
VII
VIII
VI
IX
X
XII
XI
III (EW)
IV
V (S)
V (M)
VI
VIII(V)
VIII(C)
X
XII
고립로핵

첫째뇌신경(후각신경) >

후각신경(olfactory nerve)은 감각기능만 가지고 있으며 후각이라는 특수감각을 받아들여 뇌로 전달하는 기능을 담당한다. 후각신경은 특수내장들신경성분(SVA)으로 분류된다.

후각의 경로를 살펴보면, 냄새를 일으키는 **(1)입자**가 **(2)코안**으로 들어와 코안의 위 1/3 부분의 **(3)점막**에 도달하게 되면 점막 속의 후각세포에 있는 **(4)후각수용기(olfactory receptor)**에서 활동전위가 발생된다. 활동전위에 의해 생성된 신경 흥분은 **(5)후각신경(olfactory nerve)**을 거쳐 **(6)후각망울(olfactory bulb)** 속에 있는 **(7)후각로(olfactory tract)**를 통해 두 가지 경로로 전달된다. 첫 번째는 **(8)대뇌의 일차후각겉질(primary olfactory cortex)**과 **(9)후각 결절(olfactory tubercle)**로 전달된다. 두 번째는 **(10)앞후각핵(anterior olfactory nucleus)**에서 시냅스를 맺고 **(11)앞맞교차(anterior commissure)**를 통해 반대쪽으로 넘어가 반대쪽 후각망울로 전달된다. 따라서 후각은 한쪽 코에 전달된 감각정보로도 양쪽 뇌를 흥분시킨다.

또한 다른 감각경로와는 달리 후각경로는 단 2개의 신경세포들로 구성되며(한 번의 시냅스), 시상을 거치지 않고 대뇌겉질에 도달한다.

일차후각겉질에서는 **시상(thalamus)**, **시상하부(hypothalamus)**, **편도체(amygdaloid body)**로 날신경섬유를 보내고 시상하부는 뇌줄기와 척수로 날신경섬유를 보냄으로써 후각에 대한 감정표현 반응과 자율신경 반응의 경로를 형성한다. 다시 말해, 후각신호는 정서에 관여하는 **(12)둘레계통(limbic system)**과 직접적인 연관을 맺기 때문에 후각신호에 따라 감정과 정서가 영향을 받게 된다.

임상노트

■ 호스터-케네디증후군

호스터-케네디증후군(Foster-Kennedy syndrome)은 후각망울(olfactory groove) 또는 나비뼈능선(sphenoid ridge)의 종괴(mass)가 있는 경우나 이마엽의 공간점유병터(space occupying lesion)가 있을 경우에 나타난다. 이 증후군의 증상은 후각망울(bulb)이나 후각로(tract)에 직접적인 압력으로 인한 동측성 무후각(ipsilateral anosmia), 후각망울 및 나비뼈능선의 종괴로 인한 동측성 시각신경위축(ipsilateral optic atrophy), 종괴 병변으로 인한 이차적인 뇌압상승으로 생기는 대측성 유두부종(contralateral papilledema)이다.

호스터-케네디증후군은 영국 태생의 미국 신경학자인 Robert Foster Kennedy(1884～1952)에 이름을 따서 명명되었다. 이 증후군은 처음 William Gowers에 의해 1893년에 처음 언급되었으나 이후 1911년에 Robert Foster Kennedy에 의해 더 자세히 기록되었다. Robert Foster Kennedy는 영국에서 태어나 영국의 병원에서 일하였으나 훗날 미국으로 건너가 뉴욕에서 임상의사로 교수로 활동하였고 미국신경학협회 회장을 역임하기도 했다.

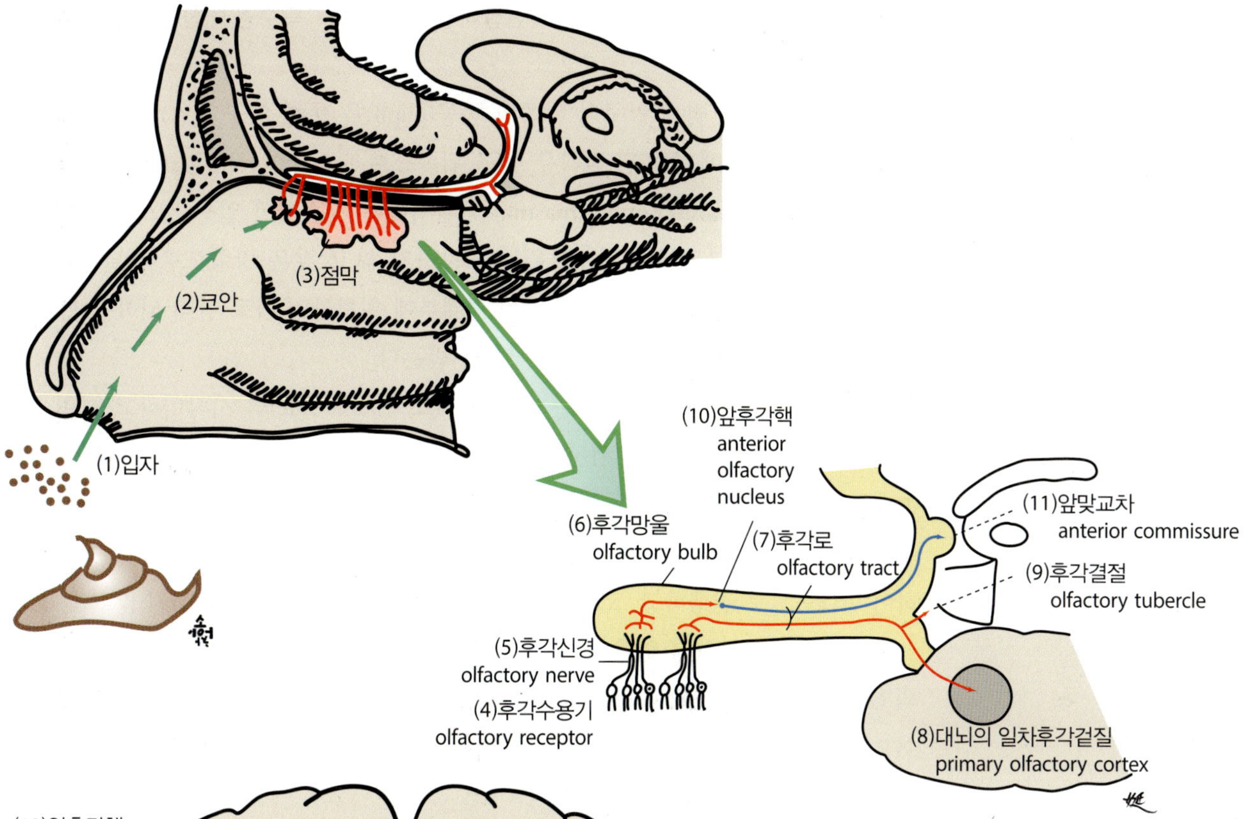
(1)입자
(2)코안
(3)점막
(10)앞후각핵
anterior
olfactory
nucleus
(6)후각망울
olfactory bulb
(7)후각로
olfactory tract
(11)앞맞교차
anterior commissure
(9)후각결절
olfactory tubercle
(5)후각신경
olfactory nerve
(4)후각수용기
olfactory receptor
(8)대뇌의 일차후각겉질
primary olfactory cortex

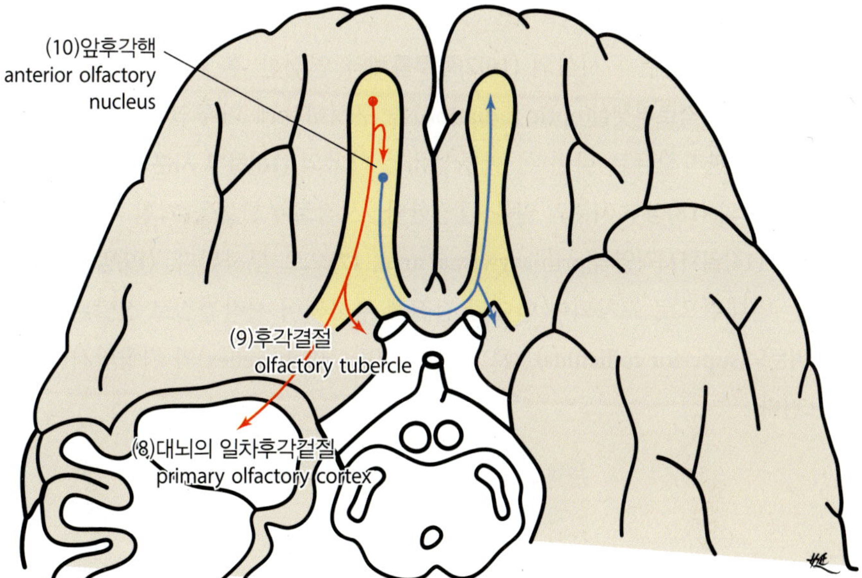
(10)앞후각핵
anterior olfactory
nucleus
(9)후각결절
olfactory tubercle
(8)대뇌의 일차후각겉질
primary olfactory cortex

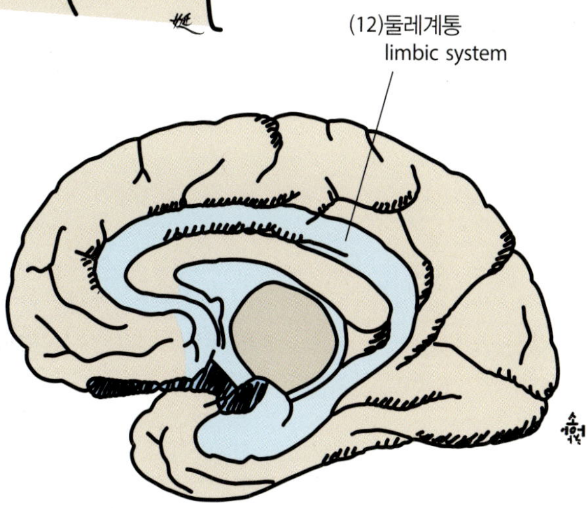
(12)둘레계통
limbic system

둘째뇌신경(시각신경) > . 시각신경(optic nerve)은 시각을 전달하는 신경으로 특수몸들신경성분(SSA)으로 분류된다.

사물에서 반사된 빛은 안구의 앞쪽의 동공(pupil)을 통해 안구의 **(1)망막(retina)**을 통해서 수용된다. 각 망막에 수용된 감각은 안구 뒤쪽으로 모여 **(2)시각신경(optic nerve)**을 통해 전달되다가 **(3)시각신경교차(optic chiasma)**가 일어나는 지점에서 일부 경로는 교차된다. 교차되는 정보는 안쪽부위이며 가쪽부위는 교차하지 않고 같은 방향으로 전달된다. 시각신경교차는 시상하부(hypothalamus)의 앞쪽 경계부에 위치하며 바로 아래 뇌하수체(hypophysis)가 있다. 따라서 뇌하수체의 질환에 영향을 받는다.

두 안구의 안쪽부위로 들어오는 시각을 **(4)코쪽(nasal side)**의 시각이라고 하며 이 시각은 두 안구의 **(5)가쪽부위 망막**에서 수용된다. 두 안구의 가쪽부위로 들어오는 시각은 **(6)관자쪽(temporal side)**의 시각이라 하고 두 안구의 **(7)안쪽부위 망막**에서 수용된다. 이때 양쪽 관자쪽(temporal side)에서 들어온 시각신호는 시각신경을 타고 들어와 시각신경교차에서 **(8)교차**를 하여 반대쪽으로 진행하고, 코쪽(nasal side)에서 들어온 신호는 교차하지 않고 주행한다.

교차하거나 교차하지 않은 신경은 함께 **(9)시각로(optic tract)**를 형성하여 시상(thalamus)의 **(10)가쪽무릎체(lateral geniculate body; LGB)**로 시각정보가 전달된다. 즉, **(11)왼쪽에서** 들어오는 시각정보는 두 안구의 **(12)오른쪽 반**에서 수용되고 **(13)오른쪽의 시각로**를 형성하여 전달되어 **(14)시각겉질**에서 해석된다.

시각로의 신경섬유는 일부가 시상의 **(10)가쪽무릎체**와 연접한 후 속섬유막(internal capsule)의 후각을 통해 **시각로부챗살(optic radiation)**을 구성하는데 마루엽을 통한 **(15)마루섬유**와 관자엽을 통한 관자섬유로 나뉜다. 마루섬유는 시야의 **(16)하부 사분의 일**을 담당하고 **(17)관자섬유**는 시야의 **(18)상부 사분의 일**을 담당한다. 시각로부챗살을 거친 시각정보는 대뇌의 시각겉질인 **(14)일차시각영역(primary visual area, 17)**으로 투사된다. **(19)망막 중앙의 황반에서 온 정보**는 반대편으로 교차되어 반대편 겉질에 투사되어 시각겉질로 전달된다.

일부는 **(20)위둔덕(superior colliculus)**으로 들어가 빛반사(light reflex)와 지향반사(orienting reflex)를 일으킨다.

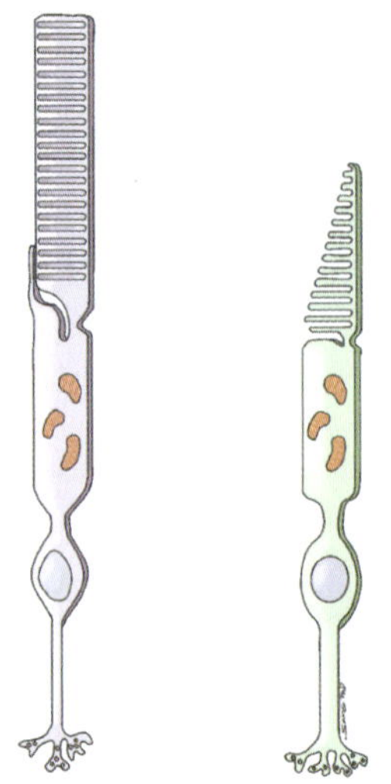

(1)망막의 세포

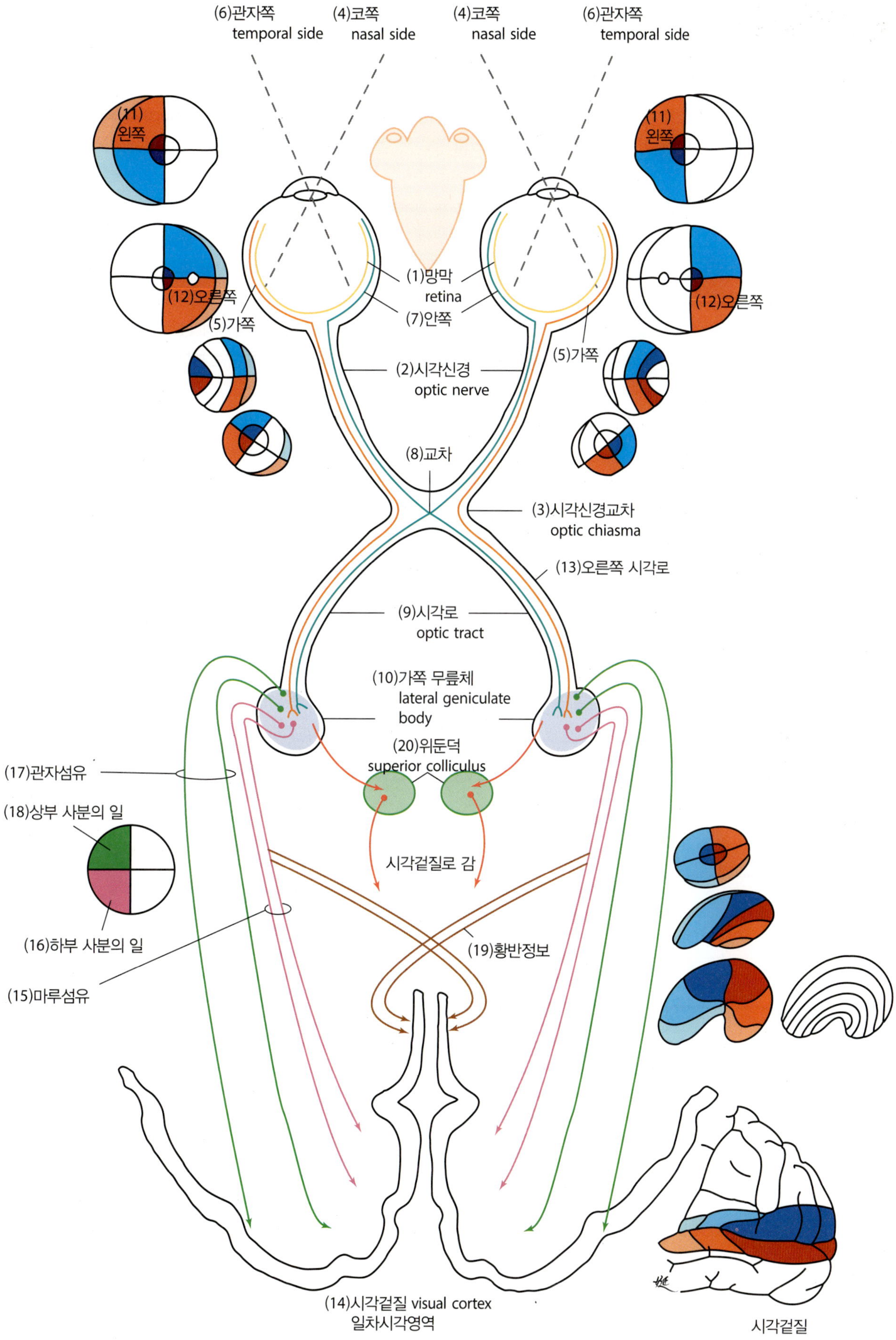
(6)관자쪽
temporal side
(4)코쪽
nasal side
(4)코쪽
nasal side
(6)관자쪽
temporal side
(11) 왼쪽
(11) 왼쪽
(12)오른쪽
(12)오른쪽
(1)망막
retina
(7)안쪽
(5)가쪽
(5)가쪽
(2)시각신경
optic nerve
(8)교차
(3)시각신경교차
optic chiasma
(13)오른쪽 시각로
(9)시각로
optic tract
(10)가쪽 무릎체
lateral geniculate
body
(20)위둔덕
superior colliculus
(17)관자섬유
(18)상부 사분의 일
(16)하부 사분의 일
(15)마루섬유
시각겉질로 감
(19)황반정보
(14)시각겉질 visual cortex
일차시각영역
시각겉질

임상노트

■ **시야장애**(Impairment of vision)

한쪽 **(1)시각신경**이 완전히 결손되면 증상은 한쪽 시력이 완전히 상실되는 **(2)단안성실명(monocular blindness)**을 나타낸다. 같은 쪽의 빛반사 또한 이상 소견을 보인다. 이러한 결손은 염증성(infectious), 혈관성(vascular), 압박성(compressive) 병변에 의해 초래된다.

(3)시각신경교차 부위의 병변은 (4)양관자쪽 반맹증(bitemporal hemianopsia)을 나타낸다. 바깥쪽에서 들어온 빛이 안쪽 경로를 따라 전달되다가 교차하기 때문에 교차하는 부위의 손상은 양관자쪽의 시야장애를 초래하게 된다.

시각신경교차 근처의 **(5)시각로의 손상**은 **(6)동측성 반맹증(homonymous hemianopsia)**을 초래한다. 이는 시각로가 망막의 코쪽에서 시작되어 교차된 신경섬유와 망막의 관자쪽에서 시작되어 교차하지 않은 신경섬유로 이루어져 있기 때문에 반대쪽 관자쪽과 같은 쪽 코쪽의 시야가 결손되는 것이다. 가쪽무릎체(LGB)를 지난 후 일부의 섬유가 위둔덕으로 이어지기 때문에 가쪽무릎체를 지나기 전의 손상은 빛반사(light reflex)의 장애를 초래하지만 가쪽무릎체를 지난 후의 손상은 빛반사가 정상으로 나타난다.

시각로부챗살 중 **(7)관자섬유의 손상은 (8)같은쪽의 상부 사분**의 일의 시야가 결손(quadran-tanopsia)이 된다. 이는 관자섬유가 상부 사분의 일의 정보를 전달하기 때문이다.

(9)황반의 시각정보 섬유가 갈라져 나온 후의 관자섬유가 손상되면 **(10)같은쪽의 상부 사분의 일**의 시야가 결손되나 시야 가운데는 보존된다.

(11)마루섬유의 손상은 (12)**같은쪽의 하부 사분의 일**의 시야가 결손 된다.

(13)시각로부챗살 전체가 손상되면 **(14)가운데 시야를 제외한 동측성 반맹증**이 된다.

새발톱겉질(calcarine cortex)의 손상은 황반(macula)을 포함한 동측성 반맹이 특징이나 혈관성 장애일 경우 황반이 보존될 수도 있다. 이는 새발톱겉질의 혈류는 중간뇌동맥과 후 뇌동맥을 통해 이중으로 공급 받기 때문에 한쪽 동맥의 이상이 있더라도 황반 시야는 정상소견을 나타낼 수 있다.

양쪽의 뒤통수가 광범위하게 손상 받은 경우에는 좌우 시력을 완전히 소실한다.

황반(macula)

황반은 망막 중심부의 색각과 시력이 가장 예민한 부분이다. 적갈색을 띠며 그 중심부에는 중심홈이라는 함입 부위가 있다. 중심홈에는 강한 광선 아래서 색깔과 형태를 구별하는 기능을 하는 원뿔세포(cone cell)가 집중되어 있다. 주변으로 갈수록 원뿔세포의 수는 급격히 감소하고, 약한 광선을 받아 명암만을 감각하는 막대세포(rod cell)가 증가한다. 물체를 주시하였을 때 정상인의 눈에서는 황반에 상이 맺히게 된다. 따라서 황반에 이상이 있으면 중심 시력이 저하되고, 시야의 중심부에 그늘이 지는 중심암점(central scotoma), 사물이 일그러져 보이는 **변시증**(metamorphopsia) 등이 나타난다.

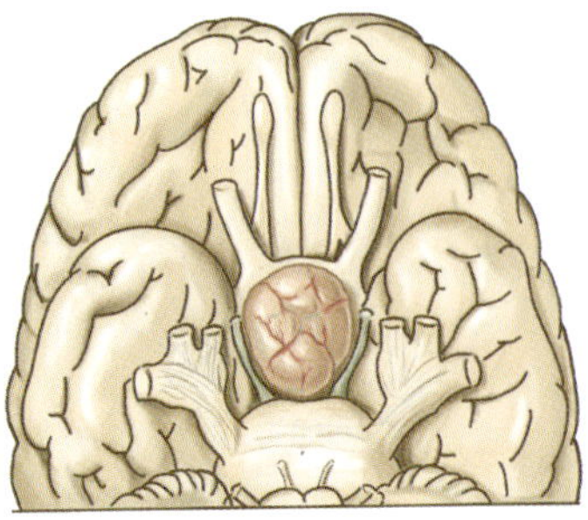

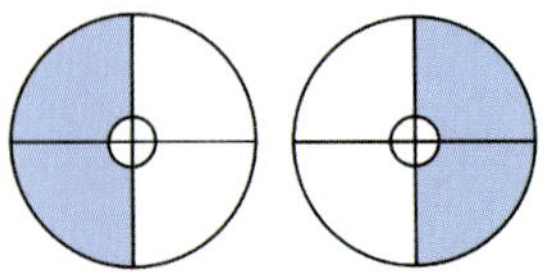

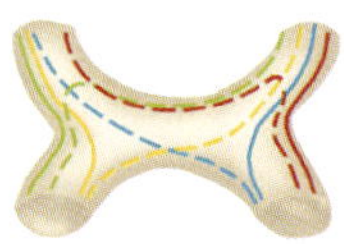

시신경교차 주위의 종양은 뇌 바닥에서 두 개의 시신경이 교차하는 영역 또는 그 근처에서 자라는 일종의 뇌종양이다. 이 유형의 종양은 비교적 드물며 위치와 크기에 따라 다양한 증상을 유발할 수 있다.

종양이 자라면서 시신경교차의 아래쪽의 압력을 가하면 초기에 시야의 관자쪽 상부 사분의 일에 시야장애가 발생하고 (4)양관자쪽 반맹증으로 진행한다.

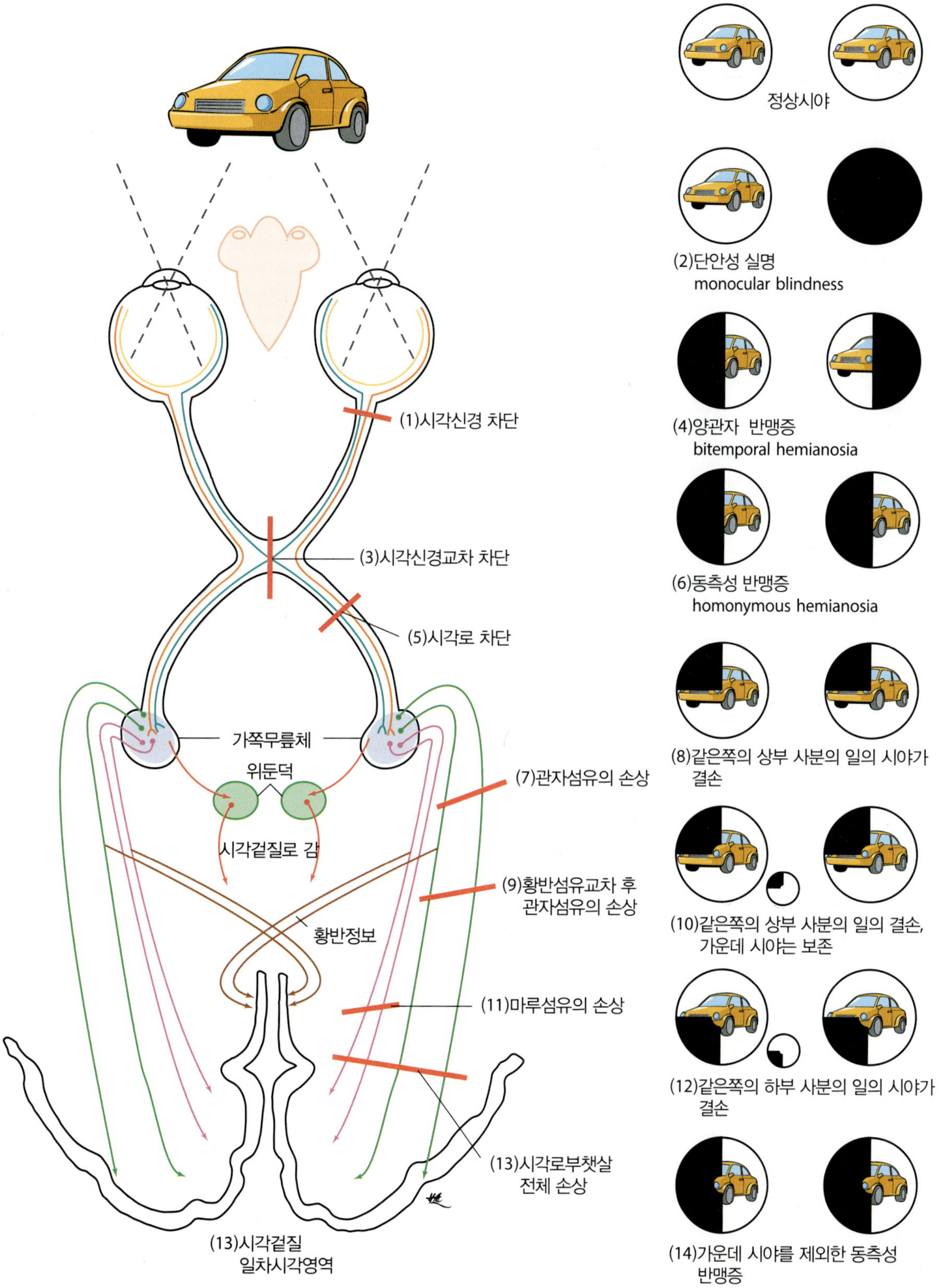

임상노트

■ 신경학적 검진 1번신경

1번 뇌신경은 후각정보를 담당한다. 환자는 눈을 감고, 한쪽 코를 막는다. 커피 또는 정향(cloves)를 맡도록 하여 냄새 구분이 가능한지 확인한다. 정상적인 대상자는 냄새를 구별할 수 있으며, 특별한 이상징후가 있을 경우에만 평가하게 된다. 냄새를 감별하지 못 하는 경우 1번 뇌신경의 손상을 의심할수 있다. 환자의 나이가 매우 많거나 콧물 또는 흡연등이 후각 검사를 방해할 수 있다.

■ 2번신경 시력검사

시력검사는 주로 스넬른 차트(Snellen chart) 또는 휴대형 로젠바움(Rosenbaum) 차트 라고 하는 문양 또는 글자가 그려진 차트를 사용하여 평가한다. 환자는 필요에 따라 본인의 안경을 착용하거나 착용하지 않고 검사한다. 환자는 스넬른 차트의 경우 약 6미터 거리에 위치하고, 포켓차트를 사용하는 경우에는 약 35cm 거리에서 한쪽 눈을 가리고 검사하며, 차트에서 읽을수 있는 가장 작은 문자 또는 글자를 읽는다. 반대쪽 눈으로 반복하여 검사한다.

■ 2번신경 시야검사

망막에서부터 대뇌 시각겉질까지의 전반적인 시각 경로를 검사하는 방법이다. 환자와 평가자는 약 90 cm 정도 간격을 두고 위치한다. 환자는 왼쪽 눈을 가린채 평가자의 왼쪽눈을 쳐다본다. 평가자는 자신의 오른쪽 눈을 가리고 환자에게 "환자분의 시야를 검사하고자 합니다. 저의 손가락이 움직이는 순간 '지금' 이라고 말해주세요" 라고 이야기 한다. 평가자는 검지를 환자의 오른쪽 눈의 약 60 cm 바깥쪽 및 15 cm 위쪽에 위치 시키고, 동시에 검지를 3 cm 굽힌다. 동일한 방식으로 환자 눈의 바깥쪽 및 아래쪽 위치, 안쪽 및 위쪽 위치, 그리고 안쪽 및 아래쪽 위치에서 반복한다. 그리고 환자의 왼쪽 눈에서도 동일한 테스트를 반복한다. 정상적인 대상자는 손의 움직임을 잘 확인한다. 시신경이 완전 차단된 경우, 환자는 동측 시각이 차단된다.

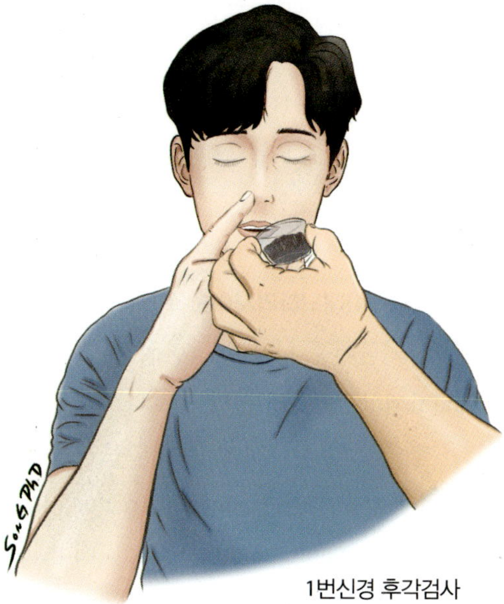

1번신경 후각검사

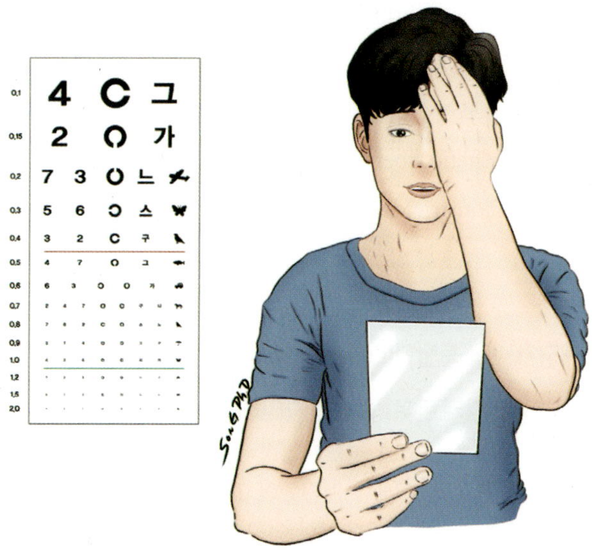

2번신경 시력검사

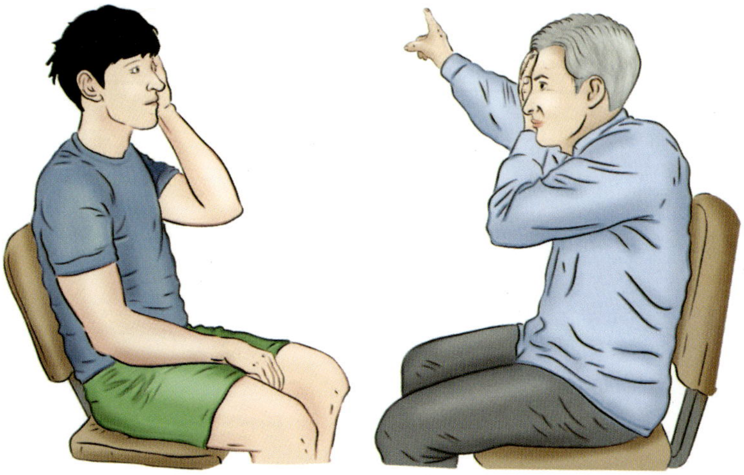

2번신경 시야검사

셋째뇌신경(눈돌림신경) >

눈돌림신경(oculomotor nerve)은 일반몸날신경성분(GSE)과 일반내장날신경성분(GVE)의 두 성분으로 구성되어 있다.

일반몸날신경성분(GSE)은 **(1)눈돌림신경의 주핵(principal oculomotor nucleus)**에서 기원되며, 일반내장날신경성분(GVE)은 **(2)에딩거-베스트팔핵(Edinger-Westphal nucleus)**에서 기원된다.

이 두 핵의 앞부분으로 나오는 눈돌림신경섬유는 **(3)적색핵(red nucleus)**의 바깥쪽을 통과하거나 옆으로 지나 **(4)대뇌다리사이오목(interpeduncular fossa)**을 통해 뇌줄기(brain stem) 바깥으로 나온다. 뇌줄기를 나온 눈돌림신경은 정맥굴(cavernous sinus)을 거쳐 위눈확틈새(superior orbital fissure)를 통해 눈확으로 나오게 된다.

눈돌림신경은 안구를 움직이게 하는 바깥눈근육(extraocular muscle) 중 **(5)위곧은근(superior rectus muscle)**, **(6)아래곧은근(inferior rectus muscle)**, **(7)안쪽곧은근(medial rectus muscle)**, **(8)아래빗근(inferior oblique muscle)**을 지배하고 눈꺼풀(안검)을 위로 올려 눈을 뜨게 하는 **(9)위눈꺼풀올림근(levator palpebrae superiores)**을 지배한다.

에딩거-베스트팔핵(Edinger-Westphal nucleus)에서는 **(10)섬모체신경절(ciliary ganglion)**쪽으로 가는 일반내장날신경성분의 부교감신경절이전섬유(preganglionic parasympathetic fiber)가 나오며 섬모체신경절(ciliary ganglion)에서는 부교감신경절이후신경섬유(postganglionic parasympathetic fiber)인 **(11)단섬모체신경**이 나와 섬모체근(ciliary muscle)과 홍채(iris)의 동공수축근(constrictor pupillae)을 지배한다.

에딩거-베스트팔핵(Edinger-Westphal nucleus)

독일의 해부학자이며 신경학자인 Ludwig Edinger(1855~1918)는 1885년 눈돌림신경의 일부 섬유가 중간뇌수도관 근처의 핵에서 기인했다고 기술하였고, 이 기술은 에딩거-베스트팔핵의 첫 언급이었다. 이후 2년 뒤인 1887년에 독일의 신경학자이며 심리학자인 Carl Friedrich Otto Westphal(1833~1890)에 의해 좀 더 정확하고 자세히 밝혀졌고 이후 이 핵은 이 두 사람의 이름을 따서 명명되었다.

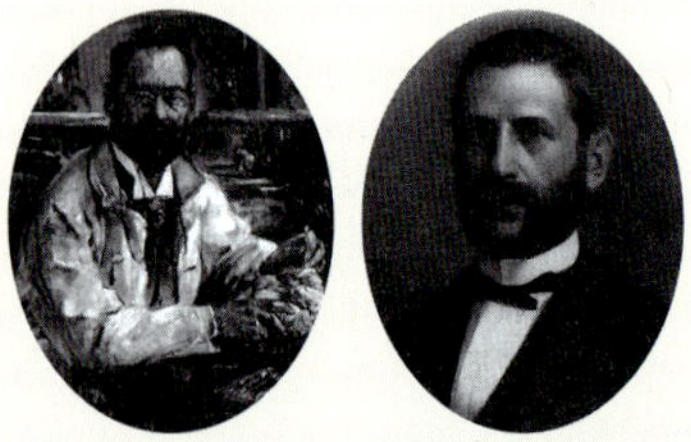

L. Edinger C. F. O. Westphal

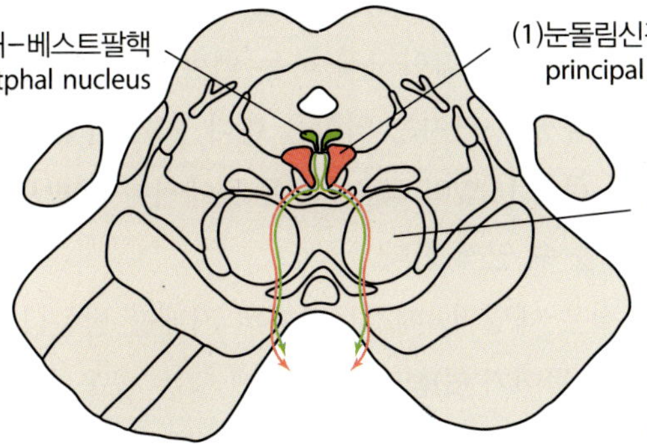
(2)에딩거-베스트팔핵
Edinger-Westphal nucleus
(1)눈돌림신경의 주핵
principal oculomotor nucleus
(3)적색핵
red nucleus

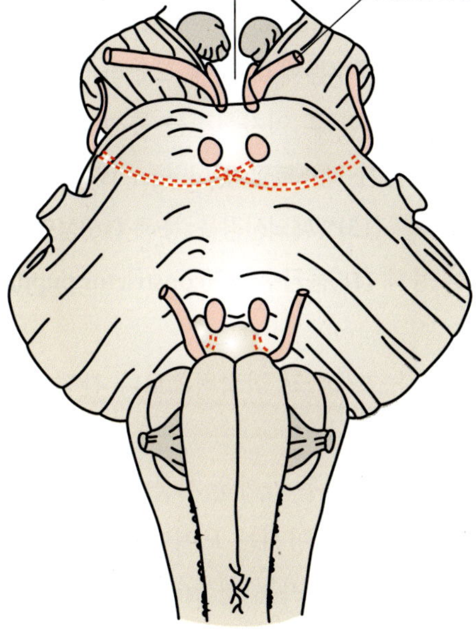
(4)대뇌다리사이오목
interpeduncular fossa
눈돌림신경

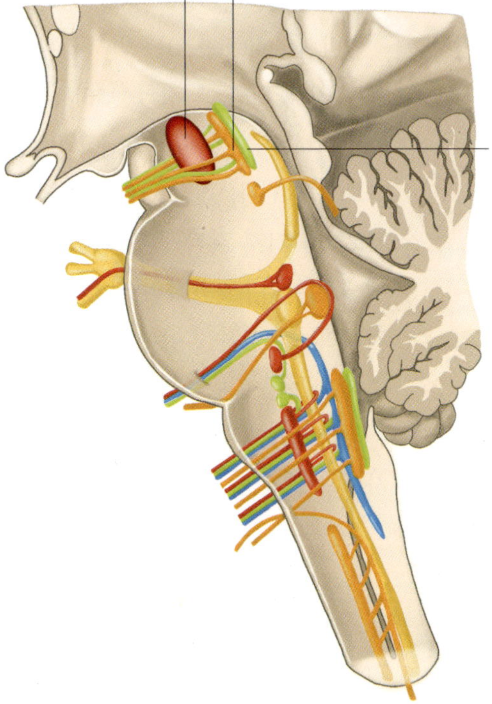
(3)적색핵
red nucleus
(1)눈돌림신경의 주핵
principal oculomotor nucleus
(2)에딩거-베스트팔핵
Edinger-Westphal nucleus

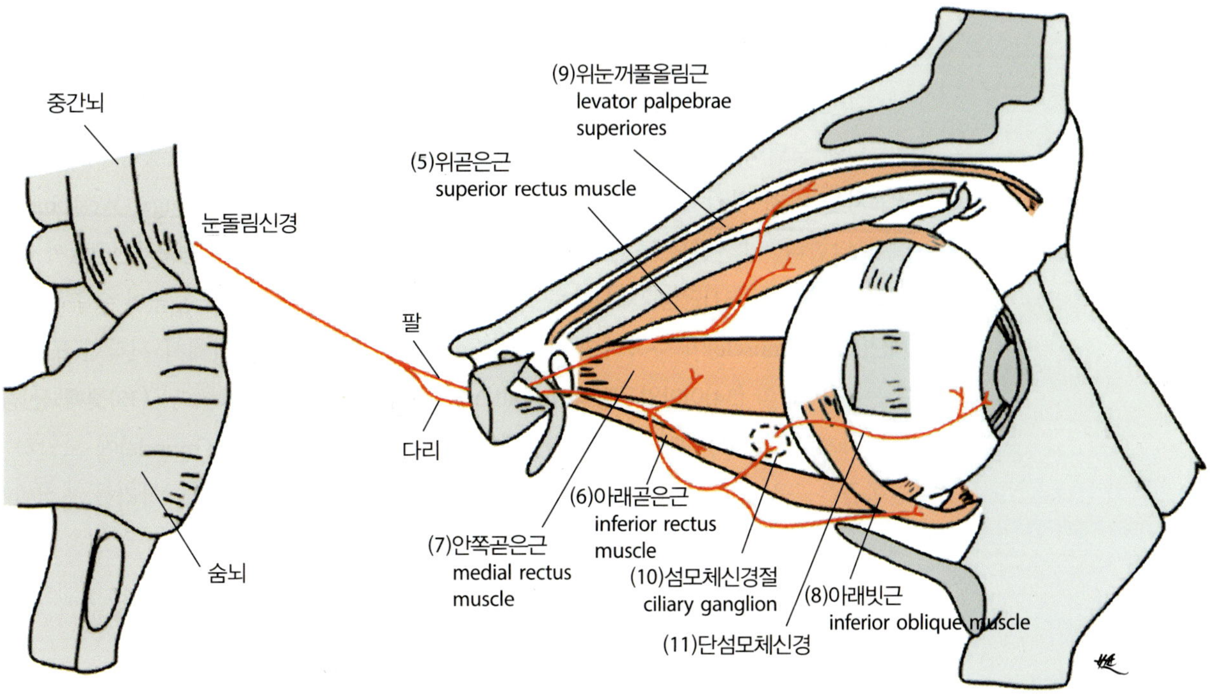
중간뇌
눈돌림신경
숨뇌
(9)위눈꺼풀올림근
levator palpebrae superiores
(5)위곧은근
superior rectus muscle
팔
다리
(6)아래곧은근
inferior rectus muscle
(7)안쪽곧은근
medial rectus muscle
(10)섬모체신경절
ciliary ganglion
(8)아래빗근
inferior oblique muscle
(11)단섬모체신경

동공크기의 조절 > 동공에는 **(1)돌림근육(circular muscle)**과 **(2)방사형근육(radial muscle)**이 있다. 돌림근육은 중앙에 위치하며 수축을 하면 동공을 작아지게 하는 역할을 한다. 방사형근육은 돌림근육 바깥쪽에 위치하며 수축하면 동공이 커지는 역할을 한다. **(3)빛이 많은 밝은 곳**에서는 **(1)돌림근육이 수축**하여 동공을 작게 하고 **(4)빛이 적은 어두운 곳**에서는 **(2)방사형근육**이 수축하여 동공을 크게 하여 빛을 많이 받을 수 있게 한다.

이러한 동공의 크기의 조절은 에딩거-베스트팔핵의 지배를 받는다. 에딩거-베스트팔핵에서 출발한 신경은 눈확으로 들어가 **(5)섬모체신경절**에 닿는 곳을 형성하며, 이후 **(6)단섬모체신경**을 통해 안구로 가고 여기서 렌즈를 조절하는 섬모체근(ciliary muscle)과 홍채(iris)의 동공수축근(constrictor pupillae)을 지배한다.

빛반사 > 빛반사(light reflex)는 빛자극에 의해 동공이 수축하는 것이다. 펜라이트에 의해 **(7)빛**이 눈에 비치게 되면 그 자극은 **(8)시각신경(optic nerve)**, **(9)시각신경교차(optic chiasm)**, **(10)시각로(optic tract)**를 통해 전달되고 일부의 회로가 **(11)가쪽무릎체(LGB)**에 도달하기 전 **(12)위둔덕**으로 전달된다. 전달된 자극은 연접(synapse)을 형성한 후 이차신경을 통해 직접또는 **(13)뒤맞교차**를 거쳐 각각 중간뇌에 위치한 양쪽 **(14)에딩거-베스트팔핵(Edinger-Westphal nucleus)**에 도달한다. 빛반사의 날신경으로 부교감신경인 **(15)셋째뇌신경**을 통해 **(16)섬모체신경절**까지 주행 후 연접을 이루고, **(17)단섬모체신경**을 통해 **(18)동공수축근(constrictor pupillae)**은 수축하여 동공이 수축하게 된다.

셋째뇌신경의 장애는 부교감신경섬유의 장애를 초래하고 직접적으로나 간접적으로 빛반사의 소실을 일으키며, 동공확대의 원인이 된다.

조절반응 > 손가락을 눈 가운데로 하여 양쪽 눈을 모을 때처럼 매우 가까운 사물을 주시하게 되면 안구를 안쪽으로 모으는 안쪽곧은근이 수축하여 안구가 모아지는 모이기(convergence)현상과 동공수축근(constrictor pupillae)이 수축하여 동공이 작아지는 현상이 일어난다. 이렇게 거리에 따라 렌즈와 동공이 조절되는 현상을 조절(accommodation)현상이라고 한다. 가까운 물체에 대한 시각정보가 **(19)안구**를 통해 들어가게 되면 이 자극은 **(20)시각신경(optic nerve)**, **(21)시각신경교차(optic chiasm)**, **(22)시각로(optic tract)**를 통해 전달되고 **(23)가쪽무릎체(LGB)**에서 연접을 맺어 **(24)시각로부챗살**을 거쳐 **(25)시각겉질**에 도달한다. 시각겉질의 정보는 **(26)위둔덕**에 도달하게 되고 다시 연접(synapse)을 형성한 후 이차신경을 통해 직접 또는 **(27)뒤맞교차**를 거쳐 각각 중간뇌에 위치한 양쪽**(28)에딩거-베스트팔핵(Edinger-Westphal nucleus)**에 도달한다. 날신경으로 부교감신경인 **(29)셋째뇌신경**을 통해 **(30)섬모체신경절**까지 주행 후 연접을 이루고, **(31)단섬모체신경**을 통해 **(32)동공수축근**은 수축하여 동공이 수축하며 **(33)섬모체근(ciliary muscle)**이 수축하여 렌즈를 조절하게 된다. 시각겉질에서 시작한 또 하나의 섬유는 이마엽의 **(34)이마안구영역(frontal eye field)**에서 연접을 이룬 뒤 **(35)셋째뇌신경핵**으로 도달하게 되고 **(36)셋째뇌신경**을 통해 **(37)안쪽곧은근(medial rectus muscle)**에 도달하게 되어 안쪽곧은근을 수축시키고 결론적으로 안구가 안쪽으로 몰리게 된다. 이러한 조절반응의 장애는 파킨슨병이나 기타 피라미드바깥로 병변에서 볼 수 있다.

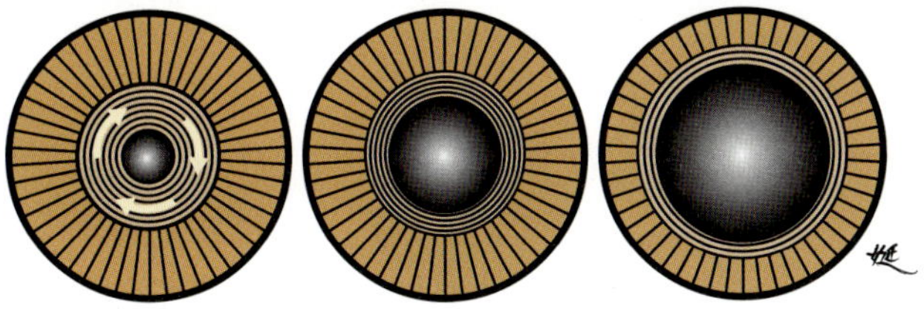
(1)돌림근육 수축
circular muscle
동공
(2)방사형근육 수축
radial muscle
(3)밝음
정상 밝기
(4)어두움

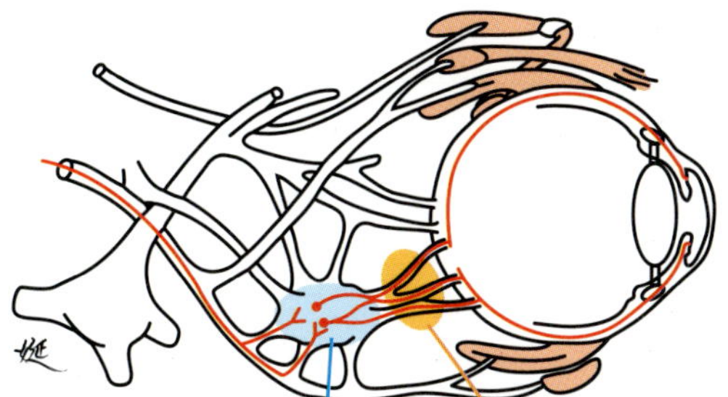
(5)섬모체신경절
(6)단섬모체신경

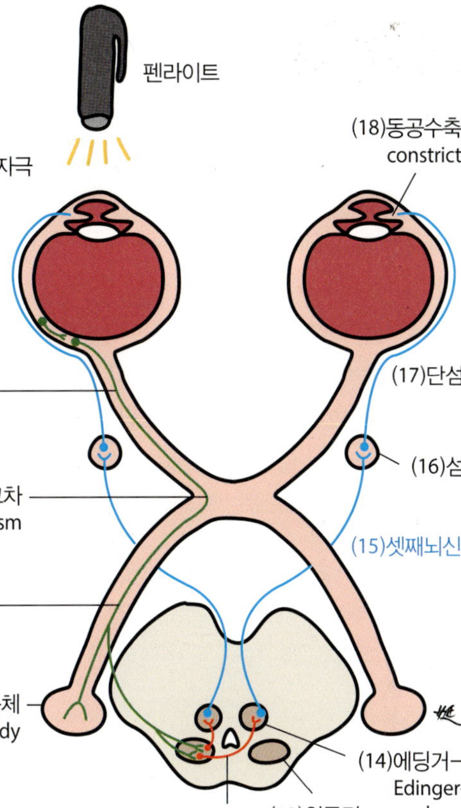
펜라이트
(7)빛자극
(18)동공수축근
constrictor pupillae
(8)시각신경
optic nerve
(17)단섬모체신경
(16)섬모체신경절
(9)시각신경교차
optic chiasm
(15)셋째뇌신경 CN III
(10)시각로
optic tract
(11)가쪽 무릎체
lateral geniculate body
(14)에딩거-베스트팔핵
Edinger-Westphal
nucleus
(13)뒤맞교차
(12)위둔덕
superior colliculus

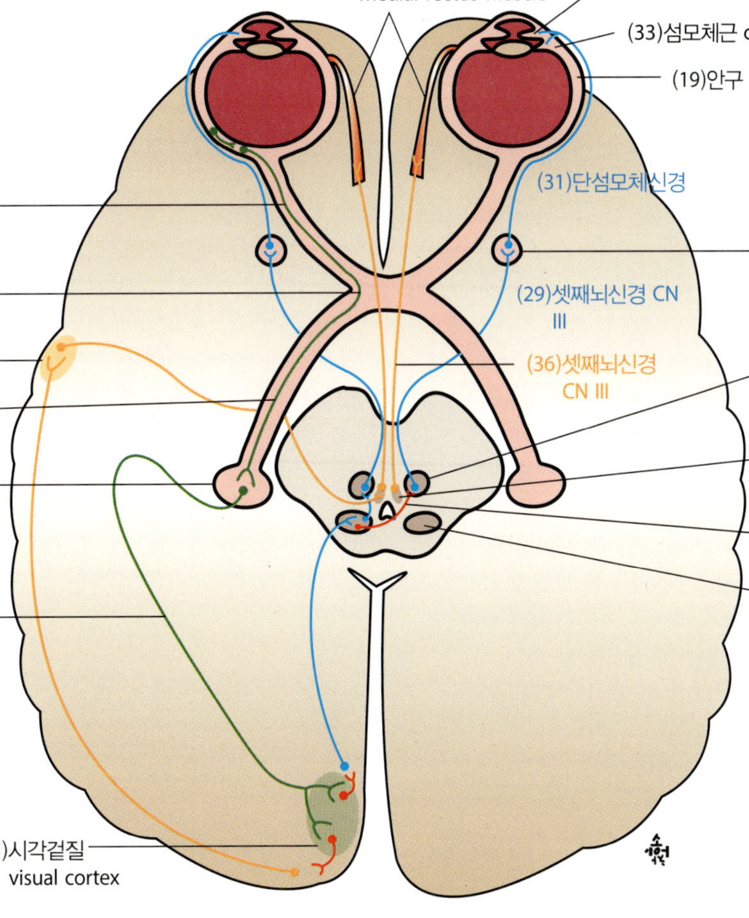
(37)안쪽 곧은근
medial rectus muscle
(32)동공수축근
(33)섬모체근 ciliary muscle
(19)안구
(20)시각신경
optic nerve
(31)단섬모체신경
(30)섬모체신경절
(21)시각신경교차
optic chiasm
(29)셋째뇌신경 CN
III
(34)이마안구영역
frontal eye field
(36)셋째뇌신경
CN III
(28)에딩거-베스트팔핵
Edinger-Westphal
nucleus
(22)시각로
optic tract
(35)셋째뇌신경핵
(23)가쪽 무릎체
lateral geniculate
body
(27)뒤맞교차
posterior commissure
(26)위둔덕
superior colliculus
(24)시각로부챗살
optic radiation
(25)시각겉질
visual cortex

임상노트

■ 빛 반사

환자의 동공을 관찰하기 위해 필요시 방의 전등을 소등한다. 가까운 물체를 보는 것에 대한 동공 반응을 방지하기 위해 환자에게 먼 물체를 보도록 지시 한다. 손전등을 빠르게 움직여 한쪽 눈에 빛을 비춘 다음 멀어진다. 일반적으로 두 동공은 동시에 수축한다. 정상적인 대상에서 한쪽눈에 빛을 가할 경우, 2번 뇌신경의 들신경 섬유는 직접적으로 동측과 간접적으로 반대측 동공 반사를 유발한다. 양쪽 3번 뇌신경의 날신경섬유는 동공 조임근을 수축한다. 반사가 정상이어도 반대쪽 눈을 검사하여 반대쪽 2번 뇌신경을 확인 한다.

2번 또는 3번 뇌신경의 손상은 두가지 반사의 장애를 동반한다. 2번 뇌신경 완전손상은 손상된측 눈에 빛을 비추었을 경우 양쪽눈에서 반사가 나타나지 않는다. 3번 뇌신경 가지의 손상이 있을경우 빛에 대한 반응이 느려지거나 소실된다. 뇌줄기에서의 동공 조절 핵의 손상이 있을 경우 다른 뇌줄기 병변과 동반되어 나타난다.

■ 조절반응 검사

환자는 검사자의 검지를 바라보게 하는 동안 천천히 환자 코를 향해 검지를 이동한다. 검사자는 환자의 눈동자를 관찰하여 검지가 환자에게 가까이 이동하는 동안 동공이 수축하는지 확인한다.

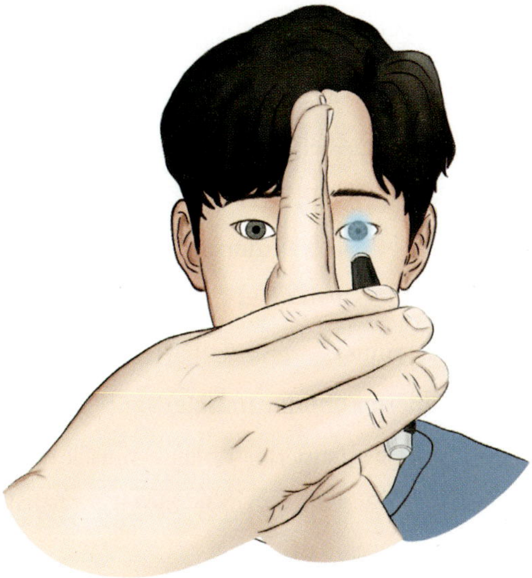

빛반사 검사

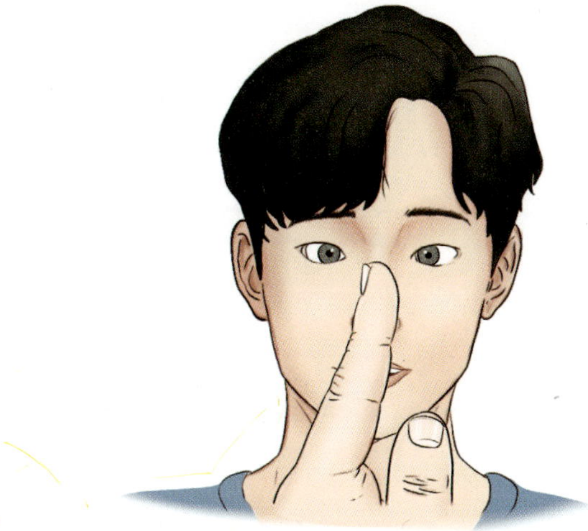

조절반응검사

넷째뇌신경(도르래신경) > 도르래신경(trochlear nerve)은 일반몸날신경성분(GSE)의 한 가지 성분으로만 구성되어 있으며 안구의 바깥눈근육 중 하나인 위빗근(superior oblique muscle)을 지배한다.

도르래신경은 **(1)도르래신경핵(trochlear nucleus)**에서 나온 후 등가쪽(dorsolateral)으로 진행하여 **(2)중간뇌수도관주위회색질(periaqueductal gray matter)**의 가장자리를 돌아 등안쪽(dorsomedial)으로 진행하며 반대편으로 교차하여 다리뇌의 뒤쪽에서 앞쪽으로 나온다.

이 뇌신경은 뇌줄기의 등쪽(dorsal)으로 나오는 유일한 뇌신경이며, 또한 유일하게 반대쪽으로 교차하는 뇌신경이다. 뇌줄기 밖으로 나온 도르래신경섬유(trochlear nerve fiber)는 정맥굴(cavernous sinus)로 들어가며 위눈확틈새(superior orbital fissure)를 통해 눈확으로 나와 **(3)위빗근(superior oblique muscle)**을 지배한다.

도르래신경은 위빗근(superior oblique muscle)을 지배하여 안구를 안쪽으로 회전시키고 아래쪽 바깥쪽으로 움직이는 역할을 하므로, 신경이 손상되면 손상된 쪽의 아래쪽 바깥쪽을 볼 때 복시(diplopia)가 나타난다.

위빗근은 도르래의 역할을 통해 안구를 회전시키므로 넷째뇌신경은 도르래신경이라고 부른다.

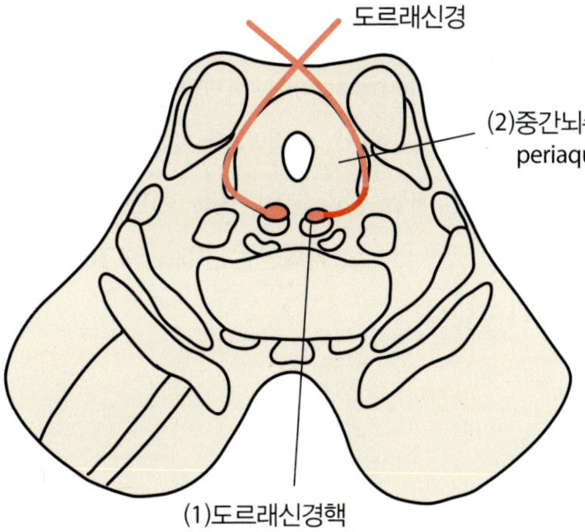
도르래신경
(2)중간뇌수도관주위회색질
periaqueductal gray matter
(1)도르래신경핵
trochlear nucleus

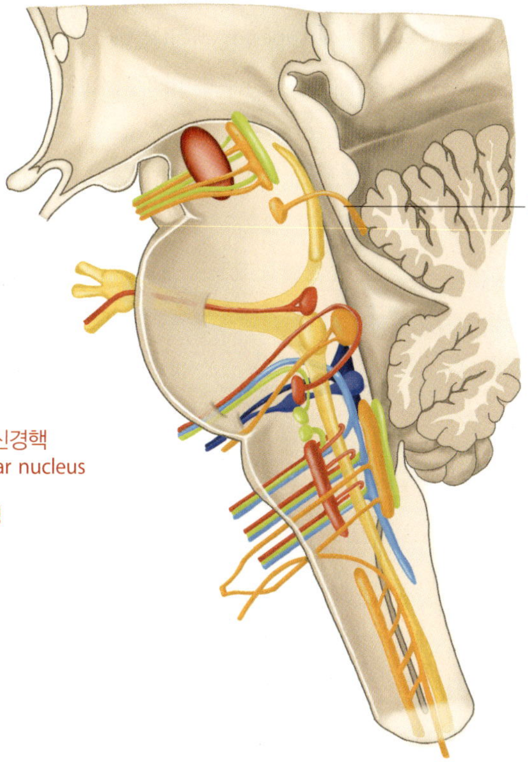
(1)도르래신경핵
trochlear nucleus

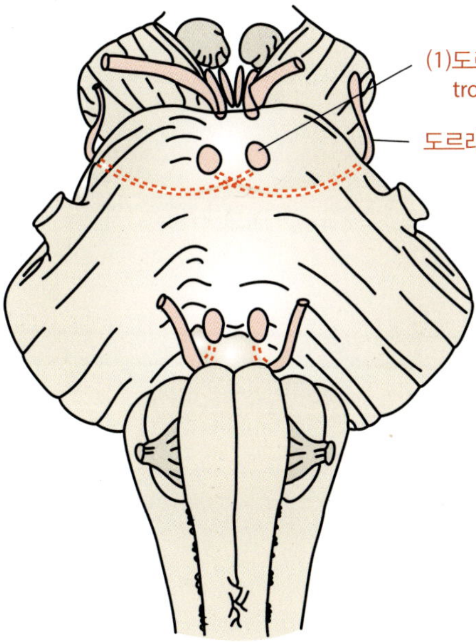
(1)도르래신경핵
trochlear nucleus
도르래신경

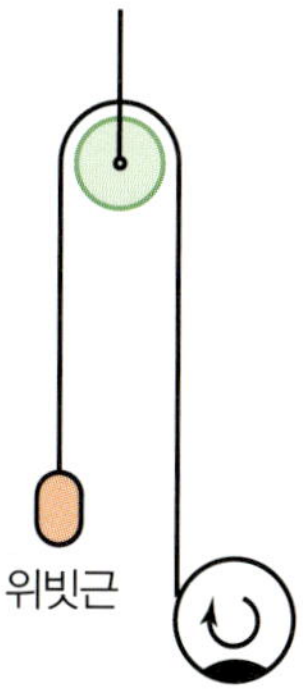
위빗근
안구 회전

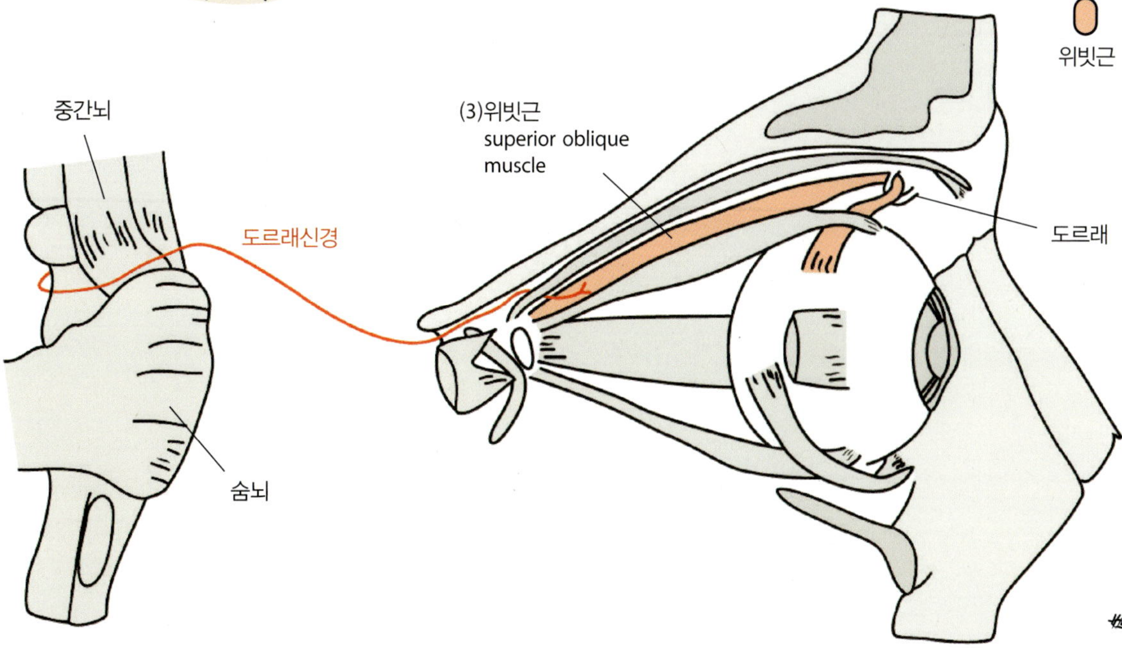
중간뇌
도르래신경
숨뇌
(3)위빗근
superior oblique
muscle
도르래

여섯째뇌신경 > (갓돌림신경)

갓돌림신경(abducens nerve)은 일반몸날신경성분(GSE)의 한 가지 성분으로만 구성되어 있으며, 바깥눈근육의 하나인 가쪽곧은근(lateral rectus muscle)을 지배한다.

갓돌림신경섬유는 **(1)갓돌림신경핵(abducens nucleus)**에서 시작되며 **(2)다리뇌**와 **(3)숨뇌**의 접합부위에서 뇌줄기(brain stem)의 앞쪽으로 나와 해면굴로 들어간다. 해면굴을 지난후 위 눈확틈새(superior orbital fissure)를 지나 눈확으로 나와 **(4)가쪽곧은근(lateral rectus muscle)**을 지배하며, 안구를 바깥쪽으로 돌리는 데 관여한다.

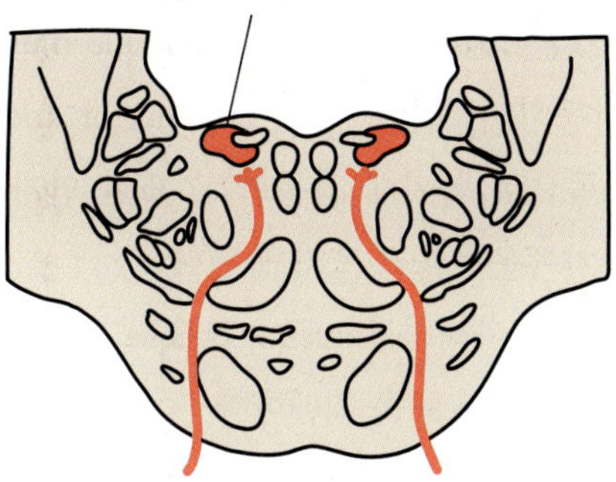
(1)갓돌림신경핵 abducens nucleus

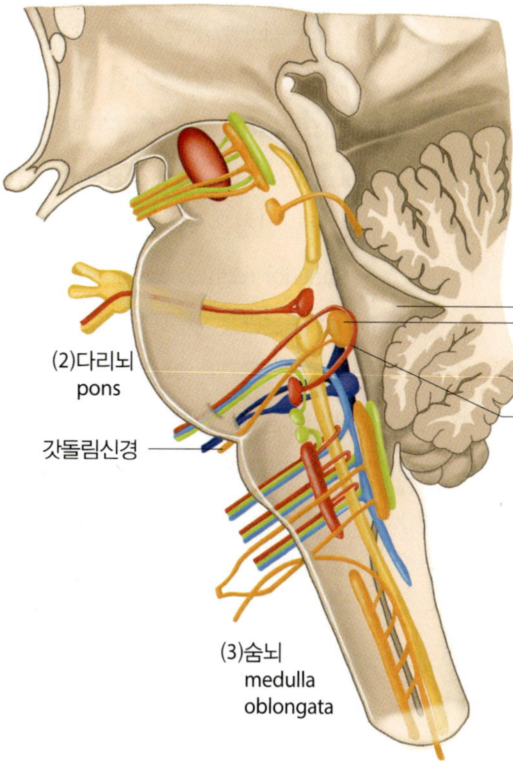
넷째뇌실
(1)갓돌림신경핵
abducens
nucleus
(2)다리뇌
pons
얼굴신경
갓돌림신경
(3)숨뇌
medulla
oblongata

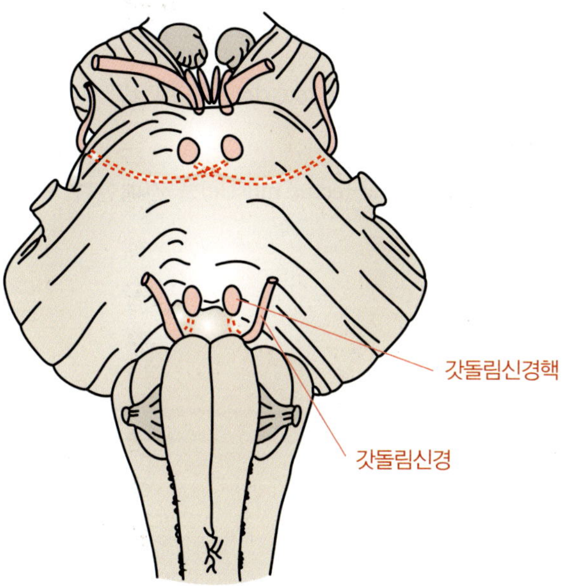
갓돌림신경핵
갓돌림신경

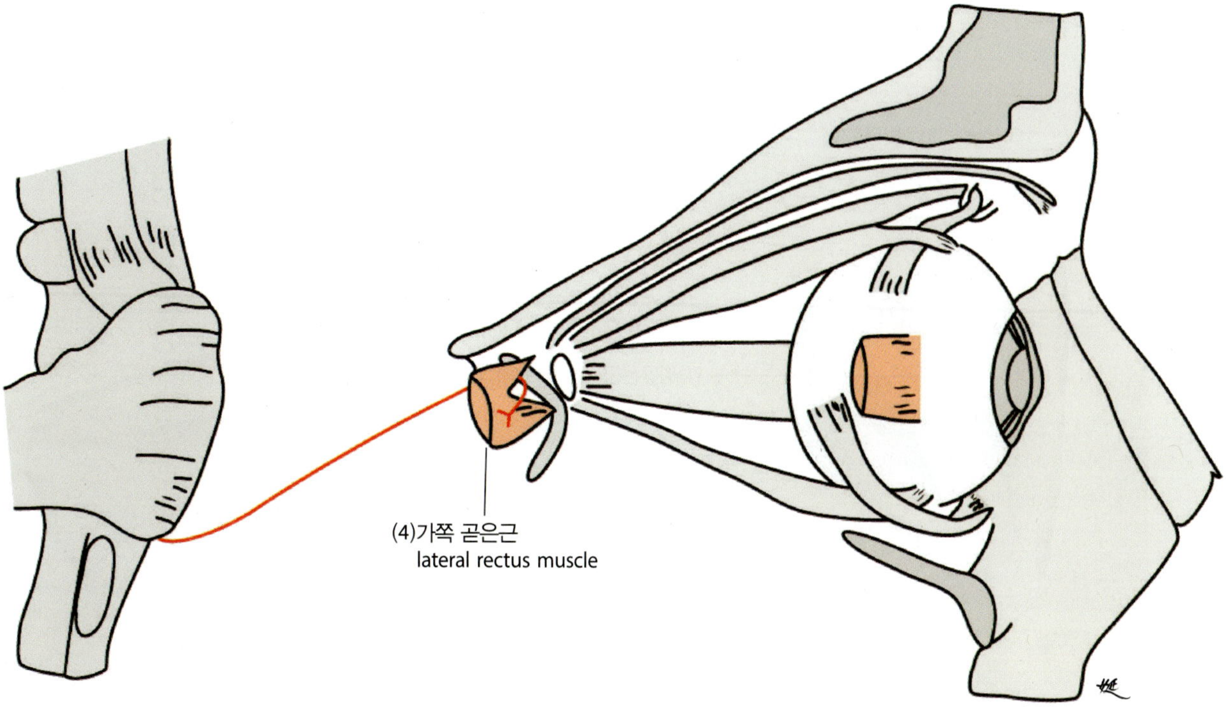
(4)가쪽 곧은근
lateral rectus muscle

안구운동 > **안구운동(ocular movement)**은 셋째, 넷째, 여섯째뇌신경이 지배하는 바깥눈근육(extraocular muscle)들의 끊임없는 상호작용에 의해 이루어진다. 위아래빗근(oblique muscle)은 상하방향뿐만 아니라 약간 안쪽으로 쏠리게 작동하며, 위아래곧은근(superior and inferior rectus muscle)은 상하운동과 함께 약간 바깥쪽으로 쏠리게 작동한다. 또한 안가쪽곧은근(medial and lateral rectus muscle)은 안구의 안가쪽운동을 일으키게 된다.

셋째뇌신경 (눈돌림신경)의 조절 > 눈돌림신경은 안쪽곧은근(medial rectus muscle)과 아래빗근(inferior oblique muscle), 위곧은근(superior rectus muscle), 아래곧은근(inferior rectus muscle)을 지배한다.

(1)**위곧은근**은 안구를 위로 올린다.

(2)**아래곧은근**은 안구를 아래로 내린다.

(3)**안쪽곧은근**은 안구를 안쪽(코쪽)으로 모은다.

(4)**아래빗근**은 안구를 바깥쪽으로 회전시킨다.

넷째뇌신경 (도르래신경)의 조절 > 넷째뇌신경인 도르래신경은 위빗근(superior oblique muscle)을 지배한다.

(5)**위빗근**은 안구를 안쪽으로 회전시킨다.

여섯째뇌신경 (갓돌림신경)의 조절 > 여섯째뇌신경인 갓돌림신경은 가쪽곧은근(lateral rectus muscle)을 지배한다.

(6)**가쪽곧은근**은 안구를 바깥쪽으로 향하게 한다.

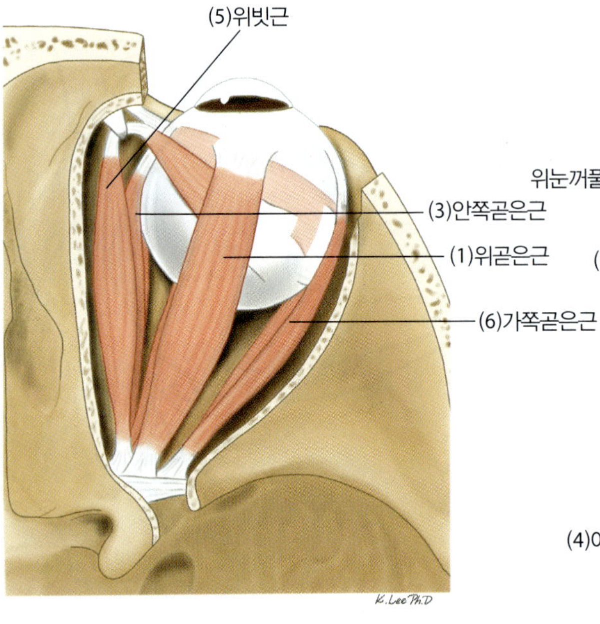

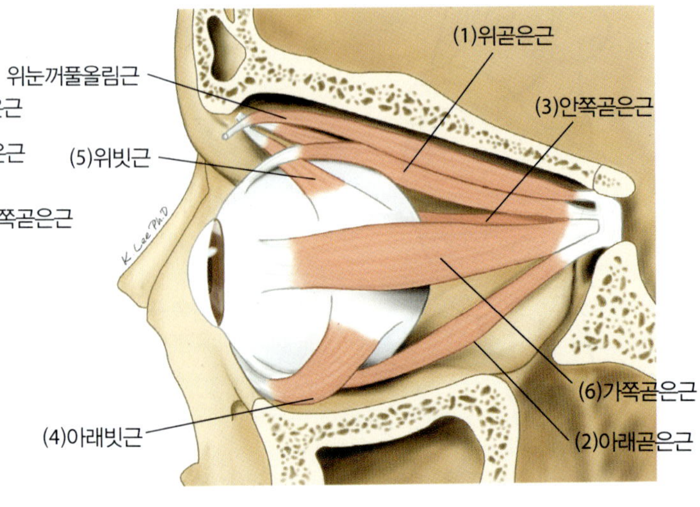

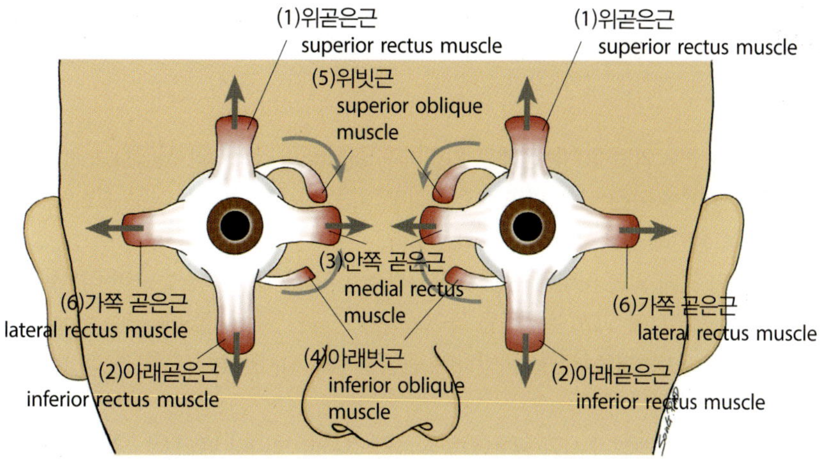
(1)위곧은근
superior rectus muscle
(1)위곧은근
superior rectus muscle
(5)위빗근
superior oblique
muscle
(3)안쪽 곧은근
medial rectus
muscle
(6)가쪽 곧은근
lateral rectus muscle
(6)가쪽 곧은근
lateral rectus muscle
(4)아래빗근
inferior oblique
muscle
(2)아래곧은근
inferior rectus muscle
(2)아래곧은근
inferior rectus muscle

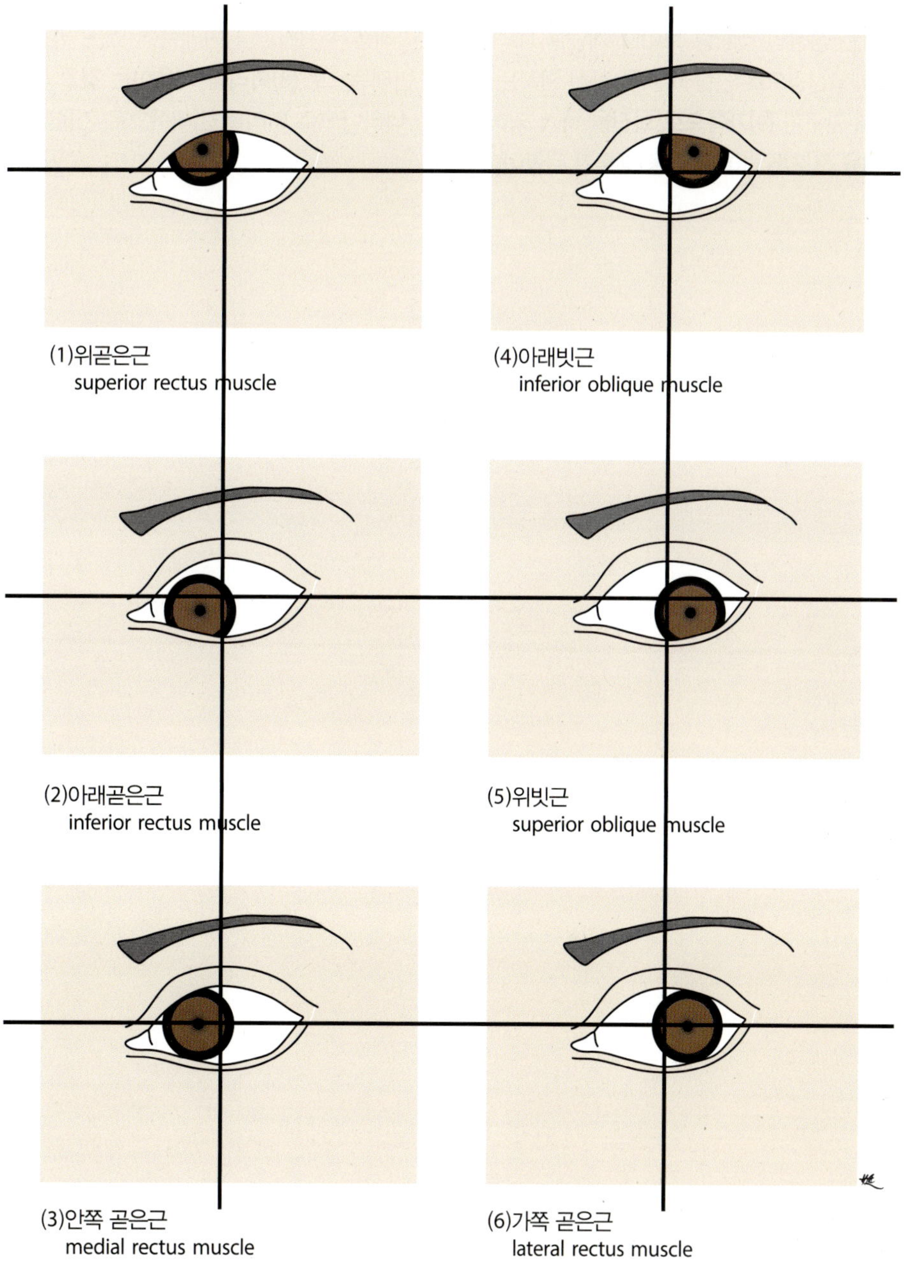
(1)위곧은근
superior rectus muscle
(4)아래빗근
inferior oblique muscle
(2)아래곧은근
inferior rectus muscle
(5)위빗근
superior oblique muscle
(3)안쪽 곧은근
medial rectus muscle
(6)가쪽 곧은근
lateral rectus muscle

임상노트

■ 복시(Diplopia)

복시는 안구를 움직이는 근육의 운동기능장애로 기인하며, 실상(true image)과 허상(false image)을 동시에 감지하여 상이 2개인 것으로 감지하게 되어 중복된 상이 보이는 현상이다. 이는 물체의 영상이 좌우 황반에 맺히는 것이 정상이나 한쪽 안구의 운동 장애로 한쪽 황반에만 영상이 맺히기 때문이다.

(1)**셋째뇌신경**의 병변이 있게 되면 마비된 눈은 셋째뇌신경이 지배하는 안쪽곧은근이 작용을 하지 않으므로 가쪽곧은근의 작용으로 (2)**가쪽**으로 치우치게 되고, 눈꺼풀을 들어올리는 근육인 위눈꺼풀올림근(levator palpebrae superioris)의 마비로 인해 눈꺼풀이 내려오는 (3)**눈꺼풀처짐**을 동반하며, 동공을 축소시키는 동공수축근(constrictor pupillae)의 마비로 인해 (4)**동공확장**을 동반한다.

(5)**여섯째뇌신경**의 병변은 가만히 주시할 경우에는 정상인 것처럼 보이나 병변 안구를 가쪽으로 향하게 할 경우 (6)**가쪽으로 이동하지 않아** 복시를 느낀다.

(7)**넷째뇌신경**의 병변은 위빗근의 장애를 초래한다. 위빗근 운동 방향인 아래을 주시하게 할 경우 복시를 느끼게 된다. 따라서 평상시에는 정상인 것처럼 보이나 계단을 내려가면서 아래를 주시하거나 아래쪽에 있는 물건을 보게 될 때 복시가 발생된다. 넷째뇌신경으로 인한 복시를 가진 환자는 환측의 반대쪽으로 (8)**머리를 기울이는 것**을 볼 수 있다. 이는 위빗근의 마비로 인해 안구가 (9)**가쪽으로 회전**을 하게 되어 복시가 나타나므로 머리를 반대쪽으로 기울여 (10)**양쪽 눈이 모두 손상쪽으로 회전**을 하도록 하여 초점을 맞추기 위함이다.

(1) 셋째뇌신경의 병변

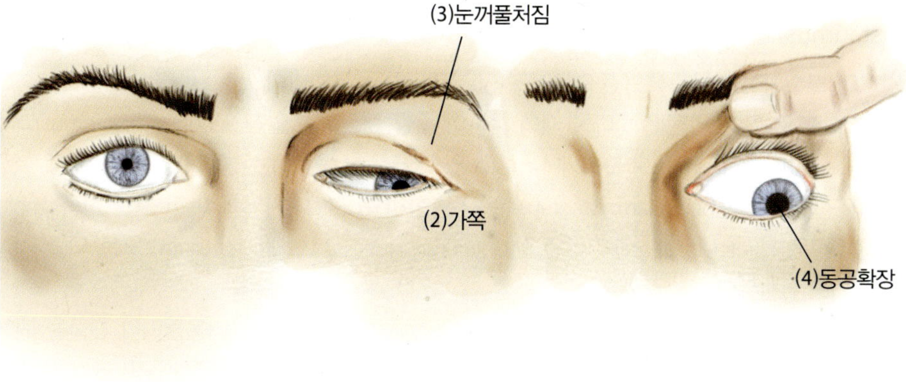

(5) 여섯째뇌신경의 병변

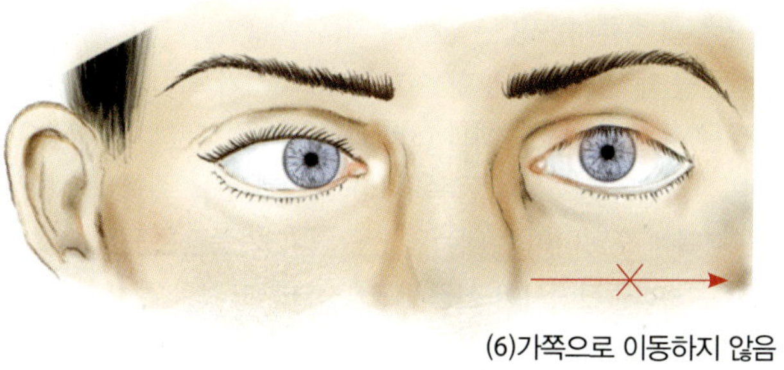

(7) 넷째뇌신경의 병변

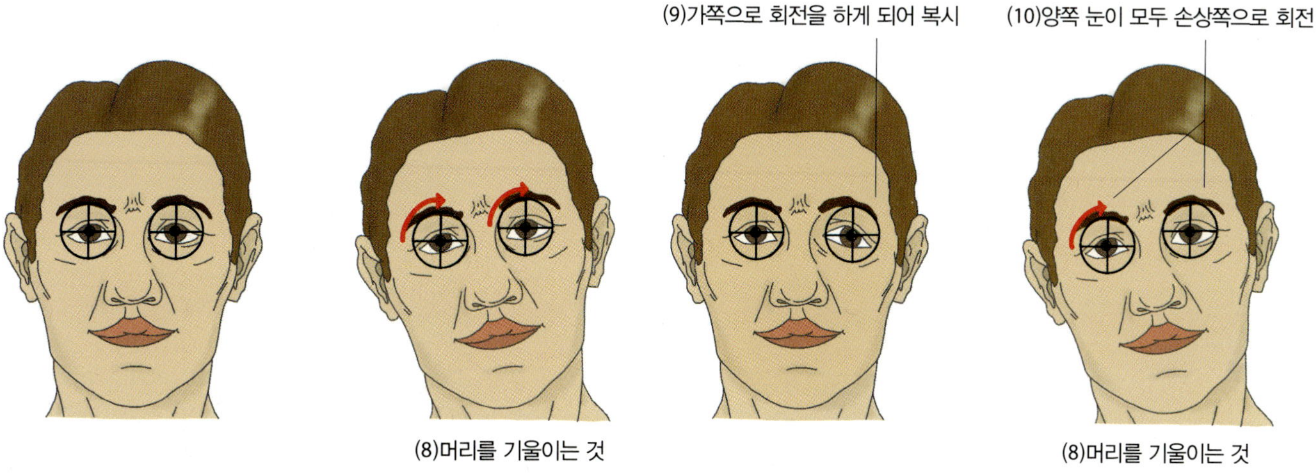

임상노트

■ 안진(Nystagmus)

안진은 안구의 불수의적인 율동적 운동으로서 수평, 수직, 회전, 복합방향으로 왔다갔다하는 것, 즉 왕복하는 것을 의미하며 안구진탕이라고도 한다. 안진은 돌아올 때의 운동이 똑같은 진자성 안진(pendular nystagmus)과 왕복운동이 서로 다른 충동성 안진(saccadic nystagmus)으로 크게 나눌 수 있으며, 또한 움직이는 방향에 따라서 수평 · 수직 · 회전 등의 명칭을 붙여 부른다. 진자성 안진(pendular nystagmus)은 각 방향의 속도(rate)가 같으며 비슷한 진폭(amplitude)으로 움직이는 것이다. 안진은 망막질환(retinal disease), 미로질환(labyrintine disease), 소뇌(cerebellum) 또는 뇌줄기(brain stem)의 영향을 미치는 질환에 의해 유발된다.

안진은 생리학적인 안진과 병리학적인 안진으로 나뉜다. 생리학적인 안진은 더운물이나 찬물을 귀에 주입했을 때 나타나는 온도성안진과 기차나 버스를 타고 바깥경치를 보고 있을 때 일어나는 철도안진 등이 있다. 버스를 타고 밖을 내다보면서 가로등을 쳐다볼 때 가로등에 초점을 맞추고 가로등이 차 뒤로 갈 때 안구가 느리게 가로등을 따라가다가 뒤로 가서 없어지면 빠르게 다음 가로등에 초점을 맞추는 현상이 일어난다. 따라서 안구가 한쪽으로는 느리게 한쪽으로는 빠르게 움직이게 된다.

생리적 안진과는 달리 눈이나 속귀 · 뇌줄기 · 소뇌에 이상이 생겨서 일어나는 안진을 병적 안진이라고 한다. 병적 안진은 시력의 문제나 속귀 · 뇌줄기 · 소뇌의 종양이나 염증 등의 질환에서 생겨나는데 병의 진행 상태에 따라 변하거나 주시 등에 의하여 크게 영향받는다. 안진의 종류나 모양은 진단에 사용된다.

회전의자에서 앉아 의자가 회전될 때 안진을 유발할 수가 있다. 머리가 회전되면 머리가 회전되는 쪽의 **(1)수평반고리반**이 흥분하게 된다. 이 흥분은 같은 쪽의 **(2)속안뜰핵**과 **(3)바깥안뜰핵**을 흥분시킨다. 속안뜰핵의 신호는 같은 쪽의 중간뇌의 **(4)3번신경핵**에 전달되고 3번신경핵의 신호는 같은쪽의 **(5)안쪽곧은근**을 수축시켜 눈을 코쪽으로 회전시킨다. 바깥안뜰핵의 신호는 반대쪽의 **(6)6번신경핵**에 도달하여 반대쪽의 안구의 **(7)가쪽곧은근**을 수축시켜 눈을 바깥쪽으로 회전시킨다. **(6)6번신경핵**의 또 하나의 신호는 **(8)바깥선핵사이 신경세포**를 타고 반대쪽 중간뇌의 **(4)3번신경핵**에 전달된다. 반대의 역할을 하는 **3, 6번신경핵**은 억제된다. 따라서 안구는 머리가 회전되는 방향과 반대방향으로 서서히 움직인다.

(1)수평반고리반의 흥분은 다리뇌그물체에 있는 **(9)단속성 중추**에 전달되고 이 신호가 지속적으로 전달되면 **(10)단속성 중추**에서는 억제신호가 발생되어 **(11)속 · 바깥안뜰핵**의 흥분을 억제시킨다. 또한 흥분신경세포가 머리의 회전되는 방향과 같은 쪽의 **(12)6번신경핵**을 흥분시켜 같은쪽 안구의 **(13)가쪽곧은근**을 수축시켜 눈을 바깥쪽으로 회전시키고 **(12)6번신경핵**의 또 하나의 신호는 **(14)바깥선핵사이 신경세포**를 타고 반대편 중간뇌의 **(15)3번신경핵**에 신호를 전달한다. 3번신경핵의 신호는 머리회전 반대쪽에 있는 안구의 **(16)안쪽곧은근**에 전달되어 눈을 코쪽으로 이동시킨다. 따라서 안구는 머리가 회전되는 방향으로 되돌아오게 된다.

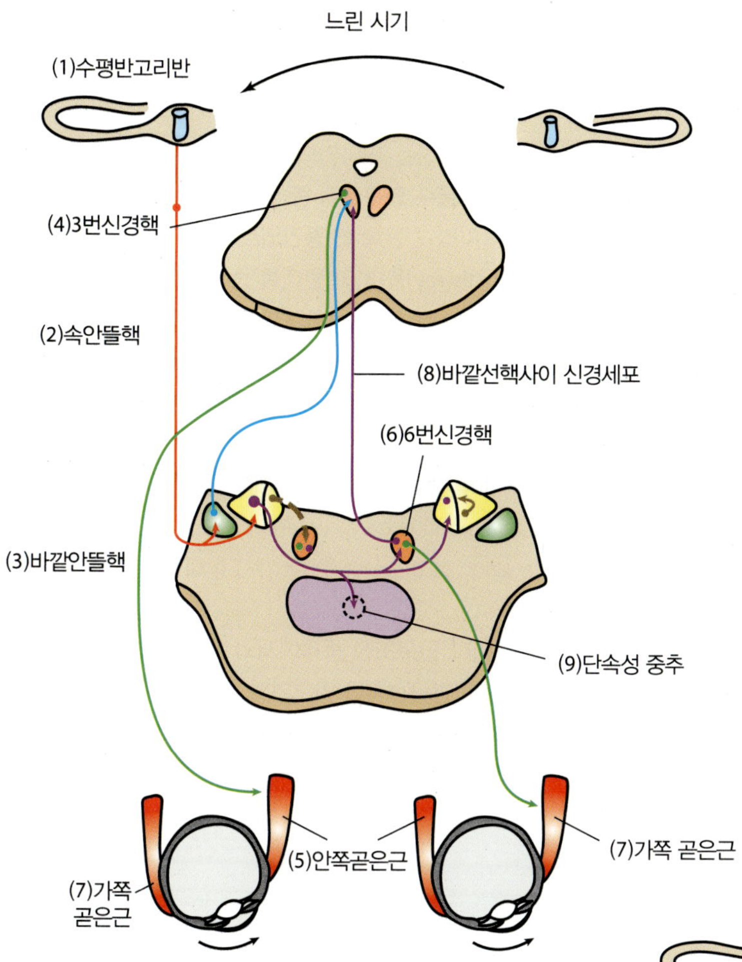
느린 시기
(1)수평반고리반
(4)3번신경핵
(2)속안뜰핵
(8)바깥선핵사이 신경세포
(6)6번신경핵
(3)바깥안뜰핵
(9)단속성 중추
(5)안쪽곧은근
(7)가쪽 곧은근
(7)가쪽
곧은근

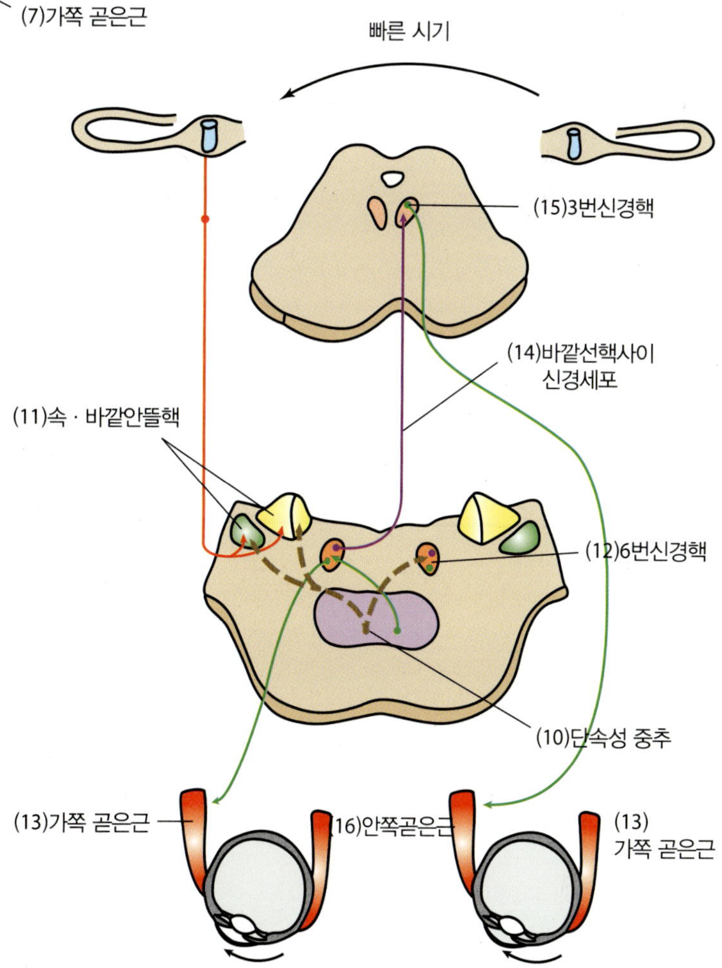
빠른 시기
(15)3번신경핵
(14)바깥선핵사이
신경세포
(11)속 · 바깥안뜰핵
(12)6번신경핵
(10)단속성 중추
(13)가쪽 곧은근
(16)안쪽곧은근
(13)
가쪽 곧은근

임상노트

■ 주시장애

대뇌에는 2개의 안구조절 중추가 있다. 단속성 운동(saccadic movement)을 담당하는 이마엽의 **(1)이마 안구조절 중추**와 추적운동(pursuit movement) 기능을 담당하는 뒤통수엽 겉질에 위치하는 **(2)뒤통수 안구조절 중추가** 있다. 이마 안구조절 중추에서 시작된 자극은 **(3)이마중간뇌로(frontomesencephalic pathway)**를 따라 같은쪽 **(5)중간뇌**로 전달되고, 뒤통수 안구조절 중추에서 시작된 자극은 **(4)뒤통수중간뇌로(occipitomesencephalic pathway)**를 따라 반대쪽 중간뇌로 전달된다. 이들은 다시 반대쪽 다리뇌의 **(6)정중방 다리뇌그물체형성**(paramedian potine reticular formation; PPRF)에 전달된다. 정중방 다리뇌그물체형성(PPRF)으로부터의 자극은 같은쪽 **(7)여섯째뇌신경핵(갓돌림신경핵)**과 **(8)안쪽세로다발**(medial longitudinal fasciculus; MLF)**을** 통해 반대쪽 **(9)셋째뇌신경핵(눈돌림신경핵)**에 전달된다. 따라서 이마엽에서의 자극은 반대쪽으로 뒤통수엽에서의 자극은 같은쪽으로 공동(conjugate) 안구운동이 일어나게 된다.

정중방 다리뇌그물체형성(PPRF)은 신경해부학적으로 존재하는 구조는 아니나, 제VI뇌 신경핵과 제III뇌신경핵에 들신경 자극을 전달하는 안구작동 중추라고 할 수 있으며, '측면 다리뇌 주시중추(lateral pontine gaze center)'라고도 불린다.

반불완전마비(hemiparesis)을 가진 환자의 양안의 공동 편향(conjugate deviation of the eyes)은 두 가지 형태로 나타난다. 반불완전마비의 방향과 반대쪽으로의 편향과 같은쪽으로의 편향이다.

(10)반불완전마비의 방향과 반대쪽으로의 양안편위는 이마엽 병변에 의해 이마 안구조절 중추에서의 자극이 억제되거나 흥분되지 못한 경우이다. **이마엽의 병변**은 반대쪽의 편측마비와 같은쪽을 향한 안구편향을 일으키게 된다.

(11)반불완전마비의 방향과 같은쪽으로의 양안편위는 안구편위 반대쪽 다리뇌 병변으로 인해 정중방 다리뇌그물체형성(PPRF)의 중추 기능이 떨어지기 때문이다. 이로 인해 우세한쪽의 정중방 다리뇌그물체형성(PPRF) 자극으로 안구가 병변 반대쪽으로 치우치는 것이다.

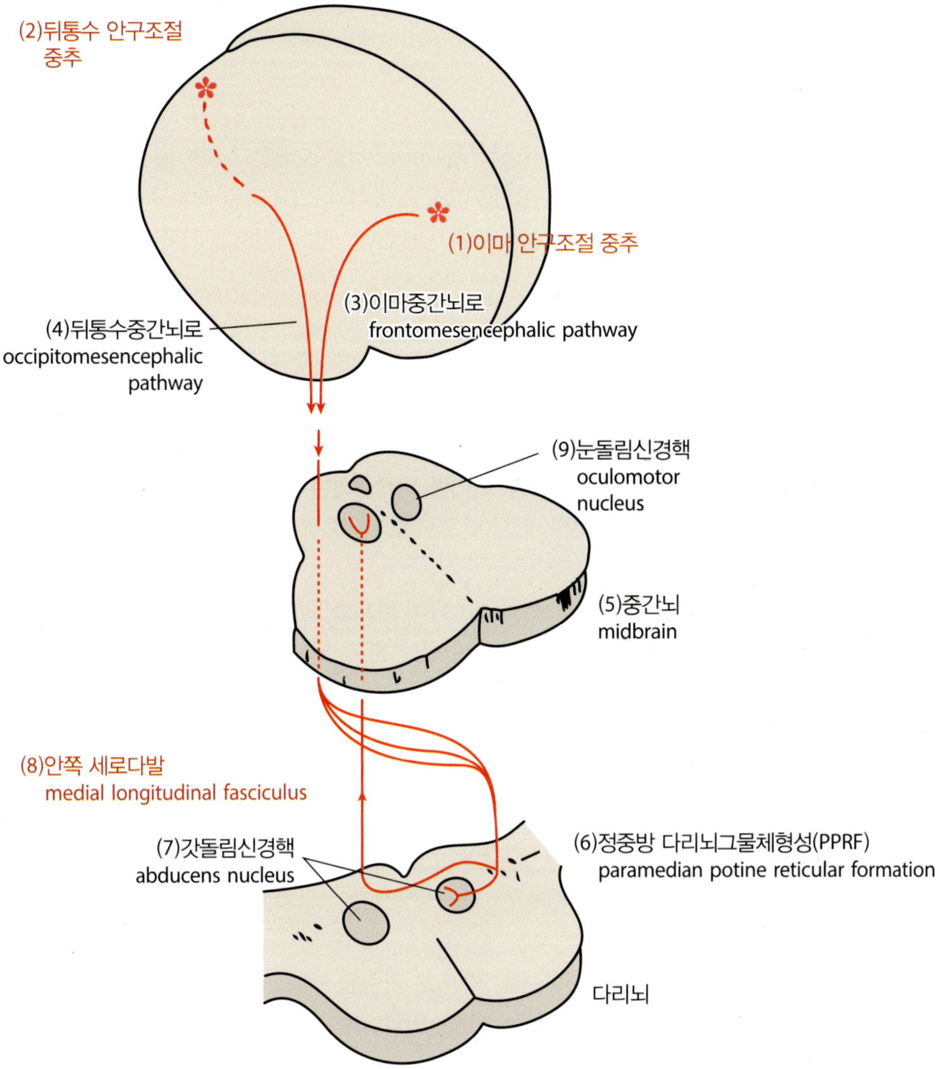

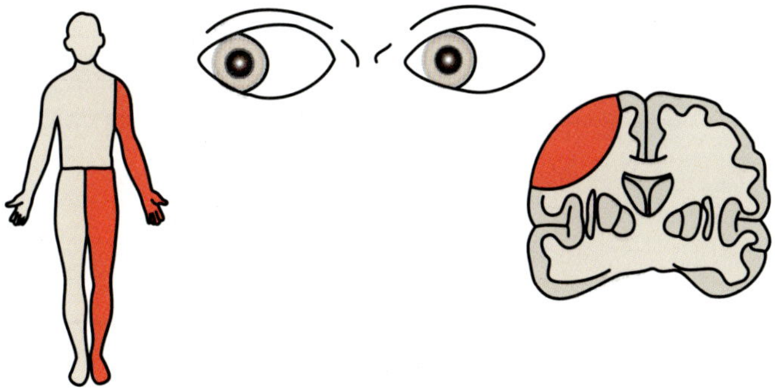

(10)반불완전마비의 방향과 반대쪽으로의 양안편위

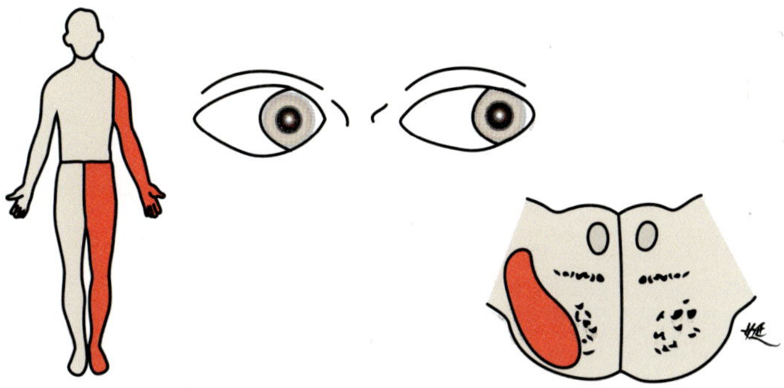

(11)반불완전마비의 방향과 같은쪽으로의 양안편위

임상노트

■ 뇌신경검사 3,4,6번 눈알 움직임 검사

3,4,6번 뇌신경은 눈동자를 안정화시키고 움직이는 바깥눈근육(extraocular muscles)을 지배한다. 3번 뇌신경은 안쪽곧은근(눈을 안쪽으로 움직임), 위곧은근(눈을 위로 움직임), 아래곧은근(눈을 아래로 움직임), 그리고 아래빗근(눈을 모아서 위로 움직임)을 지배한다. 4번 뇌신경은 위빗근(눈을 모아서 아래로 움직임)을 지배한다. 6번 뇌신경은 가쪽곧은근(눈을 가쪽으로 움직임)을 지배한다.

3,4,6번 뇌신경의 검진은 동시에 진행된다.

앞쪽 주시 검사 : 환자가 앞을 바라보는 동안 환자의 눈동자의 위치를 관찰한다. 양쪽 눈 모두 동일한 방향을 바라보고 있어야 하며, 눈떨림(nystagmus)는 나타나지 않아야 한다. 3번 뇌신경 손상은 같은쪽 눈동자가 바깥쪽 및 아래쪽을 향하게 된다. 이는 4,6번 뇌신경의 지배근육이 바깥–아래쪽으로 당기기 때문이다. 4번 뇌신경 손상은 같은쪽 눈동자가 약간 위를 향하게 된다. 6번 뇌신경 손상은 눈동자가 안쪽을 향하게 된다. 이러한 뇌신경의 손상은 복시(double vision)을 나타내게 되는데, 이는 양쪽의 눈동자가 같은 방향을 바라보지 않기 때문에 오른쪽과 왼쪽에 각각 다른 위치의 망막으로 시각정보가 받아들여지기 때문이다.

눈 정렬검사 : 눈의 비정상적인 정렬은 사물의 깊이정보, 눈–손 협응능력 등에 문제를 유발하며, 복시, 두통, 눈긴장, 고개의 돌림 또는 기울임 등을 유발할 수 있다. 따라서 이와 같은 문제를 호소하는 환자, 뇌진탕 또는 안뜰기간 손상 환자에게 눈 정렬검사를 적용한다. 눈의 비정상적인 정렬은 두가지가 있다.

i. 사시(tropia) : 눈의 비정렬이 항상 나타나는 경우

ii. 사위(phoria) : 한쪽눈만 사용할 때 정렬이 틀어지는 경우

눈의 정렬은 다음의 세가지 검사를 통하여 평가할 수 있다.

Cover test : 사시를 확인하기 위하여 사용한다. 검사자는 환자의 왼쪽눈을 가린다. 만약 오른쪽눈이 사물을 지속해서 주시하고 있다면 정상이다. 만약 오른쪽눈이 사물을 향해 움직인다면 오른쪽눈은 사시이다. 급성 사시는 복시를 유발한다.

Cover-uncover test : 사위를 확인하기 위한 검진이다. 한쪽눈을 약 10초 가린뒤 재빠르게 가림막을 제거한다. 해당 눈의 움직임을 관찰한다. 관찰시 특별한 움직임이 없는 경우 정상이다. 만약 가림막을 재빠르게 제거한쪽의 눈이 움직이면 같은쪽 눈이 사위이다.

Alternate cover test : 사위를 확인하기 위한 검진이다. 가림막을 한쪽눈에서 반대쪽눈으로 여러차례 반복하여 옮겨간다. 가림막을 한쪽눈에 몇초 씌운뒤 재빠르게 다른쪽 눈으로 옮긴다. 가림막이 없는 눈동자의 움직임을 관찰한다. 관찰시 특별한 움직임이 없는 경우 정상이다. 만약 가림막을 제거한 측의 눈이 움직임이 있으면, 같은쪽 눈이 사위이다.

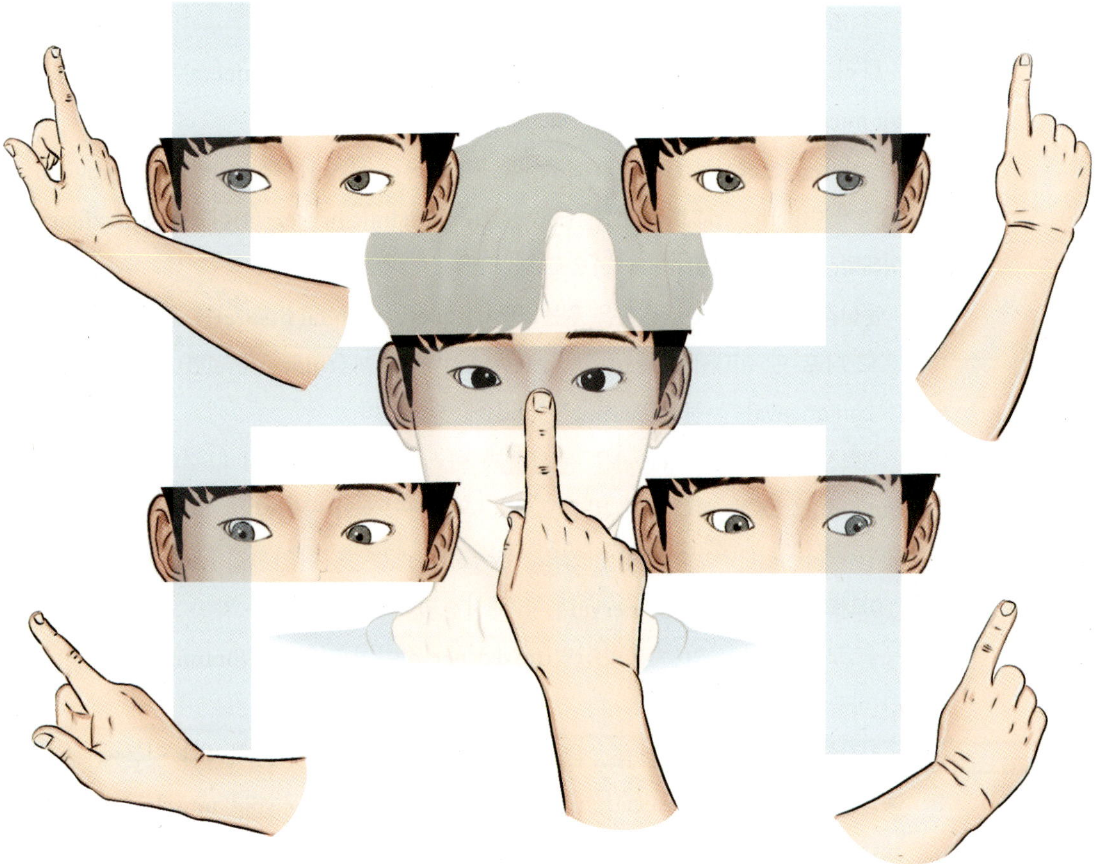

다섯째뇌신경(삼차신경) >

삼차신경(trigeminal nerve)은 **일반몸들신경성분(GSA)**과 **특수내장날신경성분(SVE)**의 두 가지 성분으로 구성된 혼합신경(mixed nerve)이며 일반몸들신경성분(GSA)은 얼굴의 대부분에서 일반감각을 받아들이는 감각기능을 담당하고 특수내장날신경성분(SVE)은 대표적으로 씹기근육(mastication muscle)을 지배하는 운동기능을 담당한다.

다리뇌에서 **(1)삼차신경감각핵(sensory nucleus of trigeminal nerve)**은 **(2)삼차신경운동핵(motor nucleus of trigeminal nerve)**의 바깥쪽에 위치한다.

일반몸들신경성분(GSA)의 세포체(cell body)는 삼차신경절(trigeminal ganglion)에 있으며 말초가지(peripheral branch)는 **(3)눈신경(ophthalmic nerve)**, **(4)위턱신경(maxillary nerve)**, **(5)아래턱신경(mandibular nerve)**으로 나뉜다.

눈신경(ophthalmic nerve)은 **위눈확틈새(superior orbital fissure)**를 통해 머리뼈안의 바깥쪽으로 나오며, 이마(forehead), 안구(eyeball), 위눈꺼풀(upper eyelid) 및 코의 피부(skin), 결막(conjunctiva), 눈물샘(lacrimal gland)에 분포한다.

위턱신경(maxillary nerve)은 눈신경과 아래턱신경 사이에서 나오며 **원형구멍(foramen rotundum)**을 통해 머리뼈안 바깥으로 나온다. 얼굴의 중간부분, 아래눈꺼풀, 코의 바깥쪽, 윗입술(upper lip)의 피부와 물렁입천장(soft palate), 단단입천장(hard palate)에 분포한다.

아래턱신경(mandibular nerve)은 삼차신경의 세 신경다발 중 가장 크며 감각기능과 운동기능을 모두 가지고 있는 혼합신경(mixed nerve)이며 **타원구멍(foramen ovale)**을 통해 머리뼈안 바깥으로 나온다.

감각섬유는 얼굴의 아래쪽, 뺨(cheek), 혀(tongue), 아래쪽 치아와 잇몸에 분포하며, **(6)운동섬유**는 씹기근육(mastication muscle)과 턱목뿔근(mylohyoid muscle), 두힘살근(digastricus muscle)의 앞힘살(anterior belly), 입천장긴장근(tensor veli palatini muscle), 고막긴장근(tensor tympani muscle)을 지배한다.

삼차신경감각핵(sensory nucleus of trigeminal nerve)에는 고유감각을 담당하는 **삼차신경중간뇌핵(mesencephalic trigeminal nucleus)**, 촉각과 압각을 담당하는 **삼차신경다리뇌핵(pontine trigeminal nucleus)**, 그리고 통증과 온도를 담당하는 **삼차신경척수핵(spinal trigeminal nucleus)**이 있다.

위의 핵에서 연접(synapse)한 뒤 시작되는 신경섬유는 반대쪽으로 교차하여 상행하는 신경로인 **배쪽삼차시상로(ventral trigeminothalamic tract)**와 같은쪽으로 상행하는 **등쪽삼차 시상로(dorsal trigeminothalamic tract)**를 형성하여 시상의 **뒤안쪽배쪽핵(ventral posteromedial nucleus; VPM)**에서 연접한 후 대뇌의 일차몸감각영역(primary somesthetic area)에서 닿는 곳을 형성한다.

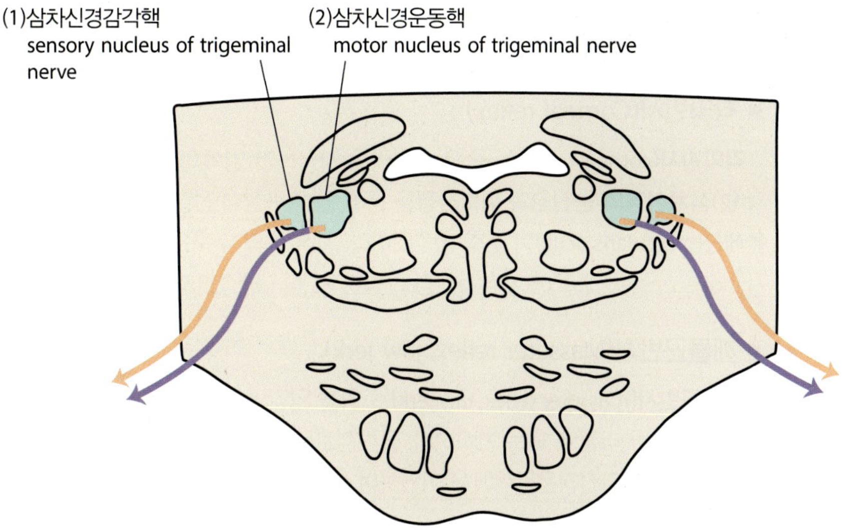
(1)삼차신경감각핵
sensory nucleus of trigeminal nerve
(2)삼차신경운동핵
motor nucleus of trigeminal nerve

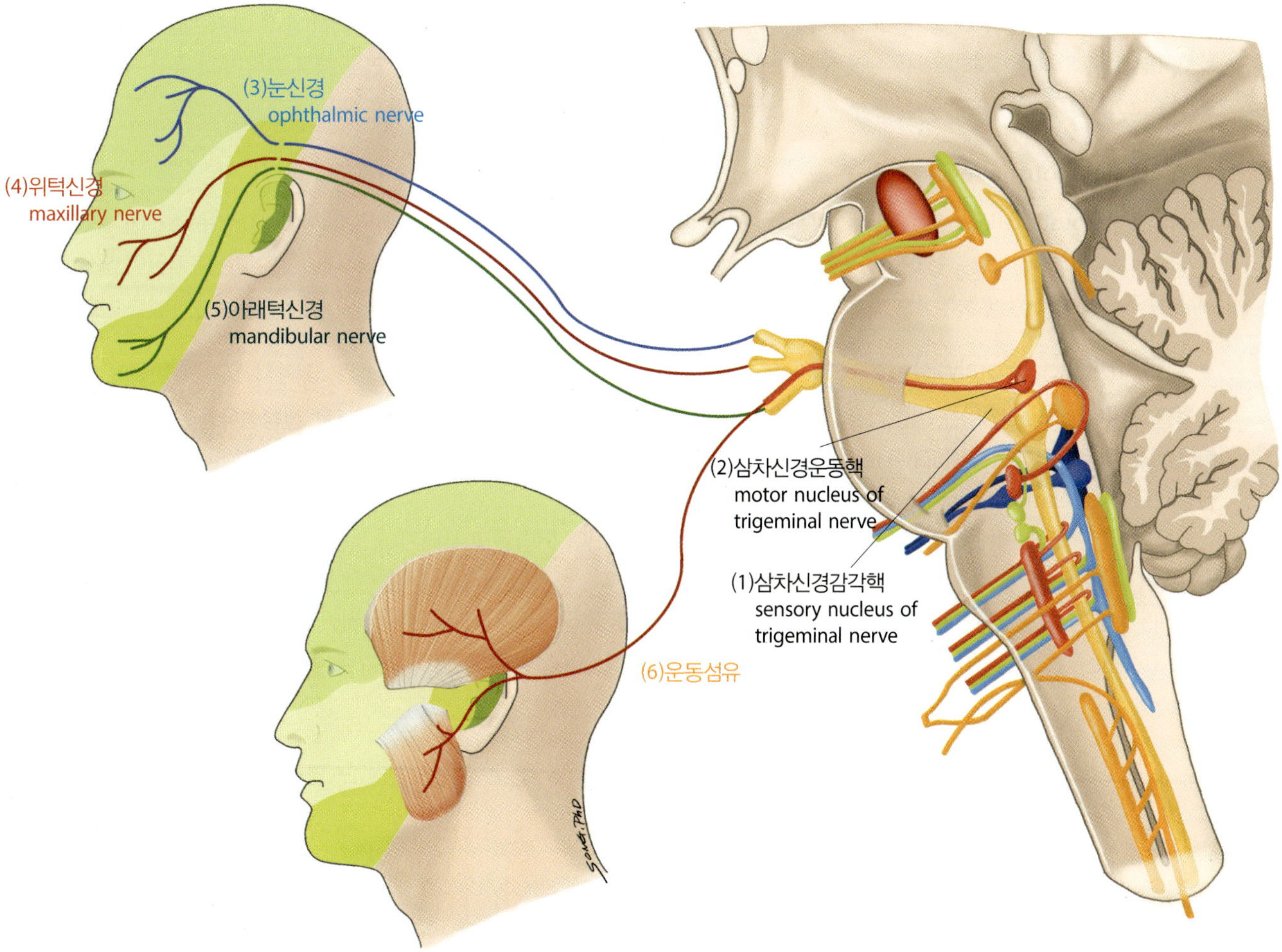
(3)눈신경
ophthalmic nerve
(4)위턱신경
maxillary nerve
(5)아래턱신경
mandibular nerve
(2)삼차신경운동핵
motor nucleus of trigeminal nerve
(1)삼차신경감각핵
sensory nucleus of trigeminal nerve
(6)운동섬유

임상노트

■ 각막반사(Corneal reflex)

각막반사(corneal reflex)는 솜으로 각막을 자극하면 양쪽의 눈둘레근이 수축되는 반사이다. 위, 아래 **(1)각막**의 자극은 각각 **(2)삼차신경의 눈신경과 위턱신경**을 통해 들성(구심성)전달이 이루어지고 날성(원심성) 전달은 **(3)얼굴신경**을 통해 **(4)눈둘레근**(orbicularis oculi)이 수축되는 것이다. 자극 쪽의 수축은 직접반사(direct reflex)라 하고, 자극 반대쪽의 수축은 간접반사(indirect reflex)라고 하며, 삼차신경로 병변 시 직 · 간접반사의 저하나 소실을 나타낸다.

■ 깨물근반사(Masseter reflex, jaw jerk)

깨물근반사(masseter reflex, jaw jerk)는 입을 약간 벌린 상태에서 턱의 중앙부에 자극을 주었을 때 깨물근이나 관자근의 수축으로 입을 다물게 되는 반사이다. 들신경로는 삼차신경의 아래턱신경을 통해 삼차신경중간뇌핵으로 이어지며, 날성(원심성)반응은 삼차신경운동핵에서 기인하여 아래턱신경을 통해 깨물근과 관자근을 수축시키게 된다. 말초성 장애로 소실되고, 중추성 장애로 항진된다.

고유감각과 촉각, 압력은 각각의 신경핵을 거쳐 그 위치에서 반대편으로 교차하여 삼차시상로(trigeminothalamic tract)를 이루어 시상의 뒤안쪽배쪽핵(VPM)에 종지한다. 통각, 온도감각은 상부 목부분(upper cervical)까지 하행한 후 반대편으로 교차하여 삼차시상로를 통해 시상의 뒤안쪽배쪽핵에 닿는다. 따라서 하부 다리뇌 또는 숨뇌의 병변이 있을 경우 고유감각, 촉각 등은 정상 소견을 보이나 통증 및 온도감각 장애가 관찰되는 해리성 감각소실(dissociated sensory loss) 현상이 나타난다.

■ 소리반사(Acoustic reflex)

소리반사(acoustic reflex)는 청각의 중추경로인 위올리브핵(superior olivary nucleus)과 연계하여 시끄러운 소리에 속귀의 등자근(stapedius muscle)을 수축시켜 귀속뼈(auditory ossicle)의 과도한 움직임을 막아준다. 이는 강한 청각 자극이 뇌줄기에 전달되고, 얼굴신경을 통해 좌우 등자근을 수축시키게 되는 것이다.

■ 얼굴마비(Facial paralysis)

얼굴마비(facial paralysis)는 병변의 위치에 따라 수의적 얼굴 운동에 관여하는 **(5)피라미드로 신경섬유**들이 손상되어 일어나는 **(6)위운동신경세포성(upper motor neuron) 병변**과 얼굴신경핵 또는 **(7)얼굴신경**이 손상되어 일어나는 **(8)아래운동신경세포성(lower motor neuron) 병변**으로 나눌 수 있다.

위운동신경세포성 병변은 병변 **(9)반대쪽 얼굴 아래쪽**이 마비되며 이마를 찌푸리거나 눈을 감는 것이 가능하고, 각막반사는 정상이다.

아래운동신경세포성 병변은 병변쪽 얼굴 **(10)전체가 마비**되어 주름이 잡히지 않으며 눈썹이 아래로 처지는 형태를 나타낸다. 고실끈신경이 침범될 경우 혀의 앞 3분의 2 부위의 미각 상실이 동반될 수 있다.

각막반사

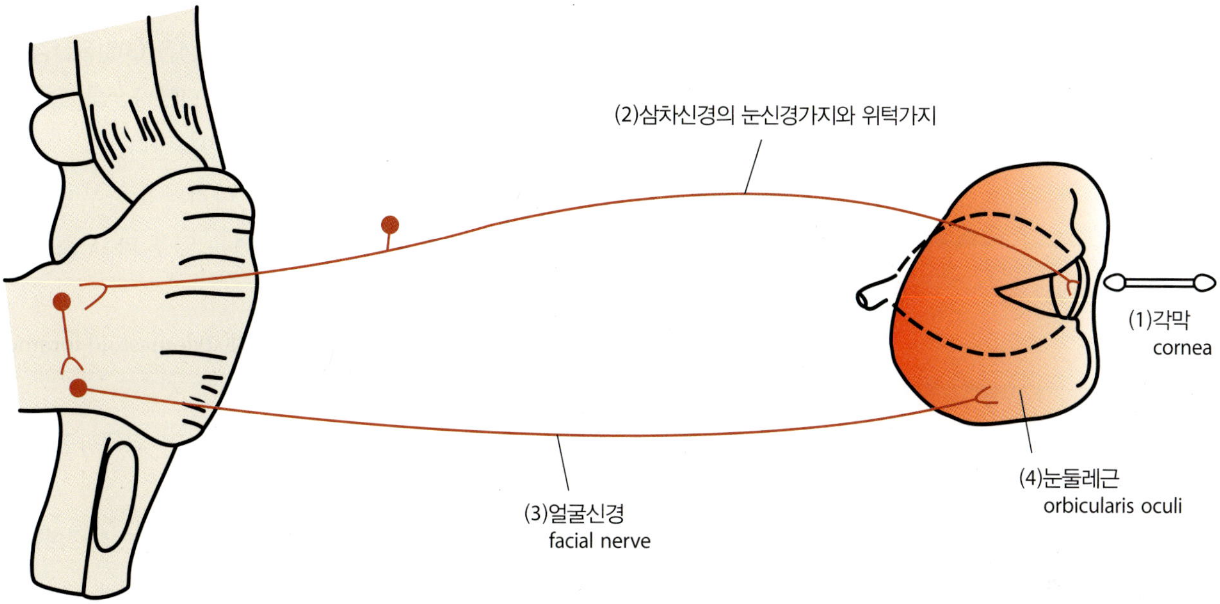
(2)삼차신경의 눈신경가지와 위턱가지
(1)각막
cornea
(4)눈둘레근
orbicularis oculi
(3)얼굴신경
facial nerve

얼굴마비

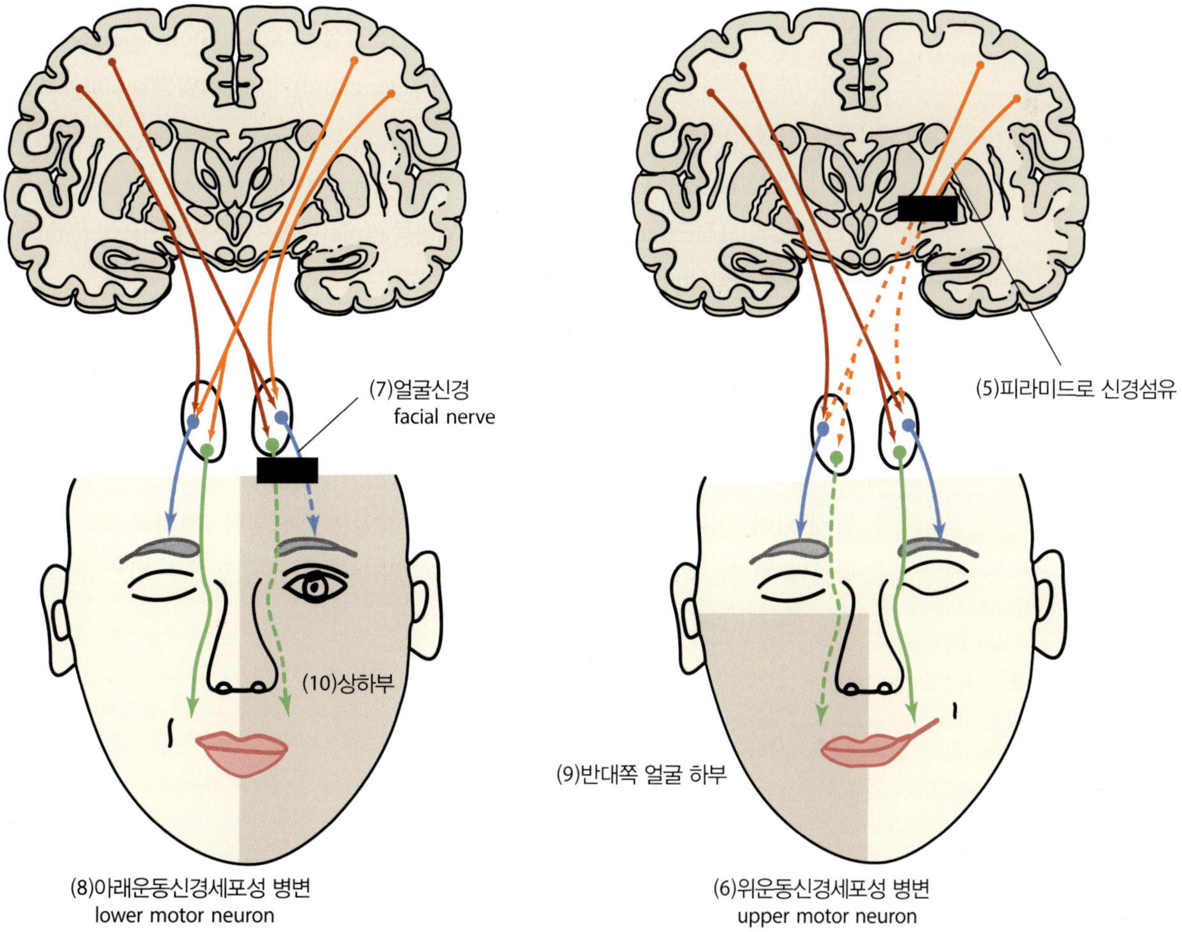
(7)얼굴신경
facial nerve
(5)피라미드로 신경섬유
(10)상하부
(9)반대쪽 얼굴 하부
(8)아래운동신경세포성 병변
lower motor neuron
(6)위운동신경세포성 병변
upper motor neuron

일곱째뇌신경(얼굴신경) >

얼굴신경(facial nerve)은 **일반몸들신경성분(GSA)**, **특수내장들신경성분(SVA)**의 감각신경과 **특수내장날신경성분(SVE)**의 운동신경 그리고 **일반내장날신경성분(GVE)**의 부교감신경으로 구성된 혼합신경이다.

얼굴신경의 핵은 **(1)다리뇌**의 중앙 아래쪽에 위치하며 **(2)얼굴신경**은 **(3)얼굴신경핵**에서 나와 등쪽(dorsal)을 향하다가 **(4)갓돌림신경핵**을 돌아 배쪽(ventral)으로 나온다. **(5)침분비핵**은 **(3)얼굴신경핵** 밑에 위치하며 그 섬유가 위로 올라와 얼굴신경과 합류한다.

얼굴신경의 감각신경의 핵인 **(6)고립로핵(solitary nucleus)**은 다리뇌의 하부에서 숨뇌아래쪽까지 위치하며 그 섬유는 뇌줄기 밖에서 얼굴신경의 운동섬유 옆을 타고 들어와 아래로 내려가 고립로핵까지 전달된다.

얼굴신경은 **속귀길(internal acoustic meatus)**을 지나 **붓꼭지구멍(stylomastoid foramen)**을 통해 얼굴의 바깥쪽면으로 나온다.

일반몸들신경성분(GSA)은 무릎신경절(geniculate ganglion)을 통하여 진행하며 **(7)바깥귀**와 귀의 피부에서 오는 통각, 온도감각을 담당한다.

특수내장들신경성분(SVA)의 신경섬유는 **(8)혀 앞쪽 2/3의 미각을 담당하는 신경섬유로 고립로핵(nucleus solitarius)**으로 연결된다.

일반내장날신경성분(GVE)은 부교감신경섬유이며 **위침분비핵(superior salivary nucleus)**에서 시작한 신경섬유는 **날개입천장신경절(pterygopalatine ganglion)**과 **턱밑신경절(submandibular ganglion)**로 연결된다.

날개입천장신경절(pterygopalatine ganglion)에서 나온 신경섬유는 **(9)눈물샘(lacrimal gland)**으로 연결되며 눈물분비기능을 담당하고 **턱밑신경절(submandibular ganglion)**에서 시작된 신경절이후신경섬유는 **(10)턱밑샘(submandibular gland)**과 **(11)혀밑샘(sublingual gland)**에 닿는 곳을 형성하며 침분비 기능을 담당한다.

특수내장날신경성분(SVE)은 얼굴신경운동핵(facial motor nucleus)의 신경세포에서 시작되며 **(12)얼굴의 표정근(facial expression)**, **넓은목근(platysma)**, **붓목뿔근(stylohyoid)**, **두힘살근(digastric)**의 **뒤힘살(posterior belly)**을 지배한다.

환자가 다음과 같은 표정을 짓도록 지시한다 : 눈썹 들어 올리기, 눈 감기, 웃기, 입술 모으기, 뺨 부풀리기. 약간의 비대칭은 정상이다. 표정을 짓지 못하거나 뺨을 부풀렸을때 바람이 새는 경우 7번 뇌신경의 손상을 의심할 수 있다. 7번 뇌신경의 손상은 같은쪽 얼굴 마비를 유발한다. 위쪽과 아래쪽 얼굴이 동일하게 마비된다. 손상은 환자의 같은쪽 눈이 감기지 않게 되며, 이마, 뺨, 입술 그리고 턱의 움직임도 제한된다. 결과적으로 같은쪽 눈과 입은 마르게 된다. 병변은 7번 뇌신경의 세포체 또는 축삭을 침범할수 있으며, 축삭을 침범한 병변을 벨마비(Bell's palsy)라고 한다.

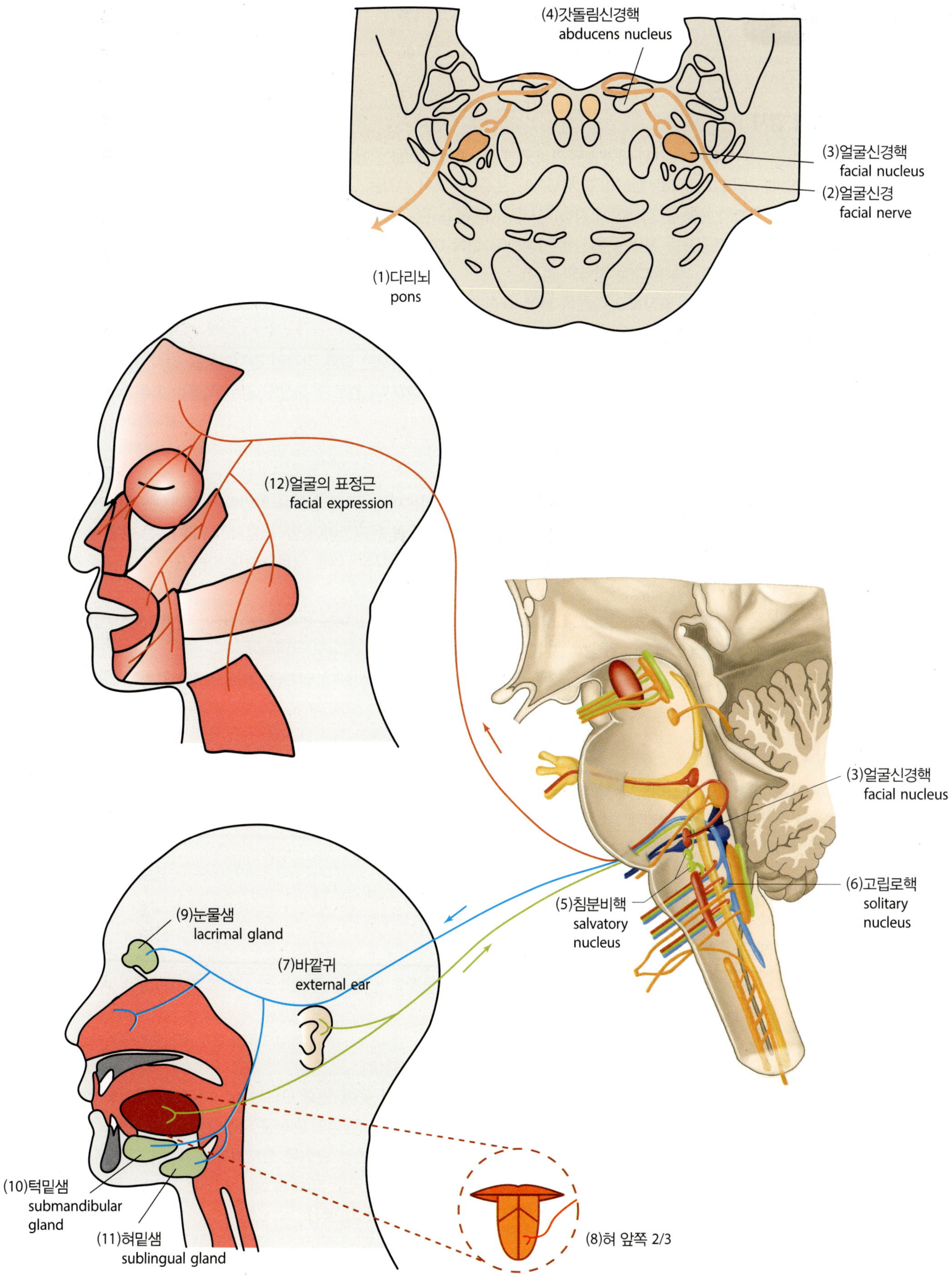

(4)갓돌림신경핵
abducens nucleus
(3)얼굴신경핵
facial nucleus
(2)얼굴신경
facial nerve
(1)다리뇌
pons
(12)얼굴의 표정근
facial expression
(3)얼굴신경핵
facial nucleus
(6)고립로핵
solitary
nucleus
(5)침분비핵
salvatory
nucleus
(9)눈물샘
lacrimal gland
(7)바깥귀
external ear
(10)턱밑샘
submandibular
gland
(11)혀밑샘
sublingual gland
(8)혀 앞쪽 2/3

임상노트

5번 뇌신경검사

■ 얼굴 감각 검사

얼굴 감각의 평가를 위해서 세가지 영역에서 가벼운 촉진(soft touch)을 사용하여 오른쪽 왼쪽 얼굴을 검사한다.환자에게 "감각이 느껴질 때 '네'라고 대답하세요."라고 지시한다. 또한 "어디서 감각을 느끼는지 손으로 가리키거나 말해주세요." 라고 지시한다. 먼저 환자가 눈을 뜬 상태에서 감각 검사를 시행하고, 환자가 눈을 감은 상태에서 다시 검사를 시행한다.

환자의 얼굴에 목화 조각으로 가벼운 촉진을 시행한다. 한쪽 이마를 촉진하고 반대쪽도 시행하여 환자의 양쪽 감각이 같은지 비교해 볼 수 있도록 시행한다(눈 영역의 검사).

다음으로 환자의 한쪽 볼에 촉진하고 다른쪽 볼에 촉진 한다(위턱뼈 부분 검사). 마지막으로 턱의 한쪽 면에 촉진하고, 반대쪽도 시행한다(아래턱 부분 검사).

양쪽의 같은 구획을 촉진해 본다. 피부를 가로질러 끌어 오며 자극(이것은 다른 감각인 간지러움을 검사 하는 것)을 주지않도록 한다. 삼차신경–다리뇌의 핵–시상–대뇌겉질의 몸감각영역까지의 경로가 정상인 경우 특별한 차이가 관찰되지 않는다.

■ 씹기근 검사 두가지

1. 환자가 입을 열도록 지시하여 턱의 정렬을 확인한다. 입이 열리는 동안 턱의 정렬을 확인하기 위해서는 위 앞이빨과 아래 앞이빨 사이의 상대적인 공간을 확인한다. 턱은 가운데 정렬을 유지하여야 한다. 환자가 입을 닫는 동안 손으로 저항을 가한다. 환자는 저항을 이겨내고 입을 닫을수 있어야 한다. 환자가 이를 악물고 이완하는 동안 씹기근을 촉진한다. 양쪽의 차이가 없어야 한다.

   한쪽 5번 뇌신경 손상시 입을 여는 동안 턱은 손상측을 향하여 편위된다. 이는 반대쪽 날개근에 대한 저항이 없기 때문이다. 평가시 씹기근의 근력 약화가 관측된다면, 씹기근 촉진시 양쪽의 차이도 극명하게 나타난다.
2. 검사자가 환자의 턱에 저항을 가하는 동안 환자가 입을 벌려보도록 지시한다. 날개근(pterygoid)의 약화가 있는 경우 약해진 방향으로 밀리게 된다.

■ 턱반사

환자가 가볍게 입을 열고 이완하도록 지시한다. 피검자의 검지를 환자의 턱 아래에 댄 상태에서 검진 해머로 가볍게 친다. 정상일 경우 반응이 없거나 가볍게 턱이 위로 움직인다. 피질뇌간로(corticobrainstem tract) 손상시 입을 급격히 다무는 반응이 나타난다.

7번뇌신경 검사

■ 오른쪽 눈둘레근 운동기능 부전 검사

환자가 눈을 꼭 감는동안 검사자가 힘을 주어 눈을 뜨게한다. 오른쪽과 왼쪽 눈 근육의 힘 차이를 검사하며 손상이 있는 경우 눈이 약간 떠진다.

■ 얼굴표정 검사

환자가 다음과 같은 표정을 짓도록 지시한다. 눈썹 들어 올리기, 눈 감기, 웃기, 입술 모으기, 뺨 부풀리기. 약간의 비대칭은 정상이다. 표정을 짓지 못하거나 뺨을 부풀렸을때 바람이 새는 경우 7번 뇌신경의 손상을 의심할 수 있다. 7번 뇌신경의 손상은 같은쪽 얼굴 마비를 유발한다. 위쪽과 아래쪽 얼굴이 동일하게 마비된다. 손상은 환자의 같은쪽 눈이 감기지 않게 되며, 이마, 뺨, 입술 그리고 턱의 움직임도 제한된다. 결과적으로 같은쪽 눈과 입은 마르게 된다. 병변은 7번 뇌신경의 세포체 또는 축삭을 침범할수 있으며, 축삭을 침범한 병변을 벨마비(Bell's palsy)라고 한다.

5번 뇌신경검사

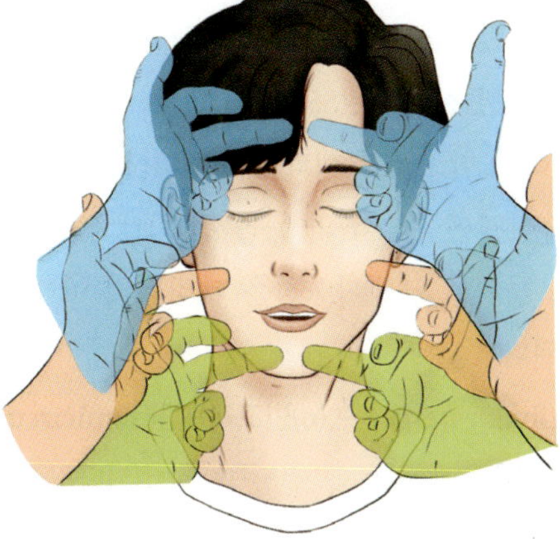

얼굴감각검사

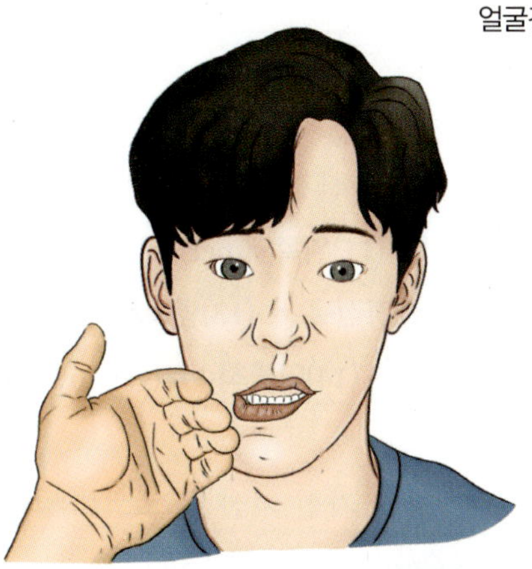

씹기근검사

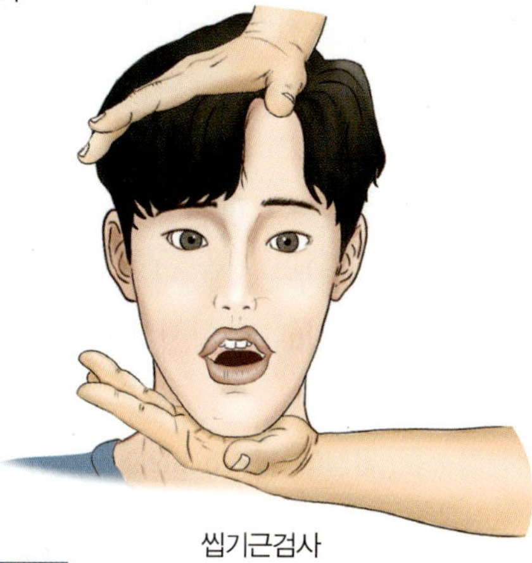

씹기근검사

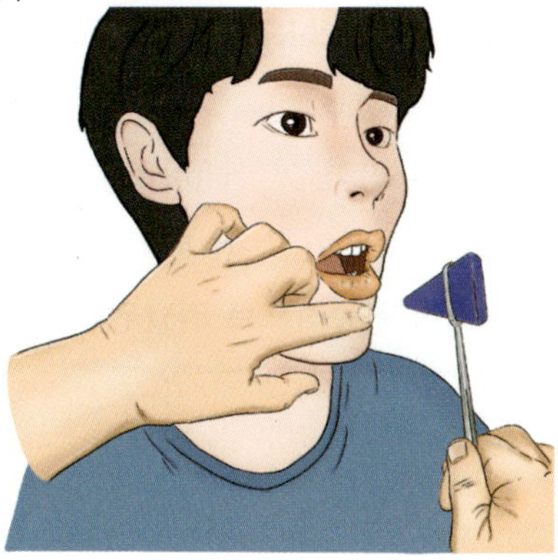

턱반사

7번 뇌신경검사

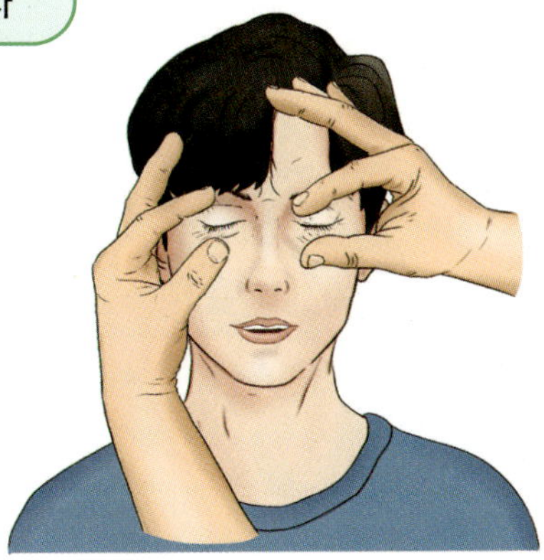

눈둘레근 운동기능부전검사

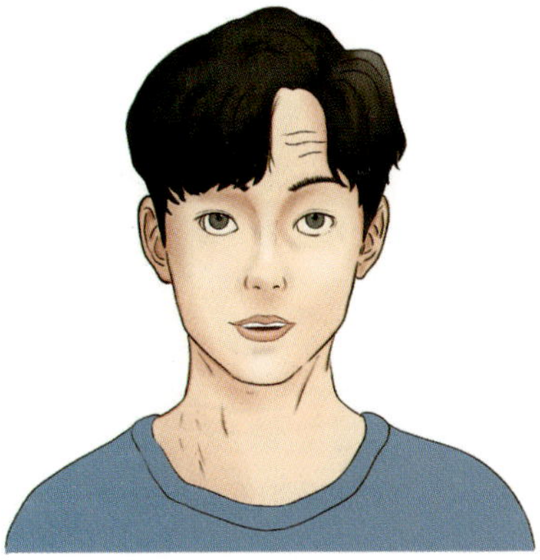

얼굴표정검사

여덟째뇌신경(속귀신경) > **속귀신경(vestibulocochlear nerve)**은 평형감각을 전달하는 안쪽의 **(1)안뜰신경(vestibular nerve)**과 청각을 전달하는 가쪽의 **(2)달팽이신경(cochlear nerve)**으로 구성되어 있다. 이 두 신경은 모두 **특수몸들신경성분(SSA)**을 전달하지만 다른 2개의 신경이다.

속귀신경의 핵 또한 **(3)안뜰핵**과 **(4)달팽이신경핵**으로 나누어져 있다. **(5)다리뇌**의 아래쪽으로 들어온 안뜰신경은 다리뇌의 등쪽(뒤쪽)에 있는 안뜰핵에 전달된다. 마찬가지로 다리뇌의 아래쪽으로 들어온 달팽이신경은 다리뇌의 아래쪽 중앙에 위치하는 **(4)등쪽 · 배쪽달팽이신경핵**에 전달된다.

안뜰신경 > **안뜰신경(vestibular nerve)**은 **(6)반고리뼈관(semicircular canal)** 속의 림프액의 움직임에 따라 머리의 회전운동 시 정보를 전달받으며 **(7)타원주머니(utricle)**와 **(8)둥근주머니(saccule)** 속의 평형모래(otolith)에 가해지는 중력에 반응하여 머리의 직선운동 등 머리의 자세에 관한 정보를 전달받는다.

반고리뼈관, 타원주머니, 둥근주머니에서 받은 감각정보는 안뜰신경을 통해 **(3)안뜰핵**으로 들어가며, 안뜰핵은 상위 신경중추와 하위로 신경신호를 보낸다.

안뜰핵은 **(9)안쪽(medial)**, **(10)가쪽(lateral)**, **(11)위쪽(superior)**, **(12)아래쪽(inferior)** 안뜰핵의 네 부분으로 나눠져 있으며 상행하는 신경섬유는 **(13)안쪽세로다발(medial longitudinal fasciculus)**을 형성하며, 하행하는 신경섬유는 **(14)안뜰척수로(vestibulospinal tract)**를 형성한다.

달팽이신경 > **달팽이신경(cochlear nerve)**은 청각전달기능을 가진 뇌신경으로 **(15)달팽이관(cochlear duct)**의 아래쪽에 위치한 코르티기관(organ of Corti)의 털세포(hair cell)에서 감각을 수용하며 수용된 청각은 **(4)달팽이신경핵(cochlear nuclei)**으로 들어간 후 **(16)마름섬유체(trapezoid body)**, 위올리브핵(superior olivary nucleus), 가쪽섬유띠(lateral lemniscus), 아래둔덕(inferior colliculus), 시상(thalamus)의 안쪽무릎체(medial geniculate body; MGB), 대뇌의 청각부챗살(auditory radiation)을 차례로 거친 뒤 대뇌겉질(cerebral cortex)의 일차 청각영역(primary auditory cortex, 41, 42)에 최종적으로 전달된다.

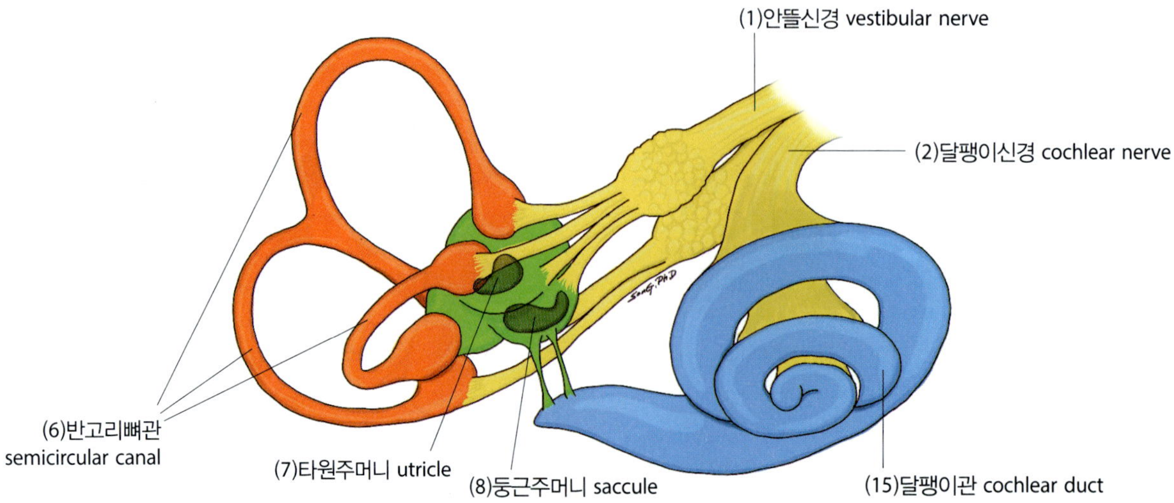

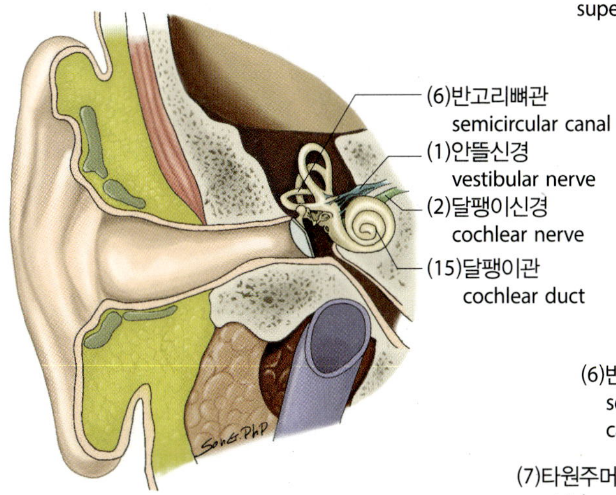
(6)반고리뼈관
semicircular canal
(1)안뜰신경
vestibular nerve
(2)달팽이신경
cochlear nerve
(15)달팽이관
cochlear duct

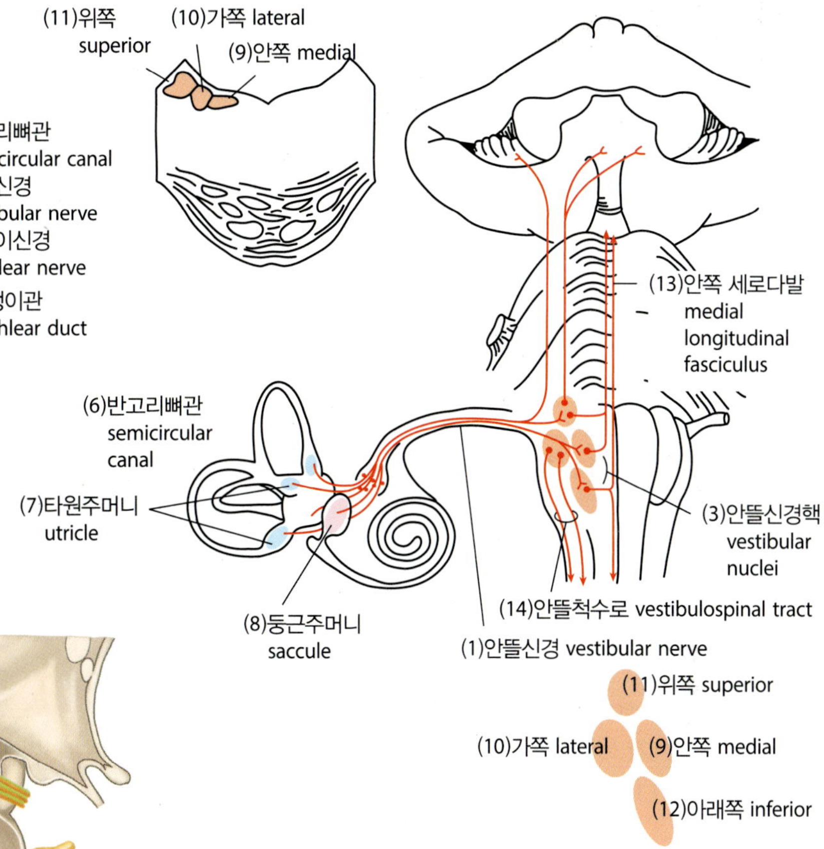
(11)위쪽
superior
(10)가쪽 lateral
(9)안쪽 medial
(13)안쪽 세로다발
medial
longitudinal
fasciculus
(6)반고리뼈관
semicircular
canal
(7)타원주머니
utricle
(3)안뜰신경핵
vestibular
nuclei
(8)둥근주머니
saccule
(14)안뜰척수로 vestibulospinal tract
(1)안뜰신경 vestibular nerve
(11)위쪽 superior
(10)가쪽 lateral
(9)안쪽 medial
(12)아래쪽 inferior

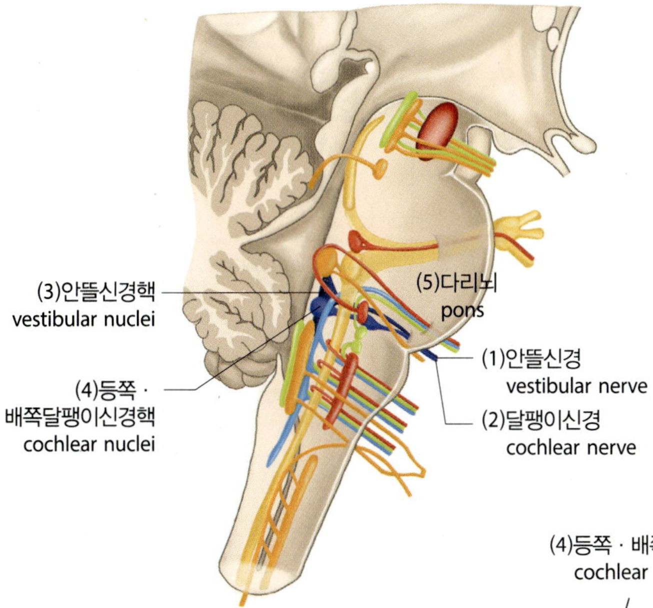
(3)안뜰신경핵
vestibular nuclei
(5)다리뇌
pons
(4)등쪽 · 배쪽달팽이신경핵
cochlear nuclei
(1)안뜰신경
vestibular nerve
(2)달팽이신경
cochlear nerve

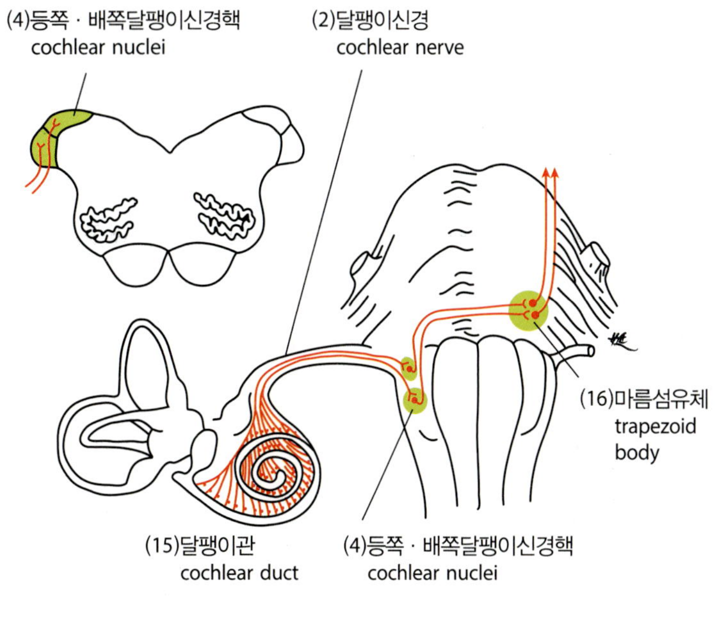
(4)등쪽 · 배쪽달팽이신경핵
cochlear nuclei
(2)달팽이신경
cochlear nerve
(16)마름섬유체
trapezoid
body
(15)달팽이관
cochlear duct
(4)등쪽 · 배쪽달팽이신경핵
cochlear nuclei

임상노트

■ 안뜰눈반사

안뜰눈반사(vestibulo-ocular reflex; VOR)는 머리를 움직이는 동안 안정된 시각을 유지하기 위한 반응이다. 머리를 오른쪽으로 회전시킬 때 반고리뼈관 속의 림프액의 흐름은 상대적으로 왼쪽으로 일어나게 된다. 따라서 팽대능선의 털세포에서 속도의 변화를 감지하게 되고, 이 신호는 안뜰신경을 통해 안쪽안뜰핵(medial vestibular nucleus)으로 전달된다.

■ 난청

(1)**난청**(deafness)은 청력이 소실된 것으로 그 원인에 따라 전도성(conductive) 난청, 감각신경성(sensorineural) 난청, 겉질성(cortical) 난청으로 구분될 수 있다.

(2)**전도성 난청**은 외부로부터 청음이 달팽이(cochlear)까지 전달되지 못하는 문제가 있는 경우이다.

(3)**감각신경성 난청**은 안뜰창(oval window) 안쪽의 병변에 기인하여 청음을 받아들이기 어려운 상황이다. 즉, 달팽이, 달팽이신경, 달팽이신경핵 또는 중추성 청각신경로의 병변으로 나타난다.

겉질성 난청은 난청이라고도 하는데, 청각겉질에 병변이 있을 경우 단순한 청각기능은 유지되나 언어(spoken language)를 이해하지 못하는 경우이다.

■ 현훈

(4)**현훈**(vertigo)은 신체의 공간적 지남력 장애이다. 현훈은 몸이 빙빙 도는 것 같이 느껴지는 일종의 착각이며, 환자들은 주위 물체가 움직이는 것으로 느끼는 경우가 많다. 현훈은 병변 위치에 따라 (5)**미로성**(labyrinthine), (6)**안뜰신경**(vestibular nerve), (7)**중심성 전도**(central connection) 병변으로 나눌 수 있다.

■ 뇌신경 8번 검사

1. 손가락 스냅을 활용한 검사 : 환자의 귀앞에 손가락 스냅을 통하여 오른쪽과 왼쪽 차이를 확인할 수 있다.
   중이병변에 의한 전도성(conductive) 청력 장애인지 청각신경 병변에 의한 감각성(perceptive) 장애인지는 Rinne검사 그리고 Weber 검사를 사용하여 감별 검사 할 수 있다.
2. Rinne 검사 : 꼭지돌기에 진동하는 소리굽쇠(tuning fork)를 밀착한다. 환자가 진동소리를 듣지 못할때 굽쇠를 외이도 약 3 cm 거리에 위치한다. 정상인 경우 소리를 들을수 있다.
   - 8번 뇌신경 병변이 있는경우 : 소리는 들을수 있으나 손상과 같은쪽에서 소리가 감소되어 들리게 된다(감각성 손상). 만약 공기중에서 소리가 들리지 않는 경우 외이도의 차단 또는 중이 손상에 의한 전도성 손상을 의심할 수 있다.
3. Weber 검사 : 환자의 머리위에 진동하는 소리굽쇠를 올려둔다. 환자가 오른쪽 또는 왼쪽 중 소리가 더 잘들리는 곳이 있는지 확인한다. 정상적으로는 양쪽에서 소리가 동일하게 들려야 한다.
   - 8번 뇌신경 병변이 있는 경우 : 감각성 손상의 경우 정상측에서 소리가 더 크게 들린다. 반대로 전도성 손상의 경우 손상측에서 소리가 더 크게 들린다. 이는 뼈를 통한 전도는 정상적인 반면에 공기를 통한 소리전달이 방해되기 때문이다.

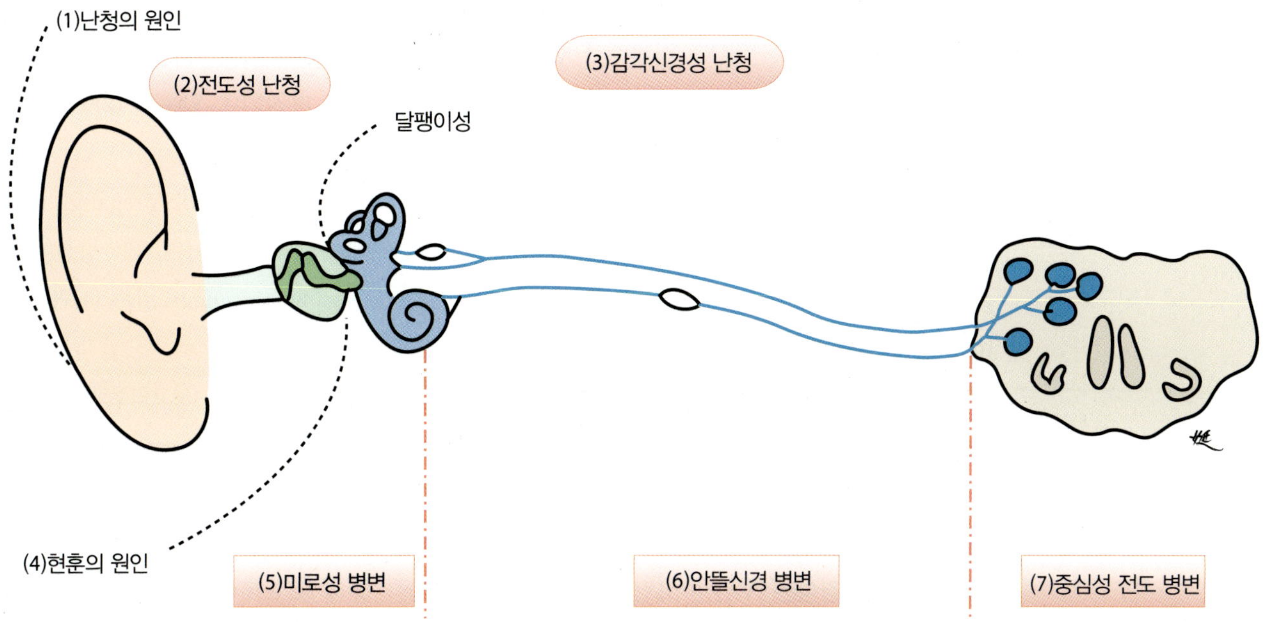

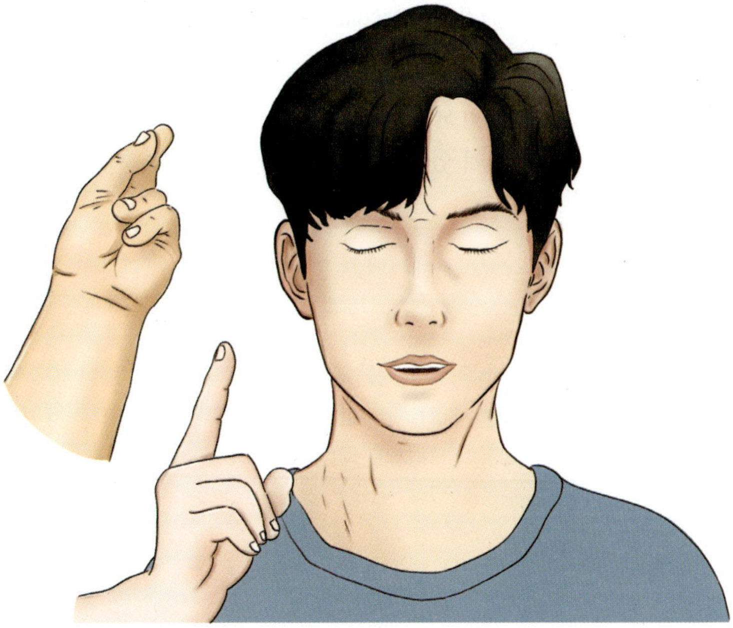

손가락스냅을 활용한 검사

아홉째뇌신경 > (눈돌림신경)의 조절

혀인두신경(glossopharyngeal nerve)은 혀와 인두에 분포하는 신경으로 **특수내장날신경성분(SVE)**, **일반내장날신경성분(GVE)**, **일반내장들신경성분(GVA)**, **특수내장들신경성분(SVA)**, **일반몸들신경성분(GSA)**의 다섯 가지 성분으로 구성된 혼합신경이다.

혀인두신경은 미주신경(X), 더부신경(XI)과 함께 **목정맥구멍(jugular foramen)**을 통과한다.

특수내장날신경성분(SVE)은 **(1)의문핵(nucleus ambiguus)**에서 기원되며 인두의 **(2)붓인두근(stylopharyngeus)**을 지배한다.

일반내장날신경성분(GVE)은 부교감신경절이전신경섬유(parasympathetic preganglionic fiber)로 **(3)아래침분비핵(inferior salivatory nucleus)**에서 나오는 신경섬유이며 귀신경절(otic ganglion)로 들어간다. 귀신경절의 신경절이후신경세포(postganglionic neuron)는 **(4)귀밑샘(parotid gland)**에 분포하여 침분비에 관여한다.

일반내장들신경성분(GVA)의 신경세포는 고립로(solitary tract)를 형성하여 **(5)고립로핵(solitary nucleus)**으로 들어간다. **(6)말초가지(peripheral process)**는 가운데귀공간(middle ear cavity), 귀인두관(Eustachian tube), 편도(tonsil), 인두(pharynx), 물렁입천장(soft palate), 목동맥팽대(carotid sinus), 목동맥토리(carotid body)에서 오는 내장감각(visceral sensation)을 전달한다.

특수내장들신경성분(SVA)은 고립로(nucleus solitarius)를 통해 고립로핵(solitary nucleus)의 상부 미각핵(gustatory nucleus)으로 들어간다. 미각핵에서 나온 신경섬유는 **(7)혀의 뒤쪽 1/3**에 있는 맛봉오리(taste bud)에 분포하며 이 부분의 미각을 담당한다.

일반몸들신경성분(GSA)은 혀인두신경의 위신경절(superior ganglion)에 있으며 말초가 지는 미주신경의 귓바퀴가지(auricular branch)와 이어져 **(8)귓바퀴와 바깥귀길 및 고막**에 분포한다. 중심가지는 혀인두신경을 통해 들어가 삼차신경척수핵(spinal nucleus of trigeminal nerve)과 주감각핵(main sensory nucleus)에 닿는 곳을 형성한다. 미주신경과 혀인두신경의 말초가지는 서로 이어져 있기 때문에 분포하는 영역도 같다.

임상노트

■ 구역질반사

구역질반사(gag reflex)는 인두뒤벽, 편도, 혀의 바닥부위 등을 자극하면 인후의 수축 및 올림(거상)이 이루어지고 혀가 뒤로 당겨지는 반응이 나타나는 것을 말하며, 인두반사(pharyngeal reflex)라고도 한다. 구역질반사의 중추는 숨뇌에 있고 위운동신경세포성(UMN) 장애에서는 항진되나 아래운동신경세포성(LMN) 장애에서는 저하 또는 소실되는 것이 특징이다.

■ 입천장반사

입천장반사(palatal reflex)는 물렁입천장을 자극할 때 물렁입천장의 올림(거상)과 목젖의 편측성 편위가 나타나는 것이다.

■ 목정맥구멍증후군

목정맥구멍증후군(jugular foramen syndrome)은 뇌신경 IX, X, XI의 장애가 함께 나타나는 경우를 말하며, 경정맥사구 종양(glomus jugular tumor)이나 머리뼈 바닥부위 골절에서 목정맥구멍 손상이 이곳을 지나는 뇌신경의 마비 원인이 된다. 열한째뇌신경 마비는 같은 쪽의 어깨세모근 및 목빗근 마비나 위축을 일으키고, 아홉째, 열째뇌신경의 마비는 발성장애, 삼킴곤란, 구역질반사 저하, 성대마비, 입천장처짐(pendulous palate), 혀 뒤쪽 3분의 1부위의 미각상실과 혀 후방 3분의 1, 물렁입천장, 목젖(palatine uvula), 목구멍(인후; throat) 및 뒤통수의 무감각증이 특징이다.

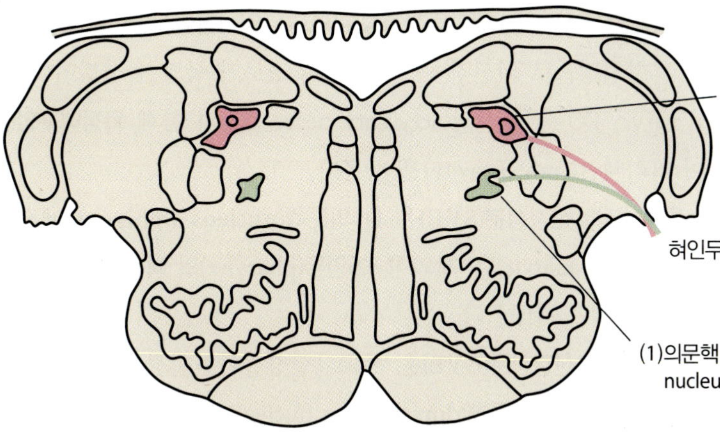
(5)고립로핵
solitary nucleus
혀인두신경
(1)의문핵
nucleus ambiguus

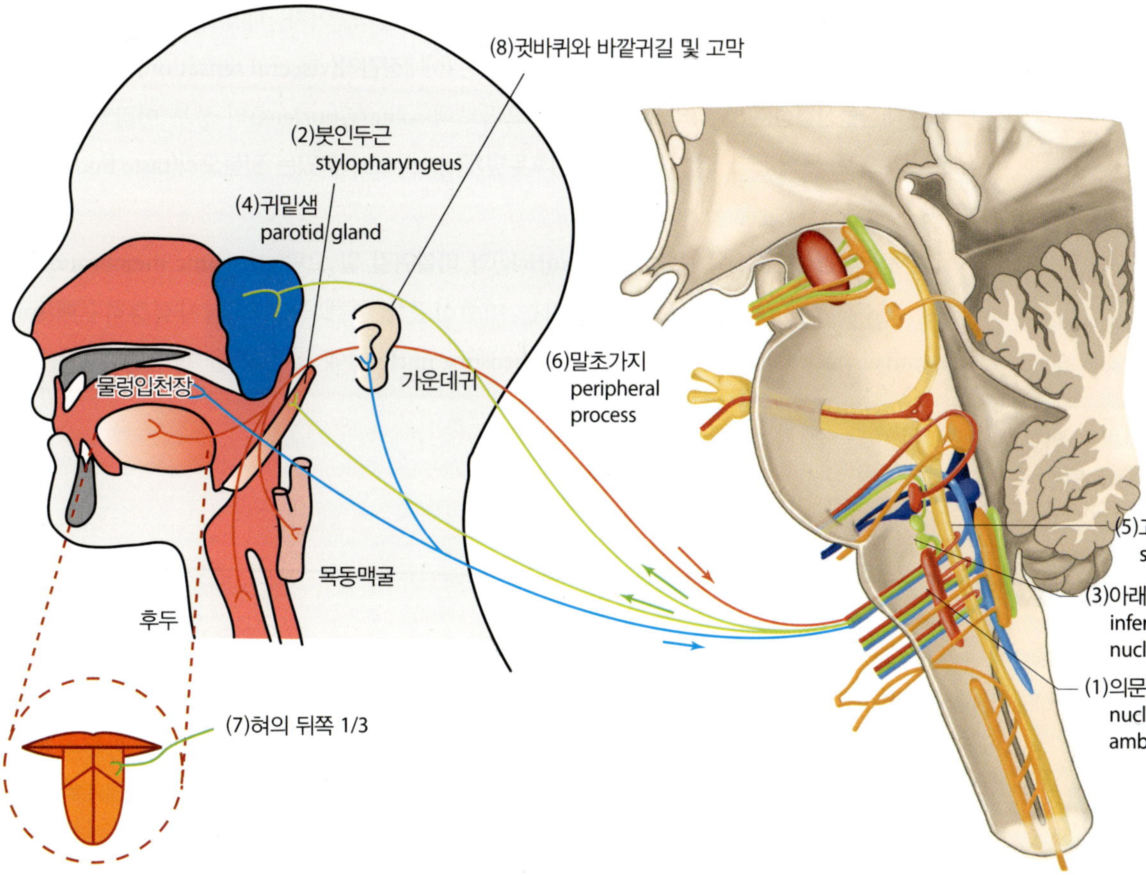
(8)귓바퀴와 바깥귀길 및 고막
(2)붓인두근
stylopharyngeus
(4)귀밑샘
parotid gland
물렁입천장
가운데귀
(6)말초가지
peripheral
process
목동맥굴
후두
(7)혀의 뒤쪽 1/3
(5)고립로핵
solitary nucleus
(3)아래침분비핵
inferior salivatory
nucleus
(1)의문핵
nucleus
ambiguus

열째뇌신경(미주신경) > 미주신경(vagus nerve)은 **특수내장날신경성분(SVE)**, **일반내장날신경성분(GVE)**, **일반내 장들신경성분(GVA)**, **특수내장들신경성분(SVA)**, **일반몸들신경성분(GSA)**의 다섯 가지 성분으로 구성된 혼합신경으로 뇌신경 중 가장 길며 경로가 복잡한 신경이며 혀인두신경(glossopharyngeal nerve, IX), 더부신경(accessory nerve, XI)과 함께 **목정맥구멍(jugular foramen)**을 통과하여 머리뼈안(cranial cavity)을 나온다.

특수내장날신경성분(SVE)은 **(1)의문핵(nucleus ambiguus)**에서 기원되며 붓인두근(stylopharyngeus muscle)을 제외한 **(2)인두(pharynx)의 뼈대근육과 후두(larynx)와 식도(esophagus)의 뼈대근육**을 지배한다.

일반내장날신경성분(GVE)은 부교감신경절이전신경섬유(parasympathetic preganglionic fiber)로 **(3)미주신경등쪽핵(dorsal motor nucleus of vagus)**에서 나오는 신경섬유이며 **(4)내장기관**을 지배한다. 미주신경이 지배하는 기관들은 기관(trachea), 기관지(bronchus)의 민무늬근육(smooth muscle), 식도(esophagus), 위(stomach), 소장(small intestine), 간(liver), 쓸개(gall bladder), 이자(pancreas), 대장(large intestine) 중 막창자(cecum), 오름잘록창자(ascending colon), 가로잘록창자(transverse colon)의 민무늬근육이다.

일반내장들신경성분(GVA)의 신경섬유는 고립로(solitary tract)를 형성하여 **(5)고립로핵(solitary nucleus)**으로 들어간다. 말초가지(peripheral process)는 입천장(palate), 뒤통수, 인두, 심장, 목동맥팽대, 목동맥토리, 식도, 위, 소장, 간, 쓸개, 이자, 대장의 대부분, 기관과 기관지, 신장, 난소(ovary)와 고환(testis)에서 오는 **(6)내장감각(visceral sensation)**을 전달한다.

특수내장들신경성분(SVA)의 신경섬유는 고립로핵(solitary nucleus)의 상부 미각핵(gustatory nucleus)으로 들어간다. 말초가지는 **(7)후두덮개(epiglottis)에 있는 맛봉오리(taste bud)**에 분포하며 미각을 담당한다.

일반몸들신경성분(GSA)은 **(8)귓바퀴(auricle)와 바깥귀길 및 고막(tympanic membrane)**의 일반감각을 전달하는 성분으로 중심가지는 미주신경을 통해 들어가 삼차신경척수핵(spinal trigeminal nucleus)과 주감각핵(principal sensory nucleus)에 닿는 곳을 형성한다. 말초가지는 귓바퀴와 바깥귀길 및 고막에 분포한다.

임상노트

■ 혀인두신경통

혀인두신경통(glossopharyngeal neuralgia)은 혀인두신경이나 미주신경 감각 지배 영역에서 유발되는 동통으로 통증 기간이 비교적 짧으며(short), 예리하고(sharp), 살을 에는 듯 한(lancinating) 통증이 인두의 뒤쪽 및 편도부위에서 느껴진다. 통증은 삼킴작용 시 더 악화되거나 유발되며, 통증과 연관되어 반사성 느린맥(reflex bradycardia)이 나타나 실신(syncope) 현상이 나타나기도 한다. 반사성 느린맥은 혀인두신경의 들신경섬유로 전달된 자극이 고속로(tractus solitarius)나 미주신경의 등쪽운동핵(dorsal motor nucleus of the vagus)을 자극하여 나타난다.

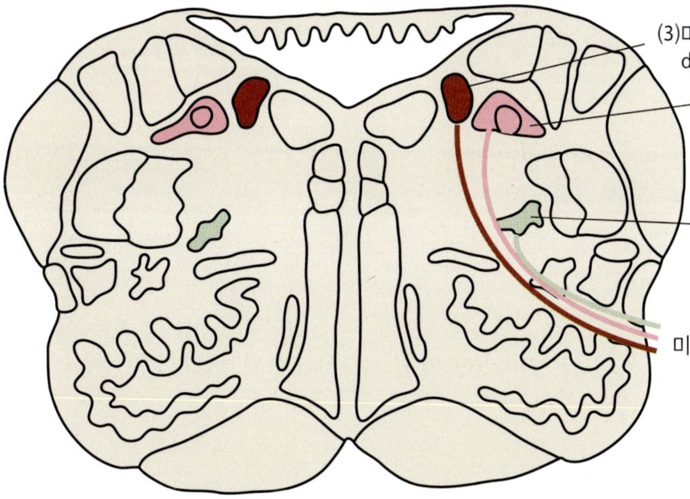
(3)미주신경등쪽핵
dorsal motor nucleus of vagus
(5)고립로핵
solitary nucleus
(1)의문핵
nucleus ambiguus
미주신경

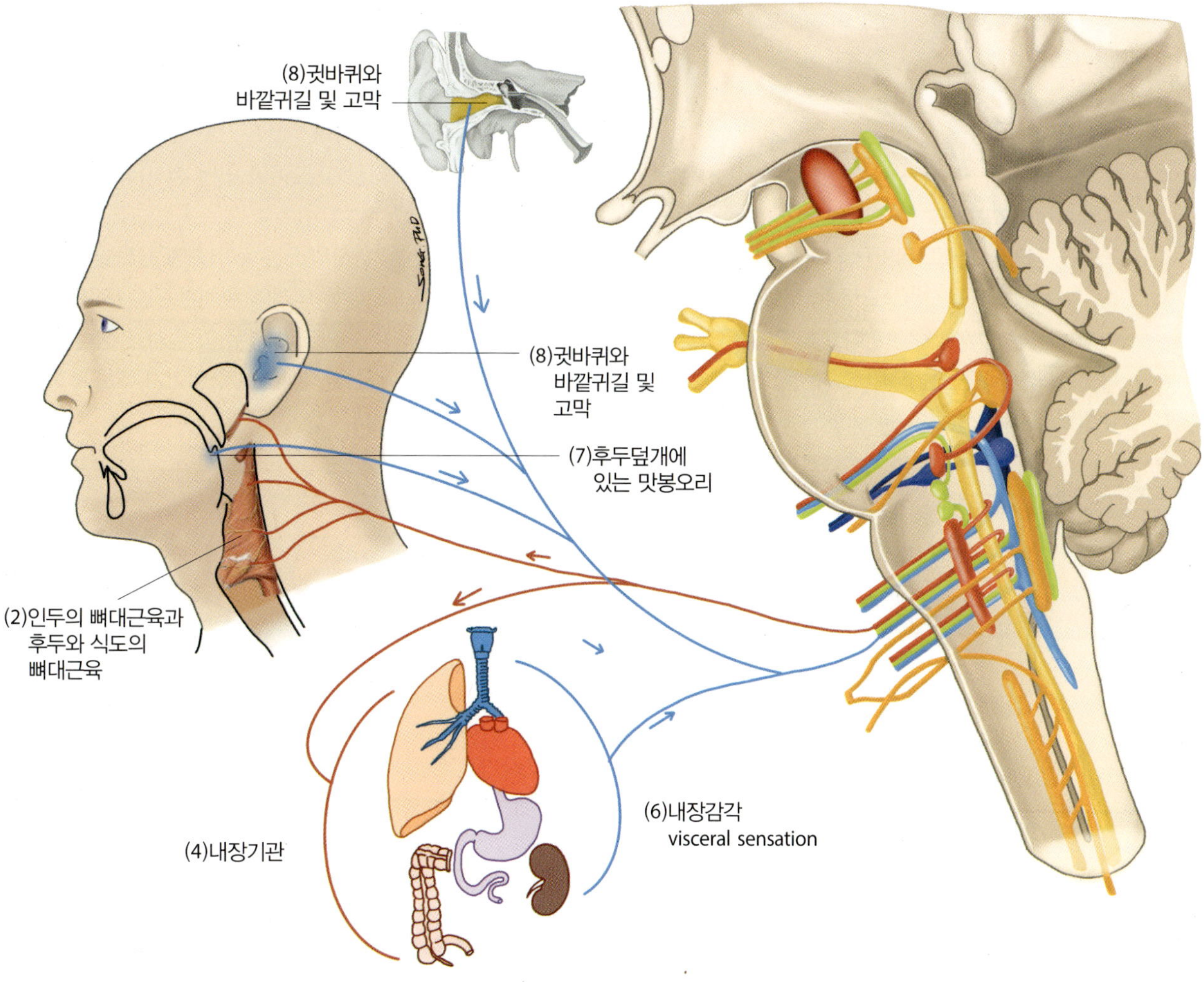
(8)귓바퀴와
바깥귀길 및 고막
(8)귓바퀴와
바깥귀길 및
고막
(7)후두덮개에
있는 맛봉오리
(2)인두의 뼈대근육과
후두와 식도의
뼈대근육
(4)내장기관
(6)내장감각
visceral sensation

임상노트

■ 9, 10 뇌신경 검사

구역반사를 유도하기 위해 면봉으로 물렁입천장(soft palate)을 자극한다. 정상반응은 구역질과 물렁입천장의 대칭적인 올림 반응이 나타난다. 9번 뇌신경은 구심성으로 감각을 받아들이고, 10번 뇌신경은 원심성으로 운동반응을 발생한다. 해당 반응은 환자의 불쾌감을 유발하므로 뇌줄기 병변이 의심될때만 적용한다. 9번 뇌신경의 병변시 구역반사의 감소 또는 비대칭적인 물렁입천장 올림이 나타난다.

10번 뇌신경을 검사하기 위해서 환자는 입을 열어서 "아" 라고 말한다. 검사자는 물렁입천장을 관찰한다. 정상반응으로 물렁입천장의 올림이 나타난다. 10번 뇌신경의 병변시 쉰 목소리와 함께 비대칭적인 물렁입천장 올림이 나타나며 목젖이 정상측으로 편위되어 나타난다.

■ 물 삼킴 검사(water swallow test)

삼킴 곤란(dysphagia)이 있는 환자는 물을 삼키기 어렵다. 이 검사를 통해 30mL 또는 3mL 용량의 물을 삼키게 한다. 일반적으로 첫 회는 3mL를 삼키고 이후에 30mL를 추가로 삼키도록 한다. 물을 삼키는 동안 환자가 불편함을 호소하는지 관찰하고 반응을 확인한다.

■ 11 뇌신경 검사

1. 등세모근 검사 : 환자가 양쪽 어깨를 올림 하는동안 검사자는 아래로 저항을 가한다. 요통이 있는 환자는 통증을 악화시킬 수 있으므로 이 검사를 생략한다.
2. 목빗근 검사 : 오른쪽 목빗근 검사를 위해 환자를 마주보고 검사자의 왼쪽손을 환자의 오른쪽 어깨에 올려놓고 고정한다. 환자가 고개를 오른쪽으로 돌리도록 지시한다. 검사자의 오른손을 환자의 오른쪽 머리에 위치한 뒤, 환자가 정면을 바라보는 동안 저항을 가한다. 정상인 경우 환자는 저항을 이겨낼수 있다. 목 통증 환자의 경우 이 검사를 생략한다.
   목빗근과 등세모근을 지배하는 운동 뉴런에 대한 겉질뇌줄기(corticobrainstem) 신경지배는 양측성이기 때문에 한쪽의 겉질뇌줄기로(corticobrainstem tract) 병변은 완전한 근육 마비를 일으키지 않는다.

9, 10번 뇌신경검사

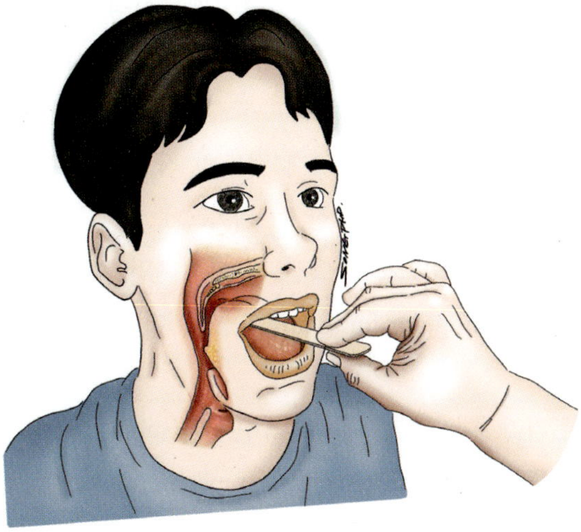

구역반사

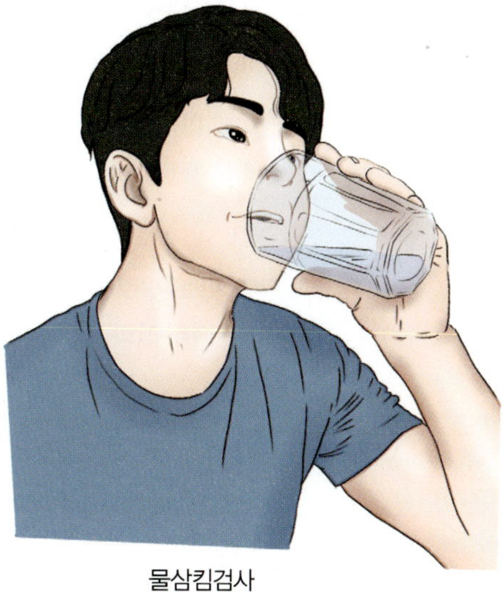

물삼킴검사

11번 뇌신경검사

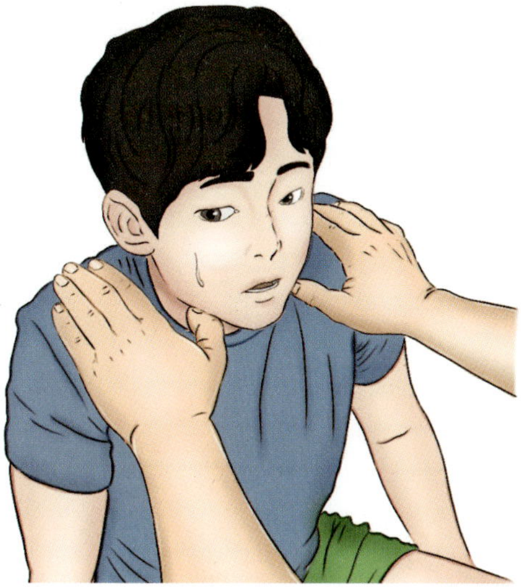

등세모근검사

열한째뇌신경(더부신경) >

더부신경(accessory nerve)은 **특수내장날신경성분(SVE)**으로 구성되며 머리와 목의 운동, 연하, 발성에 관여하며 **(1)척수뿌리(spinal root)**와 **(2)뇌뿌리(cranial root)**로 구성되어 있다.

(1)척수뿌리(spinal root)는 첫째목신경에서 다섯째 또는 여섯째목신경 사이의 척수앞뿔(anterior horn)의 바깥쪽에 위치한 운동신경세포에서 기원되며, **(2)뇌뿌리(cranial root)**는 **(3)의문핵(nucleus ambiguus)**의 가장 아랫부분에서 기원된다.

척수뿌리(spinal root)를 구성하는 운동신경섬유는 12개 정도의 작은뿌리로 구성되어 있으며 작은뿌리들이 모여 하나의 덩어리(trunk)를 형성한 뒤 위쪽으로 진행하여 **큰구멍(foramen magnum)**을 통해 **머리뼈안(cranial cavity)**으로 들어간다. 머리뼈안으로 들어간 척수뿌리는 뇌뿌리와 합쳐지게 되며 **목정맥구멍(jugular foramen)**을 통해 머리뼈안의 바깥쪽으로 나온다.

여기에서 다시 척수뿌리와 뇌뿌리가 갈라지게 되며, 척수뿌리(spinal root)는 **(4)목빗근(sternocleidomastoid muscle)**과 **(5)위등세모근(upper portion of trapezius muscle)**에 분포한다.

뇌뿌리(cranial root)는 의문핵(nucleus ambiguus)에서 기원되며 4~5개의 가는 작은뿌리로 구성되어 있고 미주신경(vagus nerve)의 바로 아래에서 나온다. 아래쪽에서 올라온 척수뿌리와 합쳐져 **목정맥구멍(jugular foramen)**을 통해 나간 후 다시 갈라져 미주신경과 합쳐지며 미주신경의 **인두가지(pharyngeal branch)**와 **되돌이후두신경(recurrent laryngealnerve)**을 따라 입천장긴장근(tensor veli palatini)을 제외한 모든 **입천장(muscles of palate)**과 **후두(larynx)의 근육**을 지배한다(그림 생략).

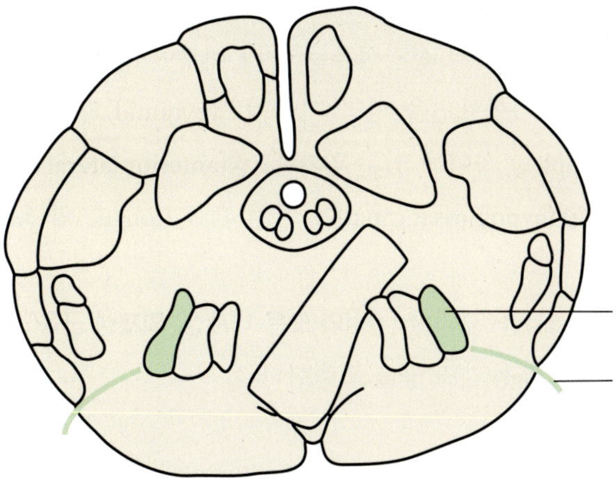

더부신경의 핵
더부신경

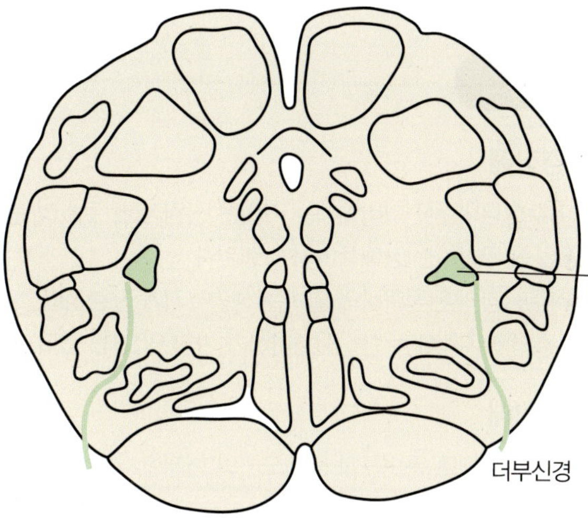

(3)의문핵
nucleus
ambiguus
더부신경

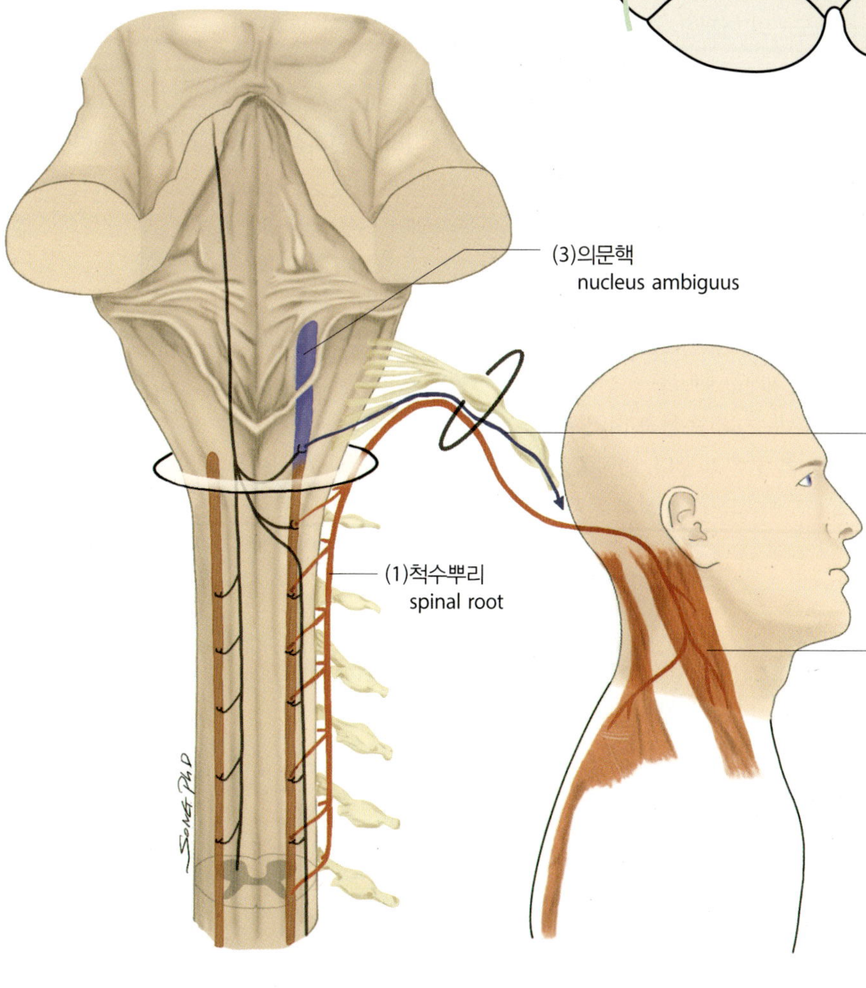

(3)의문핵
nucleus ambiguus
(2)뇌뿌리
cranial root
(1)척수뿌리
spinal root
(4)목빗근
sternocleidomastoid muscle

열두째뇌신경(혀밑신경) > 혀밑신경(hypoglossal nerve)은 **일반몸날신경성분(GSE)**으로만 구성된 신경이다.

(1)혀밑신경핵(hypoglossal nucleus)에서 시작된 신경섬유는 숨뇌 내부에서 앞쪽 약간 가쪽으로 **(2)안쪽섬유띠(medial lemniscus)**의 가쪽표면을 따라 피라미드(pyramid)과 아래올리브핵복합체(inferior olivary nuclear complex) 사이에 있는 **앞가쪽고랑(anterior lateral sulcus)**을 통해 뇌줄기 밖으로 나오며 **혀밑신경관(hypoglossal canal)**을 거친 후 혀(tongue)의 움직임에 관여하는 근육에 위치한다.

(3)혀밑신경은 입천장혀근(palatoglossus)을 제외한 **(4)혀의 모든 내재성, 외재성 근육(intrinsic and extrinsic muscles)**에 분포하여 혀의 운동과 모양을 조절한다.

임상노트

■ 미주신경장애

1) 한쪽 미주신경의 완전마비에서는 가벼운 삼킴장애, 콧소리, 쉰목소리(hoarseness), 후두부위 감각장애를 나타내고 입천장반사 및 인두반사는 장애쪽에서 소실된다.
2) 양쪽 미주신경의 완전마비의 결과는 생명유지가 곤란하다.
3) 미주신경의 분지장애는 반회신경마비가 가장 많으며, 쉰목소리, 실성, 호흡곤란을 일으킨다.

■ 더부신경장애

4) 더부신경의 장애로 목빗근과 등세모근의 현저한 위축이 발생한다.

■ 혀밑신경장애

5) 혀밑신경핵은 혀근육(tongue muscle)에 양측성(bilaterally)으로 주행한다. 따라서 **편측성**(unilateral) **핵위 병변**(supranuclear lesion)에서의 혀의 움직임은 정상소견을 보이고 양측성 핵위 병변에서 혀의 경직(spastic) 현상이 나타난다.
6) **핵아래 병변**(infranuclear lesion)이 편측성일 경우에는 편측의 혀가 위축되어 혀를 입술밖으로 내밀 때 근력이 약한 병변 쪽으로 쏠리는 현상이 나타난다.

■ 뇌신경12번검사

- 혀내밀기 검사 : 환자가 혀를 앞으로 최대한 내밀도록 한다. 정상적인 경우 정중선을 유지하며 혀를 내밀수 있다. 12번 뇌신경 손상시 손상측을 향해 혀가 치우치며, 손상측 혀의 위축이 나타난다.
- 혀 저항 검사 : 환자는 혀를 자신의 볼을 밀어 낸다. 바깥쪽 뺨에서 검사자는 혀에 대한 저항을 가한다. 정상적인 경우 중간정도의 저항을 밀어낼수 있다. 12번 뇌신경 손상시 환자는 검사자의 저항을 버티지 못한다.

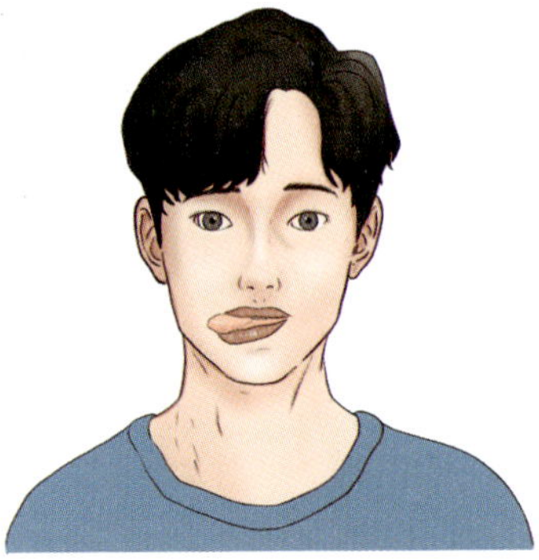

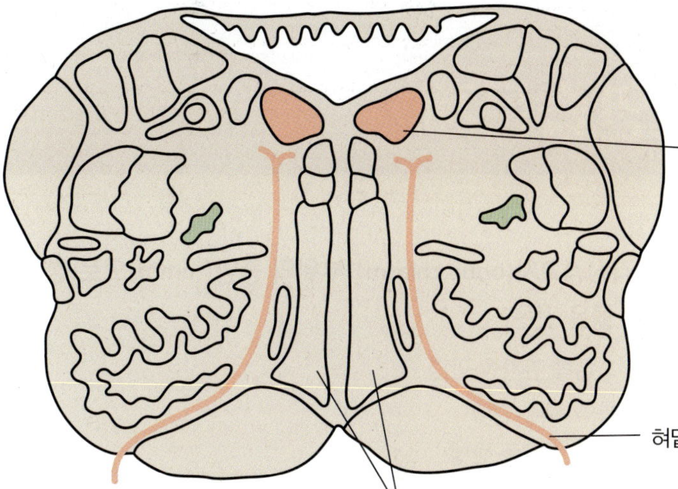
(1)혀밑신경핵
hypoglossal nucleus
혀밑신경
(2)안쪽섬유띠
medial lemniscus

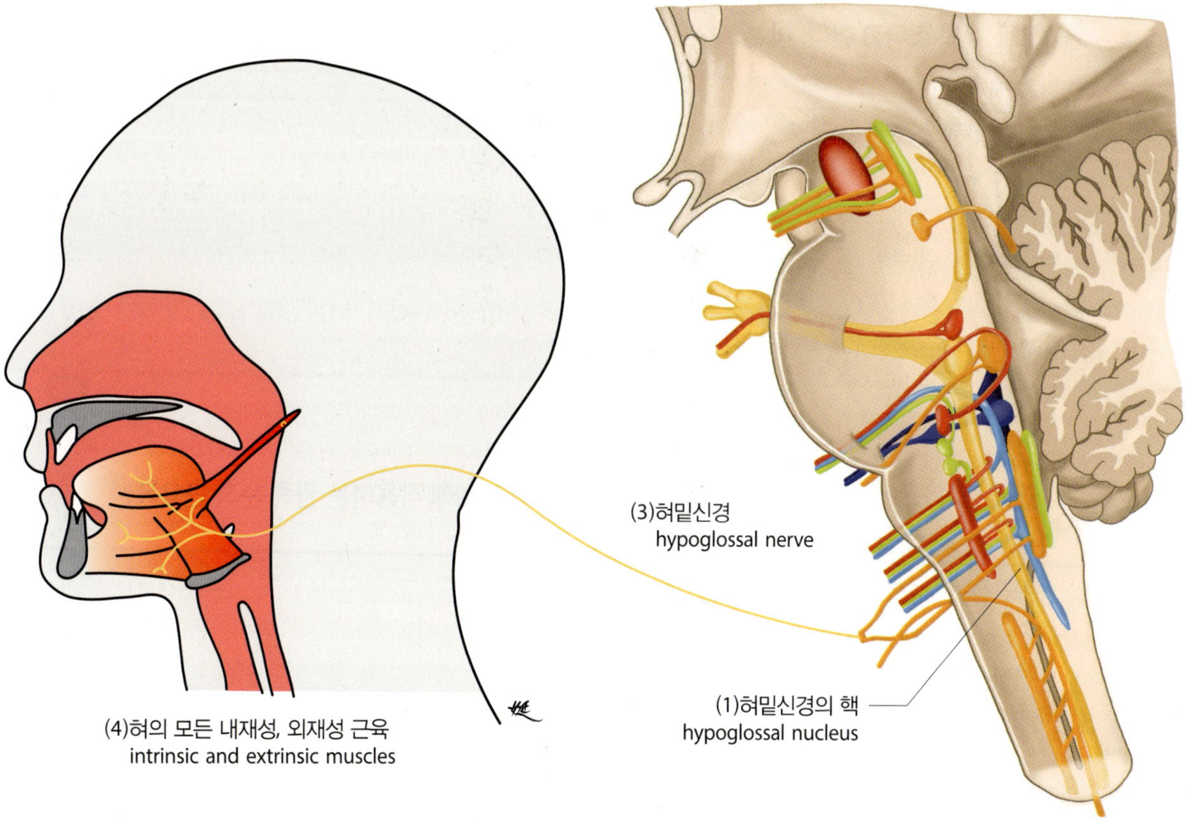
(3)혀밑신경
hypoglossal nerve
(4)혀의 모든 내재성, 외재성 근육
intrinsic and extrinsic muscles
(1)혀밑신경의 핵
hypoglossal nucleus

10 » 연습문제

1. 시각경로 중 시각신경교차(optic chiasm) 부위의 종양(tumor)으로 경로차단이 이루어졌을 때 가능한 시각결손으로 옳은 것은?

① 왼쪽 관자쪽과 오른쪽 관자쪽 반맹
② 왼쪽 관자쪽 오른쪽 코쪽 반맹
③ 왼쪽 코쪽과 오른쪽 관자쪽 반맹
④ 왼쪽 코쪽과 오른쪽 코쪽 반맹
⑤ 왼쪽 코쪽과 오른쪽 코쪽 사분맹

해설 시각신경교차 부위의 병변은 양관자쪽 반맹증(bitemporal hemianopsia)을 나타낸다. 바깥쪽에서 들어온 빛이 안쪽경로를 따라 전달되다가 교차하기 때문에 교차하는 부위의 손상은 양관자쪽의 시야장애를 초래하게 된다.

정답 ①

2. 40세의 남자환자가 안면마비로 병원에 내원했다. 문진결과 환자는 어제 과음을 했고, 찬 바닥에서 오른쪽으로 누워 잤다고 한다. 이 환자의 증상은?

① 왼쪽 아래부위 마비
② 오른쪽 아래부위 마비
③ 왼쪽 전부 마비
④ 오른쪽 전부 마비
⑤ 양쪽 아래부위 마비

해설 아래운동신경세포성 병변은 병변쪽 얼굴 전체가 마비되어 주름이 잡히지 않으며 눈썹이 아래로 처지는 형태를 나타낸다. 오른쪽 얼굴이 차가운 곳에 오랫동안 노출되어 오른쪽 얼굴신경의 손상이 된 상태이다.

정답 ④

3. 머리를 오른쪽으로 회전시킬 때 한 점에 시선을 고정하기 위해 작용하는 왼쪽 눈의 근육은?

① 안쪽곧은근(medial rectus)
② 가쪽곧은근(lateral rectus)
③ 위곧은근(superior rectus)
④ 아래빗근(inferior oblique)
⑤ 아래곧은근(inferior rectus)

해설 머리의 회전과 반대의 움직임이 일어나기 위해 왼쪽눈은 가쪽곧은근이 오른쪽은 안쪽곧은근이 작용한다.

정답 ②

4. 다리뇌(pons)에 포함된 뇌신경핵(cranial neucleus)이 아닌 것은?

① facial nerve ② vestibulocochlea nerve ③ abducens nerve
④ oculomotor nerve ⑤ trigeminal nerve

해설 다리뇌는 5~8번 뇌신경, oculomotor nerve는 중간뇌

정답 ④

5. 눈에 관한 뇌신경의 작용에 대한 연결로 옳지 않은 것은?

① 눈의 일반감각 — facial nerve ② 시각 — optic nerve ③ 눈 움직임 — CN 3, 4, 6
④ 눈감을 때 — facial nerve ⑤ 눈 뜰 때 — oculomotor nerve

해설 눈의 일반감각 – trigeminal nerve

정답 ①

6. 혀의 관한 뇌신경의 작용에 대한 연결로 옳지 않은 것은?

① 미각 앞 2/3 — CN 7 ② 미각 뒤 1/3 — hypoglossal nerve
③ 혀의 일반감각 — CN 5 ④ 혀의 움직임 — CN 12

해설 미각 뒤 1/3 — 혀인두신경(glossopharyngeal nerve)

정답 ②

7. 다음 중 안구의 움직임에 대한 해부학적 설명 중 옳은 것은?

가. 위빗근(superior oblique)은 안구를 안쪽으로 회전시킨다.
나. 뇌신경 6번은 눈을 가쪽으로 벌림시킨다.
다. 아래곧은근(inferior rectus)은 3번 신경의 지배를 받는다.
라. 안쪽곧은근(medial rectus)은 안구를 가쪽으로 회전시킨다.

① 가, 나, 다 ② 가, 다 ③ 나, 라 ④ 라 ⑤ 가, 나, 다, 라

해설 라. 안쪽곧은근(medial rectus)은 안구를 안쪽으로 모은다.

정답 ①

8. 시각경로의 손상과 시야의 연결이 바른 것은?

① 오른쪽 시각신경 ◐◑ ② 시각신경 교차 ◑◑
③ 왼쪽 시각로(optic tract) ◑◑ ④ 왼쪽 관자엽 시각로부챗살 ◑◐

해설 ① 오른쪽 시각신경 ○● ② 시각신경 교차 ◐◑ ④ 왼쪽 관자엽 시각로부챗살 ◔◔

정답 ③

9. 빛반사의 경로를 옳게 연결한 것은?

가. Optic nerve
나. Oculomotor nerve
다. Short ciliary nerve
라. Edinger-Westphal nucleus
마. Superior colliculus

① 가-나-다-라-마 ② 가-다-마-라-나 ③ 가-마-라-나-다
④ 가-다-라-마-나 ⑤ 가-마-라-나-마

해설 시각신경(optic nerve), 시각신경교차(optic chiasm), 시각로(optic tract)를 통해 전달되고 일부의 회로가 가쪽무릎체(LGB)에 도달하기 전 위둔덕으로 전달된다. 전달된 자극은 연접(synapse)을 형성한 후 이차신경을 통해 직접또는 뒤맞교차를 거쳐 각각 중간뇌에 위치한 양쪽 에딩거-베스트팔핵(Edinger-Westphal nucleus)에 도달한다. 빛반사의 날신경으로 부교감신경인 셋째뇌신경을 통해 섬모체신경절까지 주행 후 연접을 이루고, 단섬모체신경을 통해 동공수축근(constrictor pupillae)은 수축하여 동공이 수축하게 된다.

정답 ③

10. 혀인두신경의 구성성분에 대한 설명 중 옳지 않은 것은?

① SVE — 삼킴 — stylopharyngeus muscle ② GVE — 식도의 위쪽 일반감각
③ GSA — 가운데귀의 일반감각 ④ GVA — 인두의 감각
⑤ SVA — 혀의 미각

정답 ②

해설 일반내장날신경성분(GVE)은 부교감신경절이전신경섬유(parasympathetic preganglionic fiber)로 아래침분비핵(inferior salivatory nucleus)에서 나오는 신경섬유이며 귀신경절(otic ganglion)로 들어간다. 귀신경절의 신경절이후신경세포(postganglionic neuron)는 귀밑샘(parotid gland)에 분포하여 침분비에 관여한다.

11. Trochlear nerve가 손상되면 나타나는 현상은?

① 실명 ② 동공축소 ③ 동공확대 ④ 복시 ⑤ 시력감소

해설 넷째뇌신경의 병변은 위빗근의 장애를 초래한다. 위빗근 운동 방향인 아래을 주시하게 할 경우 복시를 느끼게 된다. 따라서 평상시에는 정상인 것처럼 보이나 계단을 내려가면서 아래를 주시하거나 아래쪽에 있는 물건을 보게 될 때 복시가 발생된다.

정답 ④

12. 오른쪽 눈에 빛을 비추었을 때 오른쪽 동공은 변화가 없고 왼쪽 동공은 수축되었을 때 어느 신경 병변인가?

① 오른쪽 시각신경 ② 왼쪽 시각신경 ③ 오른쪽 눈돌림신경
④ 왼쪽 눈돌림신경 ⑤ 교감신경

해설 왼쪽 동공이 수축된 것은 오른쪽 시각신경을 통해 빛 정보가 정상적으로 입력된 것으로 보인다. 왼쪽시각신경은 병변 여부를 확인 할 수 없다. 오른쪽 동공의 변화가 없는 것은 동공 크기에 조절을 담당하는 오른쪽 눈돌림신경의 병변으로 생각할 수 있다.

정답 ③

13. **27세의 여자가 계단을 아래로 내려가려고 할 때 복시를 느끼고 왼쪽 어깨쪽으로 머리를 숙이는 것이 발견되었다면 어느 부위에 손상이 의심되는가?**

① 왼쪽 안뜰신경 ② 왼쪽 눈돌림신경 ③ 오른쪽 눈돌림신경
④ 왼쪽 도르래신경 ⑤ 오른쪽 도르래신경

해설 위빗근의 마비로 인해 안구가 가쪽으로 회전을 하게 되어 복시가 나타나므로 머리를 반대쪽으로 기울여 양쪽 눈이 모두 손상쪽으로 회전을하도록 하여 초점을 맞추기 위함이다. 오른쪽 도르래신경이 손상되면 안구가 가쪽으로 회전하여 복시가 나타난다. 이를 보상하기 위해 왼쪽으로 머리를 기울이게 된다.

정답 ⑤

14. **오른쪽 관자엽에 종양이 있을 때 시야 장애는?**

① 오른쪽 위 사분의 일 ② 왼쪽 반맹증 ③ 오른쪽 아래 사분의 일
④ 왼쪽 아래 사분의 일 ⑤ 왼쪽 위 사분의 일

해설 시각로부챗살 중 관자섬유의 손상은 같은쪽의 상부 사분의 일의 시야가 결손(quadran-tanopsia)이 된다. 이는 관자섬유가 상부 사분의 일의 정보를 전달하기 때문이다.

정답 ⑤

15. **뇌신경 손상과 그의 연결 중 바르지 않은 것은?**

① 눈꺼풀처짐 — CN3 ② 병변 반대쪽으로 머리를 기울임 — CN4
③ 동공확장 — CN3 ④ 안구를 가쪽으로 주시할 때 복시 — CN6
⑤ 동공축소 — CN6

해설 여섯째뇌신경의 병변은 가만히 주시할 경우에는 정상인 것처럼 보이나 병변 안구를 가쪽으로 향하게 할 경우 가쪽으로 이동하지 않아 복시를 느낀다.

정답 ⑤

16. **뇌신경 성분과 기능의 연결이 옳은 것은?**

① 뇌신경 3－GSE－동공수축 ② 뇌신경 5－GVE－씹기근 수축
③ 뇌신경 7－SVE－귀밑샘 조절 ④ 뇌신경 10－GSA－바깥귀에 일반감각
⑤ 뇌신경 11－GSE－물렁입천장, 인두후두근육 신경지배

해설 ① 뇌신경 3－GVE－동공수축
② 뇌신경 5－SVE－씹기근 수축
③ 뇌신경 7－GVE－턱밑샘, 혀밑샘조절
⑤ 뇌신경 11－SVE－물렁입천장, 인두후두근육 신경지배

정답 ④

학습목표

- 소뇌의 외부 구조를 이해한다.
- 소뇌의 겉질과 속질의 구조를 이해한다.
- 소뇌의 겉질의 층과 세포의 분포를 이해한다.
- 소뇌의 흥분과 억제의 조절기전을 이해한다.

주요용어

archicerebellum	옛소뇌. 최초의, 기원의
cerebellar	소뇌. 소뇌의
coordination	협응. (근육운동 등의) 공동 작용
dentate	치아, 치상. 치아 모양의
emboliform	마개, 전상. 쐐기 모양의, 마개 모양의
fissure	틈새, 열. 좁고 깊은 틈새
globose	둥근, 구상. 공 모양의
interposed	중위. 가운데 위치하는
para	곁, 방. 주변의, 주위의
peduncle	다리, 각
reticular formation	그물체, 망상체. 그물-, 망-
stellate	별, 성상. 별모양의
tentorium cerebelli	소뇌천막. 소뇌를 감싸기 위한 막
vermis	벌레, 충부. 소뇌를 위쪽에서 관찰하면, 전체가 날개를 편 나비와 같이 보이는데, 그 동체에 해당하는 부분을 벌레(충부)라 함

chapter 11

소뇌

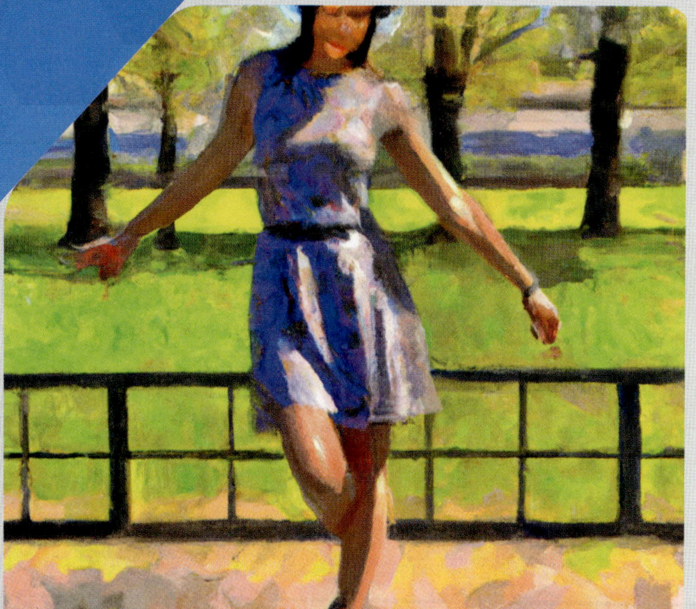

사진설명 >>

사람이 원하는 방향으로 이동하거나 안정적인 자세를 유지하기 위해서는 머리, 목, 그리고 몸통의 균형 조절이 매우 중요하다. 이러한 균형 조절을 담당하는 뇌의 부분은 소뇌이다. 소뇌는 대뇌로부터 받은 시각적 정보와 체성감각 정보를 척수를 통해 전달받은 근육과 힘줄의 고유감각 정보와 함께 종합하여 적절한 근육 긴장도, 움직임의 순서와 속도를 결정한다. 소뇌의 이런 기능 덕분에 우리는 자연스럽고 우아한 자세를 유지하고, 스포츠 현장에서도 놀라운 기술을 발휘할 수 있다.

소뇌의 외형 > 소뇌(cerebellum)는 뇌줄기(brain stem)의 뒷부분에 위치하고 있으며, 대뇌의 뒤통수엽(occipital lobe)은 소뇌천막(tentorium cerebelli)에 의해 나뉜다. 소뇌는 **(1)소뇌다리(cerebellar peduncle)**를 통해 뇌줄기와 연결된다. 소뇌다리(cerebellar peduncle)는 **(2)위소뇌다리(superior cerebellar peduncle)**, **(3)중간소뇌다리(middle cerebellar peduncle)**, **(4)아래소뇌다리(inferior cerebellar peduncle)**로 나뉘며 위소뇌다리(superior cerebellar peduncle)는 소뇌와 중간뇌를 연결하고 중간소뇌다리(middle cerebellar peduncle)는 소뇌와 다리뇌를 연결하며 아래소뇌다리(inferior cerebellar peduncle)는 소뇌와 숨뇌를 연결한다.

소뇌의 바깥부분은 회색질로 이루어진 **(5)소뇌겉질(cerebellar cortex)**이며 안쪽부분은 백색질로 이루어진 **(6)소뇌속질체(corpus medullare cerebelli)**로 구성된다. 소뇌속질체에는 4쌍의 **(7)깊은부위소뇌핵(deep cerebellar nuclei)**이 위치한다.

소뇌는 세로 방향으로 가운데 부분의 **(8)벌레(vermis)**와 좌우 가쪽의 **(9)소뇌반구(cerebellar hemisphere)**로 구분되며 벌레와 반구 사이의 영역을 **(10)벌레옆(paravermis)**이라 한다.

소뇌의 표면은 가로 방향으로 수많은 주름이 있다. 이 중 밖으로 나온 부분을 소뇌이랑(cerebellar folia)이라 하고, 안으로 들어간 부분을 소뇌틈새(cerebellar fissure)라 하며 **(11)첫째틈새(primary fissure)**와 **(12)뒤가쪽틈새(posterolateral fissure)**가 있다.

소뇌겉질 > 소뇌겉질은 **(13)앞엽(anterior lobe)**, **(14)뒤엽(posterior lobe)**, **(15)타래결절엽(flocculonodular lobe)**의 3개 엽으로 구성된다. 앞엽과 뒤엽은 **(11)첫째틈새(primary fissure)**에 의해 나뉘어지고 뒤엽과 타래결절엽은 **(12)뒤가쪽틈새(posterolateral fissure)**에 의해 나뉘진다.

앞엽(anterior lobe)은 계통발생학적으로 옛소뇌(paleocerebellum)로서 **근육긴장(muscle tone)**을 조절하는 기능과 관련이 있고, 뒤엽(posterior lobe)은 새소뇌(neocerebellum)로서 **협응(coordination)**기능과 관련이 있으며 타래결절엽(flocculonodular lobe)은 원시소뇌(archicerebellum)이며 **평형(equilibrium)**을 조절하는 기능과 관련이 있다.

소뇌속질 > 뇌속질에는 4쌍의 깊은부위 소뇌핵이 있으며 가쪽에서부터 안쪽으로 차례로 **(16)치아핵(dentate nucleus)**, **(17)마개핵(emboliform nucleus)**, **(18)둥근핵(globose nucleus)**, **(19)꼭지핵(fastigial nucleus)**이 존재하며 마개핵(emboliform nucleus)과 둥근핵(globose nucleus)을 합해 **(20)중간위치핵(interposed nucleus)**이라 한다. 이들 핵의 신경세포들은 소뇌로부터 나가는 주요 날신경로(efferent pathway)이다.

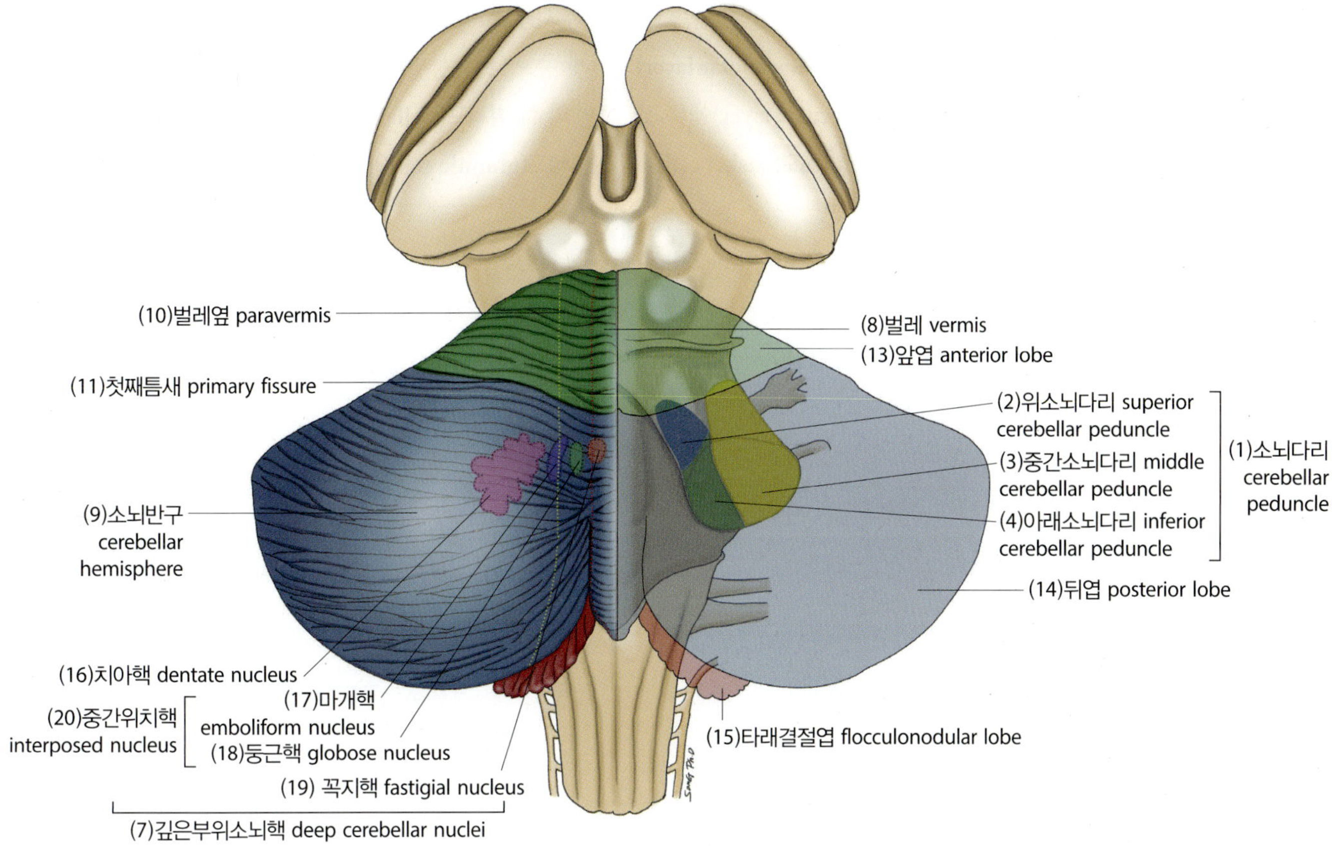
(10)벌레옆 paravermis
(8)벌레 vermis
(13)앞엽 anterior lobe
(11)첫째틈새 primary fissure
(2)위소뇌다리 superior cerebellar peduncle
(3)중간소뇌다리 middle cerebellar peduncle
(4)아래소뇌다리 inferior cerebellar peduncle
(1)소뇌다리 cerebellar peduncle
(9)소뇌반구 cerebellar hemisphere
(14)뒤엽 posterior lobe
(16)치아핵 dentate nucleus
(17)마개핵 emboliform nucleus
(20)중간위치핵 interposed nucleus
(18)둥근핵 globose nucleus
(15)타래결절엽 flocculonodular lobe
(19) 꼭지핵 fastigial nucleus
(7)깊은부위소뇌핵 deep cerebellar nuclei

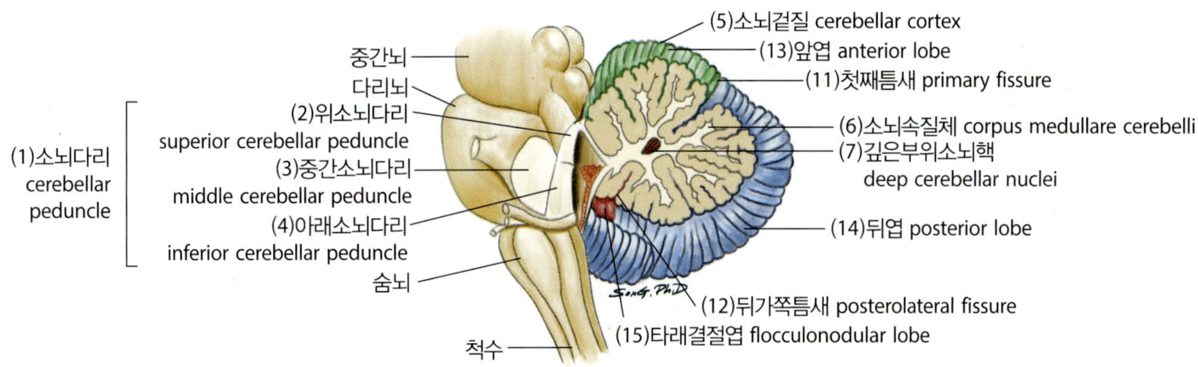
(5)소뇌겉질 cerebellar cortex
중간뇌
(13)앞엽 anterior lobe
다리뇌
(11)첫째틈새 primary fissure
(2)위소뇌다리 superior cerebellar peduncle
(6)소뇌속질체 corpus medullare cerebelli
(1)소뇌다리 cerebellar peduncle
(7)깊은부위소뇌핵 deep cerebellar nuclei
(3)중간소뇌다리 middle cerebellar peduncle
(4)아래소뇌다리 inferior cerebellar peduncle
(14)뒤엽 posterior lobe
숨뇌
(12)뒤가쪽틈새 posterolateral fissure
(15)타래결절엽 flocculonodular lobe
척수

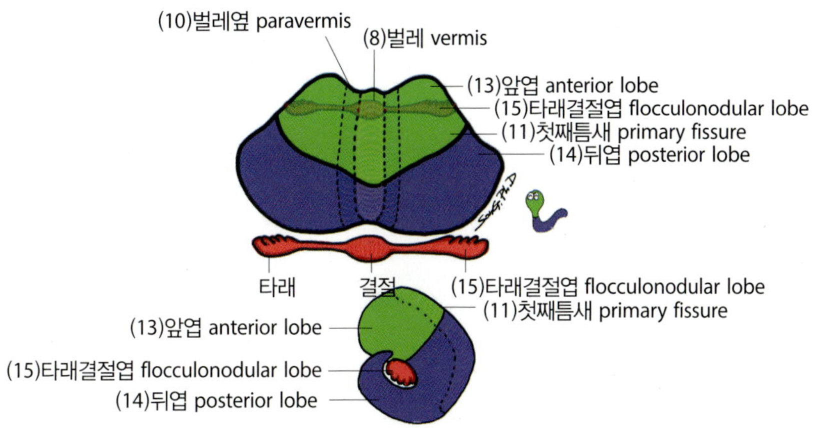
(10)벌레옆 paravermis
(8)벌레 vermis
(13)앞엽 anterior lobe
(15)타래결절엽 flocculonodular lobe
(11)첫째틈새 primary fissure
(14)뒤엽 posterior lobe
타래
결절
(15)타래결절엽 flocculonodular lobe
(11)첫째틈새 primary fissure
(13)앞엽 anterior lobe
(15)타래결절엽 flocculonodular lobe
(14)뒤엽 posterior lobe

소뇌겉질층 > 소뇌겉질층은 바깥부터 안쪽으로 **(1)분자층(molecular layer)**, **(2)푸르킨예세포층(Purkinje cell layer)**, **(3)과립층(granular layer)**의 3개 층으로 구성된다.

(1)분자층(molecular layer)에는 별 모양의 **(4)별세포(stellate cell)**, 바구니 또는 삼태기 모양을 가진 **(5)바구니세포(basket cell)**, **(6)과립세포(granule cell)**의 축삭(axon)인 **(7)평행섬유(parallel fiber)**가 있으며,

(2)푸르킨예세포층(Purkinje cell layer)에는 **(8)푸르킨예세포(Purkinje cell)**가 있고,

(3)과립층(granular layer)에는 **(6)과립세포(granule cell)**, **(9)골지세포(Golgi cell)**, **(10)오름섬유(climbing fiber)**, **(11)이끼섬유(mossy fiber)**가 있다.

표 11-1 흥분효과와 억제효과

흥 분	억 제
이끼섬유 → 과립세포	바구니세포 → 푸르킨예세포체
올리브(등상섬유를 통해) → 푸르킨예세포	별세포 → 푸르킨예세포 가지돌기
	골지세포 → 과립세포
과립세포 → 푸르킨예세포	푸르킨예세포 → 꼭지핵(치아핵 포함)
과립세포 → 골지세포	푸르킨예세포 → 안뜰신경가쪽핵
과립세포 → 바구니세포	푸르킨예세포 → 푸르킨예세포
과립세포 → 별세포	푸르킨예세포 → 골지세포

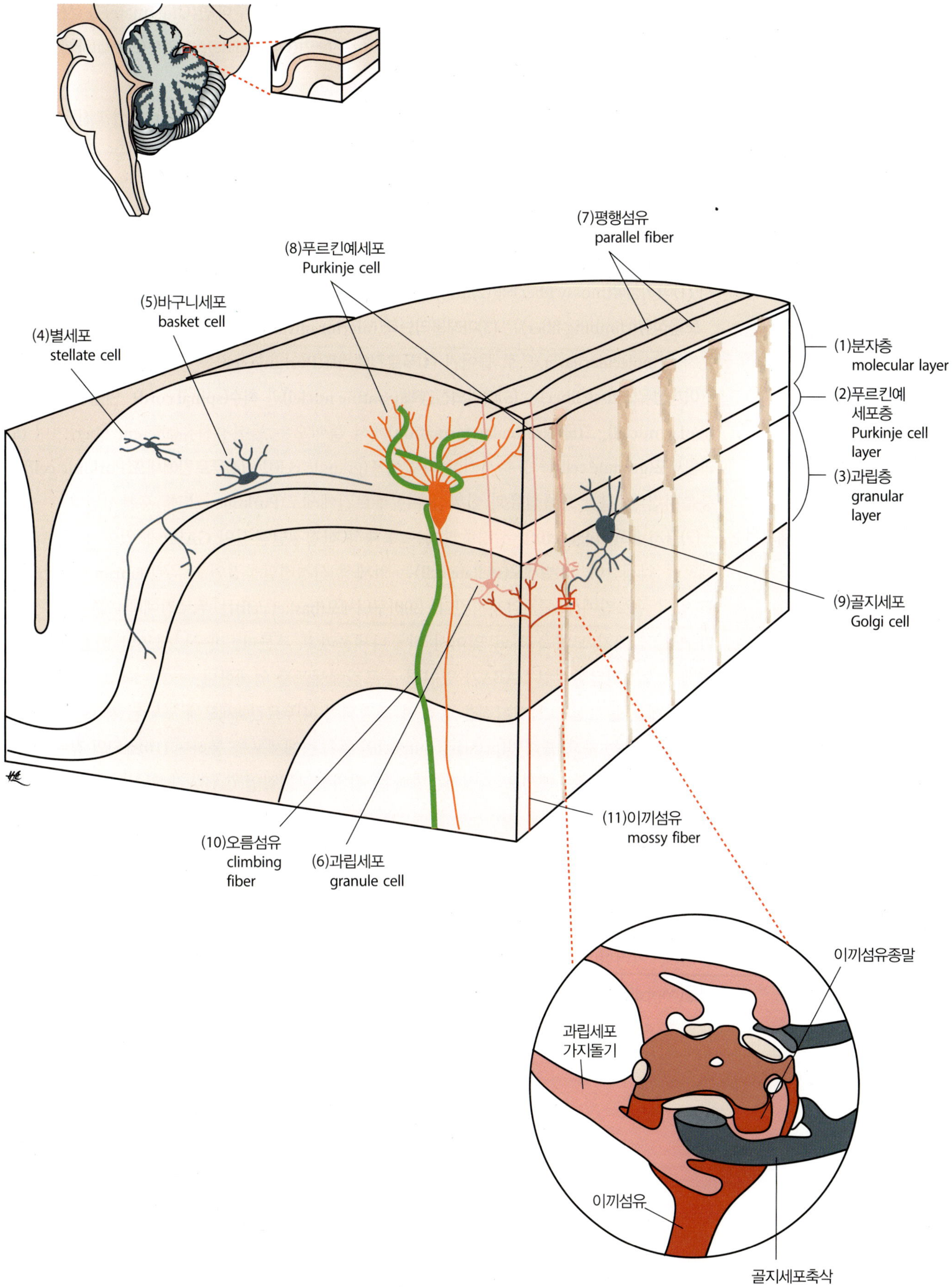
(7)평행섬유
parallel fiber
(8)푸르킨예세포
Purkinje cell
(5)바구니세포
basket cell
(4)별세포
stellate cell
(1)분자층
molecular layer
(2)푸르킨예
세포층
Purkinje cell
layer
(3)과립층
granular
layer
(9)골지세포
Golgi cell
(11)이끼섬유
mossy fiber
(10)오름섬유
climbing
fiber
(6)과립세포
granule cell
이끼섬유종말
과립세포
가지돌기
이끼섬유
골지세포축삭

소뇌의 흥분과 억제의 조절 > 각각의 세포와 신경섬유는 신경전달물질로 GABA와 글루타민(Glutamate)을 사용하며 GABA는 억제(inhibitory) 기능을 담당하고 글루타민(Glutamate)은 흥분(excitatory)기능을 담당한다.

과립세포(granule cell), **이끼섬유(mossy fiber)**, **오름섬유(climbing fiber)**는 신경전달물질로 글루타민(Glutamate)을 사용하여 흥분작용을 하고 나머지 소뇌겉질층에 있는 세포와 신경섬유는 신경전달물질로 GABA를 사용하여 억제작용을 한다.

소뇌겉질로 들어오는 대부분의 들신경섬유는 **중간소뇌다리(middle cerebellar peduncle)**와 **아래소뇌다리(inferior cerebellar peduncle)**를 통해 들어온다. 이들 들신경섬유는 소뇌겉질에서 **(1)이끼섬유(mossy fiber)**와 **(2)오름섬유(climbing fiber)**로 닿는 곳을 형성한다.

흥분기전 > **오름섬유(climbing fiber)**는 **(3)아래올리브핵(inferior olivary nucleus)**에서 오는 신경섬유이고 분자층(molecular layer)으로 들어가 **(4)푸르킨예세포(Purkinje cell)**를 흥분시킨다.

이끼섬유(mossy fiber)는 **(5)다리뇌신경핵(pontine nuclei)**과 **척수(spinal cord)**, **안뜰신경핵(vestibular nuclei)**, **그물체(reticular formation)**에서 들어오는 들신경섬유(afferent fiber)이며 **(6)과립세포(granule cell)**를 흥분시키고 과립세포(granule cell)는 **(4)푸르킨예세포(Purkinje cell)**를 흥분시킨다. 결국 오름섬유와 이끼섬유는 푸르킨예세포(Purkinje cell)를 흥분시킨다.

억제기전 > **(7)골지세포(Golgi cell)**의 신경종말에는 억제성 신경전달물질인 GABA가 있어서 푸르킨예세포를 억제한다. **(8)별세포(stellate cell)**는 억제성 신경전달물질인 타우린(taurine)을 함유하고 있어 푸르킨예세포를 억제시킨다. **(9)바구니세포(basket cell)**는 푸르킨예세포를 싸고 있는 바구니, 삼태기 모양을 하고 있어서 바구니세포라고 부른다. 바구니세포의 신경종말에는 억제성 신경전달물질인 GABA가 있어서 푸르킨예세포를 억제한다.

이렇게 흥분기전과 억제기전을 통하여 조절되어 **(4)푸르킨예세포**에 도달된 세포는 소뇌겉질에서 나가는 주요 출력원(primary output)인 푸르킨예세포를 통하여 **(10)소뇌의 깊은부위핵**에 전달된다. 푸르킨예세포의 신경종말에는 신경전달물질인 GABA가 있어 소뇌핵을 조절하는 작용을 한다.

정리하면 **(11)척수와 안뜰기관 및 대뇌겉질**로부터 들어오는 신호가 **(12)흥분사이신경세포**와 **(13)억제사이신경세포**를 통해 조절되어 푸르킨예세포로 전달된다. 푸르킨예세포는 소뇌의 깊은부위핵을 억제하는 역할을 하고, 소뇌의 깊은부위핵으로부터 나오는 신호가 운동계로 전달된다. 이러한 억제와 흥분이 되는 회로를 통하여 소뇌 기능인 **(14)근육긴장(muscle tone)**, **협응(coordination)**, **평형(equilibrium)**의 조절이 적절히 이루어지게 된다.

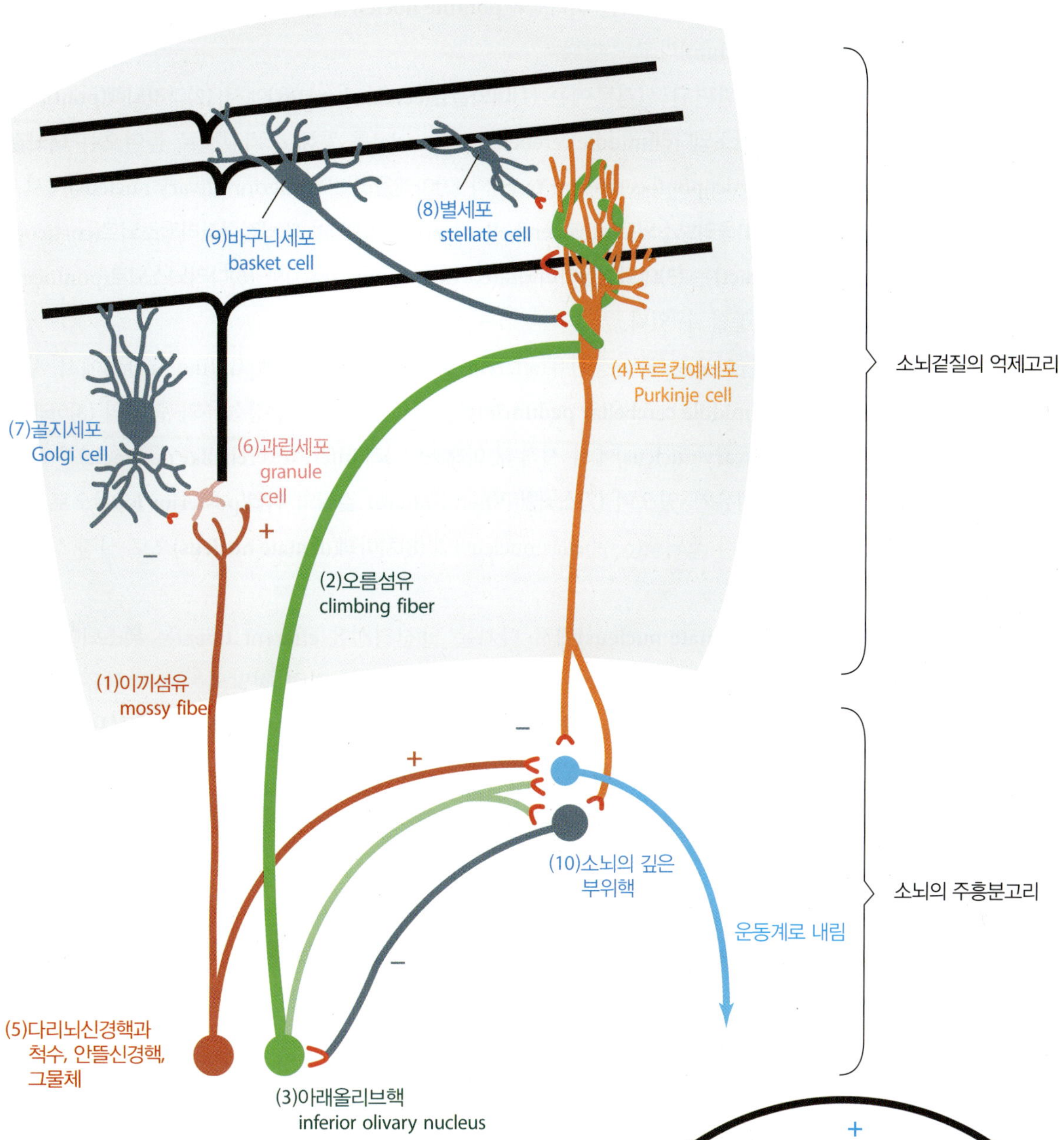
(9)바구니세포
basket cell
(8)별세포
stellate cell
(4)푸르킨예세포
Purkinje cell
(7)골지세포
Golgi cell
(6)과립세포
granule
cell
(2)오름섬유
climbing fiber
(1)이끼섬유
mossy fiber
(10)소뇌의 깊은
부위핵
운동계로 내림
(5)다리뇌신경핵과
척수, 안뜰신경핵,
그물체
(3)아래올리브핵
inferior olivary nucleus
소뇌겉질의 억제고리
소뇌의 주흥분고리

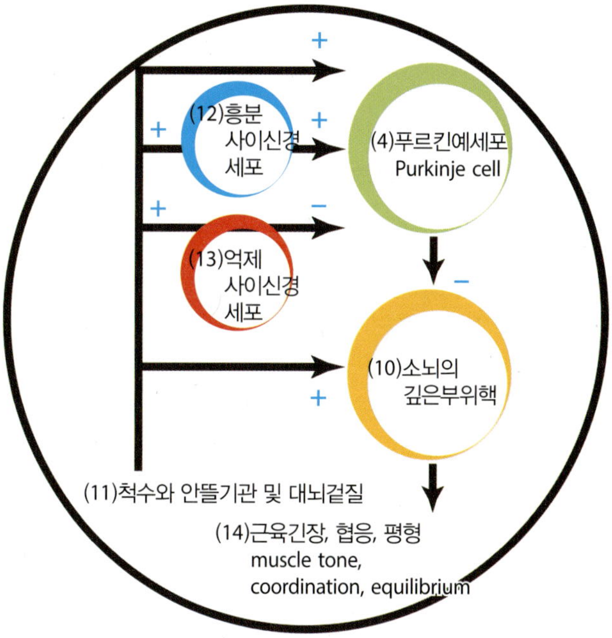
(12)흥분
사이신경
세포
(4)푸르킨예세포
Purkinje cell
(13)억제
사이신경
세포
(10)소뇌의
깊은부위핵
(11)척수와 안뜰기관 및 대뇌겉질
(14)근육긴장, 협응, 평형
muscle tone,
coordination, equilibrium

새소뇌 또는 다리뇌소뇌 > **새소뇌(neocerebellum)**는 **다리뇌핵(pontine nuclei)**을 통해 신경정보를 받으므로 **다리뇌소뇌(pontocerebellum)**라고도 한다.

새소뇌와 관련된 신경로에는 **(1)대뇌겉질(cerebral cortex)**에서 **(2)다리뇌핵(pontine nuclei)**을 거쳐 **중간소뇌다리(middle cerebellar peduncle)**를 통해 소뇌겉질로 들어오는 **대뇌겉질다리뇌소뇌로(corticopontocerebellar tract)**와 **(3)아래올리브핵(inferior olivary nucleus)**에서 소뇌로 들어오는 **(4)올리브소뇌로(olivocerebellar tract)**가 있으며 **대뇌겉질다리뇌소뇌로(corticopontocerebellar tract)**는 **(5)대뇌겉질다리뇌로(corticopontine tract)**와 **(6)다리뇌소뇌로(pontocerebellar tract)**로 세분할 수 있다.

들신경섬유 > 소뇌로 들어오는 들신경섬유(afferent fiber)는 **(2)다리뇌핵(pontine nuclei)**에서 시작해 **중간소뇌다리(middle cerebellar peduncle)**를 거쳐 들어오는 신경섬유와 숨뇌의 **(3)아래올리브핵(inferior olivary nucleus)**에서 시작해 **아래소뇌다리(inferior cerebellar peduncle)**를 거쳐 들어오는 신경섬유가 있으며 **(7)소뇌반구(hemisphere) 겉질의 뒤엽(posterior lobe)**으로 들어오고 이곳에서 다시 소뇌핵(cerebellar nucleus)인 **(8)치아핵(dentate nucleus)**으로 신경 섬유가 전달된다.

날신경섬유 > **(8)치아핵(dentate nucleus)**에서 나가는 날신경섬유(efferent fiber)는 **위소뇌다리(superior cerebellar peduncle)**를 거쳐 **(9)시상(thalamus)**으로 직접 전달되는 신경섬유와 **(10)적색핵(red nucleus)**으로 전달되는 신경섬유, **(2)다리뇌핵**으로 전달되는 신경섬유, **(3)아래올리브핵**으로 전달되는 신경섬유가 있다. **(10)적색핵(red nucleus)**에서는 **(3)아래올리브핵(inferior olivary nucleus)**과 **(9)시상(thalamus)**으로 신경섬유를 보내는데, 시상에서는 다시 **(1)대뇌겉질**로 신경섬유가 연결된다.

소뇌로부터의 정보를 받은 대뇌겉질(cerebral cortex)은 운동계획을 세우고 피라미드로(pyramidal tract)를 통해 명령을 하위로 보내 운동을 하도록 지시한다. 또한 운동을 하고 있는 근육에서 척수소뇌로(spinocerebellar tract)를 통해 다시 정보를 받아 계획된 움직임을 보완할 수 있도록 해준다.

새소뇌는 이러한 신경회로를 통해 **협응(coordination)**을 조절하는 기능을 담당한다.

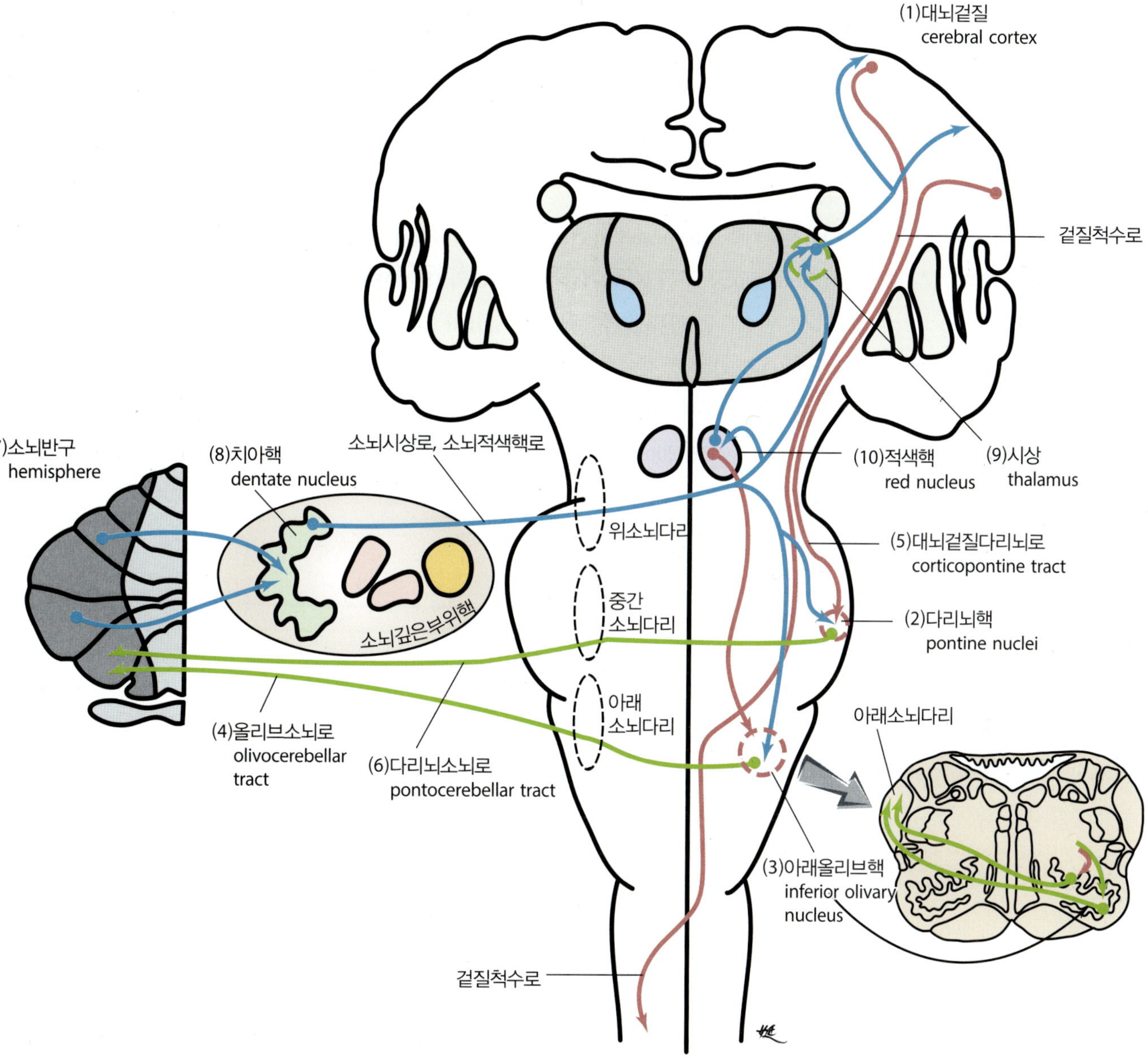

(1)대뇌겉질
cerebral cortex
겉질척수로
(9)시상
thalamus
(10)적색핵
red nucleus
소뇌시상로, 소뇌적색핵로
(7)소뇌반구
hemisphere
(8)치아핵
dentate nucleus
소뇌깊은부위핵
위소뇌다리
(5)대뇌겉질다리뇌로
corticopontine tract
중간
소뇌다리
(2)다리뇌핵
pontine nuclei
아래
소뇌다리
아래소뇌다리
(4)올리브소뇌로
olivocerebellar
tract
(6)다리뇌소뇌로
pontocerebellar tract
(3)아래올리브핵
inferior olivary
nucleus
겉질척수로

옛소뇌 또는 척수소뇌 > 옛소뇌(paleocerebellum)는 척수(spinal cord)로부터 신경정보를 받으므로 척수소뇌(spinocerebellum)라고도 한다.

척수로부터 옛소뇌로 들어오는 신경로는 **(1)앞척수소뇌로(anterior spinocerebellar tract)**, **(2)뒤척수소뇌로(posterior spinocerebellar tract)**, **(3)쐐기소뇌로(cuneocerebellar tract)**가 있다. 주로 근육(muscle)과 힘줄(tendon)의 고유감각정보(proprioception)를 전달한다.

척수로부터 소뇌로 들어오는 들신경섬유는 **(4)소뇌겉질앞엽(anterior lobe)**의 벌레옆구역(paravermal zone)으로 이어지며 벌레옆구역(paravermal zone)에서는 **(5)중간위치핵(interposed nucleus)－둥근핵(globose nucleus)**, 마개핵(emboliform nucleus)으로 신경신호를 전달한다.

(5)중간위치핵(interposed nucleus)에서는 **(6)적색핵(red nucleus)**으로 날신경섬유를 보내며 적색핵(red nucleus)은 **(7)척수(spinal cord)**와 **(8)시상(thalamus)**으로 신경섬유를 보내며 척수로 가는 신경로는 **(9)적색척수로(rubrospinal tract)**이다. 시상(thalamus)에서는 **(10)대뇌겉질(cerebral cortex)**로 신경섬유를 보내고, 대뇌겉질은 **(11)겉질척수로(corticospinal tract)**를 통해 조절작용을 하게 된다.

옛소뇌(paleocerebellum)는 이러한 회로를 통해 근육긴장(muscle tone)을 조절하는 역할을 담당한다.

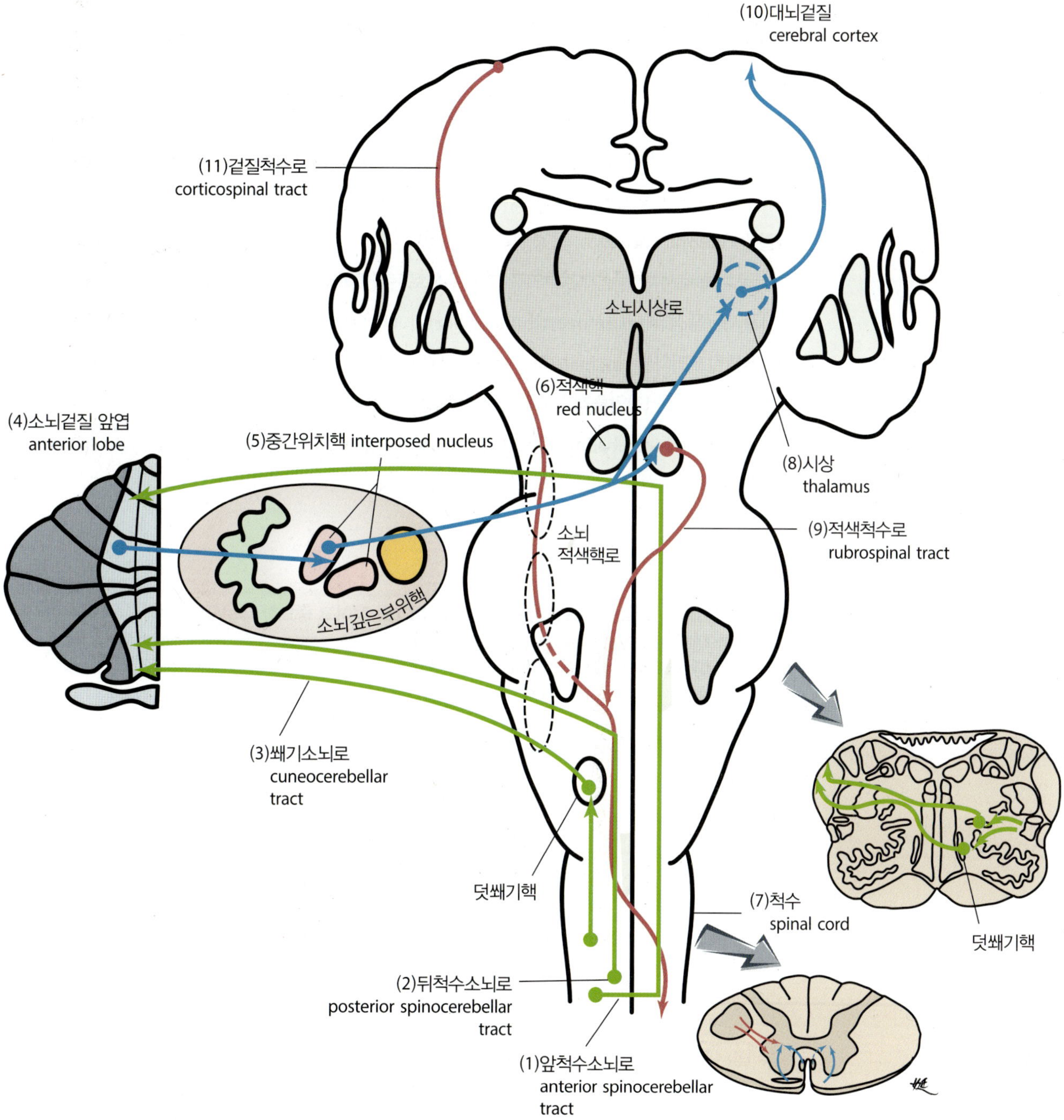
(10)대뇌겉질
cerebral cortex
(11)겉질척수로
corticospinal tract
소뇌시상로
(6)적색핵
red nucleus
(4)소뇌겉질 앞엽
anterior lobe
(5)중간위치핵 interposed nucleus
소뇌깊은부위핵
소뇌
적색핵로
(8)시상
thalamus
(9)적색척수로
rubrospinal tract
(3)쐐기소뇌로
cuneocerebellar
tract
덧쐐기핵
(7)척수
spinal cord
덧쐐기핵
(2)뒤척수소뇌로
posterior spinocerebellar
tract
(1)앞척수소뇌로
anterior spinocerebellar
tract

원시소뇌 또는 안뜰소뇌 > 원시소뇌(archicerebellum)는 안뜰신경핵(vestibular nucleus)으로부터 신경정보를 받으므로 안뜰소뇌(vestibulocerebellum)라고도 한다. 해부학적으로는 **(1)타래결절엽(flocculonodular lobe)**에 해당된다.

(2)안뜰신경핵(vestibular nucleus)에서 원시소뇌로 들어오는 들신경(afferent)섬유는 **(1)소뇌겉질 타래결절엽(flocculonodular lobe)**과 **(3)벌레구역(vermal zone)**으로 이어지며 벌레(vermal zone)에서는 **(4)꼭지핵(fastigial nucleus)**으로 신경신호를 전달한다.

꼭지핵(fastigial nucleus)에서는 **(2)안뜰신경핵(vestibular nucleus)**과 **(5)시상(thalamus)**으로 날신경섬유를 보내고 안뜰신경핵(vestibular nucleus)은 **(6)척수(spinal cord)**로 신경섬유를 보내며 이 신경로가 **(7)안뜰척수로(vestibulospinal tract)**이다. 시상(thalamus)에서는 다시 **(8)대뇌겉질(cerebral cortex)**로 신경섬유를 보낸다.

(4)꼭지핵에서 안뜰신경핵으로 가는 경로는 **(9)아래소뇌다리**를 통해 같은쪽으로 이어지는 **(10)꼭지안뜰섬유(fastigiovestibular fiber)**와 **(11)위소뇌다리**로 가다가 반대쪽으로 이어지는 **(12)러셀갈고리다발(uncinate fasciculus of Russell)**이 있다.

안뜰신경핵은 **(7)안뜰척수로**와 **(13)안쪽세로다발**에 신호를 전달한다.

원시소뇌(archicerebellum)는 이러한 회로를 통해 **몸의 평형(equilibrium)**을 조절하는 기능을 담당한다.

표 11-2 소뇌에 이르는 주된 들성(구심성) 체계의 기능적이고 중요한 닿는 곳

들신경로	전달물	분 포	소뇌다리
뒤척수소뇌로	신체로부터 고유수용성 자극과 외수용 자극	1~4회, 피라미드 정중결소엽	아래소뇌다리
앞척수소뇌로	신체로부터 고유수용성 자극과 외수용 자극	1~4회, 피라미드 정중결소엽	위소뇌다리
쐐기소뇌로	고유수용성 자극, 특히 머리와 목	1~4회, 피라미드 정중결소엽	아래소뇌다리
중간뇌덮개소뇌로	위 · 아래둔덕을 통해 청각과 시각자극	벌레엽, 융기, 고리모양소엽	위소뇌다리
안뜰소뇌로	미로에서부터의 평형자극, 안뜰신경핵을 통해 직접적으로 들어옴	주로 타래결절엽	아래소뇌다리
다리뇌소뇌로	다리핵을 거쳐 대뇌겉질의 운동부분과 다른 부분에서부터의 자극	타래결절엽을 제외한 모든 소뇌겉질	중간소뇌다리
올리브소뇌로	올리브 아래끝으로, 고유수용성 감각은 온몸을 돌아오는 자극의 유입임	모든 소뇌겉질과 속핵	아래소뇌다리

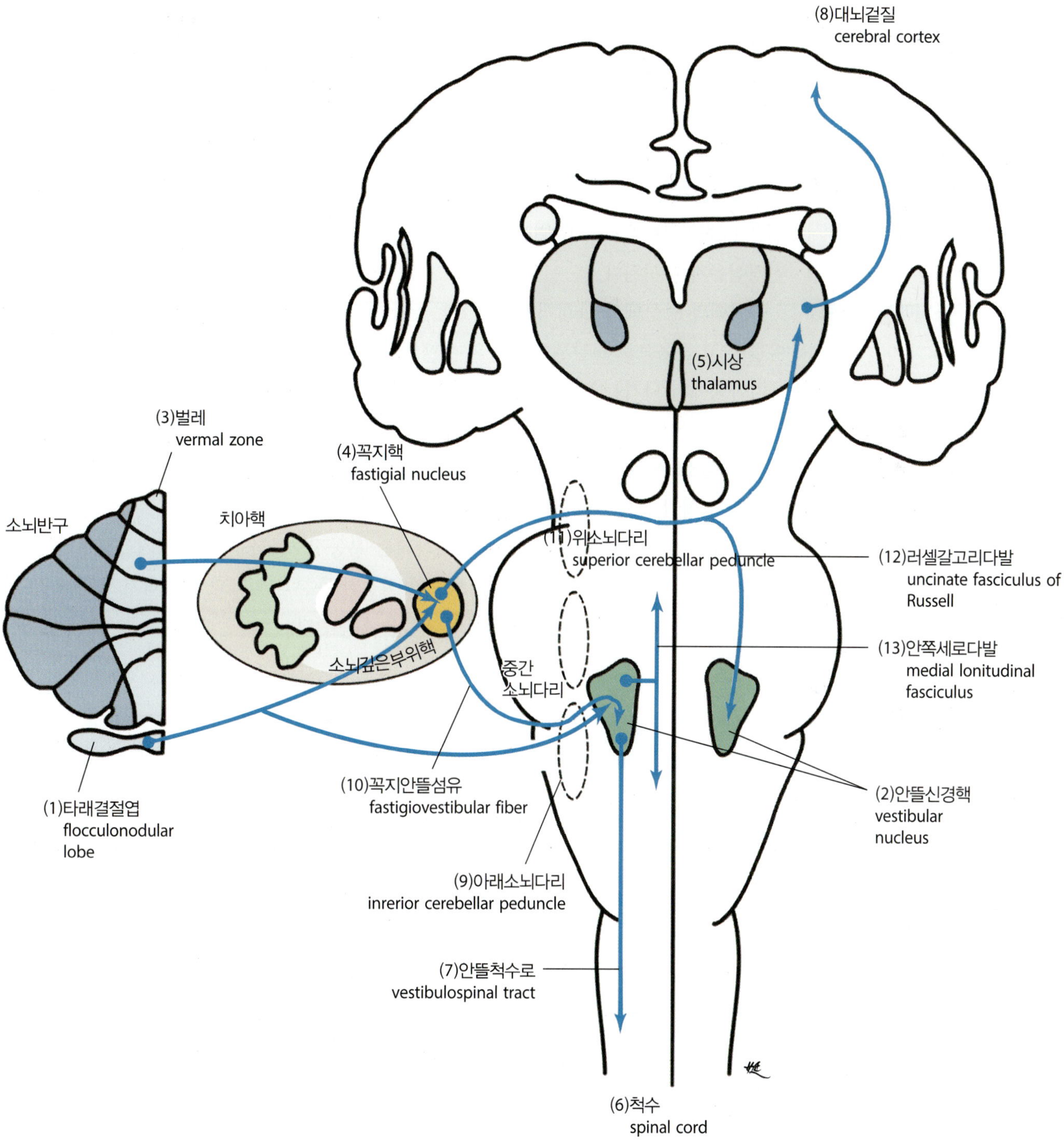
(8)대뇌겉질
cerebral cortex
(5)시상
thalamus
(3)벌레
vermal zone
(4)꼭지핵
fastigial nucleus
소뇌반구
치아핵
(11)위소뇌다리
superior cerebellar peduncle
(12)러셀갈고리다발
uncinate fasciculus of Russell
소뇌깊은부위핵
중간
소뇌다리
(13)안쪽세로다발
medial lonitudinal fasciculus
(1)타래결절엽
flocculonodular lobe
(10)꼭지안뜰섬유
fastigiovestibular fiber
(2)안뜰신경핵
vestibular nucleus
(9)아래소뇌다리
inrerior cerebellar peduncle
(7)안뜰척수로
vestibulospinal tract
(6)척수
spinal cord

소뇌로 입력 > 소뇌는 상위중추인 **(1)대뇌겉질**로부터의 정보와 척수를 통하여 **(2)하위감각기들(근육, 힘줄, 관절)**로부터의 고유수용감각정보를 받아들이고, **(3)눈과 귀**를 통해 시각정보와 청각정보가 받아들여지며, **(4)안뜰기관**으로부터 평형(equilibrium)에 관한 정보를 받아들인다.

겉질에서의 조절 > 이렇게 수집된 정보들은 오름섬유(climbing fiber)와 이끼섬유(mossy fiber)를 통해 소뇌겉질로 들어오고 푸르킨예세포(Purkinje cell)로 신경신호가 전달되며 푸르킨예세포(Purkinje cell)는 소뇌핵(cerebellar nuclei)으로 신경신호를 전달하며 억제(inhibition)하는 작용을 한다.

소뇌 깊은부위핵 > **(5)소뇌반구**의 겉질은 **(6)치아핵(dentate nucleus)**으로, **(7)벌레옆구역(paravermal zone)**의 겉질은 **(8)중간위치핵**으로, **(9)벌레구역(vermal zone)**의 겉질은 **(10)꼭지핵(fastigial nucleus)**으로 신경섬유가 투사된다.

소뇌에서의 출력 > 꼭지핵과 둥근핵과 마개핵에서 나가는 날신경섬유는 뇌줄기의 핵을 거쳐 척수의 내림섬유를 타고 근육으로 도달되어 운동의 실행에 관여한다.

치아핵에서 나가는 날신경섬유는 **(11)시상**을 거쳐 **(12)대뇌겉질**의 운동영역과 운동앞영역으로 도달되어 운동의 계획에 관여한다.

(13)안뜰소뇌에 해당되는 타래결절엽에서 나가는 날신경섬유는 뇌줄기의 안뜰핵을 거쳐 몸통의 균형과 눈의 움직임에 관여한다.

정리해 보면, 소뇌는 대뇌겉질에서 시작되는 운동정보들과 하위 감각기들로부터 올라오는 감각들을 비교 분석하며, 들신경 정보의 적절한 흥분과 억제과정을 거쳐 날신경 신경정보를 보내 정교한 운동의 조정자로서의 기능을 수행한다.

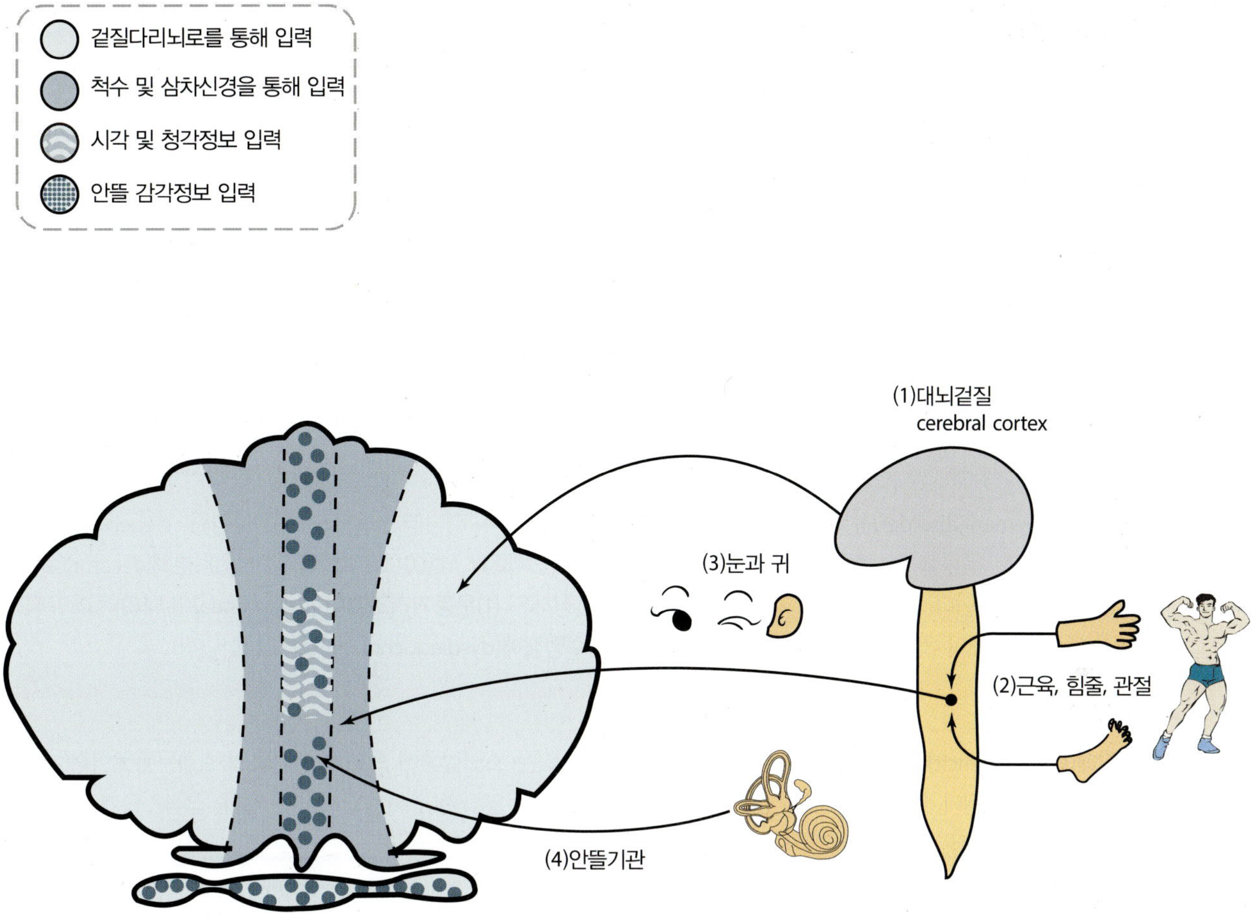

겉질다리뇌로를 통해 입력
척수 및 삼차신경을 통해 입력
시각 및 청각정보 입력
안뜰 감각정보 입력
(1)대뇌겉질
cerebral cortex
(3)눈과 귀
(2)근육, 힘줄, 관절
(4)안뜰기관

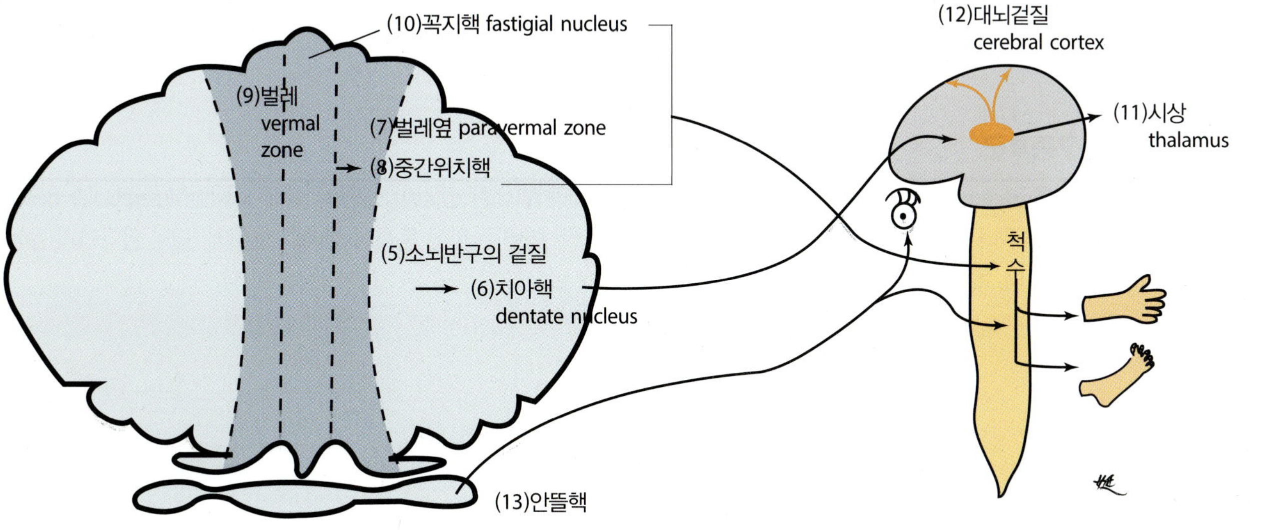

(10)꼭지핵 fastigial nucleus
(12)대뇌겉질
cerebral cortex
(9)벌레
vermal
zone
(7)벌레옆 paravermal zone
(8)중간위치핵
(11)시상
thalamus
(5)소뇌반구의 겉질
(6)치아핵
dentate nucleus
척
수
(13)안뜰핵

임상노트

한쪽 소뇌반구에 국한된 소뇌장애는 손상쪽과 같은쪽으로 임상적인 증상이 나타나는데, 소뇌반구는 주로 신체 같은쪽 신경경로와 연결되기 때문이다. 소뇌의 일반적 증상은 다음과 같다.

■ 불균형

불균형(disequilibrium)은 타래결절엽(flocculonodular lobe)의 병변에 의해 나타나며, 일어섰을 때 앞쪽이나 뒤쪽, 옆쪽으로 넘어질 것처럼 불안한 추락(falling)과 안정성이 많이 떨어져 갈지자걸음(staggering gait)을 하는 것이 특징이다. 환자는 다리를 넓게 벌려 안정성을 얻고자 한다.

저긴장(hypotonia)은 소뇌앞엽(anterior lobe)의 병변으로 나타나고, 촉진 시 근육의 탄력이 없고 수동적인 움직임 시 관절의 과움직임이 일어난다. 이는 소뇌의 손상으로 폄반사(stretch reflex)에 관여하지 못했기 때문이다.

■ 운동장애

운동장애(movement disorder)는 소뇌뒤엽(posterior lobe)의 병변으로 나타난다. 소뇌 조화운동못함증(cerebellar ataxia)을 보이게 되고 섬세한 운동을 수행할 때 떨림(tremor)이 나타나며, 근육들의 작용이 조화롭지 않아 운동분해(decomposition of movement)가 일어난다. 또한 정확한 거리를 판단할 수 없는 상태인 **(1)운동거리조절이상(dysmetria)**이 나타나고 규칙적이고 빠르게 교대로 해야 하는 운동을 못하는 **(2)상반운동반복수행장애(dysdiadochokinesia)**가 나타난다.

■ 언어장애

언어장애(speech deficit)는 말더듬증(dysarthria)으로 나타난다. 이는 소뇌질환에 의해 후두근육의 조화운동못함증(ataxia)이 나타나 발생하게 된다. 말을 끊는 것이 힘들고, 음절들을 분리해서 말하거나 예측되지 않은 말을 갑작스럽게 폭발하듯이 내뱉는 단속성 말투(scanning speech)가 관찰된다.

■ 눈떨림

안구운동장애(disturbances of ocular movement)는 **눈떨림(nystagmus)**으로 나타난다. 눈떨림과 말더듬증은 대부분 소뇌장애에서 나타난다. 눈떨림은 타래엽의 꼭지핵의 손상으로 나타나는데, 소뇌가 편측성 손상일 경우 손상된 쪽으로 바라볼 때 눈떨림의 진폭(amplitude)과 빈도(rate)가 증가된다.

■ 소뇌벌레증후군

소뇌벌레증후군(vermis syndrome)은 벌레(vermis)와 타래결절엽(floculonodular lobe)의 손상으로 나타나게 된다. 팔다리를 제외한 머리와 몸통에서 근육장애가 일어나 앞이나 뒤로 쓰러지는 경향이 있으며, 머리를 지탱하거나 똑바로 서 있기가 힘들다.

■ 소뇌반구증후군

소뇌반구증후군(cerebellar hemisphere syndrome)은 반구 내에 발생한 종양이 원인이 되어 소뇌반구(cerebellar hemisphere)의 가쪽부위나 날신경로의 손상으로 나타난다. 소뇌반구의 병변은 항상 동측성 장애를 보이게 되며, 팔다리의 운동장애가 나타나는데, 특히 팔이 심하다. 세심한 움직임을 요할 때 팔다리 운동의 부조화가 전형적이다.

(1)운동거리조절이상
dysmetria

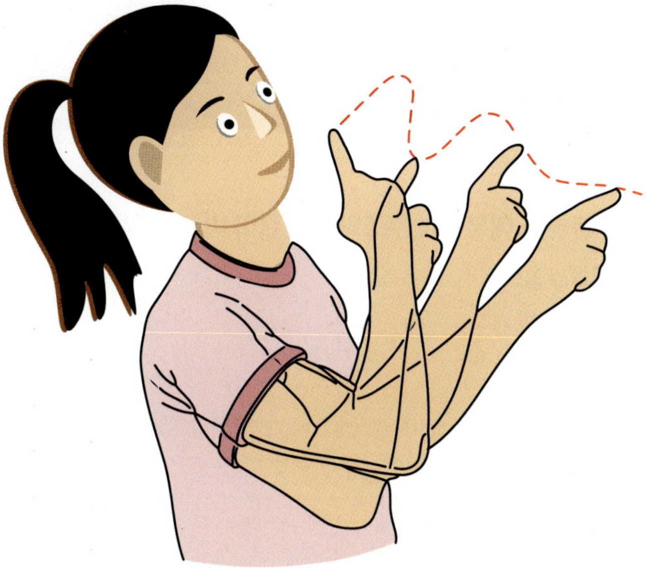

(2)상반운동반복수행장애
dysdiadochokinesia

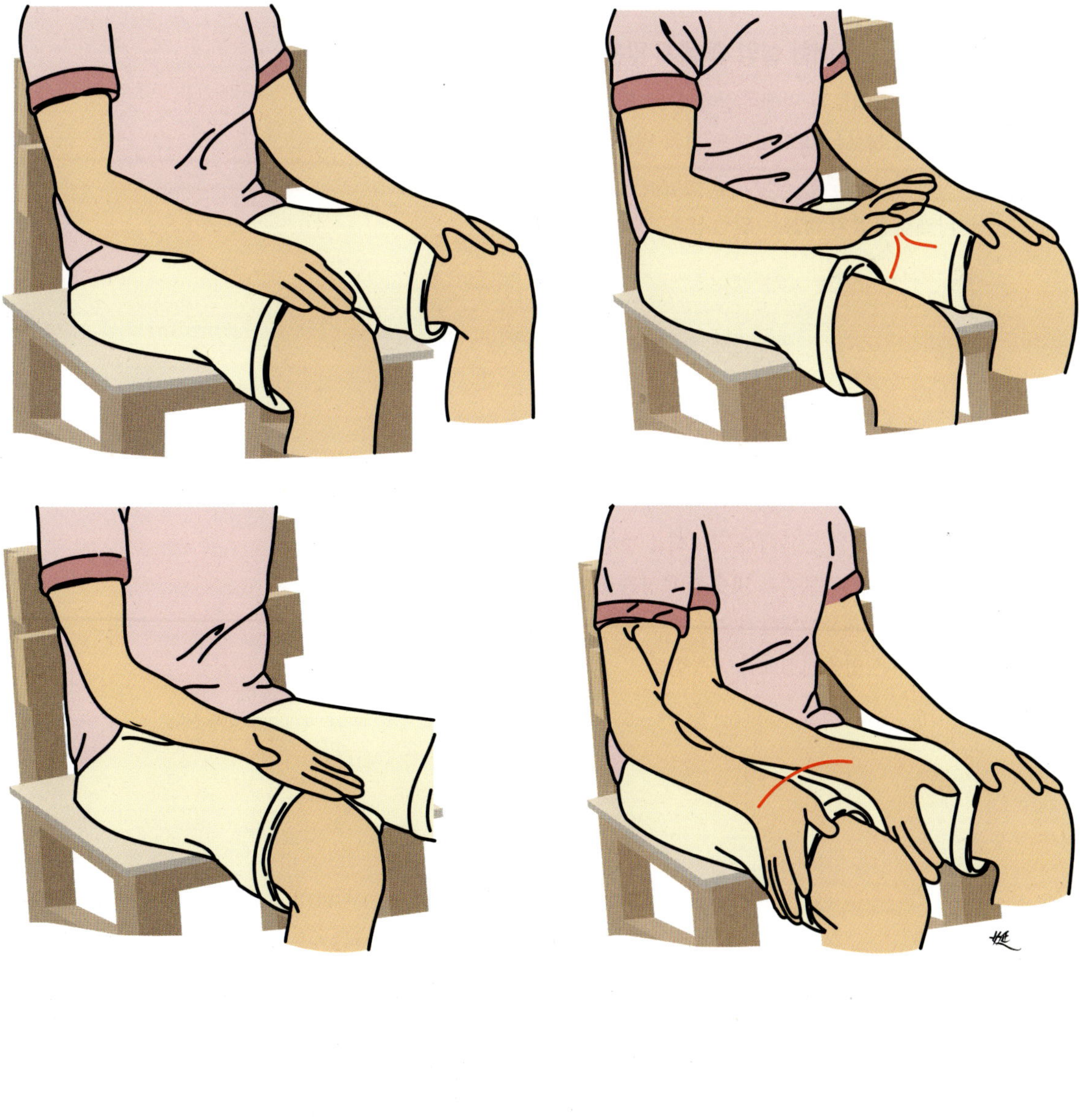

11 » 연습문제

1. 소뇌의 신경학적 분류와 해부학적 구조와의 연결이 바르지 않은 것은?

① 안뜰소뇌 – 타래결절엽
② 척수소뇌 – 벌레의 주변
③ 다리뇌소뇌 – 소뇌반구 가쪽
④ 중간뇌소뇌 – 벌레의 주변

해설 소뇌는 기능상으로 안뜰소뇌, 척수소뇌, 다리뇌소리로 나뉜다.

정답 ④

2. 소뇌의 경로에 대한 설명 중 옳지 않은 것은?

① 뒤척수소뇌로는 벌레주변에 닿는다.
② 대뇌의 정보는 다리뇌핵을 거쳐 벌레 주변으로 들어간다.
③ 치아핵의 정보는 시상으로 전달된다.
④ 타래결절엽의 정보는 안뜰신경핵으로 전달된다.

해설 척수소뇌의 정보는 벌레주변으로 가고 대뇌의 정보는 반구로 들어간다.

정답 ②

3. 소뇌의 깊은부위 핵에 대한 설명 중 옳지 않은 것은?

① 중간위치핵은 둥근핵과 꼭지핵을 말한다.
② 치아핵은 올리브핵과 비슷한 모양을 가진다.
③ 마개핵은 계통발생학적으로 옛소뇌에 해당된다.
④ 꼭지핵은 안뜰신경핵과 교통한다.

해설 마개핵(emboliform nucleus)과 둥근핵(globose nucleus)을 합해 중간위, 치핵(interposed nucleus)이라 한다.

정답 ①

4. 소뇌의 기본기능과 구조에 대한 설명 중 옳지 않은 것은?

① 소뇌는 근육의 긴장도 조절에 관여한다.
② 소뇌는 평형에 관여한다.
③ 소뇌는 의식적인 고유수용감각을 받아들인다.
④ 소뇌는 두 개의 반구로 구성된다.

해설 소뇌는 무의식적 고유수용감각을 받아들인다.

정답 ③

5. 소뇌겉질층의 세포의 기능에 대한 설명 중 옳은 것은?

① 겉질의 층은 6개의 층으로 되어 있다.
② 유일한 오름신경로는 푸르킨예세포에서 시작된다.
③ 이끼세포, 과립세포는 흥분세포이다.
④ 과립층에는 바구니세포와 별세포가 있다.

해설 ① 겉질의 층은 3개의 층으로 되어 있다. ② 유일한 내림신경로는 푸르킨예세포에서 시작된다. ④ 과립층(granular layer)에는 과립세포(granule cell), 골지세포(Golgi cell), 오름섬유(climbing fiber), 이끼섬유(mossy fiber)가 있다.

정답 ③

6. 소뇌의 다리와 그곳을 지나가는 신경로의 연결이 바른 것은?

① 중간소뇌다리 – 뒤척수소뇌로
② 위소뇌다리 – 쐐기소뇌로
③ 아래소뇌다리 – 안뜰소뇌로
④ 아래소뇌다리 – 다리뇌소뇌로

해설 뒤척수소뇌로–아래소뇌다리, 쐐기소뇌로–아래소뇌다리, 다리뇌소니로–중간소뇌다리

정답 ③

7. 소뇌겉질에서 평형(equilibrium)을 조절하는 기능을 가진 부위의 명칭은?

① 앞엽
② 뒤엽
③ 타래결절엽
④ 앞엽과 뒤엽

해설 원시소뇌(archicerebellum)는 안뜰신경핵(vestibular nucleus)으로부터 신경정보를 받으므로 안뜰소뇌(vestibulocerebellum)라고도 한다. 해부학적으로는 타래결절엽(flocculonodular lobe)에 해당된다. 원시소뇌(archicerebellum)는 이러한 회로를 통해 몸의 평형(equilibrium)을 조절하는 기능을 담당한다.

정답 ③

8. 아래올리브핵(inferior olivary nucleus)에서 오는 신경섬유이고 분자층(molecular layer)으로 들어가 푸르킨예세포(Purkinje cell)를 흥분시키는 소뇌겉질층에 속하는 구조는 무엇인가?

① 과립세포
② 오름섬유
③ 이끼섬유
④ 바구니세포

해설 오름섬유(climbing fiber)는 아래올리브핵(inferior olivary nucleus)에서 오는 신경섬유이고 분자층(molecular layer)으로 들어가 푸르킨예세포(Purkinje cell)를 흥분시킨다.

정답 ②

9. 척수로부터 옛소뇌로 들어오는 경로에 속하지 않는 경로는?

① 앞척수소뇌로(anterior spinocerebellar tract)
② 뒤척수소뇌로(posterior spinocerebellar tract)
③ 쐐기소뇌로(cuneocerebellar tract)
④ 적색척수로(rubrospinal tract)

해설 적색척수로는 적핵에서 시작되어 척수로 내려가는 경로로 근육긴장도 조절에 관여한다.

정답 ④

10. 40세 여자 환자가 팔다리를 제외한 머리와 몸통에서 근육장애가 일어나 앞이나 뒤로 쓰러지는 경향이 있으며, 머리를 지탱하거나 똑바로 서 있기가 힘들다. 이러한 증상은 소뇌의 무슨 병변이라고 하는가?

① 소뇌벌레증후군 ② 운동장애 ③ 소뇌반구증후군 ④ 소뇌앞엽의 병변

해설 소뇌벌레증후군(vermis syndrome)은 벌레(vermis)와 타래결절엽(floculonodular lobe)의 손상으로 나타나게 된다. 팔다리를 제외한 머리와 몸통에서 근육장애가 일어나 앞이나 뒤로 쓰러지는 경향이 있으며, 머리를 지탱하거나 똑바로 서 있기가 힘들다.

정답 ①

11. 소뇌겉질에 있는 뉴런 중 억제와 관련된 뉴런으로 짝지어진 것은?

① stellate, climbing, parallel
② basket, Golgi type II, stellate
③ Purkinje, climbing, basket
④ climbing, parallel mossy
⑤ mossy, basket, stellate

해설 골지세포(Golgi cell)의 신경종말에는 억제성 신경전달물질인 GABA가 있어서 푸르킨예세포를 억제한다. 별세포(stellate cell)는 억제성 신경전달물질인 타우린(taurine)을 함유하고 있어 푸르킨예세포를 억제시킨다. 바구니세포(basket cell)는 푸르킨예세포를 싸고 있는 바구니, 삼태기 모양을 하고 있어서 바구니세포라고 부른다. 바구니세포의 신경종말에는 억제성 신경전달물질인 GABA가 있어서 푸르킨예세포를 억제한다.

정답 ②

12. **아래소뇌다리로 지나가는 신경전달로가 아닌 것은?**

① 뒤척수소뇌로
② 쐐기소뇌로
③ 안뜰소뇌로
④ 올리브소뇌로
⑤ 앞척수소뇌로

해설 아래소뇌다리(Inferior cerebellar peduncle) – 뒤척수소뇌로, 쐐기소뇌로, 안뜰소뇌로 올리브소뇌로 앞척수소뇌로–위소뇌다리

정답 ⑤

학습목표

- 척수의 외부구조에 대하여 이해한다.
- 척수의 내부구조에 대하여 이해한다.
- 척수의 층판구조와 특징에 대하여 이해한다.
- 신경로의 각 경로와 역할에 대하여 이해한다.
- 척수손상의 해부학적 기전을 이해한다.

주요용어

arachnoid	거미막, 지주막. 뇌막을 이루는 3개의 막 중 중간막
arcuate	활, 궁, 활 모양의
Clarke's nucleus, nucleus dorsalis	클라크핵
dermatome	피부분절, 신경피부절. 단일의 등쪽척수뿌리로부터의 들신경섬유에 의하여 지배되는 피부영역
dura matte	경질막. 중추신경계를 싸고 있는 뇌막 중에서 가장 바깥쪽에 있는 질기고 두꺼운 결합조직성 막
cuneate fasciculus	쐐기다발, 설상속
gracile fasciculus	널판다발, 박속. 얇은 다발
filum terminalis	종말끈, 종사.
gelatinous	아교. 끈끈하고 젤리 같은 물질에 속하거나 유사한
genu	무릎, 슬부. 무릎 모양의 굽은 구조
medial lemniscus	섬유띠, 융대
myelin sheath	말이집, 수초
pia matter	연질막. 중추신경계를 싸고 있는 뇌막 중에서 가장 안쪽에 있는 막
proprioception	고유감각. 신체의 움직임이나 위치에 관한 정보를 제공하는 신체 조직 내의 감각신경말단의 자극을 받아들이거나 해석하는 것
rectus	곧은, 직
synapse	연접, 시냅스. 신경세포인 뉴런과 뉴런이 만나는 곳을 의미함

chapter 12

척수

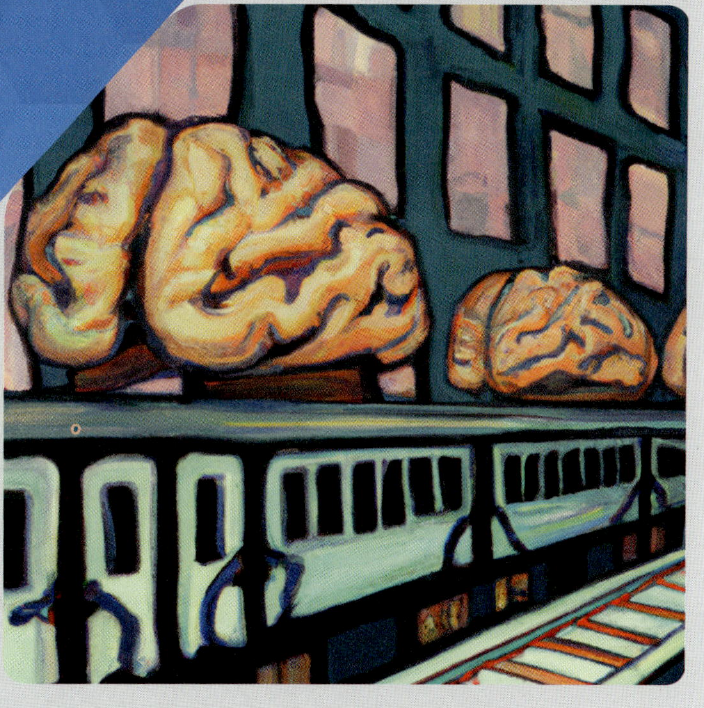

사진설명 >>

척수는 뇌와 말초신경 사이를 연결하는 중요한 통로 역할을 하며, 이를 통해 끊임없이 많은 정보들을 뇌로 나르거나 말초로 나른다. 척수의 경로는 매우 복잡하고 다양하기 때문에 이를 정확하게 이해하는 것이 중요하다. 척수 손상 시 발생하는 임상 증상을 이해하려면 이러한 경로에 대한 지식이 필요하다. 또한 척수는 긴급한 상황에서 신속하게 대응할 수 있도록 반사 동작을 수행하는 기능도 가지고 있다.

척수의 기본구조 > 척수(spinal cord)의 겉모습은 긴 원기둥 모양이다. 척수의 위 경계는 **(1)큰구멍(foramen magnum)**이고, 아래 경계는 **(2)첫째허리뼈(L1)**와 **둘째허리뼈(L2) 사이**의 척추사이원반(intervertebral disc)이다. 성인의 척수 평균 길이는 43cm이며, 척수의 두께는 부위마다 차이가 있지만 약 1~1.5cm 정도이다. 척수는 **(3)경질막(dura mater)**, **(4)거미막(arachnoid)**, **(5)연질막(pia mater)**의 세 겹의 척수막에 의해 싸여 있고 **(6)거미막밑공간(subarachnoid space)**에 들어있는 뇌척수액(cerebrospinal fluid; CSF)에 의해 보호받고 있다.

척수의 겉구조 > 척수는 총 31쌍의 분절(segment)로 구성되어 있으며 **(7)목신경(cervical nerve, C1~C8)** 8쌍, **(8)가슴신경(thoracic nerve, T1~T12)** 12쌍, **(9)허리신경(lumbar nerve, L1~L5)** 5쌍, **(10)엉치신경(sacral nerve, S1~S5)** 5쌍, **(11)꼬리신경(coccygeal nerve, Co1)** 1쌍으로 이루어져 있다.

척수는 두 부분의 팽대부가 있으며 하나는 **(12)목신경팽대(cervical enlargement)**로 **(13)위팔신경얼기(brachial plexus, C5~T1)**가 이는 곳을 형성하는 부분이며, 다른 한 부위는 **(14)허리엉치신경팽대(lumbosacral enlargement)**로 **(15)허리엉치신경얼기(lumbosacral plexus, L1~S2)**가 이는 곳을 형성하는 부위이다.

(16)척수원뿔(conus medullaris)은 척수의 아래 끝부분으로 L1과 L2 사이에서 끝나고 **(17)종말끈(filum terminalis)**은 척수원뿔의 끝부분에서 꼬리뼈(coccyx)의 1분절까지 뻗어가는 띠로 연질막(pia mater)으로 이루어져 있다.

(18)말총(cauda equina)은 허리신경과 엉치신경으로부터 나오는 신경뿌리들로 이루어져 있으며 말꼬리의 털 모양으로 형성되어 있다.

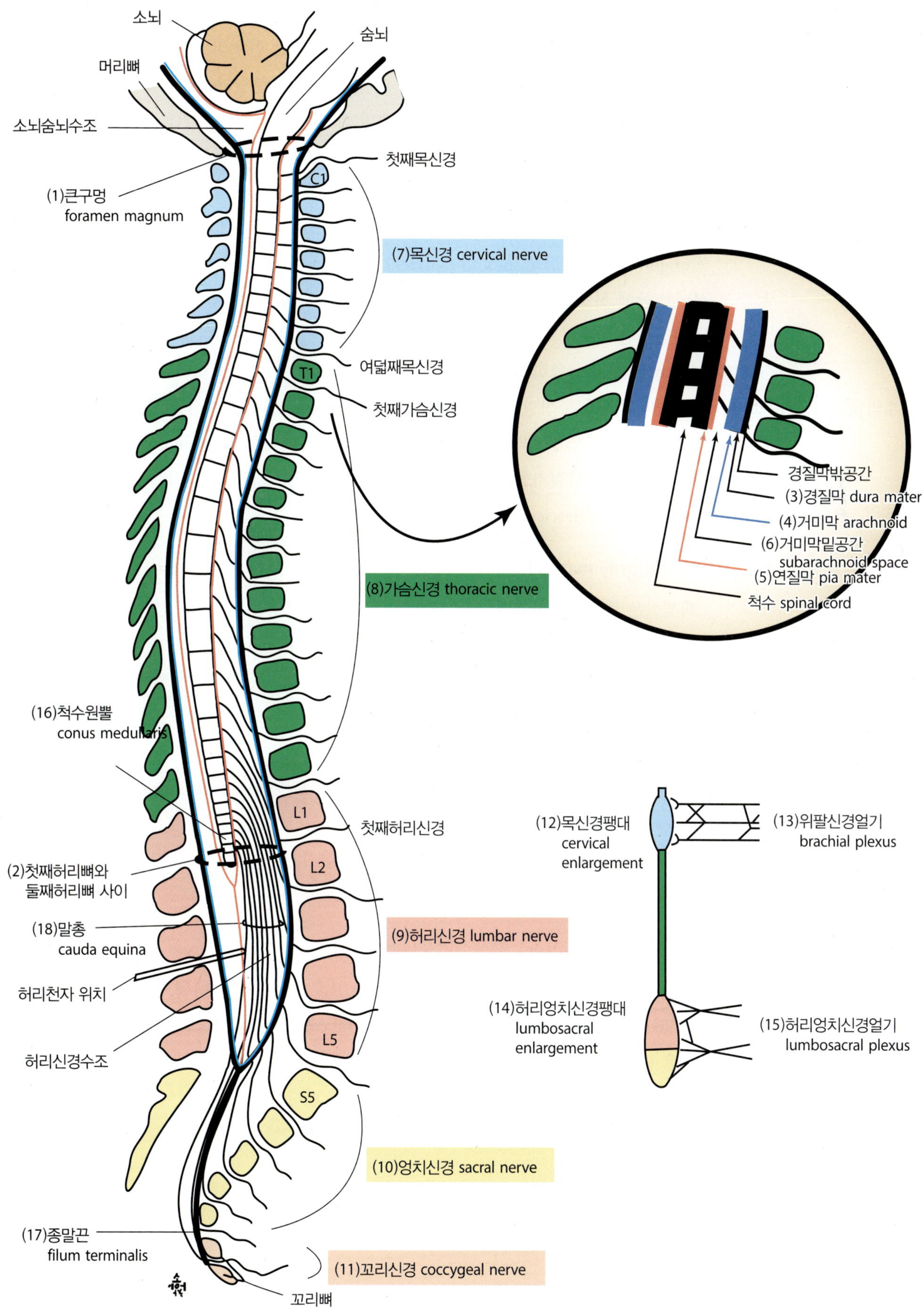

소뇌
머리뼈
숨뇌
소뇌숨뇌수조
첫째목신경
C1
(1)큰구멍
foramen magnum
(7)목신경 cervical nerve
여덟째목신경
T1
첫째가슴신경
경질막밖공간
(3)경질막 dura mater
(4)거미막 arachnoid
(6)거미막밑공간
subarachnoid space
(5)연질막 pia mater
척수 spinal cord
(8)가슴신경 thoracic nerve
(16)척수원뿔
conus medullaris
L1
첫째허리신경
L2
(2)첫째허리뼈와
둘째허리뼈 사이
(12)목신경팽대
cervical
enlargement
(13)위팔신경얼기
brachial plexus
(18)말총
cauda equina
(9)허리신경 lumbar nerve
허리천자 위치
(14)허리엉치신경팽대
lumbosacral
enlargement
(15)허리엉치신경얼기
lumbosacral plexus
L5
허리신경수조
S5
(10)엉치신경 sacral nerve
(17)종말끈
filum terminalis
(11)꼬리신경 coccygeal nerve
꼬리뼈

신경근과 말초신경 > **(1)뒤뿌리(dorsal root)**는 감각섬유로 이루어졌고 뒤가쪽고랑(dorsolateral sulcus)을 따라 일렬로 척수에 부착되어 있으며 각 신경뿌리는 6~8개의 잔뿌리로 구성되어 있다. C1과 꼬리 뼈부위(coccygeal)에는 뒤뿌리가 없으며 따라서 피부분절(dermatome)도 없다. **(2)앞뿌리(ventral root)**는 주로 운동신경으로 2~3개의 잔뿌리로 구성되어 있으며, 각 분절마다 뒤뿌리와 만나 하나의 척수신경(spinal nerve)을 형성한다. **(3)몸운동신경섬유(somatomotor nerve fiber)**는 **(4)앞뿔(ventral horn)**에서 이는곳을 형성하여 앞뿌리를 지나 **(5)뼈대근육(skeletal muscle)**에 분포한다. **(6)자율신경섬유(autonomic nerve fiber)**는 **(7)가쪽뿔(lateral horn)**에서 시작(origin)하여 내장근육(smooth muscle)이나 심장근육(cardiac muscle) 또는 분비를 하는 샘(gland) 등에 분포한다. **(8)감각신경섬유(sensory nerve fiber)**는 내장이나 피부 등의 수용기에서 시작하여 뒤뿌리를 지나 **(9)뒤뿔(dorsal horn)**에서 닿는 곳을 형성하거나 **(10)뒤기둥(dorsal column)**을 타고 상행한다.

척수의 속구조(단면구조) > 척수의 안쪽에는 신경세포체인 **(11)회색질(gray matter)**이 모여 기둥을 이루고 있으며 가쪽에는 신경섬유인 **(12)백색질(white matter)**이 모여 백색질기둥(white column)이라는 기둥을 형성한다. 백색질기둥 중 큰 세로다발은 섬유기둥(funiculus), 작은 세로다발은 신경로(tract) 또는 다발(fasciculus)이라고 한다.

회색질(gray matter)

회색질은 좌우대칭이며 알파벳 H자 형태의 나비 모양을 이루고 있다. 척수의 단면 중심부에는 뇌척수액이 순환하는 통로인 **(13)중심관(central canal)**이 있으며 중심관을 중심으로 앞부분은 **(4)앞뿔(ventral horn 또는 anterior horn)**이라 하는데, 이는 운동기능(motor function)에 관여하고 수의적 운동(voluntary movement)을 일으키는 뼈대근육(skeletal muscle)으로 나가는 신경들로 구성되어 있다.

중심관을 중심으로 뒷부분은 **(9)뒤뿔(dorsal horn 또는 posterior horn)**이라 하며 감각기능(sensory function)에 관여하고 척수신경(spinal nerve)으로부터 감각정보를 받는다.

중심관의 가쪽에 형성된 **(7)가쪽뿔(lateral horn)**은 T1~L3분절 사이에만 존재하고 자율신경계의 기능과 관련 있다.

백색질(white matter), 백색질기둥(white column)

백색질은 신경섬유가 말이집(myelin sheath)으로 싸여 있어 백색으로 보인다. 회색질인 앞뿔(ventral horn)의 앞부분을 **(14)앞기둥(ventral column)**, 회색질인 뒤뿔(dorsal horn)의 뒷부분을 **(15)뒤기둥(dorsal column)**, 회색질의 앞뿔(ventral horn)과 뒤뿔(dorsal horn) 사이에 있는 백색질을 **(16)가쪽기둥(lateral column)**이라고 한다.

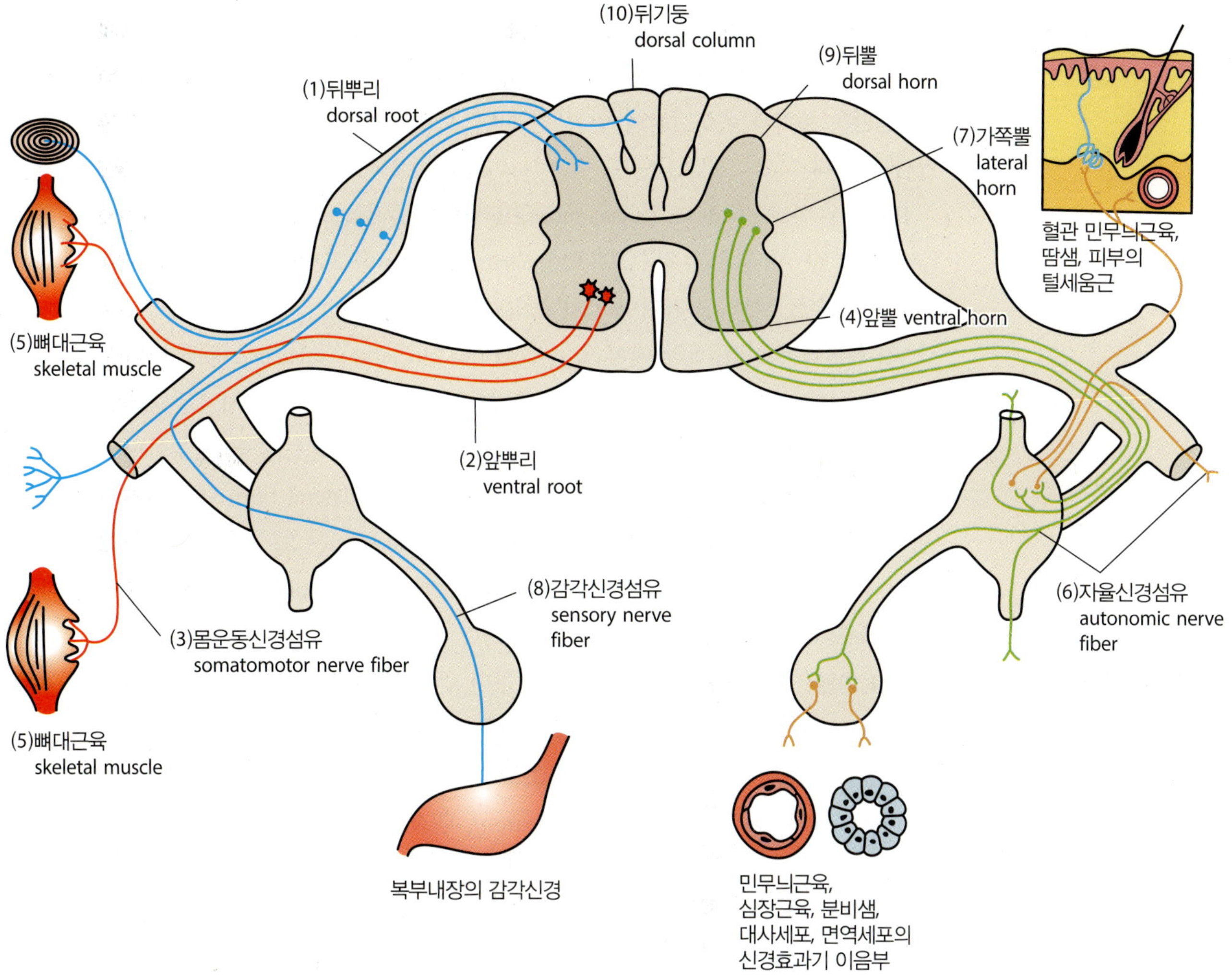
(10)뒤기둥
dorsal column
(9)뒤뿔
dorsal horn
(1)뒤뿌리
dorsal root
(7)가쪽뿔
lateral
horn
혈관 민무늬근육,
땀샘, 피부의
털세움근
(5)뼈대근육
skeletal muscle
(4)앞뿔 ventral horn
(2)앞뿌리
ventral root
(8)감각신경섬유
sensory nerve
fiber
(6)자율신경섬유
autonomic nerve
fiber
(3)몸운동신경섬유
somatomotor nerve fiber
(5)뼈대근육
skeletal muscle
복부내장의 감각신경
민무늬근육,
심장근육, 분비샘,
대사세포, 면역세포의
신경효과기 이음부

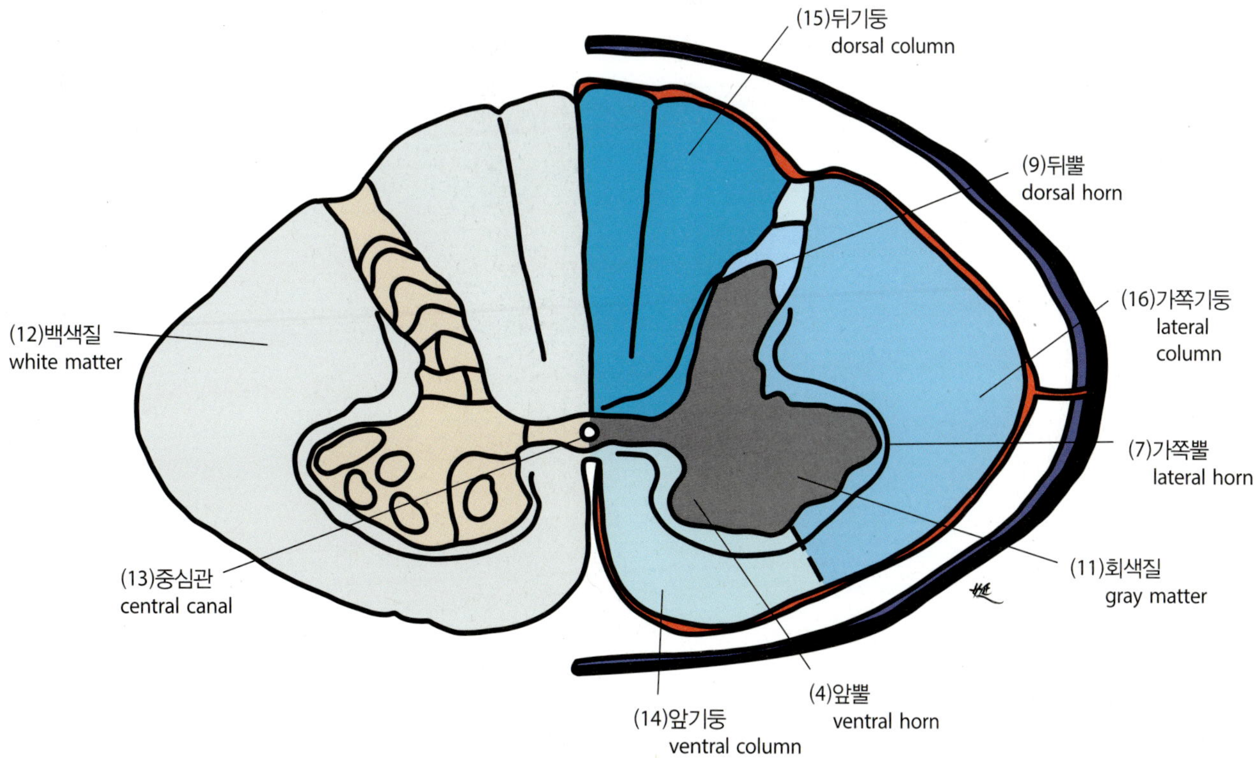
(15)뒤기둥
dorsal column
(9)뒤뿔
dorsal horn
(12)백색질
white matter
(16)가쪽기둥
lateral
column
(7)가쪽뿔
lateral horn
(11)회색질
gray matter
(13)중심관
central canal
(4)앞뿔
ventral horn
(14)앞기둥
ventral column

척수의 층판구조 > (렉시드층판)

렉시드층판(rexed lamination)은 척수의 회색질을 구성하는 신경세포들을 기능별로 분류한 것으로 총 10개로 나뉜다.

I 층판은 통각과 온도감각을 받고 반대쪽으로 건너가 척수시상로(spinothalamic tract)의 일부가 된다.

II 층판은 아교질(substantia gelatinosa)이라 하며 통각을 조절하는 기능을 한다.

III, IV, V, VI 층판은 척수고유핵(nucleus proprius)을 포함하고 C 섬유를 제외한 대부분의 감각섬유들로부터 직접적인 일차 들입력을 받아들인다.

VII 층판에는 여러 개의 핵이 있는데 클라크핵(Clarke's nucleus, nucleus dorsalis)은 C8, T1~L2, 3에 위치하며 Ia, Ib 들신경섬유들이 닿는 곳이며 다시 시작된 신경섬유는 뒤척수소 뇌로(post. spinocerebellar tract)를 이루어 소뇌에서 닿는 곳을 형성한다. 중간가쪽핵(intermediolateral cell column)은 T1~L2까지의 가쪽뿔(lateral horn)에 위치하며 교감신경과 관련있으며, 엉치자율신경핵(sacral autonomic nucleus)은 S2~S4까지의 Ⅶ 층판의 가쪽에 존재하며 부교감신경과 관련 있다. 중간안쪽핵(intermediomedial cell column)은 내장반사(visceral reflex)에 관여한다.

VIII 층판은 앞뿔(ventral horn)에 위치하며 안뜰척수로(vestibulospinal tract), 그물척수로(reticulospinal tract)의 신경섬유가 닿는 곳을 형성한다.

IX 층판은 앞뿔(ventral horn)의 신경세포로 구성되어 있으며 알파운동신경세포(α-motor neuron), 감마운동신경세포(γ-motor neuron), 렌쇼세포(Renshaw cell)가 대부분을 차지하고 있다.

X 층판은 중심관 주위의 회색질맞교차(gray commissure), 중심아교질(central substantia gelatinosa)로 구성되어 있다.

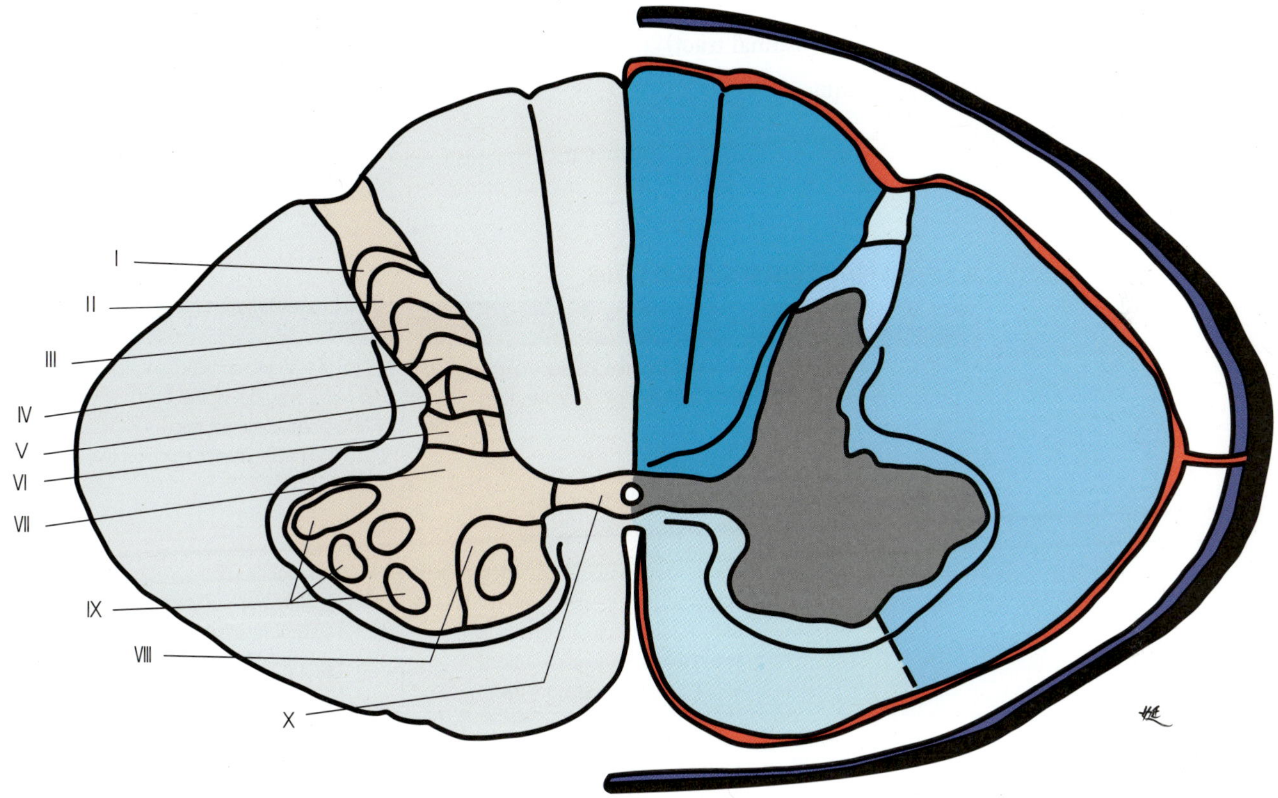

I
II
III
IV
V
VI
VII
IX
VIII
X

신경로 > 신경로(nerve tract)는 크게 **(1)오름로**와 **(2)내림로**로 나눌 수 있다. 오름로는 감각수용기에서 수용된 감각을 상위신경중추로 전달하는 역할을 담당하고 내림로는 상위신경중추로부터의 운동명령을 하위신경중추로 전달하는 역할을 담당한다.

하나의 신경로는 연접(synapse)을 통해 연결이 되며 처음 신경을 **(3)일차신경세포(first order neuron)**, 다음을 **(4)이차신경세포(second order neuron)**, 다음을 **(5)삼차신경세포(third order neuron)**라 한다.

신경로의 명명 > 철도의 경부선이 서울을 뜻하는 '경'과 부산을 뜻하는 '부'를 합쳐 철도의 시작과 끝을 알리는 것처럼 신경로의 명칭은 이는 곳과 닿는 곳의 명칭을 붙여서 만들어진다. 예를 들어, **겉질척수로(corticospinal tract)**의 경우 시작하는 부위는 **(6)겉질**이며, 신경섬유가 끝나는 부위는 **(7)척수**이다.

표 12-1 뇌줄기의 중요한 오름로와 내림로

	오름로	내림로
앞기둥(ventral column)	척수시상로(anterior spinothalamic tract) 척수그물체로(spinoreticular tract)	앞겉질척수로(ant. corticospinal tract) 안뜰척수로(vestibulospinal tract) 덮개척수로(tectospinal tract) 앞그물체척수로(anterior reticulospinal tract)
뒤기둥(dorsal column)	널판다발(gracile fasciculus) 쐐기다발(cuneate fasciculus)	
가쪽기둥(lateral column)	뒤척수소뇌로(post. spinocerebellar tract) 앞척수소뇌로(ant. spinocerebellar tract) 척수시상로(lat. spinothalamic tract) 척수그물체로(spinoreticular tract) 척수올리브로(spino-olivary tract)	가쪽겉질척수로(lat. corticospinal tract) 적색척수로(rubrospinal tract) 가쪽그물체척수로(lat. reticulospinal tract)

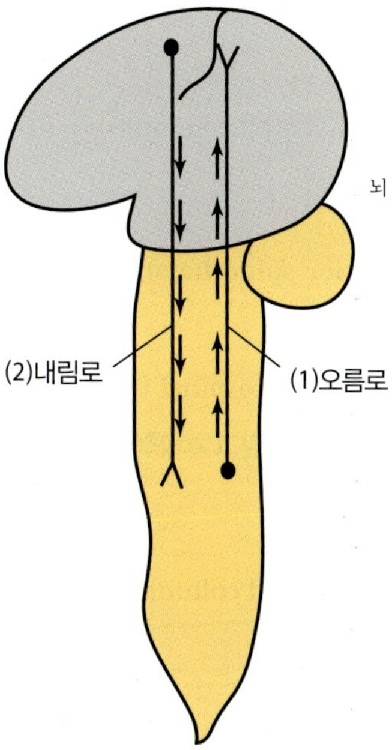
뇌
(2)내림로
(1)오름로

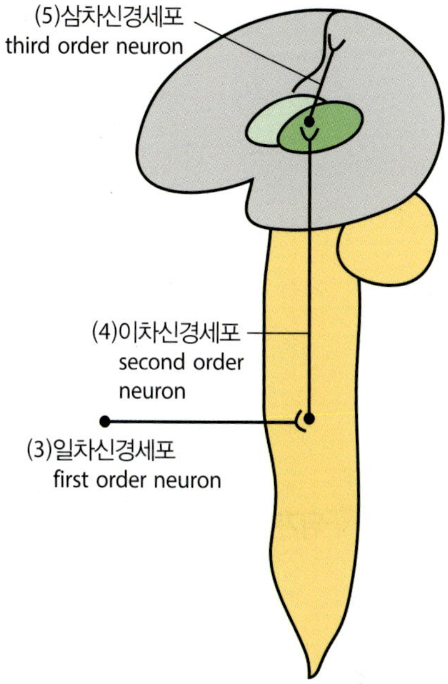
(5)삼차신경세포
third order neuron
(4)이차신경세포
second order
neuron
(3)일차신경세포
first order neuron

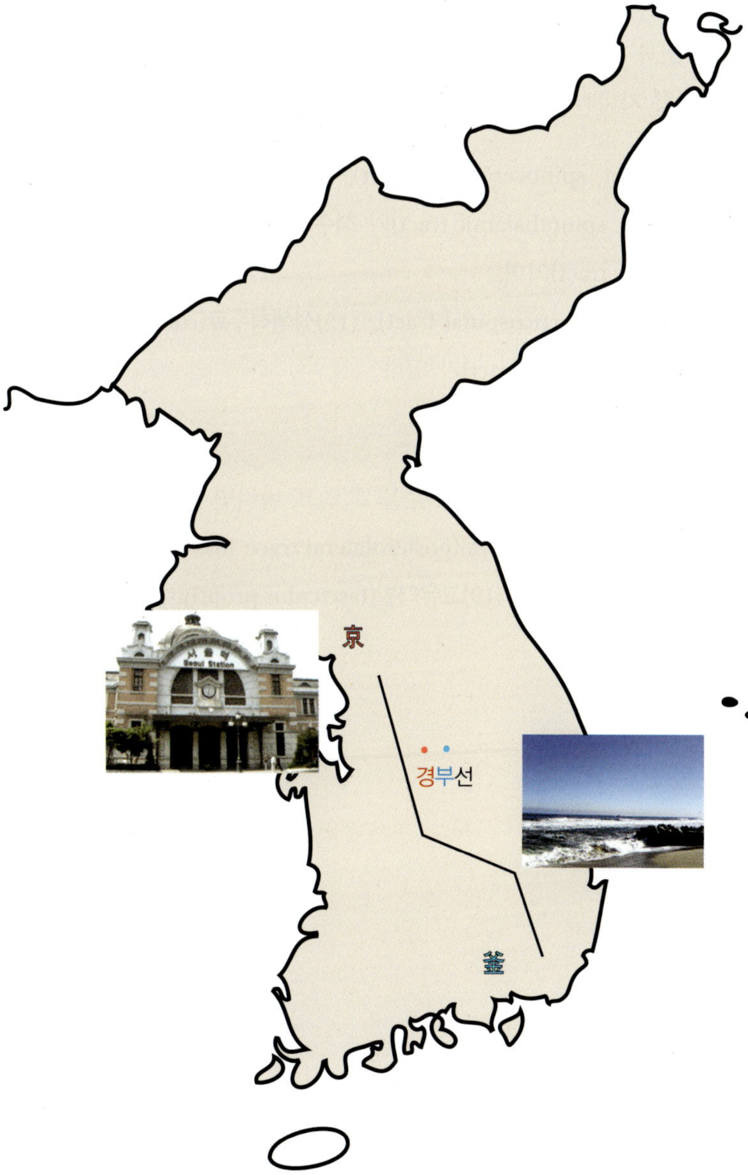
京
경부선
釜

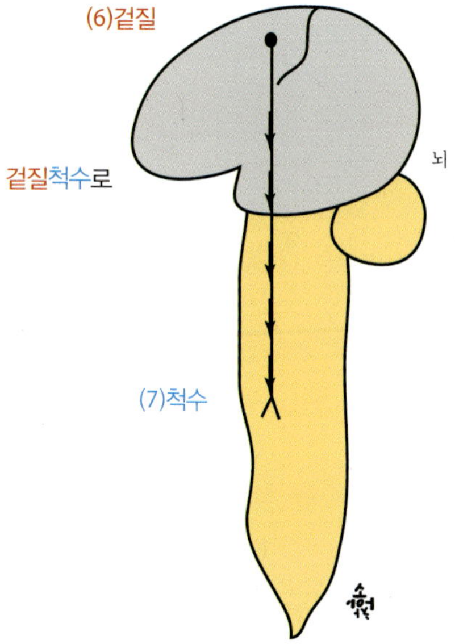
(6)겉질
겉질척수로
뇌
(7)척수

백색질, 백색질기둥 > 백색질기둥(white matter, white column)은 신경섬유가 말이집(myelin sheath)으로 싸여 있어 백색으로 보인다.

앞기둥 > 회색질인 앞뿔(ventral horn)의 앞부분을 **(1)앞기둥(ventral column)**이라 하며 이 부분을 지나는

- **오름로(ascending tract)**는 **(2)척수시상로(anterior spinothalamic tract)**와 **척수그물체로(spinoreticular tract)**이며,
- **내림로(descending tract)**는 **(3)앞겉질척수로(ant. corticospinal tract)**, **(4)안뜰척수로(vestibulospinal tract)**, **(5)덮개척수로(tectospinal tract)**, **(6)앞그물체척수로(anterior reticulospinal tract)**이다.

뒤기둥 > 회색질인 뒤뿔(dorsal horn)의 뒷부분을 **(7)뒤기둥(dorsal column)**이라 하며 이 부분을 지나는

- **오름로**는 **(8)널판다발(gracile fasciculus)**과 **(9)쐐기다발(cuneate fasciculus)**이다.

가쪽기둥 > 회색질의 앞뿔(ventral horn)과 뒤뿔(dorsal horn) 사이에 있는 백색질을 **(10)가쪽기둥(lateral column)**이라 하며 이 부위를 지나는

- **오름로**는 **(11)뒤척수소뇌로(post. spinocerebellar tract)**, **(12)앞척수소뇌로(ant.spinocerebellar tract)**, **(2)척수시상로(lat. spinothalamic tract)**와 **척수그물체로(spinoreticular tract)**, **(13)척수올리브로(spino-olivary tract)**이며,
- **내림로**는 **(14)가쪽겉질척수로(lat. corticospinal tract)**, **(15)적색척수로(rubrospinal tract)**, **(16)가쪽그물체척수로(lat. reticulospinal tract)**가 있다.

상행 또는 내림로

회색질 주변을 보면 각각 다른 수준의 척수의 부분을 오르고 내리면서 정보를 전달하는 경로가 있다. 이런 척수의 경로에는 **(17)뒤가쪽로(posterolateral tract: Lissauer's tract)**와 **(18)안쪽세로다발(medial longitudinal fasciculus)**, **(19)고유다발(fasciculus proprius)**이 있다.

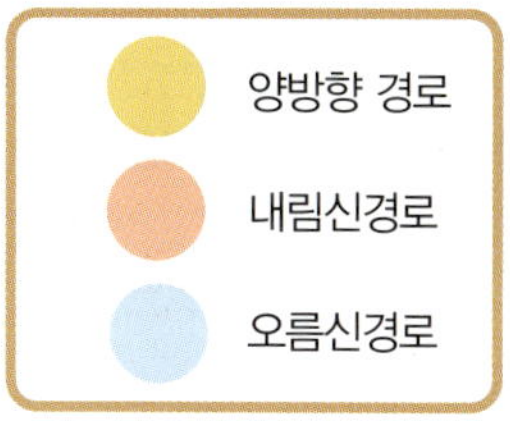
양방향 경로
내림신경로
오름신경로

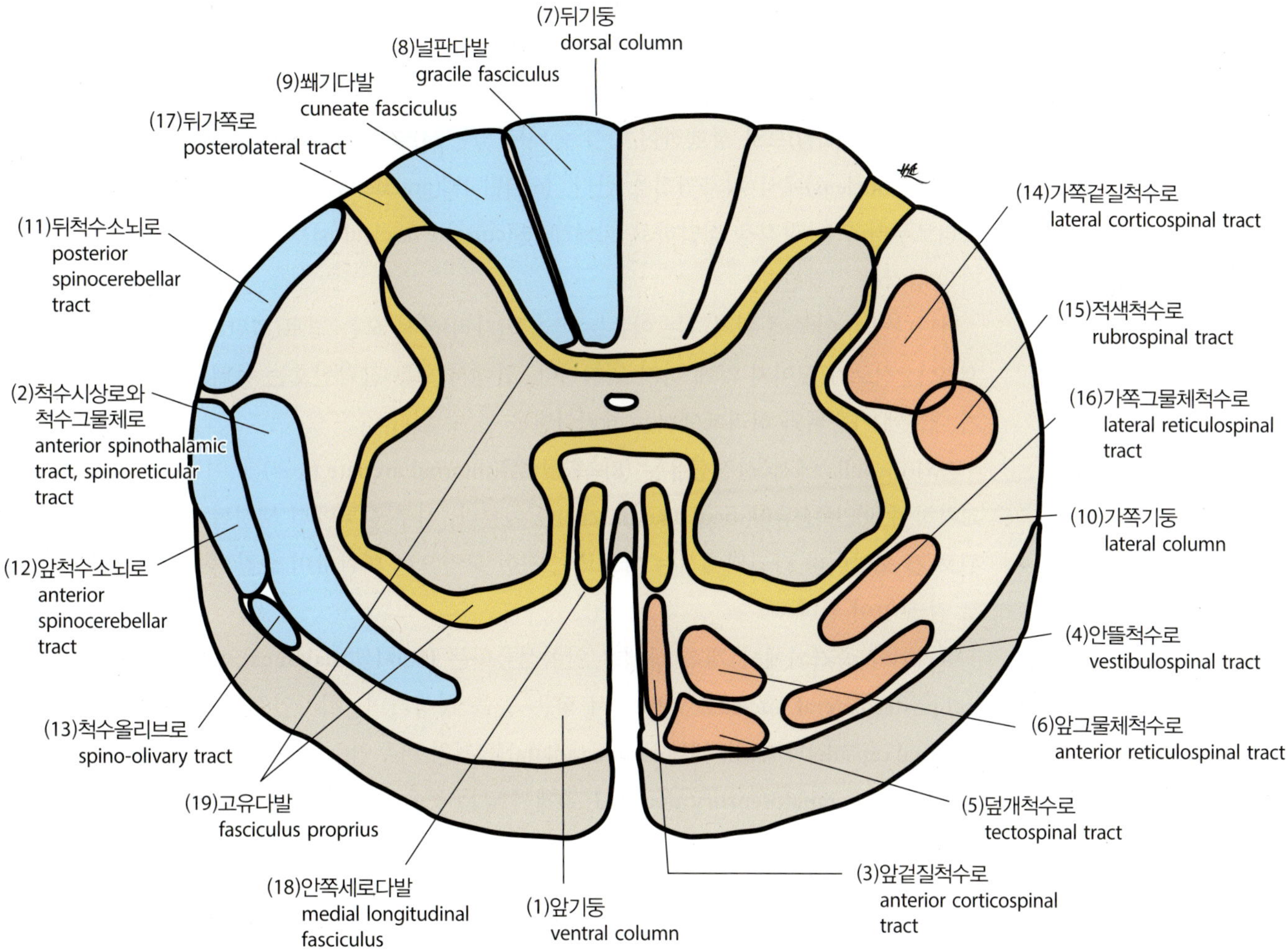
(7)뒤기둥
dorsal column
(8)널판다발
gracile fasciculus
(9)쐐기다발
cuneate fasciculus
(17)뒤가쪽로
posterolateral tract
(11)뒤척수소뇌로
posterior spinocerebellar tract
(2)척수시상로와 척수그물체로
anterior spinothalamic tract, spinoreticular tract
(12)앞척수소뇌로
anterior spinocerebellar tract
(13)척수올리브로
spino-olivary tract
(19)고유다발
fasciculus proprius
(18)안쪽세로다발
medial longitudinal fasciculus
(1)앞기둥
ventral column
(3)앞겉질척수로
anterior corticospinal tract
(5)덮개척수로
tectospinal tract
(6)앞그물체척수로
anterior reticulospinal tract
(4)안뜰척수로
vestibulospinal tract
(10)가쪽기둥
lateral column
(16)가쪽그물체척수로
lateral reticulospinal tract
(15)적색척수로
rubrospinal tract
(14)가쪽겉질척수로
lateral corticospinal tract

오름로 > 오름로(ascending tract)는 감각수용기에서 수용된 감각을 상위 신경중추로 전달하는 역할을 담당하는 신경로이다.

뒤기둥-안쪽섬유띠로 >

전달감각

의식적 고유수용감각(conscious proprioception), 분별촉각(discriminative touch), 진동(vibration), 압각(pressure sense)을 전달하는 신경로이다.

경 로

(1)근육방추(muscle spindle), **골지힘줄기관(Golgi tendon organ; GTO)**, **피부감각수용기(cutaneous receptor)** 등을 통해 받아들여진 감각은 뒤뿌리신경절(dorsal root ganglion)에 있는 세포체를 거쳐 **(2)뒤뿌리(dorsal root)**를 통해 척수(spinal cord)로 진입한 뒤 척수의 **(3)뒤기둥(널판다발, 쐐기다발)**으로 상행하여 하부 숨뇌에 있는 **(4)널판핵(gracile nucleus)** 또는 **(5)쐐기핵(cuneate nucleus)**에서 일차연접을 한다. **(6)널판다발(gracile fasciculus)**은 안쪽에 위치하며, 다리로부터 오는 감각을 전달하고 **(7)쐐기다발(cuneate fasciculus)**은 가쪽에 위치하며 팔로부터의 감각을 전달한다.

널판다발이 안쪽에 위치하는 이유는 아래쪽(다리)에서 오는 경로(널판다발)와 위쪽(팔)에서 오는 경로가 꼬이지 않게 하기 위함이다. 팔에서 오는 감각신호는 목뼈로 곧바로 들어가기 때문에 가슴뼈와 허리뼈에서는 쐐기다발을 볼 수 없다.

숨뇌(medulla)에서 신경섬유는 **(8)속활꼴섬유(internal arcuate fiber)**를 이루며 반대쪽으로 교차하여 **(9)안쪽섬유띠(medial lemniscus)**를 이룬다. 하부 숨뇌에서 생성된 안쪽섬유띠는 앞뒤로 긴 모양이나 다리뇌에서는 가로로 수평한 모양으로 변환하며 중간뇌에서는 다시 앞뒤로 긴 모양이 된다.

다리뇌와 중간뇌에서 계속 상행한 안쪽섬유띠는 **(10)시상(thalamus)**의 **뒤가쪽배쪽핵(ventral posterolateral nucleus; VPL)**에서 닿는 곳을 형성하며, 이차연접을 통해 **(11)속섬유막(internal capsule)**과 **대뇌부챗살(corona radiata)**을 거쳐 마루엽(parietal lobe)의 **(12)일차몸감각영역(primary somatosensory area, 3, 1, 2)**에서 닿는 곳을 형성한다.

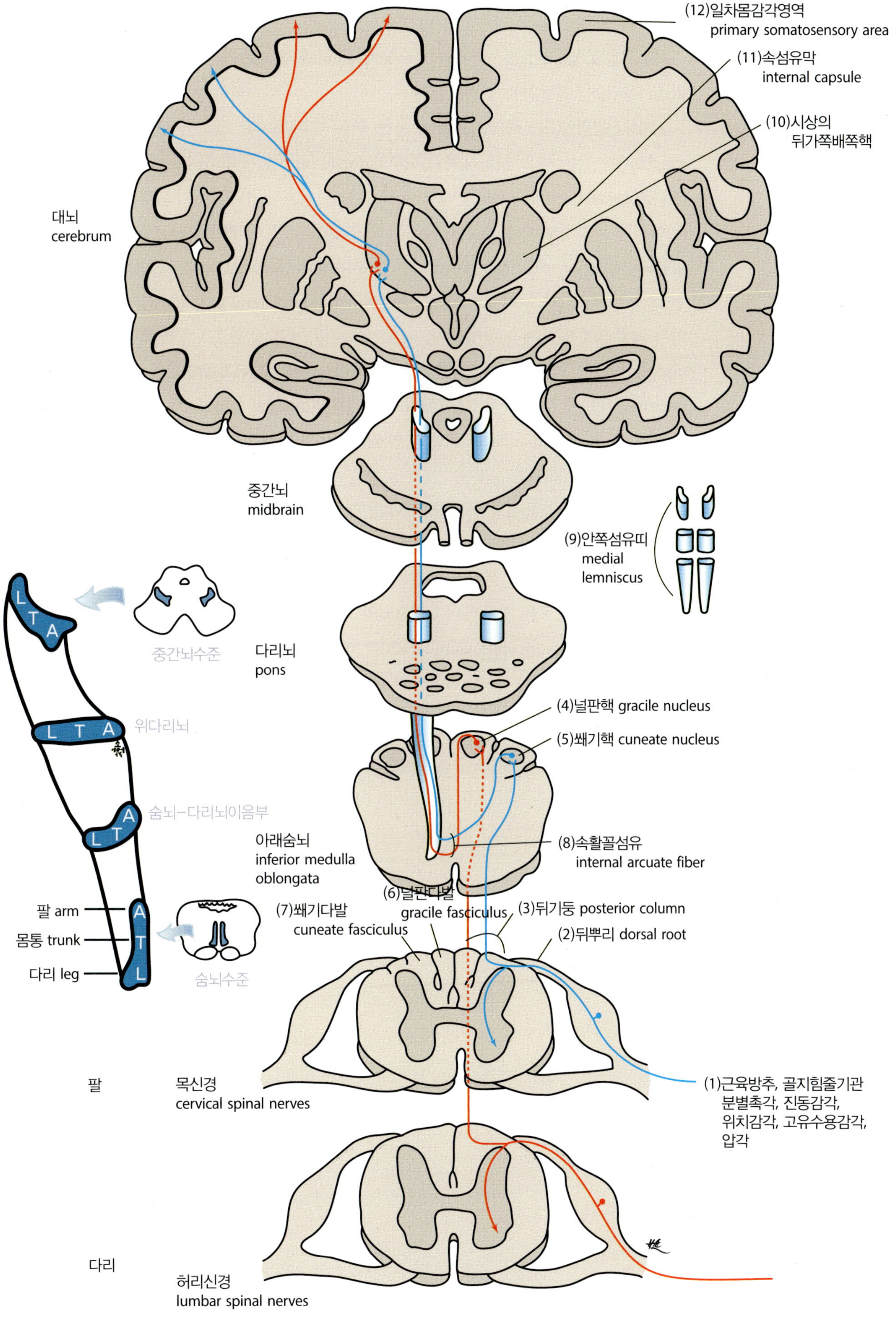
(12)일차몸감각영역
primary somatosensory area
(11)속섬유막
internal capsule
(10)시상의
뒤가쪽배쪽핵
대뇌
cerebrum
중간뇌
midbrain
(9)안쪽섬유띠
medial
lemniscus
중간뇌수준
다리뇌
pons
위다리뇌
숨뇌-다리뇌이음부
(4)널판핵 gracile nucleus
(5)쐐기핵 cuneate nucleus
아래숨뇌
inferior medulla
oblongata
(8)속활꼴섬유
internal arcuate fiber
(6)널판다발
gracile fasciculus
(7)쐐기다발
cuneate fasciculus
(3)뒤기둥 posterior column
(2)뒤뿌리 dorsal root
팔 arm
몸통 trunk
다리 leg
숨뇌수준
팔
목신경
cervical spinal nerves
(1)근육방추, 골지힘줄기관
분별촉각, 진동감각,
위치감각, 고유수용감각,
압각
다리
허리신경
lumbar spinal nerves

척수시상로와 척수그물시상로 >

전달감각

척수시상로(spinothalamic tract)는 통각(pain)과 온도감각(temperature), 비분별성 촉각(light touch)을 전달하는 신경로이다.

척수시상로의 경로 >

(1)자유신경종말(free nerve ending) 등을 통해 받아들여진 감각은 뒤뿌리신경절(dorsalroot ganglion)에 있는 세포체를 거쳐 **(2)뒤뿌리(dorsal root)**를 통해 척수(spinal cord)로 진입한 뒤 **(3)뒤뿔(dorsal horn)**의 I, II, V 층판에서 연접을 이룬다. II 층판(아교질; substantiagelatinosa)에서는 통각정보의 수정이 이루어진다. 연접을 이룬 뒤 척수(spinal cord)에서 **(4)앞쪽백색질맞교차(anterior white commissure)**를 이루며 교차(decussation)하여 반대쪽 가쪽기둥백색질(lateral white column)에서 **(5)앞가쪽섬유다발(anterolateral funiculus)**을 이루며 상행한다. 이어 뇌줄기에서는 계속 상행한다. 뇌줄기에서의 이런 상행섬유를 **(6)척수섬유띠(spinal lemniscus)**라 한다. 상행한 신경섬유는 시상(thalamus)의 **(7)뒤가쪽배쪽핵(ventral posterolateral nucleus; VPL)**에 닿는 곳을 형성하며 **(8)속섬유막(internal capsule)**과 대뇌부챗살(corona radiata)을 거쳐 마루엽(parietal lobe)의 **(9)일차몸감각영역(primary somatosensory area, 3, 1, 2)**에 닿는 곳을 형성한다.

척수그물시상로의 경로 >

통각과 온도감각을 전달하는 또 하나의 경로가 있는데 이것이 **척수그물시상로(spinoreticulothalamic tract)**이다. 이는 계통발생학적으로 오래되었기 때문에 **옛척수시상로(paleospinothalamic tract)**라고도 한다. 외부에서 들어온 통각과 온도감각의 신호가 척수로 올라갈 때까지는 같은 경로를 경유하나 **(10)숨뇌의 그물체**에서 삼차신경세포로 연접을 한 뒤 **(11)척수그물시상로(spinoreticulothalamic tract)**를 이루며 올라간다. 시상의 **(12)중심정중핵(centromedian nucleus)**에 닿는 곳을 형성하며 속섬유막과 대뇌부챗살을 거쳐 대뇌겉질에 **광범위**하게 분포한다.

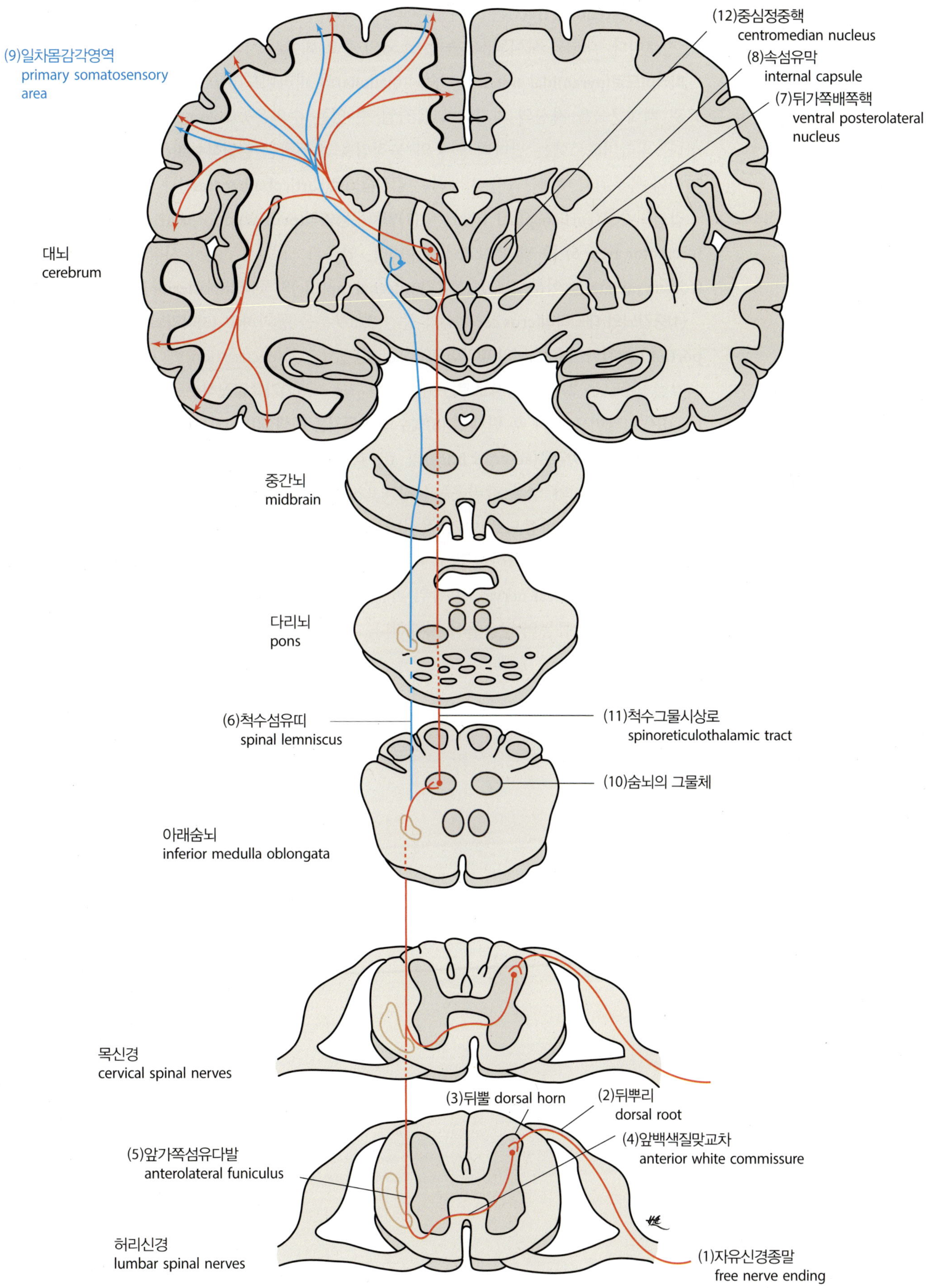
(12)중심정중핵
centromedian nucleus
(9)일차몸감각영역
primary somatosensory area
(8)속섬유막
internal capsule
(7)뒤가쪽배쪽핵
ventral posterolateral nucleus
대뇌
cerebrum
중간뇌
midbrain
다리뇌
pons
(6)척수섬유띠
spinal lemniscus
(11)척수그물시상로
spinoreticulothalamic tract
(10)숨뇌의 그물체
아래숨뇌
inferior medulla oblongata
목신경
cervical spinal nerves
(3)뒤뿔 dorsal horn
(2)뒤뿌리
dorsal root
(4)앞백색질맞교차
anterior white commissure
(5)앞가쪽섬유다발
anterolateral funiculus
허리신경
lumbar spinal nerves
(1)자유신경종말
free nerve ending

내림로 > **내림로(descending tract)**는 고위중추에서 시작하여 하위중추로 전달되어 움직임에 관여하는 경로이다. 대뇌와 사이뇌, 뇌줄기, 소뇌의 주요 핵에서 시작하여 주로 척수로 전달된다.

피라미드로 > **피라미드로(pyramidal system)**는 숨뇌(medulla)의 피라미드(pyramid) 부분을 지나는 신경로로 뼈대근육을 자신의 의지대로 움직일 수 있는 수의운동(voluntary movement)을 담당한다. 피라미드로에는 팔다리 몸통의 움직임을 지배하는 **겉질척수로(corticospinal tract)**와 머리와 목부위의 뼈대근육을 지배하는 **겉질숨뇌로(corticobulbar tract)**가 있다.

겉질척수로 > 겉질척수로(corticospinal tract)는 **(1)일차운동영역(primary motor area, 4)**과 **운동앞영역(premotor area, 6)** 중 팔와 다리에 관여하는 안쪽과 가쪽 상부에서 시작하며 **(2)대뇌부챗살(corona radiata)**을 이룬 후 **(3)속섬유막(internal capsule)의 뒷다리(posterior limb)**로 하행한다.

(4)중간뇌의 대뇌다리(crus cerebri)의 중간 3/5부분을 통과하고 **(5)다리뇌의 배쪽부위(ventral portion)**를 지나며 **(6)숨뇌의 피라미드(pyramid)**에서 교차(decussation)한다.

겉질척수로는 2개의 신경로로 구분할 수 있는데 **(7)가쪽겉질척수로(lateral corticospinal tract)**는 피라미드 교차 후 반대편 **(8)척수의 가쪽기둥 백색질(lateral column)**의 뒷부분으로 주행하여 척수의 **(9)앞뿔(anterior horn)**의 Ⅵ~Ⅸ 층판에 있는 신경세포인 알파운동신경세포(α-motor neuron)와 일부 감마운동신경세포(γ-motor neuron)가 연접한 후 앞뿌리(ventral root)를 통해 척수 바깥으로 나가 목적하는 근육까지 전달된다. **(10)앞겉질척수로(anterior corticospinal tract)**는 교차하지 않고 하행하여 **(11)척수의 앞기둥 백색질(ventral column)**로 주행하여 목신경(cervical nerve) 및 상위 가슴신경(upper thoracic nerve)에서 닿는 곳을 형성하고 목, 어깨 및 몸통의 근육들을 지배한다.

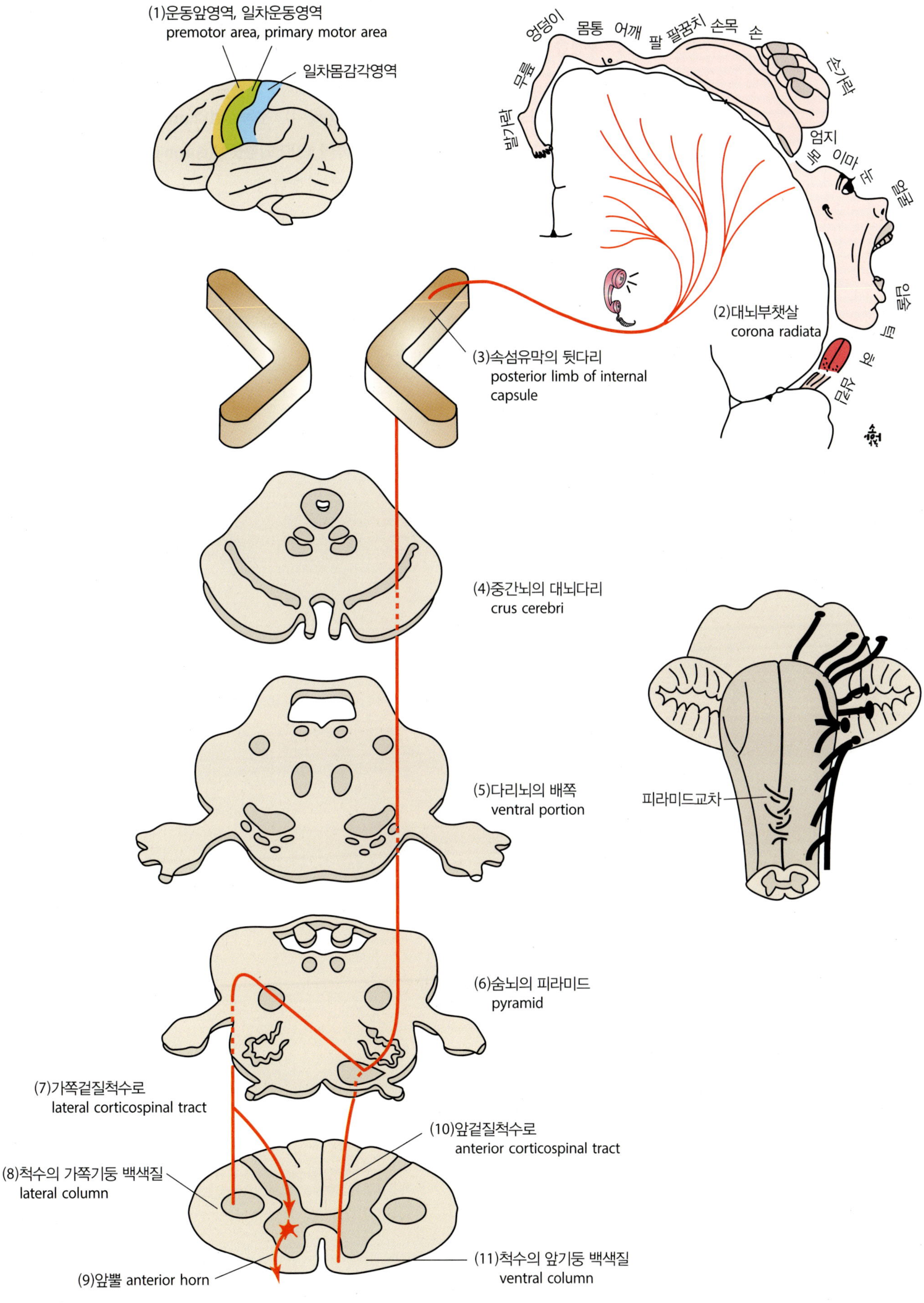
(1)운동앞영역, 일차운동영역
premotor area, primary motor area
일차몸감각영역
엉덩이
몸통
어깨
팔
팔꿈치
손목
손
손가락
무릎
발가락
엄지
목
이마
눈
얼굴
입술
턱
혀
삼킴
(2)대뇌부챗살
corona radiata
(3)속섬유막의 뒷다리
posterior limb of internal capsule
(4)중간뇌의 대뇌다리
crus cerebri
(5)다리뇌의 배쪽
ventral portion
피라미드교차
(6)숨뇌의 피라미드
pyramid
(7)가쪽겉질척수로
lateral corticospinal tract
(10)앞겉질척수로
anterior corticospinal tract
(8)척수의 가쪽기둥 백색질
lateral column
(9)앞뿔 anterior horn
(11)척수의 앞기둥 백색질
ventral column

겉질숨뇌로 > **겉질숨뇌로(corticobulbar tract)**는 대뇌겉질부터 속섬유막(internal capsule)까지는 겉질척수로와 같고 속섬유막 이후 뇌줄기에 있는 뇌신경핵으로 전달되어 얼굴이나 목 등의 운동에 관여한다.

겉질숨뇌로는 **(1)일차운동영역(primary motor area, 4)**, **운동앞영역(premotor area, 6)** 중 얼굴과 목에 관여하는 가쪽 아래부위에서 시작하며 **(2)대뇌부챗살(corona radiata)**을 이룬 후 **(3)속섬유막(internal capsule)**의 **무릎부분(genu)**으로 하행한다.

(4)중간뇌의 대뇌다리(crus cerebri)의 안쪽부분을 통과하며 **(5)셋째뇌신경핵**과 **(6)넷째뇌신경핵**의 양쪽에 전달된다. 다시 **(7)다리뇌의 배쪽(ventral portion)**을 지나며 **(8)다섯째뇌신경핵**과 **(9)여섯째뇌신경핵**의 양쪽에 전달된다. 이어 **(10)일곱째뇌신경핵**에 전달되는데 얼굴의 상부에는 양쪽으로 하부에는 반대쪽으로만 전달된다. 다시 숨뇌의 **(11)열두째뇌신경핵**의 양쪽과 **(12)의문핵(아홉째~열한째뇌신경핵)**의 양쪽에 전달된다.

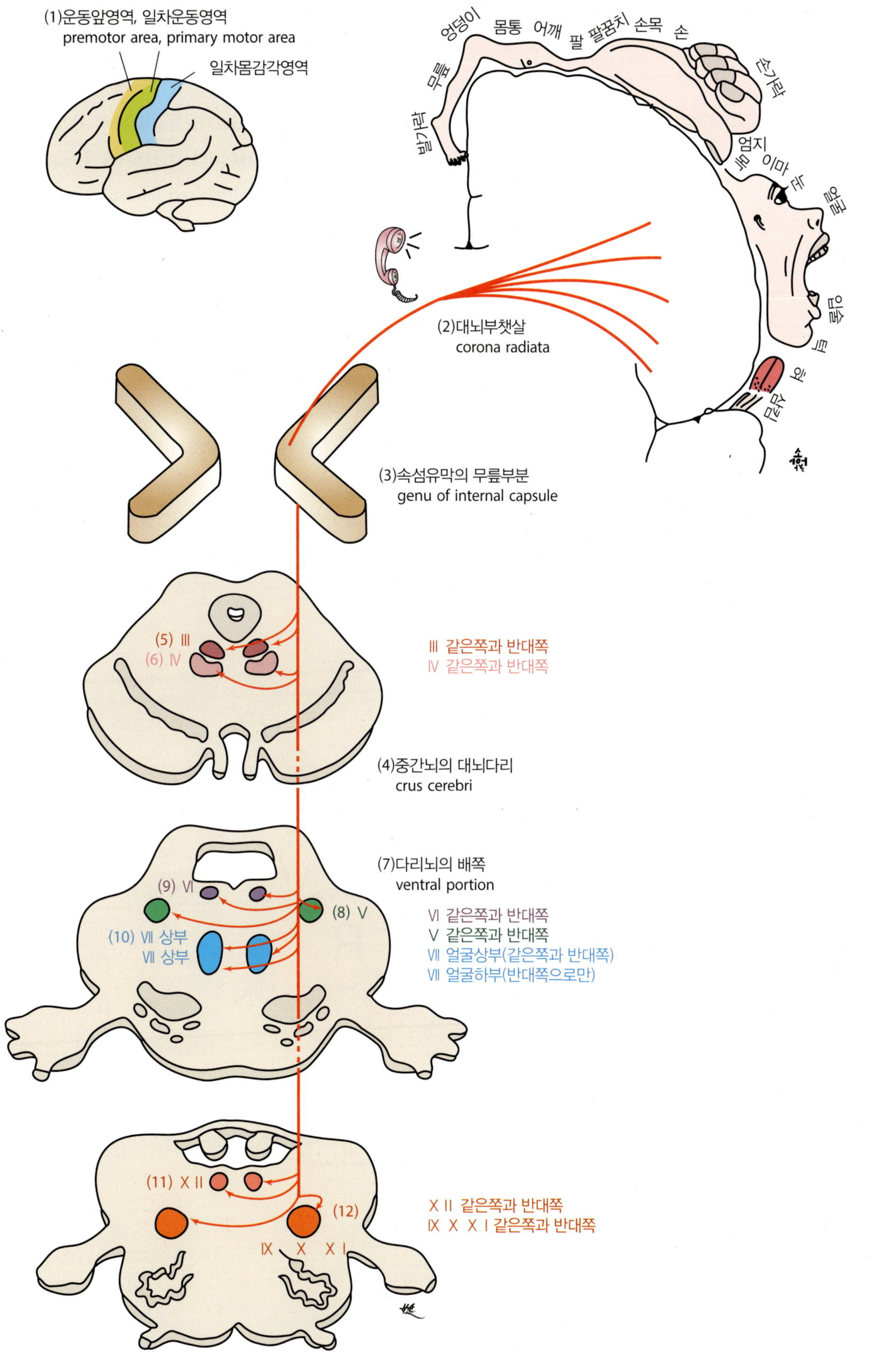
(1)운동앞영역, 일차운동영역
premotor area, primary motor area
일차몸감각영역
발가락
무릎
엉덩이
몸통
어깨
팔
팔꿈치
손목
손
손가락
엄지
목
이마
눈
얼굴
입술
턱
혀
삼킴
(2)대뇌부챗살
corona radiata
(3)속섬유막의 무릎부분
genu of internal capsule
(5) Ⅲ
(6) Ⅳ
Ⅲ 같은쪽과 반대쪽
Ⅳ 같은쪽과 반대쪽
(4)중간뇌의 대뇌다리
crus cerebri
(7)다리뇌의 배쪽
ventral portion
(9) Ⅵ
(8) Ⅴ
(10) Ⅶ 상부
Ⅶ 상부
Ⅵ 같은쪽과 반대쪽
Ⅴ 같은쪽과 반대쪽
Ⅶ 얼굴상부(같은쪽과 반대쪽)
Ⅶ 얼굴하부(반대쪽으로만)
(11) ⅩⅡ
(12)
Ⅸ Ⅹ ⅩⅠ
ⅩⅡ 같은쪽과 반대쪽
Ⅸ Ⅹ ⅩⅠ 같은쪽과 반대쪽

피라미드바깥로계 > 피라미드바깥로계(extrapyramidal system)는 피라미드로를 제외한 모든 내림로를 지칭하는 말로서 피라미드로는 주로 수의적인 움직임을 담당하는 반면 피라미드바깥로는 움직임에 대한 불수의적인 조절을 담당한다.

적색척수로 > 적색척수로(rubrospinal tract)는 대뇌겉질의 **(1)일차운동겉질(영역 4)**에서 시작하여 하행하는 겉질척수로(corticospinal tract)의 신호와 **(2)소뇌의 깊은부위핵**에서 시작한 신호를 위소뇌다리를 통하여 받아 중간뇌(midbrain)의 **(3)적색핵(red nucleus)**에서 시작하며 중간뇌에서 바로 **(4)교차(배쪽뒤판교차, ventral tegmental decussation)**하여 **(5)다리뇌와 숨뇌의 가쪽부분**을 통과한 후 **(6)척수의 가쪽기둥 백색질(lateral white column)**로 하행하여 척수의 **(7)V, VI, VII 층판**에서 닿는 곳을 형성하여 알파운동신경세포(α-motor neuron), 감마운동신경세포(γ-motor neuron)와 연접(synapse)한다. 연접 후의 운동신경세포는 팔다리의 **(8)굽힘근(flexor muscle)** 작용을 촉진시키고 **(9)폄근(extensor muscle)** 작용을 억제한다. 적색핵척수로는 **(10)얼굴신경핵**과 **(11)바깥그물핵**에도 가지를 낸다.

교차하지 않는 적색숨뇌로 > 적색핵에서 시작되는 또 하나의 경로는 **(12)교차하지 않는 적색숨뇌로(rubromedullary tract)**이다.

적색숨뇌로는 **(3)적색핵**에서 시작하여 숨뇌의 **(13)숨뇌그물체(medullary reticular formation)**와 **(14)아래올리브**에 도달하게 된다.

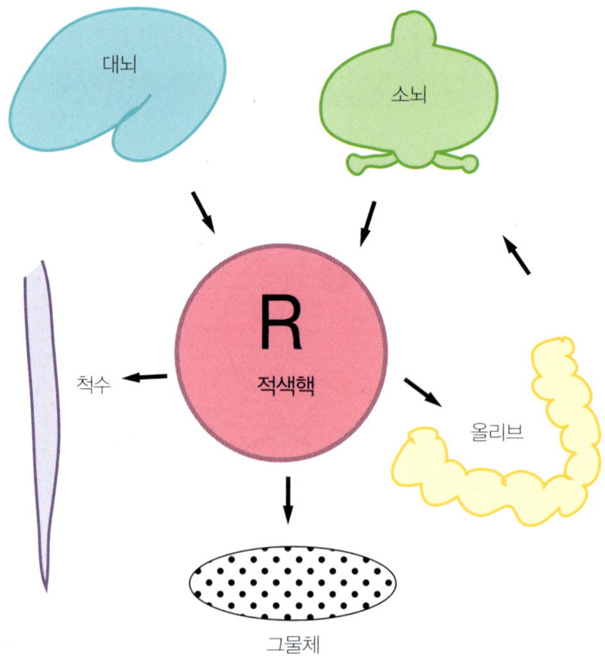

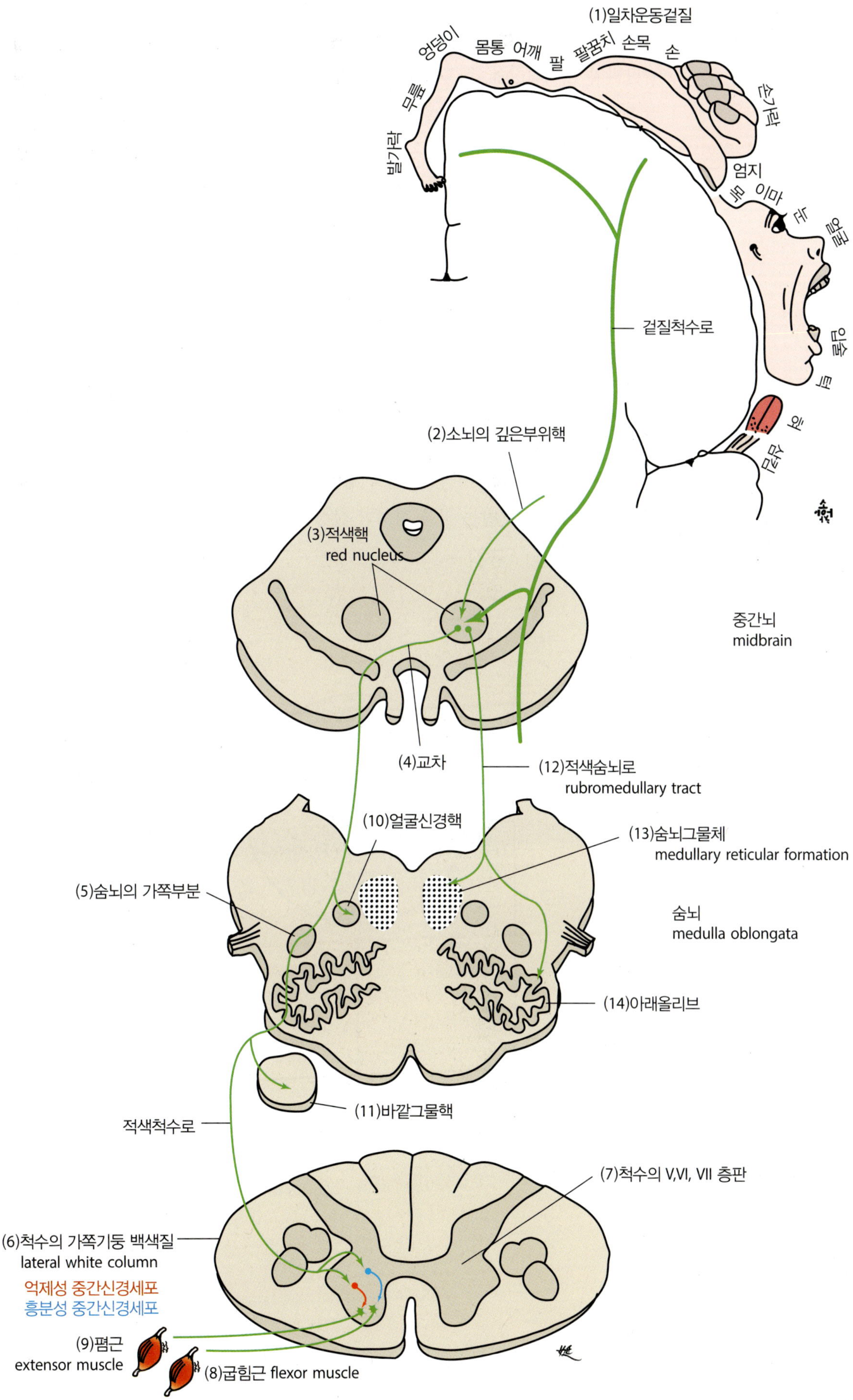
(1)일차운동겉질
엉덩이
몸통
어깨
팔
팔꿈치
손목
손
손가락
엄지
목
이마
눈
얼굴
입술
턱
혀
삼킴
무릎
발가락
겉질척수로
(2)소뇌의 깊은부위핵
(3)적색핵
red nucleus
중간뇌
midbrain
(4)교차
(12)적색숨뇌로
rubromedullary tract
(10)얼굴신경핵
(13)숨뇌그물체
medullary reticular formation
(5)숨뇌의 가쪽부분
숨뇌
medulla oblongata
(14)아래올리브
(11)바깥그물핵
적색척수로
(7)척수의 V,VI, VII 층판
(6)척수의 가쪽기둥 백색질
lateral white column
억제성 중간신경세포
흥분성 중간신경세포
(9)폄근
extensor muscle
(8)굽힘근 flexor muscle

안뜰척수로 > 가쪽안뜰척수로는 안뜰계(vestibular system)로부터 오는 중력에 대한 정보에 반응하며 팔다리의 근육긴장을 조절하는 역할을 한다. 안쪽안뜰척수로는 안뜰기관으로부터 머리의 움직임과 위치에 대한 정보를 받아 척수로 전달하며 목근육과 상부 등부위의 근육들을 조절한다.

안뜰척수로는 **(1)안쪽안뜰척수로(medial vestibulospinal tract)**와 **(2)가쪽안뜰척수로(lateral vestibulospinal tract)**로 나뉜다.

안쪽안뜰척수로는 **(3)안쪽안뜰핵(medial vestibular nuclei)**에서 시작하여 안쪽세로다발(MLF)을 타고 하행하여 **(4)척수의 앞기둥 백색질(ventral column)**로 주행하여 목신경(cervical nerve)과 가슴신경(thoracic nerve)에서 닿는 곳을 형성한다. 이 운동신경세포는 **(5)축성근육(axial muscle)**을 억제하는 역할을 한다.

가쪽안뜰척수로는 **(6)가쪽안뜰핵(lateral vestibular nuclei)**에서 시작하여 **(4)척수의 앞기둥 백색질(ventral column)**로 주행하여 목신경, 가슴신경, 허리신경에서 닿는 곳을 형성한다.

목신경과 허리신경에서 닿는 곳을 형성한 신경세포는 **(7)굽힘근을 억제**하며 **(8)폄근을 흥분**시킨다. 가슴신경에 닿는 곳을 형성한 신경세포는 **(5)축성근육**을 흥분시키는 역할을 한다.

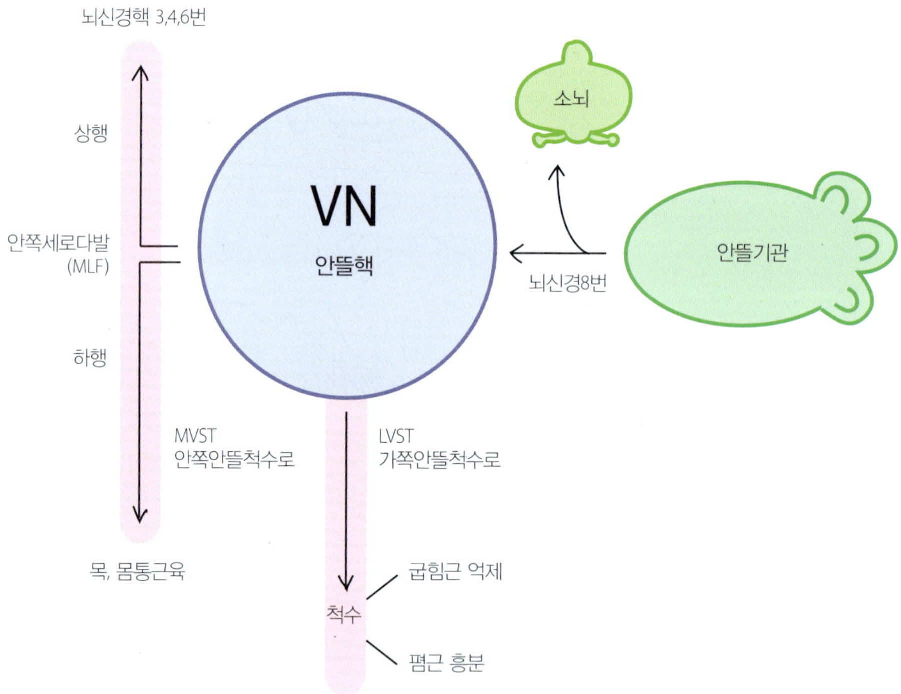

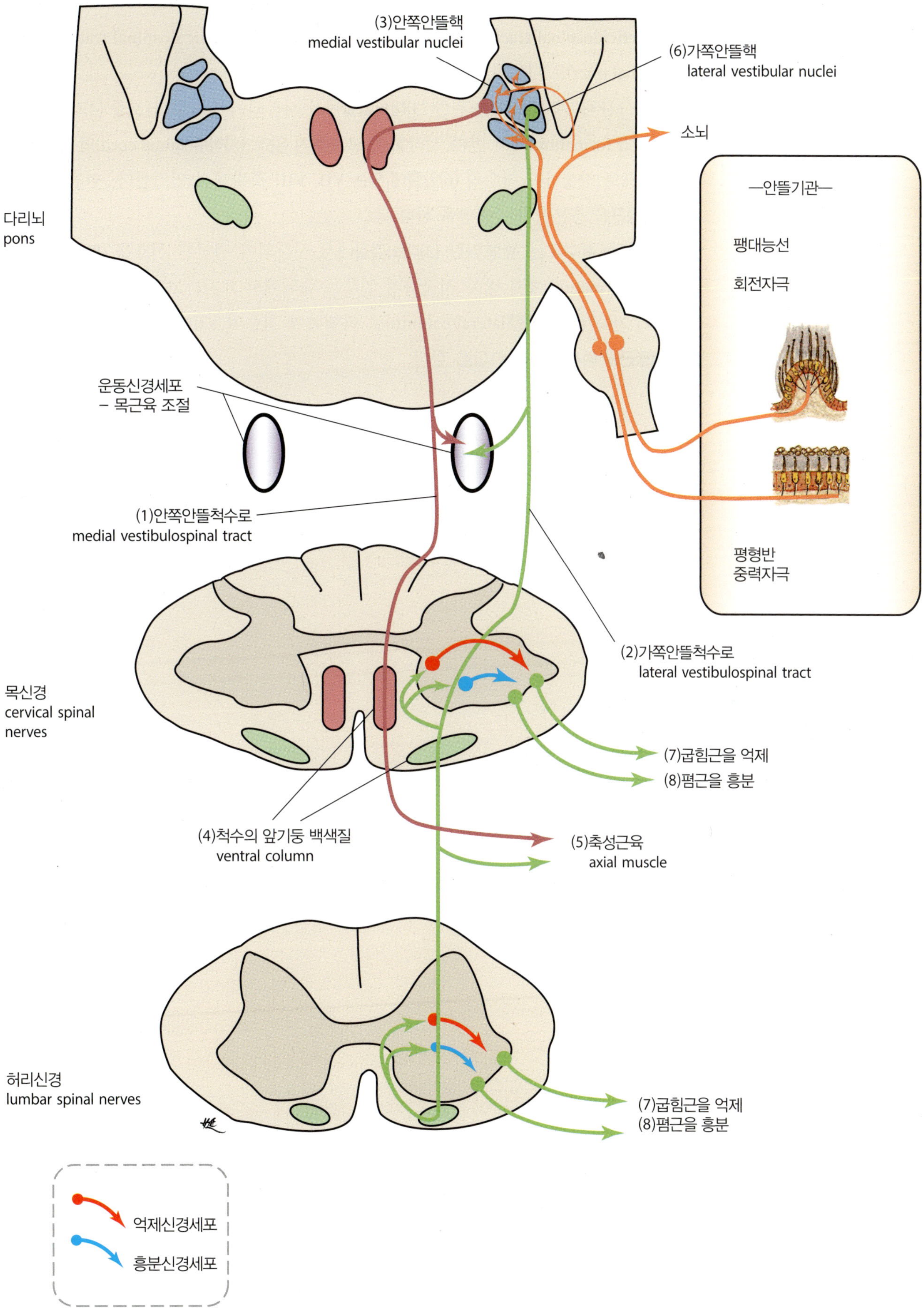
(3)안쪽안뜰핵
medial vestibular nuclei
(6)가쪽안뜰핵
lateral vestibular nuclei
소뇌
다리뇌
pons
—안뜰기관—
팽대능선
회전자극
평형반
중력자극
운동신경세포
– 목근육 조절
(1)안쪽안뜰척수로
medial vestibulospinal tract
(2)가쪽안뜰척수로
lateral vestibulospinal tract
목신경
cervical spinal
nerves
(7)굽힘근을 억제
(8)폄근을 흥분
(4)척수의 앞기둥 백색질
ventral column
(5)축성근육
axial muscle
허리신경
lumbar spinal nerves
(7)굽힘근을 억제
(8)폄근을 흥분
억제신경세포
흥분신경세포

그물체척수로 > 그물체척수로(reticulospinal tract)는 **(1)다리뇌그물체척수로(pontine reticulospinal tract, medial reticulospinal tract)**와 **(2)숨뇌그물체척수로(medullary reticulospinal tract, lateral reticulospinal tract)**로 나뉜다.

다리뇌그물체척수로는 광범위한 **(3)대뇌겉질**에서 시작되어 전달된 신호를 **(4)다리뇌의 그물체(reticular formation)**에서 받아 시작하며 교차하지 않고 **(5)척수(spinal cord)의 배쪽(ventral column)**으로 하행하여 척수의 **(6)앞뿔에 있는 VII, VIII** 층판에서 연접한다. 연접 후 항중력근인 **(7)폄근**을 흥분시키는 역할을 한다.

숨뇌그물체척수로는 광범위한 **(3)대뇌겉질**에서 시작되어 전달된 신호를 **(8)숨뇌의 그물체(reticular formation)**에서 받아 시작하며 일부는 숨뇌에서 교차하고 일부는 교차하지 않고 **(9)척수의 가쪽기둥 백색질(lateral column)**로 하행하여 척수의 VII 층판에서 연접한다. 연접 후 **(10)폄근을 억제**시키는 역할을 한다.

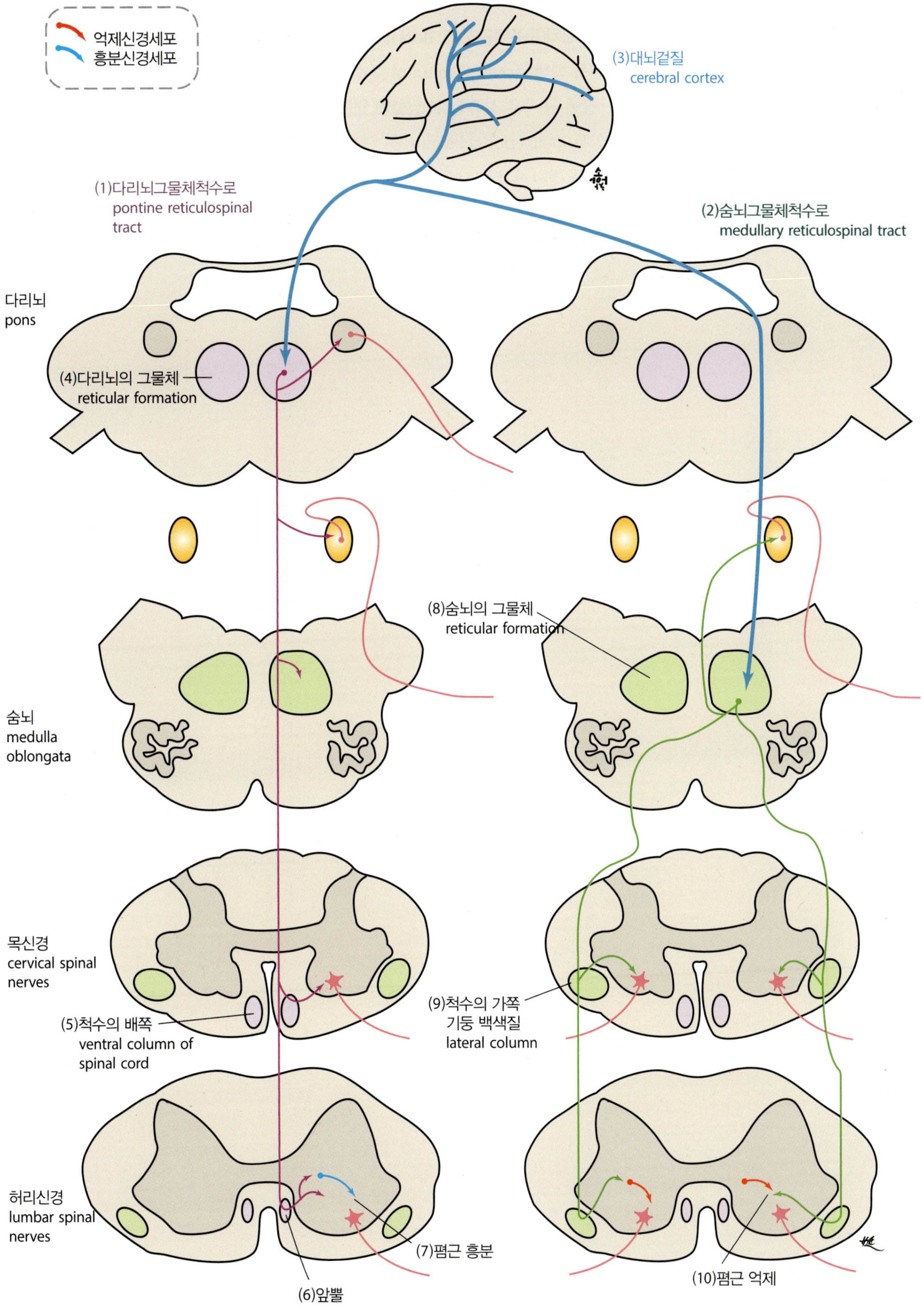
억제신경세포
흥분신경세포
(3)대뇌겉질
cerebral cortex
(1)다리뇌그물체척수로
pontine reticulospinal tract
(2)숨뇌그물체척수로
medullary reticulospinal tract
다리뇌
pons
(4)다리뇌의 그물체
reticular formation
(8)숨뇌의 그물체
reticular formation
숨뇌
medulla oblongata
목신경
cervical spinal nerves
(5)척수의 배쪽
ventral column of spinal cord
(9)척수의 가쪽 기둥 백색질
lateral column
허리신경
lumbar spinal nerves
(7)폄근 흥분
(6)앞뿔
(10)폄근 억제

덮개척수로 > 덮개척수로(tectospinal tract)는 **(1)중간뇌의 위둔덕(superior colliculus)**에서 시작하며 중간뇌에서 바로 **(2)교차(등쪽뒤판교차, dorsal tegmental decussation)**한다. 교차한 덮개척수로는 척수의 **(3)앞기둥 백색질(ventral column)**을 통하여 상위 목신경(upper cervical n.)까지만 하행한다. 목신경에 들어온 섬유는 **(4)앞뿔에 있는 V~VIII 층판**에서 연접한다.

중간뇌의 위둔덕(superior colliculus)은 시각, 청각 및 몸의 감각 정보를 처리한다. 덮개척수로는 시각이나 청각자극에 대한 반사적 자세 운동과 소리방향으로 머리를 반사적으로 돌리는데 머리를 빠르게 돌릴 때 무게중심의 변화에 대하여 자동적인 자세조절을 하는 기능을 담당한다.

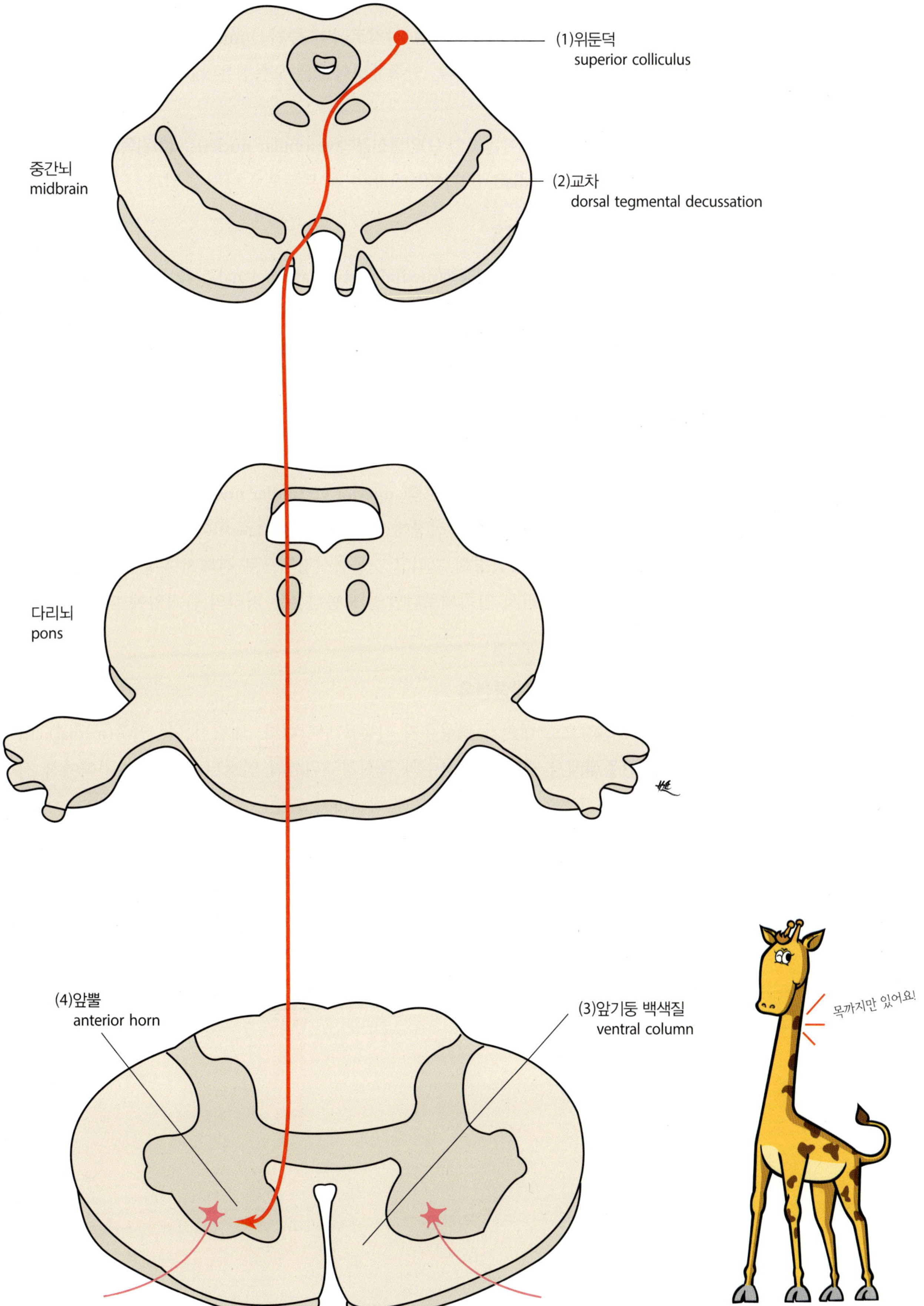
(1)위둔덕
superior colliculus
중간뇌
midbrain
(2)교차
dorsal tegmental decussation
다리뇌
pons
(4)앞뿔
anterior horn
(3)앞기둥 백색질
ventral column
목까지만 있어요!

안쪽세로다발 > 안쪽세로다발(medial longitudinal fasciculus; MLF)은 머리움직임(head movement)과 연관된 안구운동과 평형유지에 관련된 신경로이며 중간뇌(midbrain) 앞 끝에서 척수(spinal cord)의 위 끝까지 연결되어 있다. 안쪽세로다발은 오름섬유(ascending fibers)와 내림섬유(descending)로 구성된다.

먼저 안쪽세로다발의 이는곳인 **(1)안뜰신경핵(vestibular nuclei)**은 **(2)위쪽(superior)**, **(3)아래쪽(inferior)**, **(4)안쪽(medial)**, **(5)가쪽(lateral)**의 네 부분으로 나눠져 있다.

안쪽세로다발의 오름섬유

(6)오름섬유는 **(4)안쪽안뜰신경핵(medial vestibular nucleus)**과 **(2)위쪽안뜰신경핵(superior vestibular nucleus)**에서 시작하며 **(7)눈돌림신경핵(nucleus of oculomotor nerve, III)**, **(8)도르래신경핵(nucleus of trochlear nerve, IV)**, **(9)갓돌림신경핵(nucleus of abducens nerve, VI)**으로 신경섬유가 이어진다.

(4)안쪽안뜰신경핵(medial vestibular nucleus)에서 시작한 신경섬유는 반대쪽의 눈돌림 신경핵(oculomotor nucleus)과 도르래신경핵(trochlear nucleus), 갓돌림신경핵(abducens nucleus)으로 이어지고 **(2)위쪽안뜰신경핵(superior vestibular nucleus)**에서 시작한 신경섬유는 같은쪽의 눈돌림신경핵과 도르래신경핵, 갓돌림신경핵으로 이어진다.

눈돌림신경핵과 도르래신경핵 그리고 갓돌림신경핵으로 전해진 흥분은 안구를 움직이게 하는 역할을 한다. 따라서 안쪽세로다발의 오름섬유는 머리의 움직임에 따라 안구가 조절되는 역할을 한다.

안쪽세로다발의 (10)내림섬유

척수의 목신경으로 내려가 평형유지 기능을 담당한다. 내림섬유는 안쪽(medial), 아래쪽(inferior)안뜰핵에서 시작하며 척수의 목신경부위까지 연결된다. 안쪽안뜰핵에서 시작된 섬유의 일부는 교차하여 반대쪽을 통해 하행하며 일부는 같은쪽으로 하행한다. 이 섬유들은 **(11)안쪽안뜰척수로(medial vestibulospinal tract)**라 한다. 아래쪽안뜰핵에서 시작한 섬유는 같은쪽으로 하행하며 **(12)가쪽안뜰척수로(lateral vestibulospinal tract)**라 한다.

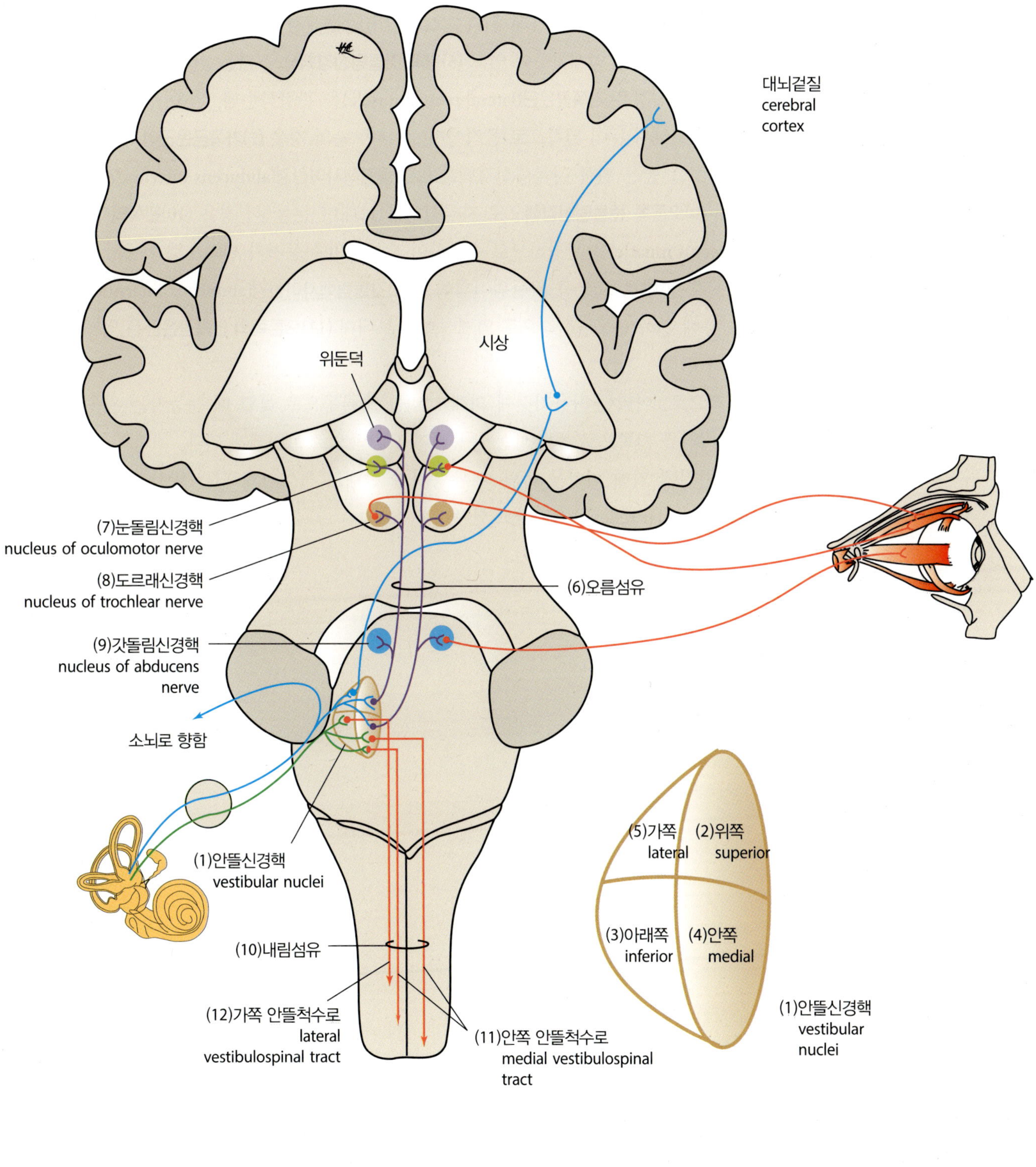
대뇌겉질
cerebral
cortex
시상
위둔덕
(7)눈돌림신경핵
nucleus of oculomotor nerve
(8)도르래신경핵
nucleus of trochlear nerve
(6)오름섬유
(9)갓돌림신경핵
nucleus of abducens
nerve
소뇌로 향함
(1)안뜰신경핵
vestibular nuclei
(10)내림섬유
(12)가쪽 안뜰척수로
lateral
vestibulospinal tract
(11)안쪽 안뜰척수로
medial vestibulospinal
tract
(5)가쪽
lateral
(2)위쪽
superior
(3)아래쪽
inferior
(4)안쪽
medial
(1)안뜰신경핵
vestibular
nuclei

안뜰안구반사 >

안쪽세로다발은 머리움직임(head movement) 동안 시선을 고정하는 기능을 가지고 있으며 이 기능의 작용기전은 다음과 같다.

머리를 **(1)오른쪽으로 돌릴 때 (2)오른쪽 반고리뼈관**이 흥분하게 되어 나온 신경자극이 **(3)오른쪽의 안뜰신경핵**을 자극하게 된다. 오른쪽의 안뜰신경핵에서 **(4)오른쪽 갓돌림신경핵**으로 가는 신경섬유는 억제기능이 있고 **(5)왼쪽 갓돌림신경핵**으로 가는 신경섬유는 자극기능이 있다. 갓돌림신경은 **가쪽곧은근(lateral rectus muscle)**을 관장하는데, 왼쪽 눈의 경우 **(6)가쪽곧은근이 수축**하여 눈이 왼쪽으로 움직이며, 오른쪽 눈의 경우 **(7)가쪽곧은근이 이완**한다.

자극신호를 받은 왼쪽 갓돌림신경핵은 **(8)갓돌림핵사이신경(abducens internuclear neuron)**을 통해 **(9)오른쪽 눈돌림신경핵**으로 자극신호를 보내며 눈돌림신경은 **(10)왼쪽의 안쪽곧은근(med. rectus muscle)**을 관장하므로 수축하여 오른쪽의 눈동자가 왼쪽으로 이동하게 된다.

억제신호를 받은 오른쪽 갓돌림신경핵은 **(8)갓돌림핵사이신경(abducens internuclear neuron)**을 통해 왼쪽 눈돌림신경으로 억제신호를 보내며 **(11)오른쪽의 안쪽곧은근**은 억제되어 이완상태가 된다.

결과적으로, 이러한 작용기전에 의해 머리를 오른쪽으로 돌릴 때 눈동자는 왼쪽으로 고정되며 머리를 왼쪽으로 돌릴 때는 눈동자가 오른쪽으로 고정되게 된다.

위의 기전에 의해 머리를 돌릴 때 눈동자가 반대로 돌아가게 되는 반사를 **안뜰안구반사(vestibulo-ocular reflex; VOR)**라고 한다.

안뜰안구반사

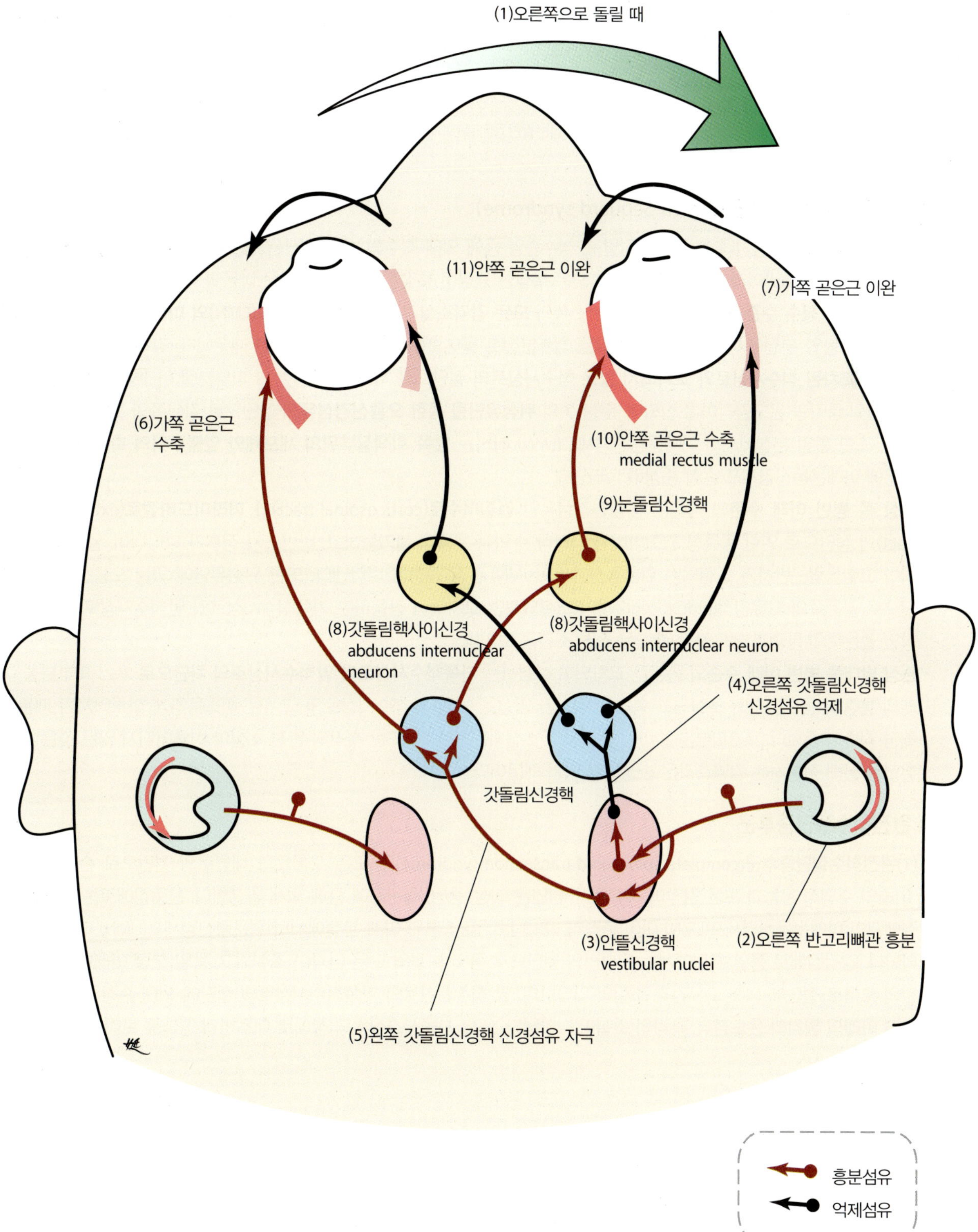
(1)오른쪽으로 돌릴 때
(11)안쪽 곧은근 이완
(7)가쪽 곧은근 이완
(6)가쪽 곧은근 수축
(10)안쪽 곧은근 수축
medial rectus muscle
(9)눈돌림신경핵
(8)갓돌림핵사이신경
abducens internuclear neuron
(8)갓돌림핵사이신경
abducens internuclear neuron
(4)오른쪽 갓돌림신경핵 신경섬유 억제
갓돌림신경핵
(3)안뜰신경핵
vestibular nuclei
(2)오른쪽 반고리뼈관 흥분
(5)왼쪽 갓돌림신경핵 신경섬유 자극
흥분섬유
억제섬유

임상노트

■ 위운동신경세포(UMN)와 아래운동신경세포(LMN)의 손상 비교

위운동신경세포(UMN)		아래운동신경세포(LMN)
피라미드로	피라미드바깥로	
1. 바빈스키 징후(Babinski sign) 2. 표재복벽반사(superficial abdominal reflex) 소실 3. 고환올림근반사(cremasteric reflex) 소실 4. 정교하고 숙련된 수의적 운동 수 행력 소실(팔다리의 먼쪽이 심함)	1. 심한 마비(severe paralysis) 2. 경직(spasitcity) 또는 과긴장 (hypertonicity) 3. 과장된 심근반사(exaggerated deep muscle reflex)와 간대 (clonus) 4. 접는칼반응(clasp-knife reaction)	1. 이완마비(flaccid paralysis) 2. 근육위축(muscle atrophy) 3. 반사저하증(hyporeflexia) 또는 무반사증(areflexia) 4. 근육구축(muscle contracture) 5. 저긴장(hypotonia)

■ 브라운-세카르증후군(Brown-Sequard syndrome)

총, 칼 등에 의한 외상이나 척주의 골절탈구, 척수종양 등에 의해 척수의 반이 절단된 경우로 **척수의 반쪽절단(hemisection of the spinal cord)**이라고도 한다. 이 증후군은 복잡한 증상이 특징적이며, 그 증상은 다음과 같다.

- **병변이 있는 척수 수준**에서의 증상으로 손상 쪽의 **모든 감각소실**과 **아래운동신경세포(LMN)의 마비로 인한 근육위축**이 나타난다. 동일 분절에서의 모든 감각소실은 척수분절로 들어오는 **뒤뿌리가 차단**되기 때문이다. 각각의 감각소실을 살펴보면, **교차된 척수시상로와 교차되지 않은 척수시상로의 절단**으로 각각 반대편 2~3 피부분절 아래와 손상쪽 동일 피부분절의 통각과 온도감각이 소실되며, 손상 쪽의 **뒤섬유단을 통한 오름신경섬유**의 절단으로 같은쪽의 고유감각이 소실된다. 또한 동일 분절에서의 아래운동신경세포(LMN) 마비는 **앞쪽 회색질부위의 세포체와 앞뿔부위의 축삭이 손상**되기 때문에 아래운동신경세포 손상 증상이 나타난다.
- **손상 쪽 병변 아래 수준**의 증상은 내림신경섬유인 **겉질척수로(corticospinal tract)와 피라미드바깥로(extrapyramidal tract)**의 절단으로 인한 동측성 경직마비가 나타나 수의적 운동이 불가능하고, 바빈스키 징후가 나타나며, 얕은배근육반사나 고환올림근반사가 소실되는 위운동신경세포(UMN) 손상 증상을 나타낸다. 또한 뒤섬유단에 있는 오름신경로의 절단으로 같은쪽의 고유감각(proprioception)이 소실되지만 교차되어 상행하는 가쪽척수시상로와 앞척수시상로를 통한 감각인 같은쪽의 통증과 온도감각, 촉각은 정상 소견을 보인다.
- **손상 반대쪽 병변 아래 수준**의 증상은 교차되어 상행하는 **가쪽척수시상로와 앞척수시상로의 차단으로** 2~3 피부분절 아래의 통증과 온도감각이 소실되고 촉각은 감소된 양상을 보인다. 척수시상로의 교차는 비스듬하게 이루어지기 때문에 해당 척수 수준보다 2~3피부분절 아래의 감각이 소실되는 것이다. 또한 촉각의 완전 소실이 이루어지지 않는 것은 뒤섬유단을 통해 상행하는 감별촉각은 손상되지 않기 때문이다.

■ 완전척수절단증후군

(1)**완전척수절단증후군(complete spinal cord transection syndrome)**은 모든 오름로와 내림로의 절단으로 손상받은 척수 이하의 수의적 운동과 모든 감각이 소실된다. 원인은 외상, 종양, 혈관장애 등에 의해 발생한다. 운동장애로는 손상 동일 분절에서의 아래운동신경세포(LMN) 마비 증상이 나타나고, 손상 부위 아래 분절에서의 위운동신경세포(UMN) 마비 증상이 나타난다. 감각장애로 동일 분절에서는 뒤뿌리의 절단으로 동일 분절의 모든 감각이 소실되고, 동일 분절 아래에서는 뒤섬유단의 오름로 절단에 의해 고유감각 소실이 나타나며, 앞 척수시상로와 가쪽척수시상로의 절단에 의해 손상부위 2~3 피부분절 아래의 통각과 온도감각, 촉각의 소실이 나타난다. 또한 자율신경섬유의 장애로 대소변의 장애를 보이게 된다.

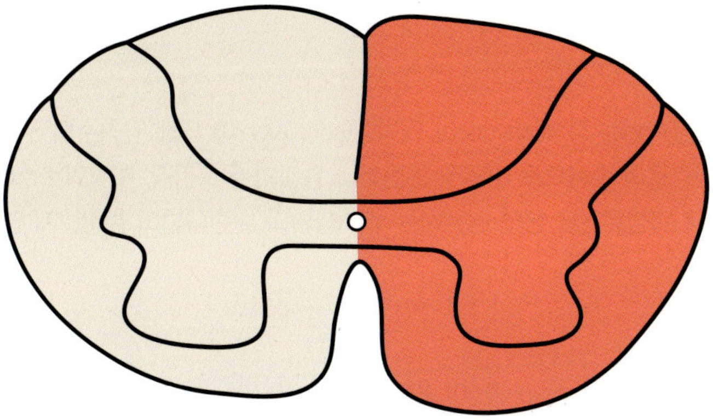

브라운-세카르증후군(반쪽절단)

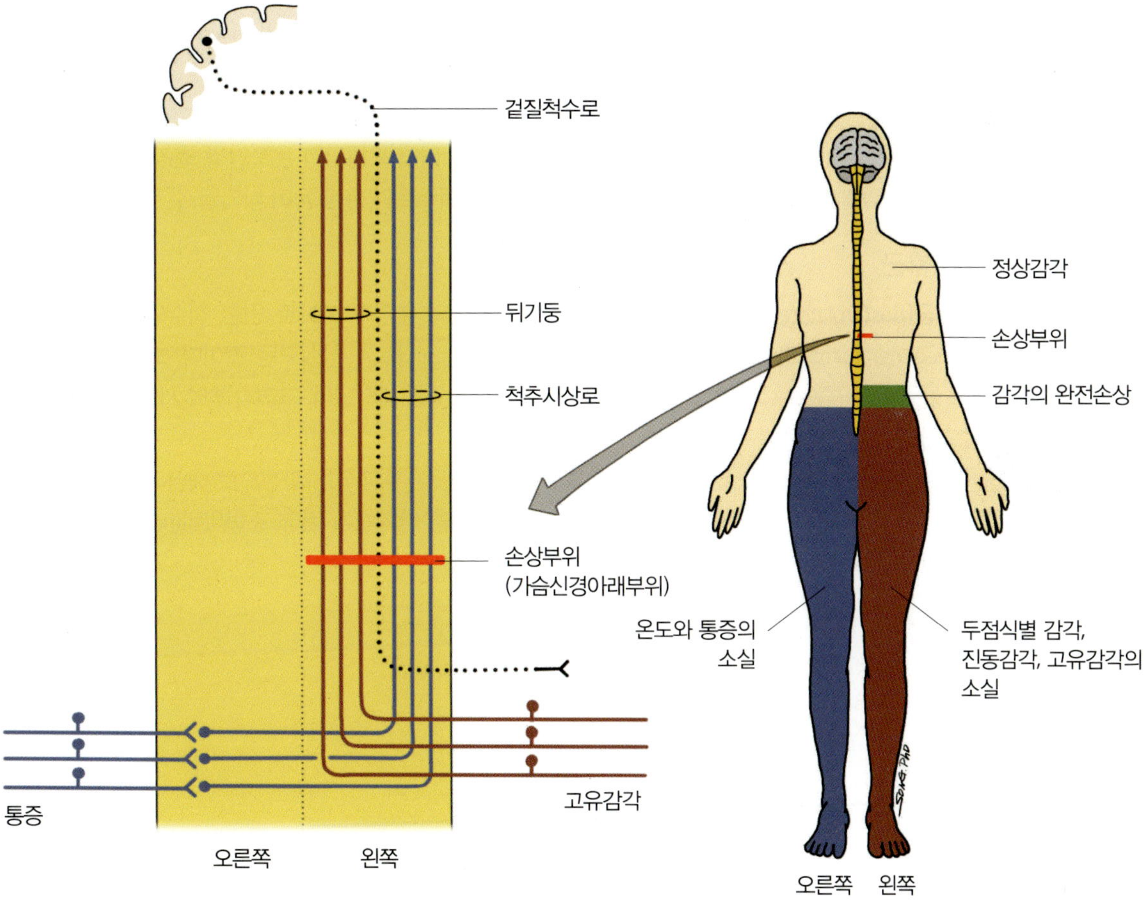

임상노트

■ 앞척수증후군

(2)앞척수증후군(anterior cord syndrome)은 허혈(ischemia), 경색(infarction), 타박상(contusion)에 의해 앞척수의 2/3가 상실되어 나타나는 것이다. 뒤섬유단을 제외한 모든 신경로의 손상으로 수의적 운동이나 통각과 온도감각, 촉각의 소실이 특징적이다. 고유감각, 감별촉각은 정상으로 유지되는데 뒤섬유단을 통해 상행하는 쐐기다발과 널판다발이 손상받지 않았기 때문이다.

■ 뒤섬유단증후군

(3)뒤섬유단증후군(dorsal column syndrome)은 신경매독(neurosyphillis)이 원인이 되어 뒤기둥의 양쪽이 상실되는 것으로 척수매독(tabes dorsalis)이라고도 한다. 뒤기둥의 상실로 인해 고유감각의 소실이 특징이며, 감각조화운동못함증(sensory ataxia)을 보이게 된다.

■ 중앙척수증후군

(4)중앙척수증후군(central cord syndrome)은 척수의 중심부를 침범하는 척수물구멍증(syringomyelia), 물척수증(hydromyelia), 척수내 종양(intramediuallary cord tumor)에 의해 나타난다. 이 증후군은 진행됨에 따라 중심에서 바깥쪽으로 나가면서 척수의 다른 구조물들을 침범하는 특징이 있는데, 최초로 침범당하는 곳은 척수시상로의 교차 지점인 앞회색질 맞교차(anterior gray commisure)이다. 이로 인해 손상부위 2~3 피부분절 아래의 통각과 온도감각, 촉각의 소실이 나타난다. 병변의 진행 방향에 따라 앞뿔세포의 손상이나 뒤섬유단의 손상, 곁질척수로의 손상 등이 나타날 수 있다.

■ 뒤가쪽기둥증후군

뒤가쪽기둥증후군(posterolateral column syndrome)은 비타민 B_{12}의 결핍과 AIDS로 인한 척수의 아급성복합변성(subacute combined degeneration)으로 뒤섬유단과 가쪽곁질척수로, 척수소뇌로가 상실되는 것이다. 고유감각, 분별촉각 등이 소실되고, 감각조화운동못함증(sensory ataxia)을 보이며 경직(spasticity)을 나타낸다. 그러나 척수시상로가 정상적으로 유지되어 통각과 온도감각, 촉각은 정상소견을 보이게 된다.

앞뿔세포증후군(anterior horn cell syndrome)은 앞뿔의 운동신경세포가 파괴되는 과정으로 해당되는 근육의 이완성을 야기한다. 즉, 해당 분절의 손상으로 아래운동신경세포(LMN) 손상 증상을 나타내게 된다. 소아마비(poliomyelitis)로 인한 앞뿔세포 손상이 좋은 예이다.

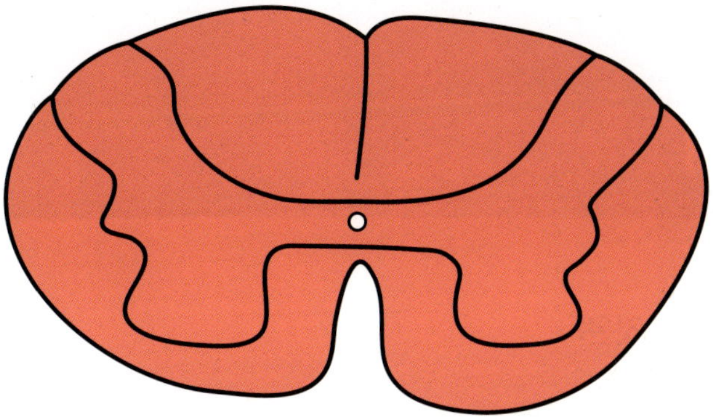

(1)완전척수절단증후군
complete spinal cord transection syndrome

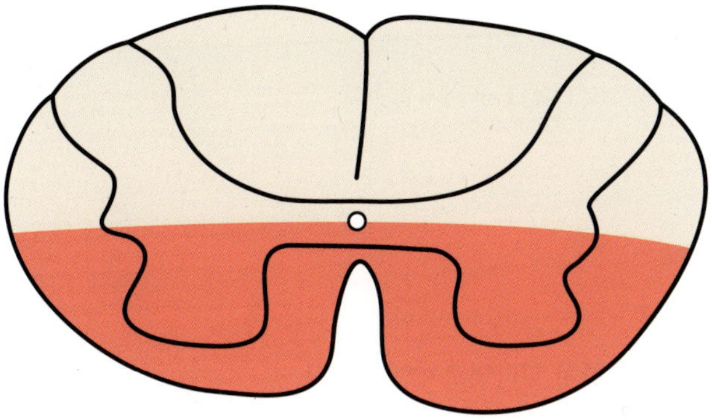

(2)앞척수증후군
anterior cord syndrome

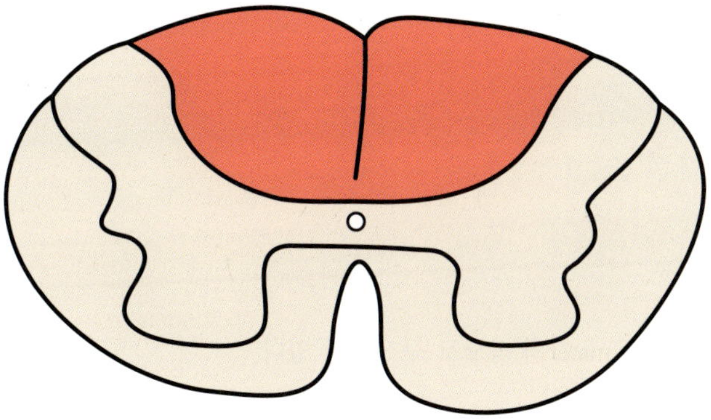

(3)뒤섬유단증후군
dorsal column syndrome

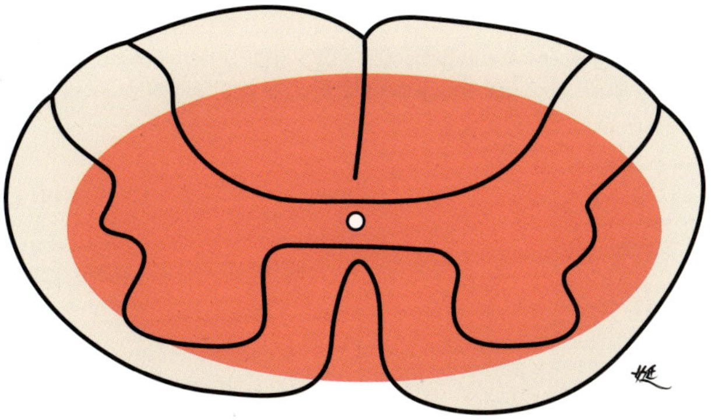

(4)중앙척수증후군
central cord syndrome

12 연습문제

1. 척수의 구조에 대한 설명 중 옳지 않은 것은?

① 척수원뿔은 L3과 L4 사이에서 끝난다.
② 회색질이 안쪽에 위치한다.
③ 백색질에는 주요 오름 내림로가 위치한다.
④ 감각정보는 척수의 등쪽으로 들어온다.
⑤ lateral gray horn은 자율신경계와 관계 깊다.

해설 척수원뿔(conus medullaris)은 척수의 아래 끝부분으로 L1과 L2 사이에서 끝난다.

정답 ①

2. 신경로에 대한 설명 중 옳지 않은 것은?

① corticospinal tract와 corticobulbar tract를 합쳐 피라밋로계라고 한다.
② rubrospinal tract는 굽힘근의 긴장도 조절에 관여한다.
③ reticular spinal tract는 부위에 따라 긴장도 조절이 다르다.
④ corticospinal tract는 medulla에서 교차한다.
⑤ rubrospinal tract는 pons에서 교차한다.

해설 rubrospinal tract는 중간뇌에서 교차한다.

정답 ⑤

3. 척수에 대한 설명 중 옳지 않은 것은?

① spinal cord는 dura mater, arachnoid, pia mater의 막으로 구성되어 있다.
② 분절은 총 31쌍으로 구성된다.
③ 3개의 enlargement가 있다.
④ cauda equina는 허리신경과 엉치신경으로부터 나오는 신경뿌리들로 이루어지고 말꼬리 모양을 하고 있다.
⑤ dorsal root은 감각섬유로 이루어진다.

해설 척수는 두 부분의 팽대부가 있으며 하나는 목신경팽대(cervical enlargement)로 위팔신경얼기(brachial plexus, C5~T1)가 이는 곳을 형성하는 부분이며, 다른 한 부위는 허리엉치신경팽대(lumbosacral enlargement)로 허리엉치신경얼기(lumbosacral plexus, L1~S2)가 이는 곳을 형성하는 부위이다.

정답 ③

4. Lateral column에 있는 tract으로 옳지 않은 것은?

① 뒤척수소뇌로(post. spinocerebellar tract)
② 척수시상로(lat. spinothalamic tract)
③ 척수그물체로(spinoreticular tract)
④ 적색척수로(rubrospinal tract)
⑤ 안뜰척수로(vestibulospinal tract)

해설 가쪽기둥(lateral column), 뒤척수소뇌로(post. spinocerebellar tract), 앞척수소뇌로(ant. spinocerebellar tract), 척수시상로(lat. spinothalamic tract), 척수그물체로(spinoreticular tract), 척수올리브로(spino-olivary tract), 가쪽겉질척수로(lat. corticospinal tract), 적색척수로(rubrospinal tract), 가쪽그물체척수로(lat. reticulospinal tract), 안뜰척수로는 앞기둥에 있는 tract이다.

정답 ⑤

5. 척수의 겉구조에 대한 설명 중 바르지 않는 것은?

① 척수는 세 겹의 막에 의해 싸여있다.
② 목신경은 7쌍이다.
③ Filum Terminalis(종말끈)은 척수원뿔의 끝부분에서 꼬리뼈의 1분절까지 뻗어간다.
④ 앞뿌리는 운동신경으로 이루어져 있다.

해설 ① 척수는 세 겹의 막에 의해 싸여있다. – 척수는 뇌와 마찬가지로 경질막, 거미막, 연질막세 겹의 뇌척수막에 의해 보호되어 있다.
② 목신경은 8쌍이다. 뇌신경과 달리 척수신경은 각 척추뼈 단계마다 한 쌍씩 나오는데, 목부분 척추뼈는 7개지만 척수신경은 8쌍이다.
③ Filum Terminalis는 척수의 끝, 즉 척수원뿔에서 시작하여 척추 꼬리뼈의 끝까지 이어지는 섬유성 조직이다.
④ 척수신경은 앞뿌리(운동신경)와 뒷뿌리(감각신경)의 결합으로 이루어져 있다.

정답 ②

6. 다음 중 corticospinal tract 손상 시 나타날 수 있는 증상은?

① ataxia ② clonus ③ hemiballismus ④ chorea

해설 ① Ataxia – Ataxia는 균형과 협응력 감소를 나타내며, 주로 소뇌 또는 소뇌로 이어지는 신경경로의 손상에서 발생한다.
② Clonus – Clonus는 근육의 반복적인 경련을 나타내는 용어로, corticospinal tract 손상에서 나타날 수 있는 증상 중 하나이다. 이는 일반적으로 뇌 또는 척수 손상, 특히 운동신경 경로가 손상된 경우에 나타난다.
③ Hemiballismus – Hemiballismus는 신체의 한쪽 반에서 발생하는 대형, 비정상적인, 불규칙한 움직임을 나타내며, 주로 기저핵 중의 일부인 subtalamic nucleus의 손상에서 발생한다.
④ Chorea – Chorea는 빠르고 불규칙적인 비자발적인 움직임을 나타내며, 주로 바닥핵의 손상에서 발생합니다. Huntington's disease 등 특정 질병의 증상으로 나타날 수 있다.

정답 ②

7. 다음 중 extrapyramidal tract lesion 소견이 아닌 것은?

① 원위분절이 벌레가 꿈틀거리는 듯한 움직임을 보인다.
② 격렬하게 팔다리를 움직인다.
③ 평상시 손이 떨린다.
④ 다리에 마비로 움직일 수 없다.

해설 ① 이 증상은 종종 'athetosis'라고 불리우며, 이는 일반적으로 extrapyramidal 손상, 특히 바닥핵 손상에서 나타난다.
② 이는 'ballismus'라는 증상이며, 이는 대개 바닥핵 손상에서 나타난다.
③ 이는 'resting tremor'라고 불리며, 주로 Parkinson's disease와 같은 extrapyramidal 손상에서 나타난다.
④ 이 증상은 대체로 중추신경계, 특히 pyramidal tract 혹은 척수의 손상에서 주로 나타난다. Pyramidal tract는 우리가 의식적으로 제어하는 운동을 주도한다. 이 경로의 손상은 운동 마비, 근육 약화 및 반사의 증가 등을 초래할 수 있다.

정답 ④

8. 다음의 증상으로 볼 때 어떤 척수증후군 환자인가?

매독균 감염증상을 보이며 운동기능에는 이상이 없으나 진동감각이나 관절의 위치감각에 현저한 저하를 보인다. 통각이나 온각은 정상이다.

① 앞척수증후군
② 뒤섬유단증후군
③ 중앙척수증후군
④ 브라운-세카르증후군

해설 뒤섬유단증후군(dorsal column syndrome)은 신경매독(neurosyphillis)이 원인이 되어 뒤기둥의 양쪽이 상실되는 것으로 척수매독(tabes dorsalis)이라고도 한다. 뒤기둥의 상실로 인해 고유감각의 소실이 특징이며, 감각조화운동못함증(sensory ataxia)을 보이게 된다.

정답 ②

9. 앞척수동맥의 폐색으로 척수손상을 입은 환자에게서 나타날 수 있는 증상이 아닌 것은?

① 운동조절 소실
② 고유감각 소실
③ 통각 소실
④ 온도감각 소실

해설 앞척수증후군(anterior cord syndrome)은 허혈(ischemia), 경색(infarction), 타박상(contusion)에 의해 앞척수의 2/3가 상실되어 나타나는 것이다. 뒤섬유단을 제외한 모든 신경로의 손상으로 수의적 운동이나 통각과 온도감각, 촉각의 소실이 특징적이다. 고유감각, 감별촉각은 정상으로 유지되는데 뒤섬유단을 통해 상행하는 쐐기다발과 널판다발이 손상받지 않았기 때문이다.

정답 ②

10. 27세의 남자가 교통사고로 인하여 내원하였는데 MRI 검사결과 T4의 오른쪽 편측절단손상(해부학적으로 T4부위 손상)이었다. 이 환자에게서 나타날 수 있는 증상을 모두 고르시오.

① 오른쪽 다리 근력약화
② 오른쪽 다리 힘줄반사 증가
③ 왼쪽 다리의 고유수용감각 소실
④ 오른쪽 팔의 마비
⑤ 오른쪽 유두부위의 통각과 진동각 소실
⑥ 왼쪽 팔의 온각과 통각 소실
⑦ 오른쪽 배꼽부위의 통각과 온각 소실
⑧ 왼쪽 유두부위의 힘줄반사 소실
⑨ 오른쪽 다리의 고유수용감각 소실

해설 T4의 오른쪽 편측절단 손상의 경우, 이는 Brown-Séquard syndrome(브라운-세커드 증후군)과 관련이 있을 수 있다. 이 증후군은 척수의 한쪽 절반만 손상되어, 척수를 통과하는 감각 및 운동신경에 특징적인 영향을 미친다.

1. 손상쪽(오른쪽) 병변아래 근력약화 혹은 마비 - 오른쪽 다리 근력약화
2. 손상쪽(오른쪽) 병변아래 반사 증가 - 오른쪽 다리 힘줄 반사 증가
3. 손상쪽(오른쪽) 고유감각 소실
4. 오른쪽 팔 정상
5. 손상반대쪽(왼쪽) 2~3 분절 아래 통증과 온동감각 소실
6. 손상반대쪽(왼쪽) 2~3 분절 아래 통증과 온동감각 소실
7. 손상반대쪽(왼쪽) 2~3 분절 아래 통증과 온동감각 소실
8. 손상쪽(오른쪽) 병변아래 반사 증가
9. 손상쪽(오른쪽) 고유감각 소실

증후군에 따르면, 환자는 손상된 척수의 같은 쪽에서는 운동 기능 손실(근력 약화)과 고유수용감각(위치 및 움직임 감각) 소실이 나타난다. 반면에 손상된 척수의 반대쪽(2~3분절 아래)에서는 통각과 온각 소실이 나타난다.

정답 ①, ②, ⑤, ⑨

11. 다음의 렉시드층판 중 통증 조절과 관련이 깊은 층판은?

① I 층판
② II 층판
③ VII 층판
④ X 층판

해설 II 층판은 아교질(substantia gelatinosa)이라 하며 통각을 조절하는 기능을 한다.

정답 ②

12. 다음은 척수로의 경로이다. 괄호 안에 들어갈 내용은?

통각수용기—척수뒤다리—교차—척수의 가쪽기둥—(　　　　　)—감각겉질

① medial lemniscus
② thalamus VPL 핵
③ thalamus CL 핵
④ olive 핵

해설 뇌줄기에서의 이런 상행섬유를 척수섬유띠(spinal lemniscus)라 한다. 상행한 신경섬유는 시상(thalamus)의 뒤가쪽배쪽핵(ventral posterolateral nucleus, VPL)에 닿는 곳을 형성하며 속섬유막(internal capsule)과 대뇌부챗살(corona radiata)을 거쳐 마루엽(parietal lobe)의 일차몸감각영역(primary somatosensory area, 3, 1, 2)에 닿는 곳을 형성한다.

정답 ②

13. 다음 척수로에 대한 설명 중 옳지 않은 것은?

① 진동각은 internal capsule을 통과하여 상행한다.
② 통각은 척수에서 교차한다.
③ corticospinal tract는 중간뇌의 대뇌다리를 지난다.
④ 뒤척수소뇌로는 척수에서 교차한다.

해설 뒤척수소뇌로는 교차하지 않고 동측 소뇌로 전달된다. 앞척수소뇌로는 척수에서 교차하며 소뇌로 들어가기전에 다시한번 교차한다.

정답 ④

학습목표

- 뇌로 혈액을 공급하는 경로를 이해한다.
- 대뇌동맥고리가 형성되는 경로를 이해한다.
- 뇌를 보호하는 뇌막의 구조를 이해한다.
- 뇌실의 구조와 뇌척수액의 순환의 경로를 이해한다.
- 뇌척수액의 기능을 이해한다.

주요용어

arachnoid	거미, 지주. 거미줄모양
basilar	바닥, 저
common	온, 총. 전체의
dura	경. 단단한(라틴어 durus)
external	외. 바깥의
falx	낫, 겸. 작은 낫모양
foramen	구멍, 공
internal	내. 안쪽의
magnum	큰, 대
pia	연. 연한(라틴어 pius)
plexus	다발, 총. 묶음
septum	사이막, 중격. 벽
subclavian	빗장밑, 쇄골하
vertebral	척추뼈, 추골. 척추의

chapter 13

뇌막과 뇌의 순환

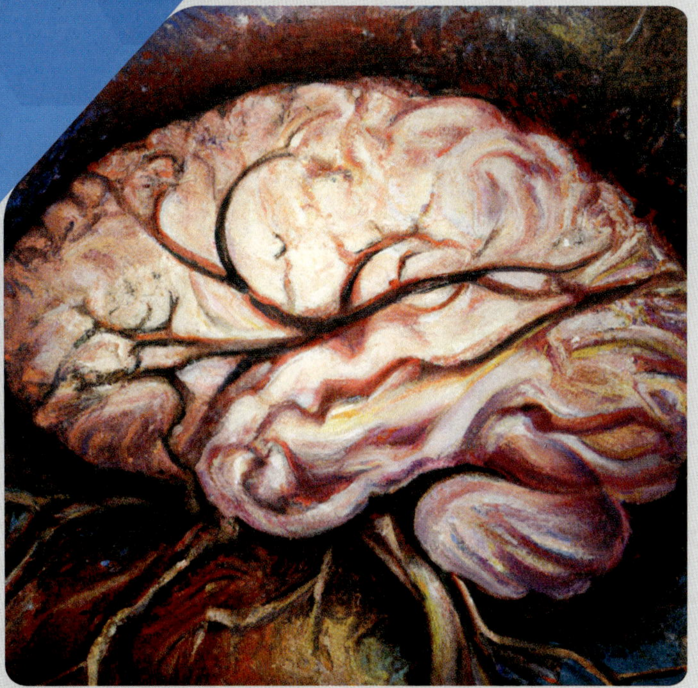

사진설명 >>

뇌에는 두 가지 중요한 순환 체계가 존재한다. 첫 번째 순환은 뇌에 에너지와 산소를 공급하는 혈액 순환 체계이다. 뇌는 상당한 양의 혈액을 필요로 하므로, 동맥을 통해 심장에서 나온 혈액을 받아온다. 이 혈액은 뇌의 세포들에 산소와 영양소를 공급하여 에너지를 얻을 수 있게 해준다.

두 번째 순환 체계는 뇌척수액의 순환으로, 뇌와 척수를 보호하고 지지하는 역할을 한다. 뇌척수액은 뇌와 척수를 감싸고 있는 뇌막 내부 공간에서 생성되며, 뇌와 척수 주변을 둘러싸고 있다. 뇌척수액은 뇌와 척수를 보호하고 지지하는 기능을 수행하고, 뇌와 척수를 감싸는 공간에서 발생한 노폐물을 제거한다. 이렇게 뇌척수액이 뇌의 정상적인 기능과 건강을 유지하는데 중요한 역할을 하는 것이다.

중추신경계의 혈액 공급 > 성숙한 뇌의 무게는 일반적으로 몸무게의 2~2.5%를 차지하며 몸 전체에 흐르는 혈액의 약 18%가 뇌로 흐른다. 뇌로 가는 혈류가 15초만 멈추게 되면 바로 의식을 잃게 되며, 혈액 공급이 5분 이상 지체되면 뇌 조직이 복구 불가능할 정도로 손상된다. 뇌는 휴식 시에 정상 심박출량의 14~17%를 필요로 하고 몸 전체 대사 활동의 15%, 휴식 시 당과 산소의 20%를 소비한다.

중추신경계의 모세혈관 > 회색질(gray matter)에서는 매우 치밀한 모세혈관상(dense capillary beds)을 볼 수 있다. 뇌 안에서 75㎖의 혈액이 존재하며, 800㎖가 1분 안에 모세혈관을 따라 흐르게 된다.

뇌의 모세혈관은 99%가 지속 모세혈관(continuous capillary)이다. 이는 끊어진 곳이 거의 존재하지 않으며, 세포사이에서 결합부위가 치밀하게 존재한다는 것을 의미한다. 이처럼 쉽게 침투할 수 없는 지속 모세혈관(continuous capillary)을 **혈액뇌장벽(blood brain barrier)**이라 한다.

뇌로 가는 혈액 공급 > 뇌에 혈액을 공급하는 주요 혈관은 **(1)속목동맥(internal carotid artery)**과 **(2)척추동맥(vertebral artery)**이다. 속목동맥과 척추동맥이 각각 목동맥관(carotid canal)과 큰구멍(foramen magnum)을 통해 머리안(cranial cavity)으로 들어오게 되면 **윌리스의 대뇌동맥고리(cerebral arterial circle)**를 형성하고 여기에서 분지된 가지들이 뇌에 혈액을 공급하게 된다.

속목동맥 > **(1)속목동맥(internal carotid artery)**은 **(3)온목동맥(common carotid arteries)**에서 기원하며, 관자뼈(temporal bone)에 있는 **목동맥관(carotid canal)**을 통해 머리안(cranial cavity)으로 들어가 **(4)앞대뇌동맥(anterior cerebral arteries)**과 **(5)중간대뇌동맥(middle cerebral arteries)**으로 끝난다. 임상적으로 속목동맥과 그 가지는 뇌의 **앞쪽 순환**을 담당한다. 뇌 전체 혈액 공급의 2/3를 차지하는 주요 혈관이다.

척추동맥 > **(2)척추동맥(vertebral artery)**은 **(6)빗장밑동맥(subclavian artery)**의 첫 번째 가지로 대체적으로 왼쪽이 오른쪽에 비해 더 두꺼운 굵기를 가지고 있다. **C1~C6의 가로구멍(transverse foramen)**을 지나 뒤통수밑 부위(suboccipital part)의 경질막(dural)과 거미막(arachnoid)을 뚫고 **큰구멍(foramen magnum)**을 지나간다. **다리뇌(pons)**의 꼬리쪽 경계(caudal border)에서 합쳐져서 **(7)뇌바닥동맥(basilar artery)**을 형성한다. 임상적으로 **척추동맥**과 **뇌바닥동맥**, 그 가지들은 뇌의 **뒤쪽 순환**을 담당한다.

뇌바닥동맥 > **(7)뇌바닥동맥(basilar artery)**은 머리뼈의 바닥부분에 위치하고 있는 것에서 유래된 이름이다. 다리뇌수조(pontine cistern)의 비스듬틀(clivus)을 따라 다리뇌의 위쪽 경계까지 올라가며, 소뇌(cerebellum)의 높이에서 2개의 **(8)뒤대뇌동맥(posterior cerebral artery)**으로 나눠진다. 2~6쌍의 **(9)다리뇌가지(pontine branch)**를 낸다.

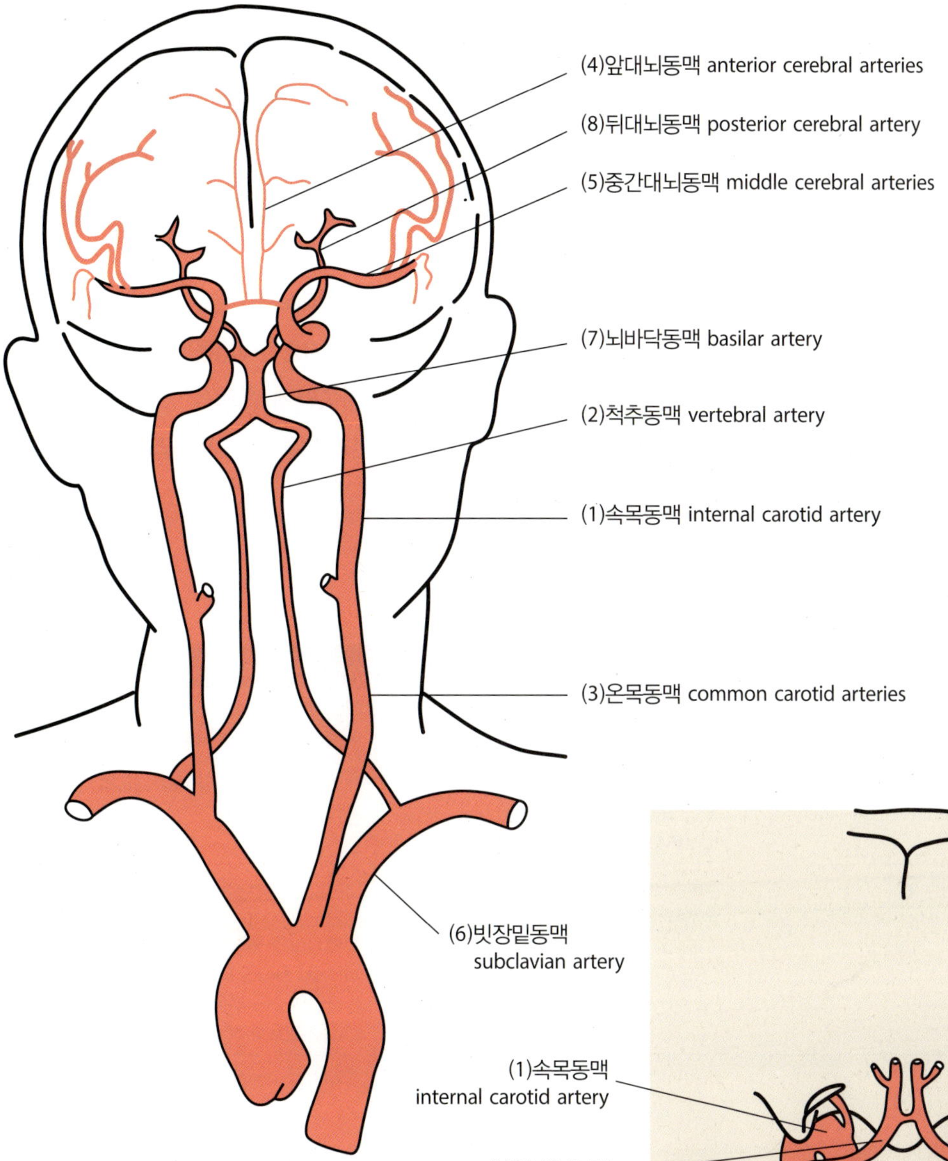
(4)앞대뇌동맥 anterior cerebral arteries
(8)뒤대뇌동맥 posterior cerebral artery
(5)중간대뇌동맥 middle cerebral arteries
(7)뇌바닥동맥 basilar artery
(2)척추동맥 vertebral artery
(1)속목동맥 internal carotid artery
(3)온목동맥 common carotid arteries
(6)빗장밑동맥
subclavian artery

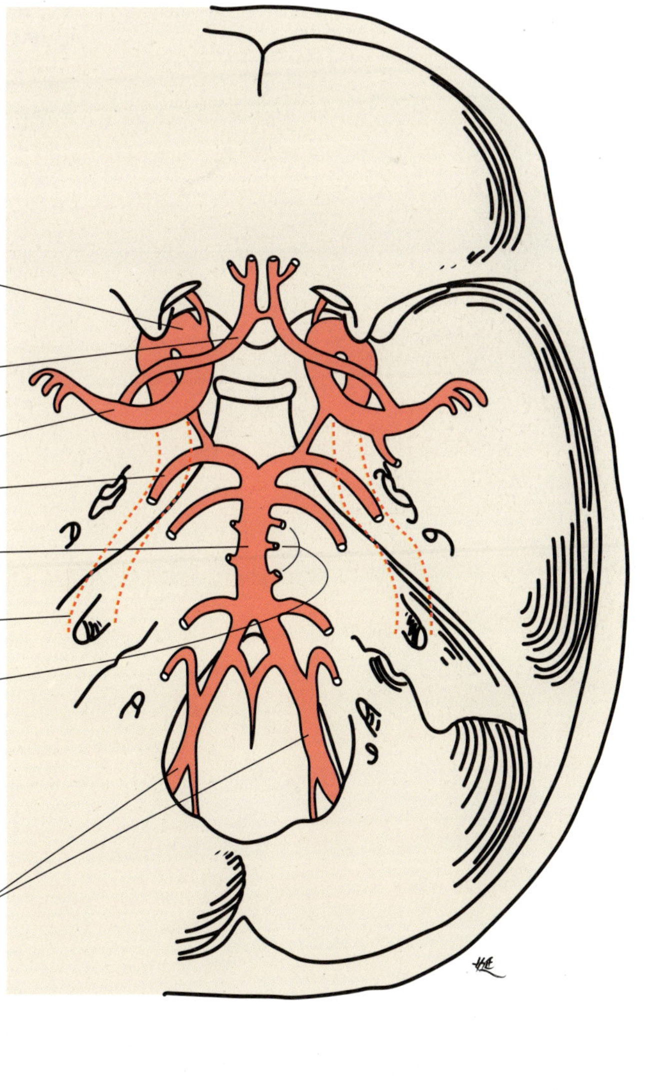
(1)속목동맥
internal carotid artery
(4)앞대뇌동맥
anterior cerebral arteries
(5)중간대뇌동맥 middle cerebral arteries
(8)뒤대뇌동맥 posterior cerebral artery
(7)뇌바닥동맥 basilar artery
(1)속목동맥 internal carotid artery
(9)다리뇌가지 pontine branch
(2)척추동맥 vertebral artery

윌리스의 대뇌동맥고리 > 대뇌의 동맥 순환을 말하며, 주요 대뇌 동맥이 여기에서부터 유래하게 된다. 개인에 따라 매우 많은 변이를 가지고 있다. **(1)속목동맥(internal carotid artery)**과 **(2)척추동맥(vertebral artery)**이 각각 목동맥관과 큰구멍을 통해 머리안으로 들어온 후 **윌리스의 대뇌동맥고리(circle of willis)**를 형성하고 쌍으로 **앞, 중간, 뒤 대뇌동맥(anterior, middle, posterior cerebral arteries)**을 하나의 **(3)앞교통동맥(anterior communicating artery)**과 한 쌍의 **(4)뒤교통동맥(posterior communicating artery)**을 가지고 있다.

각각의 혈관이 혈액을 공급하는 부위는 다음과 같다. **(5)앞대뇌동맥**은 **(1)속목동맥**에서 기원하며 뒤통수엽을 제외한 **(6)대뇌반구**에 혈액을 공급한다. **(7)중간대뇌동맥**은 **(1)속목동맥**과 **(5)앞대뇌동맥**의 끝부분에서 기원하며 **(8)대뇌반구 대부분의 가쪽면**에 혈액을 공급한다. **(9)뒤대뇌동맥**은 **(10)뇌바닥동맥**에서 기원하며 **(11)대뇌반구의 아래면과 뒤통수엽, 관자엽의 바닥부** 또한 **셋째뇌실의 맥락얼기(choroid plexus)**에도 혈액을 공급한다.

표 13-1 대뇌동맥의 혈액 분배

혈관(artery)	기원(origin)	분배(distribution)
앞대뇌동맥 (anterior cerebral artery)	속목동맥 (internal carotid artery)	대뇌반구(cerebral hemisphere), 뒤통수엽(occipital lobes)은 제외
중간대뇌동맥 (middle cerebral artery)	속목동맥(internal carotid artery)과 앞대뇌동맥의 끝부분 (distal to anterior cerebral artery)	대뇌반구(cerebral hemisphere)의 가쪽면 대부분
뒤대뇌동맥 (posterior cerebral artery)	뇌바닥동맥 (basilar artery)	대뇌반구(cerebral hemisphere)의 아랫면 뒤통수엽(occipital lobes) 셋째뇌실의 맥락얼기 (choroid plexus of the 3rd ventricles) 관자엽의 아랫부분 (lower surface of temporal lobe)

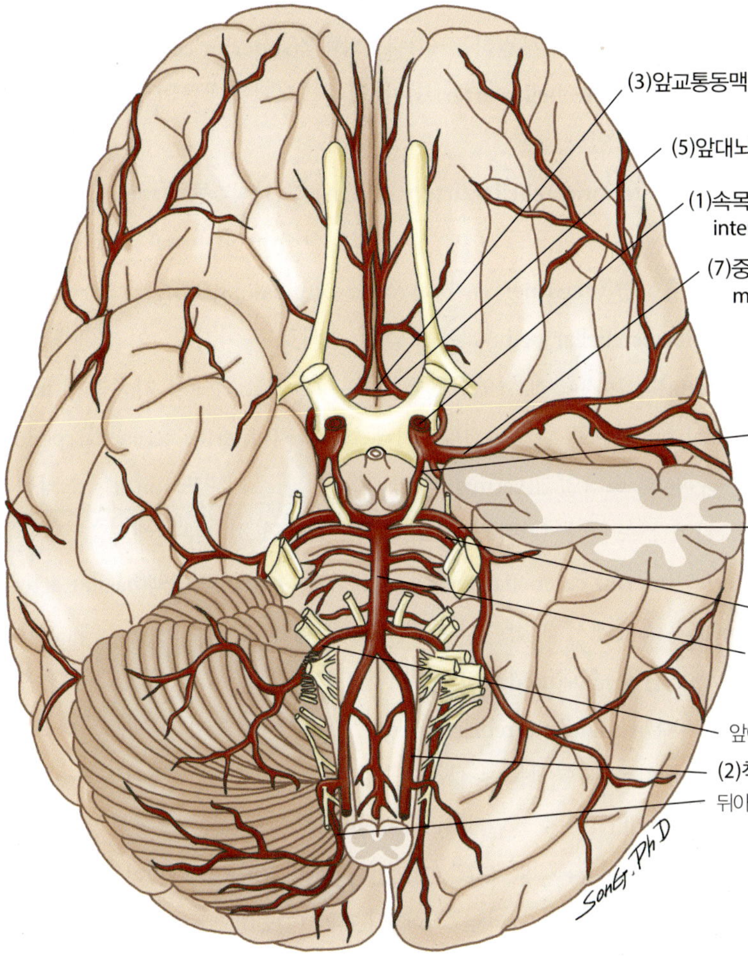
(3)앞교통동맥 anterior communicating artery
(5)앞대뇌동맥 anterior cerebral artery
(1)속목동맥
internal carotid artery
(7)중간대뇌동맥
middle cerebral artery
(4)뒤교통동맥
posterior
communicating artery
(9)뒤대뇌동맥
posterior cerebral artery
위소뇌동맥
(10)뇌바닥동맥
basilar artery
앞아래소뇌동맥
(2)척추동맥 vertebral artery
뒤아래소뇌동맥
SonG. Ph.D

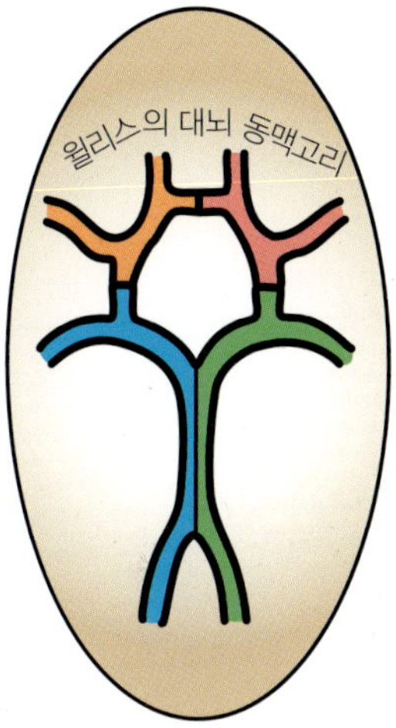
윌리스의 대뇌 동맥고리

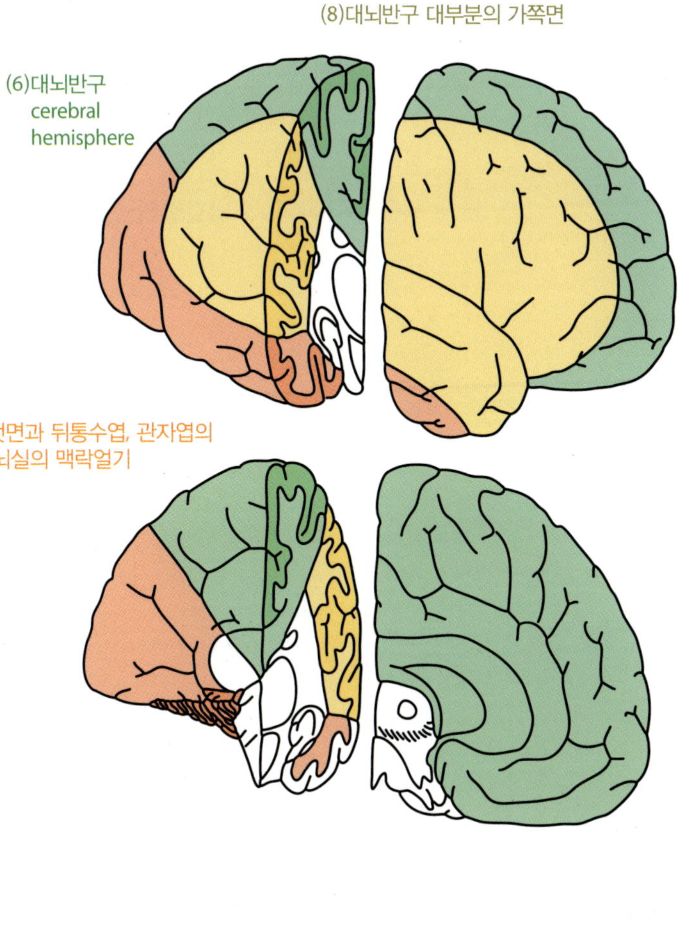
(8)대뇌반구 대부분의 가쪽면
(6)대뇌반구
cerebral
hemisphere
(11)대뇌반구의 아랫면과 뒤통수엽, 관자엽의
바닥부분, 셋째뇌실의 맥락얼기

소뇌동맥 > 3개의 주요 혈관이 있으며, **(1)척추동맥**에서 기원하는 **(2)뒤아래소뇌동맥(posterior inferior cerebellar arteries)**과 **(3)뇌바닥동맥**에서 기원하는 **(4)위소뇌동맥(superior cerebellar arteries)**, **(5)앞아래소뇌동맥(anterior inferior cerebellar arteries)**이 있다. 소뇌동맥들의 작은 종말가지들은 서로 연결(anastomosis)되어 있다.

(2)뒤아래소뇌동맥(posterior inferior cerebellar artery, PICA)은 **(1)척추동맥(vertebral artery)**에서 나와 가지로 올리브(olive)의 뒤쪽으로 돌아간 뒤 혀밑신경(hypoglossal nerve)의 잔뿌리(rootlet) 사이를 지나 미주신경(vagus nerve)과 혀인두신경(glossopharyngeal nerve)의 뒤쪽으로 아래소뇌다리(inferior cerebellar peduncle)를 넘어 소뇌로 들어간다. 이 혈관의 가지는 **(6)숨뇌(medulla oblongata)**의 뒤가쪽에 혈액을 공급하며, 이후 소뇌에서 가쪽가지(lateral branch)와 안쪽가지(medial branch)로 나누어진다. 아래소뇌다리(inferior cerebellar peduncle)의 일부에 혈액을 공급하며, 소뇌벌레(vermis)의 아래쪽 반과 소뇌편도(tonsil), 소뇌겉질의 아래면(inferior surface)에 분포한다. **(2)뒤아래소뇌동맥**은 소뇌의 깊은부분에도 분포한다.

(5)앞아래소뇌동맥(anterior inferior cerebellar artery, AICA)은 **(3)뇌바닥동맥(basilar artery)**의 가지로 **(7)다리뇌(pons)**의 아래에서 시작하여 **(7)다리뇌**를 돌아 소뇌 아랫면의 가쪽으로 주행한다. 소뇌로 들어오기 전 **(6)숨뇌(medulla)** 위쪽부와 **(7)다리뇌(pons)** 아래의 뒤가쪽에 혈액을 공급한다. 중간소뇌다리(middle cerebellar peduncle)의 아래쪽과 아래소뇌다리(inferior cerebellar peduncle)의 일부에 혈액을 공급하며, 소뇌겉질의 아래가쪽면(inferolateral surface)에 분포하고, 타래(flocculus)와 소뇌벌레(vermis)의 일부에도 혈액을 공급한다.

(4)위소뇌동맥(supeior cerebellar artery, SCA)은 **(3)뇌바닥동맥(basilar artery)**이 뒤대뇌동맥(posterior cerebral artery)으로 나누어지기 바로 전에 나오는 **(3)뇌바닥동맥**의 가지이다. 가쪽으로 눈돌림신경(oculomotor)의 바로 아래쪽을 지나 뒤대뇌동맥과 거의 평행하게 주행하며, 대뇌다리(cerebral peduncle)를 돌아 소뇌의 위쪽에 분포한다. 소뇌로 들어오기 전 중뇌 아래의 뒤가쪽부에 혈액을 공급하고, 위소뇌다리과 중간소뇌다리의 위쪽에 혈액을 공급한다. 소뇌에서는 소뇌깊은부위핵(deep cerebellar nuclei)과 소뇌벌레(vermis)의 위쪽에 혈액을 공급하며, 소뇌겉질의 위면과 가쪽면에도 혈액을 공급한다.

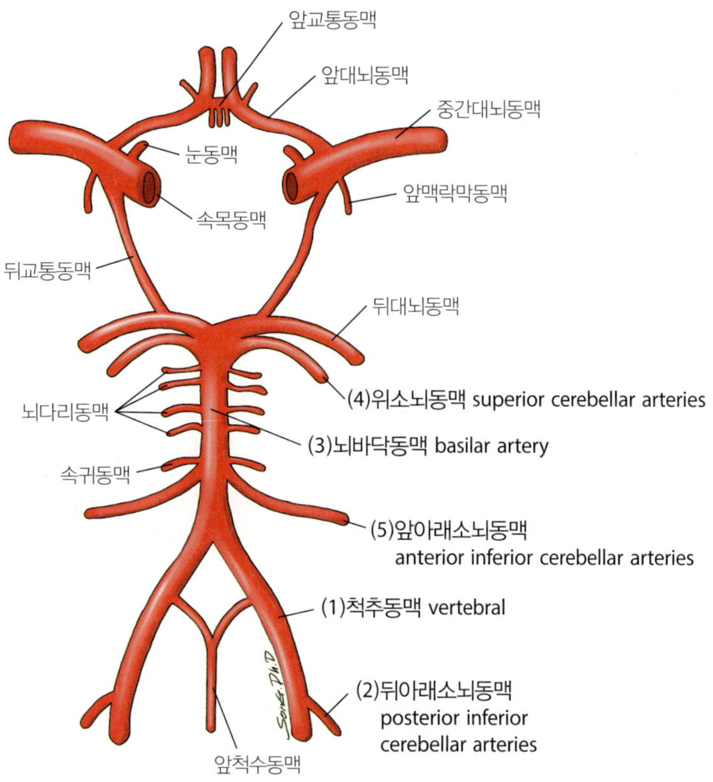
앞교통동맥
앞대뇌동맥
중간대뇌동맥
눈동맥
앞맥락막동맥
속목동맥
뒤교통동맥
뒤대뇌동맥
(4)위소뇌동맥 superior cerebellar arteries
뇌다리동맥
(3)뇌바닥동맥 basilar artery
속귀동맥
(5)앞아래소뇌동맥
anterior inferior cerebellar arteries
(1)척추동맥 vertebral
(2)뒤아래소뇌동맥
posterior inferior
cerebellar arteries
앞척수동맥

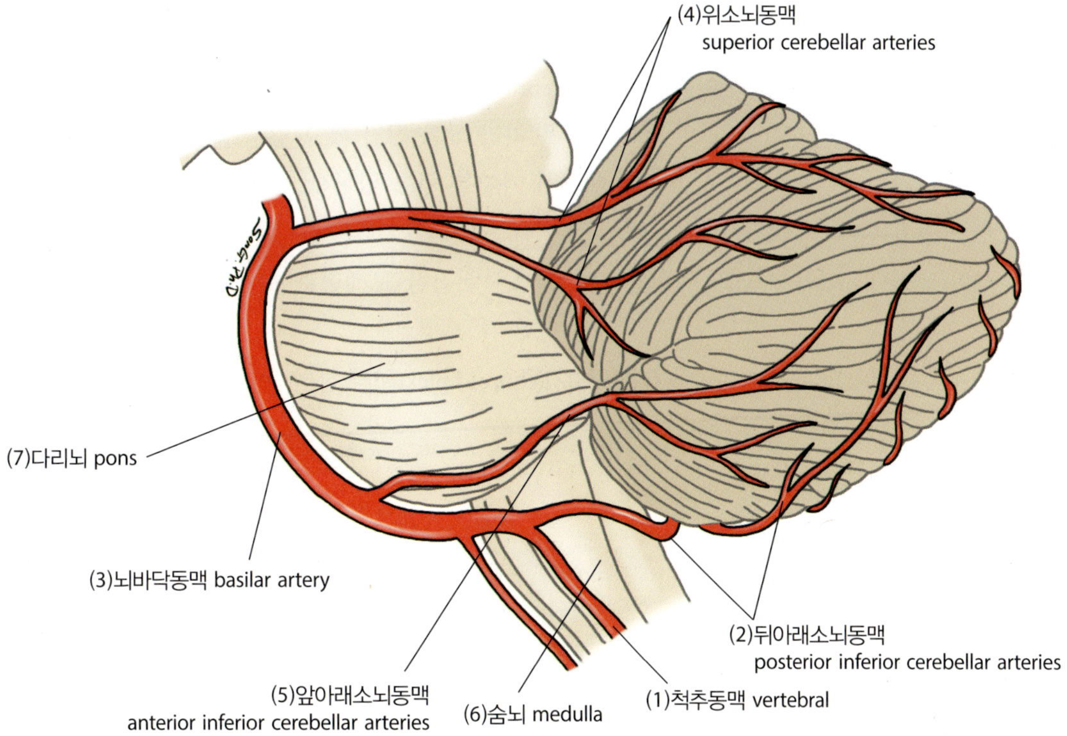
(4)위소뇌동맥
superior cerebellar arteries
(7)다리뇌 pons
(3)뇌바닥동맥 basilar artery
(2)뒤아래소뇌동맥
posterior inferior cerebellar arteries
(5)앞아래소뇌동맥
anterior inferior cerebellar arteries
(6)숨뇌 medulla
(1)척추동맥 vertebral

뇌를 보호하는 구조물 > 뇌를 보호하기 위하여 많은 구조물들이 뇌를 감싸고 있다. 가장 바깥쪽에는 머리카락이 있는 **(1)머리덮개(scalp)**가 있고 머리덮개 아래에는 가장 단단한 구조물인 **(2)머리뼈(skull)**가 있다. 머리뼈 아래에는 3개의 층으로 된 뇌척수막이 있다.

뇌척수막 > 뇌척수막(meninges)은 뇌와 척수를 싸고 있는 3층의 결합조직으로서 바깥층을 **(3)경질막(dura mater)**, 중간층을 **(4)거미막(arachnoid)**, 그리고 가장 안쪽의 층을 **(5)연질막(pia mater)**이라 한다.

경질막 > 2개의 섬유층으로 되어 있으며 조직액과 혈관이 들어있는 좁은 틈에 의해 섬유층이 분리되어 있다. 여러 부위에서 경질막(dura mater)의 속층은 머리안으로 깊이 들어가 있어 뇌를 지지하고 안정화시키는 데 관여한다.

대뇌낫(falx cerebri)은 경질막(dura mater)이 겹쳐진 것으로 대뇌반구(cerebral hemisphere) 사이로 함입되어 낫과 같은 모양을 하고 있다.

대뇌낫의 뒤쪽 가장자리는 대뇌낫에 직각이 되게 머리안(cranial cavity)을 가로지르는 소뇌천막(tentorium cerebelli)과 합쳐진다.

소뇌천막(tentorium cerebelli)은 소뇌반구와 대뇌사이에 있는 경계막이며, 소뇌반구사이에도 **소뇌낫(falx cerebelli)**이 있어서 소뇌반구를 둘로 나누어준다.

경질막아래공간(subdural space)은 경질막(dura mater)과 거미막(arachnoid) 사이에 있는 빈 공간이다.

거미막 > 거미막(arachnoid)은 경질막(dura mater)의 바로 밑에 있는 1층의 막으로서 경질막(dura mater)과 붙어 있으며 **(6)거미막아래공간(subarachnoid space)**을 사이에 두고 연막(pia mater)과 떨어져 있다.

이 공간은 아교섬유(collagen fiber)와 탄력섬유(elastic fiber)의 섬세한 그물로 이루어져 있으며, 이곳을 통하여 뇌척수액(cerebrospinal fluid; CSF)이 걸러져 지나간다.

연질막 > 연질막(pia mater)은 뇌의 표면을 따라 뇌를 직접 싸고 있는 얇은 막으로서, 혈관이 풍부하며 큰 혈관들이 뇌표면의 위에서 가지를 치고 있어서 겉질(cortex)의 표층부에 영양공급을 한다.

사이뇌와 숨뇌의 막천정에서 연막은 복잡한 모세혈관망을 덮으며 뇌실 내로 돌출되어 있다.

각각의 모세혈관망을 **(7)맥락얼기(choroid plexus)**라 하며, 이곳에서 뇌척수액(CSF)을 생산한다.

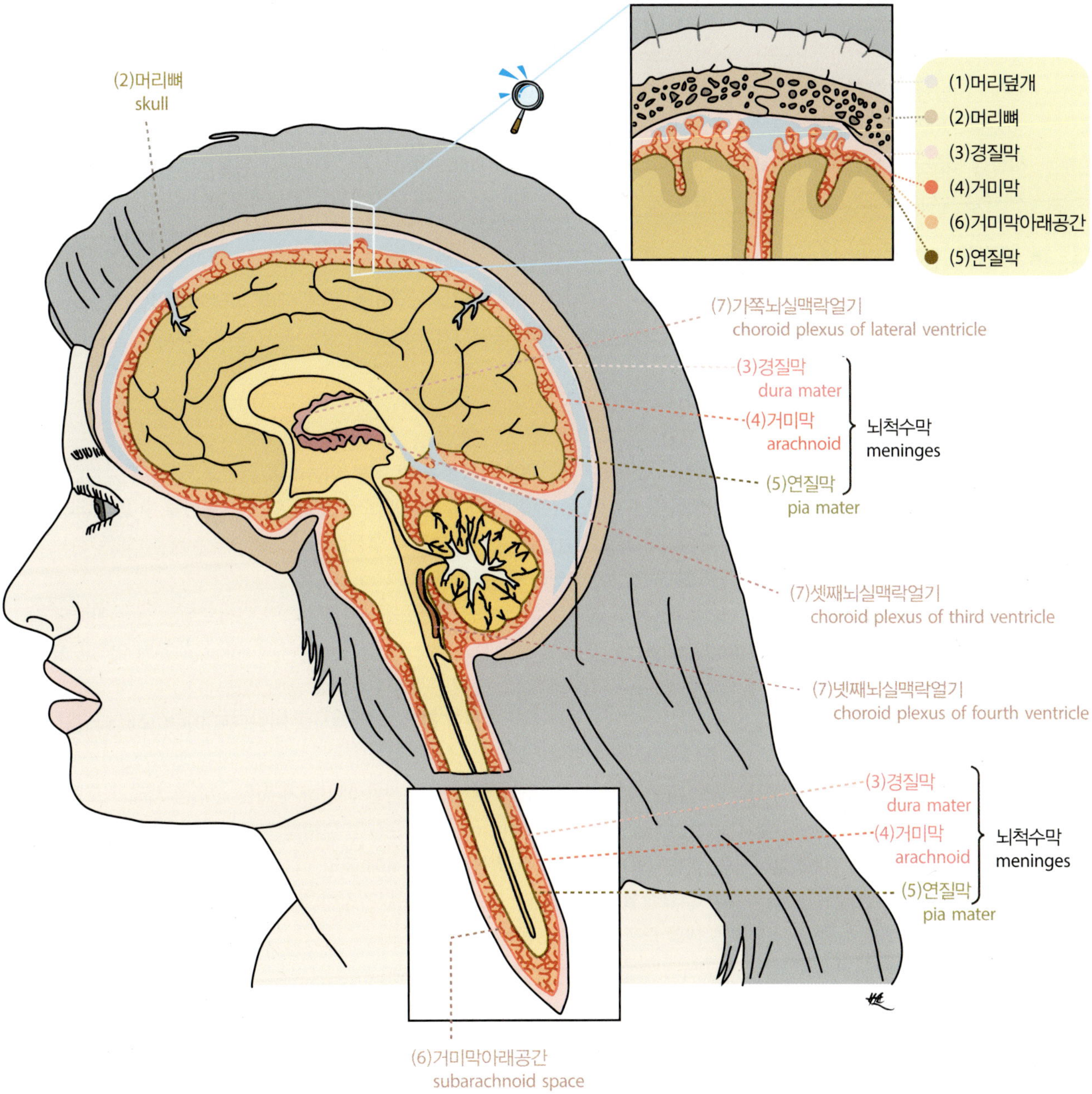
(2)머리뼈
skull
(1)머리덮개
(2)머리뼈
(3)경질막
(4)거미막
(6)거미막아래공간
(5)연질막
(7)가쪽뇌실맥락얼기
choroid plexus of lateral ventricle
(3)경질막
dura mater
(4)거미막
arachnoid
(5)연질막
pia mater
뇌척수막
meninges
(7)셋째뇌실맥락얼기
choroid plexus of third ventricle
(7)넷째뇌실맥락얼기
choroid plexus of fourth ventricle
(3)경질막
dura mater
(4)거미막
arachnoid
(5)연질막
pia mater
뇌척수막
meninges
(6)거미막아래공간
subarachnoid space

임상노트

■ 뇌졸중(stroke)

뇌혈관 사고(cerebrovascular accident)라고도 하는 뇌졸중은 뇌에 혈액 공급이 중단되어 뇌세포가 죽게 되는 응급 상황입니다. 이로 인해 다양한 증상이 나타날 수 있으며 즉시 치료하지 않으면 심각한 장애나 사망으로 이어질 수 있습니다.

- 분류 : 뇌졸중은 **허혈성 뇌졸중**(ischemic stroke)과 **출혈성 뇌졸중**(hemorrhagic stroke)의 두 가지 주요 유형으로 분류할 수 있습니다. 허혈성 뇌졸중은 뇌에 혈액을 공급하는 혈관이 막힐 때 발생합니다. 반면에 출혈성 뇌졸중은 뇌의 출혈로 인해 발생합니다.
- 원인 : 허혈성 뇌졸중의 가장 흔한 원인은 뇌에 혈액을 공급하는 혈관에 플라크(plaque)가 쌓이는 죽상 동맥 경화증(atherosclerosis)입니다. 출혈성 뇌졸중은 고혈압, 두부 외상 또는 혈관의 기형으로 인해 발생하는 경우가 많습니다.
  허혈성 뇌졸중은 **뇌경색**(cerebral Infarction)과 **뇌색전증**(cerebral Embolism)의 두 가지 주요 유형으로 분류됩니다. 두 가지 유형의 뇌졸중 모두 혈관이 막혀 뇌로 가는 혈류가 감소하여 발생하지만 막힌 위치와 메카니즘이 다릅니다.

■ 뇌경색

혈전성 뇌졸중(thrombotic stroke)이라고도 하는 뇌경색은 뇌에 혈액을 공급하는 동맥 내에 피덩어리(혈전; thorombus)이 형성될 때 발생합니다. 이는 동맥 벽에 플라크가 쌓여 동맥이 좁아지거나 막힐 수 있는 죽상 동맥 경화증의 결과로 발생할 수 있습니다.

■ 뇌색전

뇌색전증은 혈전이나 기타 조직파편(색전)이 신체의 다른 곳에서 형성된 후 뇌로 이동하여 혈관을 막을 때 발생합니다. 색전증의 가장 흔한 원인은 심장으로, 심방세동이나 최근 심장마비와 같은 질환으로 인해 혈전이 형성될 수 있습니다. 다른 색전증의 원인으로는 다리 동맥에서 형성되어 뇌로 이동하는 혈전(심부정맥 혈전증;deep vein thrombosis) 또는 신체 다른 곳의 감염에서 떨어져 나와 뇌로 이동하는 박테리아 덩어리 등이 있습니다.

- 증상 및 징후 : 뇌졸중의 증상은 뇌 손상의 위치와 정도에 따라 다를 수 있습니다. 일반적인 증상으로는 신체 한쪽의 갑작스러운 무감각 또는 쇠약 **(1)편마비(hemiplegia)**, 어눌한 언어 또는 말하기 어려움(실어증; aphasia), 걷기 어려움 또는 **(2)균형 상실**, 심한 두통, 시력 문제 등이 있습니다. 다른 징후로는 현기증, **(3)의식 상실** 등이 있습니다.
- 진단 : 뇌졸중 진단은 일반적으로 신체 검사, 병력, CT 또는 MRI 스캔과 같은 영상 검사를 바탕으로 이루어집니다. 증상의 다른 원인을 배제하기 위해 혈액 검사를 실시할 수도 있습니다.
- 치료 : 뇌졸중 치료에는 일반적으로 뇌로 가는 혈류를 회복하고 추가 뇌 손상을 예방하기 위한 신속한 치료가 포함됩니다. 여기에는 혈전을 녹이는 약물 치료(혈전용해요법;thrombolytic therapy), 손상된 혈관을 복구하거나 제거하는 수술, 환자의 기능 회복을 돕는 **재활(물리치료, 작업치료)**이 포함될 수 있습니다. 경우에 따라 산소 요법, 혈압 조절, 합병증 예방을 위한 약물 치료와 같은 보조 치료가 필요할 수도 있습니다. 예방 전략에는 건강한 식단 섭취, 규칙적인 운동, 고혈압, 당뇨병 및 기타 위험 요인 관리와 같은 생활 습관 변화가 포함됩니다.

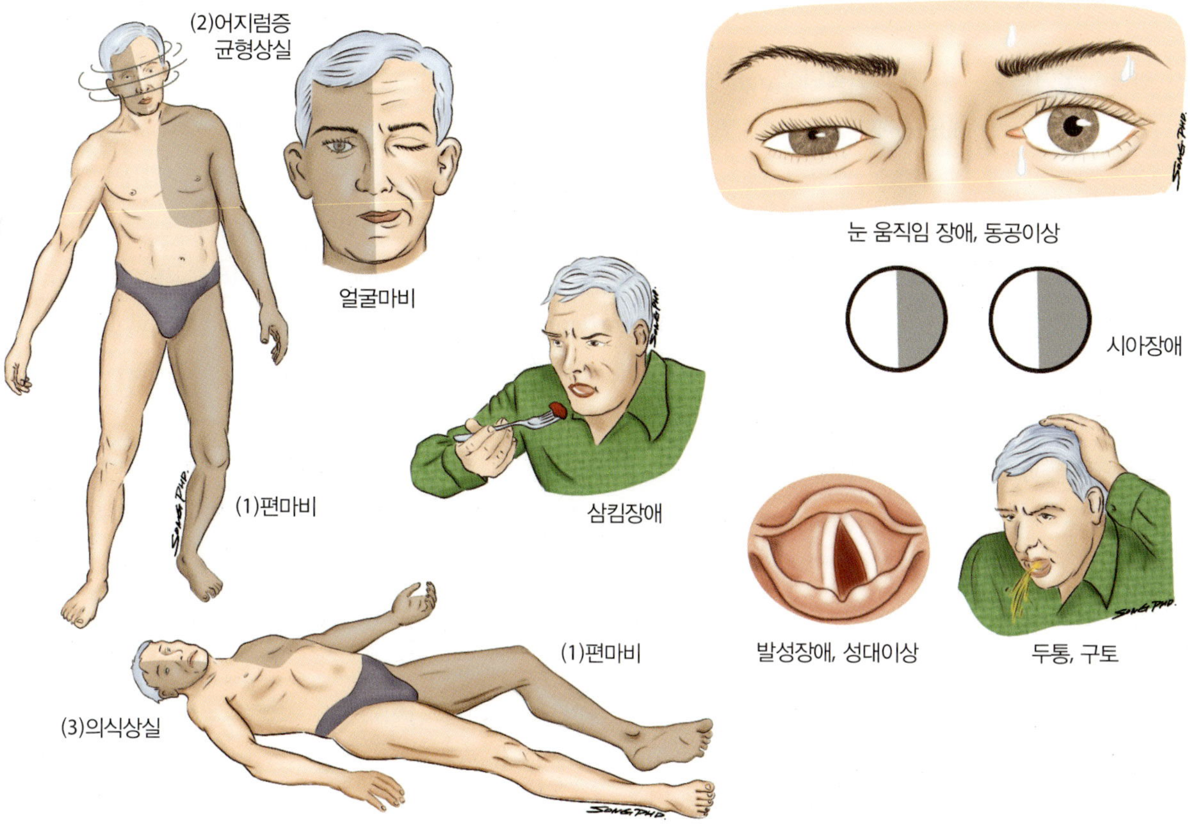
(2)어지럼증
균형상실
얼굴마비
(1)편마비
삼킴장애
(1)편마비
(3)의식상실
눈 움직임 장애, 동공이상
시아장애
발성장애, 성대이상
두통, 구토

뇌졸중환자의 증상

뇌실 및 뇌척수액의 생성과 순환 > 뇌 속에는 **뇌척수액(cerebrospinal fluid; CSF)**이 지나는 통로가 있으며, 이 통로가 넓어진 부위를 뇌실(ventricle)이라고 한다.

뇌실(ventricles)에는 2개의 **(1)가쪽뇌실(lateral ventricles)**, **(2)셋째뇌실(third ventricle)**, **(3)넷째뇌실(forth ventricle)**이 있다. 이 뇌실들은 각각의 구멍에 의해 연결되어 있어 뇌척수액이 순환할 수 있다. 뇌실의 특수한 구조인 **(4)맥락얼기(choroid plexus)**에서 뇌척수액이 분비된다.

좌우 가쪽뇌실 > **(1)좌우 가쪽뇌실(right and left lateral ventricles)**은 가장 넓으며, **투명사이막(septum pellucidum)**에 의해 앞쪽 구조물들과 구분된다. **가쪽뇌실**에서는 위쪽에 존재하는 특별한 뇌실막 구조인 맥락얼기(choroid plexus)에 의해 뇌척수액이 분비된다. **(5)뇌실사이구멍(interventricular foramen[foramen of Monro])**에 의해 좌우 **가쪽뇌실**은 **셋째뇌실**과 연결된다.

(6)앞뿔(anterior[frontal] horn), **(7)뇌실몸통(ventricular body)**, **(8)곁고랑삼각(collateral trigone[atrium])**, **(9)아래뿔(inferior[temporal] horn)**, **(10)뒤뿔(posterior[occipital] horn)**으로 구성되어 있다. **아래뿔(inferior horn)**과 **뒤뿔(posterior horn)**을 제외하고는 모두 **맥락얼기**를 가지고 있어 **뇌척수액(CSF)**을 분비한다.

셋째뇌실 > **(2)셋째뇌실(third ventricle)**은 **사이뇌** 사이의 좁고 수직으로 갈라진 구역에 있다. 가쪽벽은 주로 두 **시상(thalamus)**의 안쪽면에 의해 형성되고 아래가쪽벽과 바닥은 **시상하부(hypothalamus)**에 의해 형성된다. **가쪽뇌실**에서 뇌척수액을 받으며, 위쪽의 맥락얼기에서 뇌척수액이 분비된다. 아래 **중간뇌(midbrain)**로는 **(11)중간뇌수도(cerebral aqueduct of Sylvius)**에 의해 연결된다.

넷째뇌실 > **(3)넷째뇌실(forth ventricle)**은 피라미드모양의 공간이다. 뒤쪽으로 소뇌, 앞쪽으로는 다리뇌 사이에 존재하며, 바닥은 **마름오목(rhomboid fossa)**으로 알려져 있다. 꼬리쪽 부분에서는 좁아져서 척수의 중심관과 연결된다. 소뇌의 위치, 즉 넷째뇌실 지붕의 바로 위는 임상적으로 중요하다. 소뇌의 신생물(종양과 같은), 또는 감염으로 인한 소뇌 부종은 넷째뇌실을 압박하여 **급성폐쇄물뇌증(acute obstructive hydrocephalus)**을 일으킬 수 있다. 다음과 같이 총 5개의 구멍을 가지고 있다.

- 중간뇌수도관(cerebral aqueduct of Sylvius)
- 안쪽구멍(median aperture, foramen of magendie)
- 오른쪽, 왼쪽 구멍(루스카구멍)(Rt. Lt. lateral aperture, foramen of Luschka)
- 중심관(central canal)

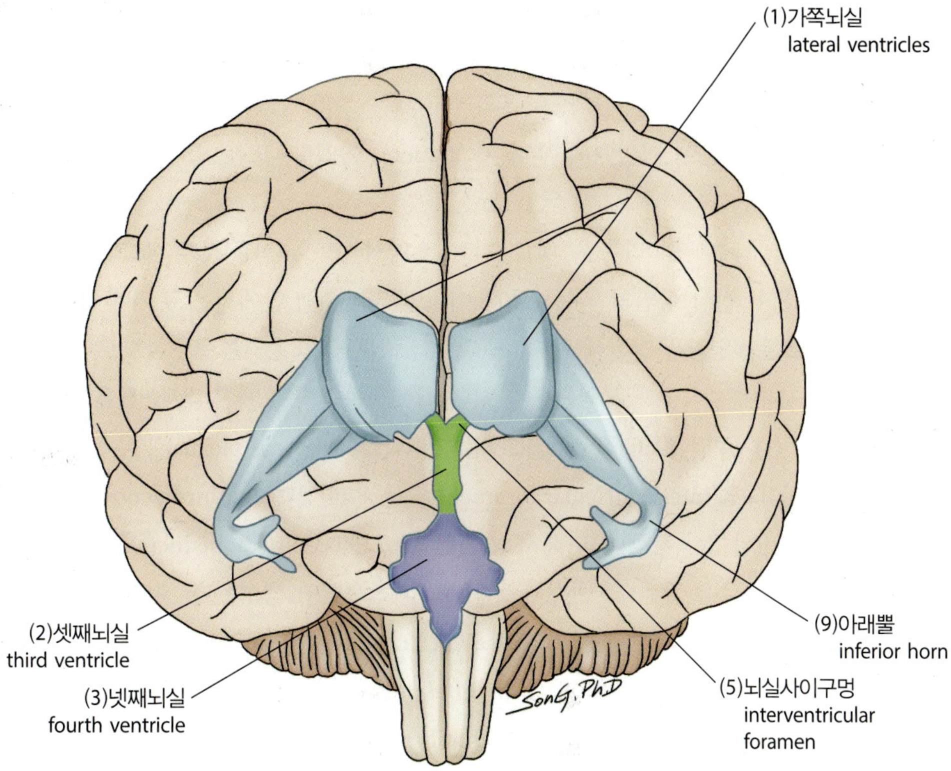
(1)가쪽뇌실
lateral ventricles
(2)셋째뇌실
third ventricle
(3)넷째뇌실
fourth ventricle
(9)아래뿔
inferior horn
(5)뇌실사이구멍
interventricular
foramen
SonG.PhD

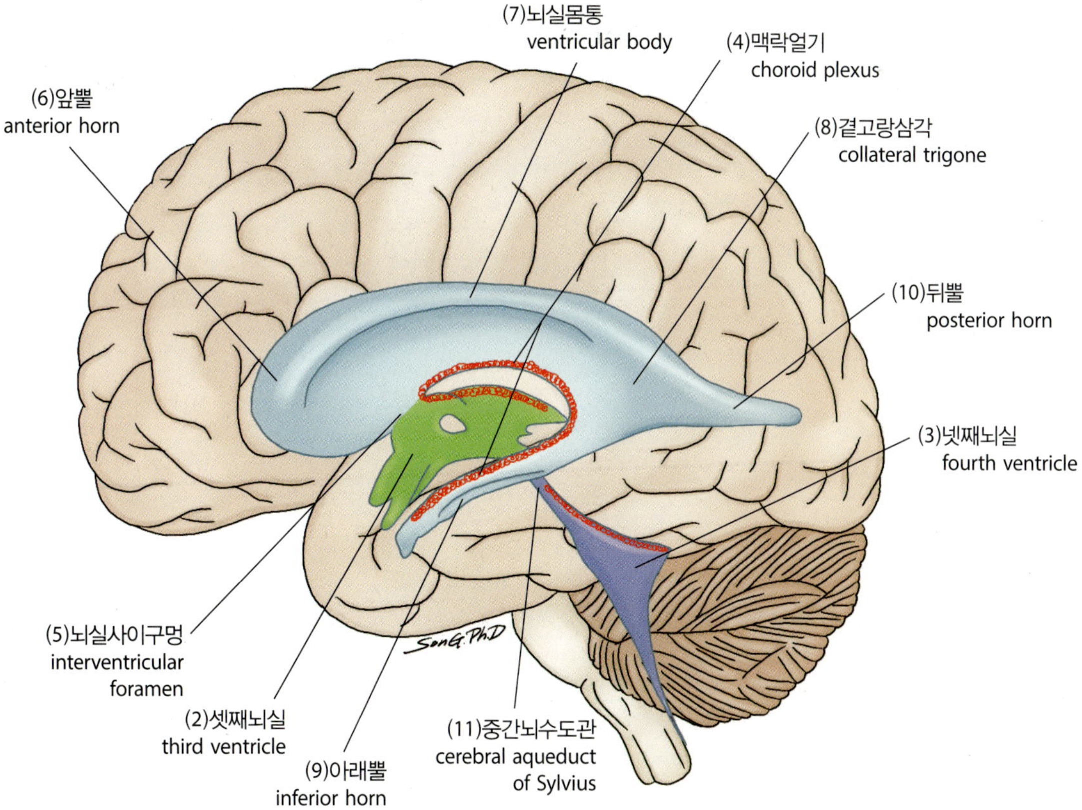
(7)뇌실몸통
ventricular body
(4)맥락얼기
choroid plexus
(6)앞뿔
anterior horn
(8)곁고랑삼각
collateral trigone
(10)뒤뿔
posterior horn
(3)넷째뇌실
fourth ventricle
(5)뇌실사이구멍
interventricular
foramen
(2)셋째뇌실
third ventricle
(9)아래뿔
inferior horn
(11)중간뇌수도관
cerebral aqueduct
of Sylvius
SonG.PhD

뇌척수액 > 신생아의 5~6개월 사이에 생성되며, 정상적인 뇌척수액(cerebrospinal fluid; CSF)은 물과 같이 무색 무취이다. 정상 뇌척수액 압력은 70~180mmH_2O이다. 심박과 호흡에 따라 주기적인 변화가 일어난다. 어른의 머리뼈는 부피 증가에 따라 변할 수 없는 딱딱한 뼈로 되어 있기 때문에 머리뼈내 부피(예: tumor), 혈액량, 또는 뇌척수액의 부피가 증가하면 압력이 상승한다.

뇌척수액의 기능 > 뇌척수액의 기능은 네 가지로 요약할 수 있는데 첫째, **뇌의 부력(buoyance)**을 만들어 준다. 정상 성인의 뇌는 1,400g이지만 뇌척수액 안에서는 부력에 의해 50g이 된다. 둘째, **호르몬과 영양**을 전달해 준다. 셋째로, 뇌척수액이 **충격을 흡수**하므로 뇌의 직접적인 손상을 방지해 준다. 넷째로 림프구가 없는 뇌에서는 뇌척수액이 **대사산물을 제거**하는 역할을 한다.

뇌척수액의 순환 > **(1)가쪽뇌실(lateral ventricle)**의 **(2)맥락얼기(choroid plexus)**에서 생성된 뇌척수액은 **(3)뇌실사이구멍(interventricular foramen)**을 통해 **(4)셋째뇌실(third ventricle)**로 들어오고, 이곳에서 분비된 뇌척수액이 더해져 **(5)중간뇌수도관(cerebral aqueduct)**을 통해 **(6)넷째뇌실(forth ventricle)**로 전달된다. 넷째뇌실에서도 뇌척수액이 생성된다. 이곳에서 각각 **(7)가쪽구멍(lateral aperture)**과 **(8)안쪽구멍(median aperture)**을 통해 **(9)거미막아래공간(subarachnoid space)**으로 들어가게 된다. 이곳에는 **대뇌낫(falx cerebri)**을 따라 **거미막(arachnoid membrane)**의 확장된 부분이 **(10)경질막아래공간(subdural space)**으로 돌출되어 있는데, 이들 **(11)거미막융모(arachnoid villus)**는 **(12)위시상정맥동굴(superior sagittal sinus)**로 돌출되어 있으며, 이 부위에서 정맥순환계로 들어간다.

뇌척수액의 폐쇄 > 신생물의 발생 또는 선천적으로 구멍이 결손되거나 작을 때 발생하게 된다. 증상으로는 **물뇌증(hydrocephalus)**, **메스꺼움(nausea)**, **심한구토(explosive vomiting)**, **두통** 등이 있다.

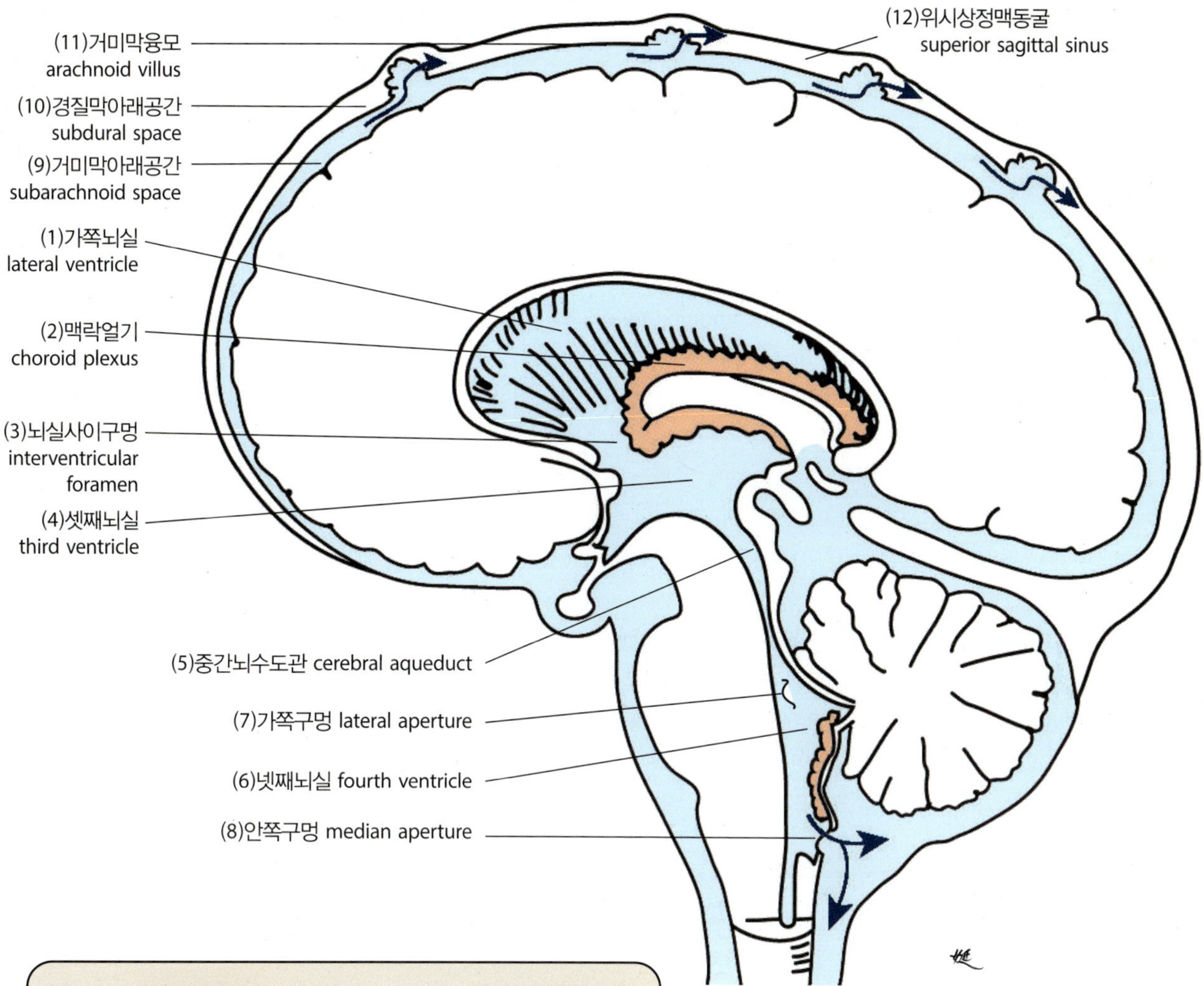
(11)거미막융모
arachnoid villus
(10)경질막아래공간
subdural space
(9)거미막아래공간
subarachnoid space
(1)가쪽뇌실
lateral ventricle
(2)맥락얼기
choroid plexus
(3)뇌실사이구멍
interventricular
foramen
(4)셋째뇌실
third ventricle
(12)위시상정맥동굴
superior sagittal sinus
(5)중간뇌수도관 cerebral aqueduct
(7)가쪽구멍 lateral aperture
(6)넷째뇌실 fourth ventricle
(8)안쪽구멍 median aperture

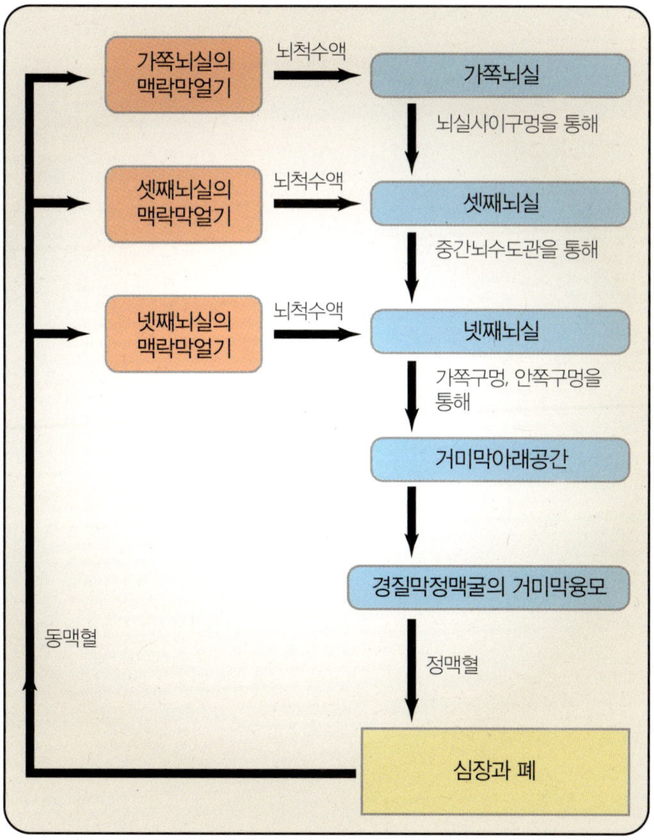
가쪽뇌실의
맥락막얼기
뇌척수액
가쪽뇌실
뇌실사이구멍을 통해
셋째뇌실의
맥락막얼기
뇌척수액
셋째뇌실
중간뇌수도관을 통해
넷째뇌실의
맥락막얼기
뇌척수액
넷째뇌실
가쪽구멍, 안쪽구멍을
통해
거미막아래공간
경질막정맥굴의 거미막융모
정맥혈
심장과 폐
동맥혈

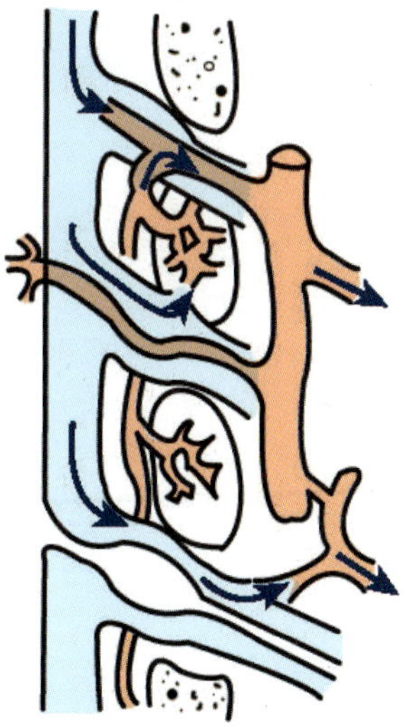

임상노트

■ 물뇌증(수두증)

물뇌증(hydrocephalus)은 뇌척수액(CSF) 용적이 증가된 상태로 신경 조직의 압박과 뇌실의 확대를 의미한다. 그 원인의 대부분은 구멍(foramen)의 막힘과 뇌막염(meningitis)에 의한 유착으로 인해 뇌척수액의 흐름과 흡수 장애이며, 맥락얼기의 종양이나 알려지지 않은 이유로 인한 뇌척수액의 생산과다인 경우도 있으나 드물다. 막힘이 많은 곳은 **(1)중간뇌수도관**(cerebral aqueduct), **(2)가쪽구멍**(foramen of luschka), **(3)안쪽구멍**(foramen of magendie) 등이다.

물뇌증은 **폐쇄성**(obstructive)과 **교통성**(communicating)으로 나눌 수 있다. 폐쇄성 물뇌증은 뇌척수액 흐름의 장애가 뇌실계 내에 있는 경우를 의미하며, 교통성 물뇌증은 뇌척수액 흐름의 장애가 뇌실계 밖에 있는 경우로, 뇌실의 뇌척수액은 거미막아래공간의 뇌척수액과 비교적 잘 교통되는 경우를 의미한다.

물뇌증의 병리적 영향은 뇌척수액 흐름의 차단 또는 흡수장애로 뇌실확장이 야기되고 이로 인해 뇌척수액이 상피세포층을 지나 뇌실주위 백질로 투과된다. 투과된 뇌척수액은 뇌압상승을 일으켜 뇌백질 손상 및 성상상흔을 일으키고, 회색질까지도 손상시킨다. 뇌실주위 혈관에서는 약간의 뇌척수액 흡수가 일어난다.

영유아에서의 임상양상은 대천문의 팽윤(tense anterior fontanelle), 얇은 머리덮개와 정맥의 확장, 머리뼈 타진시 항아리 깨지는 소리(cracked pot sound), 상방주시장애(impaired upward gaze), 눈꺼풀후퇴(lid retraction), 의식수준 저하 및 구토가 나타나며, 점진적으로 진행될 경우 지능장애 및 성장장애가 나타난다. 청소년 및 성인에서의 양상은 급성 발병인 경우 두개내압 상승에 따른 두통, 구토, 유두부종(papilloedema), 의식수준의 저하 등과 상방주시 장애가 나타나며, 점진적 발병인 경우 치매(dementia), 보행실조(gait ataxia), 실금(incontinence)의 증상이 나타난다.

물뇌증의 치료의 방법으로 증상에 따라 뇌실천자(ventricular puncture), 배액술(ventricular drainage), 뇌실복막(V-P) 단락술(shunt), 뇌실심방(V-A) 단락술, 요추복막(L-P) 단락술, 요추천자(lumbar puncture), 종괴(mass) 제거 등이 있다.

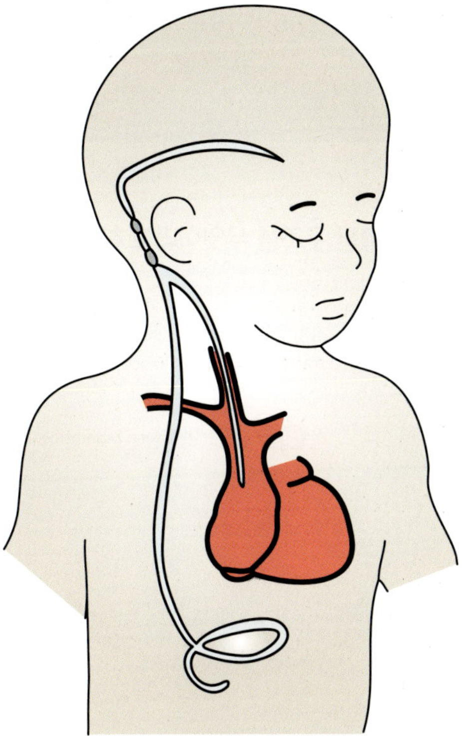

물뇌증의 치료—배액술

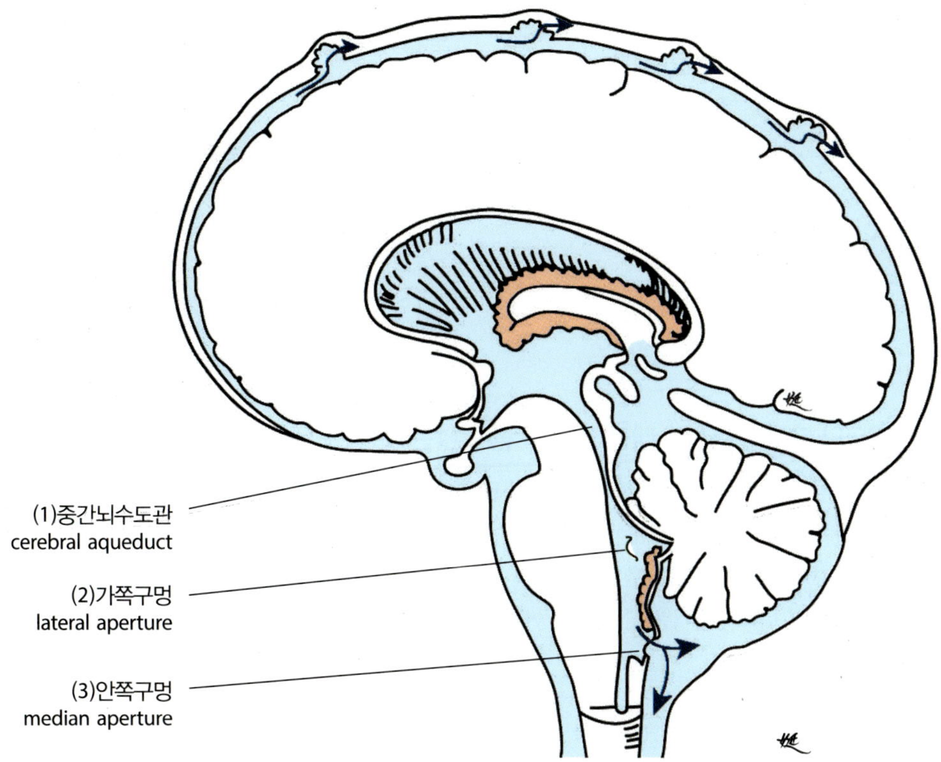
(1)중간뇌수도관
cerebral aqueduct
(2)가쪽구멍
lateral aperture
(3)안쪽구멍
median aperture

13 » 연습문제

1. 뇌의 모세혈관에서 외부물질의 침투를 막는 역할을 하는 치밀한 모세혈관 구조를 무엇이라고 하는가?

해설 뇌의 모세혈관은 99%가 지속 모세혈관(continuous capillary)이다. 이는 끊어진 곳이 거의 존재하지 않으며, 세포사이에서 결합부위가 치밀하게 존재한다는 것을 의미한다. 이처럼 쉽게 침투할 수 없는 지속 모세혈관(continuous capillary)을 혈액뇌장벽(blood brain barrier)이라 한다.

정답 뇌혈관장벽(blood brain barrier)

2. 뇌의 혈액을 공급하는 주요 혈관은?

가. 속목동맥	나. 바깥목동맥	다. 척추동맥	라. 뇌바닥동맥

① 가, 나, 다
② 가, 다
③ 나, 라
④ 라
⑤ 가, 나, 다, 라

해설 뇌에 혈액을 공급하는 주요 혈관은 속목동맥(internal carotid artery)과 척추동맥(vertebral artery)이고, 목동맥관(carotid canal)과 큰구멍(foramen magnum)을 통해 머리안(cranial cavity)으로 들어오게 되면 윌리스의 대뇌동맥고리(cerebral arterialcircle)를 형성하고 여기에서 분지된 가지들이 뇌에 혈액을 공급하게 된다.

정답 ②

3. 윌리스고리의 구성에 대한 설명 중 옳지 않은 것은?

① 개인에 따라 매우 많은 변이를 가지고 있다.
② 쌍으로 앞 · 중간 · 뒤대뇌동맥이 있다.
③ 한쌍의 앞교통동맥은 앞대뇌동맥을 연결한다.
④ 한쌍의 뒤교통동맥은 중간대뇌동맥과 뒤대뇌동맥을 연결한다.

해설 윌리스의 대뇌동맥고리(circle of willis)는 쌍으로 앞, 중간, 뒤 대뇌동맥(anterior, middle, posterior cerebral arteries)을 하나의 앞교통동맥(anterior communicating artery)과 한 쌍의 뒤교통동맥(posterior communicating artery)으로 구성된다.

정답 ③

4. 소뇌동맥과 뇌혈관의 공급부위에 대한 연결이 바르지 않은 것은?

① 뒤아래소뇌동맥 – 소뇌의 아랫면과 넷째뇌실의 맥락얼기
② 앞아래소뇌동맥 – 소뇌의 아랫면과 숨뇌와 다리뇌의 가쪽부위
③ 위소뇌동맥 – 소뇌의 등쪽
④ 중간소뇌동맥 – 소뇌의 중심부

해설 소뇌동맥은 척추동맥에서 기원하는 뒤아래소뇌동맥(posterior inferior cerebellar arteries), 뇌바닥동맥에서 기원하는 위소뇌동맥(superior cerebellar arteries), 앞아래소뇌동맥(anterior inferior cerebellar arteries)인 3개의 주요 혈관으로 구성된다.

정답 ④

5. 뇌를 보호하기 위한 구조물과 뇌척수막을 바깥쪽에서 안쪽 순의 배열로 옳은 것은?

① 머리덮개—머리뼈—경질막—거미막—연질막
② 머리덮개—머리뼈—거미막—경질막—연질막
③ 머리덮개—머리뼈—연질막—거미막—경질막
④ 머리뼈—머리덮개—경질막—거미막—연질막

해설 가장 바깥쪽에는 머리카락이 있는 머리덮개(scalp)가 있고 머리덮개 아래에는 가장 단단한 구조물인 머리뼈(skull)가 있다. 머리뼈 아래에는 3개의 층으로 된 뇌척수막이 있는데 바깥층을 경질막(dura mater), 중간층을 거미막(arachnoid), 가장 안쪽의 층을 연막(pia mater)으로 구성된다.

정답 ①

6. 뇌실의 구조에 대한 설명으로 옳지 않은 것은?

① 뇌실에는 2개의 가쪽뇌실(lateral ventricles)이 있다.
② 뇌실의 특수한 구조인 맥락얼기(choroid plexus)에서 뇌척수액이 분비된다.
③ 좌우 가쪽뇌실은 가장 넓으며, 투명사이격(septum pellucidum)에 의해 앞쪽 구조물들과 구분된다.
④ 셋째뇌실과 넷째뇌실 사이에는 중심관에 의해 연결된다.

해설 셋째뇌실은 사이뇌 사이의 좁고 수직으로 갈라진 구역에 있으며 아래 중간뇌로 중간뇌수도관에 의해 연결된다. 넷째뇌실 꼬리쪽 부분에서 좁아져서 척수의 중심관과 연결된다.

정답 ④

7. 뇌척수액의 기능에 대한 설명으로 옳지 않은 것은?

① 뇌의 부력(buoyance)을 만들어 준다.
② 호르몬과 영양을 전달해 준다.
③ 뇌척수액이 충격을 흡수하므로 뇌의 직접적인 손상을 방지해 준다.
④ 림프구가 없는 뇌에서는 뇌척수액이 대사산물을 제거하는 역할을 한다.
⑤ 운동을 조절하는 역할을 한다.

해설 뇌척수액은 운동조절과는 관계가 없다.

정답 ⑤

8. 뇌혈관에 대한 설명 중 옳지 않은 것은?

가. 뒤대뇌동맥에서 나온 뒤교통동맥은 속목동맥의 가지와 연결되어 윌리스고리를 이룬다.
나. 왼쪽의 온목동맥(external carotid artery)은 팔머리동맥에서 나온다.
다. 속목동맥은 목동맥관을 지나 눈동맥과 앞대뇌동맥, 중간대뇌동맥을 낸다.
라. 척추동맥은 일곱째목뼈의 가로구멍으로 들어가 목뼈의 가로구멍을 통해 올라가 합쳐져서 뇌바닥동맥을 이룬다.

① 가, 나, 다
② 가, 다
③ 나, 라
④ 라
⑤ 가, 나, 다, 라

해설 나. 온목동맥은 대동맥활에서 나온다.
라. 척추동맥은 C1~C6의 가로구멍(transverse foramen)을 지나 뒤통수밑 부위(suboccipital part)의 경질막(dural)과 거미막(arachnoid)을 뚫고 큰구멍(foramen magnum)을 지나간다. 다리뇌(pons)의 꼬리쪽 경계(caudal border)에서 합쳐져서 뇌바닥동맥(basilar artery)을 형성한다.

정답 ③

9. **뇌실과 뇌척수액에 대한 설명으로 옳은 것은?**

> 가. 뇌실(ventricle)은 가쪽뇌실(lateral ventricle), 셋째뇌실(3rd ventricle), 넷째뇌실(4th ventricle)로 구성되어 있다.
> 나. 뇌척수액(cerebrospinal fluid; CSF)은 뇌를 지지하며 기계적인 충격으로부터 뇌를 보호한다.
> 다. 뇌척수액은 대부분 맥락얼기(choroid plexus)에서 생성된다.
> 라. 뇌척수액은 거미막아래공간(subarachnoid space)을 따라 흐르고 흡수되지는 않는다.

① 가, 나, 다
② 가, 다
③ 나, 라
④ 라
⑤ 가, 나, 다, 라

해설 라. 뇌척수액은 거미막아래공간(subarachnoid space)을 통해 정맥순환계로 들어간다.

정답 ①

학습목표

- 반사의 기본 경로를 이해한다.
- 근육방추와 골지힘줄기관의 구조에 대하여 이해한다.
- 근육방추반사와 골지힘줄기관반사의 역할에 대하여 이해한다.
- 폄반사와 깊은힘줄반사의 기전을 이해한다.
- 감마운동세포의 역할을 이해한다.
- 상호억제의 원리를 이해한다.
- 척수수준 반사의 원리를 이해한다.
- 뇌줄기수준 반사의 원리를 이해한다.
- 중간뇌수준 반사의 원리를 이해한다.
- 대뇌겉질수준 반사의 원리를 이해한다.

주요용어

annular	고리, 윤상
antigravity	항중력근. 중력에 대항하는, 반대하는
asymmetric	비대칭성
autogenic	자가의, 스스로
co-contraction	동시수축
inhibition	억제
locomotor	운동, 이동, 보행
reciprocal	상호, 상반의
somatic	몸의, 체성
symmetric	대칭성
tone	긴장도
withdrawal	회피, 움츠러듦, 물러남

chapter 14

움직임과 자세의 조절

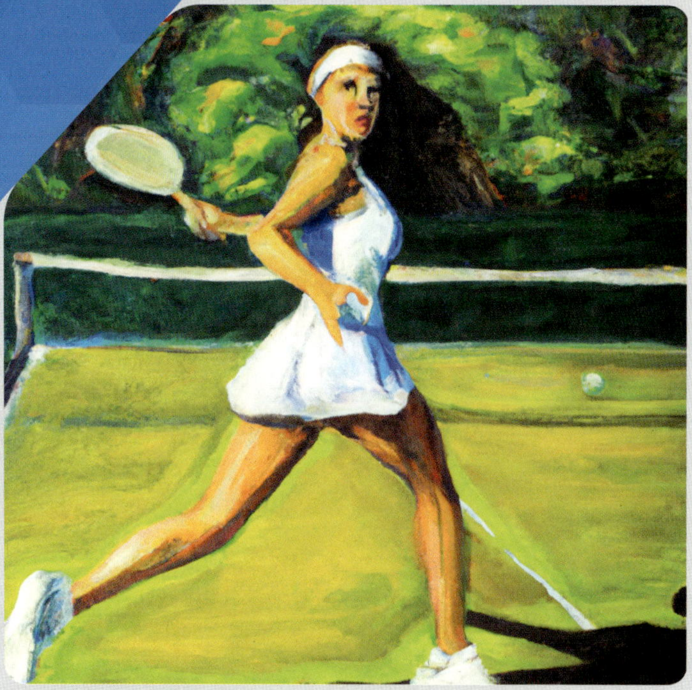

사진설명 >>

움직임과 자세 조절을 위해 척수에서 시작하여 뇌줄기와 대뇌와 같은 상위 중추까지의 조화롭고 상호 작용이 필수적이다. 예를 들어 테니스와 같은 운동을 수행할 때, 날아오는 공의 움직임에 대한 시각 정보를 기반으로 다리 근육에 수축 명령을 내려 적절한 위치로 이동한다. 날아오는 공이 라켓의 중심에 정확히 맞게 스트로크하기 위해 대뇌는 시각 정보를 처리하여 소뇌로 전달하고, 척수에서 받은 고유 감각 정보는 대뇌와 소뇌에서 처리된다. 이 과정에서 바닥핵에 저장된 과거 움직임 경험의 기억을 참조하여 팔과 몸통 근육에 명령을 내려 적절한 자세와 움직임을 속에서 정확한 동작을 만든다.

운동조절 시스템 > 인체의 움직임이 조절되는 것은 매우 복잡하다. 척수에서 조절되는 단순한 반사에서부터 뇌줄기와 대뇌에 이르는 매우 복잡한 조절시스템이 함께 작용하는 것까지 하나의 동작을 만들어 내는 데에는 다양한 기전이 존재한다.

반사란 들신경을 통해 전달된 감각기로부터의 입력정보가 중추신경계에서 출력신호로 변환되어 날신경을 통해 효과를 나타내는 과정을 말한다. 반사는 의지와 같은 정서를 동반하지 않으며 판에 박힌 듯한 반복적인 움직임을 보이는 것을 의미한다.

반사는 크게 연결된 연접의 모양에 따라 **단일연접반사**와 **다연접반사**로 나뉜다. 단일연접반사는 외부로부터 온 자극이 오름섬유를 타고 전달되어 하나의 연접을 거쳐 내림섬유를 타고 효과기로 전달되는 간단한 구조이다. 다연접반사는 움직임을 위한 **이동반사(locomotor reflex)**, 음식물 섭취를 위한 **(1)영양반사(nutrition reflex)**나 유해한 자극으로부터 몸을 보호하려는 **보호반사(protective reflex)** 등으로 나눌 수 있다.

척수에서 볼 수 있는 가장 기본적인 반사의 형태를 보면 외부의 자극을 받아들이는 **(2)수용기(receptor)**와 이 신호를 전달하는 **(3)들신경섬유(afferent fiber)**, 오름섬유로부터 자극을 받아 통합과 조절의 역할을 담당하는 **(4)사이신경세포(interneuron)**, 사이신경세포의 신호를 받아 효과기인 근육까지 신호를 전달하는 **(5)날신경섬유(efferent fiber)**, 그리고 신호를 시행하는 **(6)효과기(effector)**의 역할을 담당하는 근육으로 구성된다.

인체의 움직임과 자세조절을 담당하는 운동신경계(motor system)는 척수수준에서 조절되는 **(7)척수운동신경계(spinal motor system)**와 뇌줄기 이상의 수준에서 조절되는 **(8)고위운동신경계(higher motor system)**로 나뉜다. 반사의 구조와 마찬가지로 외부로부터 오는 자극이 중추신경계의 각 기관으로 보내어지고 중추신경계는 이 신호를 해석, 통합하며 효과기인 근육에 신호를 보내어 조절하게 한다. **(9)척수**는 척수반사를 통하여 직접적으로 근육을 조절하는 역할을 하며 그 조절이 단순하고 이러한 척수의 조절을 상위에 있는 중추에서 다시 통합하게 된다. 이러한 역할을 담당하는 상위중추는 **(10)대뇌의 운동영역**과 **(11)연합영역**, 대뇌 깊은 부위의 **(12)바닥핵**, **(13)소뇌**, **(14)뇌줄기**의 중요한 핵들이다.

척수반사 > 척수에서 일어나는 반사는 **몸반사(somatic reflex)**와 **자율반사(autonomic reflex)**가 있다.

고유수용기(proprioceptor)

자극을 받아들이는 수용기 중 인체의 움직임과 자세에 대한 정보를 감지하는 수용기를 고유수용기라고 한다. 고유수용기에는 근육의 길이에 대한 정보를 전달하는 **근육방추(muscle spindle)**와 힘줄의 장력에 대한 정보를 전달하는 **골지힘줄기관(golgi tendon organ)**이 있다.

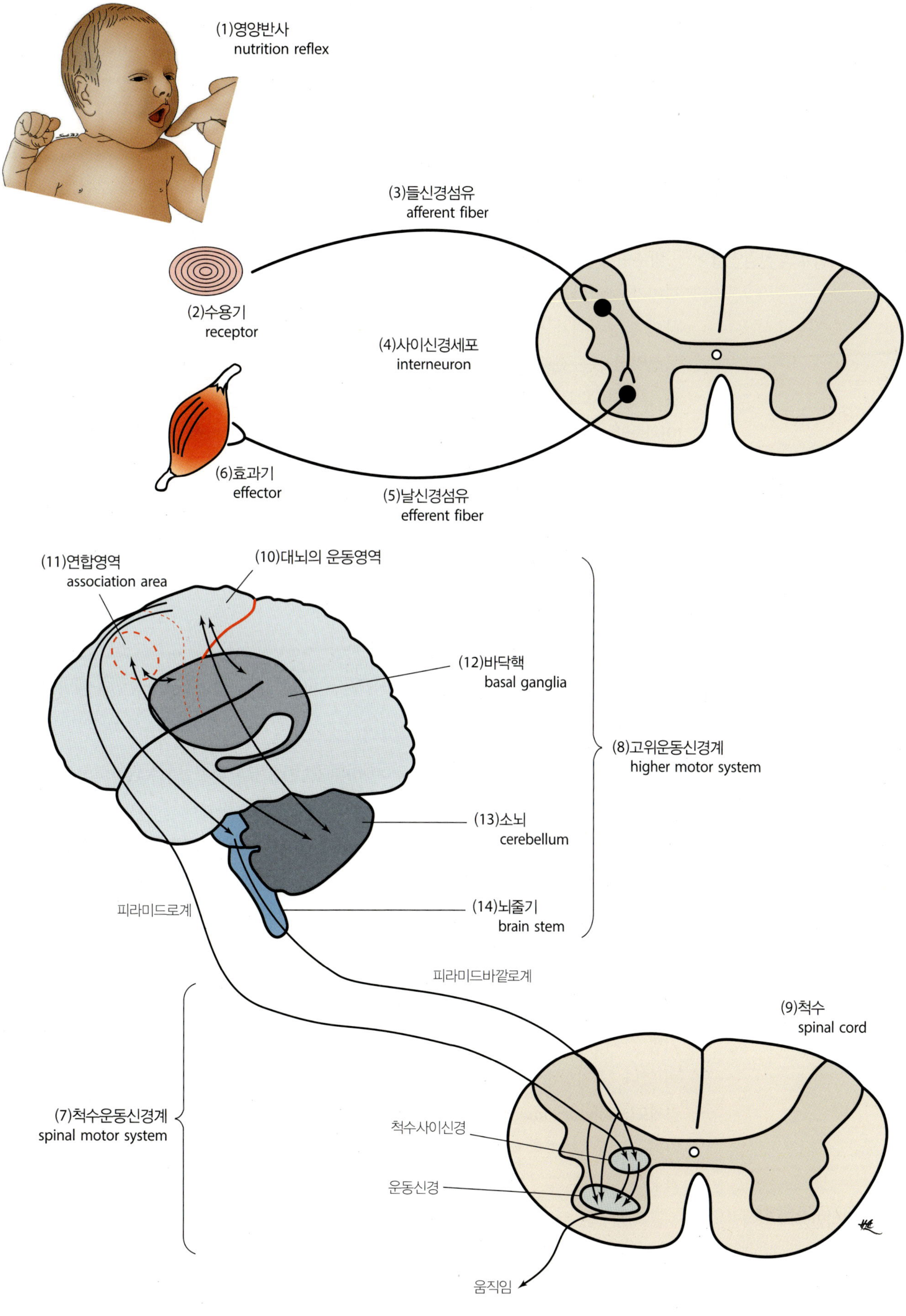
(1)영양반사
nutrition reflex
(3)들신경섬유
afferent fiber
(2)수용기
receptor
(4)사이신경세포
interneuron
(6)효과기
effector
(5)날신경섬유
efferent fiber
(11)연합영역
association area
(10)대뇌의 운동영역
(12)바닥핵
basal ganglia
(8)고위운동신경계
higher motor system
(13)소뇌
cerebellum
(14)뇌줄기
brain stem
피라미드로계
피라미드바깥로계
(9)척수
spinal cord
(7)척수운동신경계
spinal motor system
척수사이신경
운동신경
움직임

근육방추의 모양 > 근육방추는 그 모양이 실을 감아 놓은 막대기와 같이 길고 중간에는 약간 볼록한 형태를 띠고 있다. 근육의 내부를 보면 근육이 수축하는 구조인 근육원섬유마디(sarcomere)가 있는 **(1)방추바깥섬유(extrafusal fiber)**와 근육의 길이를 감지하는 수용기인 **(2)방추안섬유(intrafusal fiber)**가 있으며 이를 **근육방추(muscle spindle)**라고 한다. 근육방추는 핵의 배열된 모양에 따라 **(3)핵사슬섬유(nuclear chain fiber)**와 **(4)핵주머니섬유(nuclear bag fiber)**로 나뉜다. 핵사슬섬유의 핵은 중간에 일렬로 배열되어 있고 핵주머니섬유의 핵은 주머니에 모여 있는 것처럼 되어 있다. 핵주머니섬유가 핵사슬섬유보다 2배 정도 굵고 2배 정도 길다.

근육방추의 신경연결 > 방추안섬유인 근육방추는 방추바깥섬유와 나란한 평행구조(병렬)를 가져 방추바깥섬유의 길이가 늘어나고 줄어들 때 함께 움직이며 그 움직임을 감지한다. 근육방추는 길이가 늘어나면 활동전위가 생성되어 신호를 만든다. 이 신호는 들신경섬유를 타고 척수로 들어간다. 들신경섬유는 전도속도와 수초화 여부에 따라 구분하는 감각신경 분류법에 근거하여 이름을 붙였다('N I, II, III). 근육방추의 흥분을 전달하는 섬유는 **(5)Ia섬유(일차종말)**와 **(6)II섬유(이차종말)**이다.

(5) 일차종말(primary ending)

Ia 섬유는 끝 모양이 근육방추를 감고 있는 모양(annulo spiral ending)이며 주로 핵이 모여 있는 중간을 감고 있다. 핵주머니섬유와 핵사슬섬유 모두 연결되어 있다. Ia섬유를 **일차종말**(primary ending)이라고 한다.

(6) 이차종말(secondary ending)

II섬유는 끝 모양이 꽃이 펴져 있는 모양(flower spray)이며 핵사슬섬유에만 연결되어 있다. II 섬유를 **이차종말**이라고 한다.

(7) 알파운동신경세포(α-motor neuron)와 (8,9)감마운동신경세포(γ-motor neuron)

골격근의 수축에 관여하는 알파운동신경세포는 척수의 앞뿔에서 시작하여 방추바깥섬유에 닿아 근육수축을 유발시킨다. 감마운동신경세포(γ-motor neuron)는 알파운동신경세포와 같이 척수에 앞뿔에 시작하여 근육방추에 닿는다. 감마운동신경세포는 **(8)동적 감마운동신경세포**와 **(9)정적 감마운동신경세포**로 나뉜다.

(10) 골지힘줄기관(golgi tendon reflex)

골지힘줄기관은 힘줄섬유에 있는 고유수용기로서 근육방추는 근육 길이의 변화를 감지하지만 골지힘줄기관은 힘줄의 장력을 감지한다. 골지힘줄기관은 힘줄섬유에 직렬로 배열되어 있다. 골지힘줄기관에서 생성된 흥분신호는 Ib섬유를 타고 척수로 들어가 **(11)억제사이신경세포(inhibitory interneuron)**를 흥분시켜 운동신경세포를 억제시킨다. 골지힘줄기관은 갑자기 장력이 증가할 때(동적반응)와 상대적인 안정상태(정적반응)에 따라 두 가지 반응을 가진다.

정적반응과 동적반응 > 근육방추는 길이에 대한 변화를 감지하여 전달한다. 핵사슬섬유와 핵주머니섬유는 모두 길이에 대한 변화에 반응한다. 길이의 변화가 천천히 일어나면 두 섬유 모두 흥분하여 Ia섬유와 II섬유를 통해 자극이 전달된다. 이를 **정적반응**이라고 한다. 하지만 길이가 갑자기 증가하면 핵주머니섬유만 반응한다. 이는 속도에 대한 변화는 핵주머니섬유만 감지하기 때문이다. 이를 **동적반응**이라고 한다. 핵주머니섬유에는 Ia섬유만 연결되어 있으므로 Ia섬유로만 흥분이 전달된다.

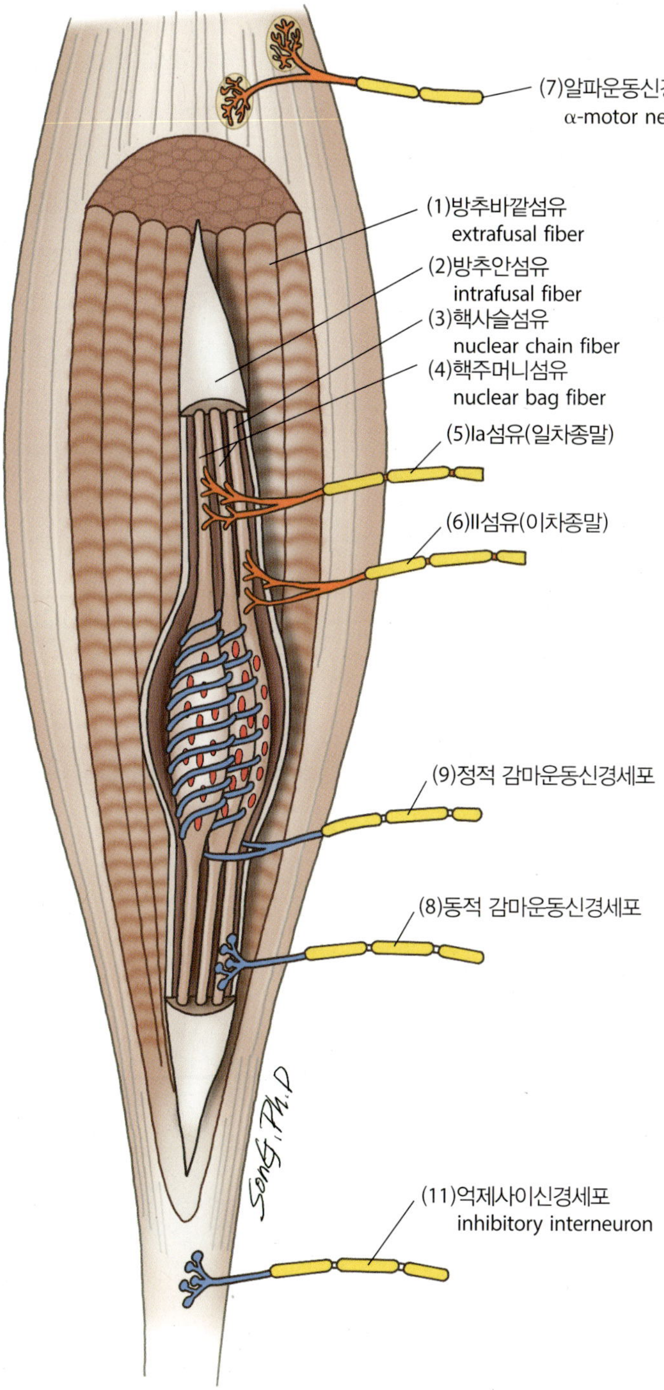

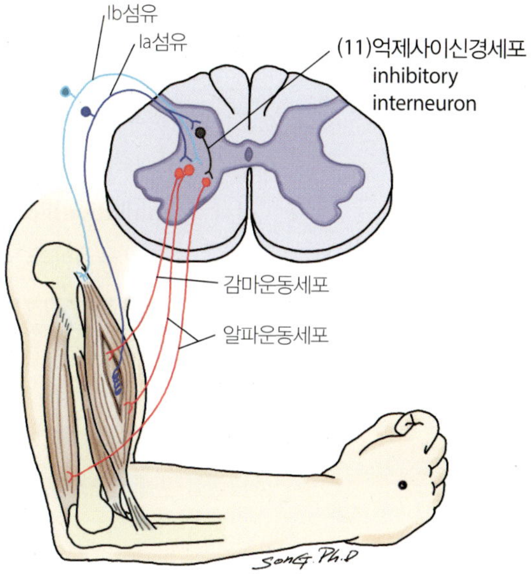

근육방추의 역할 > -근육방추반사

(1)**근육방추(muscle spindle)**는 근육 길이의 변화를 감지하여 척수로 정보를 전달하게 하는 역할을 한다.

(2)**책**을 손바닥 위에 올려놓으면 책의 무게는 팔을 펴지게 한다. 이때 팔이 펴지면서 팔을 구부리게 하는 위팔의 근육은 늘어나게 되고 근육 내에 있는 (3)**근육방추**가 흥분하게 된다. 이 근육방추의 흥분은 (4)**감각신경**을 타고 척수로 들어가 운동신경과 (5)**연접**을 이룬다. 운동신경으로 전달된 신호는 (6)**운동신경**을 타고 근육의 방추바깥섬유에 도달해 근육을 수축하게 한다. 따라서 팔은 펴지지 않고 (7)**책**을 들고 있게 된다. 즉 책을 들고 있을 수 있는 근육의 긴장도를 만드는 것이다. 따라서 근육방추의 흥분은 근육을 수축하게 하여 일정한 근육 긴장도를 만드는 역할을 한다.

골지힘줄기관의 역할 > -골지힘줄반사

(8)**손에 올려진 책이 많아지면** (9)**근육방추**는 더욱 흥분하게 되고 근육을 더욱 강하게 수축하게 한다. 이때 책은 팔을 펴게 하고 근육은 수축되어 팔을 구부리게 하므로 아래팔의 뼈와 윗팔의 근육 사이에 있는 힘줄의 장력이 증가하게 되고 이때 (10)**골지힘줄(golgi tendon)**기관은 장력의 증가를 감지하여 흥분하게 된다. 이 흥분신호는 (11)**Ib 감각신경**을 타고 척수로 들어가 (12)**억제사이신경세포**와 연접을 이룬다. 억제사이신경세포는 흥분하고 있는 (13)**운동신경을 억제**하게 되고 더 이상 근육의 수축은 일어나지 않는다. 따라서 골지힘줄기관의 흥분은 근육의 수축을 억제하여 이완하게 하는 역할을 한다. 이러한 억제를 **자가억제(autogenic inhibition)**라고 한다.

평상시에는 이러한 2개의 반사가 혼합 조절되어 인체가 취하고자 하는 움직임과 자세에 적당한 근육긴장도를 유지하게 된다.

근육방추의 역할

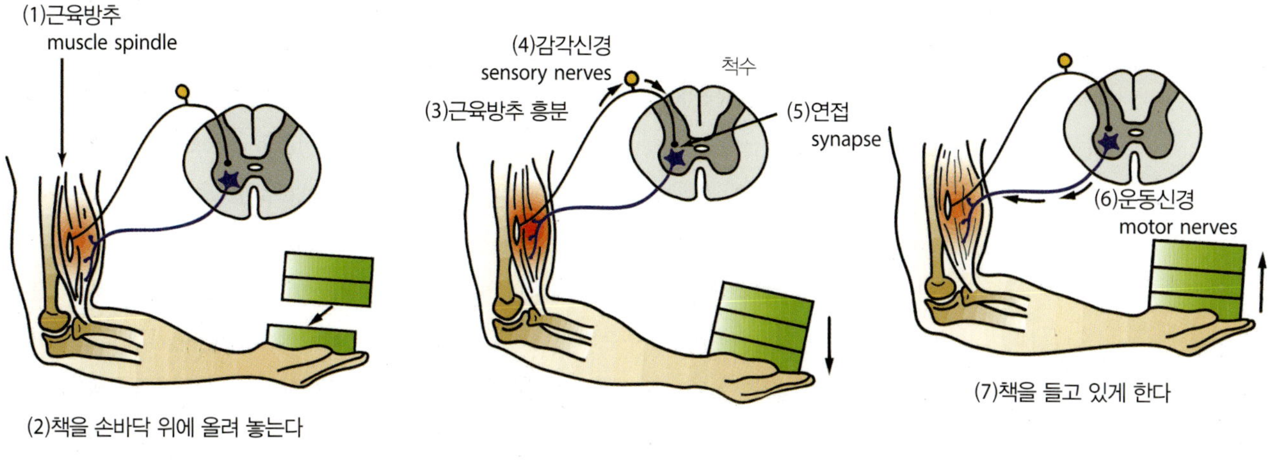

골지힘줄기관의 역할

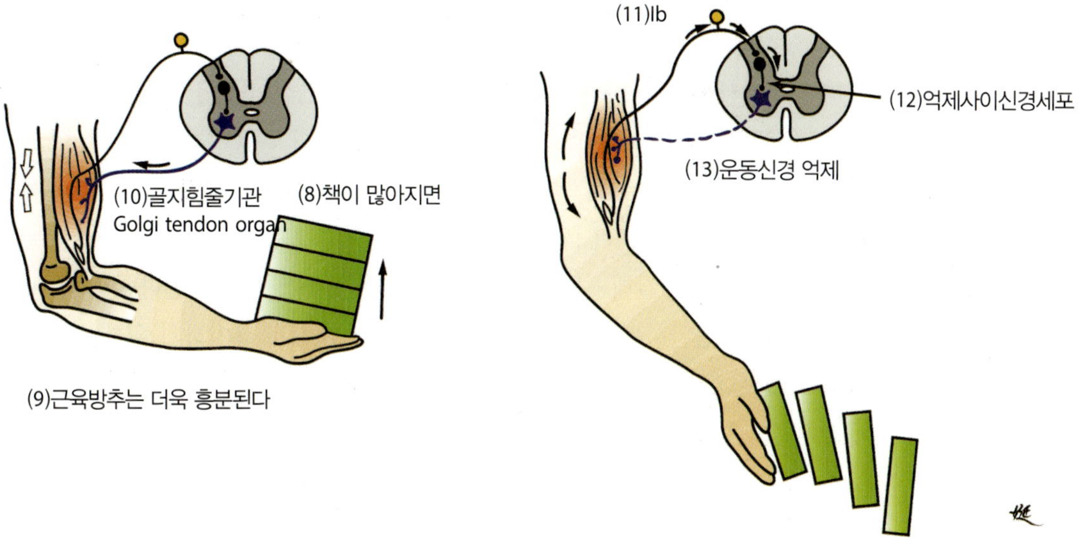

펌반사 > 근육이 외부의 힘에 의해 폄 운동이 일어나면 근육방추의 흥분으로 근육의 수축이 유발한다. 이러한 일련의 과성을 **폄반사(stretch reflex)**라고 한다.

서있는 자세를 유지하기 위해서는 중력에 의해 몸이 구부러지기 때문에 항상 몸을 펴게 하는 폄근을 수축시켜야만 한다. 따라서 폄근에는 폄반사가 잘 발달되어 있다. 폄근은 중력에 대항하므로 **항중력근(antigravity muscle)**이라고 한다.

깊은힘줄반사 > 신경계질환의 진단을 위해 사용하는 **깊은힘줄반사(deep tendon reflex)**는 폄반사의 좋은 예를 보여준다. 무릎반사(knee jerk)를 예로 들어 설명하면 **(1)고무망치로 무릎힘줄(patellar tendon)을 치면** 무릎힘줄에 있는 힘줄기관이 장력을 감지하는 것이 아니라 순간적으로 넙다리네갈래근이 당겨져 근육이 늘어나게 되어 **(2)넙다리네갈래근(quadriceps femoris)에 있는 근육방추가 흥분**하게 된다. 근육방추의 흥분은 **(3)오름섬유를 타고 척수로 들어가게 되고 (4)척수 내에서 두 신경과 연접**을 이룬다. 하나의 신호는 **(5)운동신경을 타고 넙다리네갈래근으로 전달**되어 **(6)넙다리네갈래근을 수축**하게 하고 그 결과 **(7)다리가 위로 들어 올려지게 된다.** 또 하나의 신호는 **(8)억제성 사이신경세포에 전달**되어 넙다리네갈래근과 반대역할을 하는, 즉 다리를 구부리게 하는 **(9)뒤넙다리근(hamstring)**으로 가는 운동신경을 억제하게 된다. 이는 **(10)다리가 펴질 때 구부리지 못하도록 방지**하기 위함이다.

망치로 무릎힘줄을 치면 다리가 펴지면서 들려지게 하는 폄반사는 외부로부터의 공격을 받고 몸을 보호하려는 현상이 아니라 다리를 항상 펴진 상태로 유지하기 위한 반사이다. 이는 중력에 대항하여 무릎이 구부러지지 않고 서 있게 할 수 있는 기본적인 반사가 된다.

버스나 지하철에서 서서 졸다가 다리가 꺾이는 경험을 한 적이 있을 것이다. 이때 다리가 구부러져 주저앉는 것이 아니라 나도 모르게 다리는 펴지며 졸음이 깨게 된다. 이 현상은 졸음으로 인해 순간적으로 무릎을 펴는 근육이 수축을 멈추게 되어 다리가 구부러지고 무릎의 폄근, 즉 넙다리네갈래근이 늘어나게 된 것이다. 이때 넙다리네갈래근 내에 있는 근육방추가 흥분하여 넙다리네갈래근을 수축시키므로 다시 무릎은 펴지게 된다.

넙다리네갈래근의 폄반사는 몸을 서있는 자세나 걷는 자세로 유지하기 위한 가장 기본적인 반사다. 또한 이렇게 위급할 때만 사용되는 것이 아니라 평상시 걷거나 서있을 때에도 넙다리네갈래근의 적절한 근육긴장도(muscle tone)를 유지시키는 데 사용된다. 따라서 인체의 여러 부위에 걸쳐 넙다리네갈래근뿐만 아니라 여러 근육들이 이와 같은 폄반사를 통해 근육긴장도를 조절하게 된다.

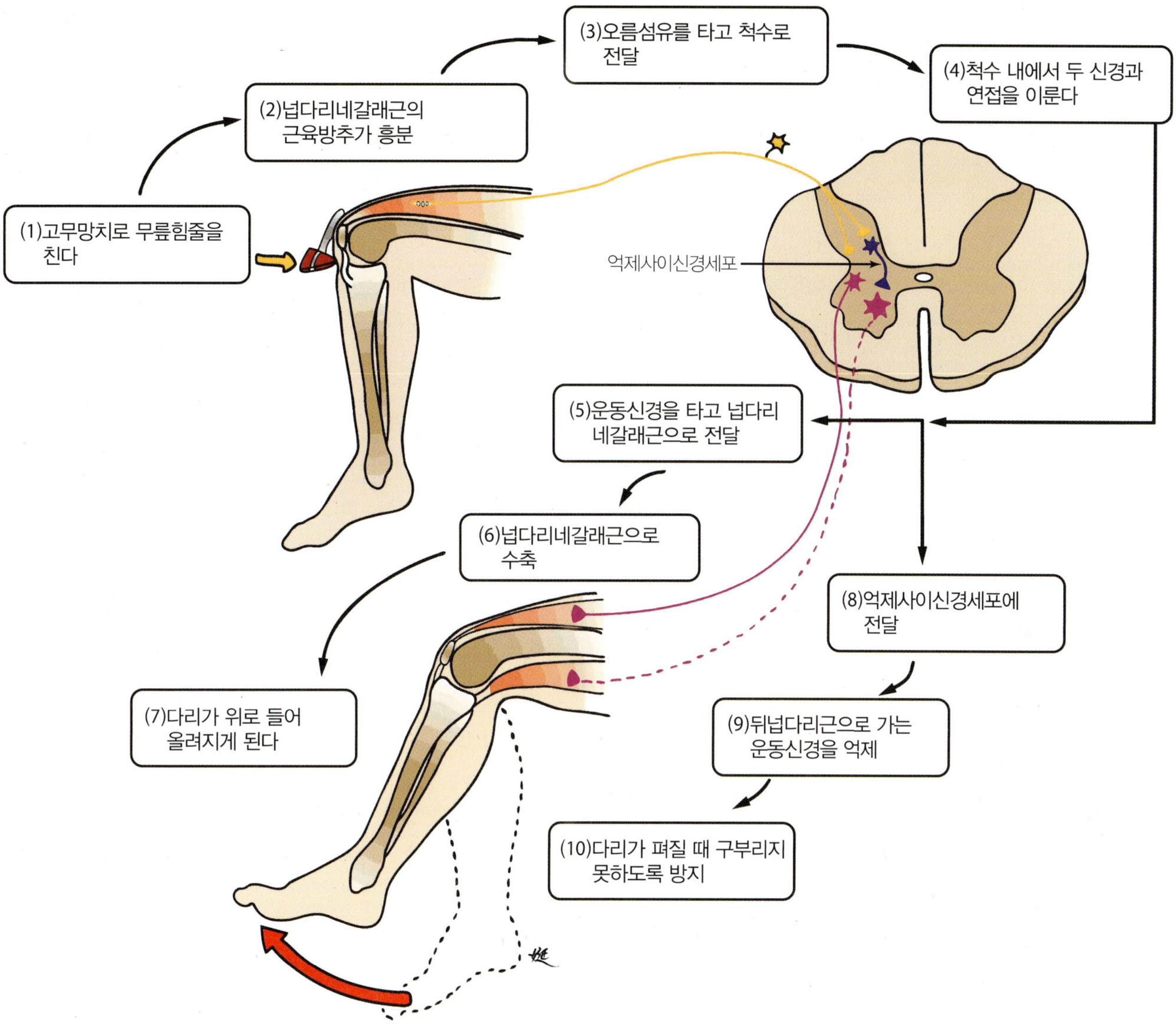
(1)고무망치로 무릎힘줄을 친다
(2)넙다리네갈래근의 근육방추가 흥분
(3)오름섬유를 타고 척수로 전달
(4)척수 내에서 두 신경과 연접을 이룬다
억제사이신경세포
(5)운동신경을 타고 넙다리네갈래근으로 전달
(6)넙다리네갈래근으로 수축
(7)다리가 위로 들어 올려지게 된다
(8)억제사이신경세포에 전달
(9)뒤넙다리근으로 가는 운동신경을 억제
(10)다리가 펴질 때 구부리지 못하도록 방지

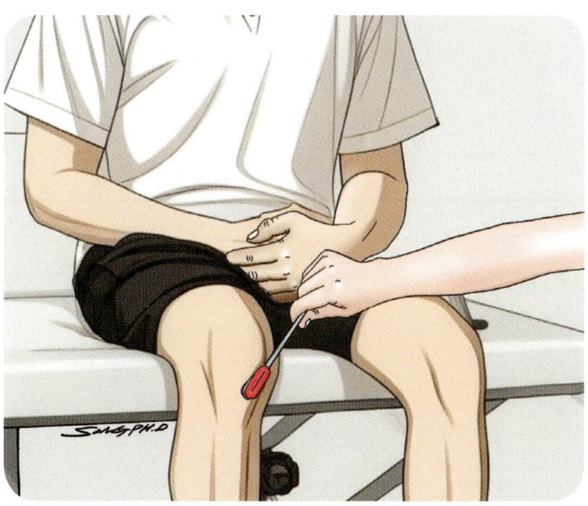

무릎깊은힘줄반사

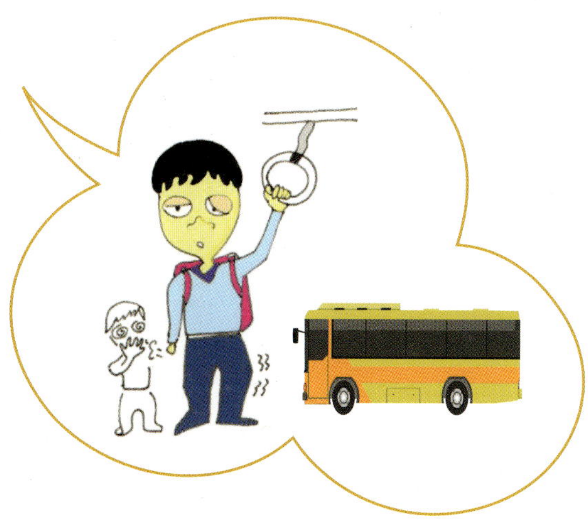

감마운동신경세포의 역할

알파운동신경세포는 척수로부터 나와 방추바깥섬유로 연결되어 근육수축을 유발시킨다. 반면 감마운동신경세포는 방추안섬유, 즉 근육방추로 연결되어 근육방추를 수축시키는 역할을 한다.

(1)추에 의해 근육이 당겨지면 근육 내의 **(2)근육방추가 흥분**하여 **(3)Ia섬유**를 통해 신호를 척수로 보내게 된다. 추에 의해 근육이 당겨질 때 **(4)긴장이 증가**되고 그 때 **(5)Ia섬유의 흥분이 시작**된다.

Ia섬유의 흥분을 받아 **(6)알파운동신경세포**을 통해 흥분이 전달되어 근육의 방추바깥섬유를 자극하여 **(7)근육은 수축**된다. 이때 근육수축에 의해 **(8)긴장**은 커지지만 **(9)근육방추**는 더 이상 흥분하지 않는다. 따라서 근육의 수축은 멈추고 이완된다.

이런 과정이 반복되면 근육은 일 회 수축 후 이완하고 다시 수축하고 이완하는 상황을 반복하게 된다. 인체의 움직임과 자세를 유지하기 위해서는 이런 일 회의 수축이 아닌 지속적인 수축이 필요하며 지속적인 수축으로 인해 일정한 근육 긴장도가 만들어진다. 그러기 위해서 감마운동신경세포의 역할이 필요하다.

(10)알파운동신경세포의 자극으로 근육수축이 시작되면 근육방추는 느슨해지며 흥분을 만들지 않는다. 이때 **(11)감마운동신경세포**가 근육방추를 수축시켜 근육방추의 민감도를 높이며 작은 길이의 변화에도 흥분하게 된다. 따라서 **(12)근육방추의 계속적인 흥분**으로 지속적인 근육수축이 만들어지며 이때는 **(13)긴장이 증가**하여도 **(14)근육방추의 흥분**이 지속될 수 있게 된다. 따라서 인체의 일정한 자세와 움직임에 필요한 근육긴장도를 유지하게 된다.

수동적 폄으로 인한 근육방추 흥분

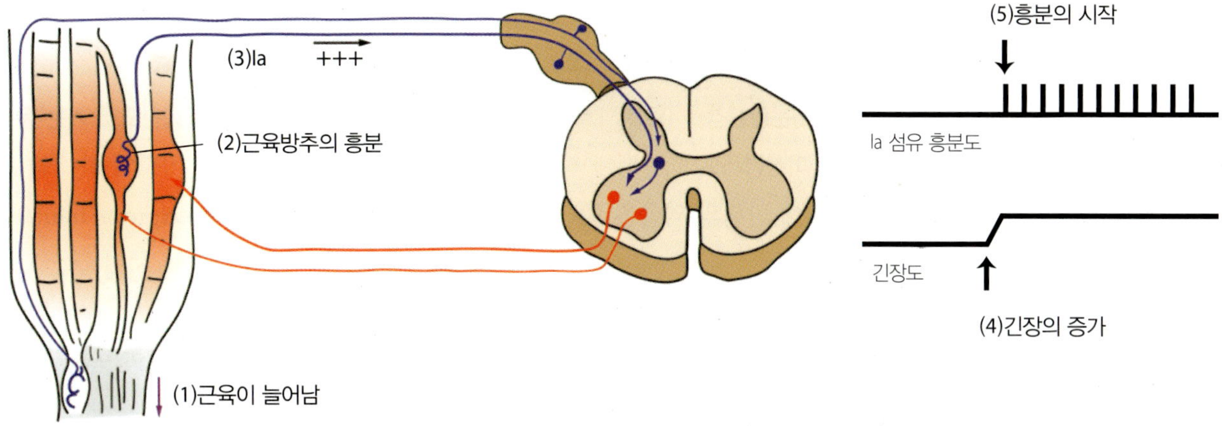

근육수축으로 인한 근육방추 흥분 소멸

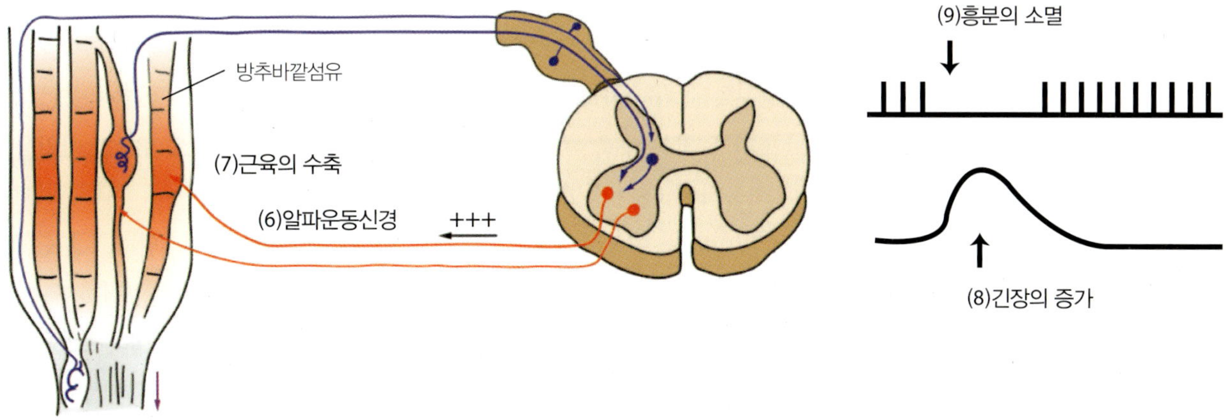

감마운동신경으로 인한 지속적 수축

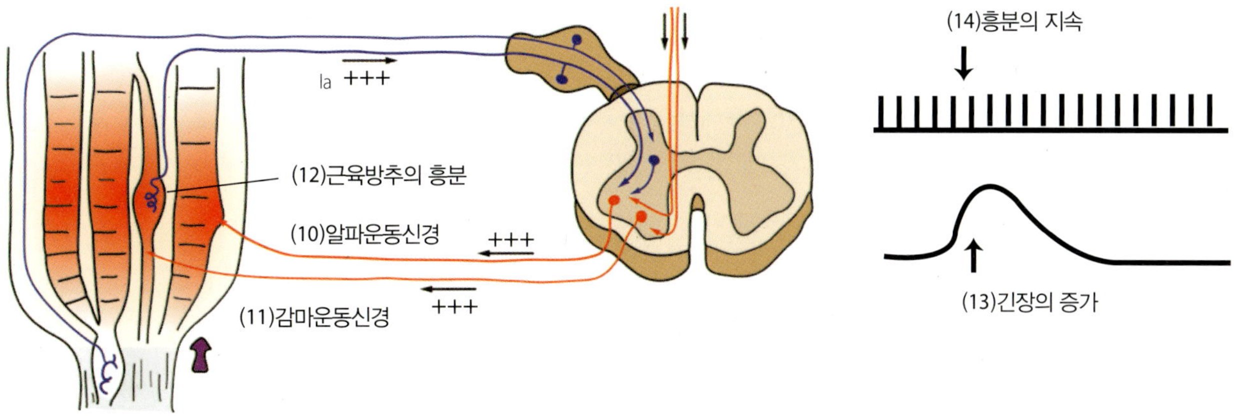

상호억제 > 한 관절에는 서로 반대의 일을 하는 근육이 있다. 움직임을 위하여 주된 일을 하는 근육을 **작용근**(agonist)이라고 하며, 이 근육과 반대의 역할을 하는 근육을 **대항근**(antagonist)이라고 한다. 작용근이 수축을 하게 되면 대항근은 이완되어야 한다.

무릎에 (1)**폄근**의 근육방추가 흥분되면 이 흥분은 (2)**Ia섬유**를 타고 (3)**척수**로 들어가 폄근으로 가는 (4)**운동신경**을 흥분시켜 (5)**폄근을 수축**하게 한다. 반면 (6)**굽힘근으로 가는 운동신경**은 (7)**억제사이신경세포**의 흥분에 의해 억제되므로 (8)**수축하지 않는다**. 이렇게 하나의 근육을 수축하기 위해 반대의 역할을 하는 근육을 억제하는 것을 **상호억제**(reciprocal inhibition)라고 한다.

반대편 다리, 즉 굽힘근이 수축하는 경우도 같은 과정을 거치게 된다.

평상시에는 하나의 움직임을 만들기 위해 한 근육이 수축을 하면 반대의 역할을 하는 근육은 완전히 이완하는 것이 아니라 강도를 서로 조절하며 균형을 이루어 움직임을 만든다. 이렇게 서로 수축하며 강도를 조절하는 것을 **동시수축**(co-contraction)이라고 한다. 그러나 동시수축이 서로 조절되지 않고 강하게 수축하기만 하면 이는 **경직**(rigidity)이 된다.

등척성 수축 후 이완 > **등척성 수축 후 이완**(post-isometric relaxation, PIR)은 근육 긴장을 줄이고 운동 범위를 늘리기 위해 사용하는 **근육 에너지 기술**(muscle energy technique)이다. 이 기법은 등척성 수축과 근육의 수동적 스트레칭을 결합한 것이다. 이 기술은 근육이 등척성으로 수축한 후 짧은 이완기에 접어들면 더 효과적인 스트레칭이 가능하다는 생각에 기반을 두고 있다.

고유수용성신경근촉진법(proprioceptive neuromuscular facilitation)의 이완기술인 **수축–이완**(hold-relax) 또한 등척성 수축 후 이완을 이용한 방법이라 할 수 있으며 스트레칭을 할 때 이러한 원리를 적용하여 하는 방법을 **PNF스트레칭**이라고 한다.

PNF 스트레칭 > 등척성 수축 후 이완을 이용한 **PNF스트레칭**의 단계는 다음과 같다. 넙다리 뒤근육을 스트레칭 시키기 위해 넙다리 뒤근육을 수축하도록 한다 치료사는 다리를 고정하여 움직임이 일어나지 않도록 한다. 이 때 환자의 대뇌겉질에서 시작된 신호는 (9)**겉질척수로**를 타고 신호가 전달된다. 전달된 신호는 궁둥신경 속의 (10)**알파운동뉴런**을 통해 넙다리뒤근육에 전달된다. 신호에 의해 (11)**넙다리뒤근육**은 수축된다.

수축이 지속되면 (12)**골지힘줄기관**이 흥분되고 (13)**Ib신경**을 타고 흥분신호가 전달된다.

(14)**척수내 억제사이 신경세포**에 의한 억제가 시작된고 (15)**알파운동뉴런**을 억제한다. 이때 환자에게 수축을 멈추라고 하면 대뇌겉질에서 내려오는 신호도 멈추게 되어 완전한 이완이 된다.

그런 다음 치료사는 환자가 가벼운 신장을 느낄 수 있는 근육을 부드럽고 천천히 약 15~30초간 (16)**스트레칭**을 하고 유지한다. 이렇게 긴장된 근육을 등척성 수축후 이완을 이용하며 효과적으로 스트레칭을 할 수 있다.

상호 억제

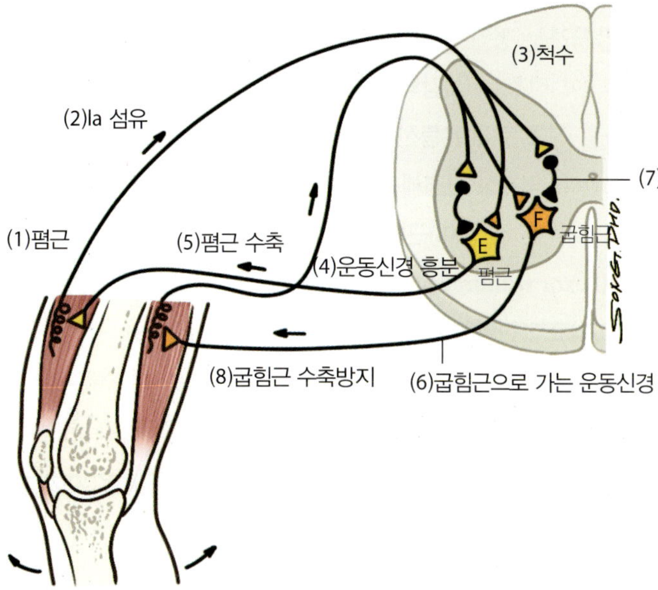

등척성 수축후 이완

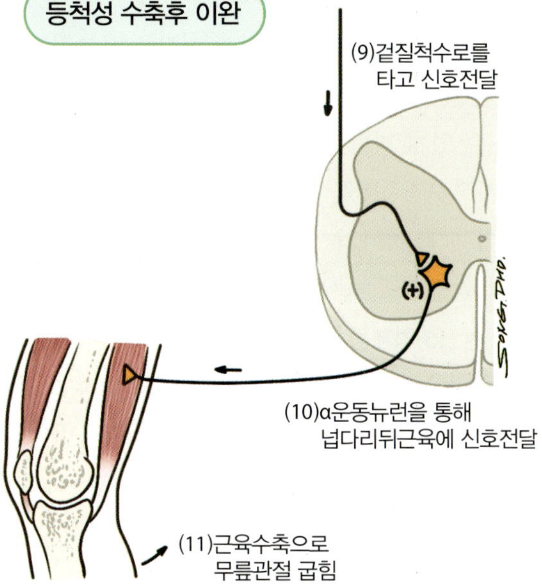

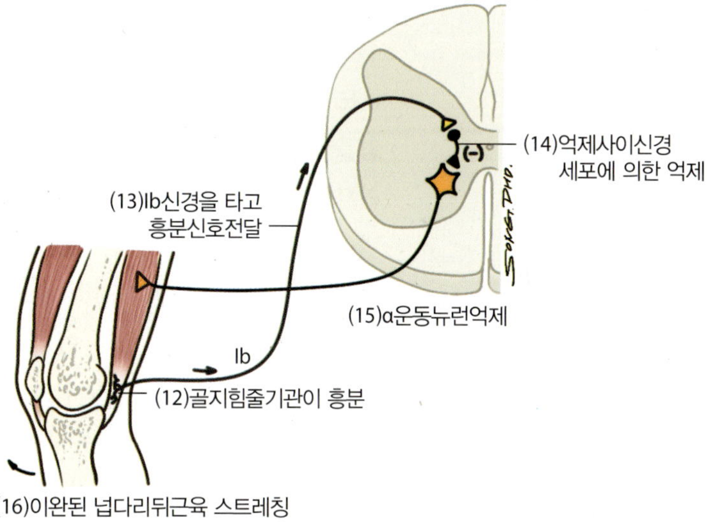

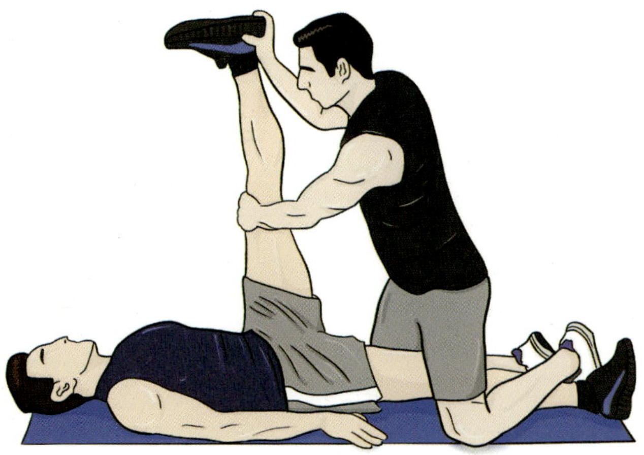
등척성수축후 이완을 활용한 PNF스트레칭

굴근회피반사 > 길을 걷다가 압정을 밟으면 순간적으로 발을 떼게 된다. **(1)압정**이 발바닥을 찌르면 통증을 감지하는 통각수용기(nociceptor)인 **(2)자유신경종말(free nerve ending)**에 활동전위가 발생된다. 이 신호는 **(3)감각신경**을 타고 **(4)척수**로 들어가 세 가지의 신경세포와 연접을 이룬다. 하나의 신호는 **(5)운동신경**으로 전달되어 발을 떼게 하는 **(6)근육을 수축**하게 한다. 또 하나의 신호는 **(7)억제성 신경세포**를 흥분시키고 억제성 사이신경세포는 발을 떼게 하는 근육의 반대의 역할을 하는 **(8)근육을 억제**하여 수축하지 못하게 한다. 이런 일련의 과정을 **굽힘근회피반사(flexor withdrawal reflex)**라고 한다. 이때 이 신호들은 근육으로만 가지 않고 척수를 통해 **(9)뇌로도 전달**된다.

이 반사는 피부수용기로부터 오는 유해한 자극을 피하기 위한 반사이다. 평상시에는 발바닥에서 오는 피부감각자극 정보를 통해 발을 딛게 하는 근육의 긴장도를 조절하게 한다.

0~2개월된 유아는 신경발달이 척수수준이므로 이러한 반사를 볼 수 있다. 아이의 발바닥을 자극하면 무릎이 굽혀진다.

교차폄반사 > 굴근회피반사의 과정에서 발바닥에 자극을 받은 다리가 구부러지게 되면 반대편 다리는 펴지게 된다. 이는 구부러지는 다리를 구부러질 수 있도록 체중을 지지하는 것이다. 압정을 밟았을 때 굴근회피반사에 의해 다리는 구부러지게 된다. 이때 두 다리를 모두 구부리면 어떻게 되는가? 오히려 압정에 제대로 찔리게 된다. 그래서 압정에 찔리게 되면 반대쪽 다리는 펴지게 되어 찔린 쪽 다리가 잘 구부러질 수 있게 한다. 이러한 현상을 **교차폄반사(cross extension reflex)**라고 한다. **(10)통증수용기**인 자유신경종말을 통해 들어온 신호는 **(11)감각신경**을 타고 **(12)척수**로 들어가 복잡한 연접을 이룬다. 하나의 신호는 찔린쪽 다리를 **(13)구부러지게** 하고 또 하나의 신호는 반대편 다리의 폄근으로 가서 다리를 **(14)펴지게** 한다. 또한 반대의 역할을 하는 근육으로 가는 운동신경은 **(15)억제성 신경세포**에 의해 억제된다. 이러한 정보는 모두 척수를 타고 **(16)뇌**로 올라가게 된다. 이 반사도 굴근회피반사와 마찬가지로 0~2개월의 유아에게 볼 수 있는 반사작용이다. 아이의 발의 안쪽을 자극하면 자극받은 다리가 구부러져 반대편 다리 위로 올라가게 되거나 또는 구부러진 다리를 펴면 펴진 다리가 구부러지게 되는 현상이 나타난다.

굽힘근회피반사

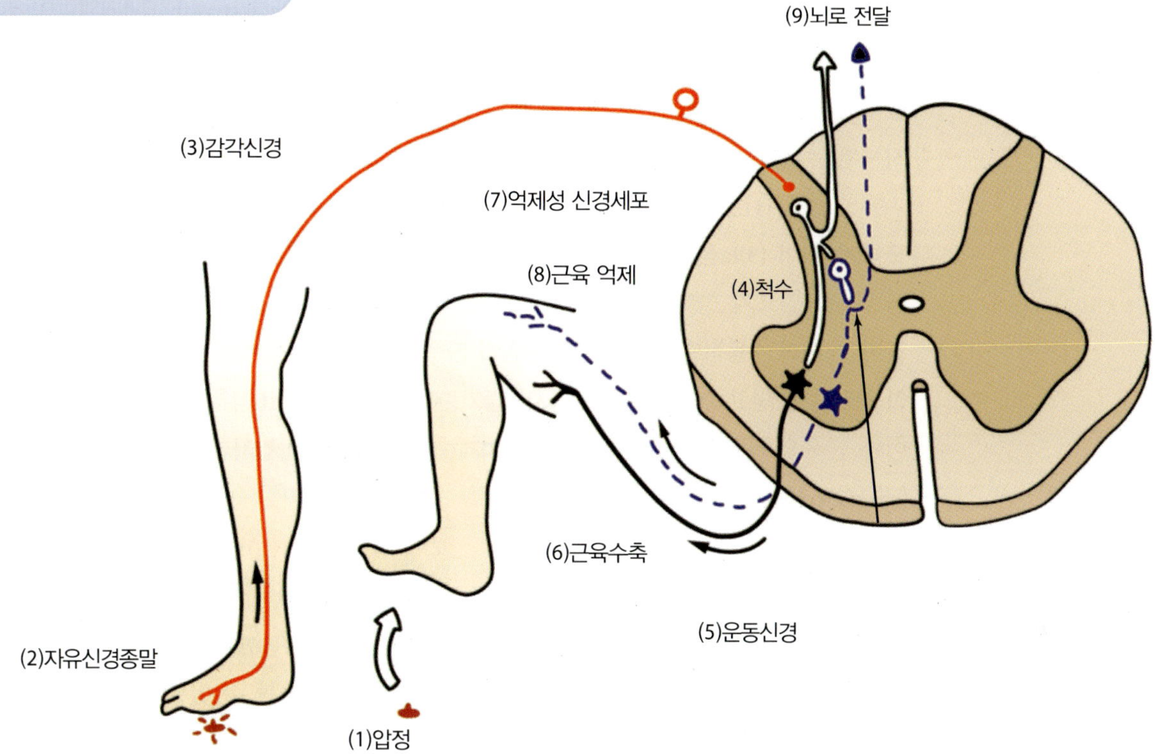

교차폄반사

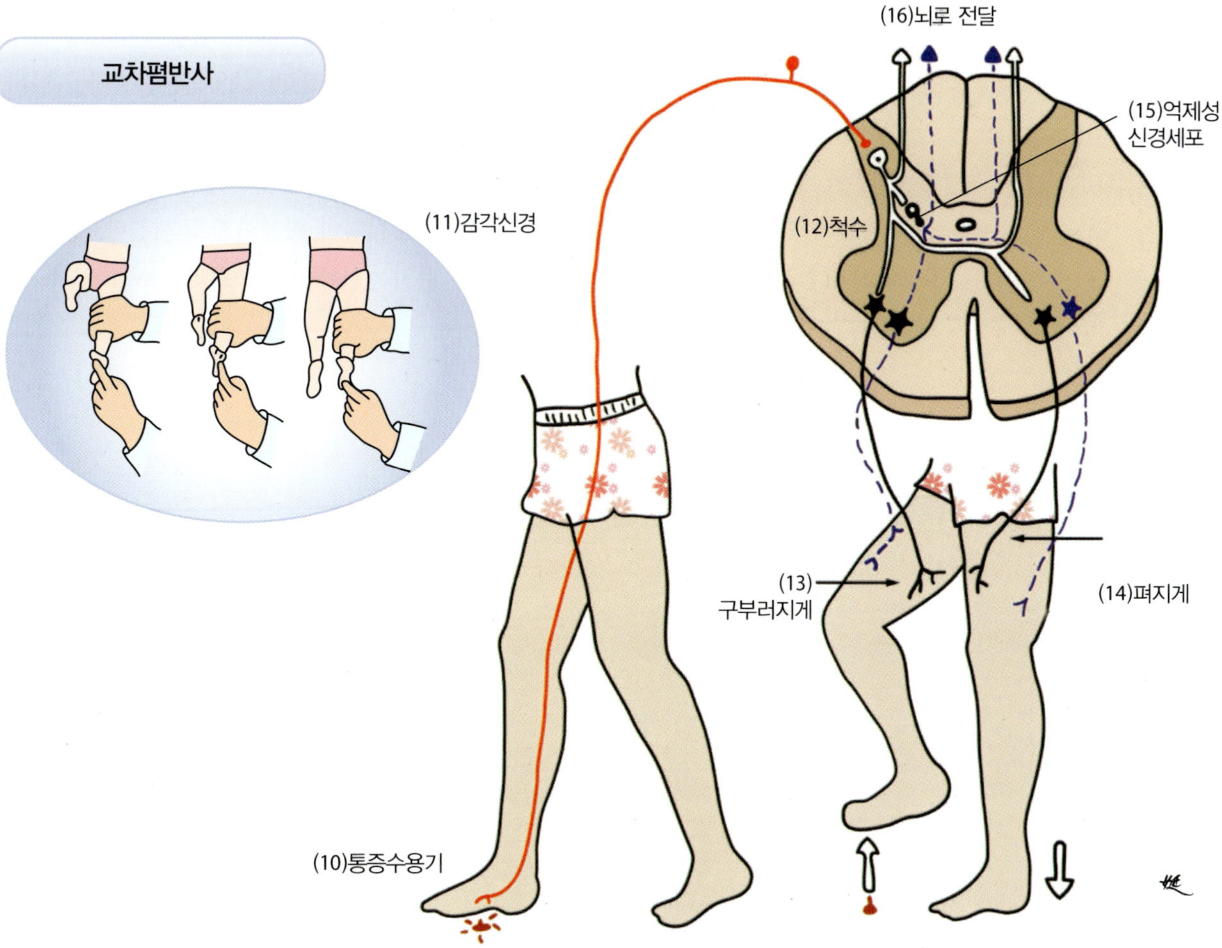

근육의 과도한 반사에 대한 억제 > 정상적인 사람의 팔을 다른 사람이 펴려고 하면 자연스럽게 잘 펴진다. 팔을 펴면 위팔두갈래근(biceps brachii)이 늘어나지만 위팔두갈래근의 폄반사(stretch reflex)는 일어나지 않는다. 이는 위팔두갈래근의 근육방추의 흥분을 상위중추에서 억제하기 때문이다. 그러나 중추신경계의 손상을 입은 환자의 팔을 펴려고 하면 저항이 생겨 잘 펴지지 않는다. 잘 펴지지 않는 팔을 계속 펴려고 압력을 주면 어느 정도의 시간 후에 갑자기 펴지게 된다.

이 현상은 **(1)팔을 수동적으로 펴게 되면 (2)근육방추가 흥분**하게 되고 근육방추의 흥분이 과도하게 되어 **(3)Ia섬유**를 타고 **(4)척수**로 들어가 **(5)운동신경**을 흥분시키게 되고 운동신경은 폄반사를 일으켜 늘어난 **(6)근육을 수축**시키기 때문에 팔이 펴지지 않는 것이다. 일정한 시간이 흐르면 **수동적으로 펴려고 하는 힘과 근육의 수축력**이 강해져 중간에 있는 **(7)힘줄의 장력이 증가**하게 되고 건에 있는 **(8)골지힘줄기관이 흥분**하여 **(9)Ib섬유**를 타고 흥분은 척수로 들어가 근육의 수축을 순간적으로 **(10)억제**하므로 **(11)팔이 갑자기 펴지는 것**이다. 이는 **강직(spasticity)**이 있는 환자에게서 볼 수 있는 현상이다. 이러한 현상은 마치 접이식칼이 일정한 힘을 주면 그 때 갑자기 펴지는 것처럼 보이기 때문에 **(12)접는칼효과(clasp knife effect)**라고 한다.

강직 > **강직(spasticity)**은 피라미드로계(pyramidal system)의 손상에 대표적인 증상이다. 중추신경계 손상을 입은 뇌졸중환자나 뇌성마비환자에게서 흔히 볼 수 있는 현상이다.

경직 > **경직(rigidity)**은 알파운동신경세포나 감마운동신경세포의 과흥분으로 근육수축이 유발되는 것으로 강직과 마찬가지로 중추신경계손상을 입은 환자들에게 나타나는 현상이다. 강직은 과신전반사현상이지만 경직은 과신전반사라고 할 수는 없다. 임상적인 증상에서 차이는 강직은 수동적으로 펴려던 팔이 잘 안 펴지다가 갑자기 펴지는 접는칼효과를 나타내지만 경직은 관절운동범위 전범위에서 계속 저항을 느끼게 하는 **(13)납관효과(lead pipe effect)**를 보인다. 납으로 된 관을 구부려 처음부터 끝까지 저항을 느끼는 것과 같다. 운동경직은 작용근과 대항근이 모두 수축하게 되어 모든 움직임이 뻣뻣하게 느껴진다. 경직이 진전(tremor)과 함께 나타날 때는 단계적으로 팔이 펴지는 **(14)톱니바퀴효과(cogwheel effect)**가 나타난다.

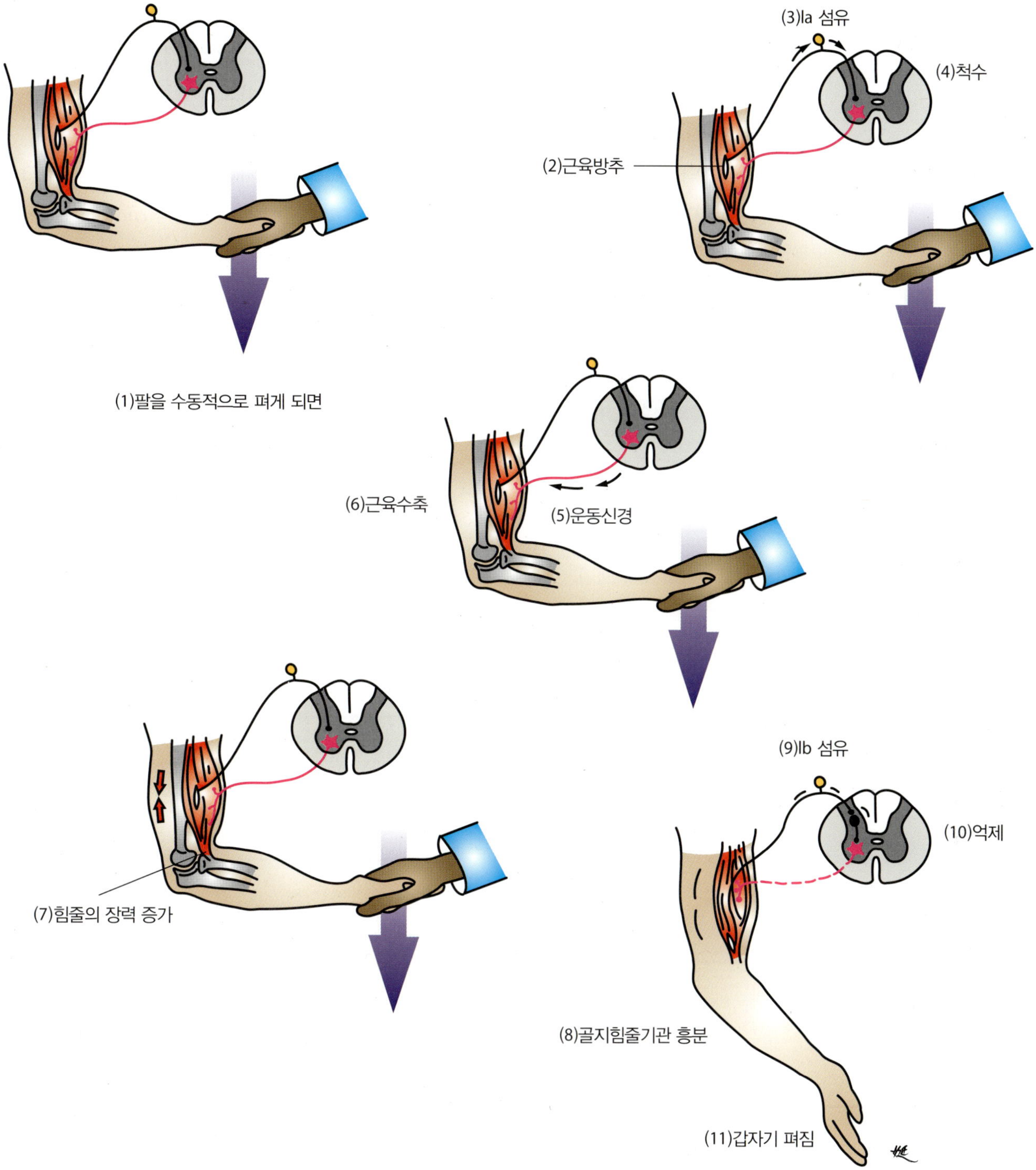
(1)팔을 수동적으로 펴게 되면
(2)근육방추
(3)Ia 섬유
(4)척수
(5)운동신경
(6)근육수축
(7)힘줄의 장력 증가
(8)골지힘줄기관 흥분
(9)Ib 섬유
(10)억제
(11)갑자기 펴짐

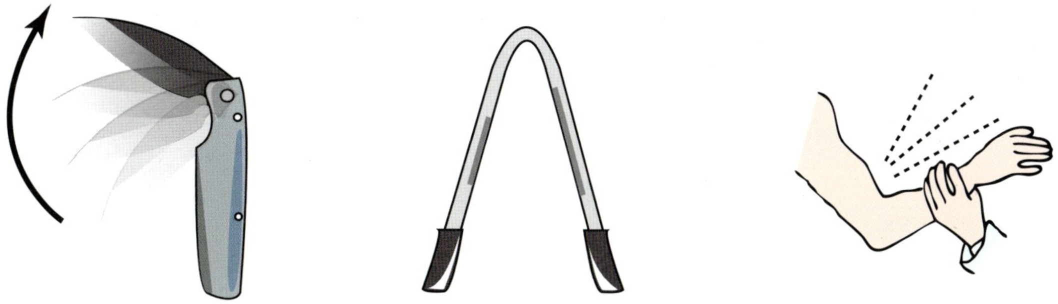
(12)접는칼효과
clasp knife effect
(13)납관효과
lead pipe effect
(14)톱니바퀴효과
cogwheel effect

뇌줄기수준의 반사 > 뇌줄기에는 자세와 움직임을 조절하는 중요한 중추들이 있다. 중간뇌의 적색핵, 다리뇌의 안뜰신경핵, 연수의 올리브핵 그리고 중간뇌에서 연수까지 이어지는 그물체가 있다. 이들은 수용기로부터 오는 고유감각신호와 촉각신호를 받아 대뇌겉질과 소뇌와 정보를 교환하며 조절하게 된다.

뇌줄기의 핵들은 호흡과 순환의 중추를 담당하고 여러 자율신경계의 흐름을 조절한다. 깊은힘줄반사인 턱반사(jaw jerk)의 중추가 되며 피부반사인 각막반사(corneal reflex)의 중추, 그 외에도 기침(cough), 구토(vomiting), 빨기(sucking)의 중추가 된다.

고위중추에서의 > 폄반사의 조절 척수의 폄반사는 자세와 움직임을 만드는 가장 기본적인 반사이다. 이 폄반사를 뇌줄기와 대뇌에서는 각 상황에 맞는 근육긴장도를 형성하기 위해 조절한다. **(1)겉질숨뇌그물체로, (2)미상척수로, (3)소뇌숨뇌그물체로, (4)그물체척수로** 등은 폄반사를 억제하는 경로가 되며, (5) **뇌줄기그물체척수로, (6)안뜰척수로**는 폄반사를 촉진하는 경로가 된다.

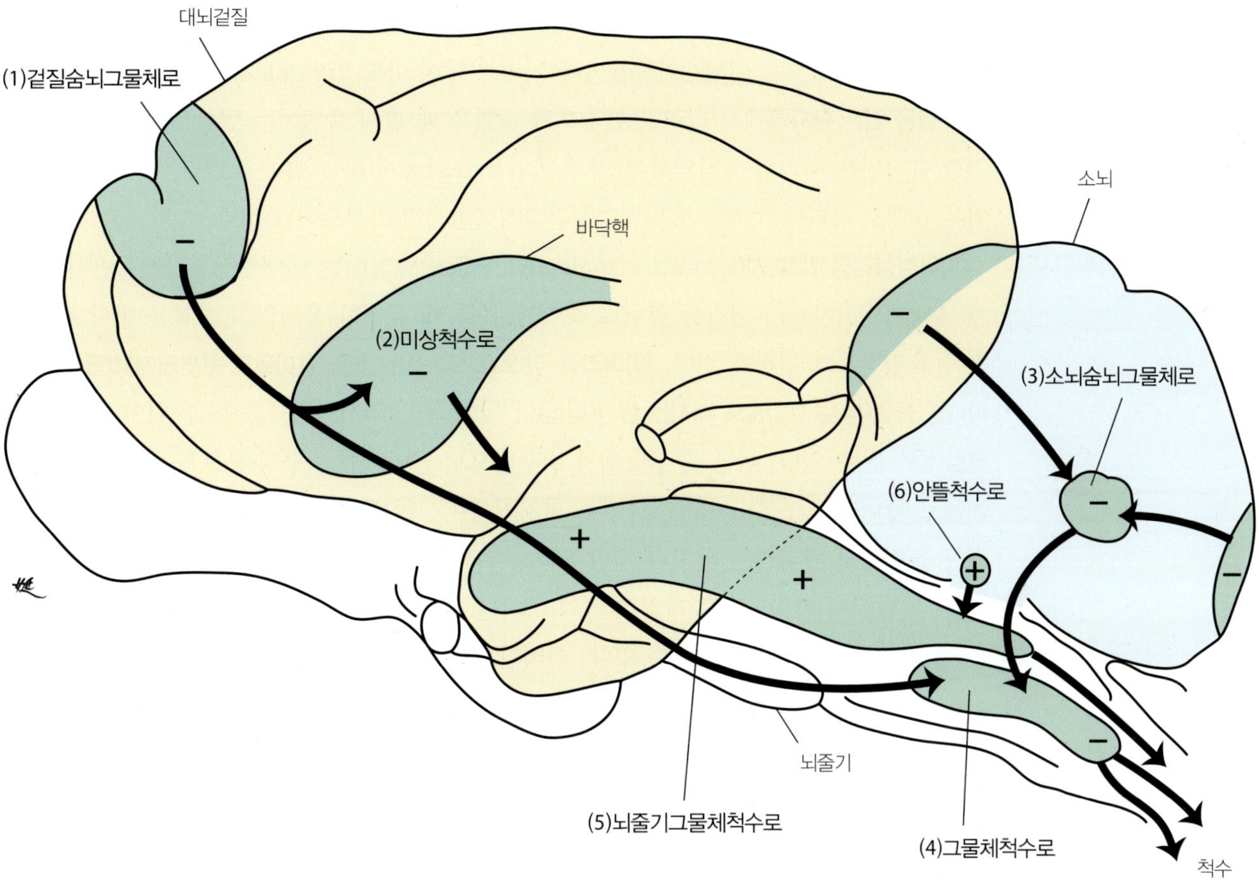
대뇌겉질
(1)겉질숨뇌그물체로
바닥핵
(2)미상척수로
소뇌
(3)소뇌숨뇌그물체로
(6)안뜰척수로
뇌줄기
(5)뇌줄기그물체척수로
(4)그물체척수로
척수

평형지속반사 > 뇌줄기수준에서의 반사 중 머리의 움직임에 따라 사지의 근육긴장도가 변하는 것을 **평형지속반사(statotonic reflex)**라고 한다. 이는 목에 있는 조직에서 오는 고유수용감각이나 안뜰기관에서 오는 평형감각정보를 뇌줄기에서 받아 팔과 다리의 근육긴장도를 조절하게 한다.

비대칭성긴장성목반사 > 평형긴장성반사의 대표적인 반사는 **(1)비대칭성긴장성목반사(asymmetric tonic neck reflex; ATNR)**로 **(2)머리**를 옆으로 돌리면 **(3)돌린 쪽의 팔**은 펴지고 **(4)반대쪽 팔**은 구부러지는 반사다. 생후 2개월 미만의 아기에게서 흔히 볼 수 있는 움직임으로 아기가 팔을 휘저으며 머리를 좌우로 움직이는 모양이다. 이런 움직임은 **(5)고양이의 움직임**에서도 볼 수 있다. 쥐소리나 먹이에 관한 정보를 받으며 고양이의 머리는 자극의 방향으로 돌리게 되고 이때 돌려진 쪽의 앞다리는 펴지므로 회전의 축의 역할을 하고 반대쪽 앞다리는 구부러져 움직임을 시작할 수 있게 한다. 대뇌제거동물이나 뇌의 발달이 아직 안된 **(6)2개월 미만의 아기**나 **(7)뇌의 손상을 입은 환자**에게서 머리를 한쪽으로 돌렸을 때 팔이 움직이는 현상을 볼 수 있다. 이러한 움직임은 머리의 움직임과 팔의 움직임을 조화롭게 하는 역할을 한다. 팔의 움직임이 좌우 반대로 나타나기 때문에 비대칭성긴장성목반사라고 부르기도 한다.

대칭성긴장성목반사 > **(8)대칭성긴장성목반사(symmetric tonic neck reflex; STNR)**는 비대칭성긴장성목반사와 함께 평형지속반사로서 머리를 앞뒤로 숙이거나 들 때 이러한 움직임의 자극을 받아 팔다리의 근육긴장도가 변하게 된다. **(9)머리**를 앞으로 숙이면(굽힘) **(10)팔도 구부러지고(굽힘) (11)머리를 들면(펴짐) (12)팔도 펴지는 현상(펴짐)**이 일어난다. 역시 이런 움직임은 **(13)고양이의 움직임**에서 볼 수 있다. 쥐를 좇다가 쥐가 쥐구멍으로 들어가면 쥐구멍을 보기 위해 머리는 숙여지고 앞다리는 구부러지고 뒷다리는 펴지게 된다. 반대로 쥐가 테이블 위로 올라가면 머리는 들려지고 앞다리는 펴지며 뒷다리는 구부러지게 된다. 이 반사 역시 대뇌제거동물이나 뇌의 발달이 아직 안된 2개월 미만의 아기나 뇌의 손상을 입은 환자에게서 머리를 숙였을 때 팔이 움직이는 것을 볼 수 있다. 이러한 움직임도 머리의 움직임과 팔의 움직임을 조화롭게 하는 역할을 한다. 팔의 움직임이 좌우 같게 나타나기 때문에 대칭성긴장성목반사라 부르기도 한다.

긴장성미로반사 > 안뜰기관의 역할을 보기 위해 대뇌제거동물의 목에 인대로부터 오는 고유수용감각정보의 목척수뒤뿌리를 절단해 차단하면, 고개를 앞뒤로 숙이고 들어 올릴 때 대칭성긴장성목반사와 같은 현상이 일어나는 것을 볼 수 있다. **긴장성미로반사(tonic labyrinthine reflex)**는 안뜰기관에서 오는 신호에 의해 팔다리의 긴장도를 조절하는 반사이다.

(1)비대칭성긴장성목반사
asymmetric tonic neck reflex

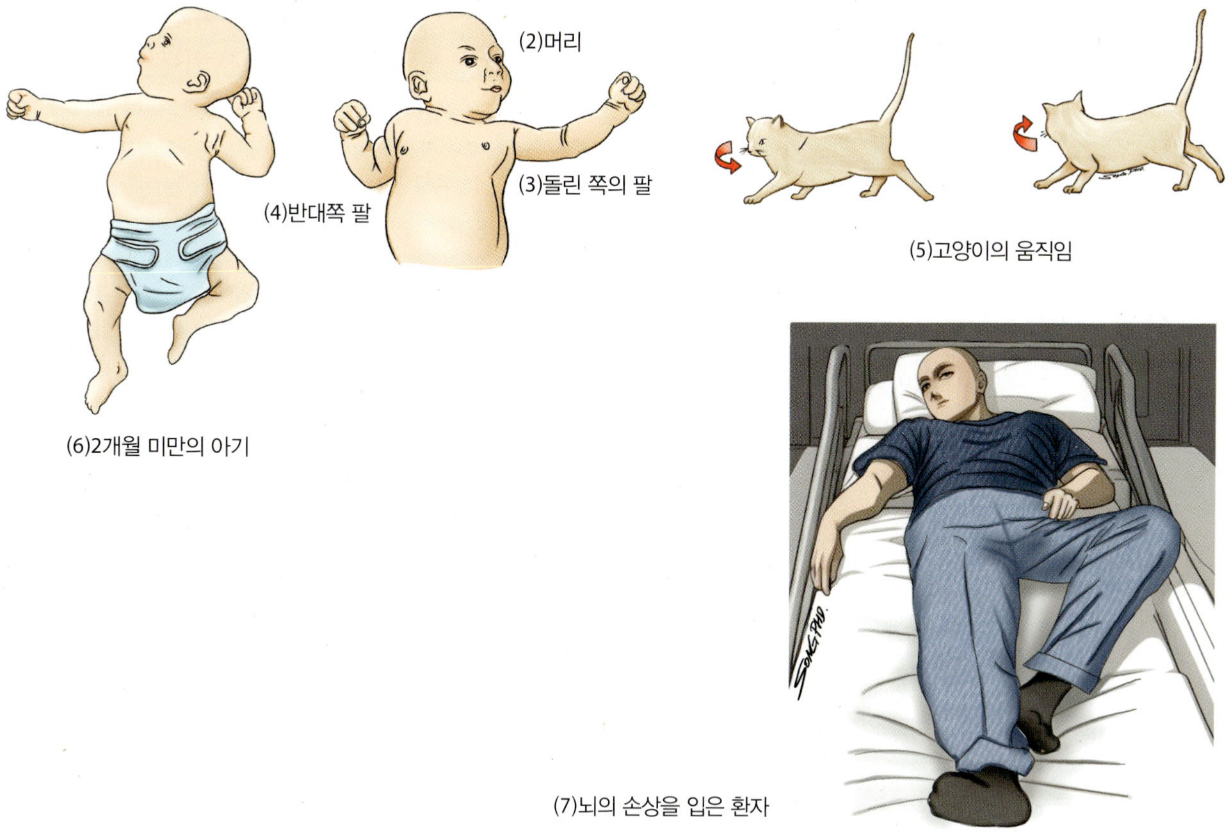

(8)대칭성긴장성목반사
symmetric tonic neck reflex

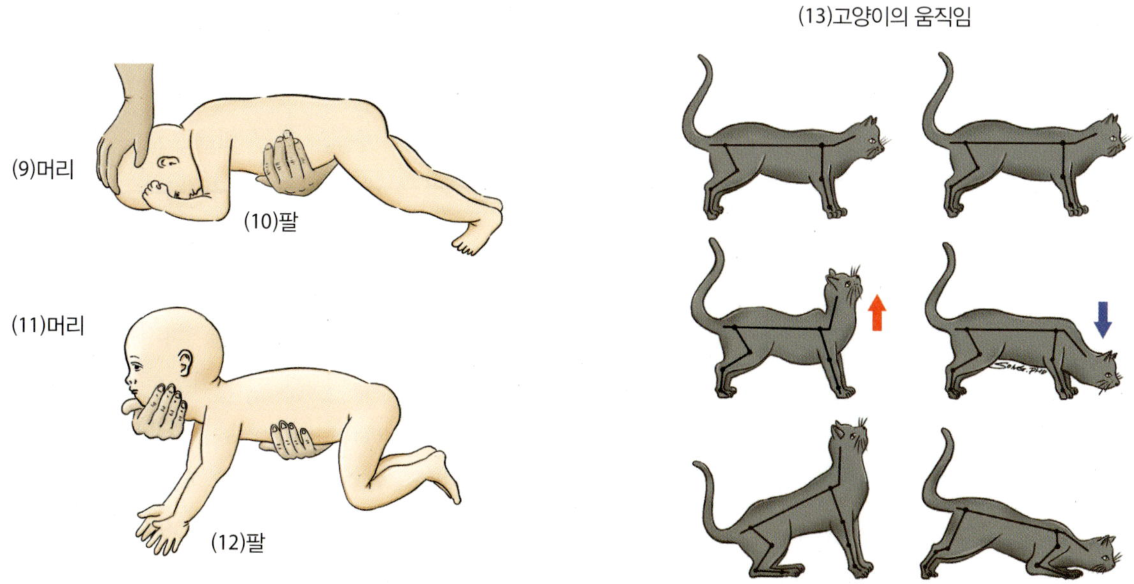

움직임과 자세유지반사 >

인체는 폄반사를 통해 중력에 대항하여 설 수 있다. 하지만 폄반사만으로는 다리를 뻣뻣하게 하여 세우는 역할을 할 뿐 균형을 조절하지는 못한다. 나시 말해서 뻣뻣한 다리를 기지고 있을 때 옆에서 밀어 균형이 깨지면 넘어지고 만다. 따라서 균형을 유지하기 위해서는 그 반대의 역할을 하는 굽힘근은 물론 모음근과 벌림근도 항상 **동시에 수축**(co-contraction) **하며 조절**되어야 한다. 각각의 근육이 적당한 근육긴장도를 유지하기 위해서는 근육으로부터 오는 고유감각정보와 피부수용기에서 오는 피부감각정보를 통합하고 해석하여야 한다. 이러한 조절은 아래의 반사들을 기초로 한다.

(1) 양성지지반응(positive support reaction)

발을 땅에 딛고 서면 체중에 의해 발가락굽힘근이 늘어나고 발바닥쪽굽힘근(plantar flexor)이 늘어나 고유수용기가 흥분된다. 또한 발바닥의 압력수용기가 흥분된다. 이러한 신경흥분은 주변의 근육을 흥분시켜 수축시킨다. 이때 다리는 뻣뻣하게 되어 설 수 있다. 이를 양성지지반응이라 한다. 특히 폄근이 폄반사에 의해 더욱 강하게 수축한다. 반면 발을 땅에서 떼면 고유수용기와 감각수용기에서 오는 신호가 끊어지고 반대의 역할에 의해 양성지지반응이 사라진다. 이를 **(2)음성지지반응(negative support reaction)**이라고 한다.

이러한 반사들은 발바닥에서 오는 피부수용기의 자극을 받아 다리의 적당한 근육긴장도를 만들기 위한 기본적인 반사로 뇌를 제거한 개의 실험을 통해 확인할 수 있다. 개의 체중을 몸통에서 받쳐주고 그 발바닥 표면에 손바닥으로 압력을 가하면 그 다리는 폄근육의 흥분으로 인해 펴지게 되어 뻗친 모양이 된다.

(3) 자석반응(magnet reaction)

발바닥에 가해지는 압력의 방향에 따라 그 방향에 저항하는 방향으로 근육이 수축을 하게 되는 반사로 소뇌를 제거한 동물에서 뚜렷하게 볼 수 있다. 구부린 다리의 발바닥에 손가락으로 압력을 가하면 눌러진 방향으로 다리가 펴지고 손가락을 서서히 떼어 압력을 제거하면 다리가 자석에 붙은 것처럼 따라다니는 현상을 볼 수 있다. 이러한 현상을 **자석반응**라고 한다.

(4) 펴짐근밀기반사(extensor thrust reflex)

척수동물에서 발바닥에 압력을 가하면 양성지지반응의 부분 반응으로 구부렸던 발을 밀치는 현상이 나타난다. 이를 펴짐근밀기반사라고 한다. 펴짐근밀기반사는 다른 반사들과는 달리 척수수준에서 일어나는 반사이다.

양성지지반응이나 음성지지반응, 자석반사 등은 자세를 유지하기 위한 기본적인 반사로 평상시에는 고위중추에 의해 통합되고 조절되기 때문에 과도한 정도로 일어나지 않는다. 사람의 발에 압력을 가하면 순간적으로 발을 회피하거나 밀칠 수 있는데 이는 척수수준에서 일어나는 반사이다. 하지만 이러한 반사는 의지나 주변 환경에 의해 얼마든지 다른 반응을 보일 수 있다. 이는 적절한 근육긴장도가 고위중추인 뇌에 의해 만들어지기 때문이다. 우리가 걷는 지면의 상태나 움직임의 속도에 따라 언제든지 긴장도는 변화한다. 중추신경계의 손상을 가진 환자들은 이러한 조절기전이 깨어져 발바닥이 지면에 닿으면 과도한 양성지지반응이 일어나 바닥쪽굽힘이 되고 무릎이 펴져서 **(5)까치발**로 걸음을 걷거나 균형이 깨진 보행을 나타내게 된다.

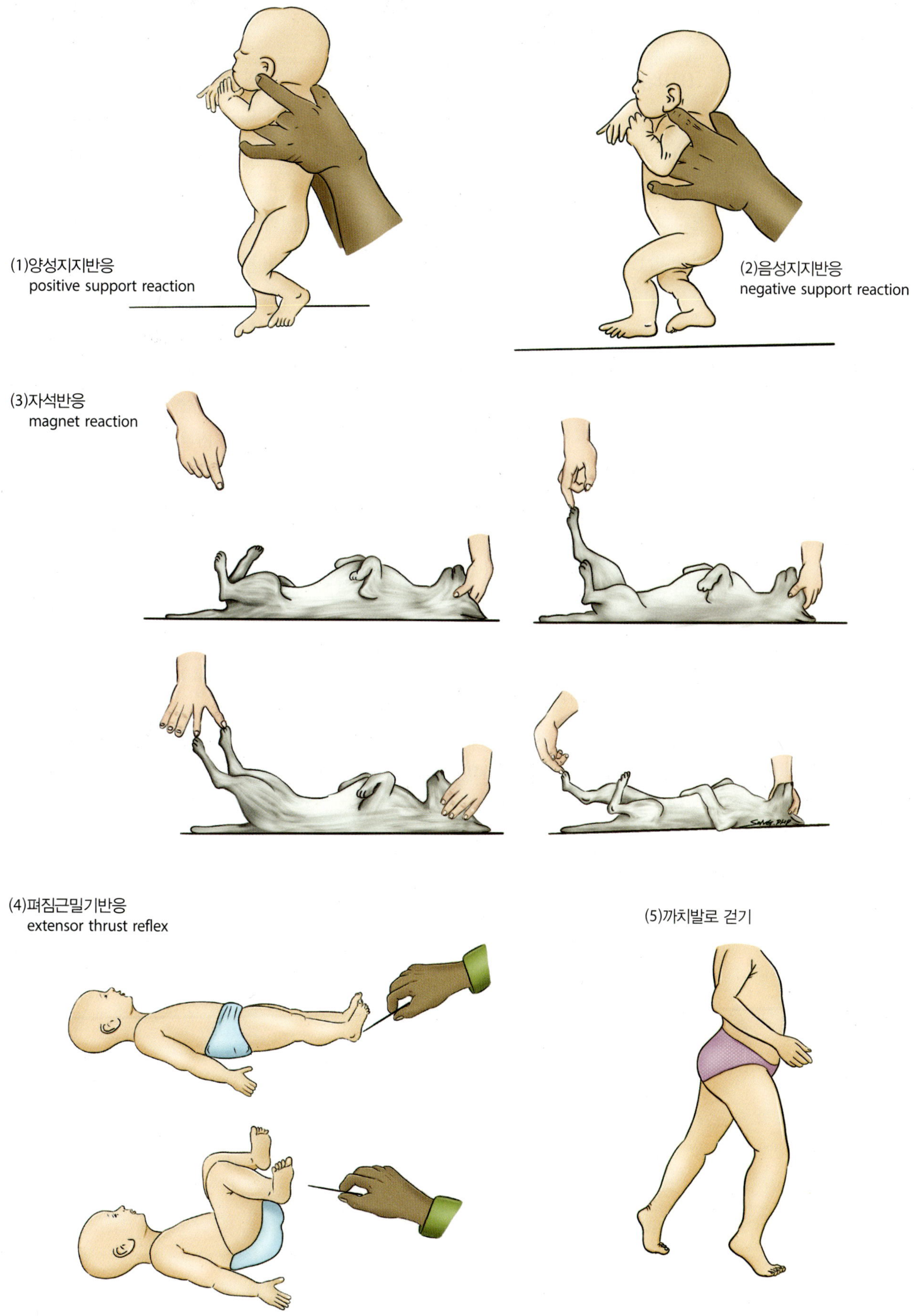
(1)양성지지반응
positive support reaction
(2)음성지지반응
negative support reaction
(3)자석반응
magnet reaction
(4)펴짐근밀기반응
extensor thrust reflex
(5)까치발로 걷기

중간뇌수준의 반사 > 뇌줄기에서 특히 중뇌에서 조절되는 반사 중 신체의 정렬상태를 바르게 하려는 반사를 **바로잡기반사(righting reflex)**라고 한다.

바로잡기반사 > **(1)고양이를 높은 곳에서 떨어뜨리면** 전형적인 순서에 의해 바닥에 착지하는 것을 볼 수 있다. 먼저 중력에 대항하여 머리를 바르게 위치시키며 이어 머리와 목의 비틀림을 감지하여 머리를 기준으로 목을 바르게 위치시키고 다시 목과 몸통의 위치가 비틀림을 감지하여 목을 기준으로 몸통을 바르게 위치시키게 되며 최종적으로 몸통에 붙어 있는 다리들이 적절한 위치로 자리 잡게 되어 안전하게 착지하는 것이다. 이렇게 신체의 각 부분 간의 비틀림을 바른 위치로 만들려고 하는 것이 바로잡기반사이다. 이는 우리의 자세와 움직임에서 항상 나타난다.

예를 들어 서있는 자세에서 밀쳐 넘어지게 되면 머리부터 중력에 대항하여 제 위치에 놓게 되고 몸통과 팔다리를 바르게 위치시킨다. 서있거나 앉은 자세, 복잡한 움직임이 일어나는 모든 경우 인체는 머리를 항상 바른 자세로 위치시키고 그 다음 몸통이나 팔다리를 바르게 놓으려고 하는 것을 볼 수 있다. 이러한 반사를 **바로잡기반사(rignting reflex)**라고 한다.

중추신경계의 손상을 입은 환자는 바로잡기반사가 깨어져 인체의 중심선(midline)이 바로 잡히지 못하는 것을 볼 수 있다. 머리를 바른 위치에 위치하지 못하는 뇌손상 환자들은 인체의 균형을 잡기가 매우 어렵게 되며 잘못된 중심선정보(midline orientation)로 바르지 못한 팔다리의 근육긴장도를 가지게 된다.

이러한 바로잡기반사는 목에 있는 고유수용감각정보와 안뜰기관의 평형감각정보, 몸통에 있는 고유수용감각들이 조화를 이루며 조절된다.

미로바로잡기반사 > 아기의 눈을 가려 **(2)시각적정보를 차단**하고 **(3)몸을 기울이면** 머리가 **(4)바로 세워지는 것**을 볼 수 있다. 이런 현상은 몸을 기울일 때 안뜰기관이 흥분되어 머리를 바로 잡게 하는 현상으로 **(5)미로바로잡기반사(labyrinthine righting reflex)**라고 한다.

몸-머리 바로잡기반사 > 치료사가 바로누운자세(supine)로 누워 있는 아기의 **(6)다리를 잡고 돌리면** **(7)몸통과 머리가 한꺼번에 돌아가서** 엎드린 자세가 되는 것을 볼 수 있다. 이런 현상은 몸과 머리 위치의 비틀림을 감지하여 몸이 회전될 때 목과 머리도 같이 회전하게 되는 것이다.

이러한 현상을 **(8)몸–머리 바로잡기반사**라고 한다.

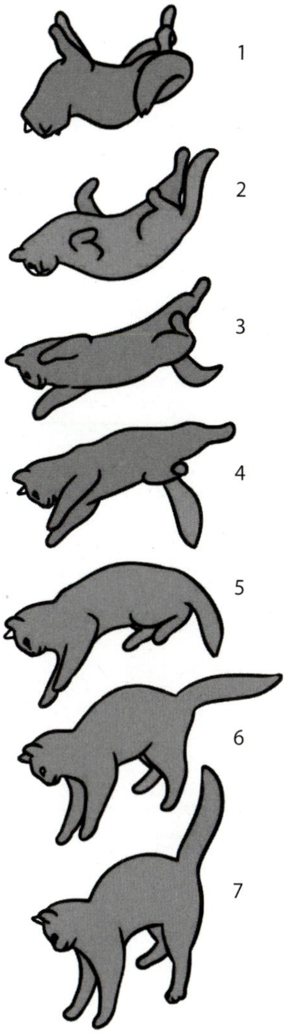

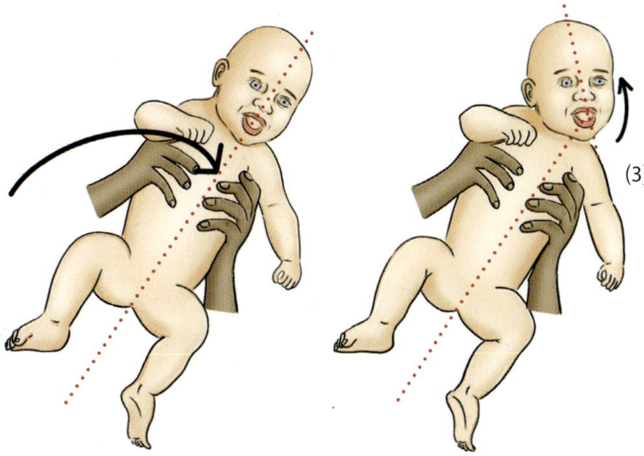

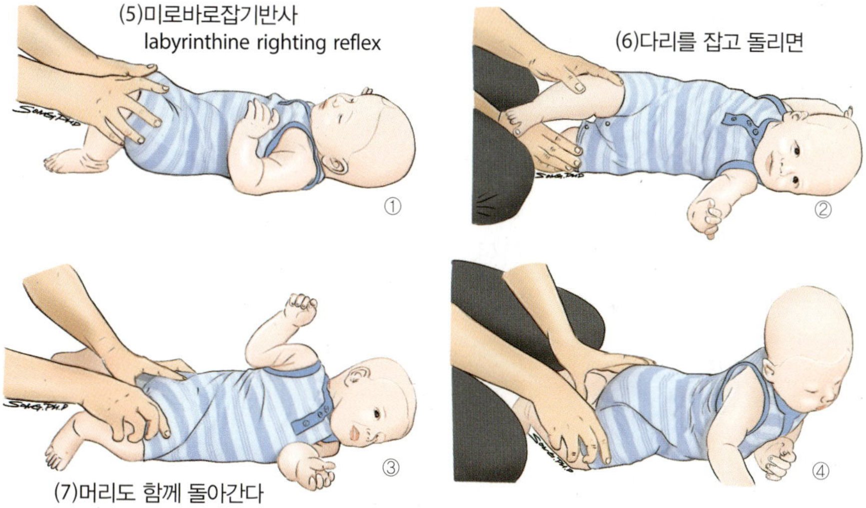

중력에 대항하여 머리를 바로 세움

고위중추에서의 자세반사

자세를 유지하기 위하여 대뇌겉질의 운동영역에 함께 작용하는 반사에는 **발딛기반응**과 **도약반응**이 있다. 이들은 대뇌겉질의 운동영역을 제거하면 소실된다.

(1) 발딛기반응(placing reaction)

자세를 올바르게 하기 위해 다리를 바른 위치에 놓는 것을 **발딛기반응**이라고 한다. 개의 배를 잡고 바닥에 내려놓으면 바닥에 닿기 전에 다리와 발모양을 준비하므로 내려놓을 때 바로 바닥에서 착지하게 된다. 개의 눈을 가리고 바닥에 내려놓아도 발바닥에 있는 피부감각수용기와 고유수용기가 흥분되어 바로 적합한 다리의 위치를 찾는다. 두 눈을 가리고 개의 턱을 탁자에 가장자리에 닿게 하면 앞다리를 들어 탁자를 짚고 일어서려 한다. 이런 자세를 위해 다리를 놓는 반응을 **발딛기반응**이라고 한다.

(2) 다리의 발딛기반응

아기의 발을 탁자의 가장자리에 놓으면 발을 들어 탁자 위에 위치하게 한다.

(3) 손의 발딛기반응

손을 가져다대도 마찬가지로 탁자 위에 손을 올려 짚는 이런 현상 모두 **발딛기반응**에 해당된다.

(4) 도약반응(hopping reaction)

서있는 사람을 밀쳐보면 다리를 적당한 자리로 옮겨 중심을 잡는다. 몸이 이동한 쪽으로 도약하여 바로 설 수 있는 위치로 다리를 옮기는 것을 **도약반응**이라고 한다.

(1)발딛기반응
placing reaction

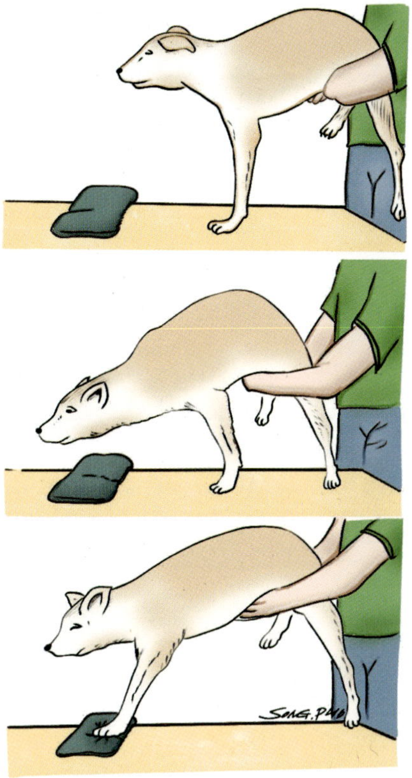

(2)다리의 발딛기반응

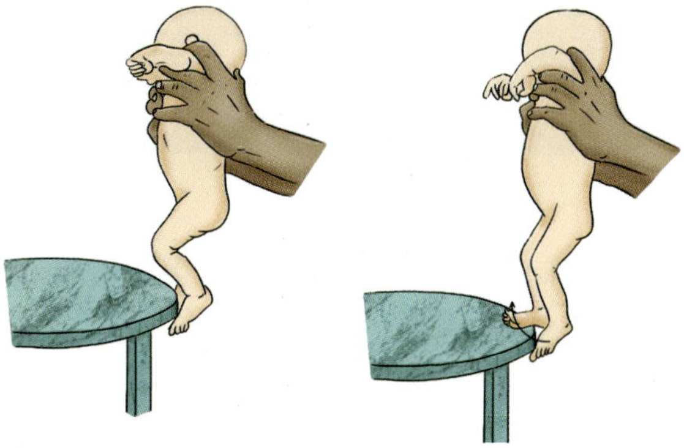

(3)손의 발딛기반응

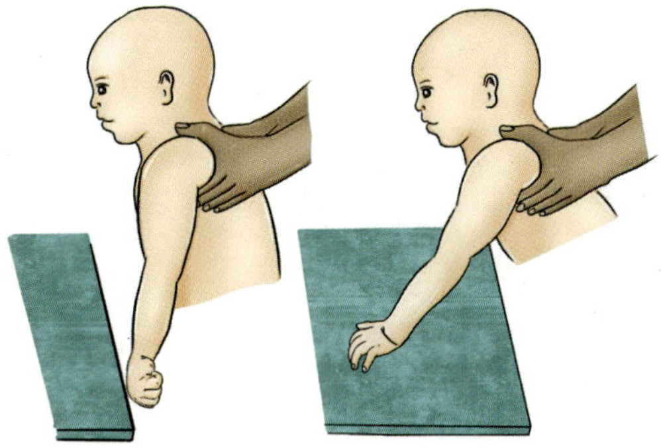

(4)도약반응
hopping reaction

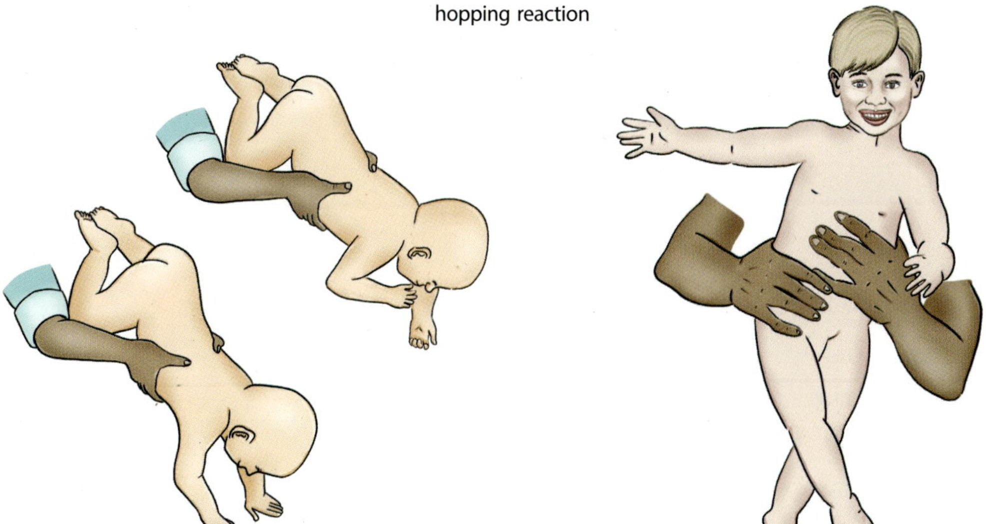

14 » 연습문제

1. 몸에 느껴지는 비대칭적인 감각에 따라 머리와 목의 위치가 변화되었다면, 이러한 반사의 중추는 어디인가?

① 대뇌
② 척수
③ 뇌줄기
④ 중간뇌

해설 신체의 정렬상태를 바르게 하려는 반사를 바로잡기반사(righting reflex)라고 하며, 뇌줄기에서 특히 중뇌에서 조절되는 반사이다.

정답 ④

2. 근육방추와 골지힘줄기관은 어떤 감각의 수용기인가?

① 내장감각
② 몸감각
③ 고유감각
④ 관절감각

해설 고유수용기에는 근육의 길이에 대한 정보를 전달하는 근육방추(muscle spindle)와 힘줄의 장력에 대한 정보를 전달하는 골지힘줄기관(golgi tendon organ)이 있다.

정답 ③

3. 자세유지를 위한 지속적 수축을 만들기 위해 근육방추를 수축시키는 구조물은?

① 알파운동신경세포
② 감마운동신경세포
③ Ia 감각신경세포
④ Ib 감각신경세포

해설 감마운동신경세포(γ–motor neuron)는 척수에 앞뿔에 시작하여 근육방추로 연결되어 근육방추를 수축시킨다.

정답 ②

4. 교차폄반사를 일으키는 중추로 적절한 것은?

① 뇌줄기
② 대뇌겉질
③ 소뇌
④ 척수

해설 교차폄반사(cross extension reflex)의 과정에 의한 정보는 척수를 타고 뇌로 올라가게 된다.

정답 ④

5. 다음 중 중추가 다른 곳에 위치하는 반사는?

① 삼킴반사
② 굽힘회피반사
③ 개구반사
④ 구토반사

해설 ① 삼킴반사 – 뇌줄기수준의 반사, ② 굽힘회피반사 – 척수수준의 반사, ③ 개구반사 – 뇌줄기수준의 반사, ④ 구토반사 – 뇌줄기수준의 반사

정답 ②

6. 다음 중 근육긴장도에 미치는 영향이 다른 것은?

① 소뇌그물체로
② 겉질숨뇌그물체로
③ 안뜰척수로
④ 미상척수로

해설 겉질숨뇌그물체로, 미상척수로, 소뇌숨뇌그물체로, 그물체척수로 등은 폄반사를 억제하는 경로이며, 뇌줄기그물체척수로, 안뜰척수로는 폄반사를 촉진하는 경로가 된다.

정답 ③

7. 다리 폄근육 및 굽힘근육의 동시적 긴장성 수축으로 나타나는 현상이 아닌 것은?

① 교차폄반응
② 양성지지반응
③ 자석반응
④ 음성지지반응

해설 교차폄반응은 자극받은 다리가 구부러져 반대편 다리 위로 올라가게 되거나 또는 구부러진 다리를 펴면 펴진 다리가 구부러지게 되는 현상이다.

정답 ①

8. **머리에 대응하여 알맞은 팔다리근육 긴장도 분포를 조정하는 반사를 무엇이라고 하는가?**

① 긴장성목반사
② 자세긴장성반사
③ 평형지속반사
④ 긴장성미로반사

정답 ②

9. **공중에 던져진 고양이는 정해진 순서에 의해 몸을 바르게 해서 바닥에 착지한다. 이렇게 몸을 바로 잡으려는 반사를 무엇이라고 하는가?**

정답 바로잡기반사

10. **자세반사와 평형반사에 관여하는 구조가 아닌 것은?**

① 속귀안뜰
② 목근육과 인대
③ 팔다리의 고유감수기 좌우 청각
④ 발바닥 피부

해설 자세반사와 평형반사는 목에 있는 조직에서 오는 고유수용감각이나 안뜰기관에서 오는 평형감각정보를 뇌줄기에서 받아 팔과 다리의 근육긴장도를 조절하게 한다.

정답 ④

11. **다음 중 평형지속반사에 해당하는 것은?**

가. 비대칭성긴장성목반사(asymmetric tonic neck reflex; ATNR)
나. 대칭성긴장성목반사(symmetric tonic neck reflex; STNR)
다. 긴장성미로반사(tonic labyrinthine reflex; TLR)
라. 바로잡기반사(righting reflex)

① 가, 나, 다
② 가, 다
③ 나, 라
④ 라
⑤ 가, 나, 다, 라

해설 평형지속반사(statotonic reflex)는 뇌줄기수준에서의 반사 중 머리의 움직임에 따라 사지의 근육긴장도가 변하는 것으로 비대칭성긴장성목반사(ATNR), 대칭성긴장성목반사(STNR), 긴장성미로반사(TLR)가 있으며, 바로잡기반사(righting reflex)는 뇌줄기에서 특히 중뇌에서 조절되는 반사로 신체의 정렬상태를 바르게 하려는 반사이다.

정답 ①

12. 신생아가 엄마의 젖을 찾는 반사는?

① 탐근반사(rooting reflex)

② 모로반사(Moro reflex)

③ 걷기반사(stepping reflex)

④ 잡기반사(grasp reflex)

해설 신생아의 탐근반사는 신생아가 모유를 찾고 흡입하는 데 도움이 되는 자동 반응이다. 이 반사는 볼이나 입 근처를 쓸어 내리면 아기가 그 방향으로 머리를 돌리고 입을 통해 빨기 움직임을 시작하는 방식으로 작동한다. 이 반사는 아기가 젖꼭지를 찾아서 빨 수 있도록 안내한다.
② 모로반사(Moro reflex)는 갑작스런 소리나 움직임에 반응하여 아기가 두 팔을 벌리고 다시 몸을 향해 움켜잡는 반사
③ 걷기반사(stepping reflex)는 아기의 발바닥이 단단한 표면에 닿으면 아기가 걷는 것처럼 보이는 움직임을 만드는 반사
④ 잡기반사(grasp reflex)는 아기의 손가락에 무언가를 갖다 대면 그것을 강하게 잡는 반사

정답 ①

13. 손 위에 책을 하나 둘씩 올리게 되면 근육이 더욱 강하게 수축하게 된다. 이는 어떤 반사에 의한 조절인가?

① golgi tendon reflex

② proprioceptive reflex

③ muscle spindle reflex

④ biceps reflex

해설 책을 들고 있을 수 있는 근육의 긴장도를 만드는 것은 근육방추의 흥분이 근육을 수축하게 하여 일정한 근육 긴장도를 만들게 하는 것이다.

정답 ③

학습목표

- 통증수용기에 대하여 이해한다.
- 신경의 형태와 감각의 전달속도를 이해한다.
- 통증의 전달경로에 대하여 이해한다.
- 통증의 종류에 대하여 이해한다.
- 통증에 대한 이론에 대하여 이해한다.

주요용어

horn	뿔, 각
myelination	말이집형성. 수초로 덮인
nociceptor	유해자극수용기. 통증을 받아들이는 수용기
transcutaneous	경피. 피부를 가로지르는, 피부를 통한

chapter 15

통증

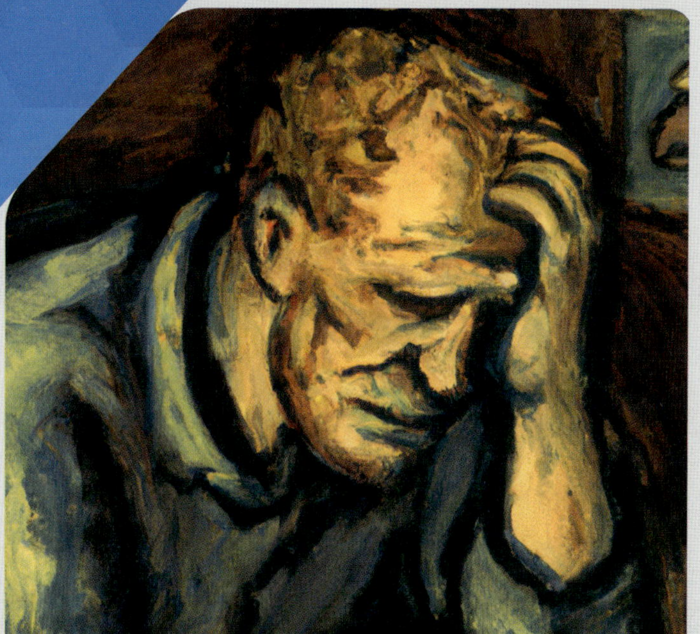

사진설명 >>

통증은 인간의 삶의 질에 부정적인 영향을 미치지만, 동시에 신체의 손상이나 질병에 대한 경고 체계로서 중요한 역할을 한다. 위험한 상황에 직면했을 때 통증이 발생함으로써, 우리 몸은 스스로를 보호할 수 있는 기회를 갖게 된다. 예를 들어, 손을 뜨거운 물에 닿았을 때 통증을 느끼면, 우리는 손이 손상될 수 있는 위험을 인식하여 즉시 손을 떼거나 보호 조치를 취할 수 있다. 이렇게 통증은 조직 손상을 방지하고 회복 과정을 촉진하는데 기여한다. 통증이 발생할 때, 손상된 조직 주변의 혈류가 증가하고 염증 반응이 일어나 이를 통해 조직 회복이 이루어진다. 더불어 통증은 우리에게 신체의 손상이나 질병을 인식하게 하여 적절한 치료를 받을 수 있도록 도와준다.

통증 > 통증은 인체에 유해하며 불필요한가? 아니면 유익하며 필요한가? 통증이 없다면 어떨까? 병원을 찾는 대부분의 사람들은 통증 때문에 내원한다. 통증이 없다면 병원을 찾는 사람들이 많이 줄어들 것이다. 통증은 사람이 경험해야 하는 가장 나쁜 감각이다. 그렇다면 통증은 정말 불필요한 것일까. 뜨거운 불에 손을 가까이 대었다고 생각해보자. 만약 통증을 느끼지 못한다면 손이 다 타버려도 뜨거운 불을 피하지 않게 될 것이다. 즉 통증은 인체가 유해한 외부환경에 노출되었을 때 위험을 알려주는 경고신호가 되고(Sherrington, 1906) 따라서 일종의 인체 보호기전이 된다. 척수손상자와 같이 인체의 감각소실이 있는 사람은 유해한 환경에 노출되었을 때 피하지 못하고 심지어는 괴사가 일어나게 된다.

통증수용기 > 유해자극수용기 통증을 받아들이는 수용기는 **자유신경종말(free nerve ending)**이다. 감각의 종류에 따라 받아들이는 수용기가 다양한데 통증을 받아들이는 자유신경종말은 인체에 가장 광범위하게 분포하고 있다. 따라서 어느 곳이든 유해한 자극이 들어오면 바로 느끼게 된다.

빠른 통증과 느린 통증 > 통증은 빠른 통증과 느린 통증으로 나눌 수 있다. **빠른 통증**은 통증자극이 주어진 후 0.1초 이내에 느껴지는 통증이며 **느린 통증**은 말이집이나 수 분 후에 천천히 증가하는 통증이다. 빠른 통증은 갑작스럽게 느껴지며 날카로운 통증, 콕콕 찌르는 듯한 통증으로 묘사된다. 느린 통증은 기분 나쁜 통증, 뻐근한 통증, 쑤시는 듯한 통증, 천천히 타는 듯한 통증 등으로 나타난다.

압각이나 진동각과 같은 감각 또는 온각 등도 강해지면 통각으로 나타날 수 있다. 온도가 20~30도 정도이면 따뜻하거나 뜨겁게 느껴지지만 45도 이상이 되면 통각이 된다. 일반적으로 빠른 통증은 기계적인 자극과 열자극으로 일어날 수 있고, 느린 통증은 기계적인 자극과 열자극, 화학적인 자극에 의해 나타날 수 있다.

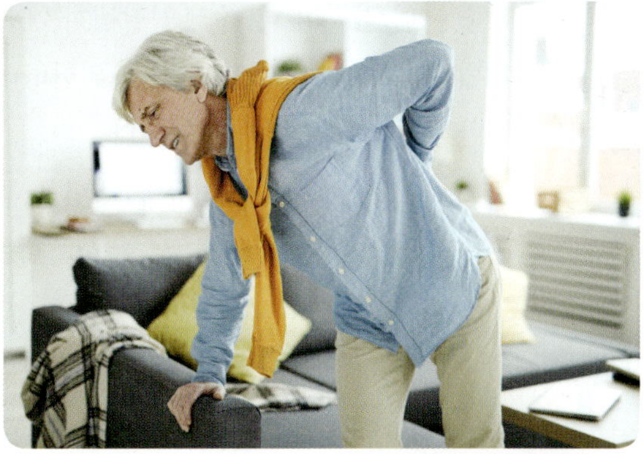

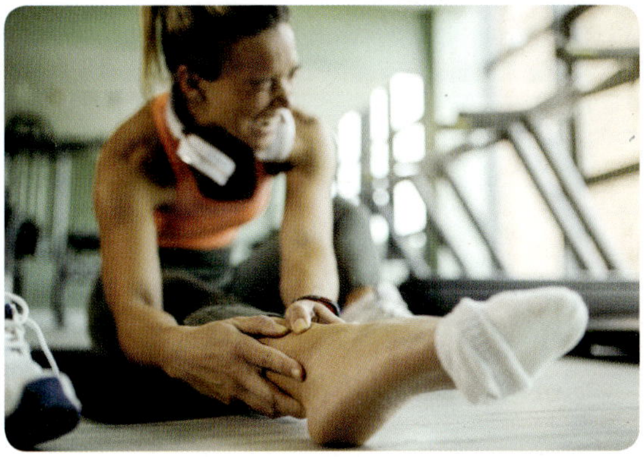

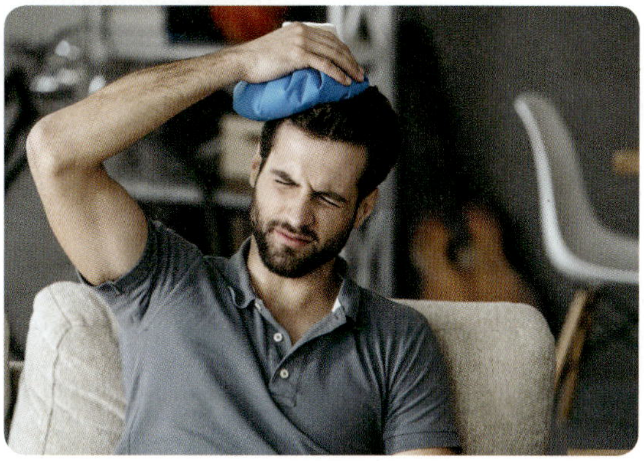

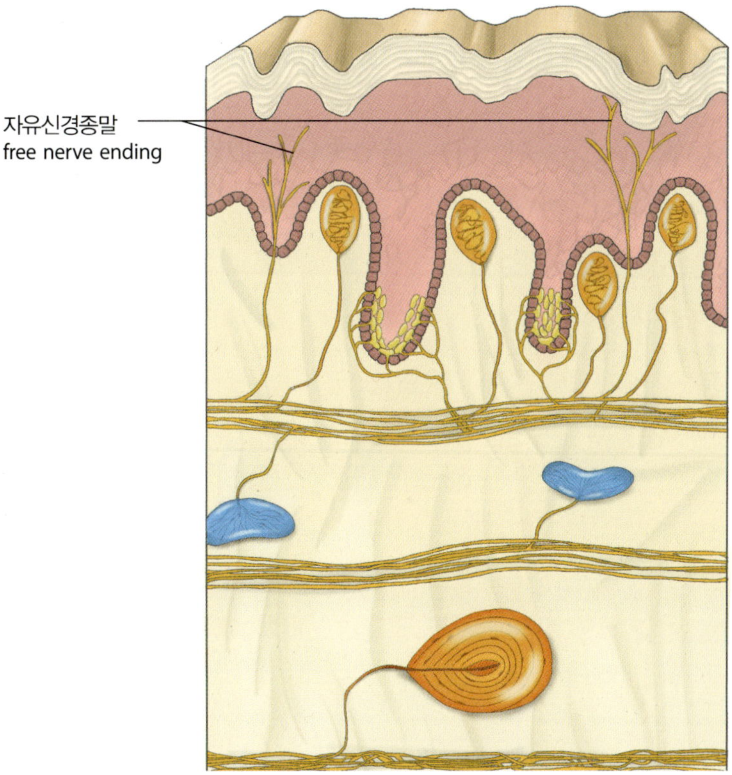

피부의 단면과 감각 수용기

감각의 전달속도 > 일반감각과 통각 중 어떤 감각이 더 빨리 전달될까? 일반적으로 이런 질문에 통각이 더욱 빨리 전달된다고 대답하기 쉽다. 통각을 느끼면 위험하다는 느낌을 받기 때문이다. 하지만 실제로 통각보다 일반감각이 훨씬 빨리 전달된다.

감각의 속도는 신호를 전달하는 신경섬유에 영향을 받는다. 신경섬유는 직경과 속도에 따라 A, B, C로 나누고 그 특성에 따라 α, β, γ, δ로 나눈다. 감각신경섬유만을 보면 **(1)A_β**는 굵은 섬유로 말이집형성(myelination)이 되어 있고 주로 섬세한 촉각이나 압각을 전달한다. **(2)A_δ와 C 섬유**는 가는 섬유로 통증과 온각을 전달한다.

표 15-1 시상핵의 기능적 분류

섬유형태	기능	평균 섬유직경(μm)	평균 전도속도(m/sec)
A_α	고유수용감각	15	100
A_β	피부촉각, 압각	8	50
A_γ	운동신경	5	20
A_δ	피부온도감각, 통각	3	15
B	자율신경	3	7
C	피부통각	0.5	1

(3)일반촉각은 A_β라는 굵은 섬유를 타고 척수로 들어가 척수 뒤쪽의 **(4)뒤기둥(dorsal column)**을 타고 뇌로 전달되며 **(5)통각**은 A_δ와 C 섬유인 가는 섬유를 타고 척수로 들어가 척수의 **(6)척수시상로(spinothalamic tract)**를 타고 뇌로 전달된다. 일반촉각은 굵은 섬유를 타고 전달되기 때문에 통각에 비해 빠른 속도로 전달된다.

주요 감각신경섬유

(1)

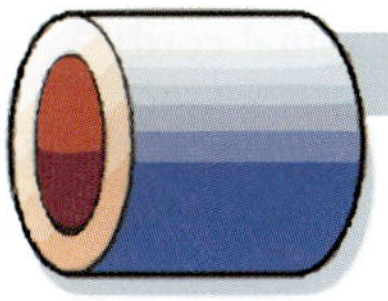

A_β 섬유 굵은섬유, 말이집형성	일반촉각, 섬세한 촉각, 압각	빠른 속도

(2)

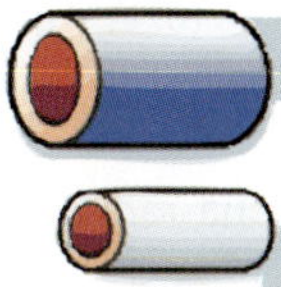

A_δ 섬유 가는섬유, 말이집형성	통각	느린 속도
C 섬유 가는섬유, 비말이집형성		

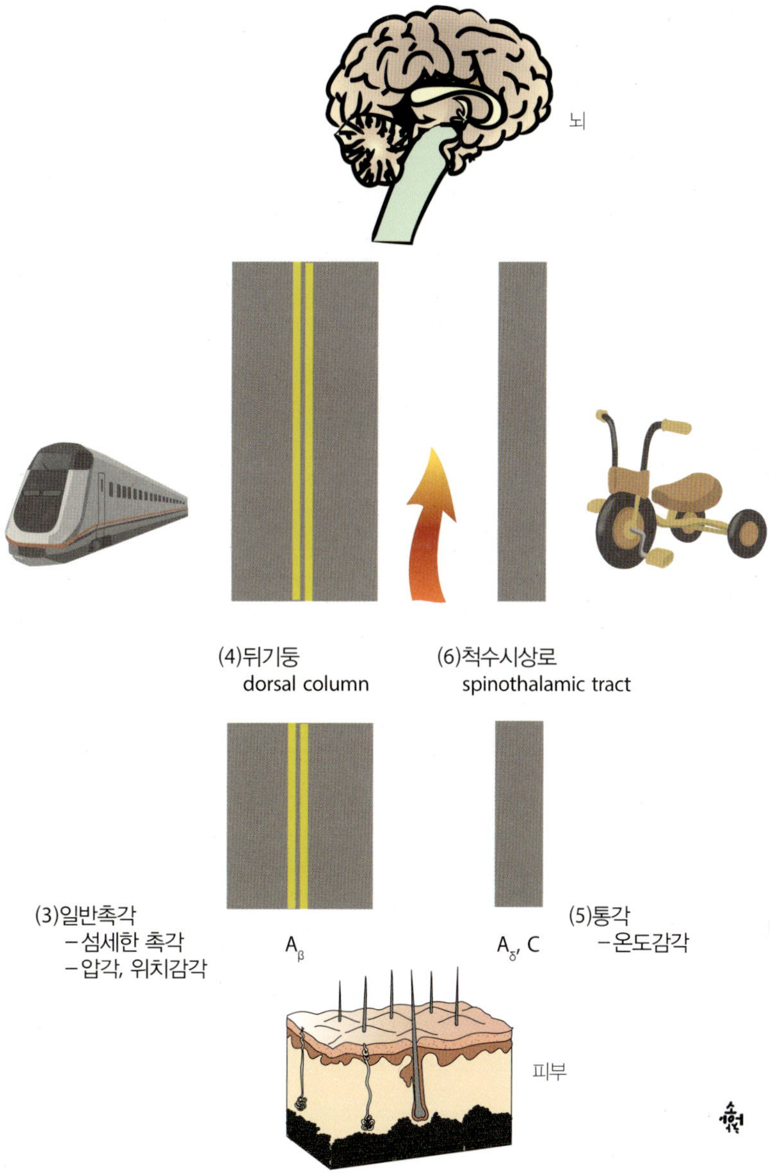

동통신호의 전도로 > 척수시상로

척수시상로(spinothalamic tract)의 경로

(1)자유신경종말(free nerve ending)을 통해 받아들여진 감각은 뒤뿌리신경절(dorsal root ganglion)에 있는 세포체를 거쳐 **(2)뒤뿌리(dorsal root)**를 통해 척수(spinal cord)로 진입한 뒤 **(3)뒤뿔(dorsal horn)**의 제I, II, V층판에서 연접을 이룬다. 제II층판(아교질, substantia gelatinosa)에서는 통각정보의 수정이 이루어진다. 연접을 이룬 뒤 척수(spinal cord)에서 **(4)앞백색질맞교차(anterior white commissure)**를 하고 교차(decussation)하여 반대쪽 가쪽기둥백질(lateral white column)에서 **(5)앞가쪽섬유다발(anterolateral funiculus)**을 이루며 상행한다. 이어 뇌줄기에서는 계속 올라가게 되는데 뇌줄기에서의 이런 오름섬유를 **(6)척수섬유띠(spinal lemniscus)**라 한다. 상행한 신경섬유는 시상(thalamus)의 **(7)배쪽뒤가쪽핵(ventral posterolateral; VPL)**에 정지하며 **(8)속섬유막(internal capsule)**과 대뇌부챗살(corona radiata)을 거쳐 최종적으로 마루엽(parietal lobe)의 **(9)일차몸성감각영역(primary somatosensory area, 3, 1, 2)**에 정지한다.

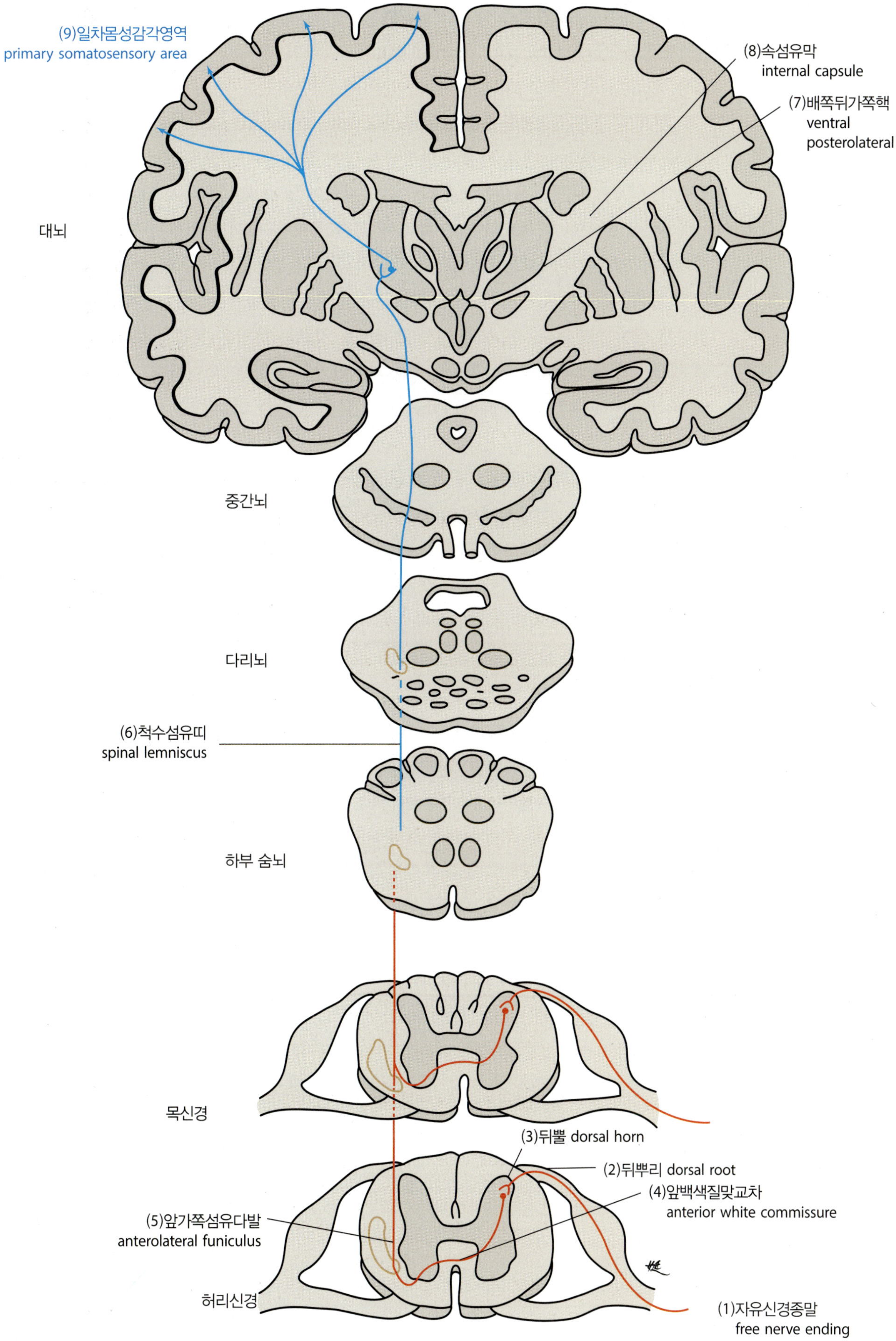
(9)일차몸성감각영역
primary somatosensory area
(8)속섬유막
internal capsule
(7)배쪽뒤가쪽핵
ventral
posterolateral
대뇌
중간뇌
다리뇌
(6)척수섬유띠
spinal lemniscus
하부 숨뇌
목신경
(3)뒤뿔 dorsal horn
(2)뒤뿌리 dorsal root
(4)앞백색질맞교차
anterior white commissure
(5)앞가쪽섬유다발
anterolateral funiculus
허리신경
(1)자유신경종말
free nerve ending

통증의 종류 > 통증의 종류는 두 가지로 나누어 설명할 수 있다. 하나는 인체를 보호하기 위한 반응으로 **유해자극 통증(nociceptic pain: normal pain)**을 말하며 이 통증은 정상적인 감각이다. 주로 외상, 염증, 근육연축(muscle spasm)이 있을 때 나타난다.

두 번째 통증은 **신경병증 통증(neuropathic pain: abnormal pain)**이라고 하는데 통증을 전달하는 신경자체의 문제로 문제가 발생하지 않는 상황에서 통증을 전달하는 비정상적인 상황이다. 당뇨, 뇌졸중, 척수손상과 같은 만성질환이 있을 때 나타나게 된다.

통증 조절에 대한 이론 > 마라톤을 완주한 마라토너가 완주 후에 심한 통증을 느껴 확인해보니 골절이 있었다는 이야기가 있다. 이 사람은 달리는 동안에 통증이 없었던 것일까? 아니면 통증을 참고 달린 것일까? 전쟁에서 병사가 총격전이 끝난 후 심한 통증을 느껴 확인해 보니 총상이 있었다는 이야기도 있다. 이 사람 역시 총격전을 치르는 동안은 통증을 못 느낀 것일까? 이런 예들은 인체에 자체적인 통증의 조절 기전이 있다는 것을 의미한다고 생각해 이후 **특이설(specificity law)**과 **양식설(pattern theory)**과 같은 통증에 대한 여러 이론들이 나오기 시작했다.

1965년 Melzack과 Wall은 그동안에 알려졌던 학설을 근거로 **문조절이론(gate control theory)**을 제시하였다. 신경계에서 조절이 되는 곳은 신경과 신경이 만나는 연접이 있는 곳으로 통증 경로 중 첫 번째로 연접을 하는 척수의 아교질 층에서의 조절 기전이 그 주된 내용이다.

감각신경은 일반촉각수용기와 통증수용기로 나눌 수 있다. 일반 촉각 수용기로 들어온 감각은 **(1)굵고 빠른 섬유(A_β)**에 의해 척수로 전달되며 통증수용기로 들어온 통각은 **(2)가늘고 느린섬유(A_δ, C)**에 의해 척수로 전달된다. 척수의 **아교질층(substantia gelatinosa, laminae II)**에 있는 **(3)억제사이뉴런**은 통증전달세포인 **(4)T-세포**로의 전달을 억제해 준다.

일반촉각이 **(5)일반촉각수용기**에 의해 들어와 **(6)굵은 섬유(A_β)**를 타고 척수로 들어오면 척수 내의 **(7)아교질(substantia gelatinosa)** 억제신경세포를 흥분시키고 아교질 억제신경세포는 **(8)가는 섬유(A_δ, C)**를 통해 들어온 통증신호를 억제하게 되어 통증을 전달하는 세포인 **(9) T-세포**의 흥분을 억제하므로 통증의 전달을 막는다. 따라서 아교질의 억제신경세포는 통증 전달의 **(10)관문** 역할을 하고 이 관문을 일반촉각은 여는 역할을 하고 통각은 닫는 역할을 한다. 통증이 있을 때 일반 촉각 자극을 주면 굵은 섬유를 타고 더 빨리 전달되어 관문을 닫아 통증이 조절된다는 설이 문조절이론이다.

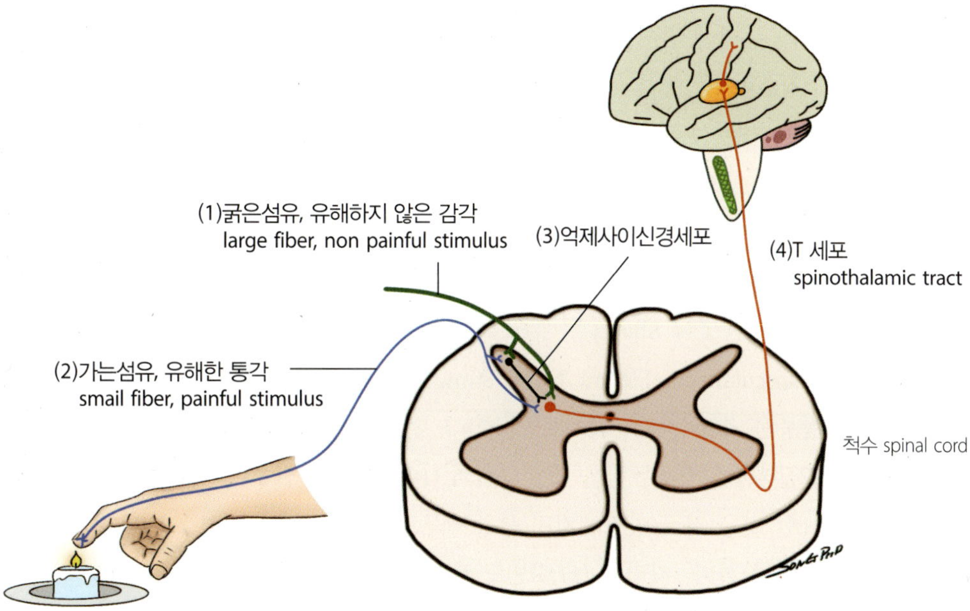
(1)굵은섬유, 유해하지 않은 감각
large fiber, non painful stimulus
(3)억제사이신경세포
(4)T 세포
spinothalamic tract
(2)가는섬유, 유해한 통각
smail fiber, painful stimulus
척수 spinal cord

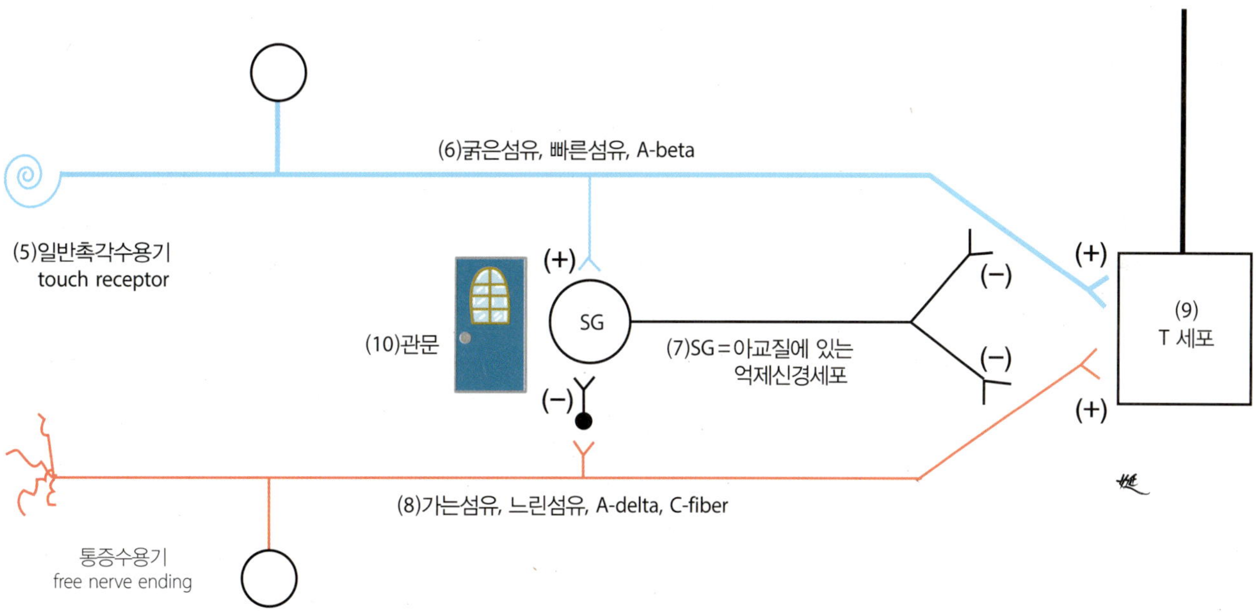
(6)굵은섬유, 빠른섬유, A-beta
(5)일반촉각수용기
touch receptor
(+)
(+)
(-)
SG
(10)관문
(7)SG=아교질에 있는
억제신경세포
(-)
(-)
(+)
(9)
T 세포
(8)가는섬유, 느린섬유, A-delta, C-fiber
통증수용기
free nerve ending

문조절이론의 원리를 이용한 통증조절

문조절이론의 원리에 의한다면 일반촉각을 통증환자에게 넣으면 통증이 조절될 수 있다는 것이다. 이는 어렸을 때 배가 아팠을 때 **(1)할머니**가 '할머니 손은 약손'이라 하며 배를 문질러 주면 통증이 줄어드는 경험을 생각하면 이해가 쉽다. 할머니 손의 촉각자극은 **(2)일반촉각수용기**를 통해 **(3)굵은 섬유**를 타고 척수로 들어가며 **(4)아교질**에 있는 억제뉴런을 흥분시켜 **(5)가는 섬유**를 통해 오는 통증신호를 억제하게 된다. 따라서 뇌로 통증을 전달하는 **(6)T-세포**가 억제된다. 결과적으로 할머니의 촉각자극이 통증을 억제하게 하는 것이다. 그렇다고 모든 병원에서 할머니를 고용하여 아픈 부위를 문질러 줄 수는 없기 때문에 이를 대처할 수 있는 많은 기계들이 개발되었다. 전동 마사지 기계나 전기치료기구들이 이에 해당된다.

경피신경전기자극치료(TENS)를 이용한 통증조절

1967년 CN Shealy는 문조절이론에 의거하여 최초의 **(7)TENS**를 만들었다. TENS는 Transcutaneous Electric Nerve Stimulation(경피신경전기자극)의 약자로 피부에 전기를 흘려 통증을 조절하는 전기치료기구이다. 전기자극은 **(8)굵은 섬유(A_β)**를 자극하므로 척수의 **(9)아교질부위**에 억제뉴런을 활성화시켜 **(10)통증**을 전달하는 가는 섬유(C)를 억제한다. 이때 중요한 것은 자극이 강해지면 통증자극으로 느껴져 가는 섬유(C-fiber)를 자극하게 되므로 주의해야 한다. 따라서 **(11)고빈도 저강도 패턴의 전기자극**을 이용하여 일반감각신경만을 자극하도록 한다.

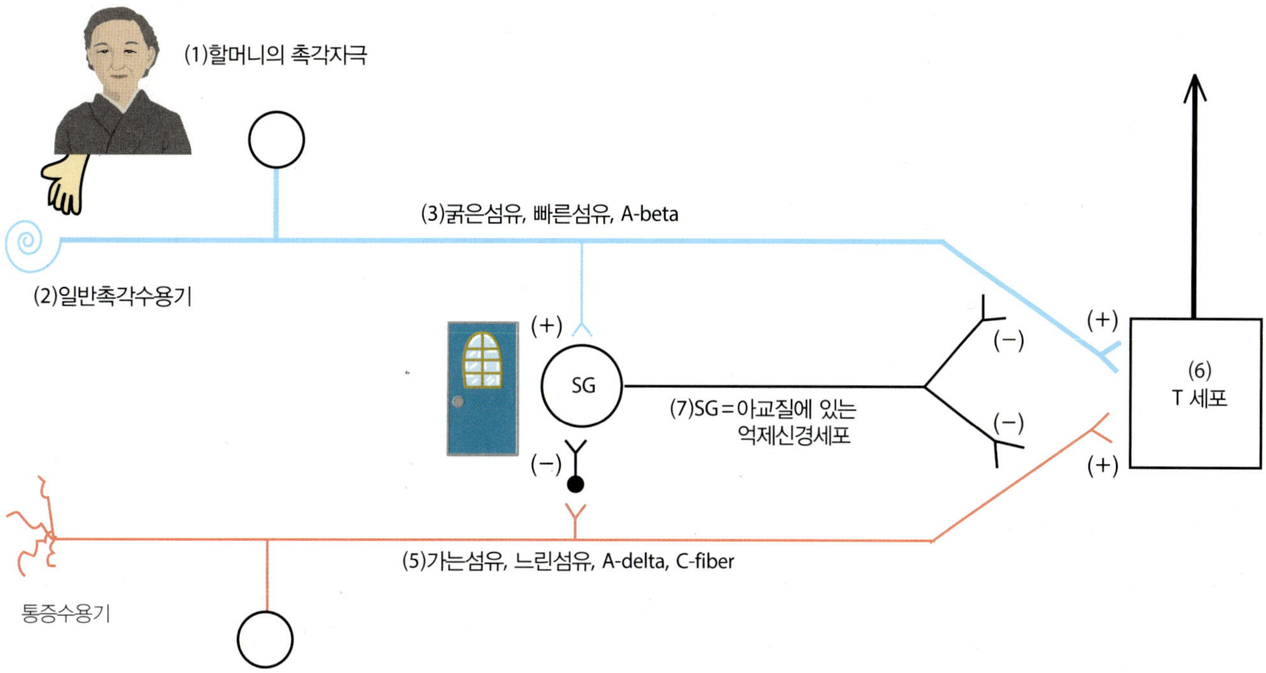
(1)할머니의 촉각자극
(3)굵은섬유, 빠른섬유, A-beta
(2)일반촉각수용기
(+)
SG
(−)
(−)
(−)
(+)
(+)
(6)
T 세포
(7)SG=아교질에 있는
억제신경세포
(5)가는섬유, 느린섬유, A-delta, C-fiber
통증수용기

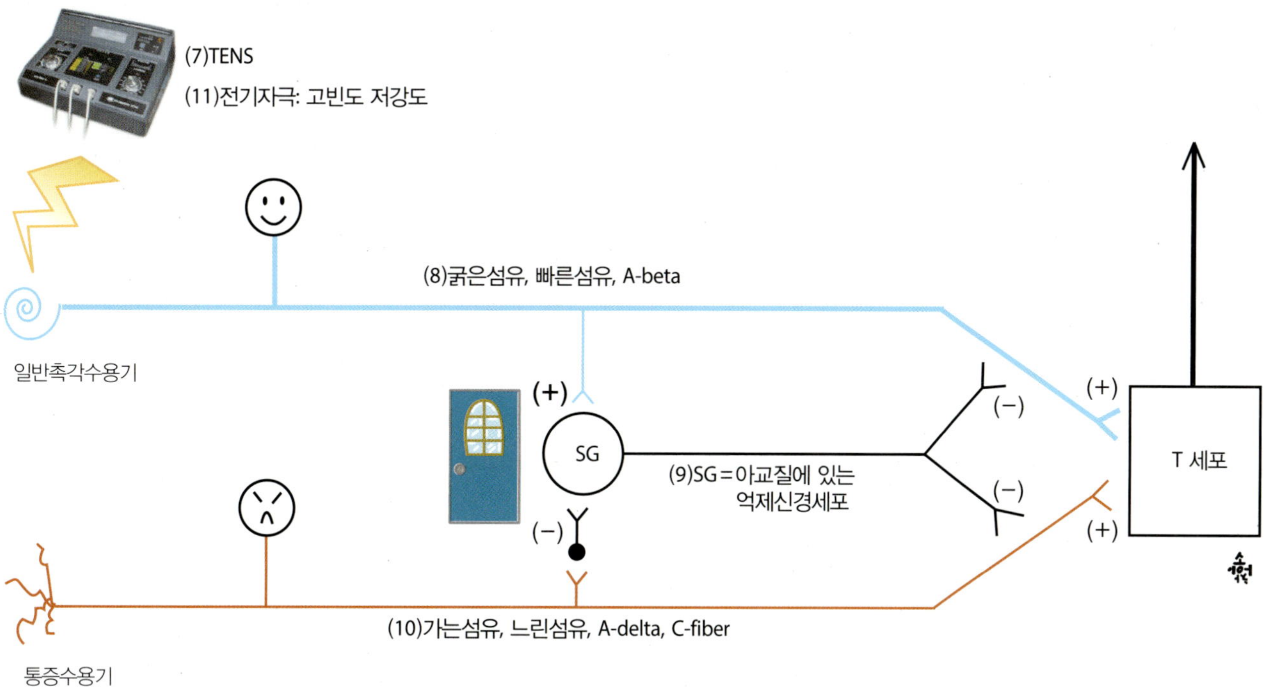
(7)TENS
(11)전기자극: 고빈도 저강도
(8)굵은섬유, 빠른섬유, A-beta
일반촉각수용기
(+)
SG
(−)
(−)
(−)
(+)
(+)
T 세포
(9)SG=아교질에 있는
억제신경세포
(10)가는섬유, 느린섬유, A-delta, C-fiber
통증수용기

통증의 새로운 경로 발견 > 통증이 전달되는 새로운 경로가 발견되었다. 이질통을 갖고 있는 쥐의 뒤기둥로를 절단함으로써 통증이 없어지는 것을 관찰하였는데 이질통과 같은 신경병증(neuropathic) 상태에서는 일반감각이 전달되는 뒤기둥로를 통해 통증이 전달되었다. 다시 말하면 비정상적인 통증기전 상태에서는 가는 섬유(C)가 아닌 일반감각을 전달하는 굵은 섬유(A_{β})를 통해 통증이 전달된다는 것이다. 따라서 기존의 문조절이론에 근거한 통증조절 방법은 신경병증 상태에는 적용될 수 없었다. 문조절이론은 일반감각을 촉진하여 통증을 억제하는 것이므로 일반감각으로 전달되는 통증은 조절이 되지 않는다. 따라서 새로운 통증의 이론으로 접근하게 되었는데, 이 새로운 통증조절 이론이 **엔돌핀설**이다.

엔돌핀설 > 저빈도—고강도의 경피신경자극은 **(1)엔돌핀**(내재성 아편물질)의 분비를 증가시킨다. 이 엔돌핀은 신경섬유의 말단에서 **(2)칼슘의 유입**을 억제하므로 **(3)신경전달물질의 분비를 억제**시켜 신경전달을 방해하게 되고 최종적으로 통증전달이 억제된다.

경피신경전기자극치료(TENS)를 이용한 통증조절

(4)가는 섬유(C)를 자극하므로 신경말단에서 **(5)내재성 아편물질(엔돌핀)**이 분비된다. 엔돌핀은 신경전달을 억제하는 역할을 한다. 이때는 **(6)저빈도 고강도 패턴의 전기자극**을 이용하므로 근육수축도 동반될 수 있다.

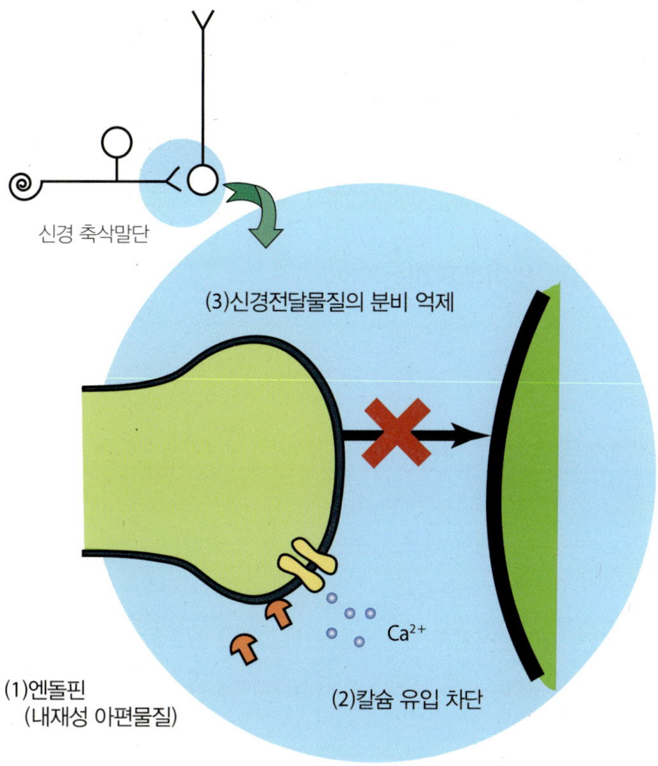
신경 축삭말단
(3)신경전달물질의 분비 억제
Ca^{2+}
(1)엔돌핀
(내재성 아편물질)
(2)칼슘 유입 차단

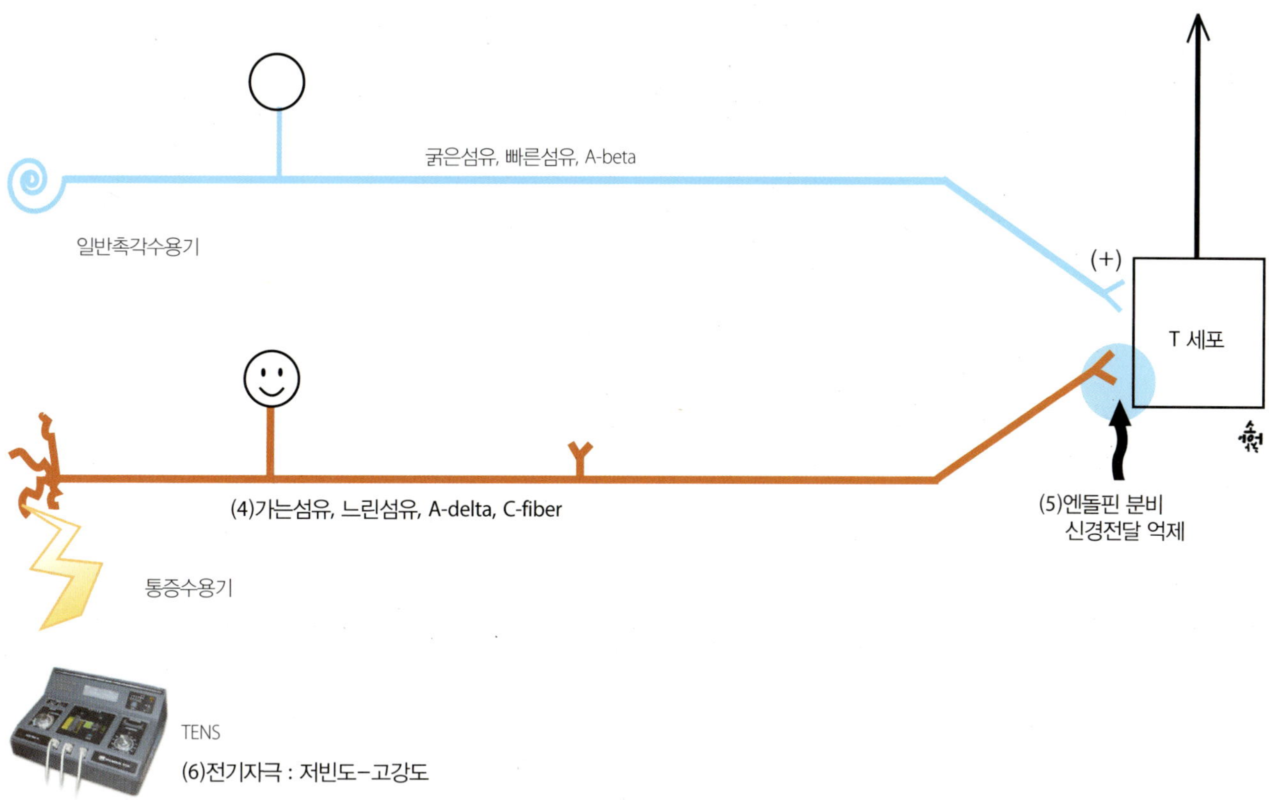
굵은섬유, 빠른섬유, A-beta
일반촉각수용기
(+)
T 세포
(4)가는섬유, 느린섬유, A-delta, C-fiber
(5)엔돌핀 분비
신경전달 억제
통증수용기
TENS
(6)전기자극 : 저빈도-고강도

15 » 연습문제

1. 통증을 받아들이는 수용기를 무엇이라고 하는가?

정답 자유신경종말(free nerve ending)

2. 감각의 전달속도에 대한 설명 중 옳은 것은?

① 말이집형성이 되어 있는 신경이 전달속도가 더 빠르다.
② 굵은신경은 많은 양의 정보를 전달해야 하므로 전달속도가 느리다.
③ 통각이 감각 중 가장 빠른 전달속도를 갖는다.
④ 통각은 뒤기둥로를 타고 뇌로 전달된다.

해설 ① Aβ는 굵은 섬유로 말이집형성(myelination)이 되어 있고 전달속도가 빠르고, Aδ 섬유는 가는 섬유로 말이집형성이 되어 있고 전달속도가 느리다.
② 굵은신경은 전달속도가 빠르다.
③ 통각은 일반감각보다 느린 전달속도를 갖는다.
④ 통각은 척수의 척수시상로(spinothalamic tract)를 타고 뇌로 전달된다.

정답 ①

3. 통증의 전달경로 중 빈칸에 들어갈 적절한 내용으로 옳은 것은?

> 자유신경종말(free nerve ending) — 뒤뿌리(dorsal root) — (A) — 앞백색질맞교차(anterior white commissure) — 앞가쪽섬유다발(anterolateral funiculus) — (B) — 시상(thalamus)의 뒤가쪽배쪽핵(ventral posterolateral; VPL) — 속섬유막(internal capsule) — (C)

정답 A: 척수후각의 Ⅰ, Ⅱ, Ⅴ 층판에서 연접, B: 척수섬유띠(spinal lemniscus), C: 일차몸감각영역(primary somatosensory area, 3, 1, 2)에 정지

4. 보기의 내용은 어떤 통증에 대한 설명인가?

> 통증을 전달하는 신경 자체의 문제로 문제가 발생하지 않는 상황에서 통증을 전달하는 비정상적인 상황이다. 당뇨, 뇌졸중, 척수손상과 같은 만성질환이 있을 때 나타나게 된다.

① 유해자극통증
② 연관통증
③ 신경병증통증
④ 부챗살통증

정답 ③

5. 경피신경전기자극치료기와 관련된 통증조절 이론으로 적절한 것은?

① 특이설
② 양식설
③ 엔돌핀설
④ 문조절이론

해설 문조절이론에 의거하여 제작된 경피신경전기자극(TENS, Transcutaneous Electric Nerve Stimulation)는 피부에 전기를 흘려 통증을 조절하는 전기치료기구이다.

정답 ④

6. 통증과 체온 감각을 주로 몸에서 뇌로 전달하는 척추로는?

① Corticospinal tract
② Spinothalamic tract
③ Dorsal column-medial lemniscus pathway
④ Rubrospinal tract

해설 척수시상로는 통증, 체온 및 비분별성촉각을 뇌로 전달하는 척수의 오름신경로이다.
① 피질척수로는 대뇌겉질에서 신체의 근육으로 운동 신호를 전달하는 내림경로이다.
③ 뒤기둥-안쪽섬유띠로는 오름신경로이지만 주로 통증이나 체온이 아닌 분별촉각, 진동 및 고유 감각(몸의 위치 감각)을 전달한다.
④ 적색척수로는 운동 기능, 특히 손의 미세한 운동 조절을 조절하는 내림신경로이다.

정답 ②

7. 통증의 문조절이론에 따른 통증감각을 완화하는 가장 효율적인 방법은?

① 통증 자극의 양을 증가시킴으로써.
② 작은 신경 섬유의 활동을 감소시킴으로써.
③ 큰 신경 섬유의 활동을 증가시킴으로써.
④ 통증을 완전히 무시함으로써.

해설 척통증의 문조절이론에 따르면, 큰 신경 섬유(A-베타 섬유)가 전달하는 비통증성 자극은 문을 억제하거나 "폐쇄"하여 통증 신호가 뇌로 전달되는 것을 감소시킬 수 있다. 따라서 통증이 있는 부위 근처를 마사지하거나 냉찜질을 하는 등의 방법으로 통증을 완화할 수 있는데, 이는 큰 신경섬유를 자극하여 통각수용체를 닫아주기 때문이다.
① 통증 자극의 양을 늘리면 문조절이론에 따라 작은 신경 섬유(C 섬유 및 A-델타 섬유)가 활성화되어 문이 열리고 통증 지각이 증가한다.
② 작은 신경 섬유의 활동을 줄이면 이론적으로는 통증을 줄일 수 있지만 그 활동을 줄이기 어렵다.
④ 통증을 완전히 무시하는 것은 불가능하며, 이론에 따르면 인지적 요인이 통증 인식에 영향을 미칠 수 있지만 단순히 통증을 무시하는 것만으로는 통증의 조절이 되지 않는다.

정답 ③

학습목표

- 자율신경계의 구성을 이해한다.
- 교감신경과 부교감신경의 해부를 이해한다.
- 팔신경얼기의 해부를 이해한다.
- 허리엉치신경얼기의 해부를 이해한다.
- 말초신경의 병변의 기전을 이해한다.
- 상호억제의 원리를 이해한다.

주요용어

brachial	위팔, 상완. 위팔의	post	뒤, 후
ganglion	신경절. 신경세포(neuron)의 세포체가 있는 부분	pre	앞, 전
lumbosacral	허리엉치-	submandibular	턱밑, 악하. 턱 밑부분의

chapter **16**

말초신경계

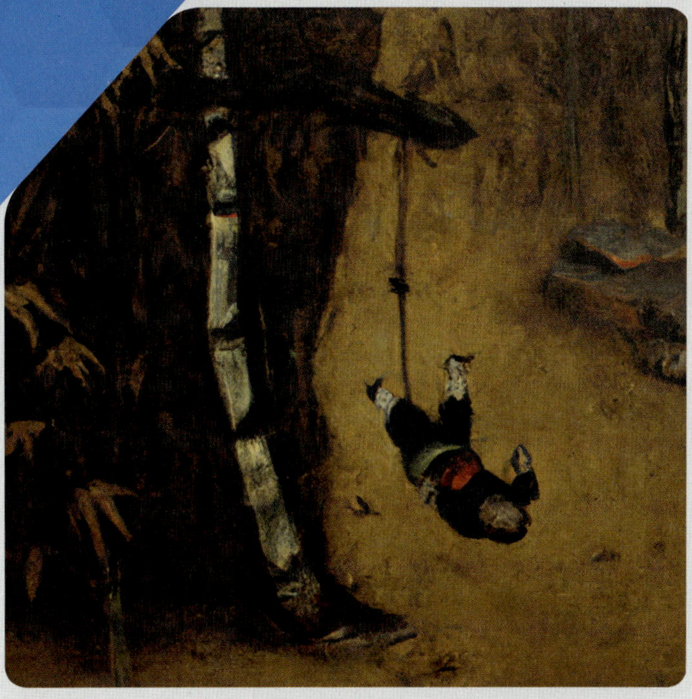

사진설명 >>

높은 나무에서 떨어져 목이 한쪽으로 꺾인 경우, 팔신경얼기의 위줄기가 손상될 가능성이 있다. 이러한 손상은 에르브 마비라고도 하며, 팔과 어깨를 제어하는 신경근의 기능 손실을 초래한다. 말초신경계는 감각 수용기에서 발생한 신호를 뇌로 전달하는 첫 번째 관문이자 뇌에서 발생한 운동 신호를 근육에 전달하는 최종 통로 역할을 한다. 이러한 말초신경이 손상되면 근육은 마비되어 원하는 움직임과 자세를 유지할 수 없게 된다.

자율신경계 > 자율신경계(autonomic nervous system; ANS)는 **교감신경(sympathetic nerve)**과 **부교감신경(parasympathetic nerve)**으로 나뉜다.

(1)교감신경(sympathetic nerve)은 긴급 상황에 대처하기 위한 즉각적인 반응을 담당하고 **부교감신경(parasympathetic nerve)**은 에너지의 보존과 축적과 관련된 느린 반응을 담당한다.

교감신경경 > 교감신경(sympathetic nerve)의 핵은 **(2)가슴허리신경(thoracolumbar, T1–L2, 3)**에서 나오며 **(3)신경절(ganglion)**은 핵에 가깝게 위치하고 있다. 교감신경의 핵에서 신경절까지의 신경섬유를 **(4)신경절이전신경(preganglionic nerve)**이라 하고 신경절에서 효과기까지의 신경섬유를 **(5)신경절이후신경(postganglionic nerve)**이라 한다. 교감신경은 신경절이 핵에 가깝게 위치해 있으므로 신경절이후신경이 신경절이전신경보다 길다.

교감신경의 **신경절이전신경(preganglionic nerve)**에서 나오는 신경절달물질은 **아세틸콜린**이며 **신경절이후신경(postganglionic nerve)**에서 나오는 신경전달물질은 **노르아드레날린**이다.

교감신경의 신경절은 척수의 옆에 위치하는 **(6)척수옆신경절(paravertebral ganglia)**과 척수의 앞에 위치하는 **(7)척수앞신경절(prevertebral ganglia)**로 나뉜다.

척수옆신경절(paravertebral ganglia)은 **(8)목신경(cervical)** 3쌍, **(9)가슴신경(thoracic)** 11~12쌍, **(10)허리신경(lumbar)** 5쌍, **(11)엉치신경(sacral)** 4~5쌍, **(12)홀신경절(ganglion impar)** 1개로 구성되며 **(7)척수앞신경절(prevertebral ganglia)**은 **(13)복강신경절(celiac ganglion)**, **(14)위창자간막신경절(superior mesenteric ganglion)**, **(15)아래창자간막신경절(inferior mesenteric ganglion)**로 구성된다.

(6)척수옆신경절(paravertebral ganglia)에서 나오는 신경섬유는 동공확대, 침분비억제, 심장박동증가, 기관지확장의 기능이 있으며 **(7)척수앞신경절(prevertebral ganglia)**에서 나오는 신경섬유는 소화억제, 소화효소분비억제, 오르가즘촉진, 방광이완의 기능이 있다.

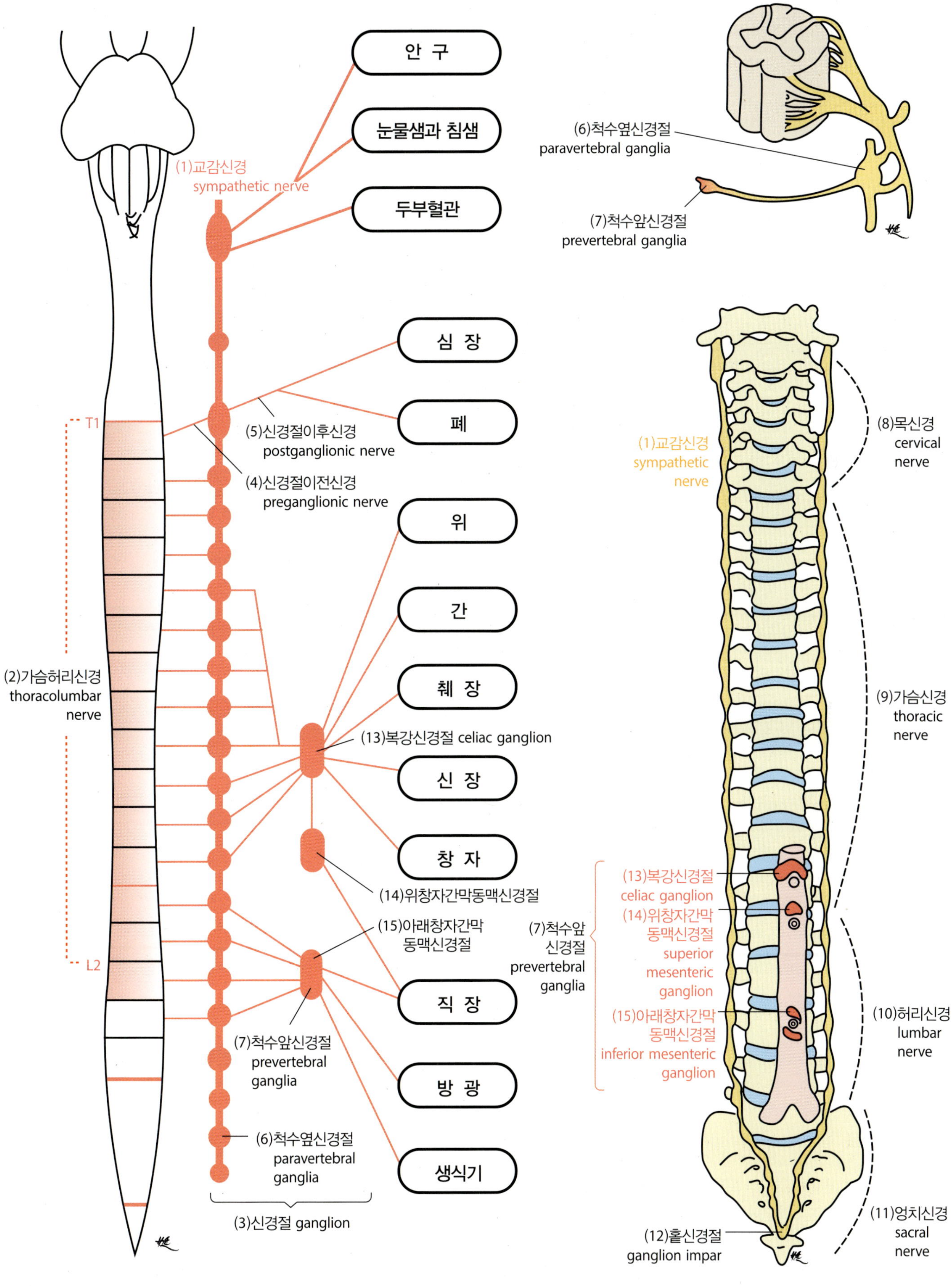
안 구
눈물샘과 침샘
두부혈관
(1)교감신경
sympathetic nerve
심 장
폐
(5)신경절이후신경
postganglionic nerve
(4)신경절이전신경
preganglionic nerve
T1
L2
(2)가슴허리신경
thoracolumbar
nerve
위
간
췌 장
(13)복강신경절 celiac ganglion
신 장
창 자
(14)위창자간막동맥신경절
(15)아래창자간막
동맥신경절
직 장
(7)척수앞신경절
prevertebral
ganglia
방 광
(6)척수옆신경절
paravertebral
ganglia
생식기
(3)신경절 ganglion
(6)척수옆신경절
paravertebral ganglia
(7)척수앞신경절
prevertebral ganglia
(8)목신경
cervical
nerve
(1)교감신경
sympathetic
nerve
(9)가슴신경
thoracic
nerve
(7)척수앞
신경절
prevertebral
ganglia
(13)복강신경절
celiac ganglion
(14)위창자간막
동맥신경절
superior
mesenteric
ganglion
(15)아래창자간막
동맥신경절
inferior mesenteric
ganglion
(10)허리신경
lumbar
nerve
(11)엉치신경
sacral
nerve
(12)홀신경절
ganglion impar

부교감신경 > 부교감신경(parasympathetic nerve)의 핵은 **뇌신경 III, VII, IX, X**과 **(1)엉치신경(sacral) 2, 3, 4**에서 나오며 신경절은 효과기에 가깝게 위치하므로 핵에서는 멀리 떨어져 있다. 부교감신경도 교감신경과 같이 **(2)신경절이전신경**과 **(3)신경절이후신경**이 있는데 부교감신경은 신경절이 효과기 근처에 있으므로 신경절이전신경이 신경절이후신경보다 길다.

부교감신경의 신경절이전신경과 신경절이후신경에서 나오는 신경전달물질은 **아세틸콜린**이다.

부교감신경의 신경절은 뇌신경(III, VII, IX, X)의 핵과 연결되는 **(4)섬모체신경절(ciliary ganglion)**, **(5)날개입천장신경절(pterygopalatine ganglion)**, **(6)턱밑신경절(submandibular ganglion)**, **(7)귀신경절(otic ganglion)**, **(8)벽속신경절(intramural[terminal] ganglion)**과 **(1)엉치신경(sacral) 2, 3, 4**와 연결되는 **(9)벽속신경절(intramural ganglion)**이 있다.

섬모체신경절(ciliary ganglion)에서 나오는 신경섬유는 동공수축을 담당하고 **날개입천장신경절(pterygopalatine ganglion)**에서 나오는 신경섬유는 눈물분비를 담당하며 **턱밑신경절(submandibular ganglion)**과 **귀신경절(otic ganglion)**에서 나오는 신경섬유는 **침분비**를 담당한다.

미주신경(vagus nerve)과 연결되는 **(8)벽속신경절(intramural ganglion)**에서 나오는 신경섬유는 심장박동감소, 기관지축소, 소화기능촉진을 담당한다.

(1)엉치신경(sacral) 2, 3, 4와 연결되는 **(9)벽속신경절(intramural ganglion)**에서 나오는 신경섬유는 소화기능촉진, 방광수축, 발기의 기능을 담당한다.

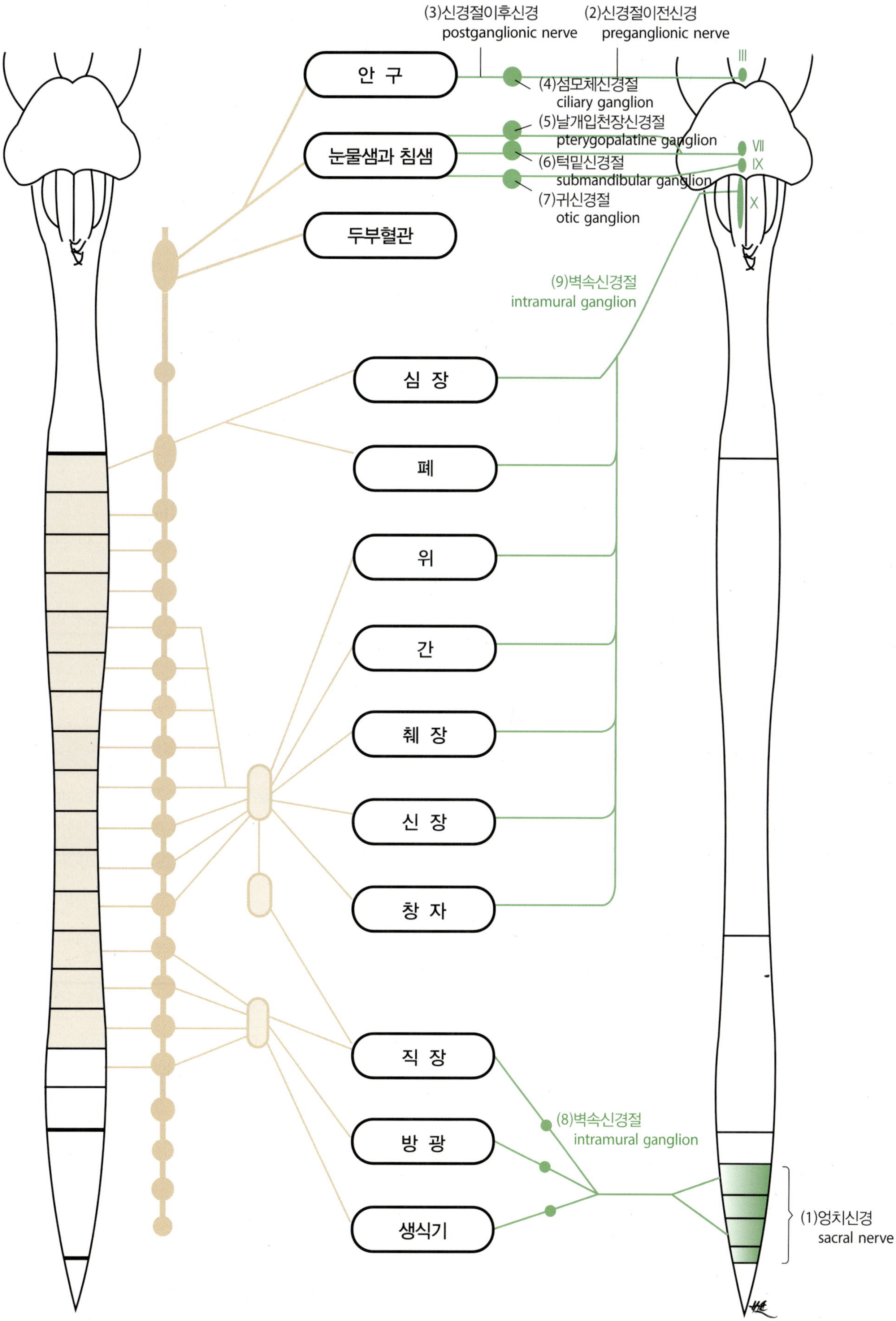

(3)신경절이후신경
postganglionic nerve
(2)신경절이전신경
preganglionic nerve
안 구
(4)섬모체신경절
ciliary ganglion
(5)날개입천장신경절
pterygopalatine ganglion
눈물샘과 침샘
(6)턱밑신경절
submandibular ganglion
(7)귀신경절
otic ganglion
두부혈관
III
VII
IX
X
(9)벽속신경절
intramural ganglion
심 장
폐
위
간
췌 장
신 장
창 자
직 장
방 광
생식기
(8)벽속신경절
intramural ganglion
(1)엉치신경
sacral nerve

팔신경얼기 > **팔신경얼기(brachial plexus)**는 목부분에서 기인하여 팔을 지배하는 신경들의 신경얼기이다. 팔신경얼기의 구조는 나무구조와 비슷하다. 나무에 뿌리와 줄기, 가지가 있듯이 팔신경얼기도 뿌리(root), 줄기(trunk), 가지(branch)의 구조를 가진다.

팔신경얼기는 목신경 5번(C5)에서 가슴신경 1번(T1)의 신경뿌리에서 기인하여 3개의 신경줄기(trunk)를 형성한다. 위줄기(upper trunk), 중간줄기(middle trunk), 아래줄기(lower trunk) 각각 3개의 줄기는 즉시 앞신경갈래(anterior division)와 뒤신경갈래(posterior division)를 낸다. 갈래는 모여서 3개의 신경다발을 형성하는데 3개의 뒤신경갈래가 모여 뒤신경다발을 형성하고 위 · 중간의 앞신경갈래가 모여 가쪽신경다발(lateral cord)을 형성하고 아래줄기의 앞신경갈래가 안쪽신경다발(medial cord)을 형성한다. 다시 신경다발은 다섯 가지의 주요 신경가지를 이룬다. 가쪽신경다발은 근육피부신경(musculocutaeus nerve)과 정중신경(median nerve)의 가쪽가지를 형성하고, 안쪽신경은 자신경(ulnar nerve)과 정중신경(median nerve)의 안쪽가지를 형성하며, 뒤신경다발은 겨드랑신경(axillary nerve)과 노신경(radial nerve)을 형성한다.

팔신경얼기 그리기 >

1. 동그라미 5개를 그린다. 그 안에 C5, C6, C7, C8, T1이라고 적는다.
2. C5의 동그라미와 C6의 동그라미를 묶어 하나의 수평선을 긋는다.
3. C7의 동그라미에서 하나의 수평선을 긋는다.
4. C8의 동그라미와 T1의 동그라미를 묶어 하나의 수평선을 긋는다.
5. 첫 번째 수평선과 두 번째 수평선에 X(볼링용어: 스트라이크)와 /(볼링용어: 스페어)를 그린다.
6. 첫 번째 수평선과 세 번째 수평선에서 선을 그려 연결하여 하나의 선으로 만든다.
7. 두 번째 수평선을 둘로 나눈다.
8. 동그라미 5개 위에 **신경뿌리(root)**라고 표시한다.
9. 3개의 수평선에 U, M, L이라고 표시하고 위에 **줄기(trunk)**라고 표시한다(upper, middle, lower).
10. X(스트라이크)와 /(스페어) 옆의 수평선에 L, P, M이라고 표시하고 위에 **다발(cord)**라고 표시한다(lateral, posterior, medial).
11. P라고 표시한 부분으로 모이는 3개의 선에 P라고 표시하고 나머지는 A라고 표시한다. 그 위에 **갈래(division)**라고 표시한다.
12. 맨 마지막의 5개의 수평선 끝에 MC(musculocutaeus: 근육피부신경), A(axillary: 겨드랑신경), R(radial: 노신경), M(median: 정중신경), U(ulnar: 자신경)라고 표시한다. 위에서 아래로 읽으면 **마르무(MARMU)**가 된다. 그 위에 **가지(branch)**라고 표시한다.

팔신경얼기가 완성된다.

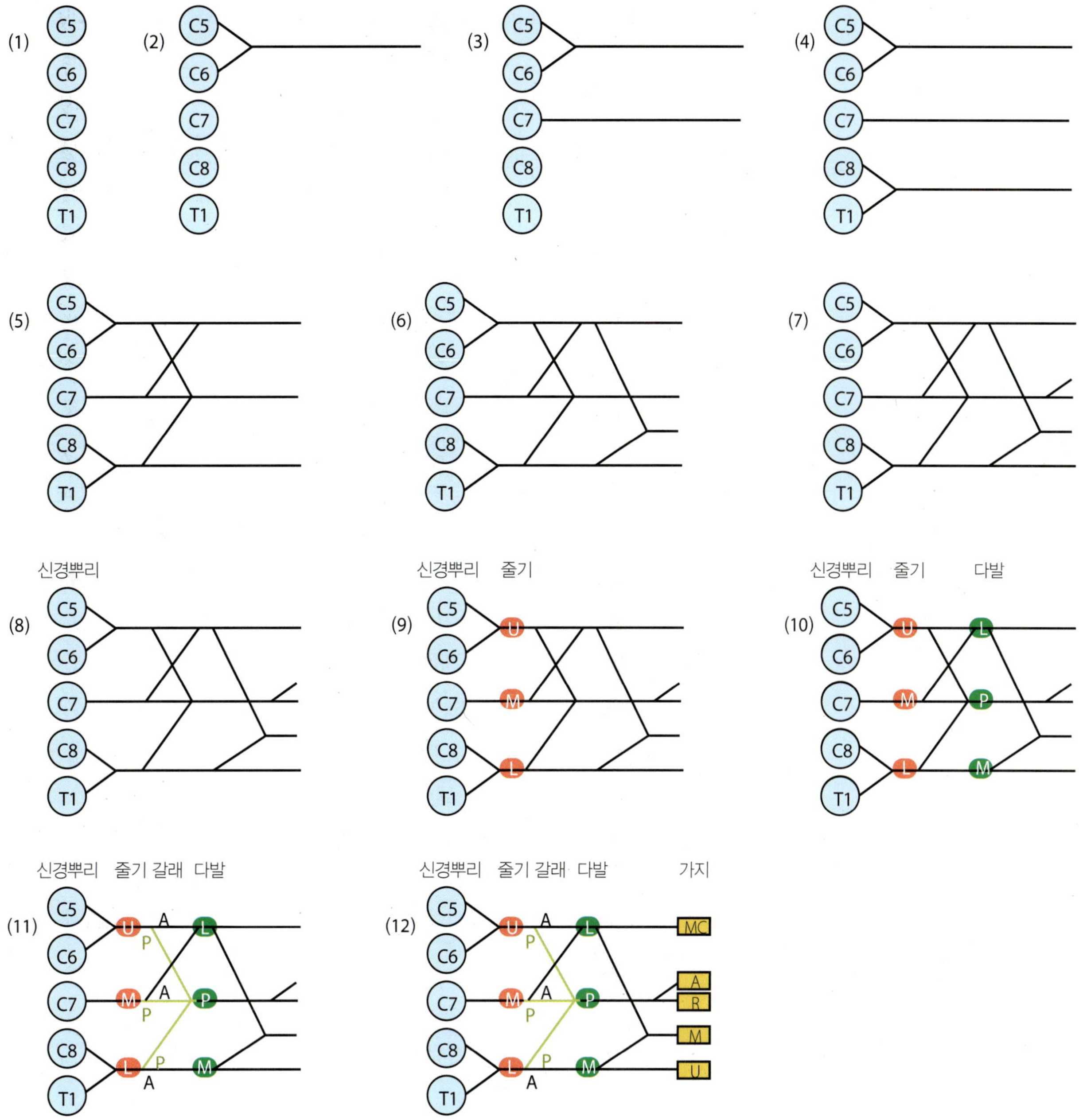
(1)
(2)
(3)
(4)
(5)
(6)
(7)
(8)
(9)
(10)
(11)
(12)
C5
C6
C7
C8
T1
신경뿌리
줄기
갈래
다발
가지
U
M
L
A
P
MC
R

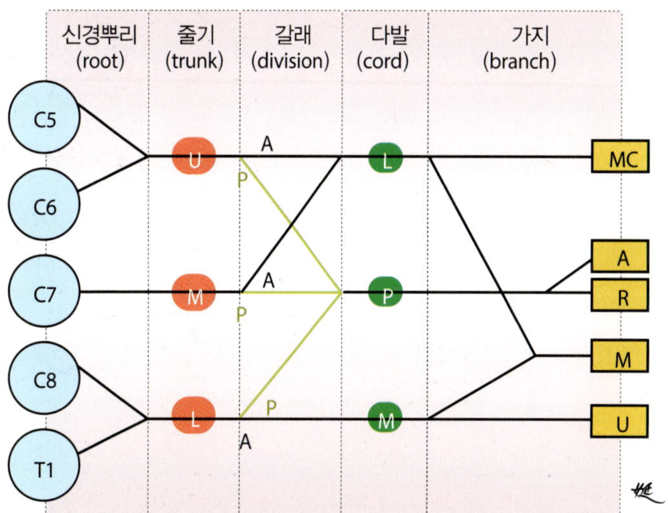
신경뿌리 (root)
줄기 (trunk)
갈래 (division)
다발 (cord)
가지 (branch)
C5
C6
C7
C8
T1
U
M
L
A
P
MC
A
R
M
U

허리엉치신경얼기 >

허리엉치신경얼기(lumbosacral plexus)은 허리뼈와 엉치뼈에서 기인하여 다리를 지배하는 신경들의 신경얼기이다.

허리엉치신경얼기는 허리신경1번(L1)에서 엉치신경4번(S4)의 신경뿌리에서 기인한다. 허리신경1번에서 허리신경4번까지를 허리신경얼기라고 하며, 허리신경4번에서 엉치신경 4번까지는 엉치신경얼기라고 한다. 팔신경얼기는 뿌리, 줄기, 갈래, 다발로 이루어진 반면 허리신경얼기는 뿌리와 갈래 2가지만으로 이루어져 있다. 허리신경얼기의 앞신경갈래에는 폐쇄신경(obturator nerve)이 나오며 뒤신경갈래에는 넙다리신경(femoral nerve)이 나온다. 엉치신경얼기도 앞신경갈래와 뒤신경갈래로 구성되어 있다. 엉치신경얼기에서는 앞신경갈래와 뒤신경갈래가 모여 인체에서 가장 큰 궁둥신경(sciatic nerve)이 나오며 궁둥신경은 정강신경(tibial nerve)과 온종아리신경(common peroneal nerve)으로 나뉜다.

허리엉치신경얼기 > 그리기

1. 동그라미 7개를 그린다. 그 안에 L2, L3, L4, L5, S1, S2, S3이라고 적는다.
2. L2, L3, L4의 동그라미에서 선을 그어 하나로 묶고 다시 2개의 선으로 나눈다. 사람이 손을 들고 있는 모양이다.
3. 위와 같은 방법으로 L5, S1, S2의 동그라미에서 선을 그어 하나로 묶고 다시 2개의 선으로 나눈다. 역시 사람이 손을 들고 있는 모양이다.
4. 먼저 그린 사람모양 중 L4의 동그라미에서 한 선을 그어 L5에서 나온 선에 연결한다.
5. S3의 동그라미에서 한 선을 그어 S2에서 나온 선에 연결한다.
6. L2~L4로 구성된 사람모양의 양쪽 다리처럼 나온 가지 중 L2쪽의 가지에 넙다리신경이라고 표시한다. 다른 쪽 가지는 폐쇄신경이라고 표시한다.
7. L5~S2로 구성된 사람모양의 양쪽다리를 합쳐서 궁둥신경이라고 표시하며 L5쪽의 가지에 온종아리신경, 다른 가지에 정강신경이라고 표시한다.

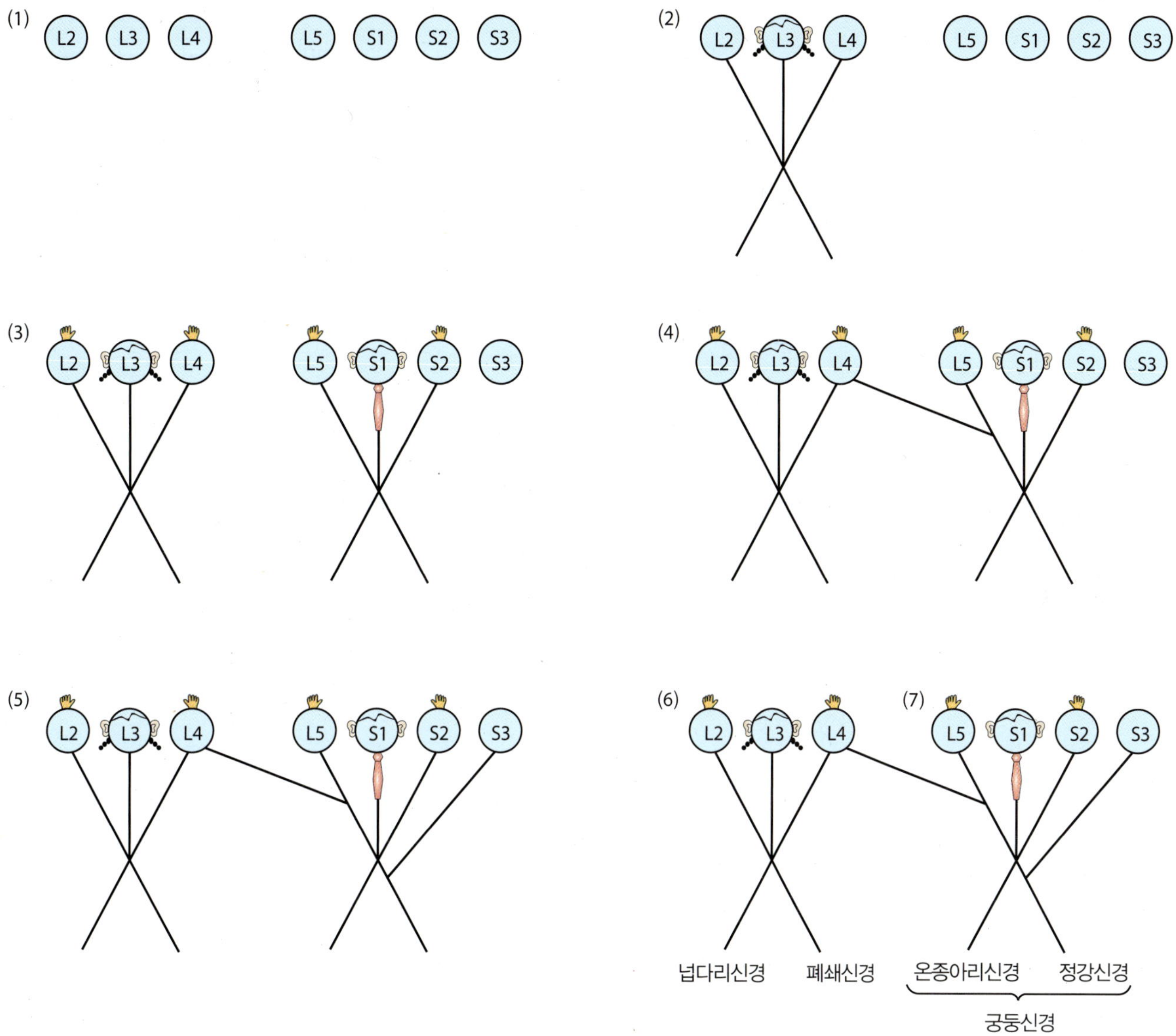
(1)
L2 L3 L4 L5 S1 S2 S3
(2)
L2 L3 L4 L5 S1 S2 S3
(3)
L2 L3 L4 L5 S1 S2 S3
(4)
L2 L3 L4 L5 S1 S2 S3
(5)
L2 L3 L4 L5 S1 S2 S3
(6)
L2 L3 L4
(7)
L5 S1 S2 S3
넙다리신경
폐쇄신경
온종아리신경
정강신경
궁둥신경

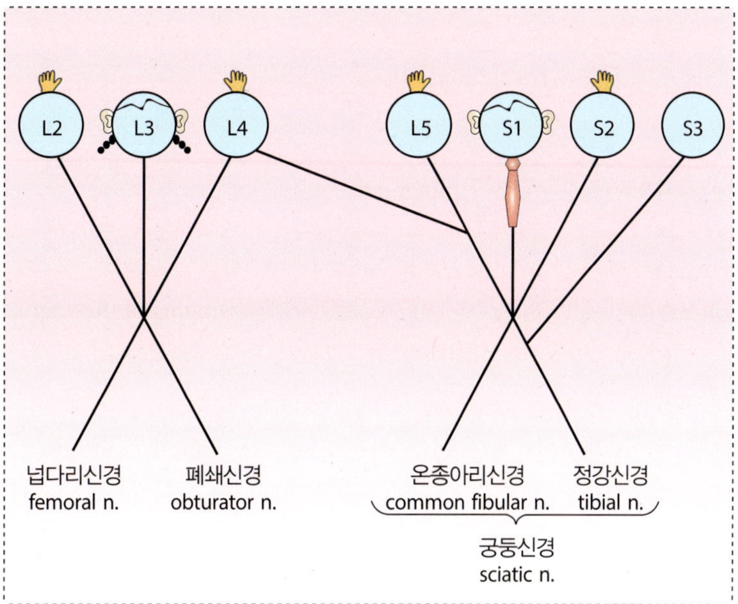
L2 L3 L4 L5 S1 S2 S3
넙다리신경
femoral n.
폐쇄신경
obturator n.
온종아리신경
common fibular n.
정강신경
tibial n.
궁둥신경
sciatic n.

팔신경얼기 병변 > 머리나 어깨부위의 과도한 견인에 의해 머리와 어깨부위의 각도가 벌어지면서 팔신경얼기를 이루는 척수신경이나 신경뿌리가 손상된다. **(1)에르브마비(Erb's palsy)**와 **(2)클룸프케마비(klumpke's paralysis)**가 가장 흔하게 나타난다.

에르브마비 > **(3)아기를 출산**할 때처럼 목을 세게 잡아 당겨 지나치게 늘릴 때 또는 높은 곳에서 떨어져 **(4)목부분**이 과도하게 신장이 될 때 생기며, 팔신경얼기 중 위줄기(upper trunk)의 손상으로 생긴다.

마비되는 근육은

- 세모근(deltoid): 어깨관절 벌림
- 위팔두갈래근(biceps brachii): 팔꿉관절 굽힘, 뒤침
- 위팔근(brachialis): 팔꿉관절 굽힘
- 위팔노근(brachioradialis): 뒤침
- 가시위근(supraspinatus): 어깨관절 벌림
- 가시아래근(infraspinatus): 어깨관절 가쪽돌림
- 작은원근(teres minor): 어깨관절 가쪽돌림

손상되는 기능은

- 굽힘(flexion)
- 벌림(abduction)
- 가쪽돌림(lateral rotation)
- 아래팔굽힘(flexion of forearm)

특징적으로 **(5)웨이터가 팁 달라고 하는 자세(waiter's tip position)**를 나타낸다.

클룸프케마비 > 팔신경얼기 중에서 아래줄기(lower trunk)의 손상시 생기는데 팔을 갑자기 위로 잡아당길 때 생긴다. 주로 자신경(ulnar nerve)에 영향이 오므로 **(6)갈퀴손(claw hand)**의 양상도 나타난다.

손상되는 기능은

- 손목굽힘(wrist flexion), 내재근 운동의 손상

감각이 둔화되는 부분은

- 위팔, 팔, 손의 안쪽(ulnar side)이다.

긴가슴신경 손상 > 무거운 물건을 들 때 늘어나거나 유방절제술시 손상될 수 있다. 손상시 앞톱니근(serratus anterior)이 제 역할을 하지못해 **(7)날개어깨뼈(winging of the scapula)**가 발생한다. 벽을 양손으로 밀어 보면 한쪽 어깨뼈가 뒤로 들리는 것을 볼 수 있다.

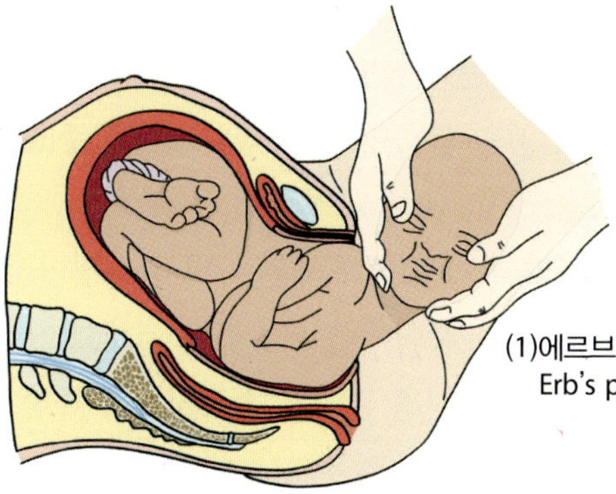

(1)에르브마비
Erb's palsy

(3)아기의 출산

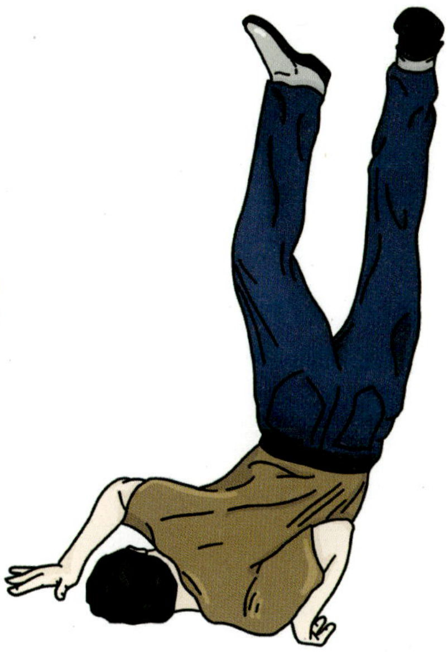

(4)목부분의 과도한 신장

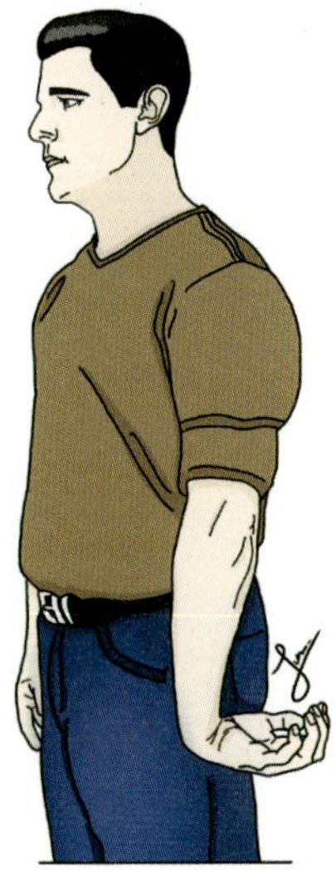

(5)웨이터가 팁 달라고 하는 자세
waiter's tip position

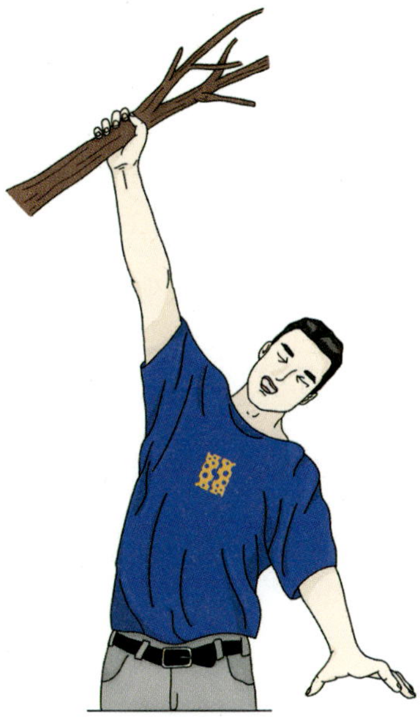

(2)클룸프케마비
Klumpke palsy

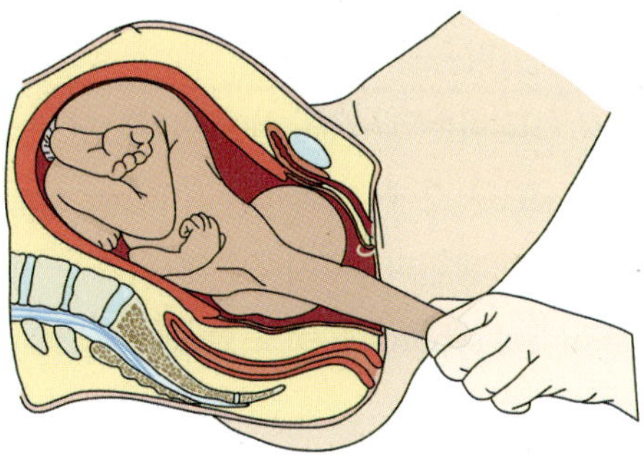

(6)갈퀴손
claw hand

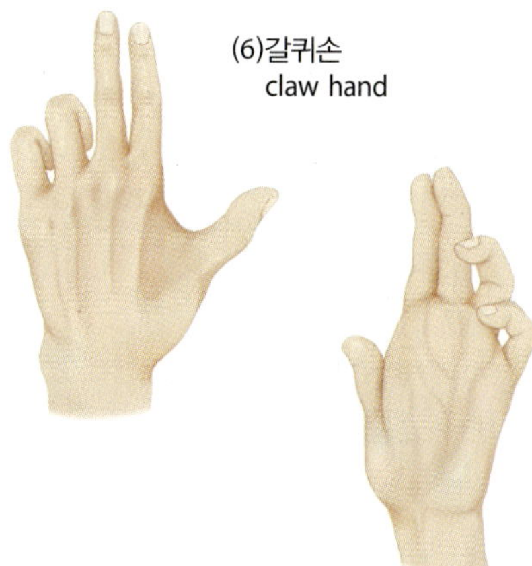

(7)날개어깨뼈
winging of the scapula

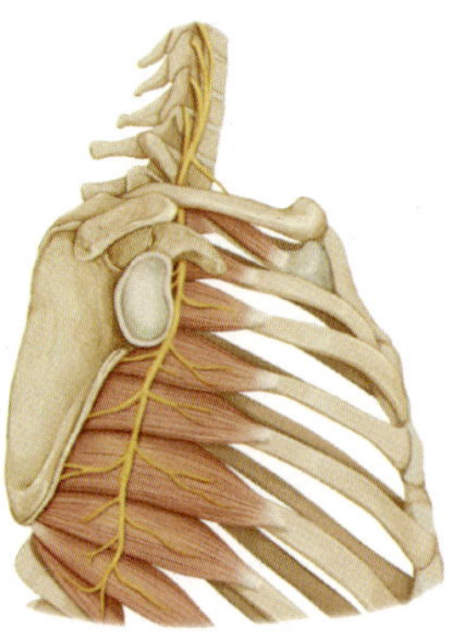

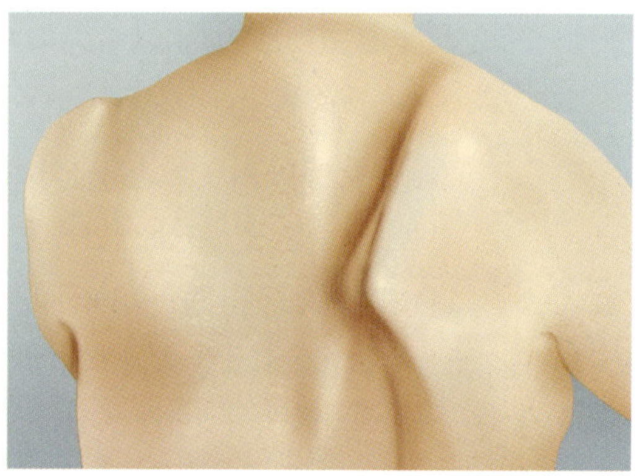

노신경 > **노신경(radial nerve)**은 목발에 의한 압박, 관통상, 위팔목탈구(humerus neck dislocation) 노신경고랑(radial nerve groove) 부위의 골절에 의해 손상받아 침범된다.

증상으로는 **(1)손목처짐(wrist drop)**과 팔목 외측에 압통과 통증이 있는 테니스 팔꿈증(tennis elbow)이 나타날 수 있다.

토요일밤 마비 > (saturday night palsy) 노신경 마비로도 알려진 토요일 밤의 마비는 손목과 손의 갑작스러운 마비가 특징인 질환이다. 토요일 밤 마비라고 불리우는 이유는 과음후 의자 등받이에 겨드랑을 걸치고 잠에 들어 겨드랑이의 노신경이 압박되어 나타나기 때문이다. 노신경 손상시 손목처짐이 특징적으로 나타난다.

자신경 > **자신경(ulnar nerve)**은 일반적으로 다음 네 곳에서 잘 일어난다.

위팔뼈의 **안쪽위관절융기** 뒤, 손목, 손, 자쪽손목굽힘근(flexor carpi ulnaris)의 자뼈머리(ulnar head)와 위팔뼈머리(humeral head)를 연결하는 힘줄활(tendinous arch)에 의해 형성된 **팔꿉굴(cubital tunnel)**이다.

상지의 신경손상 중 27% 이상이 이 자신경과 관련이 있다. 주로 찔린상처(stab wound), 위팔뼈의 말단끝, 팔꿈치머리(olecranon), 노뼈머리의 골절에 의해 발생한다.

가장 흔하게 자신경 손상이 일어나는 부위는 위팔뼈의 안쪽위관절융기(medial epicondyle) 뒤이다. 신경 손상은 팔꿉관절을 베고 잠을 자거나, 오랜 기간 동안 딱딱한 면에 팔꿉관절을 올려놓고 작업을 할 때 발생하기 쉽다. 자신경 손상 후 대부분은 손 내재근 마비로 인해 주먹을 쥐는 데 어려움을 겪는다.

또한 특징적으로 **(2)갈퀴손(claw hand)**이 나타난다.

정중신경 > **정중신경(median nerve)** 장애는 무지구근(thenar muscle)의 위축이 오는데, 이로 인해 **(3)원숭이손(ape hand)**이 발생한다. 무지구근의 위축은 엎침근 증후(pronator syndrome), 손목굴 증후군(carpal tunnel syndrome)에도 발생한다.

엎침근 증후군(pronator syndrome)

이 신경포착 증후군은 주관절 근처에서 정중신경의 압박으로 인해 발생한다. 외상, 근육비대(muscular hypertrophy), 섬유 띠(fibrous band) 등이 원인으로 원엎침근의 머리 사이에서 정중신경을 압박해 일어난다. 임상적으로 처음에는 아래팔 앞쪽의 몸쪽부분에 통증과 압통이 나타나며 증상은 팔꿉관절 움직임의 반복적인 활동과 관련이 있다.

손목굴 증후군(carpal tunnel syndrome)

손목굴 증후군은 체액의 정체, 감염, 그리고 손가락의 과도한 운동으로 인한 건과 윤활집의 종창 등의 이유로 손목굴의 크기가 줄어들면서 발생하게 된다. 정중신경은 손목굴을 지나는 구조물 중 가장 예민하다. 이 신경이 손의 피부 감각을 지배하므로, 감각이상(paresthesia), 감각저하(hypoesthesia), 무감각(anesthesia)이 나타날 수 있다.

또한 정중신경이 눌린 사람은 엄지손가락을 대립할 수 없다. 증상을 완화하기 위해서는 부분적이거나 완전하게 굽힘근지지띠(flexor retinaculum)를 제거해야 한다.

(1)손목처짐
wrist drop

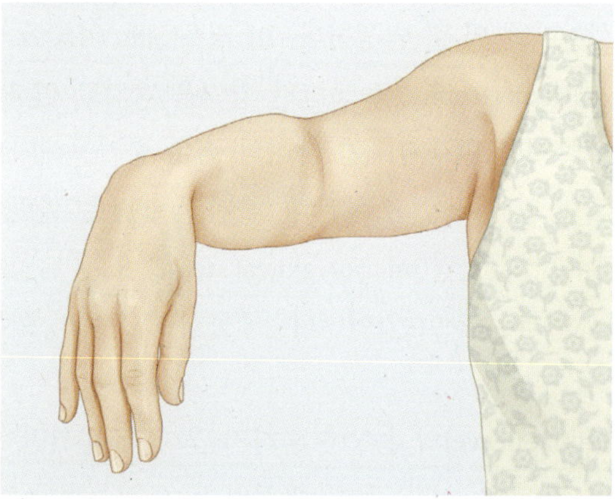

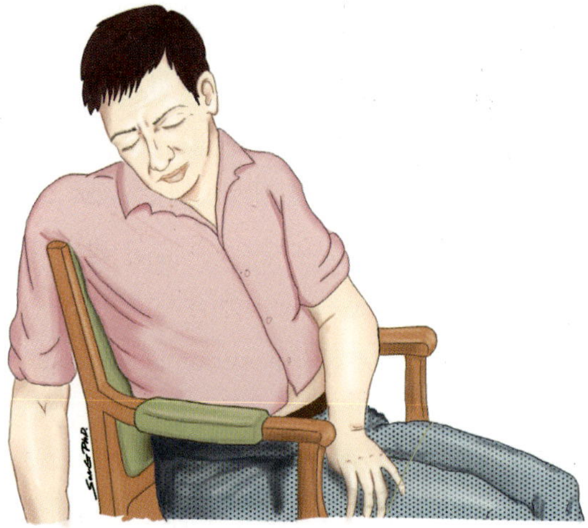

토요일밤 마비(saturday night palsy)

(2)갈퀴손
claw hand

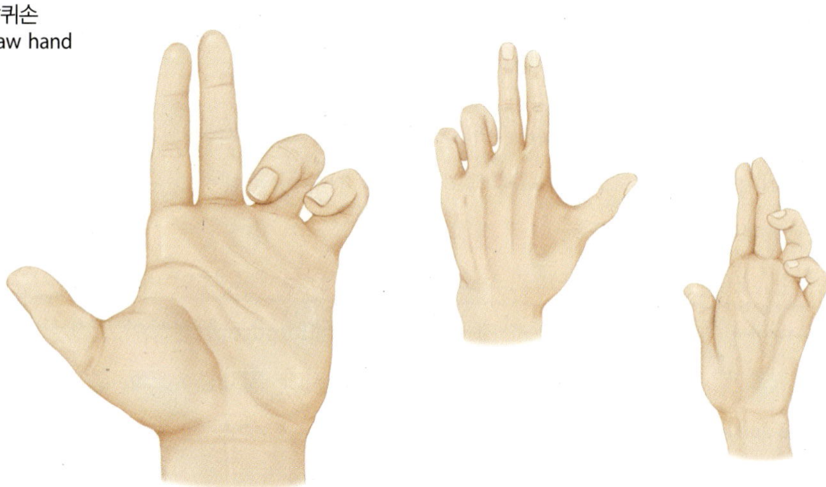

(3)원숭이손
ape hand

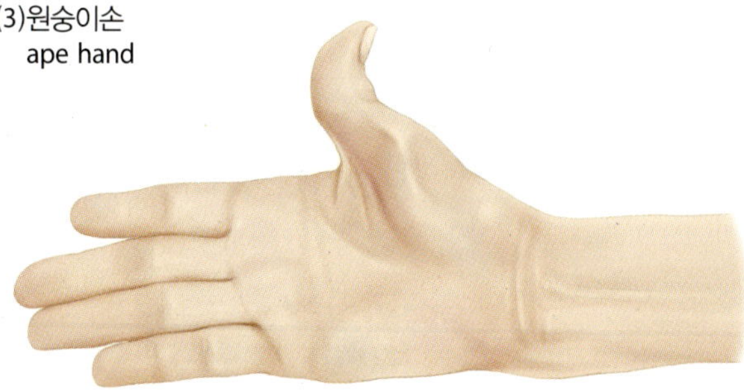

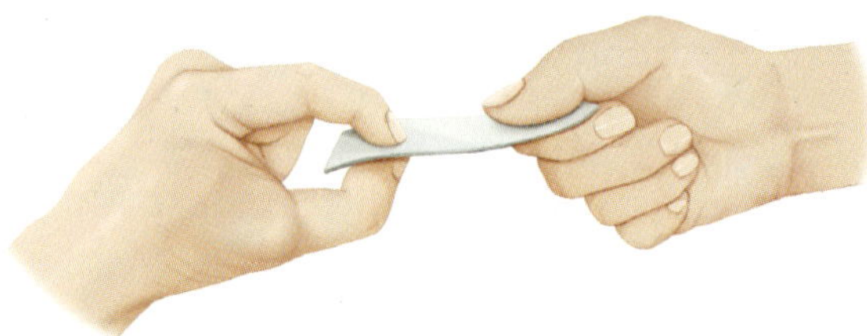

Froment's 징후

임상노트

■ Froment's 징후

Froment's 징후는 손 근육의 강도를 평가하고 팔뚝의 신경 손상을 진단하는 데 사용되는 신경학적 검사입니다.

검사 중에 환자에게 엄지와 검지 사이에 종이를 쥐게 한다. 검사자는 환자가 잡고있는 동안 종이를 환자의 손에서 떼어내려고 당긴다. 정상적인 반응에서 환자는 검사자가 당기더라도 물체를 잡을 수 있어야 한다. 그러나 자신경에 손상이 있는 경우 환자는 악력이 약해지고 긴엄지굽힘근과 같은 다른 근육을 사용하여 보상한다.

궁둥신경 손상 > 볼기의 통증은 궁둥구멍근에 의해 눌린 **(1)궁둥신경(siatic nerve)손상**에 의해 발생할 수 있다(궁둥신경통). 과도하게 볼기의 근육을 움직이는 스포츠—빙상스케이팅, 롤러스케이팅, 싸이클, 등산—를 즐기는 사람과 여성들에게 더 잘 발생한다. 이 경우 50% 이상이 외상에 의한 궁둥구멍근의 연축(spasm)과 비대(hypertrophy)를 동반한 병력을 가지고 있다. 완전한 궁둥신경(sciatic nerve)의 절단은 드물지만 발생한다면 다리의 폄이 불가능해지므로 다리를 사용할 수 없고 발목과 발의 움직임 또한 모두 소실된다. 불완전 절단은 찔린상처(stab wound)에 의해 일어날 수 있으며, 아래볼기신경(inferior gluteal nerve) 또는 뒤넙다리피부신경(posterior femoral cutaneous nerve)의 손상이 일어난다. 궁둥신경 손상의 회복은 느리거나 대체적으로 불완전하게 일어난다.

정강신경 손상 > 오금에 깊게 위치하고 있어서 **정강신경(tibial nerve)**의 손상은 흔하지 않다. 그렇지만 오금의 깊은 찢김(열상)과 상처에 의해 손상을 당할 수 있다. 무릎 관절의 뒤어긋남(후방 탈골)에 의해서도 손상을 당할 수 있다. 절단 또는 정강신경의 손상은 다리의 굽힘근과 발바닥 내재근의 마비를 일으킨다. 정강신경을 손상당한 사람은 발목의 발바닥굽힘과 발가락의 굽힘이 불가능하며 발바닥의 감각도 손실된다.

온종아리신경 손상 > **온종아리신경(common fibular nerve)**의 얕은 위치로 인해 하지에서 가장 흔하게 손상을 받는 부위로 이 신경은 종아리뼈머리 주위의 표층을 감싸며 주행한다. 이 신경은 종아리뼈머리의 절단과 무릎관절의 탈골로 인해 심하게 손상당할 수 있다.

온종아리신경의 심한 손상은 다리의 앞쪽과 가쪽 모든 근육들의 마비를 가져온다. 뒤집힘(eversion)과 발등굽힘을 하지 못하게 되어 **(2)발처짐(footdrop)** 현상이 발생한다. 걸을 때 발이 떨어지고 발가락을 바닥에 끌게 되며 발뒤축접지가 불가능하므로 환자는 **(3)발처짐걸음(steppage gait)**을 나타낸다. 다리 앞가쪽부위와 발등의 감각 또한 상실된다.

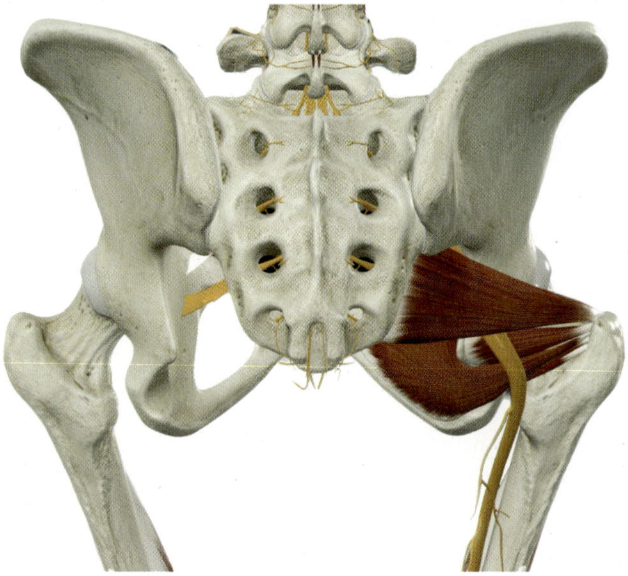

(1)궁둥신경 손상
sciatic nerve

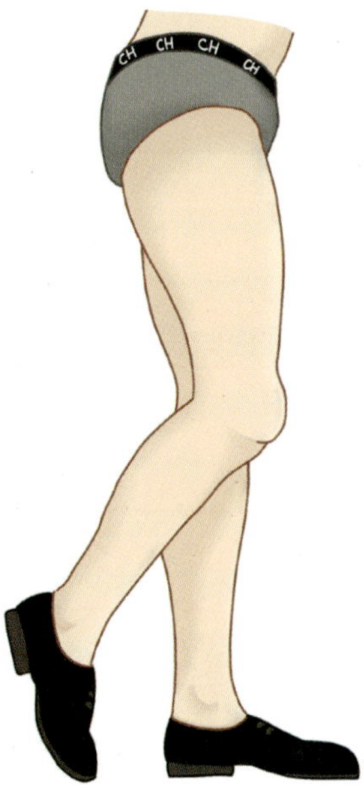

(2)발처짐
footdrop

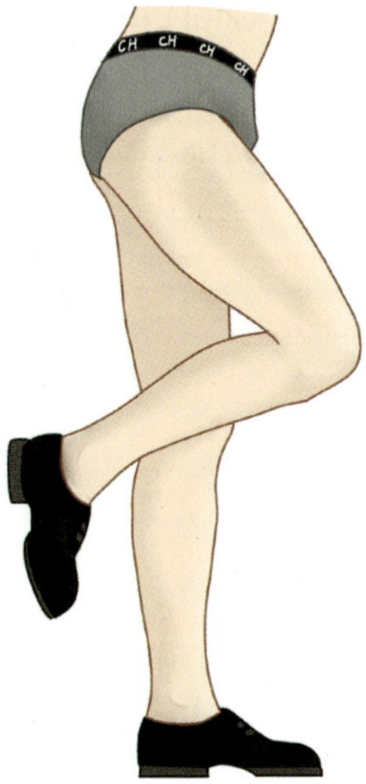

(3)발처짐걸음
steppage gait

16 » 연습문제

1. 위팔신경얼기에서 가쪽신경다발(lateral cord)을 구성하고 있는 신경으로 옳은 것은?

① 정중신경(median nerve)과 자신경(ulnar nerve)
② 자신경(ulnar nerve)과 정중신경(median nerve)
③ 겨드랑신경(axillary nerve)과 정중신경(median nerve)
④ 근육피부신경(musculocutaneus nerve)과 정중신경(median nerve)
⑤ 노신경(radial nerve)과 정중신경(median nerve)

해설 가쪽신경다발은 근육피부신경(musculocutaeus nerve)과 정중신경(median nerve)의 가쪽가지를 형성한다.

정답 ④

2. 궁둥신경(sciatic nerve)이 나누어지는 신경으로 옳은 것은?

① 폐쇄신경(obturator nerve)과 정강신경(tibial nerve)
② 정강신경(tibial nerve)과 온종아리신경(common peroneal nerve)
③ 정강신경(tibial nerve)과 깊은종아리신경(deep peroneal nerve)
④ 폐쇄신경(obturator nerve)과 넙다리신경(femoral nerve)

해설 엉치신경얼기에서는 앞신경갈래와 뒤신경갈래가 모여 인체에서 가장 큰 궁둥신경(sciatic nerve)이 나오며 궁둥신경은 정강신경(tibial nerve)과 온종아리신경(common peroneal nerve)으로 나뉜다.

정답 ②

3. 웨이터 팁 자세가 특징인 에르브 마비(Erb palsy) 증상이 있는 경우 위팔신경얼기 중 손상부위로 옳은 것은?

① 정중신경(median nerve)
② 근육피부신경(musculocutaneus nerve)
③ 갈래(division)의 중간부위
④ 위줄기(upper trunk) 근원지인 C5와 C6의 앞가지
⑤ 아래줄기(lower trunk) 근원지인 C8와 T1의 앞가지

해설 에르브마비는 팔신경얼기 중 위줄기(upper trunk)의 손상으로 발생한다.

정답 ④

4. **긴가슴신경(long thoracic nerve)의 손상으로 날개어깨뼈(winging of the scapula)를 발생시키는 근육은?**

① 뒤톱니근(serratus posterior muscle)
② 등세모근(trapezius muscle)
③ 어깨올림근(levator scapular muscle)
④ 넓은등근(latissimus dorsi muscle)
⑤ 앞톱니근(serratus anterior muscle)

해설 긴가슴신경 손상시 앞톱니근(serratus anterior)이 제 역할을 하지못해 날개어깨뼈(winging of the scapula)가 발생한다.

정답 ⑤

5. **위팔신경얼기(brachial plexus) 중 위팔의 뒷면과 아래팔의 뒷면, 위팔의 아래가쪽 부분의 감각을 지배하는 신경인 것은?**

① 근육피부신경(musculocutaneus nerve)
② 긴가슴신경(long thoracic nerve)
③ 노신경(radial nerve)
④ 정중신경(median nerve)
⑤ 자신경(ulnar nerve)

정답 ③

6. **클룸프케마비(Klumpke palsy)에 대한 설명 중 옳지 않는 것은?**

① 갈퀴손(claw hand)
② 손목굽힘, 내재근 운동의 손상
③ 위팔, 팔, 손의 안쪽에 감각이상
④ 손목처짐

해설 노신경(radial nerve) 손상시 손목처짐(wrist drop)이 나타난다.

정답 ④

7. **손목굴 증후군(Carpal tunnel syndrome)은 어떠한 신경의 손상으로 인함인가?**

① 근육피부신경(musculocutaneus nerve)
② 긴가슴신경(long thoracic nerve)
③ 노신경(radial nerve)
④ 정중신경(median nerve)
⑤ 자신경(ulnar nerve)

해설 손목굴 증후군은 체액의 정체, 감염, 그리고 손가락의 과도한 운동으로 인한 건과 윤활집의종창 등의 이유로 손목굴의 크기가 줄어들면서 발생하게 되며, 정중신경은 손목굴을 지나는 구조물 중 가장 예민하다.

정답 ④

참고문헌

1. Richard S. Snell(2005), Clinical Neuroanatomy, Lippincott Williams & Wilkins; 6th edition.
2. John Nolte(2002), The Human Brain: An Introduction to Its Functional Anatomy, Mosby; 5th edition.
3. Stephen G. Waxman(2002), Clinical Neuroanatomy, McGraw-Hill; 25 edition.
4. Ben Greenstein(2000), Color Atlas of Neuroscience: Neuroanatomy and Neurophysiology, Georg Thieme Verlag.
5. Dale Purves(2004), Neuroscience, 3rd edition, Sinauer Associates.
6. Laurie Lundy-Ekman(2002), Neuroscience: Fundamentals for Rehabilitation, Saunders; 2nd edition.
7. Duane E. Haines(2002), Fundamental Neuroscience Churchill, Livingstone; 2nd edition.
8. Arthur C. Guyton, John E.(2005) HallTextbook of Medical Physiology Saunders; 11 edition.
9. Dee Unglaub(2003), Human Physiology: An Integrated Approach with Interactive Physiology, Third Edition Benjamin-Cummings Publishing Company; 3rd edition.
10. Robert M. Berne Physiology(2003) Publisher: C.V. Mosby; 5th edition.
11. Kenneth Lindsay(2004), Neurology and Neurosurgery Illustrated Churchill Livingstone; 4 edition.
12. Dale Purves(2004), Neuroscience Sinauer Associates Inc; 3rd edition.
13. Duane E. Haines(2005), Fundamental Neuroscience for Basic and Clinical Applications, Churchill Livingstone; 3 edition.
14. Roger H. S. Carpenter Neurophysiology A Hodder Arnold Publication; 4 edition(August 15, 2002).
15. James E. Blankenship(2002), Neurophysiology Mosby; 1st edition.
16. Eric R. Kandel(2000), Principles of Neural Science McGraw-Hill/Appleton & Lange; 4 edition.
17. Thomas C. Head(2002), Essentials of Clinical Neurophysiology Butterworth-Heinemann; 3 edition.
18. Sid Gilman Manter and Gatz's(2002), Essentials of Clinical Neuroanatomy and Neurophysiology F. A. Davis Company; 10th edition.
19. Jonathan Stuart Citow(2001), Neuroanatomy and Neurophysiology: A Review Thieme Medical Publishers.
20. David L. Felten(2003), Netter's Atlas of Human Neuroscience Saunders.
21. Charles R. Noback(2005), The Human Nervous System: Structure And Function Humana Press; 6th edition.
22. 이원택, 박경아(1996), 의학신경해부학, 고려의학.

≪ 찾아보기

[국문]

ㄱ

ㄴ

ㄷ

ㄹ

ㅁ

ㅇ

ㅈ

ㅊ

C

D

I

J

K

L

M

N

O

P

Q

R

S

T

U

V

W

Z

[기타]

제 5 판

물리 • 작업치료사를 위한

신경과학

발 행 일 2023년 6월 15일 5판 1쇄 인쇄
2023년 6월 26일 5판 1쇄 발행

대표저자 송창호

저 자 김은자 김인섭 김재현 박 설 백지영
안소현 오동환 윤정애 이경희 이승원
정은화 정재훈 조성배 허 명 홍성균

발 행 인 김시동

발 행 처 정문각
서울특별시 마포구 백범로 104, 봉화빌딩 4층

출판등록 1990년 10월 25일 제9-246호

전 화 02)713-0421~3

팩 스 02)704-6265

전자우편 jmk@jmkp.co.kr

홈페이지 www.jmkp.co.kr

정 가 **45,000원**

ISBN 978-89-7742-698-6 93510